KLINIK

DER

NERVENKRANKHEITEN

EIN LEHRBUCH

FÜR

ÄRZTE UND STUDIERENDE.

MIT EINEM VORWORT VON PROF. G. KLEMPERER.

VON

DR. LEO JACOBSOHN.

MIT 367 ABBILDUNGEN IM TEXT UND 4 TAFELN IN FARBENDRUCK.

Springer-Verlag
Berlin Heidelberg GmbH
1913.
NW. UNTER DEN LINDEN 68.

ISBN 978-3-662-34268-8   ISBN 978-3-662-34539-9 (eBook)
DOI 10.1007/978-3-662-34539-9

Dem

Städtischen Krankenhaus Moabit

gewidmet.

Vorwort.

Das vorliegende Buch verdankt meiner Anregung seine Entstehung. Ich hoffe hierdurch dem ärztlichen Publikum einen nützlichen Dienst erwiesen zu haben. Von den bisher vorhandenen kleineren Lehrbüchern der Neurologie scheint mir keines vollkommen dem Bedürfnis des ärztlichen Praktikers zu genügen, welcher in der Neurologie einen integrierenden Bestandteil der inneren Medizin sieht und für welchen die Darstellung der Nervenkrankheiten unter steter Betonung des therapeutischen Endzweckes erwünscht ist.

Eine solche Darstellung schien mir am besten aus dem Milieu einer inneren Klinik hervorzugehen, in welcher die klinische Beobachtung und Behandlung der Nervenkranken gleichzeitig und unter denselben Gesichtspunkten wie die der innerlich Kranken betrieben wird.

Das Städt. Krankenhaus Moabit zeichnet sich durch ein überaus reiches neurologisches Material aus; durch die von Goldscheider im Jahre 1896 begründete Nervenpoliklinik strömten ihm zahlreiche Patienten zu; in ihrer klinischen Verwertung war für mich die von meinem Lehrer Leyden, dem Mitbegründer der deutschen Neurologie, überkommene Tradition maßgebend, welche in dem Studium und der Behandlung der Nervenkranken eine der schönsten Aufgaben des inneren Arztes erblickt.

In Herrn Dr. L. Jacobsohn, der schon unter Herrn Geheimrat Goldscheider in Moabit tätig war, habe ich einen verständnisvollen und kenntnisreichen Mitarbeiter gefunden, der im Laufe der Jahre zu vollkommener Selbständigkeit in der wissenschaftlichen und praktischen Verwertung des neurologischen Materiales herangereift ist.

Das vorliegende Buch, das gewissermassen die neurologische Krankenhauschronik der letzten 10 Jahre bildet, ist vorwiegend auf eigene Beobachtung gestellt und zeigt auch in seinem illustrativen Teil weitgehende Selbständigkeit. Dem Verfasser stand nicht nur das reiche Material der inneren und chirurgischen Abteilungen zur Verfügung, sondern er ist in seiner Aufgabe, die er mit eindringender klinischer Beobachtung und vielseitigem therapeutischem Geschick zu lösen verstanden hat, auch durch das Röntgen- und Pathologische Institut unterstützt worden.

So glaube ich denn sagen zu können, daß ein in seiner Art originelles Buch zustande gekommen ist, von dem ich hoffe, daß es unter Aerzten und Studierenden der Neurologie neue Freunde zuführen wird.

G. Klemperer.

Vorwort des Verfassers.

Was mich hauptsächlich veranlaßt hat, die an guten lehrbuchmäßigen Darstellungen nicht arme neurologische Bibliographie um ein neues Werk zu vermehren, war das Bedürfnis nach einem Buche, das, in seinem Umfange zwischen den Kompendien und größeren neurologischen Werken stehend, geeignet wäre, ein mehr wie orientierendes Interesse zu befriedigen, andererseits dem Nichtneurologen die Anschaffung eines umfangreicheren Buches entbehrlich zu machen.

Um das mir vorschwebende Ziel zu erreichen, habe ich bei der Darstellung alles Theoretische vermieden und auch die pathologische Anatomie nur insoweit berücksichtigt, als es für das Verständnis der Klinik unbedingt erforderlich war. Die in der Anlage dieses Buches begründete knappe Darstellung suchte ich durch Einfügung einer größeren Zahl von Bildern anschaulicher zu gestalten. So habe ich im weiteren Umfange, als es in den bisherigen Lehrbüchern üblich war, Wert auf die Verknüpfung von Text und Bild gelegt und in zahlreichen Moment- und Blitzlichtaufnahmen die charakteristischen Stellungsanomalien und Bewegungsstörungen, an denen ja das Gebiet der Neurologie besonders reich ist, festgehalten. Die anatomischen Zeichnungen sind nach Präparaten des pathologischen Instituts von Fräulein Brigitte Laessig hergestellt, deren Kunst auch sonst der illustrativen Ausstattung dieses Buches zugute gekommen ist.

Hervorgegangen ist das vorliegende Werk im wesentlichen aus dem Materiale des Städtischen Krankenhauses Moabit. Hier hatte ich Gelegenheit durch die Beobachtung eines reichen Krankenmaterials, durch häufige Nachuntersuchungen und Besprechungen am Krankenbett den Blick für das praktisch Notwendige. zu schärfen und in ständiger Fühlung mit dem Pathologischen Institut und der chirurgischen Station die klinische Diagnose einer dauernden Kontrolle zu unterziehen. Im bescheidenen Umfange glaube ich auch aus den Erfahrungen meiner privatärztlichen Tätigkeit einen Nutzen für die Darstellung gezogen zu haben.

.Ich bin mir wohl bewußt, dass ich die mir gestellte Aufgabe ohne die weitgehende Förderung nicht hätte erfüllen können, die mir durch die Direktoren, dirigierenden und leitenden Aerzte des Krankenhauses zuteil geworden ist. Ich danke den Herren Prof. Zinn, Geh.-Rat Sonnenburg, Dr. Mühsam für die Erlaubnis zur Verwertung ihres klinischen Materiales, Herrn Dr. M. Cohn für die Ueberlassung instruktiver Röntgenbilder, Herrn Prof. C. Benda für das weitgehende Entgegenkommen bei der Benutzung seiner reichhaltigen makroskopischen und mikroskopischen Sammlung; mein ganz besonderer Dank gebührt aber Herrn Prof. G. Klemperer, dem ich nicht nur die Anregung zu diesem Buche, sondern auch stetige Förderung und Beratung bei der Abfassung desselben verdanke.

Nicht zuletzt liegt es mir am Herzen, meinem verehrten Herrn Verleger für die sorgfältige Ausstattung des Werkes meinen verbindlichsten Dank auszusprechen.

Im September 1913.

L. J.

Inhaltsverzeichnis.

Allgemeiner Teil.

	Seite
I. Untersuchungsmethoden und Gang der Untersuchung	3
Prüfung der Motilität	3
Normale Reflexe	4
Pathologische Reflexe	7
Symptom von Lasègue und Kernig	9
Prüfung der Sensibilität	10
Prüfung der Sinnesfunktionen und Hirnnerven	12
Prüfung der Sprache und Schrift	15
Untersuchung mit dem Augenspiegel	16
Untersuchung mit dem Kehlkopfspiegel	17
Elektrodiagnostik	17
Lumbalpunktion	23
Hirnpunktion	25
Wassermannsche Reaktion	28
Nonnesche Reaktion	28
Röntgenuntersuchung	29
Anamnese und spezieller Gang der Untersuchung	30
II. Allgemeine Symptomatologie	31
Störungen der Motilität	31
Anomalien des Tonus und der Reflexe	32
Bewegungs- und Haltungsanomalien	34
Kontrakturen	34
Koordinationsstörungen	35
Tremor. Nystagmus	36
Krampf	37
Gangstörungen	38
Störungen der Sensibilität	40
Periphere und radikuläre Sensibilitätsstörungen	42
Sensible Störungen bei spinaler Leitungsunterbrechung	45
Zerebrale und hysterische Gefühlsstörungen	45
Vasomotorische, trophische, sekretorische Störungen	46
Störungen im Bereiche der Hirnnerven und Sinnesorgane	49
Schreibstörungen	53
Blasen-, Mastdarm-, Genitalstörungen	56
Degenerationszeichen	59

Seite

III. Allgemeine diagnostische Bemerkungen   60
    Physiognomie   60
    Anamnese   61
    Organische und funktionelle Nervenerkrankungen   63
IV. Therapie der Nervenkrankheiten   64
    Ernährung und Pflege   64
    Psychotherapie   66
    Medikamentöse Therapie   69
    Antisyphilitische Behandlung   73
    Physikalische Behandlungsmethoden   78
    Chirurgisch-orthopädische Behandlung   83
    Chirurgische Eingriffe am peripheren Nervensystem   85
    Lumbalpunktion und Hirnpunktion   88
    Injektionstherapie   88

Spezieller Teil.

Krankheiten des peripheren Nervensystems.

A. Die Neuritis.

I. Allgemeine Vorbemerkungen   91
    Traumatisch bedingte periphere Nervenlähmungen   95
II. Multiple Neuritis (Polyneuritis)   97
    Polyneuritis rheumatica   98
    Polyneuritis diphtherica 102
    Polyneuritis alcoholica 103
    Bleineuritis 104
    Arsenneuritis 105
        Anhang: Landrysche Paralyse 106
III. Lähmung einzelner Hirn- und Rückenmarksnerven (Mononeuritis) 107
    Augenmuskellähmungen 107
    Trigeminuslähmung 109
    Fazialislähmung 110
    Akustikuslähmung 114
    Glossopharyngeuslähmung 115
    Vaguslähmung 115
    Akzessoriuslähmung 116
    Hypoglossuslähmung 117
    Phrenikuslähmung 118
    Serratuslähmung 119
    Axillarislähmung 120
    Musculo-cutaneus-Lähmung 120
    Radialislähmung 121
    Medianuslähmung 123
    Ulnarislähmung 124
    Plexuslähmung 126
    Bauchmuskellähmung 128

Seite

Femoralislähmung 128
Ischiadikuslähmung (N. peroneus und tibialis) 129
   Anhang: Neubildungen des peripheren Nervensystems. 131
      Herpes zoster 133

B. Die Neuralgien.

IV. Allgemeine Pathogenese, Symptomatologie und Therapie 137
V. Spezielle Formen der Neuralgien. 142
   Trigeminusneuralgie 142
   Okzipitalneuralgie 145
   Brachialneuralgie 145
   Interkostalneuralgie 146
   Lumbalneuralgie 148
   Ischias 148
   Neuralgien der Genitalien und des Mastdarmes 152
      Anhang: Achillodynie, Tarsalgie, Metatarsalgie, Plattfuß, intermittieren-
      des Hinken 153

Krankheiten des Rückenmarks.

I. Anatomisch-physiologische Vorbemerkungen 155
   Felderung und Leitungsbahnen 155
   Sekundäre Faserdegeneration 157
   Brown-Séquardscher Komplex 158
   Höhenbestimmung im Rückenmark 159
II. Tabes dorsalis 161
III. Spastische Spinalparalyse 179
IV. Kombinierte Strangerkrankungen. 180
V. Hereditäre Ataxie 183
VI. Akute Poliomyelitis (Spinale Kinderlähmung) 185
VII. Subakute und chronische Poliomyelitis 190
VIII. Amyotrophische Lateralsklerose 192
IX. Spinale progressive Muskelatrophie. 195
      Anhang: Neurotische Muskelatrophie 197
X. Progressive Muskeldystrophie 198
XI. Myotonie (Thomsensche Krankheit) 203
      Anhang: Myatonia congenita 205
XII. Myelitis 206
      Anhang: Rückenmarksabszeß und Taucherkrankheit 211
XIII. Multiple Sklerose 212
XIV. Rückenmarkssyphilis 221
XV. Syringomyelie 225
XVI. Hämatomyelie 230
XVII. Rückenmarkstumor 232
XVIII. Erkrankungen des Konus und der Cauda equina 239
      Anhang: Spina bifida. 242
XIX. Frakturen und Luxationen der Wirbelsäule. 243
XX. Von den Wirbeln ausgehende, zu Kompression des Rückenmarks
   führende Prozesse 246
   Kompressionsmyelitis 246

                          Seite

Spondylitis tuberculosa 247
Karzinom, Sarkom, Myelom, Lues. 253
Spondylitis deformans (Wirbelankylose) 254
XXI. Erkrankungen der Rückenmarkshäute 256
 Akute Spinalmeningitis 256
 Chronische Spinalmeningitis 256
 Pachymeningitis cervicalis hypertrophica 257

Krankheiten des Gehirns.

I. Anatomisch-physiologische Vorbemerkungen 259
 Leitungsbahnen 260
 Lokalisation der Hirnrinde 265
 Mikroskopischer Bau der Hirnrinde 267
 Gefäßversorgung des Gehirns . . . . , ... 269
II. Allgemeine Symptomatologie und topische Diagnostik der Hirn-
 krankheiten 270
 Allgemeinsymptome, Herdsymptome 270
 Symptome bei Erkrankung der Hirnrinde 271
 Symptome bei Erkrankung des Centrum semiovale, der Capsula interna,
  Zentralganglien und Vierhügel 273
 Symptome bei Erkrankung des Balkens 276
 Symptome bei Erkrankung der Hirnschenkel, Brücke und Medulla oblongata 276
 Symptome bei Erkrankung des Kleinhirns 278
 Symptome bei Erkrankung der Schädelbasis 280
 Aphasie 282

Erkrankungen der Hirnhäute.

III. Hämorrhagien der Dura mater 285
 Pachymeningitis haemorrhagica 285
 Traumatische Meningealblutung. Durahämatom 286
IV. Akute, eitrige Hirnhautentzündung (Meningitis purulenta) . . . 288
V. Meningitis cerebro-spinalis epidemica (Epidemische Genickstarre) 292
VI. Tuberkulöse Meningitis 294
VII. Sinusthrombose 299

Erkrankungen des Großhirns.

VIII. Hirnblutung (Hirnhämorrhagie) 301
 Anhang: Hirnanämie, Hirnhyperämie 309
IX. Hirnerweichung (Enzephalomalacie) 309
X. Enzephalitis 312
 Anhang: Polioencephalitis haemorrhagica superior 315
XI. Zerebrale Kinderlähmung 316
XII. Hirnabszeß 321
XIII. Hirntumor 327
 Anhang: Hirnparasiten 337
XIV. Hydrozephalus. Meningitis serosa 340
 Angeborener Hydrozephalus 340
 Erworbener Hydrozephalus 344
XV. Syphilis des Hirns und seiner Häute 347

Seite

XVI. Progressive Paralyse 353
XVII. Aneurysma der Hirnarterien 361

Erkrankungen der Brücke und des verlängerten Markes.

XVIII. Progressive Bulbärparalyse 364
XIX. Akute apoplektische Bulbärparalyse 367
XX. Pseudobulbärparalyse 370
XXI. Kompressionsbulbärparalyse 371
XXII. Myasthenische Paralyse 372
XXIII. Chronische Ophthalmoplegie 375
XXIV. Erkrankungen des Kleinhirns 376

Neurosen und verwandte Störungen.
A. Die Neurosen im engeren Sinn.

I. Neurasthenie 379
    Anhang: Psychopathie, psychische Minderwertigkeit 387
    Angstzustände. Zwangsvorstellungen 389
II. Traumatische Neurose. Neurasthenia post trauma 391
III. Hysterie 398
IV. Epilepsie 411
V. Kopfschmerz und Schwindel 419
    Kopfschmerz 419
    Migräne 421
    Schwindel 423
    Menièrescher Schwindel 424

B. Die mit motorischen Reizerscheinungen einhergehenden Neurosen.

VI. Die lokalisierten Muskelkrämpfe 426
    Der Fazialistic (Tic convulsif) 426
    Kaumuskelkrämpfe 427
    Zungenkrämpfe 427
    Halsmuskelkrämpfe 428
    Rumpfmuskel- und Extremitätenkrämpfe 429
    Zwerchfellkrämpfe 429
    Schreibkrampf 430
VII. Tickrankheit und Paramyoclonus multiplex 431
VIII. Chorea 432
    Chorea minor (Veitstanz) 432
    Hereditäre (Huntingtonsche) Chorea 436
    Chorea electrica 437
    Anhang: Posthemiplegische Chorea, Athetose, Athétose double . . 437
IX. Paralysis agitans (Schüttellähmung) 439
X. Tetanie und Spasmophilie 443
    Tetanie der Erwachsenen 443
    Tetanie der Kinder 445

C. Erkrankungen des Sympathikus. Vasomotorisch-trophische Neurosen. Basedow. Myxödem. Akromegalie.

XI. Erkrankungen des Sympathikus 447
XII. Akroparästhesien 449

Seite

XIII. Akutes umschriebenes Hautödem 450
XIV. Raynaudsche Krankheit (Symmetrische Gangrän) 452
XV. Erythromelalgie 454
XVI. Sklerodermie 455
XVII. Hemiatrophia facialis progressiva 457
XVIII. Basedowsche Krankheit 459
      Aetiologie und Pathogenese 459
      Symptomatologie 460
      Verlauf und Prognose 464
      Diagnose 464
      Therapie 465
XIX. Myxödem 467
XX. Akromegalie, Dystrophia adiposo-genitalis und verwandte Störungen 470
      Akromegalie 470
      Dystrophia adiposo-genitalis 474
      Eunuchismus 477
      Dyspinealismus 478
XXI. Tetanus 478

Sachregister 482

ALLGEMEINER TEIL.

——

Untersuchungsmethoden, Allgemeine Symptomatologie,
Diagnose und Therapie.

——

Erstes Kapitel.

Untersuchungsmethoden und Gang der Untersuchung.

Die in der Neurologie angewandten Untersuchungsmethoden zerfallen in drei große Gruppen. Wir unterscheiden:

1. Methoden, die der Prüfung der motorischen, sensiblen und sensorischen Nervenfunktionen dienen.
2. Methoden, die das Zerebrum oder den Liquor cerebrospinalis der direkten Untersuchung zugänglich machen (Hirnpunktion, Spinalpunktion).
3. Serologische und chemische Untersuchungsmethoden, die für die Abgrenzung der syphilogenen Nervenerkrankungen von Bedeutung sind.

Hierzu kommt noch die Röntgenuntersuchung, mit deren Hilfe es bisweilen möglich ist, die Grundlage einer nervösen Störung zu erkennen oder sekundäre neuropathische Skelettveränderungen zur Darstellung zu bringen. In dem folgenden Abschnitt soll vorwiegend die neurologische Untersuchungstechnik als solche berücksichtigt werden. Von der Bedeutung der einzelnen bei der Untersuchung gefundenen Symptome soll dann das zweite Kapitel handeln.

Prüfung der Motilität.

Die Prüfung der Motilität beginnt zweckmäßig mit der Feststellung des Muskeltonus, der normal, erhöht (hypertonisch) oder vermindert (hypotonisch) sein kann. Um den Tonus der Muskeln zu prüfen, führt der Untersucher an den Gliedern des Patienten passive Bewegungen aus und achtet hierbei auf den Widerstand, den die Glieder einer Lageveränderung entgegensetzen. Die Hypertonie gibt sich in einem federnden Muskelwiderstand zu erkennen, während hypotonische Muskeln eine abnorme Schlaffheit aufweisen.

Es folgt die Prüfung der Muskelkraft. Nachdem man sich durch Heben- und Senkenlassen der Extremitäten über die Kraftleistung im groben orientiert hat, läßt man Widerstandsbewegungen ausführen und sucht hierbei systematisch die intendierte Bewegung zu hemmen. Die Kraft, die der Untersucher aufwenden muß, um die geforderte Bewegung zu unterdrücken, ist ein Maßstab für die Kraftleistung des zu prüfenden Muskels. Besondere Apparate zur Messung der Muskelkraft (Dynamometer) sind meist entbehrlich. Die Funktionsprüfung der Muskeln muß möglichst detailliert, d. h. unter Berücksichtigung der verschiedenen Drehungsaxen der Gelenke vorgenommen

1*

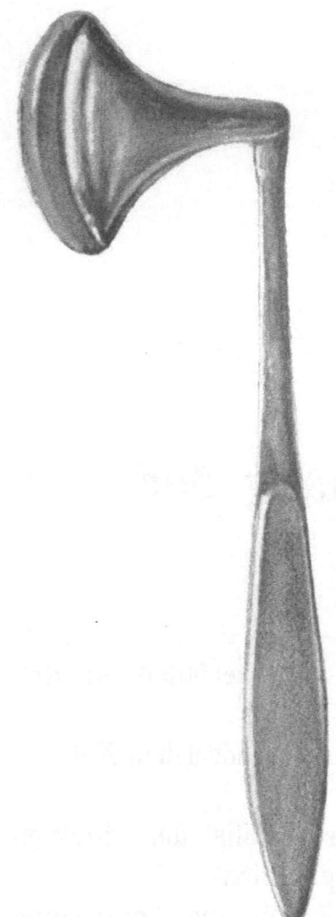

Fig. 1. Reflexhammer nach
Berliner.

werden. An den Extremitäten sind Beuge-, Streck-, Abduktions-, Adduktions- und Rotationsbewegungen der Reihe nach zu prüfen. Wichtig ist ferner, daß die Untersuchung sich nicht auf die Horizontallage beschränkt, da motorische Innervationsstörungen mitunter erst beim Stehen oder Gehen hervortreten. Gehversuche bilden den Abschluß der Motilitätsprüfung und sind in keinem Falle zu unterlassen. — An die Untersuchung des Tonus und der Muskelkraft schließt man zweckmäßig die Prüfung der Reflexe an.

Normale Reflexe.

Die wichtigsten, unter normalen Verhältnissen vorkommenden Reflexe sind der Patellarreflex, Achillesreflex, Kremasterreflex, Bauchdeckenreflex, Radiusreflex, Trizepsreflex, Masseterreflex sowie der Pupillarreflex. Der Qualität nach lassen sich die erwähnten Reflexe in Sehnen-, Haut- und Periostreflexe einteilen. Sehnenreflexe sind der Patellar-, Achilles-, Trizeps- und Masseterreflex, Hautreflexe der Kremaster- und Bauchdeckenreflex, Periostreflexe der Radius- und Ulnareflex.

Patellarreflex. Auslösung: Schlag auf die Quadrizepssehne, Erfolg: Streckung des Unterschenkels. Die Prüfung des Patellarreflexes kann am sitzenden oder liegenden Patienten ausgeführt werden, wobei die Untersuchung in Horizontallage den Vorzug verdient. Um den Reflex am sitzenden Patienten auszulösen, geht man so vor, daß man den Patienten die Kniee locker übereinander schlagen läßt und die Patellarsehne mit einem kräftigen Hammerschlage erschüttert. Zur Auslösung des Patellarreflexes kann jeder nicht zu leichte Perkussionshammer verwandt werden, sehr zu empfehlen ist der von Berliner konstruierte Reflexhammer, dessen beilförmige Schneide die Patellarsehne in ganzer Ausdehnung mit bedeutender Wucht trifft (Fig. 1). Man kann sich die Reflexprüfung noch dadurch erleichtern, daß man den Kranken auf einen erhöhten Stuhl oder Tisch setzt und die Prüfung am hängenden Bein ausführt. Die Untersuchung in Horizontallage wird in der Weise vorgenommen, daß man den stumpfwinklig gebeugten Unterschenkel auf der unter das Knie geschobenen Hand ruhen läßt und dann die Patellarsehne beklopft. Führen die bisherigen Prüfungen zu keinem Resultat, so darf der Reflex noch nicht als fehlend bezeichnet werden, vielmehr besteht noch die Möglichkeit, daß der Patient durch willkürliche oder unwillkürliche Muskelspannung das Zustandekommen der Reflexzuckung hemmt.

Um bei der Beurteilung des Kniesehnenreflexes die aus einer übermäßigen Muskelspannung sich ergebende Fehlerquelle zu vermeiden, muß die Prüfung in allen nicht eindeutigen Fällen unter Bedingungen wiederholt werden, die eine möglichste Entspannung des Muskels garantieren. Die Aufforderung, das Bein „locker" zu lassen, hat häufig nicht den gewünschten Erfolg, da viele Patienten beim besten Willen nicht imstande sind, ihre Muskulatur willkürlich zu entspannen. Bei diesen Patienten versucht man zunächst durch Ablenkung (Zählen, Lesen, tiefes Inspirieren) eine Entspannung herbeizuführen.

Wo man hiermit nicht zum Ziele kommt, bedient man sich des Jendrassikschen Kunstgriffes. Die Prüfung nach Jendrassik wird in der Weise ausgeführt, daß man den Patienten auffordert, die ineinander verhakten Hände auf Kommando eins — zwei — drei! kräftig auseinander zu ziehen. Bei drei wird die Patellarsehne beklopft (Fig. 2).

Eine recht brauchbare Methode für schwer auslösbare Reflexe ist auch die von Salomon angegebene Reflexprüfung. Die Prüfung nach Salomon wird folgendermaßen ausgeführt: Man läßt den liegenden oder sitzenden Patienten den Fuß soweit vorsetzen, daß der Oberschenkel mit dem Unterschenkel einen Winkel von 120—140° bildet. Dann fordert man den Patienten auf, den Fuß und Unterschenkel kräftig nach

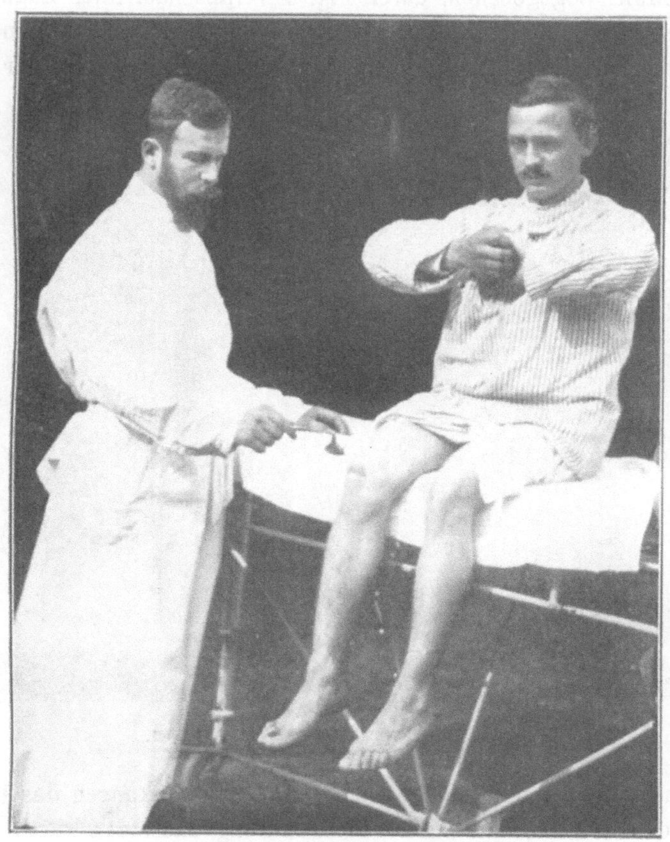

Fig. 2. Der Jendrassiksche Kunstgriff.

abwärts zu drücken (Fig. 3). Hierdurch werden die Unterschenkelbeuger maximal kontrahiert, während gleichzeitig eine Entspannung der antagonistischen Streckmuskulatur bewirkt wird. In bezug auf die praktische Verwertbarkeit möchte ich die Reflexprüfung nach Salomon dem Jendrassikschen Kunstgriff zum mindesten gleichsetzen.

Der bei Gesunden als konstant anzusehende Patellarreflex — seltene Ausnahmen haben kein praktisches Interesse — ist für die Neurologie von fundamentaler Bedeutung. Die Prüfung dieses Reflexes vermag in vielen Fällen ohne zeitraubende Untersuchung Aufschluß über den Charakter eines Leidens zu geben und sollte wie die Pupillenreaktion prinzipiell auch bei anscheinend Nervengesunden vorgenommen werden. Wer Gelegenheit hat, Nervenkranke häufig nachzuuntersuchen, wird bestätigen können, daß über das Fehlen und Vorhandensein der Kniesehnenreflexe garnicht selten

falsche Angaben gemacht werden. Meist wird unter diesen Umständen der Patellarreflex als fehlend bezeichnet, wo bei erschöpfender Anwendung aller Hilfsmittel die
Auslösung noch gelingt, seltener wird die mechanische Erschütterung des Beines mit
einer Reflexzuckung verwechselt.

Achillessehnenreflex. Auslösung: Schlag auf die Achillessehne, Erfolg: Plantarflexion des Fußes. Der Achillessehnenreflex wird in der Weise geprüft, daß das Bein erhoben, im Knie gebeugt und in dieser Lage von einem Gehilfen gehalten wird. Nun drückt
der Untersucher den Fuß leicht in Dorsalflexion und führt einen kräftigen Schlag gegen
die Achillessehne aus. Zweckmäßiger geschieht die Auslösung des Achillessehnenreflexes
in der von Babinski angegebenen, durch Fig. 4 veranschaulichten Lage. Der Achillessehnenreflex (Fersenphänomen) ist bei Gesunden, die nicht an lokalen Fußaffektionen
(Plattfuß, Bursitis, Knöchelfraktur) leiden, zumal bei Prüfung in der Babinskischen

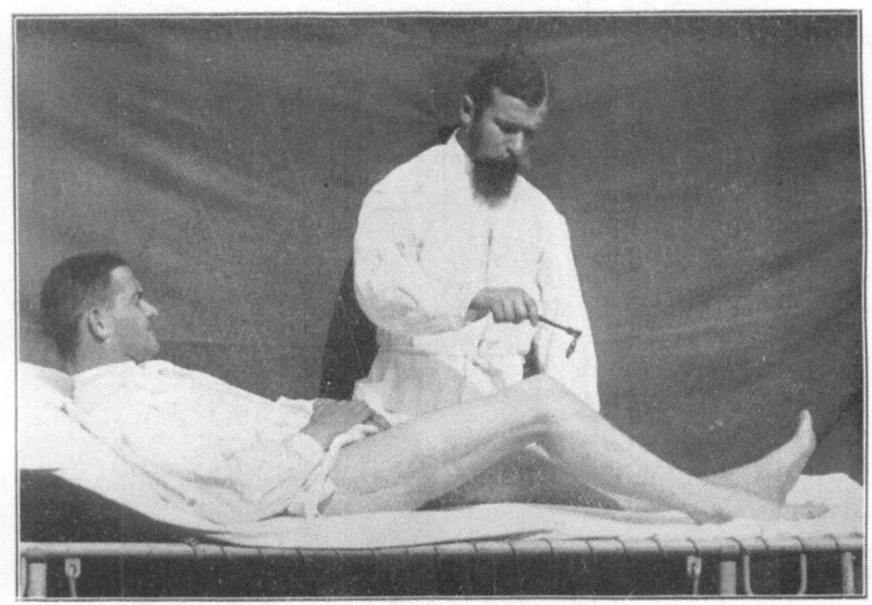

Fig. 3. Reflexprüfung nach Salomon.

Lage nahezu konstant, so daß unter den erwähnten Einschränkungen das Fersenphänomen
dem Patellarreflex nicht sehr an klinischer Bedeutung nachsteht.

Kremasterreflex. Auslösung: Streichen, Kneifen oder Stechen an der Innenseite des Oberschenkels nach dem Genitale zu, Erfolg: Hochziehen des Hodens.

Bauchdeckenreflex. Auslösung: Streichen der Bauchhaut mit dem Stiel des
Perkussionshammers, Erfolg: Einziehung des Abdomens. Man unterscheidet einen
oberen, mittleren und unteren Bauchdeckenreflex. Wenn mit der angegebenen Methode
kein Reflex zu erzielen ist, wird die Prüfung in der Weise wiederholt, daß man mit einer
Nadel leicht ritzend über die Bauchhaut hinwegfährt. Der Bauchdeckenreflex findet sich
bei der Mehrzahl der Gesunden (Ausnahme schlaffe Bauchdecken, Hängebauch).

Radiusreflex. Auslösung: Schlag auf das distale Radiusende, Erfolg: leichte
Beugung und Pronation des Unterarms. Ein analoger Reflex ist nicht selten auch von
der Ulna auszulösen.

Trizepsreflex. Auslösung: Schlag auf die Trizepssehne dicht oberhalb des
Olekranons, Erfolg: Streckung des Unterarms. Die Reflexprüfung wird in der Weise

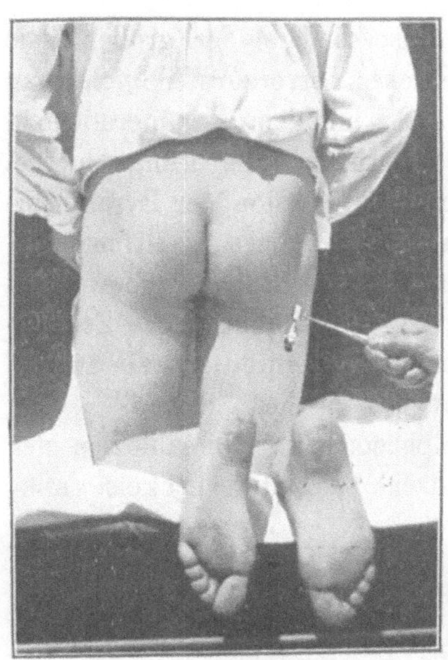

Fig. 4. Auslösung des Achillessehnenreflexes nach Babinski.

ausgeführt, daß man die Trizepssehne bei recht-
winkliger Flexion des Unterarms beklopft.

Masseterreflex. Auslösung: Schlag auf den
Unterkiefer, Erfolg: Kontraktion der Masseteren. Ausführung: man läßt den Mund öffnen, legt einen
Spatel auf die untere Zahnreihe und führt einen
kurzen Schlag gegen den Spatel aus.

Pupillarreflex. Generell verschieden von den
bisher betrachteten Reflexen ist der Pupillenreflex,
der an klinischer Dignität dem Patellarreflex zum
mindesten gleichkommt. Als Pupillenreflex bezeichnet
man die: auf Lichteinfall erfolgende reflektorische
Zusammenziehung der Pupille. Direkt heißt der
Pupillenreflex bei Belichtung des gleichen, kon-
sensuell bei Belichtung des anderen Auges. Ausführung: Der Patient sieht in helles Tageslicht, der
Untersucher beschattet mit beiden Händen die Augen
des Patienten und zieht nach einander die Hände
weg, wobei er jedesmal auf die Pupille achtet. Wo
diese Prüfung nicht zum Ziele führt, bedient man sich einer künstlichen Beleuchtungsquelle (Petroleum, Gasglühlicht, elektrisches Licht) und führt die Prüfung in der Weise
aus, daß man mit einem Hohlspiegel oder einer Linse konzentriertes Licht auf die
Netzhaut des zu untersuchenden Auges wirft. Sehr zu empfehlen sind die kleinen
wohlfeilen elektrischen Taschenlampen, die eine bequeme und sichere Prüfung der
Pupillenreaktion ermöglichen. Bemerkenswerterweise bleibt, wenn auch in sehr seltenen
Fällen, die Pupillenreaktion auf künstliche Beleuchtungsreize aus, während bei Verwendung von Tageslicht eine prompte Pupillenzusammenziehung stattfindet.

Unter Konvergenzreaktion versteht man die Verengerung der Pupille bei Fixation
eines nahen Gegenstandes. Es handelt sich hierbei nicht um ein Reflexphänomen, sondern
um eine physiologische Mitbewegung. Man stellt die akkommodative Pupillenverengerung
in der Weise fest, daß man den Patienten einen dicht vor das Auge gehaltenen Gegenstand fixieren oder auf seine eigene Nasenspitze sehen läßt.

Unter seltenen Bedingungen (Läsion des Tractus opticus) kontrahiert sich nur die halbe
Zirkumferenz der Pupille, wenn das Licht so einfällt, daß nur die eine Netzhauthälfte von den
Lichtstrahlen getroffen wird, während bei Belichtung der anderen Retinahälfte die Pupillen-
reaktion ausbleibt (Hemianopische Pupillenstarre). Der Nachweis der hemianopischen
Pupillenstarre ist schwierig und setzt eine komplizierte Untersuchungstechnik voraus.

Schleimhautreflexe. Die Schleimhautreflexe werden von der Conjunctiva bulbi
oder von der Rachenschleimhaut ausgelöst.

Konjunktival-, Kornealreflex: reflektorischer Lidschluß bei Berührung der Konjunktiva oder Kornea mit einem stumpfen Gegenstand (Stecknadelkopf).

Rachenreflex: Hebung der Uvula bei Berührung des weichen Gaumens mit
einem Spatel oder Löffelstiel.

Pathologische Reflexe.

Die wichtigsten unter pathologischen Bedingungen vorkommenden Reflexe sind
der Reflex von Babinski, Oppenheim, Mendel-Bechterew und Rossolimo.

Babinskischer Reflex. Dorsalflexion der Zehen, insbesondere der großen Zehe bei Reizung der Fußsohlenhaut. Um das Babinskische Zeichen hervorzurufen, geht man so vor, daß man über die laterale Fläche der Planta pedis mit dem Hammerstiele in der Richtung von unten nach oben leicht hinwegfährt. Normalerweise erfolgt hierbei eine Plantarflexion der Zehen, unter pathologischen Bedingungen (Läsion der Pyramidenbahnen) eine Dorsalflexion. Durch entsprechende Abstufung des Reizes erhält man bei positvem Babinski meist eine isolierte Zuckung der großen Zehe. Besonders beweisend ist hierbei die träge Dorsalflexion der großen Zehe (Fig. 5). Das Babinskische Zeichen, das, mit Ausnahme des frühen Kindesalters nie bei Gesunden vorkommt, ist ein äußerst wichtiges, für die Erkrankung der Pyramidenbahn pathognomonisches Zeichen.

Oppenheimsches Zeichen (dorsales Unterschenkelphänomen). Dorsalflexion des Fußes oder der Zehen bei stärkerem Reiz an der Innenfläche des Unterschenkels. Aus-

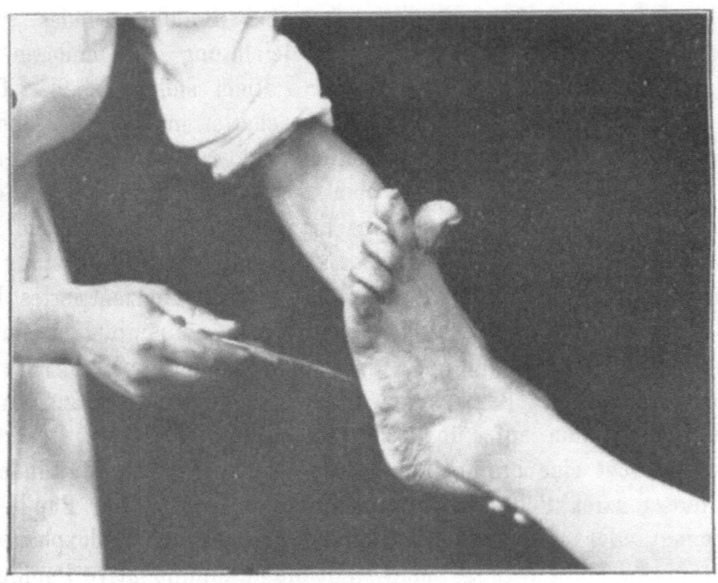

Fig. 5. Der Babinskische Reflex.

führung: kräftiges Streichen mit dem Stiele des Perkussionshammers an der Innenfläche des Unterschenkels oder Hinwegfahren mit dem angedrückten Daumen an der Innenseite der Tibia in der Richtung von oben nach unten. Normalerweise bleibt hier eine Reflexbewegung aus oder es erfolgt eine Plantarflexion. Das dorsale Unterschenkelphänomen findet sich wie der Babinskische Reflex bei spastischen Zuständen.

Mendel-Bechterewscher Reflex. Auslösung: Beklopfen des lateralen Teiles des Fußrückens in seinem proximalen Abschnitt, Erfolg: Plantarflexion der Zehen, bei Gesunden Dorsalflexion.

Rossolimoscher Reflex. Plantarflexion der Zehen oder des Fußes bei Beklopfen der Endphalangen mit dem Hammer oder der Fingerkuppe, unter normalen Verhältnissen keine Reflexbewegung oder Dorsalflexion.

Es erfolgt also bei dem Babinskischen und Oppenheimschen Reflex die Zehenbewegung nach oben (dorsal), beim Reflex von Mendel-Bechterew und Rossolimo nach unten (plantar). Die spastischen Reflexe, zu denen auch der Mendel-Bechterewsche und der Rossolimosche Reflex gerechnet wird, sind zwar typische, aber nicht ganz regelmäßige Begleitsymptome der spastischen Zustände. Am konstantesten ist der Babinskische Reflex, der in der Mehrzahl der mit einer Pyramidenläsion einhergehenden Erkrankungen angetroffen wird.

Fußklonus. Als Fußklonus bezeichnet man rhythmische Oszillationen des Fußes in abwechselnd dorsaler und plantarer Richtung. Der Fußklonus wird in der Weise ausgelöst, daß der Untersucher das im Hüft- und Kniegelenk leicht gebeugte Bein in der Kniekehle unterstützt und die plantarflektierte Fußspitze schnellend nach oben drückt. Anhaltende rhythmische Oszillationen von gleicher Exkursionsbreite finden sich fast nur bei spastischen Zuständen. Der bei Hysterikern und Neurasthenikern vorkommende Pseudoklonus ist weniger grobschlägig, zudem leichter erschöpfbar, als der echte Klonus, doch kann die Unterscheidung des echten vom funktionellen Klonus gelegentlich recht schwer sein.

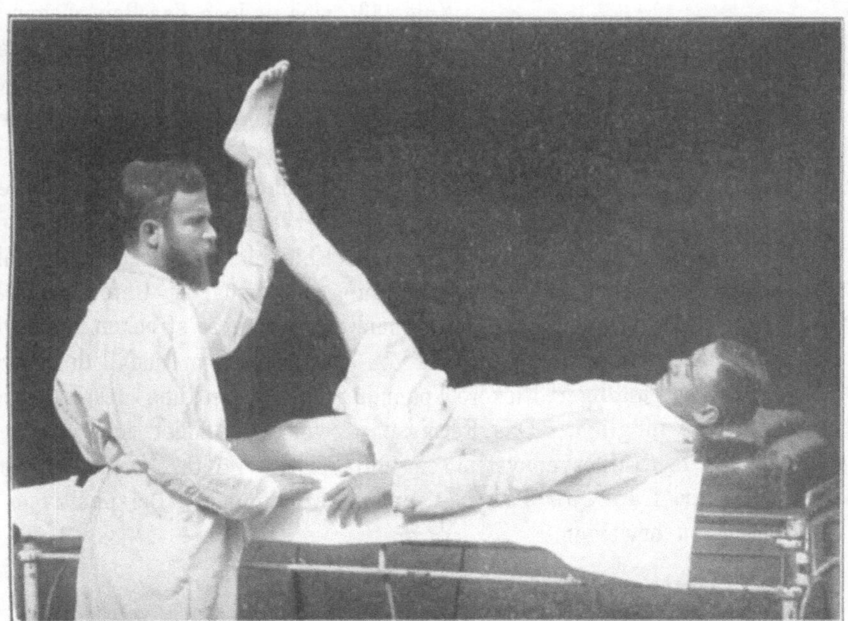

Fig. 6.　Prüfung des Lasègueschen Zeichens.

Patellarklonus. Zitterbewegungen der Patella bei Zerrung der Kniescheibe. Um Patellarklonus hervorzurufen, umfaßt der Untersucher den oberen Patellarrand mit dem Daumen und Zeigefinger und drückt die Kniescheibe mit einem Ruck nach unten.

An den oberen Extremitäten findet sich unter den Bedingungen, die an den unteren Extremitäten das Zustandekommen der spastischen Reflexe begünstigen, nicht selten der sogenannte Karpo-Metakarpalreflex (Bechterew-Jacobsohn). Dieser Reflex läßt sich durch Beklopfen des Handrückens an der Grenze von Karpus und Metakarpus auslösen und führt zu einer ruckartigen Beugung der Finger. Der Wert des Karpo-Metakarpalreflexes wird durch das gelegentliche Vorkommen bei funktionellen Erkrankungen eingeschränkt.

Das Symptom von Lasègue und Kernig.

Unter bestimmten, noch näher zu betrachtenden Bedingungen stellt sich an den unteren Extremitäten eine reflektorische Muskelspannung ein, wenn man an den in eine bestimmte Lage gebrachten Extremitäten passive Bewegungen ausführt.

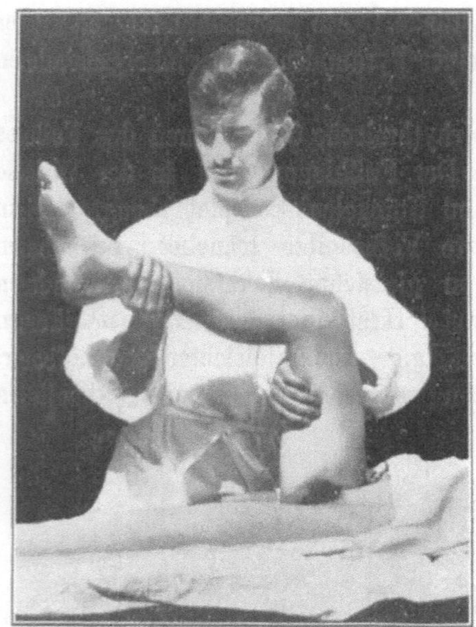

Fig. 7. Prüfung des Kernigschen Zeichens.

Laséguesches Zeichen. Das Laséguesche Zeichen besteht in einer schmerzhaften Fixation des Oberschenkels bei Elevation des gestreckten Beines. Man prüft das Laséguesche Zeichen in der Weise, daß man das gestreckte Bein des in Horizontallage ruhenden Patienten an den Malleolen umfaßt und langsam aufwärts bewegt (Fig. 6). Beim Gesunden ist hierbei eine Elevation bis zu fast 90° möglich, während bei positivem Ausfall des Laségueschen Symptoms ein Erheben des Beines über 30—45° meist nicht mehr möglich ist. Bei gebeugtem Knie läßt sich jedoch das Bein wegen der nun eintretenden Entspannung des Hüftnerven in nahezu normaler Weise aufwärts bewegen. Das Laséguesche Zeichen ist besonders für Ischias beweisend.

Kernigsches Zeichen. Um das Kernigsche Symptom hervorzurufen, beugt man das Bein des horizontal liegenden Kranken im Hüft- und Kniegelenk nahezu rechtwinklig und versucht nun den Unterschenkel in Streckstellung zu bringen. Unter normalen Verhältnissen ist es hierbei möglich, den Unterschenkel so weit zu strecken, daß Ober- und Unterschenkel nahezu eine Grade bilden (Fig. 7). Bei positivem Ausfall des Kernigschen Zeichens ist infolge übermäßiger Flexorenspannung eine Streckung des Unterschenkels nur in geringem Maße möglich. Das Kernigsche Symptom findet sich meist bei Erkrankungen der das Zentralnervensystem einschließenden Häute. Zwischen dem Symptom von **Kernig** und **Laségue** bestehen nahe Beziehungen. Bei positivem Laségue ist positiver Kernig zu erwarten.

Prüfung der Sensibilität.

Wir unterscheiden eine oberflächliche und eine tiefe Sensibilität. Die Komponenten der Oberflächensensibilität sind die Berührungsempfindung, die Schmerzempfindung, die Wärmeempfindung und der Ortssinn der Haut. Die Tiefensensibilität setzt sich aus den durch die tieferen Weichteile und das Skelettsystem fortgeleiteten Lage- und Stellungsempfindungen zusammen. Der Drucksinn der Haut beruht z. T. auf oberflächlichen, z. T. auf Tiefenempfindungen. Man prüft die einzelnen Gefühlsqualitäten getrennt. Sensibilitätsprüfungen lassen sich mit einfachen Hilfsmitteln wie Pinsel und Nadel ausführen, komplizierte Aesthesiometer sind überflüssig.

Die **Berührungsempfindlichkeit** wird mit der Fingerkuppe oder einem Haarpinsel geprüft. Der Kranke hält während der Untersuchung die Augen geschlossen und sagt jedesmal „jetzt", wenn er eine Berührung wahrnimmt.

Die **Schmerzempfindlichkeit** wird

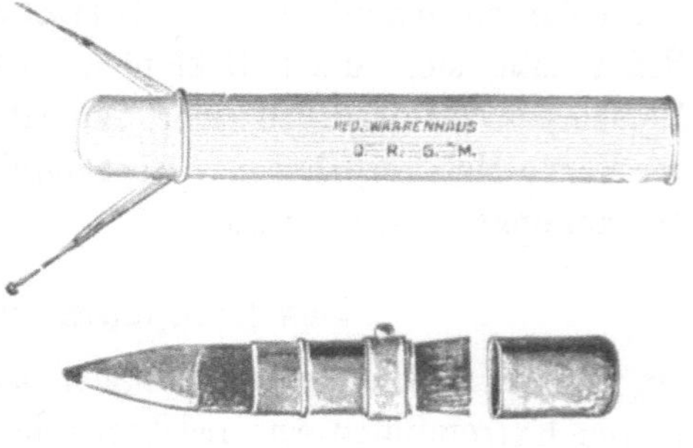

Fig. 8. Einfaches Aesthesiometer nach Cornet.

in analoger Weise mit einer Nadel geprüft. Bei abwechselnder Berührung mit Nadel-
spitze und Nadelkopf hat der Patient „spitz“ oder „stumpf“ anzugeben, doch ist zu
bemerken, daß die stumpfe Empfindung bei Berührung mit dem Nadelkopf keine ausschließliche Oberflächenempfindung ist.

Der Temperatursinn wird in der Weise untersucht, daß die Haut abwechselnd
mit einem heißen und einem kalten Reagenzröhrchen berührt wird, der Patient hat
hierbei „kalt“ und „warm“ anzugeben. Die Reagenzgläser werden vorher mit kaltem
bzw. heißem Wasser gefüllt und gut abgetrocknet.

Der Ortssinn der Haut wird geprüft, indem der Patient eine berührte Haut-
stelle mit dem Finger anzugeben hat. Geringe Differenzen der Lokalisation sind nicht
pathologisch.

Lage- und Stellungsgefühl (Muskel- und Gelenksinn). Der Prüfung der
Tiefensensibilität dienen verschiedene Methoden:

1. Feststellung der Empfindung passiver Bewegungen. Ausführung: Der Untersucher umschließt fest die beiden Enden eines Gelenkes (Großzehen-, Fuß-, Knie-, Finger-

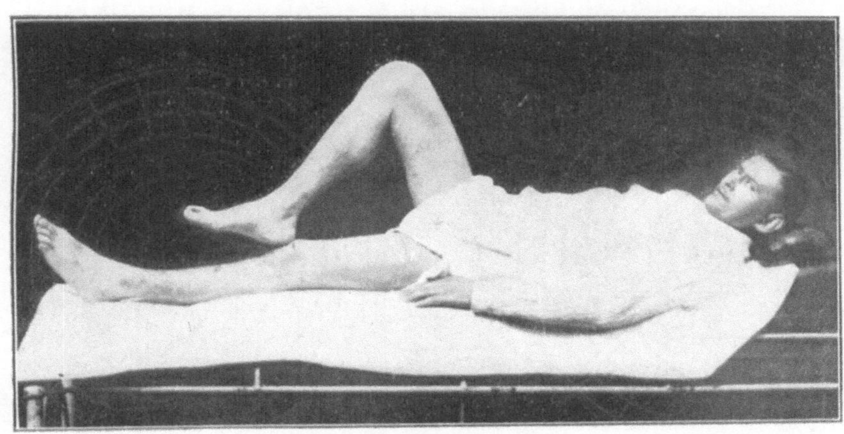

Fig. 9.　Kniehacken-Versuch.

und Handgelenk) und führt an den Gliedern langsame Exkursionen aus. Der Patient
beschreibt dabei die ausgeführte Bewegung oder führt eine analoge Bewegung mit der
oberen Extremität aus.

2. Prüfung der Lageempfindung. Diese Prüfung wird in der Weise ausgeführt,
daß man, während der Patient die Augen geschlossen hält, den Gliedern bestimmte
Stellungen gibt und den Patienten auffordert, die Lage zu bezeichnen, in der sich das
Glied befindet.

3. Die Empfindung der Schwere wird in der Weise geprüft, daß der Kranke
aufgefordert wird, Gewichte und Gewichtsdifferenzen zu taxieren. An den oberen
Extremitäten werden Gewichtsunterschiede von $^1/_{20}$—$^1/_{40}$ wahrgenommen.

4. Der durch Tiefenempfindungen vermittelte Raumtastsinn (Stereognosie) wird
durch Betastung kleinerer Gegenstände (Münze, Knopf, Schlüssel, Uhr usw.) geprüft.

5. Das in den Knochen fortgeleitete Vibrationsgefühl wird geprüft, indem man
eine Stimmgabel von geringer Schwingungszahl gegen einen Skelettknochen andrückt.
Hierbei wird eine vibrierende Bewegung empfunden.

Um das Lage- und Stellungsgefühl zu prüfen, kann man auch so vorgehen, daß
man den Kranken auffordert, mit der Hacke des einen das Knie des anderen Beines

zu berühren (Kniehacken-Versuch). Die Prüfung ist sodann mit geschlossenen Augen zu wiederholen (Fig. 9). Die Prüfung der Statik wird in entsprechender Weise wie bei der Untersuchung der Vestibularisfunktion vorgenommen S. 14.

Prüfung der Sinnesfunktionen und Untersuchung der einzelnen Hirnnerven.

I. Olfaktorius. Die Geruchsprüfung wird für jedes Nasenloch einzeln ausgeführt. In Anwendung kommen stark riechende Substanzen wie Pfefferminzöl, Anistropfen, Baldriantinktur, Aether, Rosenöl, kölnisches Wasser usw. Ammoniak ist ein Reizmittel des Trigeminus, nicht des Olfaktorius. Bei Geruchsprüfungen sind Schwellungszustände der Nasenschleimhaut (Polypen, Wucherungen, Schnupfen) zu berücksichtigen.

II. Optikus. Die Sehnervenpapille ist im ophthalmoskopischen Bilde direkter Betrachtung zugänglich S. 16.

Die Funktion des N. opticus wird durch Bestimmung der zentralen Sehschärfe sowie durch Aufnahme des Gesichtsfeldes geprüft.

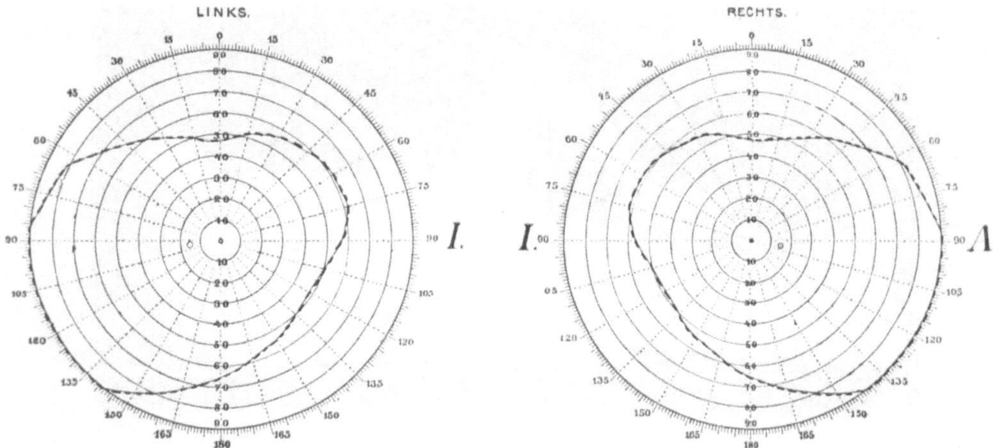

Fig. 10. Normales Gesichtsfeld.

Die zentrale Sehschärfe wird unter Benutzung der Snellenschen Tafeln oder Landoltschen Sehproben festgestellt. Zur Prüfung des Gesichtsfeldes dient das Perimeter. Eine orientierende Prüfung des Gesichtsfeldes läßt sich ohne Hilfsmittel in der Weise ausführen, daß Untersucher und Patient sich gegenüber sitzen und mit dem ungleichnamigen Auge fixieren, während das andere Auge geschlossen bleibt. Nun nähert der Untersucher seinen Zeigefinger in vertikaler und horizontaler Richtung langsam der Fixationslinie und läßt den Patienten angeben, in welchem Augenblicke er den Finger eben wahrnimmt. Die Kontrolle wird hierbei durch den Untersucher ausgeführt, dessen Gesichtsfeld als normal vorausgesetzt wird. Bei Gesichtsfeldprüfungen ist die Untersuchung mit den Grundfarben Blau, Rot, Grün nicht außer acht zu lassen. Durch die Gesichtsfeldaufnahme wird festgestellt, ob das Gesichtsfeld von der Peripherie eingeengt ist, ob ein partieller Gesichtsfelddefekt besteht (Skotom) oder ob eine ganze Gesichtsfeldhälfte ausfällt (Heminanopsie).

III., IV., VI. Hirnnerv. Okulomotorius, Trochlearis, Abduzens. Der Bewegungsapparat des Auges wird geprüft, indem man den Patienten einen Gegenstand (Zeigefinger) fixieren läßt und feststellt, ob das Auge dem bewegten Objekt in allen Richţungen folgt. Gleichzeitig ist auf Weite der Lidspalten, Form und Größe der Pupillen sowie auf Nystagmus zu achten. Augenmuskelparesen verraten sich durch das Zurückbleiben des Bulbus in einer Blickrichtung. Ein äußerst feines Reagens für Augenmuskellähmungen ist das Vorhandensein von Doppelbildern. Doppelbilder liegen stets in der Funktionsrichtung des gelähmten Muskels z. B. beim rechten Abduzens nach rechts und außen. Durch Vorsetzen farbiger Gläser kann man am leichtesten die Gleichnamigkeit bzw. Ungleichnamigkeit der Doppelbilder nachweisen.

Pupillenprüfung S. 7.

V. **Trigeminus.** Der V. Hirnnerv ist ein gemischter Nerv mit vorwiegend sensibler Funktion.

Der motorische Trigeminusanteil versorgt die Kaumuskulatur. Die Prüfung des motorischen Trigeminus wird in der Weise vorgenommen, daß man den Patienten auf einen festen Gegenstand (Spatel, Löffelstiel) beißen läßt und nun versucht, gegen den Willen des Patienten den betreffenden Gegenstand aus dem Munde zu entfernen. Eine einseitige Kaumuskelschwäche erkennt man durch Vergleich des Kieferdruckes beider Seiten. Eine objektive Darstellung der Bißstärke gelingt durch Anfertigung eines Gebißabdruckes mit der von Zahnärzten verwandten Kautschuckmasse. In einfacher Weise kann man sich einen Gebißabdruck verschaffen, indem man den Patienten auf einen Pfefferkuchen beißen läßt.

Sensibler Trigeminus. Man prüft die Sensibilität der vom Trigeminus versorgten Gesichtshaut, ferner die Sensibilität der Mund- und Nasenschleimhaut. Nicht zu vergessen ist die Prüfung des Konjunktival- und Kornealreflexes.

Der Trigeminus ist ferner der Geschmacksnerv der Zunge mit Ausnahme des hinteren Zungendrittels, das Geschmacksfasern vom Glossopharyngeus bezieht.

Geschmacksprüfung. Die Prüfung erstreckt sich auf die verschiedenen Geschmacksqualitäten, es wird die Geschmacksempfindung für Süß (Zucker), Sauer (Essig), Salzig (Kochsalz) und Bitter (Tinct. Chinae) festgestellt. Hierzu werden die gelösten, entsprechend verdünnten Substanzen mit einem Glasstab oder einer Pipette auf die herausgestreckte Zunge gebracht. Der Patient hat, ohne die Zunge zurückzuziehen, durch ein Zeichen (Kopfnicken, Erheben der Hand) anzugeben, ob er hierbei eine Geschmacksempfindung hat. Die Geschmacksprüfung wird für jede Zungenhälfte besonders ausgeführt. Prüfung auf Bitter zuletzt, nach jeder Einzelprüfung Mundspülung.

VII. **Fazialis.** Der VII. Hirnnerv ist der mimische Nerv des Gesichtes, außerdem innerviert der Fazialis den Augenschließmuskel. Störungen der Fazialisinnervation erkennt man durch die Inspektion, wobei man auf das Hängen des Mundwinkels sowie das Verstrichensein der Nasolabialfalte achtet. Hierbei ist zu bemerken, daß leichte Asymmetrien der Mundgegend auch durch einseitigen Zahnausfall bedingt sein können. Sodann prüft man die Funktion des Gesichtsnerven, indem man den Kranken auffordert, die Stirn zu runzeln, die Augen zu schließen, die Zähne zu fletschen, den Mund zu verziehen, zu lachen, die Backen aufzublasen. Geringe Innervationsstörungen erkennt man durch Vergleich der beiden Gesichtshälften.

VIII. **Akustikus.** Der VIII. Hirnnerv zerfällt in den eigentlichen Sinnesnerv, den N. acusticus und den im Dienste der Gleichgewichtserhaltung stehenden Vestibularnerven.

Hörprüfung. Man prüft die Hörfunktion für jedes Ohr einzeln, während das andere Ohr mit der Hand verschlossen wird, mit Flüstersprache oder einer Taschenuhr. Ob eine Hörstörung nervösen Ursprungs ist, erkennt man bei negativem Trommel-

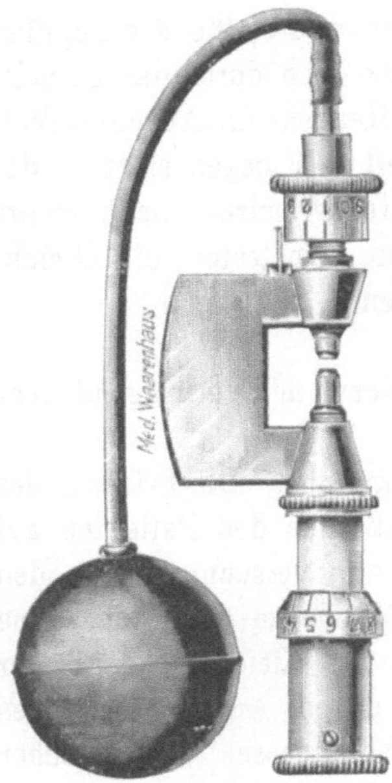

Fig. 11. Galtonsche Pfeife.

fellbefund durch methodische Stimmgabelprüfungen. Prinzip: Unter normalen Verhältnissen wird eine tönende Stimmgabel, die vom Knochen aus nicht mehr gehört wird, noch dann wahrgenommen, wenn die Stimmgabel unmittelbar vor den äußeren Gehörgang gehalten wird (Rinne positiv). Ausführung: Der Untersucher setzt eine angeschlagene Stimmgabel auf den Warzenfortsatz des Patienten und läßt den Zeitpunkt angeben, in dem die Stimmgabel eben nicht mehr gehört wird. Jetzt wird die Stimmgabel dicht vor den äußeren Gehörgang gehalten. Nimmt der Patient jetzt keine Stimmgabelschwingungen wahr (Rinne negativ), so handelt es sich wahrscheinlich nicht um eine nervöse Hörstörung, sondern um eine Affektion des Mittelohres.

Prüfung nach Weber. Prinzip: Eine auf den Scheitel gesetzte Stimmgabel wird von Ohrgesunden in beiden Ohren gehört, während bei einer Anzahl von Hörstörungen der Stimmgabelton nur in einem Ohre wahrgenommen (lateralisiert) wird. In der Regel wird die Stimmgabel bei Erkrankung des schalleitenden Apparates (Otitis media) im kranken, bei nervösen Ohraffektionen im gesunden Ohre gehört.

Von Bedeutung für die Erkennung einer nervösen Hörstörung ist auch die Feststellung der oberen Tongrenze mittels der kontinuierlichen Tonskala nach Bezold oder der Galtonschen Pfeife (Fig. 11). Bei nervösen Gehöraffektionen ist häufig die Perzeption der hohen Töne in elektiver Weise gestört.

Prüfung der Vestibularisfunktion. Man überzeugt sich zunächst, ob gröbere Störungen der Statik und Lokomotion vorliegen, indem man den Patienten stehen und gehen läßt. Hierauf geht man zur Prüfung komplizierterer Gangarten (Gehen mit überkreuzten Füßen, Rückwärtsgehen) über. Die statische Gleichgewichtsprüfung wird zunächst in der Grundstellung d. h. bei gleichzeitigem Schluß der Hacken und Fußspitzen ausgeführt (Rombergs Versuchsanordnung). Empfindlicher ist die Prüfung in der durch Fig. 12 veranschaulichten Stellung (Seiltänzerstellung). Die statische und die anschließende lokomotorische Prüfung wird sowohl bei geöffneten als auch geschlossenen Augen vorgenommen. Bei der Prüfung der Labyrinthfunktion ist auf Spontannystagmus zu achten. Die Intaktheit des Vestibularapparates wird auch durch das Auftreten von Nystagmus nach 10—12 Umdrehungen (Rotationsnystagmus) bewiesen.

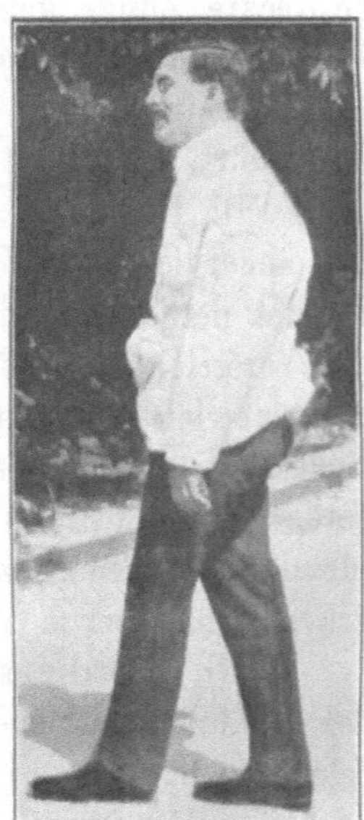

Fig. 12. Statische Prüfung in Seiltänzerstellung.

Eine außerordentlich feine Untersuchungsmethode, die mit gesetzmäßiger Sicherheit über die Funktion des Vestibularapparates bzw. des Vestibularnerven Aufschluß gibt, ist die von Bárány in die Praxis eingeführte Nystagmuserzeugung auf kalorischem Wege. Der kalorische Nystagmus erfolgt bei Verwendung von kaltem Wasser (15⁰—25⁰ C) nach der entgegengesetzten, bei Verwendung von heißem Wasser (45⁰—50⁰) nach der Seite der Spülung. Ausführung: Man füllt einen Irrigator oder eine mit einem feinen Nélatonkatheter armierte, nicht zu kleine Ohrspritze mit entsprechend temperiertem Wasser und läßt durch den zum Trommelfell vorgeschobenen Katheter Wasser in den äußeren Gehörgang einfließen. Nach etwa einer halben Minute, nicht selten schon früher, stellt sich bei intaktem Vestibularapparat bzw. intakter Vestibularisleitung unter gleichzeitigem Schwindel ein kontra- bzw. homolateraler Nystagmus ein. Die Methode der kalorischen Nystagmuserzeugung ist der galvanischen in bezug auf Sicherheit und Einfachheit der Ausführung bei weitem überlegen.

IX. **Glossopharyngeus.** Der IX. Hirnnerv ist ein vorwiegend sensibler bzw. sensorischer · Nerv. Als spezifischer Sinnesnerv vermittelt der N. glossopharyngeus Geschmacksempfindungen vom hinteren Zungendrittel und weichen Gaumen. Die Prüfung der Geschmacksempfindung in dem vom Glossopharyngeus versorgten Gebiet wird in analoger Weise wie beim Trigeminusgeschmack ausgeführt.

X., XI. **Vago-Akzessorius.** Der X. Hirnnerv hat eine ausgebreitete Innervationssphäre. Der Vagus versorgt nicht nur den weichen Gaumen, den Schlund· und den Larynx mit teils motorischen, teils sensiblen Fasern, sondern er hat auch einen Anteil an der Innervation des Magens und der Intestina. Ferner steht der Vagus zur Herz- und Atemtätigkeit in Beziehungen. Die Prüfung der Vagusfunktion erstreckt sich vornehmlich auf die Schluckmuskulatur (Stand des Gaumensegels, nasale Stimmfärbung), den Kehlkopf sowie die Herz- und Atemtätigkeit. Vagusreizung bewirkt Bradykardie und Zunahme der Atemzüge, Vaguslähmung Tachykardie und Verminderung der Atemfrequenz. Die Funktion der Kehlkopfmuskeln erkennt man im laryngoskopischen Bilde.

Der Akzessorius versorgt den Trapezius und Sternokleidomastoideus. Funktion dieser Muskeln s. Akzessoriuslähmung.

XII. **Hypoglossus.** Der XII. Hirnnerv ist der Bewegungsnerv der Zunge, außerdem versorgt der N. hypoglossus noch einen Teil der äußeren Kehlkopfmuskeln. Die Prüfung erstreckt sich auf die Feststellung der Zungenbeweglichkeit, ferner auf den Nachweis einer einseitigen oder totalen Atrophie. Wird die Zunge gerade herausgestreckt und nach allen Richtungen frei bewegt, ist die Sprache gut artikuliert, wird der Bissen beim Kauen in normaler Weise formiert?

Die Prüfung der Sprache und der Schrift.

Sprachprüfung. Wir unterscheiden zwischen einer fehlerhaften Aussprache (Dysarthrie) und einer fehlerhaften Sprachbildung (Aphasie). Das Wesen der dysarthrischen Sprache besteht in einer mangelnden Artikulation. Man prüft auf Dysarthrie, indem man einzelne Vokale sowie zusammengesetzte Laute und Worte, namentlich solche mit K- und U-Lauten (Kakao, Kakadu, Kankan, Pumpe, Mumps), nachsprechen läßt. Infolge der ungenügenden Artikulation ist die dysarthrische Sprache verwaschen, dabei meist nasal.

Die Aphasie betrifft entweder die expressive oder die rezeptive Seite des Sprachvermögens. Ist die Wortproduktion gestört, so spricht man von motorischer Aphasie. Prüfung durch Anknüpfung einer Unterhaltung, Nachsprechen von Worten und Sätzen, Lesen, Schreiben und Kopieren. Der motorisch Aphatische versteht den Sinn der Worte, bezeichnet Gegenstände sinngemäß durch Gesten, führt Aufträge richtig aus, während spontanes Sprechen und Nachsprechen unmöglich oder sehr beeinträchtigt ist. Die motorische Aphasie verbindet sich häufig mit Agraphie.

Die Sprachprüfung erstreckt sich ferner auf die Feststellung, ob der Kranke den

Sinn der Worte versteht. Zustände, bei denen spontanes Sprechen und Nachsprechen möglich ist, während das Wortverständnis mehr oder minder gelitten hat, bezeichnet man als sensorische Aphasie (Worttaubheit). Prüfung wie bei der motorischen Aphasie. Die sensorische Aphasie geht vielfach mit Alexie einher.

Schriftprüfung. Bei der Prüfung der Schrift sind folgende Gesichtspunkte zu berücksichtigen: Kann der Kranke spontan schreiben? Ist er imstande, auf Diktat zu schreiben, kann er richtig abschreiben (kopieren)? Kann er lateinische Schrift in deutsche übertragen und umgekehrt? Bei der Schrift ist ferner auf Adynamie, Zittern, Unsicherheit der Linienführung und Auslassung von Buchstaben zu achten.

Die Untersuchung mit dem Augenspiegel.

Die Ophthalmoskopie ist eine der wichtigsten neurologischen Untersuchungsmethoden. Um den Augenhintergrund sichtbar zu machen, brauchen wir einen Augenspiegel, eine Linse von 20 und eine von 10 Dioptrien sowie eine geeignete Beleuchtungsquelle.

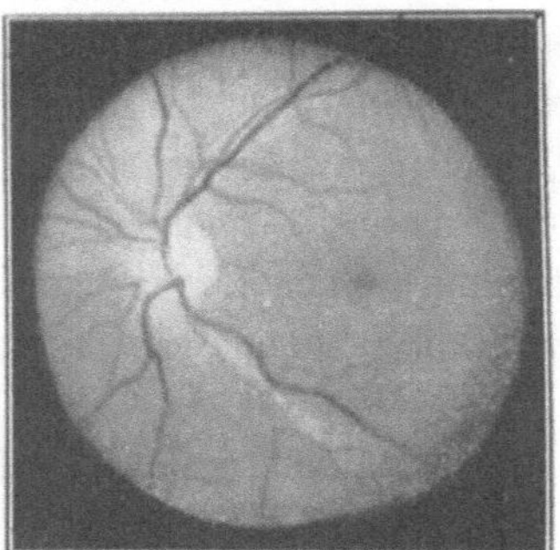

Fig. 13. Normaler Fundus.

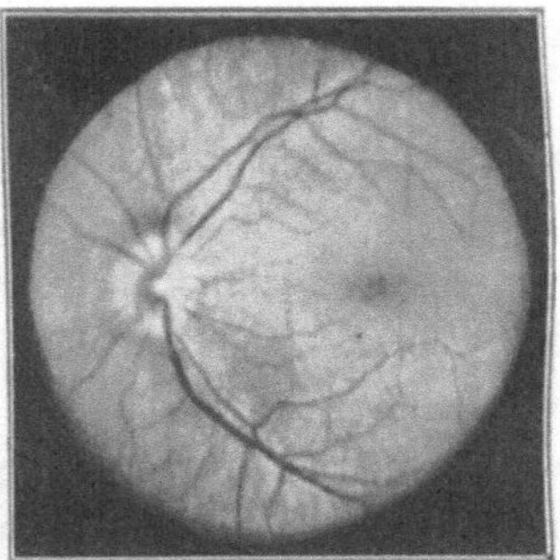

Fig. 14. Pseudoneuritis.

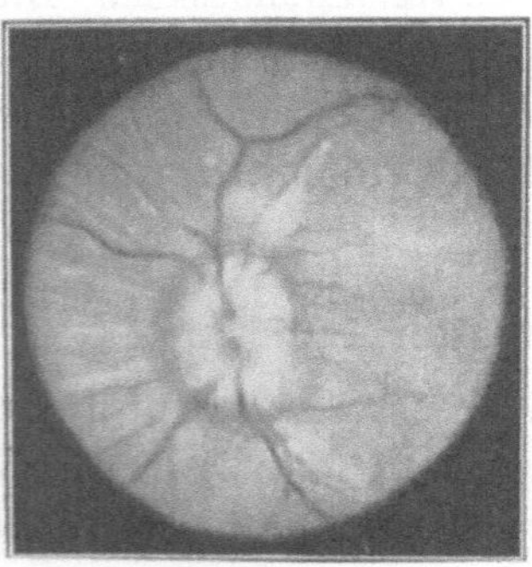

Fig. 15. Stauungspapille.

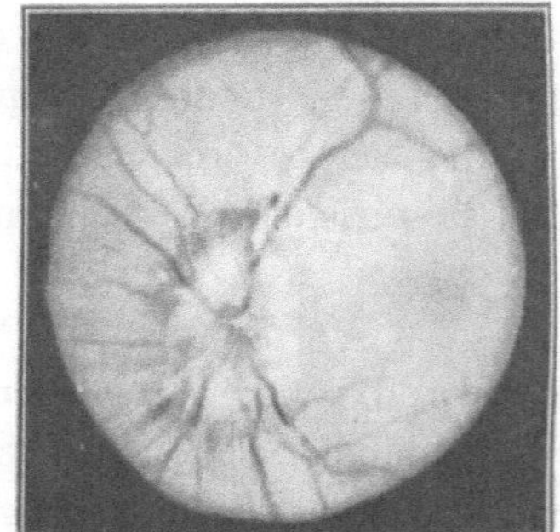

Fig. 16. Stauungspapille mit Blutungen.

Direkte Augenhintergrundsphotographie nach Dimmer.

Man untersucht den Augenhintergrund meist im umgekehrten Bilde und bedient sich hierbei zunächst der stärker brechenden Linse. Einzelheiten des Fundus erkennt man besser mit der Linse von 10 Dioptrien. Als Beleuchtungsquelle kann man eine Petroleumlampe verwenden, besser ist Gasglühlicht oder elektrisches Licht. Wo kein Gas vorhanden ist, empfiehlt sich die Anschaffung einer Spiritusglühlichtlampe. Bei engen Pupillen wird die Ophthalmoskopie durch vorherige Atropinisierung erleichtert.

Bei Betrachtung des Augenhintergrundes hat man auf Veränderungen des Fundus zu achten, die für die Beurteilung nervöser Störungen von Bedeutung sind. Manche den Neurologen interessierende Krankheiten, wie Syphilis, Arteriosklerose, Nephritis, Diabetes, perniziöse Anämie, führen zu typischen Veränderungen des Augenhintergrundes. Wichtiger noch ist die Untersuchung der Sehnervenpapille, wobei auf Form und Farbe der Optikusscheibe geachtet wird. Ist die Papille von normaler Farbe, abnorm gerötet oder abgeblaßt, sind die Papillengrenzen scharf oder verwaschen, sind die Venen gestaut, prominiert der Sehnervenkopf? Die ophthalmoskopische Untersuchung, die für die Erkennung vieler zerebrospinaler Erkrankungen (Tumor, Hydrozephalus, Abszeß, Meningitis, Lues, Tabes, multiple Sklerose) von größter Bedeutung ist, darf in keinem, nicht absolut eindeutigen Falle unterlassen werden.

Die Untersuchung mit dem Kehlkopfspiegel.

Gegenüber der Ophthalmoskopie ist das neurologische Anwendungsgebiet der Laryngoskopie relativ klein. Zur Spiegeluntersuchung des Kehlkopfes ist erforderlich: ein Reflektor, ein gestielter kleiner Planspiegel und eine Beleuchtungsquelle. Bei empfind-

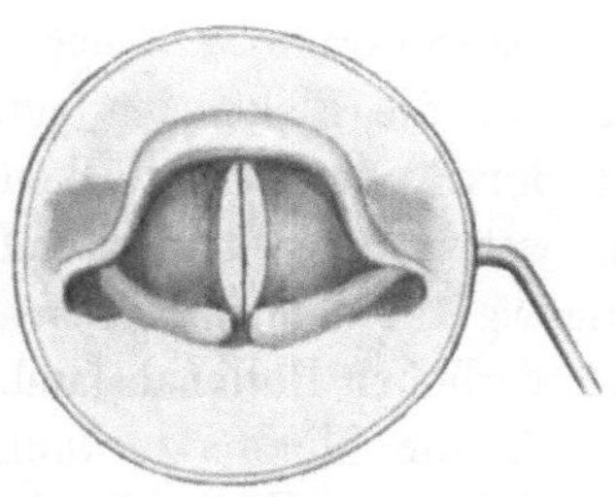

Fig. 17. Normales Kehlkopf-
spiegelbild (Phonation).

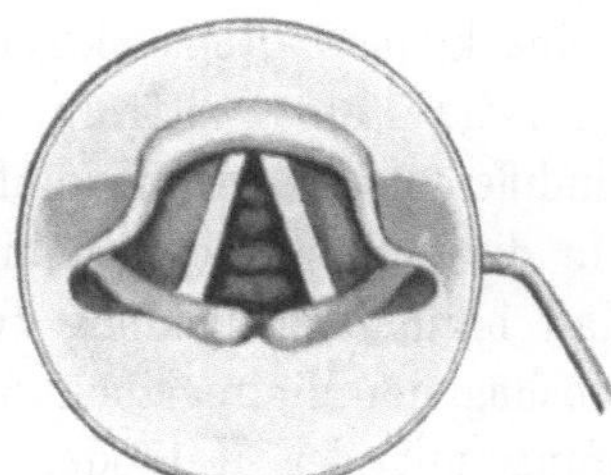

Fig. 18. Normales Kehlkopf-
spiegelbild (Inspiration).

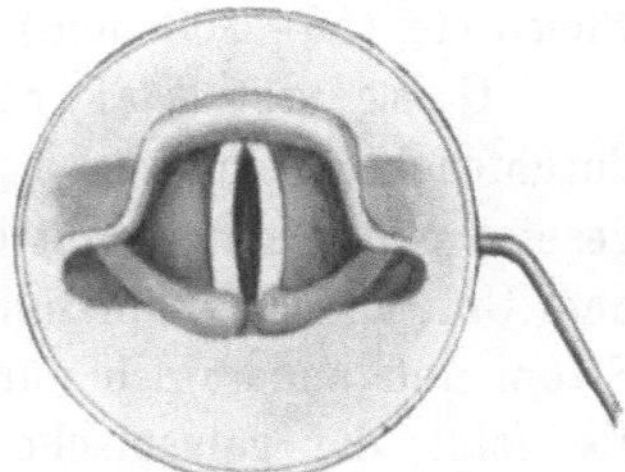

Fig. 19. Lähmung beider Mm.
vocales (Internusparese).

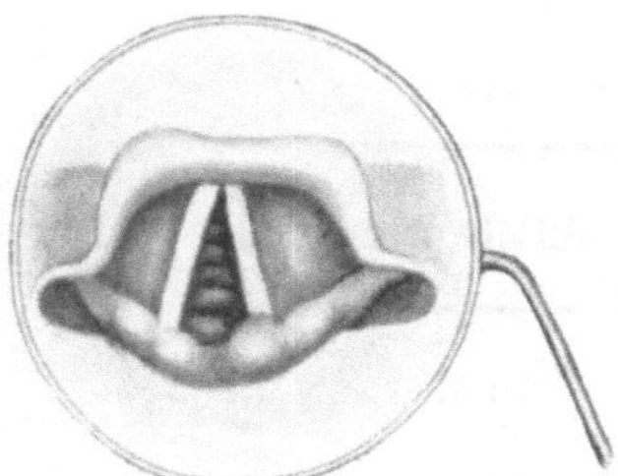

Fig. 20. Linkseitige Rekurrenslähmung.

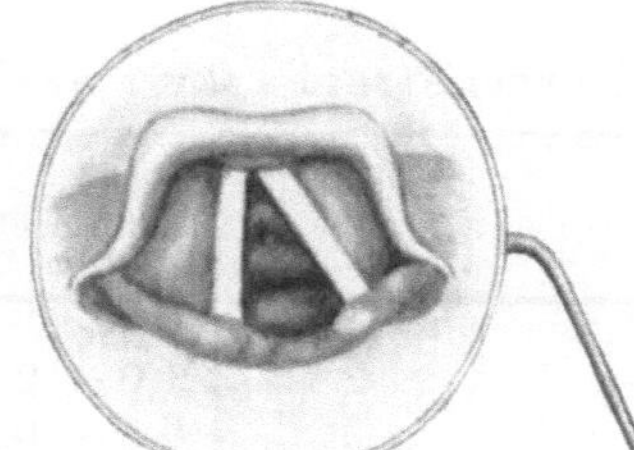

Fig. 21. Lähmung des rechten
M. cricoarytaenoideus posterior
(Postikuslähmung).

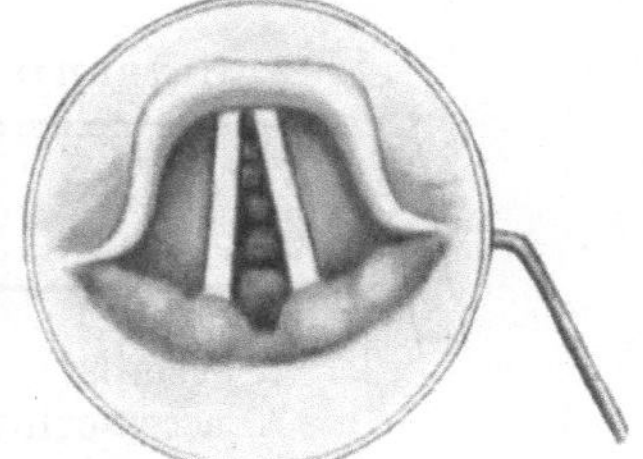

Fig. 22. Doppelseitige Rekurrenslähmung.

lichen Patienten empfiehlt sich vorherige Kokainisierung des Zungengrundes und weichen Gaumens. Man achtet im Kehlkopfspiegelbilde auf die Stellung der Stimmbänder und prüft ihre Beweglichkeit bei Inspiration und Phonation. Den Neurologen interessiert vornehmlich die totale Lähmung des Stimmbandes sowie die Lähmung des Stimmbandabduktors. Bei der totalen Lähmung (N. recurrens) steht das Stimmband unbeweglich in der sog. Kadaverstellung, bei Lähmung des Stimmbandabduktors (Musculus cricoarytaenoideus posticus) wird die Stimmritze bei der Inspiration auf der gelähmten Seite nicht erweitert.

Die Elektrodiagnostik.

In der elektrischen Prüfung der Muskeln und Nerven besitzen wir eine Untersuchungsmethode, die für die diagnostische und prognostische Beurteilung einer Anzahl von Nervenkrankheiten von großer Bedeutung ist. Die elektrische Prüfung wird mit dem galvanischen (primären) und faradischen (sekundären) Strome ausgeführt. Hierzu ist erforderlich:

1. Eine galvanische Batterie mit Galvanometer und Stromwender.
2. Ein Induktionsapparat.
3. Zwei Elektrodenhalter, von denen der eine mit einem Unterbrecherkontakt versehen ist; außerdem diverse Elektrodenansätze und Verbindungsschnüre.

Empfehlenswert und für alle elektrischen Untersuchungen ausreichend sind die kombinierten transportablen Apparate nach Art der durch Fig. 125 veranschaulichten Konstruktion. Wo Starkstrom vorhanden ist und auf Transportabilität kein Wert gelegt wird, genügen die modernen, luxuriös ausgestatteten Anschlußapparate (Multostat, Pantostat) den verwöhntesten Ansprüchen (Fig. 126).

Die Lage der einzelnen für die Elektrodiagnose in Betracht kommenden Muskel- und Nervenpunkte erkennt man aus Figuren, in denen die einzelnen Reizstellen vermerkt sind. Für die Mehrzahl der elektrischen Untersuchungen genügt eine größere, indifferente Elektrode (50—100 qcm) und eine kleinere Reizelektrode (Normalelektrode = 3 qcm).

Gang der elektrodiagnostischen Prüfung. Nachdem die Elektroden gut durchfeuchtet sind, wird die indifferente Elektrode auf die Brust oder den Rücken gesetzt und die Reizelektrode in die volle Hand genommen, wobei der Daumen auf dem Unterbrecherknopf ruht. Man beginnt die Prüfung zweckmäßig mit dem faradischen Strom und notiert den zur Auslösung der Minimalzuckung erforderlichen Rollenabstand. Es folgt die galvanische Prüfung mit der Kathode. Die für die Minimalzuckung erforderliche Stromstärke wird am eingeschalteten Galvanometer abgelesen. Sie schwankt bei den verschiedenen Nerven zwischen 0,1—2,5 M.A. Sodann untersucht man mit der durch Stromwendung positiv geschalteten Elektrode (Anode).

Galvanische Nervenerregbarkeit nach Stintzing.

	Grenzwerte	Mittelwerte
N. facialis	1,0 —2,5	1,75 M.A.
N. accessorius	0,1 —0,44	0,27 „
N. musculo-cutaneus	0,04—0,28	0,17 „
N. medianus (Oberarm)	0,3 —1,5	0,9 „
N. ulnaris oberhalb des Olekranons	0,2 —0,9	0,55 „
N. radialis	0,9 —2,7	1,8 „
N. cruralis	0,4 —1,7	1,05 „
N. peroneus	0,2 —2,0	1,1 „
N. tibialis	0,4 —2,5	1,45 „
N. axillaris	0,6 —5,0	2,8 „
N. thoracicus ant.	0,09—3,4	1,75 „

Unter normalen Bedingungen sind die Muskeln und Nerven sowohl für den faradischen wie galvanischen Strom erregbar. Bei Verwendung galvanischer Ströme tritt eine Zuckung zuerst bei Kathodenschluß, demnächst bei Anodenschluß ein. Etwas stärkere Ströme sind zur Auslösung der Anodenöffnungszuckung erforderlich, es folgt der Kathodenschließungstetanus, während die Kathodenöffnungszuckung und der Kathodenöffnungstetanus nur mit stärksten, praktisch nicht in Betracht kommenden Strömen zu erzielen ist. Dieses Zuckungsgesetz gilt rein nur für die indirekte, d. h. vom Nerven aus erfolgende Reizung. Die Störungen der elektrischen Erregbarkeit sind teils quantitativer, teils qualitativer Natur. Eine quantitative Steigerung findet sich bei frischer peripherischer Lähmung, Tetanie und Spasmophilie, während die meisten peripherischen Lähmungen, sowie eine Anzahl zentraler Erkrankungen mit verminderter elektrischer Erregbarkeit einhergehen.

Die qualitativen Erregbarkeitsänderungen bestehen teils in einer Aenderung des Zuckungscharakters, teils in einer Aenderung der Zuckungsformel. Die Aenderung des Zuckungscharakters kommt darin zum Ausdruck, daß die blitzartige Zuckung durch eine träge wurmförmige Kontraktion ersetzt wird. In noch prägnanterer Weise gibt sich die Störung des elektrischen Verhaltens in der elektrischen Entartungsreaktion (EaR) zu erkennen. Wir unterscheiden zwischen kompletter und inkompletter Entartungsreaktion. Komplette Entartungsreaktion: Der Nerv ist weder für galvanische, noch

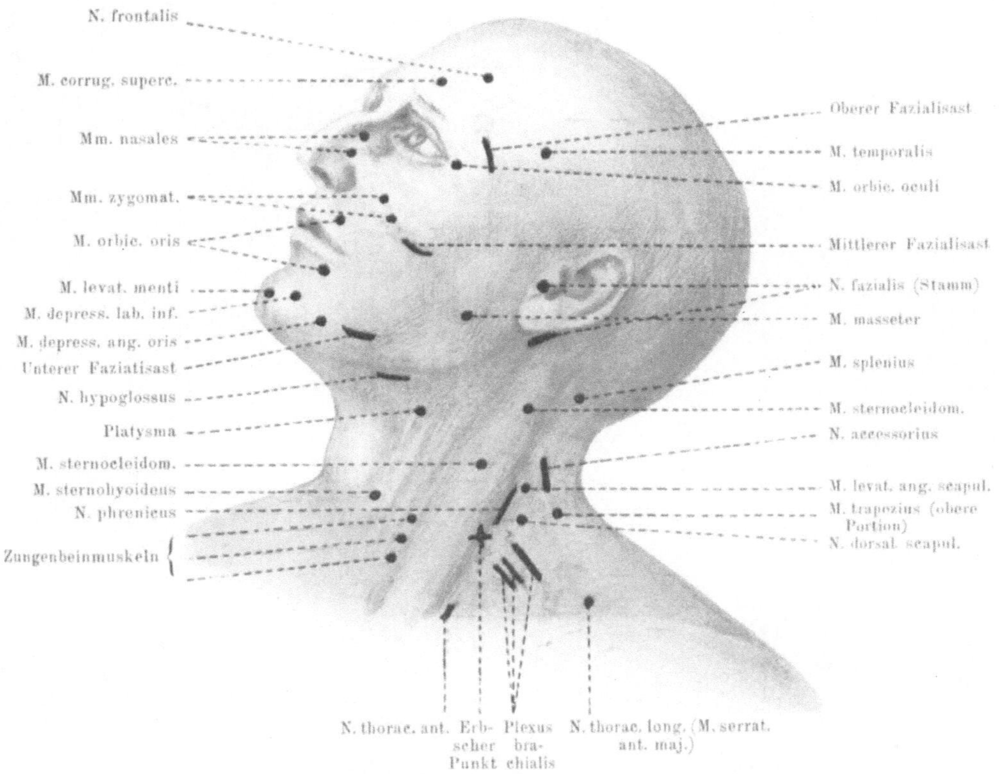

Fig. 23. Die elektrischen Reizpunkte des Kopfes und Halses.

faradische Ströme erregbar. Die Muskelerregbarkeit ist für den faradischen Strom erloschen, für den galvanischen Strom dagegen erhöht. Hierbei überwiegt die Anodenschließungszuckung die Kathodenschließungszuckung (AnSZ > KaSZ). Schließlich sinkt die Muskelerregbarkeit bis auf den Nullpunkt.

Partielle Entartungsreaktion: Die Erregbarkeit vom Nerven ist für beide Stromarten herabgesetzt, desgleichen ist die Erregbarkeit des Muskels für den faradischen Strom vermindert oder erloschen, während bei galvanischer Reizung die Muskelerregbarkeit gesteigert und AnSZ > KaSZ ist.

Zwischen kompletter und partieller EaR gibt es zahlreiche Uebergänge. Bei beiden Reaktionen ist neben der Aenderung der Zuckungsformel auf die Trägheit der Zuckung Wert zu legen.

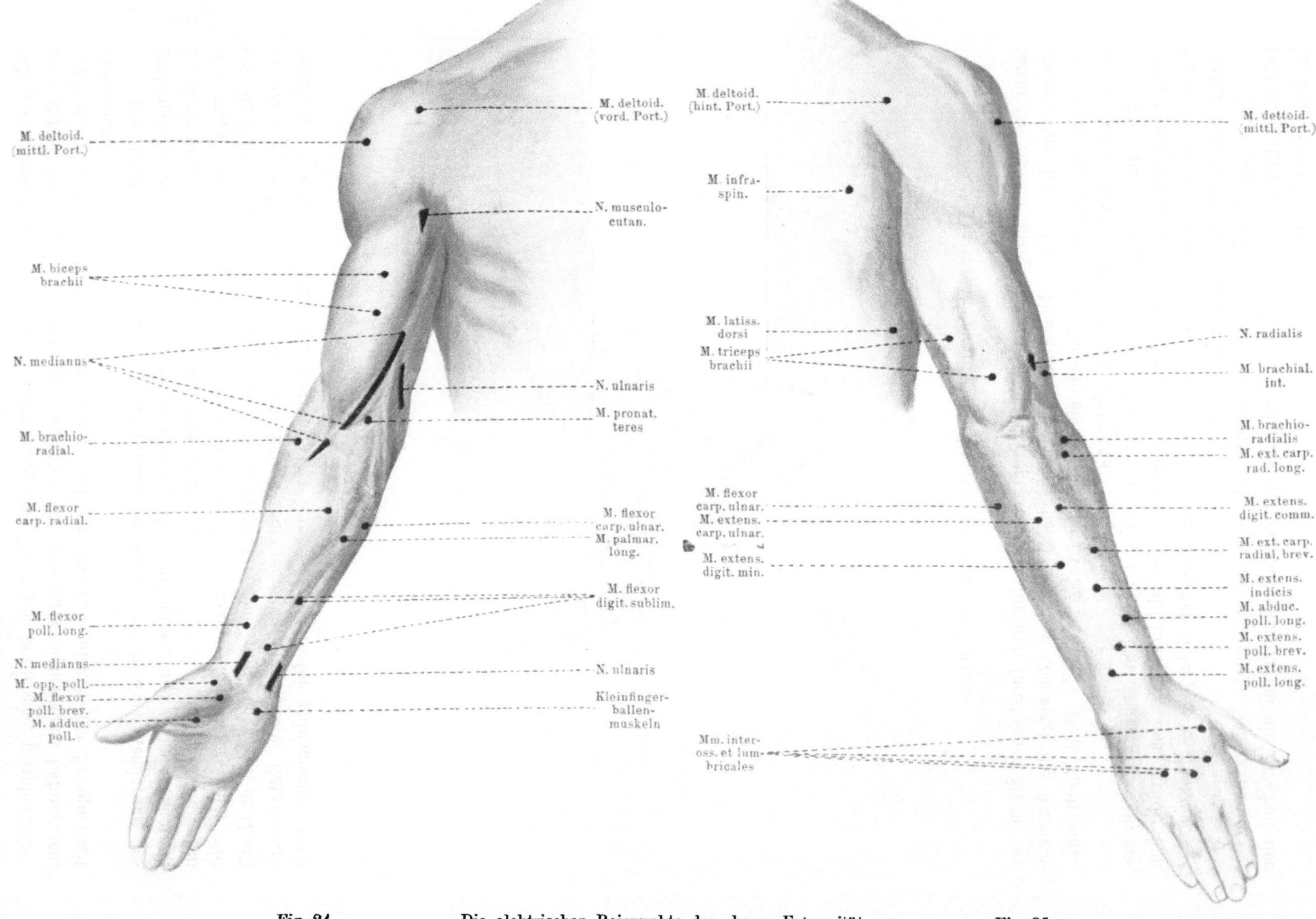

Fig. 24.   Die elektrischen Reizpunkte der oberen Extremität.   Fig. 25.

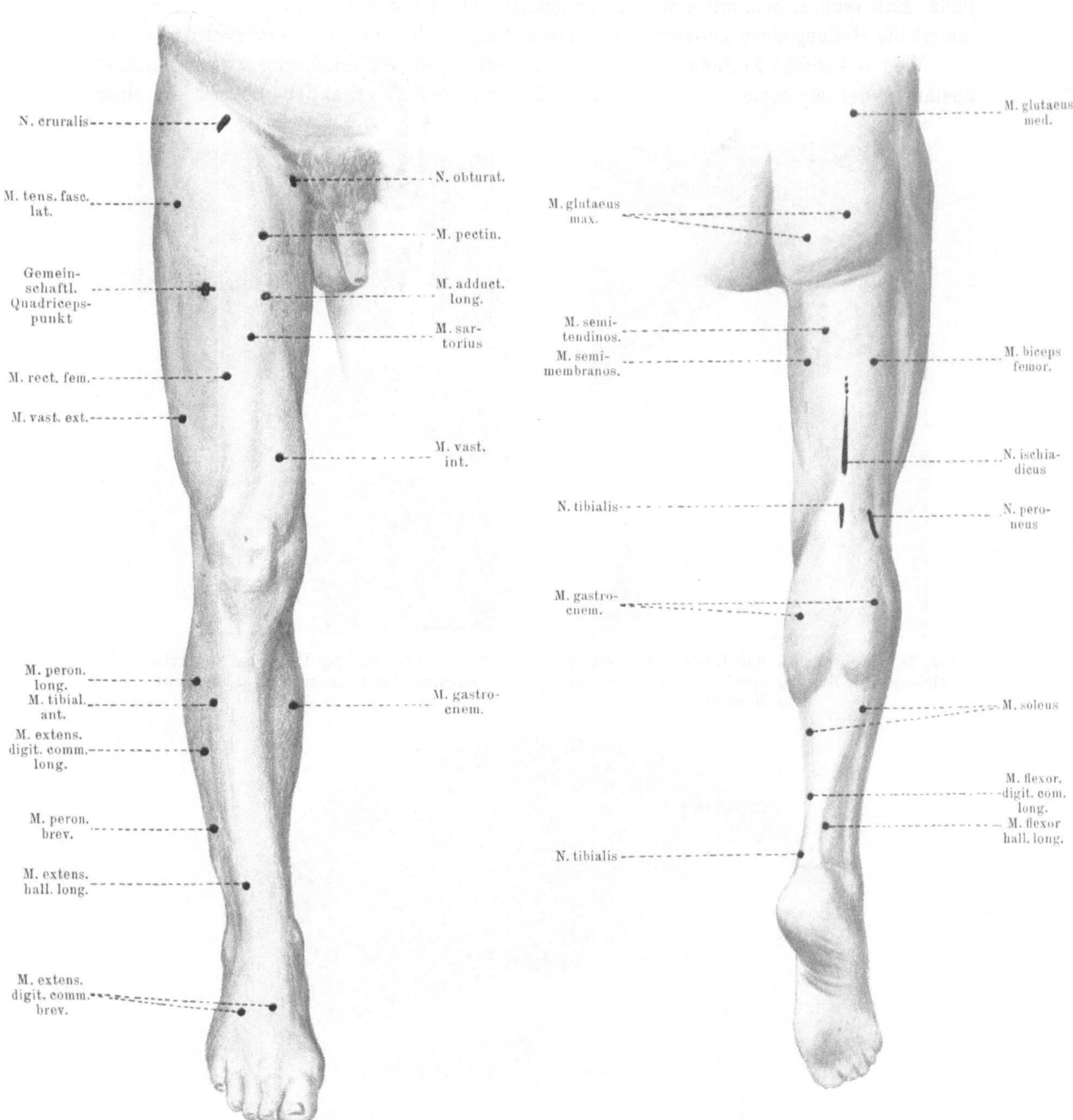

Fig. 26.   Die elektrischen Reizpunkte der unteren Extremität.   Fig. 27.

Entartungsreaktion kommt vor bei Läsion der trophischen Zentren des Nerven bzw. bei schwerer Erkrankung des Nerven selbst (Poliomyelitis, spinale Muskelatrophie, amyotrophische Lateralsklerose, Syringomyelie, Rückenmarkstumor, Wirbelkaries, Quetschung und Kontinuitätstrennung der peripheren Nerven, Neuritis).

Prognostische Bedeutung der Elektrodiagnostik: Periphere Lähmungen mit normaler oder quantitativ veränderter Erregbarkeit pflegen in einigen Wochen zu heilen. Bei partieller EaR rechnet man mit einer Restitutionszeit von 1—3 Monaten, bei kompletter EaR nimmt die Heilung einen Zeitraum von einigen Monaten bis zu einem Jahre in Anspruch.

Die elektrische Prüfung ist ferner von Bedeutung für die Erkennung zweier seltener Zustände, der Myotonie und Myasthenie. Die myotonische Reaktion besteht in einer

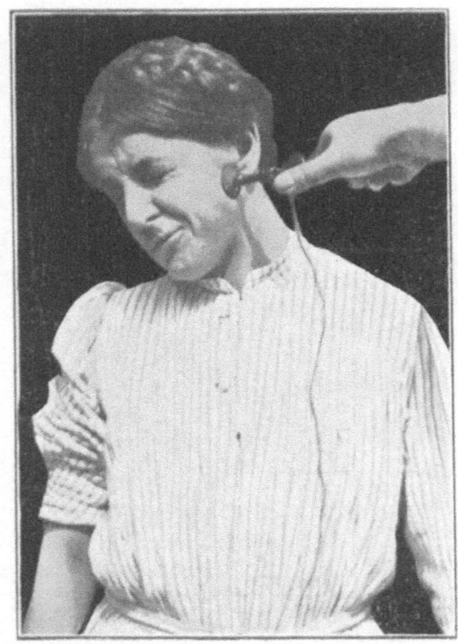

Fig. 28. Kontraktion der Gesichtsmuskeln bei elektrischer Reizung des N. facialis (Stamm). $^{1}/_{100}$ Moment.

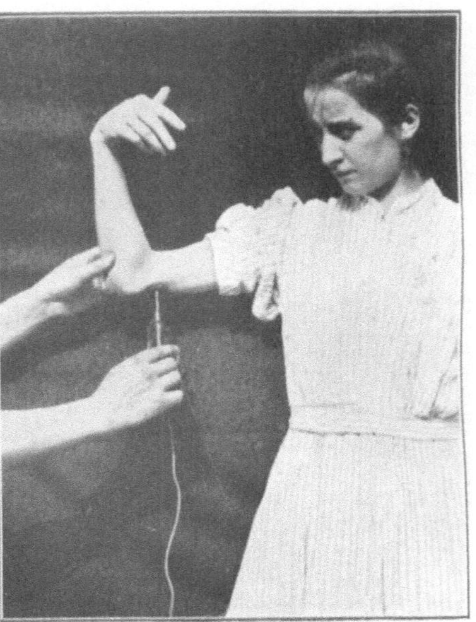

Fig. 29. Stellung der Hand bei elektrischer Reizung des N. ulnaris. $^{1}/_{100}$ Moment.

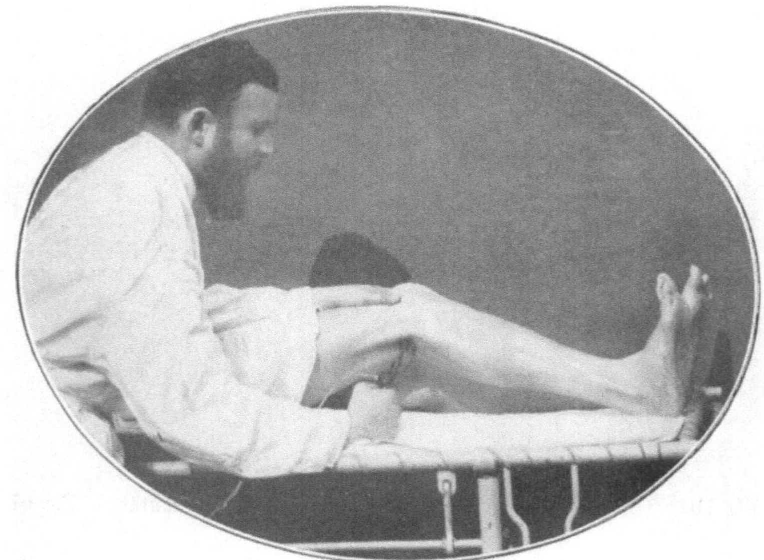

Fig. 30. Elektrische Reizung des N. peroneus, Dorsalflexion des Fußes und der Zehen. $^{1}/_{100}$ Moment.

abnormen Nachdauer der Kontraktion bei direkter Muskelreizung. Die Zuckung ist träge, wellenförmig und wird am leichtesten durch faradische Ströme ausgelöst. Diese Reaktion ist pathognomonisch für Myotonia congenita (Thomsensche Krankheit). Dieselben Zuckungsanomalien, vom Nerven hervorgerufen, werden als neurotonische Reaktion bezeichnet.

Unter myasthenischer Reaktion versteht man die leichte Erschöpfbarkeit der Muskeln für tetanisierende faradische Ströme, kenntlich an dem Nachlassen der Kontraktion bei schnell aufeinander folgenden Einzelzuckungen. Zur Prüfung eignet sich besonders der M. trapezius. Diese Reaktion ist beweisend für Myasthenia pseudoparalytica (Myasthenische Paralyse).

Die Lumbalpunktion.

Durch die Lumbalpunktion wird die Untersuchung des Liquor cerebro-spinalis ermöglicht. Während man bei Kindern häufig mit einer gewöhnlichen Punktionsnadel

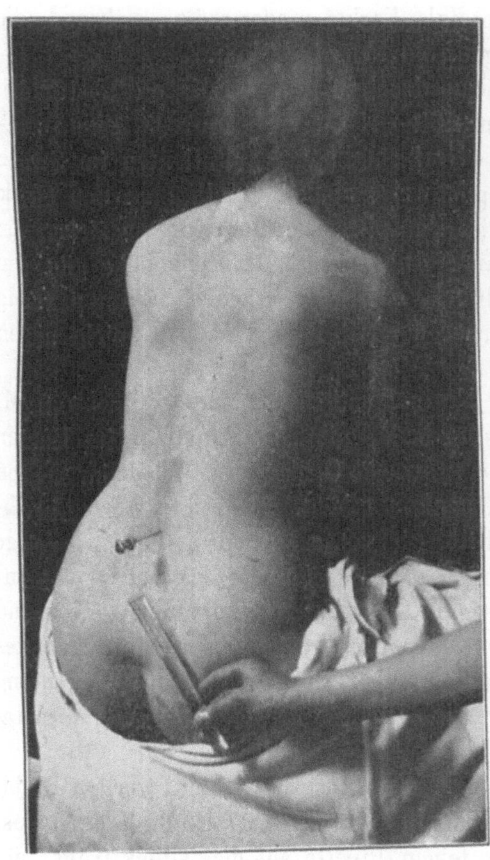

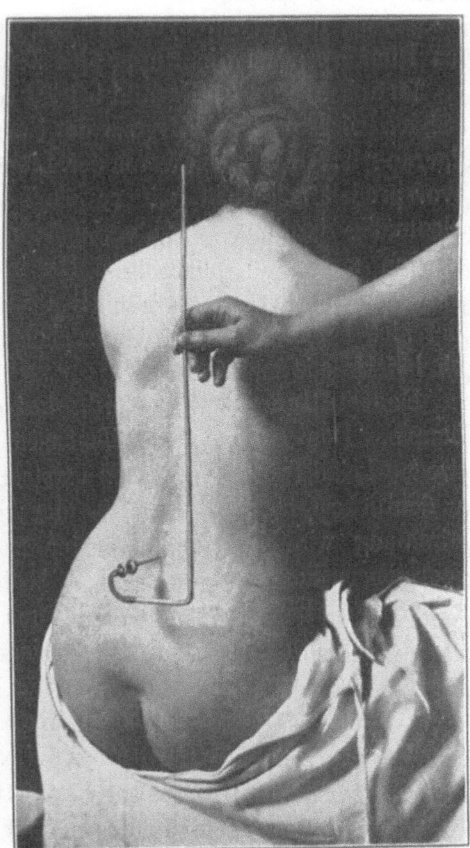

Fig. 31. Lumbalpunktion am sitzenden Patienten. Die Nadel ist zwischen dem IV.—V. Lendenwirbel in den Lumbalkanal eingedrungen.

Fig. 32. Druckmessung bei der Lumbalpunktion.

auskommt, bedient man sich bei Erwachsenen vorteilhaft einer speziellen, mit einem Mandrin versehenen 12—14 cm langen Lumbalnadel. Die Lumbalpunktion wird am liegenden oder sitzenden Patienten ausgeführt. Ausführung in Horizontallage des Patienten: Der Patient liegt in linker Seitenlage mit gekrümmtem Oberkörper und hochgezogenen Knien. Man punktiert für gewöhnlich zwischen dem III.—IV. oder IV.—V. Lendenwirbel. Die Lage der Punktionsstelle läßt sich dadurch leicht bestimmen, daß die Verbindungslinie der Darmbeinkämme den Dornfortsatz des IV. Lendenwirbels schneidet. Nach vorheriger Jodierung der unteren Rückengegend sticht man in dem durch Palpation leicht zu erkennenden IV.—V. bzw. III.—IV. Interspatium genau in der Mittellinie ein. Die senkrecht zur Rückenfläche gehaltene, dabei ein wenig nach unten geneigte Nadel gleitet in einer Tiefe von 6—7 cm in den Lumbalsack. Zieht man jetzt den Mandrin zurück, so entleert sich der Liquor spontan, Aspirieren ist unbedingt zu vermeiden. Zu diagnostischen Zwecken genügen Liquormengen von 10—15 ccm.

Leichter noch als in Rückenlage gelingt die Ausführung der Punktion am sitzenden, nach vorn übergeneigten Patienten.

Betrachtung des Liquors. Der normale Liquor ist wasserklar. Man achtet auf Blutbeimischung und Trübung durch Eiter oder Fibrinflocken. Aelteres Blut verleiht dem Liquor einen bräunlichen oder gelblichen Farbenton (Xanthochromie). Frische Blutbeimischung erkennt man daran, daß der zentrifugierte Liquor nach erfolgter Ausschleuderung der Erythrozyten nahezu die normale Farbe wiedererhält, während die roten Blutkörperchen die Kuppe des Zentrifugierröhrchens bedecken.

Druckmessung. Normal beträgt der Liquordruck in Horizontallage 60—120 mm, im Sitzen wird als obere Grenze des Normalen 400—450 mm angegeben. Eine Drucksteigerung ist vorhanden, wenn der Liquor in Horizontallage des Patienten im Strahle hervorsprudelt und nicht, wie gewöhnlich, tropfenweise abfließt. Will man den Druck zahlenmäßig bestimmen, so verbindet man die Punktionsnadel nach Herausziehen des Mandrins mit einem Steigerohr. Die in Millimetern ausgedrückte Steigehöhe gibt den intravertebralen bzw. intrakraniellen Liquordruck an. Eine erhöhte Liquorspannung findet sich bei Meningitis, Hydrozephalus, Tumor cerebri, Lues, Paralyse, nicht selten auch bei Urämie und Chlorose.

Feststellung des Eiweißgehaltes. Normal enthält der Liquor 0,2—0,3 pM. Albumen. Den geringen Eiweißmengen entsprechend, gibt der Liquor beim Kochen entweder keine Trübung, oder es entsteht eine schwache Opaleszenz. Wo beim Kochen eine deutliche Trübung auftritt, ist der Albumengehalt erhöht. Die quantitative Eiweißbestimmung wird im Albuminimeter nach Eßbach vorgenommen; wo nur geringe Liquormengen zur Verfügung stehen, bedient man sich zweckmäßig des von Nissl angegebenen, verkleinerten Albuminimeters. Erhöhte Eiweißwerte kommen vorwiegend bei entzündlichen Prozessen der Meningen vor. Starke Erhöhung des Eiweißgehaltes (0,5—1,0) bei klarem Liquor spricht für Meningitis tuberculosa. Von großer Bedeutung ist der Nachweis erhöhter Globulinwerte für die Diagnose der luetischen oder metaluetischen Erkrankungen (Nonne-Apelt). Näheres S. 28.

Zytologische Untersuchung. 10 ccm Rückenmarksflüssigkeit werden 8 bis 10 Minuten in einer Zentrifuge mit einer Tourenzahl von ca. 3000 Umdrehungen ausgeschleudert. Das Zentrifugat wird mit einer feinen Pipette auf den Objektträger gebracht, an der Luft getrocknet und mit Methylenblau oder nach May-Grünwald gefärbt.

Normal enthält der Liquor keine Formbestandteile oder nur vereinzelte Lymphozyten. Vermehrung der einkernigen Elemente (Pleozytose) spricht bei akuten Prozessen für tuberkulöse Meningitis, bei chronischen Affektionen für eine luetische oder metaluetische Erkrankung. Die bei nicht spezifischen Prozessen (Apoplexie, Hirntumor, multiple Sklerose, Epilepsie, Alkoholismus) vorkommende Lymphozytenvermehrung erreicht im allgemeinen nicht den für die syphilogenen Nervenerkrankungen charakteristischen Grad. Dasselbe gilt auch für die Syphilis ohne Nervenkomplikationen. (Hierzu Tafel III.)

Polynukleäre Leukozyten finden sich bei den verschiedenen Formen der eitrigen Meningitis, sowie bei der epidemischen Genickstarre. Selten gelingt der Nachweis von Geschwulstzellen im Liquor. Als Raritäten sind parasitäre Formbestandteile (Echinokokkusblasen, Blastomyzeten) zu erwähnen.

Mit feineren Untersuchungsmethoden ist eine weitere Differenzierung der sedimentierten Formbestandteile möglich. Will man bei der Untersuchung auf Pleozytose exakte Werte geben, so bedient man sich einer der Blutzählkammer nachgebildeten Zählvorrichtung (Fuchs-Rosenthal).

Bakteriologische Untersuchung. Bei der bakteriologischen Liquoruntersuchung kommen die üblichen bakteriologischen Untersuchungsmethoden, wie die Bakterioskopie des gefärbten Präparates, das Kulturverfahren und der Tierversuch in Anwendung. In den meisten Fällen kann man sich auf den direkten Nachweis der Mikroorganismen im Ausstrich beschränken. Die bakteriologische Untersuchung hat besondere Bedeutung für die Trennung der einzelnen Meningitisformen. Man kann im Liquor die gewöhnlichen Eitererreger, Pneumokokken, Meningokokken, Tuberkelbazillen, zuweilen auch Typhus- und Influenzabazillen nachweisen (s. Tafel III).

Serologische Untersuchung. Mit der serologischen Untersuchung des Liquors hat die Diagnose der luetischen und metaluetischen Nervenerkrankungen eine ganz bedeutende Förderung erfahren. Wir wissen heute, daß die Wassermannsche Reaktion im Liquor von Paralytikern in nahezu 100 pCt. positiv ausfällt, so daß negativer Wassermann Zweifel an der Richtigkeit der Diagnose progressive Paralyse aufkommen lassen muß. Eine geringere Konstanz zeigt die Tabes in bezug auf positive Wassermannsche Reaktion. Die Angaben über positive Wassermannsche Reaktion im Liquor bei Tabes schwanken zwischen 30—50 pCt. In einer ausgedehnten Untersuchungsreihe konnte neuerdings von Nonne jedoch nur in 9 pCt. ein positiv reagierender Liquor gefunden werden. Relativ klein ist die Zahl der positiven Resultate bei Lues cerebrospinalis (6—10 pCt.). In letzter Zeit ist der Vorschlag gemacht worden, bei der Ausführung der Wassermannschen Reaktion größere Mengen von Liquor (0,4—1,0) zu verwenden (Hauptmann, Hoessli). Es bedarf weiterer Nachprüfungen, ob es gelingt, mit der „Auswertung" des Liquors die Serodiagnostik der syphilogenen Nervenerkrankungen soweit zu verfeinern, daß positive Resultate in der Mehrzahl aller syphilogenen Nervenerkrankungen erzielt werden.

Wenn auch die Lumbalpunktion bei Innehaltung antiseptischer Kautelen als ein im großen und ganzen harmloser Eingriff bezeichnet werden kann, so darf nicht außer Acht gelassen werden, daß auch bei sachgemäßer Ausführung des Eingriffs bedrohliche Nebenwirkungen auftreten können. Unangenehmen Zwischenfällen begegnet man am häufigsten bei Neubildungen des Hirns, insbesondere bei Tumoren der hinteren Schädelgrube. Hier kann die plötzliche Druckerniedrigung zu einer Ansaugung des Zerebellums in das Foramen magnum führen und durch Schädigung lebenswichtiger Zentren den plötzlichen Exitus zur Folge haben. Tumoren der hinteren Schädelgrube sind daher als unbedingte Kontraindikation der Lumbalpunktion anzusehen, aber auch bei den Großhirntumoren ist man vor unangenehmen Zwischenfällen nicht ganz sicher. In zwei eigenen Beobachtungen von Tumor des Lobus frontalis trat der Exitus im unmittelbaren Anschluß an die Punktion ein. Seltenere Gefahren der Spinalpunktion liegen in der Möglichkeit einer Hämorrhagie oder Verschleppung von Eitererregern.

Die Hirnpunktion.

In der Hirnpunktion besitzen wir eine wertvolle Untersuchungsmethode, die uns gestattet, eine Anzahl krankhafter Hirnprozesse (Tumor, Abszeß, Hydrozephalus, Hämorrhagie) der direkten Untersuchung zugänglich zu machen.

Technik: Nach teilweiser Rasur des Schädels werden die Punktionsstellen unter

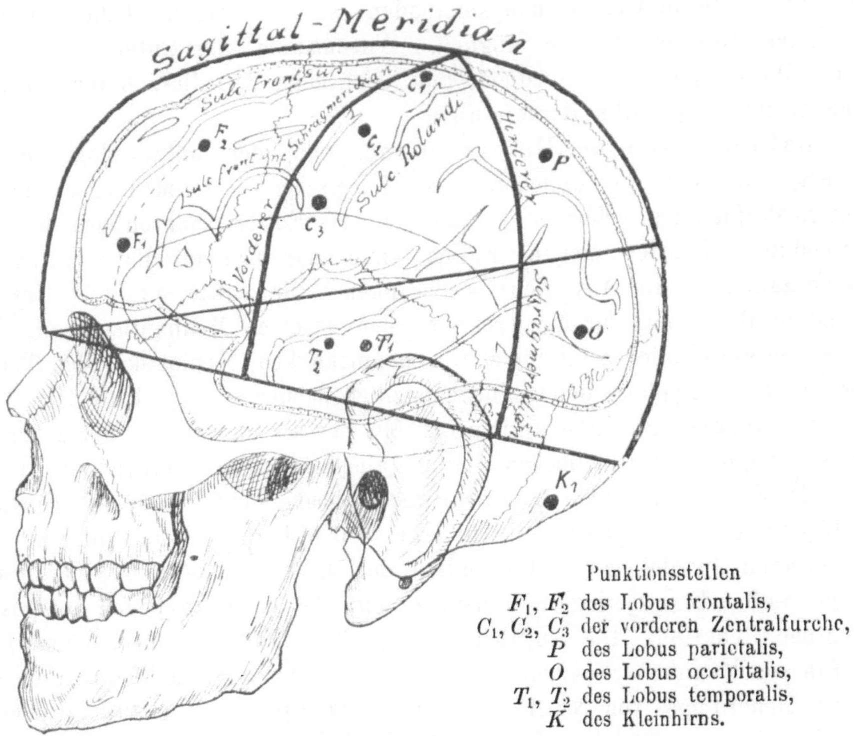

Punktionsstellen

F_1, F_2 des Lobus frontalis,
C_1, C_2, C_3 der vorderen Zentralfurche,
P des Lobus parietalis,
O des Lobus occipitalis,
T_1, T_2 des Lobus temporalis,
K des Kleinhirns.

Fig. 33. Kochersches Schema mit den von Neisser ermittelten Punktionsstellen.

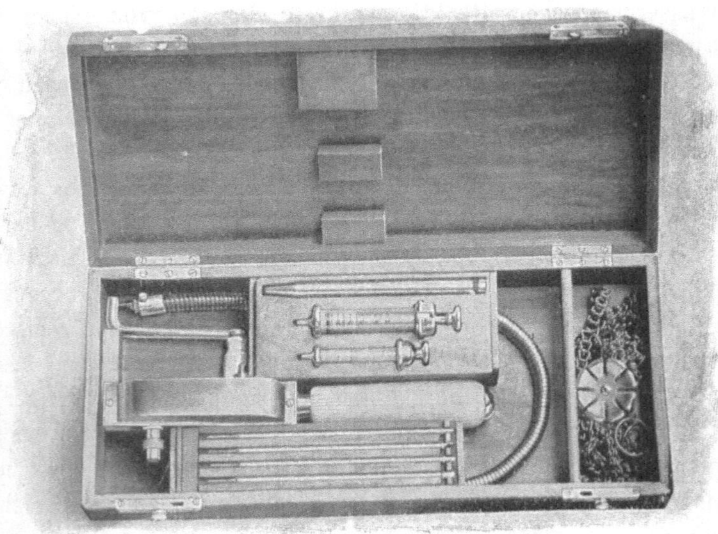

Fig. 34. Gehirnpunktionsbesteck nach Borchardt. (Reiniger, Gebbert & Schall.)

Benutzung des Kocher-Neisserschen Schemas festgelegt. Sodann wird die Haut desinfiziert und mitsamt den Weichteilen und dem Knochen mit einem 2—3 mm starken, schnell rotierenden, elektrischen Bohrer durchtrennt. In dem Augenblicke, wo der Bohrer in die Schädelhöhle eindringt, wird der Motor abgestellt und der Bohrer zurückgezogen. Dann führt man eine graduierte Kanüle durch das Bohrloch ein, schiebt dieselbe 1—4 cm vor und saugt mit einer Glasspritze an. Die aspirierten Gewebs-

Hirnpunktate.

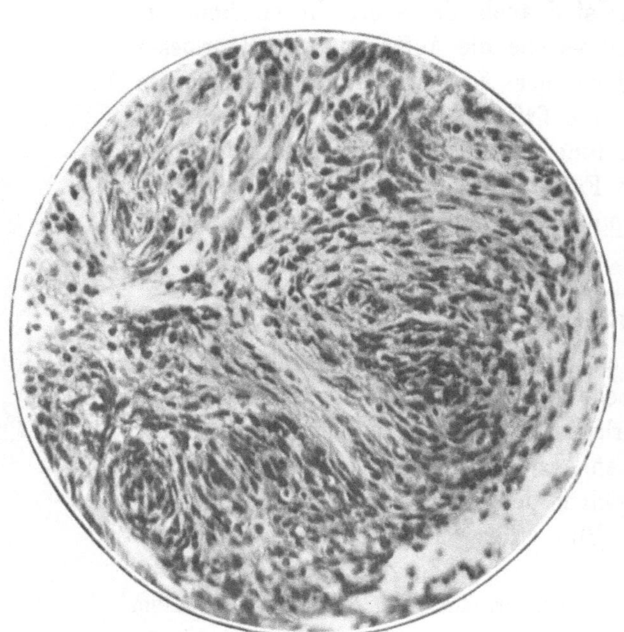

Fig. 35. Endotheliom.

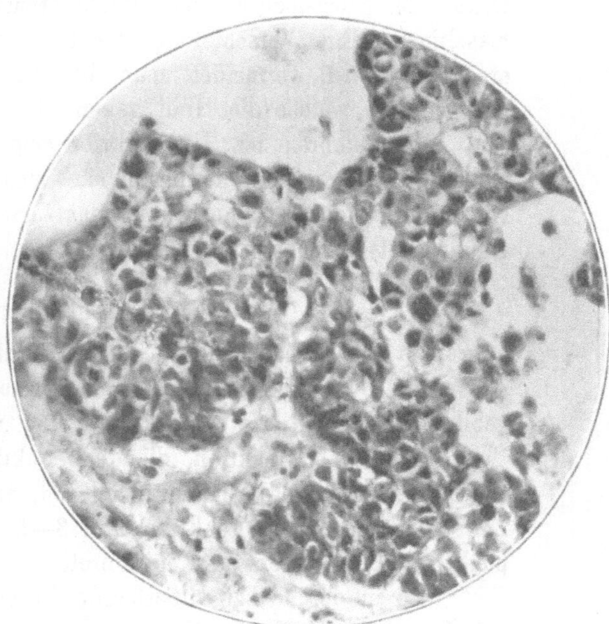

Fig. 36. Metastatisches Hirnkarzinom.

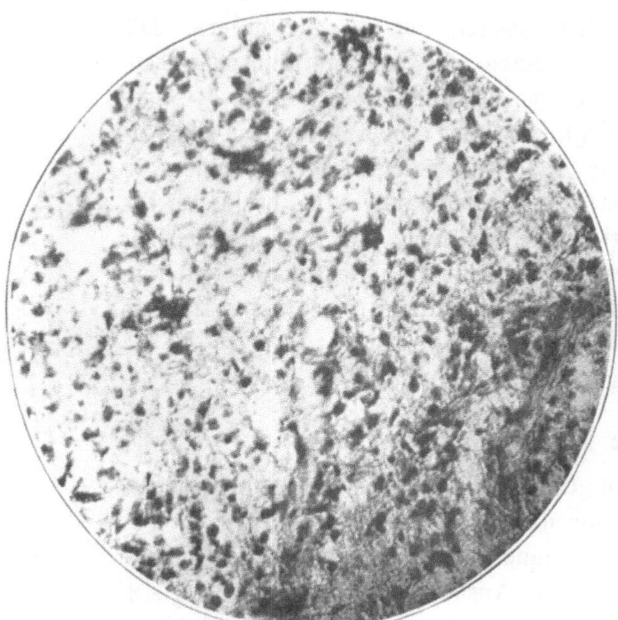

Fig. 37. Gliom.

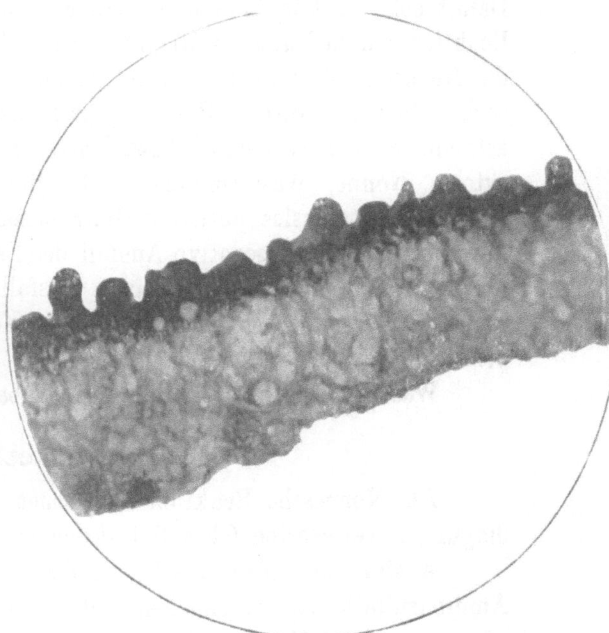

Fig. 38. Cysticercus des Hirns.

Nach Originalphotographien von Prof. Pfeiffer (Halle).

bestandteile werden in ein Glasschälchen ausgespritzt und im Quetschpräparat oder nach erfolgter Einbettung untersucht.

Wo kein elektrischer Anschluß vorhanden ist, kommt man ganz gut mit einem Drill- oder Kurbelbohrer aus. Recht brauchbar sind auch die zahnärztlichen Plombiermaschinen. Eine Verschiebung der Haut, durch welche die Auffindung des Bohrloches erschwert wird, vermeidet man bei Anwendung der von Borchardt angegebenen Tellerfedern, welche die Haut gegen die Unterlage fixieren.

Die Gefahren der Hirnpunktion sind bei Innehaltung der festgelegten Punktionsstellen nicht erheblich, immerhin sind mehrere Fälle bekannt geworden, in denen die Hirnpunktion durch Hämorrhagie oder Verschleppung von Eitererregern den Tod herbeigeführt hat (eigene Beobachtung).

Die Wassermannsche Reaktion.

Die Wassermannsche Reaktion beruht auf dem Vorkommen spezifischer Antikörper im Syphilitikerblute. Die Wassermannsche Untersuchung soll spezialistisch vorgebildeten Aerzten bzw. Spezialinstituten überlassen werden. Die Vereinfachung der Wassermannschen Reaktion, die dem praktischen Arzt die Ausführung der serologischen Blutuntersuchung in die Hand geben soll, hat sich in der Praxis nicht einbürgern können. Zur Wassermannschen Reaktion sind 3—5 ccm Blut erforderlich, die man durch Venenpunktion oder Schröpfkopf entnimmt.

Wie in der Medizin überhaupt, ist bei der Wassermannschen Reaktion vor allem auf den positiven Ausfall Wert zu legen. Positiver Wassermann beweist, von geringen, praktisch irrelevanten Ausnahmen abgesehen, daß eine luetische Infektion stattgefunden hat, sagt jedoch nichts Absolutes über den Charakter einer Nervenerkrankung aus. Damit soll nicht in Abrede gestellt werden, daß die Neurologie in der Wassermannschen Reaktion ein bedeutendes diagnostisches Hilfsmittel besitzt, nur ist zu fordern, daß die Reaktion nicht an sich, sondern im Zusammenhange mit anderen klinischen Tatsachen bewertet wird. Bei der praktisch wichtigen Tatsache, ob Syphilis + Neurasthenie oder Lues cerebri bzw. Paralyse vorliegt, ist die Liquoruntersuchung (Pleozytose, Nonne, Wassermannsche Reaktion) zur Diagnose heranzuziehen. Angesichts der fast ausnahmslos positiven Blutreaktion bei progressiver Paralyse ist bei dieser Erkrankung auch der negative Ausfall der Reaktion von Bedeutung. Im Blute der Tabiker rechnet man mit einem positiven Ausfall der Wassermannschen Reaktion von durchschnittlich 70 pCt. Mit noch größerer Konstanz wird bei Lues cerebro-spinalis ein positives Resultat erzielt.

Wassermannsche Reaktion im Lumbalpunktat s. S. 23.

Die Nonnesche Reaktion.

Als Nonnesche Reaktion bezeichnet man die Fällung der unter bestimmten Bedingungen vermehrten Globulinfraktion im Liquor durch Ammonsulfat.

Ausführung: Man mischt im Reagenzglase Liquor und heißgesättigte, abgekühlte Ammonsulfatlösung zu gleichen Teilen. Bei positivem Ausfall entsteht entweder sogleich oder nach 1—3 Minuten eine Trübung (Phase I Nonne). Nach dem Grad der Trübung unterscheidet man zwischen schwacher Opaleszenz, Opaleszenz und Trübung. Spuren von Opaleszenz gelten als negativ. Positiver Nonne findet sich vor allem bei den syphilogenen Erkrankungen des Nervensystems. Man rechnet, daß die Nonnesche Reaktion positiv ausfällt bei Paralyse zu 98 pCt., bei Tabes zu 90—95 pCt., bei Lues

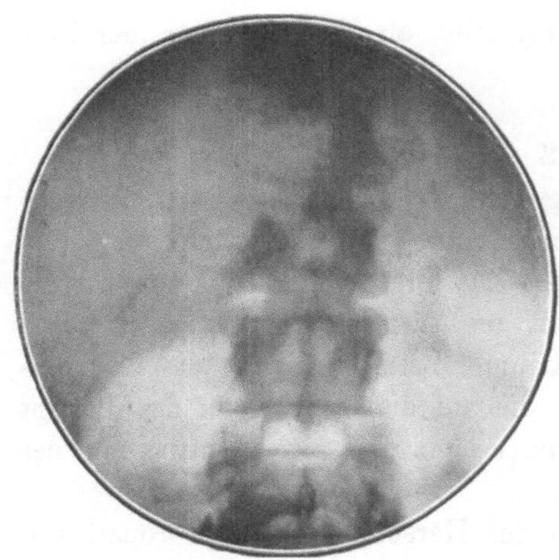

Fig. 39. Karzinommetastase der oberen Lendenwirbelsäule als Ursache einer Kaudalähmung. Eigene Beobachtung. Röntgen-Institut Städt. Krankenhaus Moabit.

cerebri zu 80 pCt., während funktionelle Erkrankungen des Nervensystems auch bei vorangegangener Lues fast immer negativ reagieren.

Die Nonnesche Reaktion verdient in anbetracht ihrer leichten Ausführbarkeit ausgedehnte Anwendung. Wassermannsche Reaktion des Blutes und Liquors, Pleozytose und Nonnesche Reaktion bilden die sog. „Vier Reaktionen".

Die röntgenologische Untersuchung.

Gegenüber anderen Spezialgebieten sind der Anwendung der Röntgenstrahlen in der Neurologie enge Grenzen gezogen. Sind wir doch nur in den seltensten Fällen in der Lage, einen krankhaften Prozeß des Nervensystems mit Hilfe der Röntgenstrahlen direkt zur Darstellung zu bringen. Vielmehr ist es die Aufgabe der Röntgenologie, durch Sichtbarmachung primär oder sekundär mit einem Nervenleiden in Verbindung stehender Störungen Aufschluß über die Art eines nervösen Leidens zu geben. Für die röntgenologische Darstellung sind besonders die vom Knochen ausgehenden Prozesse (Spondylitis, Tumor, Fraktur, Kallusbildung, Exostose, Halsrippe) geeignet. Hirntumoren sind nur ausnahmsweise durch die Röntgenuntersuchung direkt nachzuweisen. Dagegen gelingt es bisweilen, bei oberflächlichen Tumoren, die den anliegenden Schädelknochen usurieren, die Knochenusur im Röntgenbilde zu erkennen. Sehr sinnfällig kommt die Knochendestruktion beim Hypophysentumor in der Abflachung des Türkensattels zum Ausdruck.

Mitunter führen Erkrankungen des Nervensystems zu Strukturveränderungen des Knochens, die im Röntgenbilde zu Aufhellung des Knochenschattens und Verlust der scharfen Knochenzeichnung führen. Derartige Strukturveränderungen kommen besonders bei Poliomyelitis, Neuritis sowie im Anschluß an Verletzungen (akute neurotische Knochenatrophie) vor.

Charakteristische Befunde erhält man ferner bei den Athropathien der Tabes und Syringomyelie. Die neuropathischen Gelenk- und Knochenerkrankungen geben einen so charakteristischen Befund, daß die Diagnose in vielen Fällen allein aus dem Röntgenbilde gestellt werden kann. Zuweilen gelingt es mit Hilfe der Röntgenstrahlen Fremdkörper

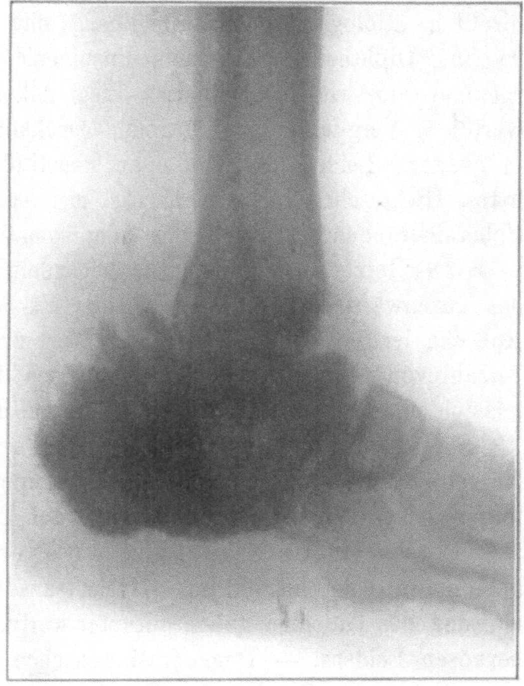

Fig. 40. Tabische Osteo-Athropathie. Eigene Beobachtung. Röntgen-Institut Städt. Krankenhaus Moabit.

wie Nadeln, Stahlsplitter oder eingedrungene Projektile als Ursache einer nervösen Erkrankung nachzuweisen.

Anamnese und spezieller Gang der Untersuchung.

Anamnese. Der eigentlichen Untersuchung geht die Anamnese voraus. Aufgabe der Anamnese ist es, alle für die Beurteilung eines Leidens in Frage kommenden Tatsachen durch Befragen des Patienten zu eruieren. Die Erhebung einer Anamnese erfordert Erfahrung und Takt. Bedingung ist, daß die Anamnese objektiv, d. h. ohne vorgefaßte Meinung erhoben wird. Der Arzt muß unter Berücksichtigung des Bildungsgrades des Patienten sich darauf beschränken, die auf die Entwicklung des Leidens bezugnehmenden Tatsachen als solche zu registrieren und sich hüten, etwas in den Kranken hineinzuexaminieren.

Die Anamnese beginnt mit der Frage nach der Heredität. Liegt neuropathische Belastung vor? Ist bei den Eltern oder näheren Verwandten Geisteskrankheit, Epilepsie, Hysterie, Neurasthenie oder Migräne vorhanden? Sind die Eltern blutsverwandt, war der Vater Potator? Sind abnorme Neigungen und Triebe in der Familie nachweisbar? Wichtig ist auch, zu erfahren, ob die Aszendenten an Lues, Diabetes oder Gicht gelitten haben.

Es folgen die Fragen nach dem Vorleben des Patienten. War die körperliche und geistige Entwicklung normal, bestand in der Jugend Neigung zu Krämpfen, Schwindel oder Ohnmachten? Ferner sind die Verhältnissen, unter denen der Kranke lebt, insbesondere die Berufstätigkeit, die soziale Lage und das Geschlechtsleben einer eingehenden Prüfung zu unterziehen. Die Sexualität ist darauf zu prüfen, ob normale Geschlechtsbefriedigung erfolgt, ob Masturbation besteht oder bestanden hat, ob perverse Neigungen nachweisbar sind.

Sodann sind die Momente zu berücksichtigen, welche einen direkten oder indirekten ätiologischen Zusammenhang mit nervösen Affektionen haben. Ist Syphilis, Typhus, Diphtherie, Scharlach, Pneumonie, Pertussis, Masern, Influenza oder Gelenkrheumatismus vorausgegangen? Liegt Alkohol- oder Tabakmißbrauch vor, kommt gewerbliche Vergiftung (Blei, Arsen, Quecksilber, Phosphor, Anilin, Schwefelkohlenstoff) in Frage? Leidet der Kranke an konstitutionellen Krankheiten, insbesondere an Diabetes, Gicht, chronischer Nephritis und Tuberkulose? Sind körperliche oder geistige Ueberanstrengungen, psychische oder somatische Traumen vorausgegangen?

Der letzte ausführlichst zu behandelnde Teil der Anamnese beschäftigt sich mit den gegenwärtigen Beschwerden, ihrer Ex- und Intensität sowie zeitlichen Entwicklung. Auf den letzten Punkt ist größter Wert zu legen, da die Art des Verlaufes für eine Anzahl von Nervenleiden charakteristisch ist. Insbesondere ist auf Progression, Remission und Periodizität der Krankheitserscheinungen zu achten.

Allgemeine körperliche Untersuchung. Der speziellen Untersuchung der Nervenfunktionen hat eine allgemeine körperliche Untersuchung vorauszugehen bzw. zu folgen. Der Urin ist in jedem Falle auf Eiweiß und Zucker zu untersuchen.

Spezielle Untersuchung des Nervensystems. Die spezielle Untersuchung beginnt mit der Inspektion. Gesichtsausdruck, Schädelkonfiguration, Hautfarbe und Haltung des Patienten geben mitunter wertvolle Anhaltspunkte für die Beurteilung eines nervösen Leidens. — Degenerationszeichen S. 59.

Ueber die Psyche des Kranken wird man sich im groben schon während der Anamnese orientieren können, gegebenenfalls ist das Seelenleben und die Intelligenz des Patienten eingehend zu examinieren. Die eigentliche neurologische Untersuchung besteht in der Prüfung der motorischen, sensiblen und sensorischen Nervenfunktionen. Es ist nicht nötig, sich hierbei an ein festes Schema zu halten, man kann bei den Hirnnerven anfangend, den Kranken vom Kopf bis zu den Füßen untersuchen oder den umgekehrten Weg einschlagen, indem man bei den Extremitäten beginnt und die Prüfung der Hirnnerven zum Schluß ausführt. Wichtig ist nur, nichts zu vergessen.

Zweites Kapitel.
Allgemeine Symptomatologie.

Störungen der Motilität.

Das Verständnis der motorischen Lähmungen wird durch die Neuronlehre erleichtert. Der Neuronlehre zufolge zerfällt die das Hirn mit den Skelettmuskeln in Verbindung bringende Nervenleitung in ein zentrales erstes und ein peripheres zweites Neuron. Das erste Neuron reicht von der Ganglienzelle des motorischen Rindenfeldes bis zu der Vorderhornzelle des Rückenmarks, das zweite Neuron von der Vorderhornzelle bis zu den peripheren Nervenendigungen. Das trophische Zentrum des I. Neurons liegt in der Ganglienzelle der grauen Hirnrinde, während die Trophik des II. Neurons von der Vorderhornzelle des Rückenmarks beherrscht wird. Nun ist für den Ernährungszustand der Muskulatur ausschließlich das II. Neuron von Bedeutung. Wo immer das II. Neuron geschädigt ist, sei es, daß die Vorderhornzelle zerstört, sei es, daß die Wurzelfaser oder der periphere Nerv erkrankt ist, werden wir in dem zugehörigen Muskel tiefgreifende Ernährungsstörungen nachweisen können. Es kommt unter diesen Bedingungen zu einer degenerativen, mit Störungen der elektrischen Erregbarkeit einhergehenden Muskelatrophie.

Hierdurch unterscheidet sich die peripher bedingte Lähmung wesentlich von der das zweite Neuron treffenden, zentralen, bei der die Atrophie den Charakter der Inaktivitätsatrophie hat und in ihrem elektrischen Verhalten entweder gar keine oder nur quantitative Abweichungen gegenüber der Norm zeigt. Zudem pflegt die Inaktivitätsatrophie fast nie den der Läsion des II. Neurons eigentümlichen Grad der Muskelabmagerung zu erreichen.

Auch in bezug auf den Muskeltonus und die Reflexerregbarkeit weichen die Lähmungen des ersten Neurons wesentlich·von denen des zweiten ab. Bei ersteren finden wir Steigerung des Muskeltonus (Hypertonie) und Erhöhung der Reflexe, bei letzteren Verminderung des

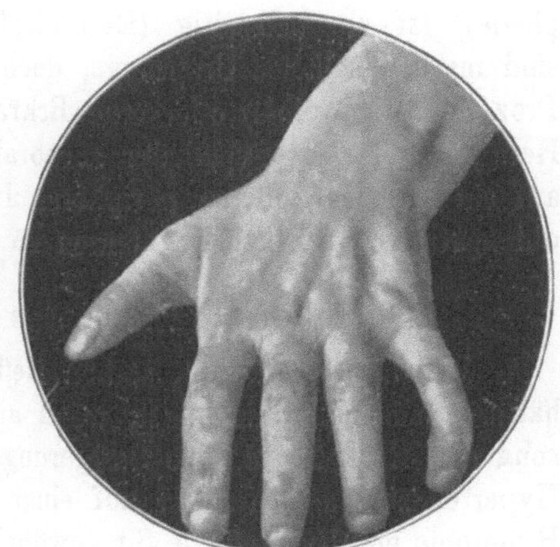

Fig. 41. Degenerative Atrophie der Handmuskeln bei Erkrankung der motorischen Vorderhornzellen des Rückenmarks (Spinale Muskelatrophie). Eigene Beobachtung.

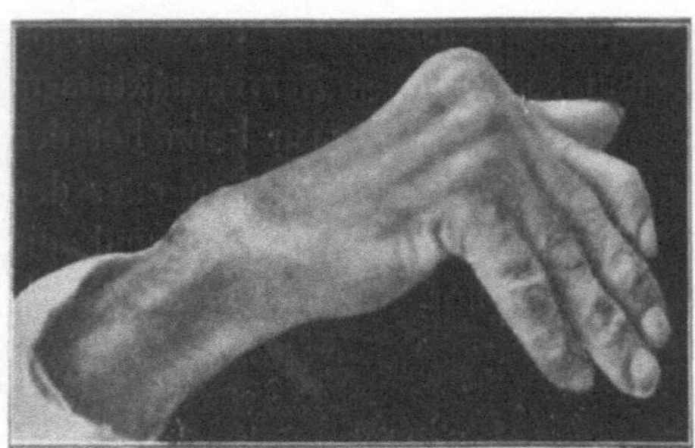

Fig. 42. Sekundäre Atrophie der Handmuskeln bei chronischem Gelenkrheumatismus.
Eigene Beobachtung.

Tonus (Hypotonie, Atonie) und Abschwächung oder Aufhebung der Reflexe. Die mit Hypertonie einhergehenden Lähmungen bezeichnet man als spastische, die mit Hypotonie vergesellschafteten als schlaffe.

Zusammenfassend können wir das mit geringen Ausnahmen geltende Gesetz aufstellen, daß Lähmungen des ersten Neurons mit Spasmen, gesteigerten Reflexen und einfacher Atrophie einhergehen, während die Lähmungen des zweiten Neurons einen schlaff areflektischen und degenerativ atrophischen Charakter zeigen.

Spastische Lähmungen — dies ist ein weiterer, wichtiger Unterschied gegenüber schlaffen Lähmungen — gehen neben erhöhter Reflexerregbarkeit häufig mit pathologischen Reflexen (Babinski, Oppenheim, Mendel-Bechterew, Rossolimo) einher (S. 8).

Die Neuroneinteilung läßt sich auch auf die sensible Innervation übertragen, doch liegen hier die Verhältnisse komplizierter als bei der motorischen Sphäre. Das erste Neuron der von der Körperoberfläche zur Fühlssphäre ziehenden sensiblen Bahn reicht von der Peripherie bis zum Rückenmark bzw. der Medulla oblongata, das zweite von hier bis zur Rindenregion des Scheitellappens. Das zentrale sensible Neuron enthält mindestens ein, wahrscheinlich mehrere Schaltneurone. Die Trophik des peripheren sensiblen Neurons wird von dem im Foramen intervertebrale gelegenen Spinalganglion beherrscht. Bei Läsion des peripheren sensiblen Neurons degeneriert demgemäß die von ihrer Verbindung mit dem Spinalganglion getrennte Nervenfaser. Die Verhältnisse der motorischen und sensiblen Trophik erklären die gesetzmäßige Faserdegeneration im Rückenmark bei Querschnittsläsionen.

Man teilt die Lähmungen nach ihrem Grade in Paralysen und Paresen ein, doch genügt es, von totaler bzw. unvollkommener Parese zu sprechen.

Weitere Fragen sind: Ist die Lähmung auf eine Extremität beschränkt (Monoplegie), ist sie halbseitig (Hemiplegie) oder doppelseitig (Paraplegie)? Monoplegien sind meist kortikalen Ursprungs, doch können Monoplegien auch durch einen spinalen Prozeß (Poliomyelitis) oder eine Erkrankung der peripheren Nerven bedingt sein. Die Hemiplegie ist der Typus der zerebralen Lähmung, während die Paraplegie sich meist auf ein spinales, seltener peripheres Leiden zurückführen läßt. Herde in der Medulla oblongata und der Brücke können zu Lähmung aller vier Extremitäten führen.

Anomalien des Tonus und der Reflexe.

Wie bereits erwähnt, stehen Reflexe und Muskeltonus in einem bestimmten Verhältnis zueinander. Es pflegt, wenn auch nicht mit gesetzmäßiger Sicherheit, der Steigerung des Muskeltonus eine Steigerung der Reflexe zu entsprechen. Hypertonie und Hyperreflexie beruhen meist auf einer das I. Neuron ergreifenden Schädigung, während Hypotonie und Hyporeflexie für gewöhnlich durch eine Störung im Gebiete des II. Neurons bedingt sind. Die Erhöhung der Reflexe bei Erkrankungen des I. Neurons (Zerebralaffektionen, spinale Prozesse oberhalb der Hals- bzw. Lendenanschwellung) erklärt sich am ungezwungensten aus der Annahme zerebrofugaler, reflexhemmender Fasern, die mit den Pyramidenbahnen spinalwärts ziehen. Zerstörung dieser Fasern hat eine Steigerung der Reflexe zur Folge. Nicht immer ist die Ursache der Hyperreflexie in einer Schwächung reflexhemmender zerebraler Einflüsse gelegen, vielmehr kann die Reflexsteigerung wie bei der Neurasthenie und Hysterie auch auf einer allgemeinen Erhöhung der Reflextätigkeit beruhen. Unter diesen Umständen werden die in der Mehrzahl der spastischen Rückenmarkslähmungen vorhandenen pathologischen Reflexe (Babinski, Oppenheim, Mendel-Bechterer, Rossolino) vermißt.

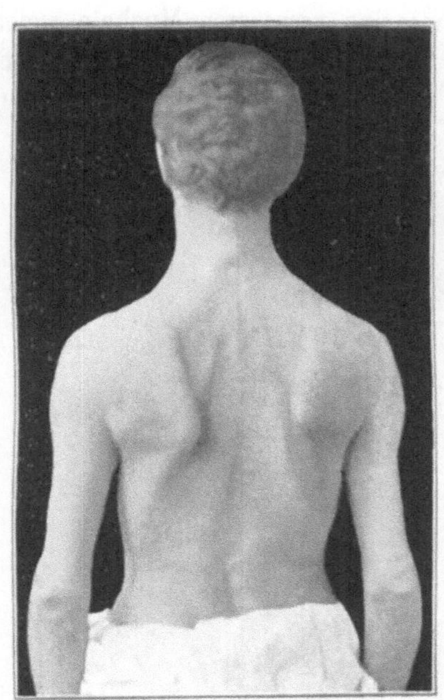

Fig. 43. Flügelförmiges Abstehen der Schulterblätter bei Atrophie des Schultergurtels mit besonderer Beteiligung der Serrati (Dystrophia musculor. progress.). Eigene Beobachtung.

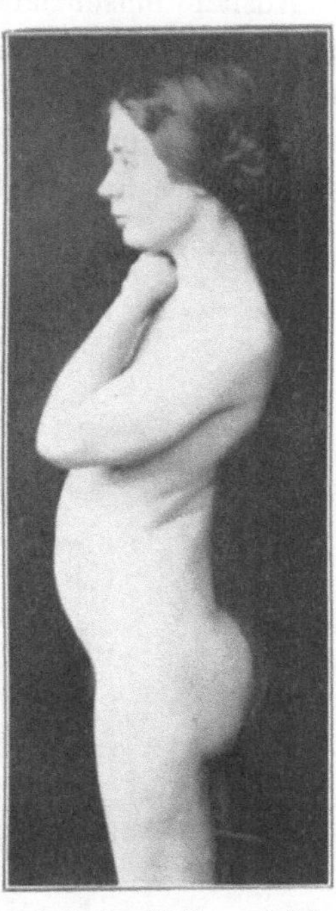

Fig. 44. Lordotische Haltung infolge Lähmung der Rückenstrecker (Dystrophia musculor. progress.). Eigene Beobachtung.

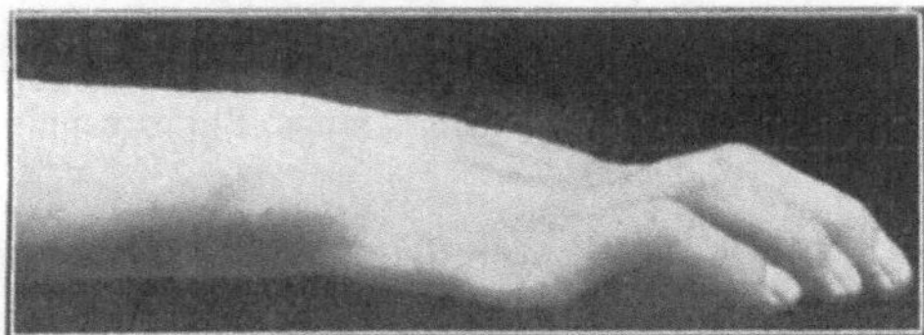

Fig. 45. Unvollständig entwickelte Klauenhand. Residuum einer Polyneuritis. Eigene Beobachtung.

Reflexverlust bzw. Reflexverminderung tritt ein, wenn die dem II. Neuron angehörende motorische oder sensible Reflexleitung unterbrochen bzw. das spinale Reflexzentrum oder der Reflexbogen Sitz der Erkrankung ist. Aufhebung der Reflexe findet sich am häufigsten bei peripherer Neuritis, Poliomyelitis und Tabes.

Unter den Bedingungen der spastischen Rückenmarkslähmung, d. h. bei Läsion der durch das Rückenmark ziehenden motorischen Leitungsbahn wird zuweilen die Steigerung des Muskeltonus und die Erhöhung der Reflexe vermißt, ja es kann die Lähmung unter Umständen schlaff und areflektisch sein. Ein derartiges Verhalten zeigen namentlich frische Querschnittslähmungen des Rückenmarks. Eine befriedigende

Erklärung für diese Tatsache steht noch aus, doch ist daran festzuhalten, daß eine dauernde spinale Areflexie nur bei Läsion der motorischen Vorderhornzelle bzw. des Reflexbogens vorkommt. Wo also bei einer oberhalb des Reflexbogens gelegenen Läsion die Reflexe dauernd vermißt werden, ist mit einer gleichzeitigen bzw. konsekutiven Schädigung des betreffenden Reflexsegmentes zu rechnen.

Bewegungs- und Haltungsanomalien.

Der Ausfall umschriebener Muskelgruppen äußert sich in charakteristischen Störungen der Bewegung und Haltung. So finden wir bei Lähmung des Lidhebers Ptosis, bei völliger Lähmung der vom Okulomotorius versorgten Muskeln weicht der Bulbus nach unten und außen ab usw. Die Trapeziuslähmung verrät sich in einer Schaukelstellung des Schulterblattes, während sich der Ausfall der Serratusfunktion

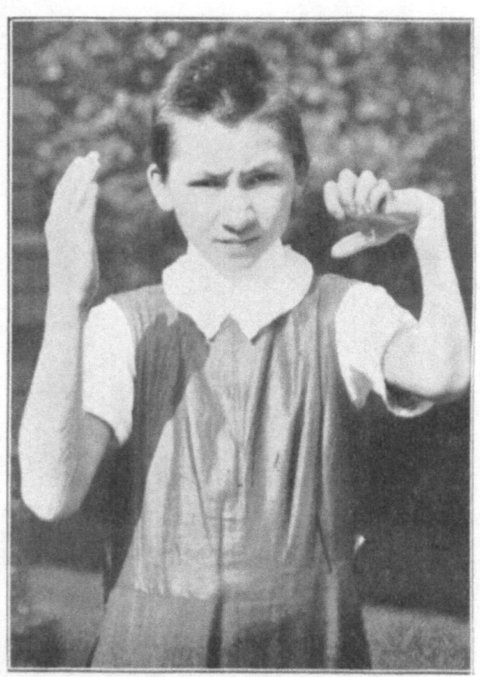

Fig. 46. Ischämische Muskelkontraktur. Nach einer Photographie von Dr. Max Cohn.

in dem flügelförmigen Abstehen der Skapula zu erkennen gibt (Fig. 43). Sind die Strecker der Wirbelsäule gelähmt, so nimmt der Oberkörper eine lordotische Haltung an, dasselbe ist bei Lähmung der Bauchmuskeln der Fall (Fig. 44). Bei Lähmungen der Interossei und Lumbrikales kommt infolge einer antagonistischen Kontraktur eine Klauenhandstellung zustande (Fig. 45). Bei Lähmung der Daumenmuskeln entsteht die sog. Affenhand. Der Ausfall der Peronaeusfunktion führt zum paralytischen Spitzfuß (Pes equino-varus) u. a. m.

Kontraktur.

Als Kontraktur bezeichnet man einen auf gestörter Muskelfunktion beruhenden Zustand verminderter oder aufgehobener Beweglichkeit in einem Gelenke. Am meisten interessiert den Neurologen die paralytische Kontraktur, die durch das Ueberwiegen funktionstüchtiger Muskeln über die gelähmten Antagonisten zustande kommt (antagonistische Kontraktur). Dieser **sekundären** (passiven) Kontraktur steht die **primäre** (aktive) Kontraktur gegenüber. Dieselbe beruht auf abnormer Muskelrigidität, wie sie bei spastischen Lähmungen durch Wegfall der tonushemmenden kortiko-spinalen Leitungsbahnen zustande kommt. — Geringeres Interesse haben die Stellungsänderungen der Glieder, die bei Schrumpfungsprozessen in der Haut (Verbrennungen, Narben) oder den Muskeln auftreten.

Eine besondere Kontrakturform ist die ischämische Muskelkontraktur. Dieselbe ist meist eine Folge übermäßig komprimierender Verbände, doch kann die ischämische Kontraktur auch durch Traumen bedingt sein, die die Nerven oder Gefäße der Extremitäten treffen.

Koordinationsstörungen.

Wird der dynamische Zusammenhang der einzelnen Körpermuskeln, deren koordiniertes Arbeiten die Vorbedingung für das Zustandekommen einer geordneten Muskelleistung ist, an irgend einer Stelle unterbrochen, so kommt es zu der als Ataxie bezeichneten Störung. Die Ataxie gibt sich darin zu erkennen, daß einerseits die einzelnen Bewegungen mit einem Uebermaß von Kraft ausgeführt, andererseits Erregungsimpulse zu Muskelgruppen geleitet werden, die zur Erreichung des beabsichtigten Effektes überflüssig oder schädlich sind. Die Störung der Koordination hat zur Folge, daß die definitive Muskelleistung nicht der Summe der aufgewandten Muskelkraft entspricht. Ist die Ataxie vorwiegend in den der Lokomotion dienenden Muskelgruppen lokalisiert, so kann trotz genügender Kraftleistung die Fortbewegung unmöglich werden.

Ataxie kommt teils auf peripherer (Polyneuritis), teils auf zentraler Grundlage (Tabes, multiple Sklerose, Friedreichsche Krankheit, zerebellare Ataxie, frontale Ataxie) vor.

Die Ataxie gibt sich daran zu erkennen, daß die einzelnen Muskelbewegungen unsicher und ausfahrend werden. Die Störung der Muskelkoordination läßt sich bis zu einem gewissen Grade durch den Gesichtssinn ausgleichen. Deshalb muß man Ataxieprüfungen sowohl bei geöffneten als bei geschlossenen Augen vornehmen. An den oberen Extremitäten wird die Ataxie nachgewiesen, indem man den Kranken zur Ausführung komplizierterer Bewegungen (Rockzuknöpfen, Finger-Nasenversuch, Schreiben) veranlaßt. An den unteren Extremitäten prüft man in der Weise, daß man mit der Hacke des einen das Knie des anderen Beines berühren läßt (Kniehackenversuch, S. 11). Ist eine Koordinationsstörung vorhanden, so gelingt es dem Kranken erst nach mehrfachem Vorbeifahren und unter tastenden Berührungen die Hacke auf das Knie zu setzen.

Der positive Ausfall des Rombergschen Versuches kann ebenfalls als Beweis einer gestörten Muskelkoordination angesehen werden. Bei der Rombergschen Versuchsanordnung wird das Körpergewicht auf eine so kleine Unterstützungsfläche verteilt, daß es zur Aufrechterhaltung des Gleichgewichtes einer völlig intakten Muskelkoordination bedarf. Positiver Romberg ist demnach ein feines Reagens für beginnende Koordinationsstörungen.

Die Ataxie ist häufig mit Sensibilitätsstörungen, namentlich der tiefen Teile (Bathyanästhesie) verknüpft. Der Fortfall der von den Muskeln, Knochen und Gelenken dem Hirn zufließenden zentripetalen Erregungen ist eine häufige Ursache der Ataxie.

Eine besondere Form ist die zerebellare Ataxie. Die zerebellare Ataxie betrifft vorwiegend die für die Statik und Lokomotion besonders wichtigen groben Rumpf-

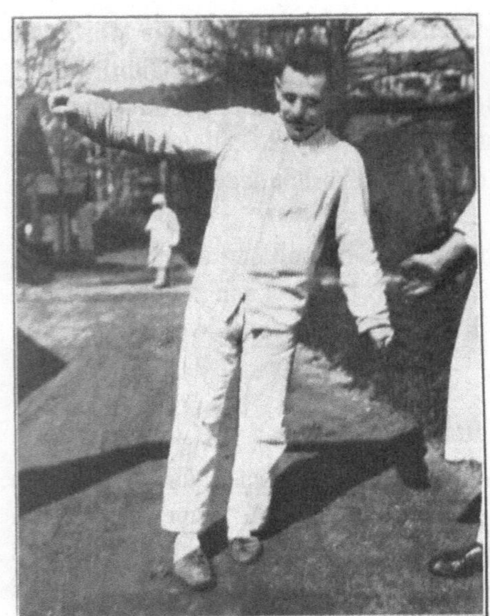

Fig. 47. Zerebellare Ataxie. $^1/_{200}$ Moment.
Eigene Beobachtung.

und Extremitätenbewegungen (Gemeinschafts-bewegungen). Der Gang wird infolge der Beeinträchtigung der Gemeinschaftsbewegungen taumelnd oder torkelnd und erinnert ganz an den schwankenden Gang des Betrunkenen (Dé-marche d'ivresse). Die Muskulatur ist bei zerebellarer Ataxie meist hypotonisch. Bis-weilen findet man eine Dissoziation der einzelnen Bewegungsakte, derart, daß die Beine vorwärts streben, während der Rumpf nach hinten ge-neigt wird. Man spricht in diesem Falle von Asynergie cérébelleuse. An den oberen Ex-tremitäten macht sich die zerebellare Ataxie bisweilen in der Weise bemerkbar, daß die kon-tinuierliche Folge von Bewegungen (wechselnde Unterarmbeugung und -Streckung, Fingerbewe-gung wie beim Spielen einer Tonleiter) mehr oder weniger gehemmt ist, eine Erscheinung, die als Adiadokokinesis bezeichnet wird (Babinski).

Die Zerebellarataxie ist am ausgesprochensten, wenn der Krankheitsprozeß den Wurm des Kleinhirns ergreift. Eine Gleichgewichtsstörung vom Typus der zerebellaren kommt mitunter bei Stirnhirnaffektionen, namentlich bei Tumoren des Lobus frontalis vor (frontale Ataxie).

Tremor.

Als Tremor bezeichnet man periodische, vom Willen unabhängige Schwingungen, die vorwiegend auf die Extremitäten lokalisiert sind, nicht selten jedoch auch die Augenlider und Zunge, weniger häufig den ganzen Kopf betreffen. Nach der Schwingungs-amplitude unterscheidet man zwischen feinschlägigem und grobschlägigem, nach der Schwingungszahl zwischen langsamem und schnellem Tremor.

Grobschlägiger Tremor findet sich bei Paralysis agitans, multipler Sklerose und im Senium. Feinschlägiger Tremor kommt bei Neurasthenie, Hysterie, Basedow, Alkohol-, Tabak-, Blei- und Quecksilberintoxikation vor.

Zu berücksichtigen ist ferner, ob der Tremor schon in der Ruhe besteht oder erst bei Bewegungen auftritt. Eine besondere Form des Bewegungstremors ist der Intentionstremor. Derselbe ist das charakteristische Zeichen der multiplen Sklerose, doch kommt ein mit dem Intentionstremor übereinstimmendes Zittern mitunter auch bei funktionellen Erkrankungen vor. Ruhetremor findet sich vor-wiegend bei Paralysis agitans, im Senium sowie bei Hysterie. Unter dem Einfluß seelischer Erregungen erfahren die verschiedenen Tremorarten für gewöhnlich eine Steigerung, wie umgekehrt der funktionelle Tremor bei Ablenkung meist schwächer wird oder ganz nachläßt.

Als fibrilläre Muskelzuckungen bezeichnet man rhythmische, auf umschriebene Muskelgebiete beschränkte Kontraktionen. Die fibrilläre Muskelzuckung besteht in einer Kontraktion isolierter Muskelbündel und äußert sich in einer flimmernden oder wogenden Bewegung, die, ohne einen Bewegungseffekt hervorzurufen, über den Muskel hinwegzieht. Fibrilläre Zuckungen finden sich häufig bei spinalen Amyotrophien (spinale Muskelatrophie, amyotrophische Lateralsklerose, Syringomyelie), kommen jedoch auch bei funktionellen Erkrankungen vor.

Nystagmus. Unter Nystagmus versteht man oszillierende Zitterbewegungen des Augapfels und unterscheidet nach der Richtung der Nystagmuszuckung zwischen einem horizontalen, vertikalen und rotatorischen Nystagmus. In den Endstellungen des Auges findet sich ein geringer Nystagmus nicht selten bei Gesunden. Wenn man von Erkrankungen des Auges absieht, die mit stärkerer Amblyopie einhergehen, kommt Nystagmus am häufigsten bei multipler Sklerose, Erkrankungen des Zerebellums und Labyrinthläsionen vor. Nicht genügend geklärt ist der Nystagmus der Bergleute. Ueber kalorischen Nystagmus s. S. 14.

Unterschied von Ataxie und Tremor: Die einfache Zitterbewegung ist ein Oszillieren um eine Gleichgewichtslage. Demgemäß wird · beim Bewegungs- (Intentions-) Tremor die primäre Zielrichtung innegehalten. Bei der Bewegungsataxie ist dagegen die Zielrichtung von vornherein falsch oder es kommt bei der Ausführung der Bewegung zu einem Abirren von der eingeschlagenen Richtung. Im Finger-Nasenversuch macht sich die Ataxie im Vorbeizeigen bemerkbar; tastende Bewegungen bewirken alsdann eine sekundäre als Tremor imponierende Bewegungsstörung. In Uebereinstimmung hiermit steht die Zunahme der Ataxie bei Fortfall der Augenkontrolle, während der Bewegungstremor bei Augenschluß keine nennenswerte Steigerung erfährt.

Bei manchen Krankheitszuständen, so auch bei der multiplen Sklerose, findet sich eine Mischung von Ataxie und Tremor. Um Intentionszittern nachzuweisen, läßt man ähnlich wie bei der Ataxieprüfung kompliziertere Bewegungen ausführen (Streichholz anzünden, Rock zuknöpfen, Schreiben, Finger-Nasenversuch).

Krampf.

Als Krampf bezeichnet man einen nicht durch · Willensimpulse verursachten Kontraktionszustand eines oder mehrerer Muskeln. Man unterscheidet nach der Dauer der Kontraktion zwischen tonischen und klonischen Krämpfen. Tonische Krämpfe beruhen auf Dauerkontraktionen, klonische Krämpfe auf einem Wechsel von Kontraktion und Erschlaffung. Von Konvulsionen spricht man, wenn klonische Krämpfe sich auf die Extremitäten oder den ganzen Körper ausbreiten.

Tonische Krämpfe sind das pathognomonische Zeichen des Tetanus und der Tetanie. Zu den tonischen Krämpfen sind auch die Wadenkrämpfe der Alkoholisten zu rechnen. Dauerkontraktionen kommen ferner bei Hysterie vor und können gelegentlich eine selbständige Krampfneurose bilden.

Die häufigste Form des klonischen Krampfes ist der Tic im Gebiete des Fazialis und Akzessorius. Klonischen Charakter hat

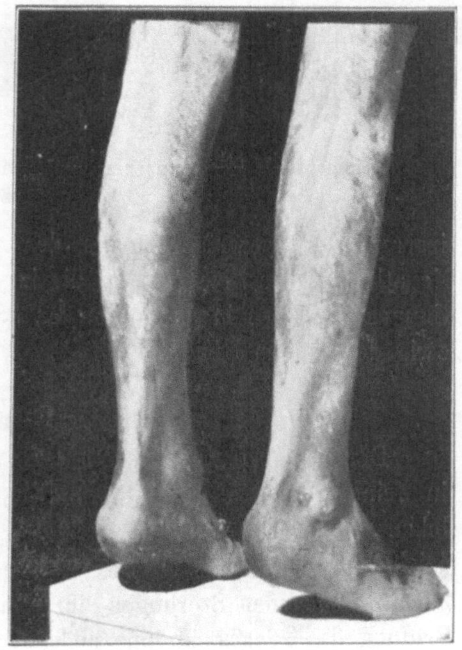

Fig. 48. Tonische Krampfneurose. Der Patient vermag nur auf Fußspitzen zu stehen. Heilung nach 2 Monaten. Eigene Beobachtung.

auch der auf rhythmischen Zwerchfellskontraktionen beruhende Singultus. Eine seltene Form des klonischen Krampfes ist der Paramyoklonus.

Um tonisch-klonische Krämpfe handelt es sich bei der Epilepsie. Es wechseln hier Phasen tonischer Muskelspannung mit klonischen Kontraktionen. Eine besondere Form der Epilepsie wird durch den Jacksonschen Typus repräsentiert. Unter Jacksonschen oder rindenepileptischen Anfällen versteht man tonisch-klonische Krämpfe, die entweder auf ein bestimmtes Muskelgebiet (Bein, Arm, Fazialis) oder eine Körperhälfte beschränkt bleiben und durch den gesetzmäßigen Ablauf der Zuckungen charakterisiert sind.

Die Jacksonschen Krämpfe beruhen auf einem Reizzustand der motorischen Rindenzentren. Krämpfe vom Typus der epileptischen kommen auch bei Urämie, Eklampsie, Meningitis, Tumor cerebri und progressiver Paralyse vor.

Eine Sonderstellung nehmen die choreatischen und athetotischen Krämpfe ein. Die choreatische Bewegungsstörung äußert sich in komplizierten, in der Regel auf ein größeres Gebiet sich erstreckenden ruckartigen Zuckungen, die zu unzweckmäßigen und

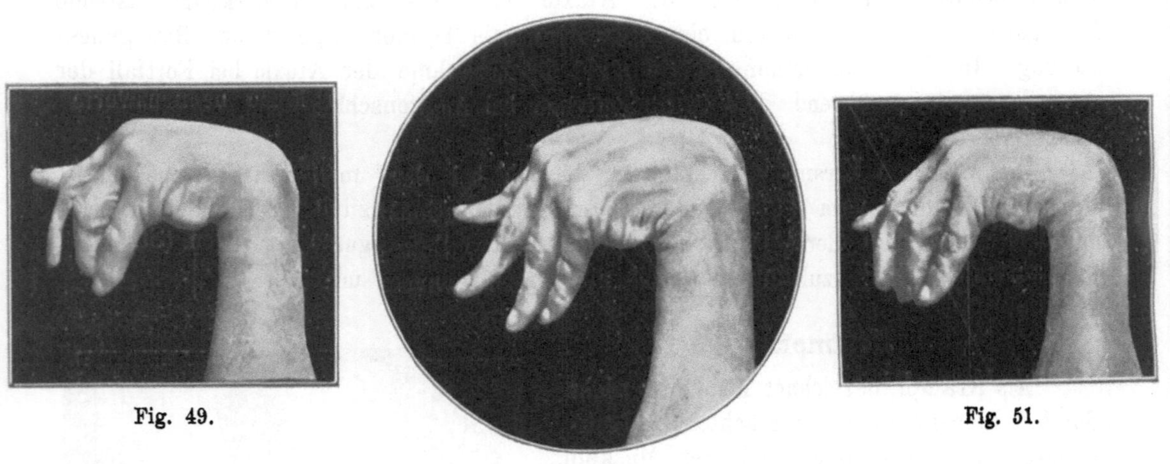

Fig. 49.　　　　Fig. 51.

Fig. 50.

Momentbilder athetotischer Hand- und Fingerbewegungen bei zerebraler Kinderlähmung.
Eigene Beobachtung.

bizarren Stellungsveränderungen der Extremitäten, des Kopfes und Stammes führen. Die athetotischen Bewegungen, die in manchen Punkten mit den choreatischen übereinstimmen, bestehen in alternierenden Spreiz-, Beuge- und Streckbewegungen der Finger sowie der ganzen Hand.

Gangstörungen.

Der Gang, d. h. die Art und Weise, in der sich die Lokomotion vollzieht, ist ein feines Reagens für die Funktionstüchtigkeit des Bewegungsapparates. Da das Gehen ein psychomotorischer Akt ist, an dem zentrifugale und zentripetale Erregungen gleichen Anteil haben, ist es verständlich, daß die verschiedenartigsten, die Motilität beeinträchtigenden Störungen im Gange des Patienten zum Ausdruck kommen. Die Prüfung des Ganges ist eine so einfache und für die Beurteilung vieler Krankheitsfälle so wertvolle Methode, daß sie in keinem Fall unterlassen werden darf.

Einfach-paretischer Gang: Die Ursache des einfach-paretischen Ganges ist entweder eine allgemeine Adynamie oder eine vorwiegend die unteren Extremitäten betreffende, nicht spastische Muskelschwäche. Die Lokomotion ist infolge der ungenügenden Kraftleistung erschwert; der Gang wird langsam und schleppend.

Spastisch-paretischer Gang: Die Erschwerung der Lokomotion beim spastischparetischen Gange beruht teils auf der verminderten motorischen Innervation, teils auf der abnormen Rigidität der Muskulatur. Infolge ungenügender Abwicklung der Fußspitze bleiben die Kranken am Boden kleben und bewegen sich, durch die starke Muskelspannung behindert, langsam mit kleinen Schritten vorwärts. Charakteristisch für die spastisch-paretische Gangstörung ist das hörbare Schleifen der am Boden klebenden Fußspitze. Eine besondere Form des spastisch-paretischen Ganges ist der durch gleichzeitige Zirkumduktion des gelähmten Beines oder seitliches Einknicken gekennzeichnete Gang des Hemiplegikers.

Einfach-ataktischer Gang: Das Prototyp des ataktischen Ganges ist der Gang der Tabiker. In dem breitbeinigen, stampfenden und schleudernden, unter Kontrolle der Augen stattfindenden tabischen Gange kommt die Störung des koordinatorischen Muskelzusamenhanges zum Ausdruck.

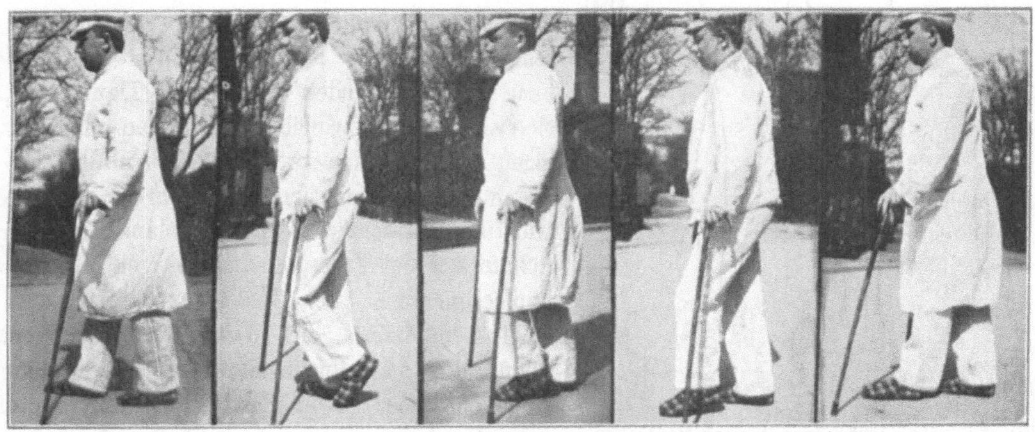

Fig. 52. Spastisch-paretischer Gang. Mangelnde Abwicklung der Fußspitze, geringe Schrittbreite. Serienaufnahme $^1/_{100}$ Moment. Eigene Beobachtung.

Zerebellar-ataktischer Gang: Der zerebellar-ataktische Gang ist durch das besondere Hervortreten der Gleichgewichtsbeeinträchtigung ausgezeichnet. Die Folge der mangelnden Aufrechterhaltung des Körpergleichgewichts ist das Taumeln und Torkeln der Kranken.

Die erwähnten Gangstörungen können sich beliebig kombinieren, eine häufige Kombination ist der paretisch-ataktische bzw. der spastisch-paretisch-ataktische Gang. — Abweichende Formen der Gangstörung werden bei Muskeldystrophie und Osteomalazie (Watscheln) sowie bei Paralysis agitans (Pro-, Retropulsion) beobachtet.

Ein buntes Formenbild zeigt die hysterische Dysbasie. Hier kann der Gang dem einfach-paretischen, spastischen oder ataktischen ähneln, ohne im einzelnen die charakteristischen Merkmale der durch eine organische Läsion bedingten Gangstörung aufzuweisen. Beispielsweise wird beim pseudospastischen Gange der Hysteriker das Schleifen der Fußspitze vermißt. Die Gleichgewichtsstörung der Hysteriker, die sich bis zur totalen Abasie steigern kann, hat häufig etwas Gemachtes. Charakteristisch ist in manchen Fällen das langsame, balanzierende Vorwärtsschieben der Extremitäten (Gletscherspaltengang). In anderen Fällen beherrschen Schleuder- und Zitterbewegungen sowie abnorme Körperhaltungen das Bild.

Störungen der Sensibilität.

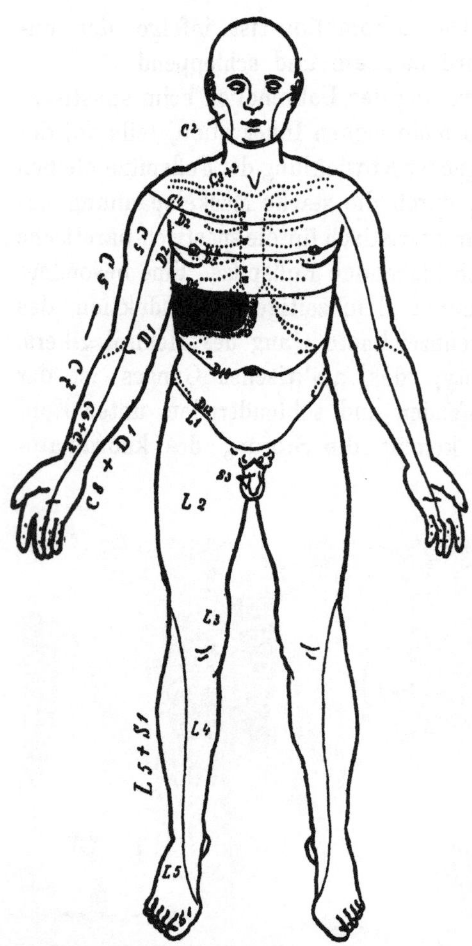

Fig. 53. Headsche Zone bei einem Gallensteinanfall. Eigene Beobachtung.

Subjektive Gefühlsstörungen: Die subjektiven Störungen der Sensibilität bestehen in Schmerzen oder Parästhesien. Unter letzteren versteht man abnorme Sensationen wie Prickeln, Kriebeln, Ameisenlaufen, das Gefühl des Einschlafens oder der Vertaubung. Parästhesien kommen sowohl bei organischen wie funktionellen Nervenerkrankungen vor, sie bilden ferner eine nicht ungewöhnliche Erscheinung der Arteriosklerose. Als besondere Parästhesieformen sind das Gürtelgefühl der Tabiker, das Globusgefühl der Hysteriker sowie die sog. Akroparästhesien hervorzuheben.

Die gewöhnliche Folge der Reizung des sensiblen Systems ist der Schmerz. Derselbe kann anhaltend oder von kurzer Dauer sein, sich auf ein enges Gebiet beschränken oder über eine größere Fläche erstrecken, in Anfällen auftreten und periodisch wiederkehren. Einige wichtige Schmerztypen sind die lanzinierenden Schmerzen bei Tabes, die halbseitigen Migränekopfschmerzen, die Gesichtsneuralgien, die Ischiasschmerzen, die Wurzelschmerzen bei Spondylitis oder Rückenmarkstumor sowie die Knochenschmerzen bei konstitutioneller Syphilis.

Kopfschmerzen sind ein häufiges Symptom der Neurasthenie. Durch besondere Intensität sind die Kopfschmerzen bei Meningitis, Tumor cerebri, Hirnsyphilis und Nephritis ausgezeichnet.

Headsche Zonen: Interessant und anregend sind die mit zunehmender klinischer Erfahrung sich mehr und mehr bestätigenden Anschauungen Heads über den Eingeweideschmerz. Nach Head ist jedes innere Organ auf der Haut durch ein bestimmtes Areal in der Weise vertreten, daß bei Erkrankung des Organes der sensible Erregungszustand auf das zugehörige Hautareal übertragen wird. Die Projektion der sensiblen Erregung vom Körperinnern zur Körperoberfläche erklärt Head folgendermaßen: Zunächst bewirkt die Organerkrankung eine Reizung der sympathischen Fasern, welche spinalwärts aufsteigen und beim Eintritt in das Rückenmark durch Vermittlung der hinteren Wurzeln die sensible Erregung an das im gleichen Niveau gelegene Rückenmarkssegment weitergeben. Von hier aus findet, entsprechend dem sensiblen Versorgungsgebiet des erregten Rückenmarkssegmentes eine exzentrische Schmerzprojektion auf die Körperoberfläche statt. So kommen bei den verschiedensten Reizzuständen innerer Organe wie Angina pectoris, Ulcus ventriculi, Cholelithiasis, Nephrolithiasis usw. typische Schmerzzonen zustande (Fig. 53). Diese Headschen Felder, über denen in der Regel Hyperästhesie nachweisbar ist, zeigen entsprechend ihrer Entstehung eine segmentäre Anordnung. In einigen Fällen ist bei Viszeralgien Herpes zoster nachgewiesen worden, dessen Lokalisation den Headschen Zonen entspricht.

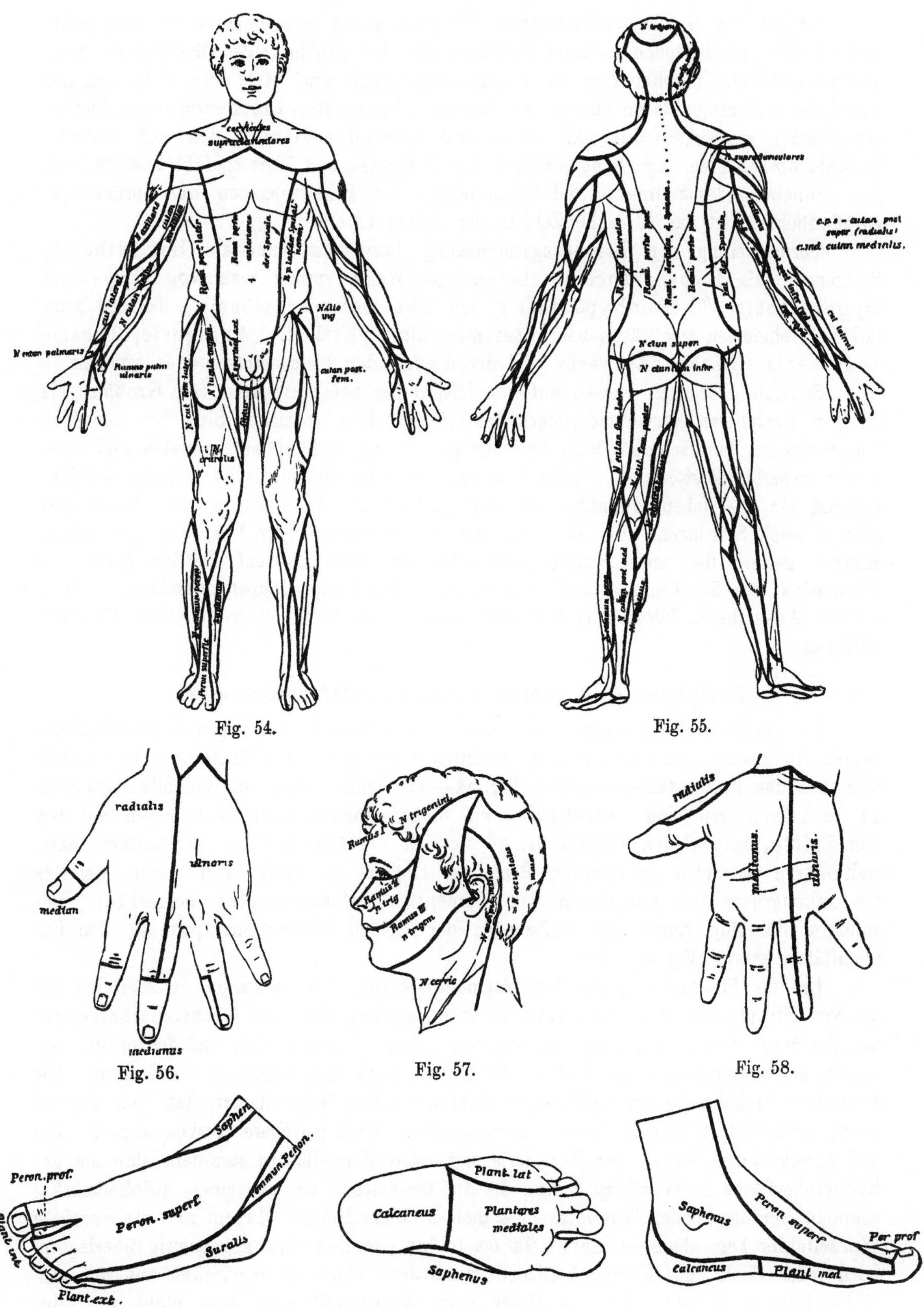

Hautnervenbezirke am Stamm, Kopf, Hand und Fuß. Nach Freund.

Objektive Gefühlsstörungen: Die cum grano salis objektiv zu nennenden Gefühlsstörungen bestehen in einer Verminderung oder Erhöhung der Oberflächen- bzw. Tiefensensibilität. Hierbei kann die Empfindungsstörung eine totale sein, d. h. sich auf sämtliche Gefühlsqualitäten (Berührung, Schmerz, Temperatur, Druckempfindung, Tiefensensibilität) erstrecken oder als dissoziierte Sensibilitätsstörung sich auf einzelne Gefühlskomponenten, am häufigsten auf das Schmerz- und Wärmegefühl beschränken. Die Aufhebung des Schmerz- und Wärmegefühls bei Erhaltenbleiben der Berührungsempfindlichkeit ist das typische Zeichen der Syringomyelie.

Verminderung der Berührungsempfindung bezeichnet man als Hypästhesie, Steigerung als Hyperästhesie. In analoger Weise spricht man von Hyp- und Hyperalgesie, Thermohypästhesie und Thermohyperästhesie. Totalen Ausfall der einzelnen Qualitäten bezeichnet man als Anästhesie, Analgesie, Thermanästhesie. Bathyanästhesie wird der Ausfall der Tiefenempfindungen genannt.

Sensible Störungen weisen auf eine Läsion der sensiblen Bahn vom Großhirn bis zu den peripheren Nervenendigungen hin. Nach dem speziellen Sitz der sensiblen Unterbrechung unterscheidet man zwischen peripheren, radikulären, spinalen und zerebralen Sensibilitätsstörungen. Eine besondere Stellung nimmt die hysterische Gefühlsstörung ein. — Neben quantitativen und qualitativen Aenderungen der Sensibilität gibt es auch Störungen, die einer anormalen Reizleitung ihren Ursprung verdanken. Hierhin gehört die verlangsamte Schmerzleitung sowie die auf zeitlich getrennter Perzeption des Berührungs- und Schmerzreizes beruhende Doppelempfindung (Tabes). — Von Anaesthesia dolorosa spricht man, wenn Schmerzen in anästhetischen Bezirken auftreten.

Periphere und radikuläre Sensibilitätsstörungen.

Die periphere Sensibilitätsstörung entspricht in ihrer Ausbreitung dem Innervationsbezirk eines peripheren Nerven. Die Verhältnisse der peripheren Hautinnervation ersieht man aus den Freundschen Figuren (Fig. 54—61), wobei jedoch individuelle Varietäten zu berücksichtigen sind. Vergleichen wir diese schematischen Zeichnungen mit den von Seiffer entworfenen Figuren 65, 66 die den Verhältnissen der segmentären bzw. radikulären sensiblen Innervation Rechnung tragen, so macht sich ohne weiteres die Inkongruenz der peripheren und segmentären Hautversorgung bemerkbar. Besonders sinnfällig treten die Differenzen der beiden Innervationstypen an den Extremitäten hervor (Fig. 62, 63).

Um die Eigenart der sensiblen Segmentinnervation zu verstehen, müssen wir auf die von Sherington gefundene Tatsache zurückgreifen, daß jedes Rückenmarkssegment auf der Haut durch ein bestimmtes sensibles Areal vertreten wird, daß ferner die einzelnen segmentären bzw. radikulären Hautzonen sich dachziegelartig überlagern. Die speziellen Verhältnisse der radikulären Hautinnervation liegen derart, daß, wie Fig. 64 zeigt, jede hintere Wurzel Fasern an mindestens zwei periphere Nerven abgibt. Die auf verschiedenen Wegen zur Peripherie ziehenden Wurzelfasern sammeln sich auf der Körperoberfläche zu sensiblen Zonen, die die Gesamtheit der aus einem Rückenmarkssegment hervorgehenden Wurzelfasern enthalten (Wurzelfelder). Indem nun die einzelnen Wurzelfelder kein abgeschlossenes Ganzes bilden, sondern sich gegenseitig überlagern, wird jeder Punkt der Körperoberfläche mindestens von zwei Segmenten aus mit sensiblen Fasern versorgt. Die Anästhesie einer Körperstelle setzt also nicht nur eine Schädigung des entsprechenden, sondern auch des nächst höheren Segmentes voraus.

Inkongruenz der peripheren und radikulären Hautversorgung.

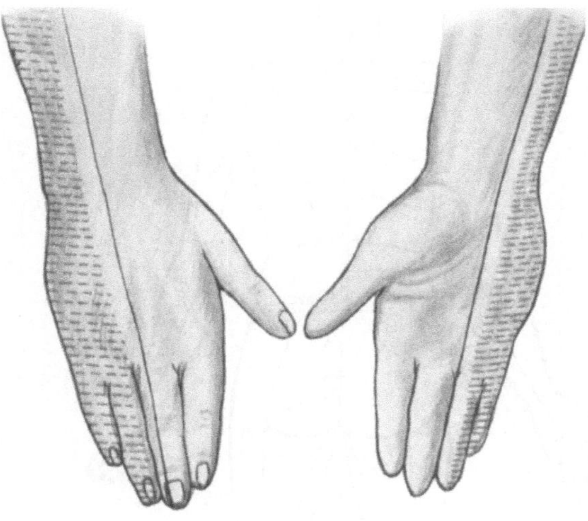

Fig. 62. Periphere Sensibilitätsstörung bei
Verletzung des N. ulnaris.
Eigene Beobachtung.

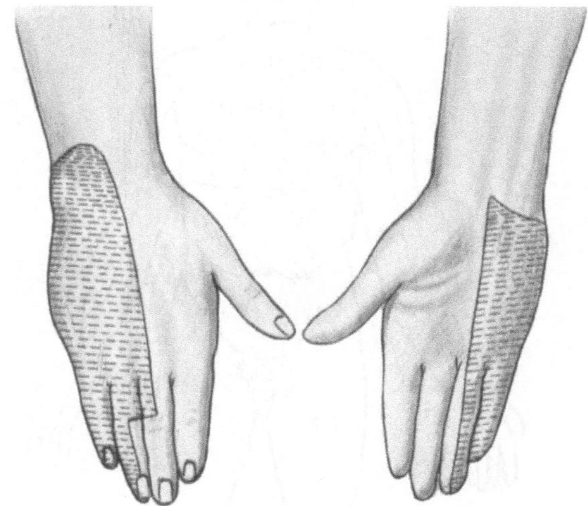

Fig. 63. Radikuläre Sensibilitätsstörung bei
Tabes entsprechend $C_8 + D_1$.
Eigene Beobachtung.

Fig. 64. Wurzelzonen und Hautnervenbezirke.

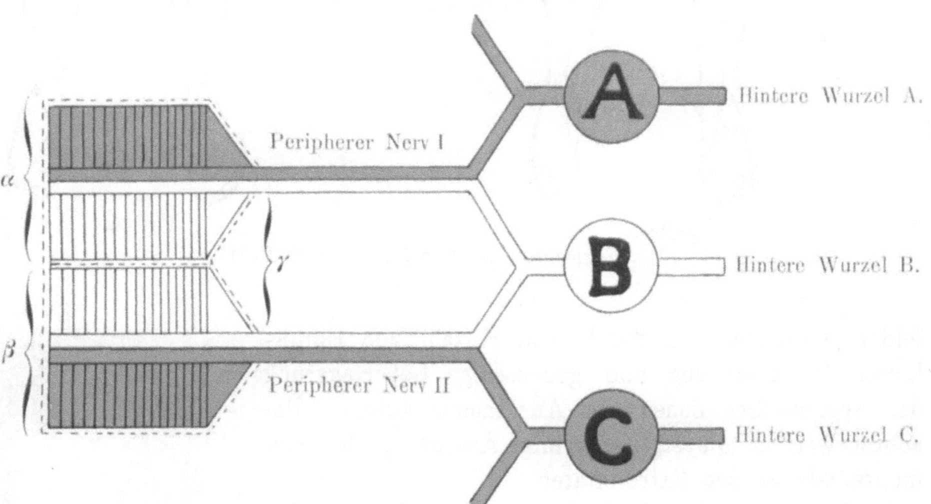

Die hintere Wurzel B gibt Fasern an die peripheren Nerven I und II ab. Diese auf getrennten Bahnen zur Körperoberfläche ziehenden Fasern bilden das Wurzelfeld γ. Der Nerv I enthält außerdem Fasern aus der Wurzel A, Nerv II Wurzelfasern aus C. Der Hautbezirk α des Nerven I wird also gebildet aus Fasern von A + B, der Hautbezirk β des Nerven II von B + C. Hautnervenbezirke und Wurzelfelder sind also keineswegs kongruent. Die gegenseitige Ueberlagerung der Wurzelfelder kommt in der Zeichnung nicht zum Ausdruck.

Diese Tatsache ist, wie noch weiter zu zeigen sein wird, für die Lokalisation im Rückenmark von fundamentaler Bedeutung.

Das Schema von Seiffer kommt den Verhältnissen der radikulären sensiblen Innervation am nächsten, indem es auf die scharfe Begrenzung der Wurzel-

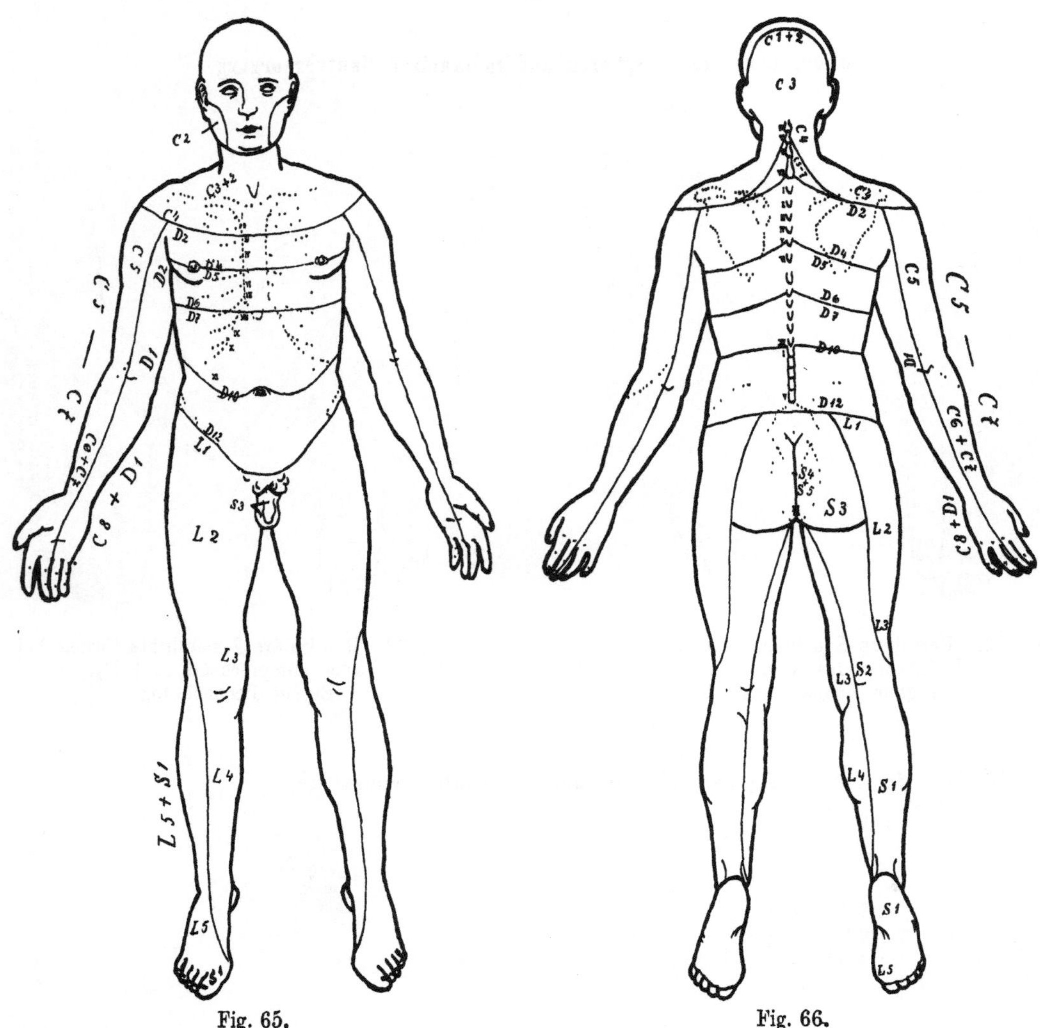

Fig. 65.   Fig. 66.
Segmentäre Hautinnervation nach Seiffer.

felder verzichtet und durch eine Anzahl von Haupt-
linien die Anordnung und gegenseitige Ueberlagerung
der segmentären Zonen zur Anschauung bringt. Beachtenswert ist die streifenförmige Anordnung der Seg-
mentareale an den Extremitäten.

Radikuläre Anästhesie kommt besonders bei Erkrankungen vor, die wie die Tabes, Syringomyelie,
Spondylitis oder Rückenmarksneubildung das Rückenmark oder die austretenden Wurzeln an umschriebener
Stelle schädigen.

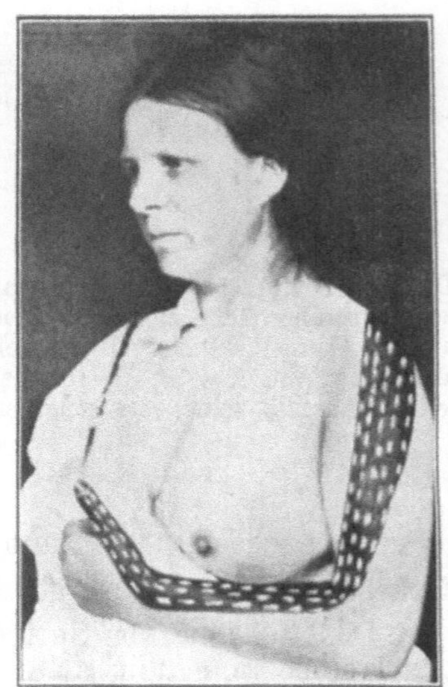

Fig. 67.
Segmentäre Anästhesie (C_5, C_6, C_7) bei Karies der Halswirbelsäule.
Eigene Beobachtung.

Sensible Störungen bei Leitungsunterbrechung im Rückenmark.
Zerebrale und hysterische Gefühlsstörungen.

Findet eine Unterbrechung der sensiblen Leitung innerhalb des Rückenmarkes statt, so wird der Umfang der sensiblen Lähmung durch die Höhe und Ausdehnung des Krankheitsherdes bestimmt. Querschnittsläsionen des Rückenmarkes erzeugen Anästhesie im Bereiche aller unterhalb der affizierten Stelle entspringenden hinteren Wurzeln. Gleichzeitig kommt es zu Extremitätenparese mit Beeinträchtigung der Sphinkterenfunktion. Anders liegen die Verhältnisse, wenn der Krankheitsprozeß im Rückenmark nicht den ganzen Querschnitt einnimmt, sondern auf eine Rückenmarkshälfte beschränkt bleibt. In diesem Falle finden wir den Brown-Séquardschen Symptomenkomplex, d. h. eine motorische Lähmung der gleichen, eine sensible der entgegengesetzten Seite. Die gekreuzte sensible Lähmung

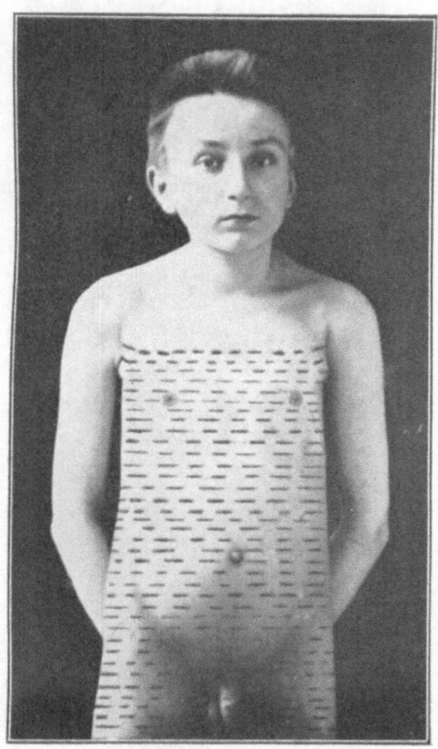

Fig. 68. Leitungsanästhesie bei Kompressionsmyelitis infolge von Spondylitis des I. und II. Brustwirbels. Eigene Beobachtung.

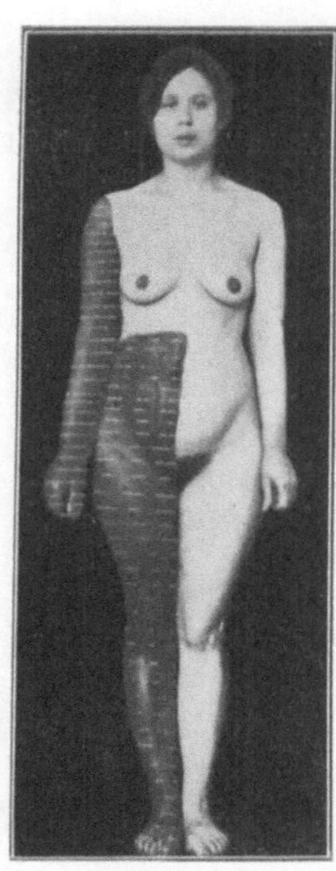

Fig. 69. Geometrische hysterische Gefühlsstörung vom Typus der Hemianästhesie. Eigene Beobachtung.

betrifft hierbei vorwiegend den Schmerz- und Temperatursinn, Näheres s. allgemeine Vorbemerkungen zu den Rückenmarkskrankheiten.

Zerebrale Läsionen rufen ausgedehnte sensible Störungen hervor, wenn sie das gegen die Zentralganglien konvergierende sensible Fasersystem ergreifen. Der Typus der zerebralen Sensibilitätsstörung ist die auf Kapselläsion beruhende, meist mit Hemiplegie vergesellschaftete Hemianästhesie der dem Herde kontralateralen Seite.

Die hysterische Gefühlsstörung unterscheidet sich wesentlich von den bisher erwähnten sensiblen Lähmungstypen. Der psychogene Ursprung der hysterischen Anästhesie kommt darin zum Ausdruck, daß sich dieselbe an keine präformierte anatomische Einheit hält, sondern den groben Einteilungsvorstellungen des mit der Eigenart der sensiblen Innervation nicht vertrauten medizinischen Laien entspricht. Die hyste-

Trophische Störungen.

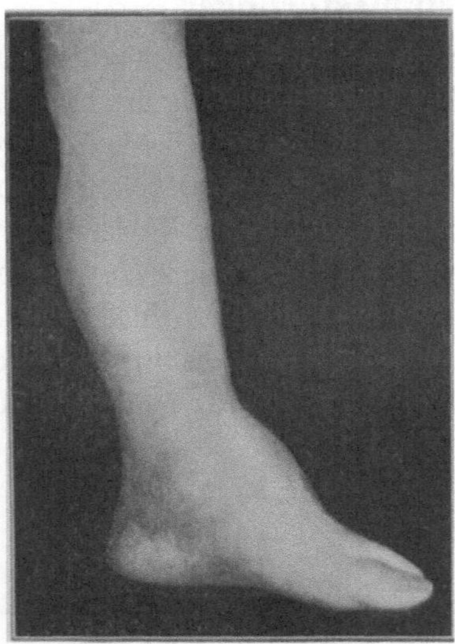

Fig. 70. Tabische Atropathie mit Spontanfraktur
des Talus.

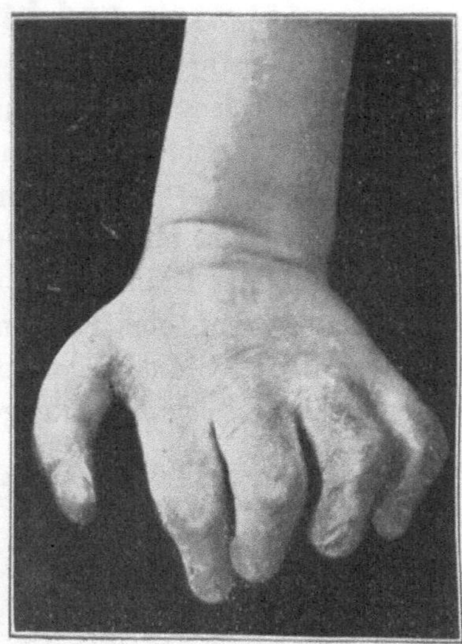

Fig. 71. Trophische Störungen an den Fingern
nach peripherer Nervenverletzung.

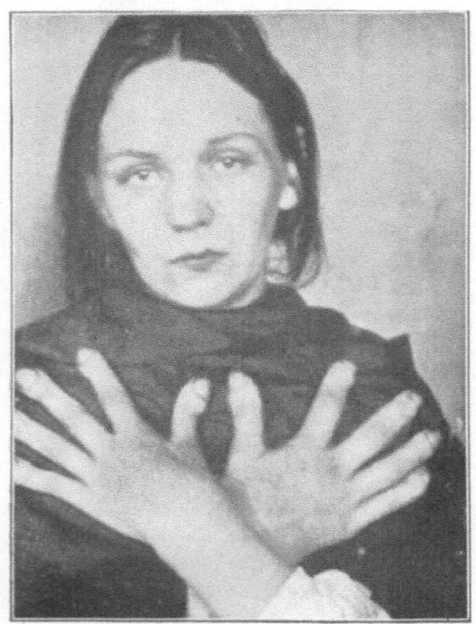

Fig. 72. Trommelschlägelfinger.

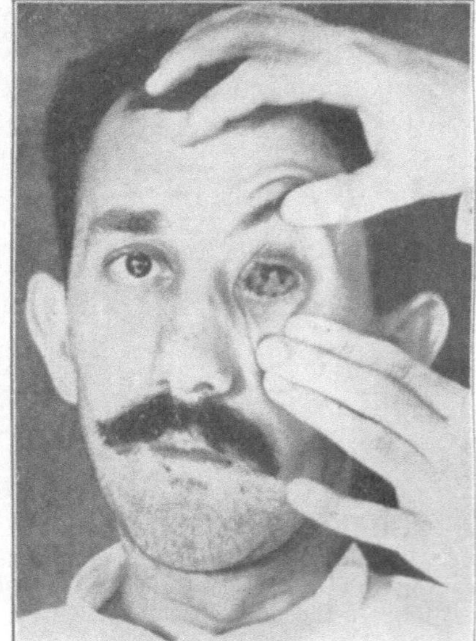

Fig. 73. Keratitis neuro-paralytica.

Eigene Beobachtungen.

rische Gefühlsstörung zeigt demgemäß nie einen peripheren oder radikulären Typus.
Sie betrifft mit Vorliebe geometrische Körperabschnitte, häufig ganze Glieder oder scharf
begrenzte Teile derselben, kann sich jedoch auch namentlich in Gestalt einer Hemianästhesie über einen größeren Teil der Körperoberfläche erstrecken.

Vasomotorische, trophische und sekretorische Störungen.

Vasomotorische Störungen sind die Folge einer gestörten Gefäßinnervation.
Der normale Gefäßtonus wird durch vasokonstriktorische und vasodilatatorische Fasern

Trophische Störungen.

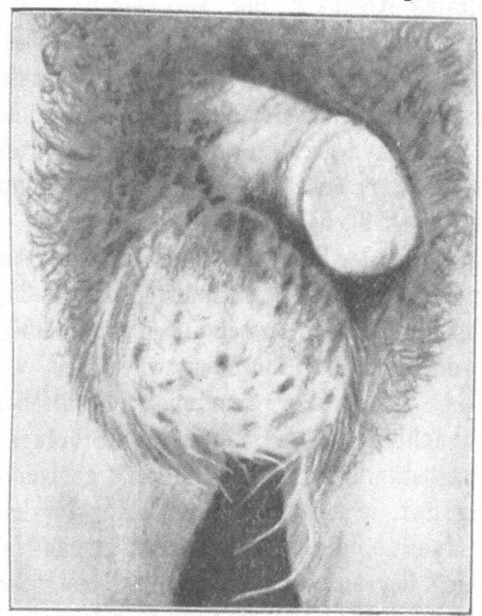

Fig. 74. Vitiligo des Genitals mit Ergrauen der Schamhaare als Frühsymptom der Tabes.

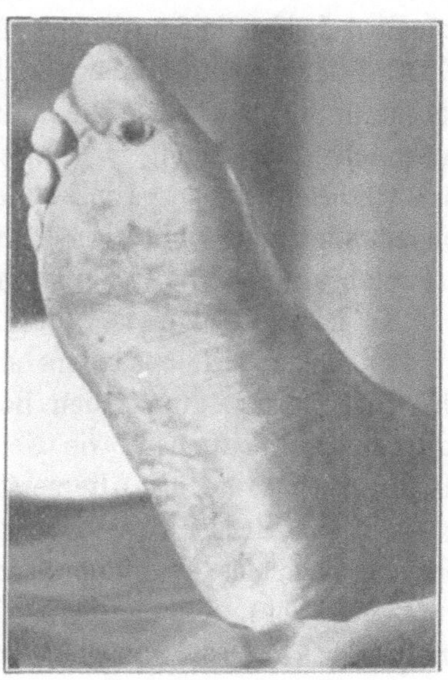

Fig. 75. Mal perforant bei Tabes.

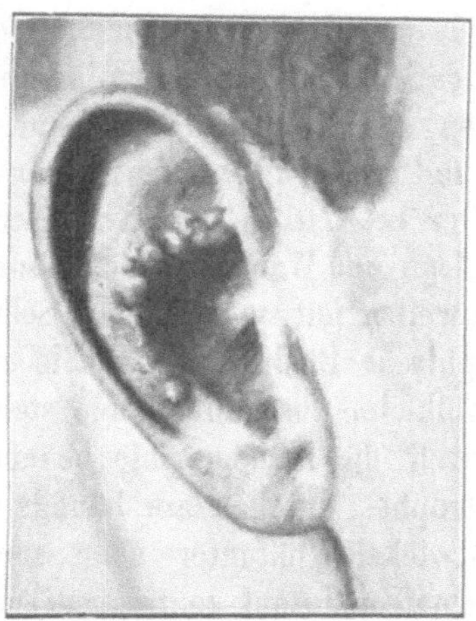

Fig. 76. Herpes auricularis.

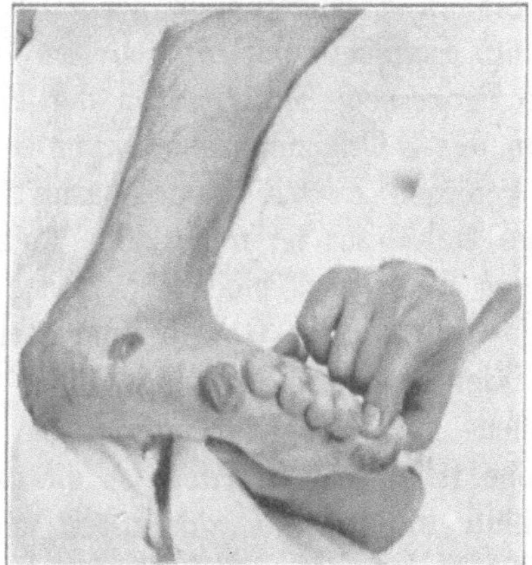

Fig. 77. Bullöse Abhebung der Haut bei Myelitis.

Eigene Beobachtungen.

reguliert, die unter der Herrschaft des sympathischen Systems stehen. Die vasomotorischen Fasern entspringen vom vorderen Rückenmarksgrau und treten durch die Rami communicantes in den Grenzstrang des Sympathikus über. Ein höheres Zentrum für die Vasomotoren befindet sich in der Medulla oblongata. Diesem wiederum übergeordnet ist ein zerebrales, topographisch nicht näher bestimmtes Rindenzentrum. Störungen der Vasomotilität kommen bei einer Anzahl organischer wie funktioneller Nervenerkrankungen vor. Bei frischer Vasomotorenlähmung (Poliomyelitis, Apoplexie) ist die Haut im Bereiche der Lähmung heiß und rot, bei längerem Bestehen der Lähmung zyanotisch und kühl. Affektionen des Halssympathikus gehen meist mit Hyperämie, zuweilen aber auch mit Blässe des Gesichts einher.

Gefäßkrämpfe entstehen nicht selten auf dem Boden der neuropathischen Diathese. Sie bewirken ein Erblassen der Haut und lokales Absinken der Temperatur. Ein selbständiges Leiden bilden die sog. Angioneurosen, in deren Verlauf ein häufiger Wechsel des Kontraktionszustandes der Gefäße stattfindet. Auch bei der den Angioneurosen zugerechneten Raynaudschen Gangrän und Sklerodermie sind Gefäßkrämpfe eine nicht ungewöhnliche Erscheinung. Angiospasmen treten ferner gerne an bereits erkrankten Gefäßen (intermittierendes Hinken der Arteriosklerotiker) auf. In nahen Beziehungen zu den erwähnten vasomotorischen Neurosen steht das flüchtige Hautödem.

Trophische Störungen kommen vorwiegend an der Haut und dem Skelettsystem vor. Eine häufige Folge der gestörten Hauttrophik ist die Glanzhaut (glossy skin). Glossy skin findet sich besonders an den distalen Enden der Extremitäten und äußert sich in einer welken, glänzenden Beschaffenheit der Haut. Glanzhaut wird bei verschiedenartigen Affektionen, wie Neuritis, Myelitis, Tabes, Syringomyelie, chronischen Gelenkprozessen sowie als Alterserscheinung beobachtet. Zu den trophischen Störungen zählt ferner der Herpes zoster, der meist als selbständiges Leiden auftritt, gelegentlich jedoch auch eine symptomatische Bedeutung hat. Symptomatischen Charakter hat das meist bei Tabes, seltener bei Syringomyelie, Myelitis oder Neuritis vorkommende Mal perforant (Fig. 75). Das Mal perforant ist ein scharf begrenztes, tiefgreifendes Geschwür, das an der Plantarfläche meist die Gegend des Großzehenballens einnimmt, gelegentlich aber auch am Fußrücken vorkommt. Seltene Lokalisationen des Mal perforant sind der Handrücken und die Wangenschleimhaut. Andere auf trophische Einflüsse zurückzuführenden Veränderungen der Haut und Hautgebilde bestehen in Anomalien der Behaarung, Pigmenthypertrophien und -atrophien, exsudativen bullösen oder pemphigusartige Prozessen, Mutilationen der Finger und Zehen sowie Gangrän der Haut. Bei Läsion des I. Trigeminusastes kann es zu Mazeration und geschwürigem Zerfall der Hornhaut kommen (Keratitis neuro-paralytica, Fig. 73). Der bei bettlägerigen Nervenkranken häufige Dekubitus ist meist eine Folge schlechter Pflege und Wartung, doch kann man sich des Eindruckes nicht erwehren, daß bei der zuweilen mit unheimlicher Schnelligkeit fortschreitenden Gewebseinschmelzung auch trophische Einflüsse im Spiele sind.

Vielseitig sind die mit einer gestörten Trophik im Zusammenhange stehenden Knochen- und Gelenkveränderungen. Eine erst durch die Radiographie bekannt gewordene trophische Störung ist die akute Knochenatrophie, die sich am häufigsten im Anschluß an Gelenkentzündungen und Traumen entwickelt, mitunter aber auch bei Neuritis vorkommt. Eine analoge Form der Knochenatrophie auf zentraler Grundlage findet sich bei Poliomyelitis, Syringomyelie, Tabes sowie als Folge von Rückenmarksverletzungen. Im Röntgenbild ist die Knochenatrophie an dem Verlust der Knochenstruktur und der Aufhellung des Knochenschattens erkennbar. Ein besonderes Interesse beanspruchen die neuropathischen Osteo-Arthropathien. Das Bild dieser fast ausnahmslos auf dem Boden der Tabes oder Syringomyelie vorkommenden Störungen ist ein sehr mannigfaches. Neben Spontanfrakturen und Gelenkergüssen findet man Subluxationen, Knorpel- und Knochenabsprengungen, sowie eine zu beträchtlicher Deformierung des Gelenkes führende Wucherung der Gelenkenden und periartikulären Gewebsschichten. Eine meist bei chronischen Lungen- und Herzaffektionen vorkommende Störung der Knochentrophik ist die mit einem Trommelschlägel verglichene kolbige Auftreibung der Endphalangen.

Sekretorische Störungen sind auf einen vermehrten oder verminderten Erregungszustand der sympathischen Drüsenfasern zu beziehen. Unter den Sekretionsanomalien überwiegen die Störungen der Schweißsekretion. Uebermäßiges Schwitzen

(Hyperidrosis) ist ein häufiges Zeichen der Neurasthenie, Hysterie oder des Morbus Basedowii. Seltener ist Hyperidrosis ein Symptom der Polyneuritis, Tabes oder einer Erkrankung der Medulla oblongata. Anidrosis kommt bei manchen Rückenmarkserkrankungen vor. Halbseitiges Schwitzen ist meist durch eine Affektion des Halssympathikus bedingt. Mitunter ist die Hemianidrosis des Gesichtes von dem okulo-pupillären Symptome begleitet. Hemianidrosis einer Körperseite wird gelegentlich bei Hemiplegie beobachtet. Abnorm starke Speichelabsonderung findet sich bei Bulbärparalyse und Hysterie, vermehrte Tränensekretion bei Trigeminusneuralgie und im Migräneanfall.

Störungen im Bereiche der Hirnnerven und Sinnesorgane.

Geruchsstörungen. Anosmie: Ausfall der Geruchsfunktion beruht nicht immer auf einer Geruchslähmung, vielmehr kann Anosmie auch dadurch bedingt sein, daß Schwellungszustände der Nase (Wucherungen, Polypen, Schnupfen) den Zugang zur Regio olfactoria erschweren (Anosmia respiratoria).

Echte Anosmie ist meist Folge einer Olfaktoriusläsion, seltener führen endozerebrale Prozesse zu Geruchsstörungen. Die meisten Fälle von Anosmie verdanken einem basalen Hirnprozeß (Lues, Tumor, Basisfraktur) ihre Entstehung.

Ferner findet sich eine Herabsetzung des Geruchsvermögens bei Idioten und im Senium. Die hysterische Anosmie geht meist mit Anästhesie der Nasenschleimhaut einher. Geruchsprüfung s. S. 12.

Sehstörungen. Sehstörungen, soweit sie nicht durch eine Erkrankung des Auges selbst bedingt sind, kommen bei Krankheitsprozessen vor, die den Optikus, die optische Bahn oder das optische Rindenfeld affizieren. Die Beeinträchtigung des Sehvermögens äußert sich teils in Abnahme der Sehschärfe, teils in Einschränkung des Gesichtsfeldes. Methoden der Sehprüfung S. 12, ophthalmoskopische Untersuchung S. 16.

Die Störung des Sehvermögens beschränkt sich mitunter auf einen bestimmten Teil des Spektrums, weshalb bei Gesichtsfeldaufnahmen die Prüfung mit den Grundfarben blau, rot, grün nicht außer acht gelassen werden darf. Partielle Gesichtsfelddefekte, die als Skotome bezeichnet werden, kommen vorwiegend bei multipler Sklerose sowie bei Intoxikationszuständen vor. Ein besonderes neurologisches Interesse hat der halbseitige Ausfall des Gesichtsfeldes (Hemianopsie). Läsion des optischen Systems zwischen Chiasma und Sehsphäre erzeugt Ausfall korrespondierender Netzhauthälften (homonyme Hemianopsie), während heteronyme Hemianopsie meist auf einer Schädigung der inneren Chiasmafasern (Hypophysistumor) beruht und demgemäß in den meisten Fällen den Charakter einer bitemporalen Hemianopsie hat Der totalen Hemianopsie kann ein partieller Ausfall der erkrankten Gesichtshälften vorausgehen (Quadrantenhemianopsie). Hierzu Figg. 78, 79, 80.

Pupillenstörungen. Unter den Pupillenstörungen hat das anormale Verhalten der Pupille auf Lichtreize eine ganz hervorragende neuropathologische Bedeutung. Der Pupillenreflex, dessen Prüfung auf S. 7 beschrieben ist, kommt in der Weise zustande, daß sich die Erregung des Optikus auf den die Binnenmuskulatur des Auges versorgenden Anteil des Okulomotorius überträgt. Der Reflexbogen zieht hierbei in der Gegend der Vierhügel vom Corpus geniculatum laterale zum Okulomotoriuskern. Die Unterbrechung dieses Reflexbogens bewirkt, daß die belichtete Pupille sich nicht mehr zusammenzieht; es entsteht reflektorische Pupillenstarre. Die Kontraktionsunfähigkeit der Pupille ist jedoch keine absolute, da Konvergenzreize noch eine Zusammenziehung der Pupille bewirken können (akkommodative Reaktion). Reflek-

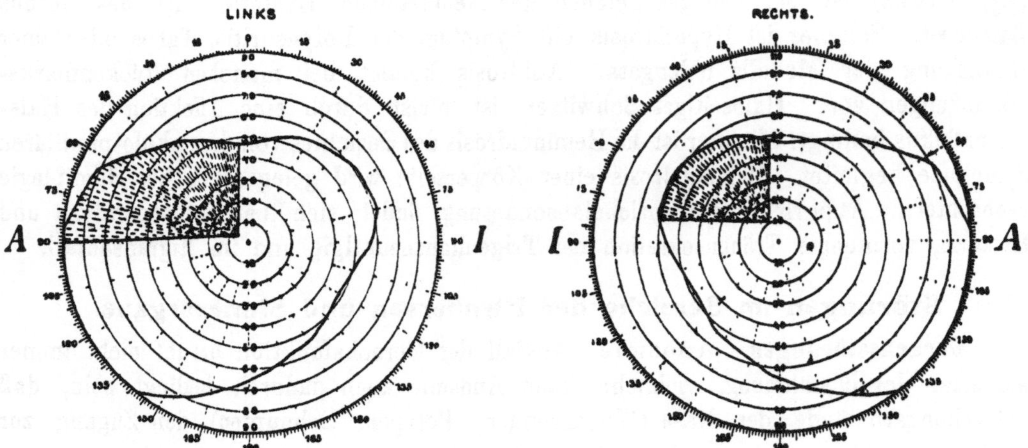

Fig. 78. Quadrantenhemianopsie. Tumor des rechten Lobus occipitalis? Eigene Beobachtung.

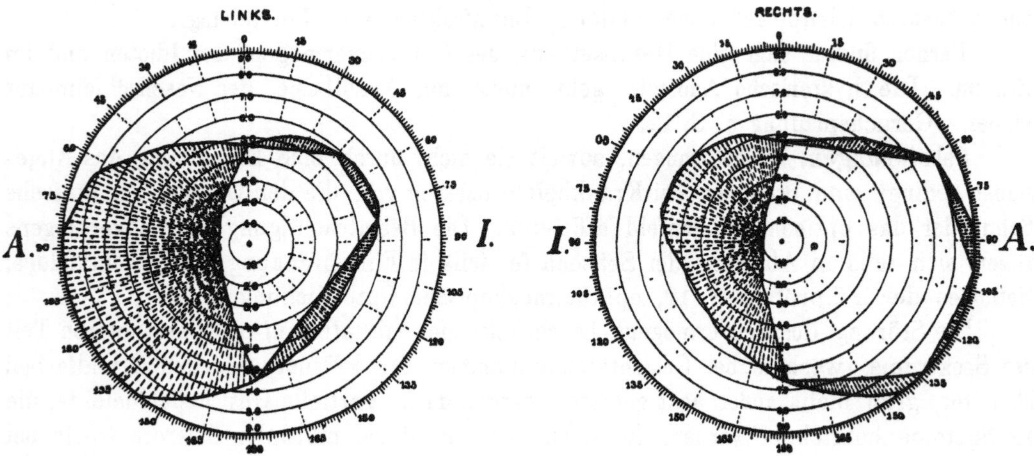

Fig. 79. Homonyme Hemianopsie bei Erweichung des rechten Okzipitallappens. Eigene Beobachtung.

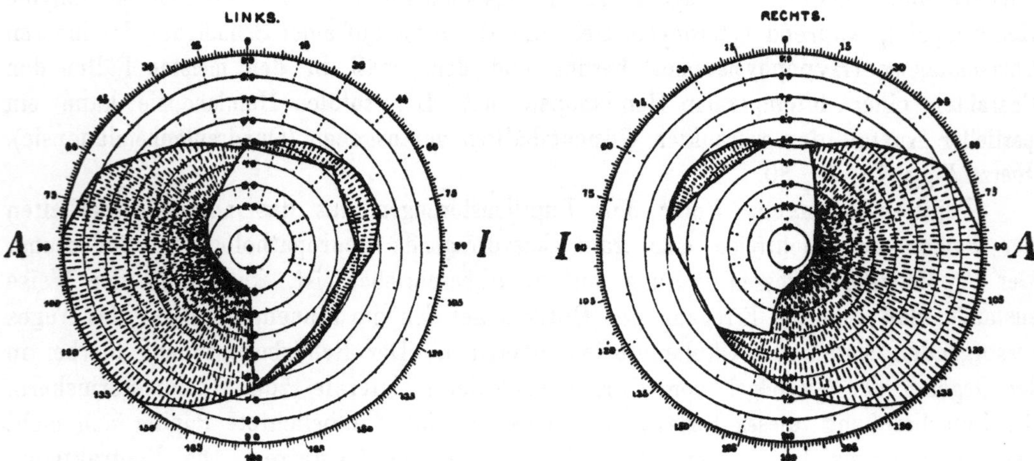

Fig. 80. Heteronyme (bitemporale) Hemianopsie bei Hypophysistumor. Eigene Beobachtung.

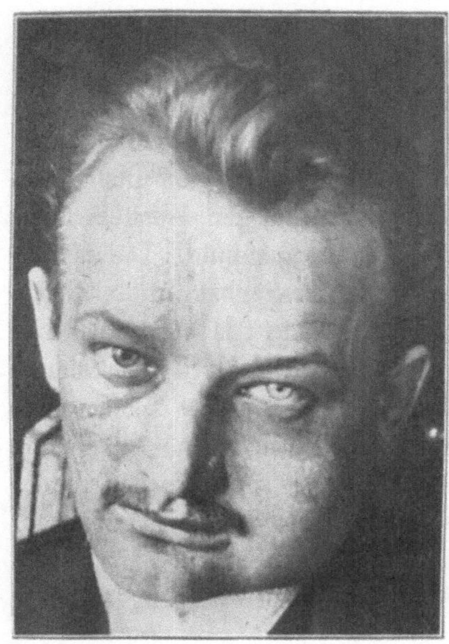

Fig. 81. Okulo-pupilläres Symptom, ver-
ursacht durch einen malignen Halstumor.
Gleichzeitige Fazialis-, Hypoglossus-,
Vagus- u. Akzessoriuslähmung, cf. Fig. 83.
Eigene Beobachtung.

torische Pupillenstarre beruht in der überwiegenden Mehrzahl der Fälle auf Tabes, progressiver Paralyse oder Hirnsyphilis.

Okulo-pupilläres Symptom. An der Innervation der Pupille hat auch der Sympathikus einen Anteil, indem pupillenerweiternde Fasern vom Halssympathikus zum Auge ziehen; Reizung dieser Fasern bewirkt eine Erweiterung, Lähmung eine Verengerung der Pupille. Der Sympathikus innerviert ferner den glatten oberen Lidheber sowie den Orbitalmuskel, der das Zurücksinken des Augapfels in die Orbita verhindert. Mydriasis infolge von Sympathikusreizung finden wir bei Gemütsbewegungen und schmerzhaften Reizen der Nackengegend (Nadelstiche). Seltener bewirkt die Reizung des Sympathikus ein Hervortreten des Auges und Klaffen der Lidspalte. Die Lähmung der sympathischen Augenfasern führt zu der als okulo-pupilläres Symptom bekannten Trias von Miosis, Ptosis und Enophthalmus (inkonstant). Der Ursprung der sympathischen Augenfasern liegt im Rückenmark, entsprechend C_8—D_1 (Centrum cilio-spinale), von wo aus die Fasern durch Vermittlung der Rami communicantes zu den sympathischen Zervikalganglien ziehen. Geringe Differenzen der Pupillenweite (Anisokorie) kommen bei Gesunden vor, stärkere Grade sind immer pathologisch.

Unter „springenden Pupillen" oder „springender Mydriasis" versteht man eine in kurzen Zeiträumen bald das eine, bald das andere Auge betreffende Erweiterung der Pupille. Wo sich die springende Mydriasis mit Pupillenstarre vergesellschaftet, handelt es sich meist um eine Früherscheinung der Tabes oder Paralyse. Springende Pupillen finden sich auch bei Nervösen und anscheinend Gesunden. Als Hippus bezeichnet man einen vorwiegend auf dem Boden der Neurasthenie vorkommenden lebhaften Kontraktionswechsel der Pupillen.

Augenmuskellähmungen. Zu einem prägnanten Ausdruck gelangt die Insuffizienz des III., IV., VI. Hirnnerven in dem Auftreten von Doppelbildern. Doppelbilder sind ein feines Reagens für geringfügige, der direkten Betrachtung mitunter entgehende Stellungsanomalien des Bulbus. Für die Beziehung des falschen zum wahren Doppelbilde gilt das Gesetz, daß das dem erkrankten Auge entsprechende (falsche) Bild stets in die Funktionsrichtung des gelähmten Muskels fällt. So wird bei Lähmung des Abduzens das falsche Bild nach außen projiziert, befindet sich also auf der Seite der Lähmung (gleichnamiges

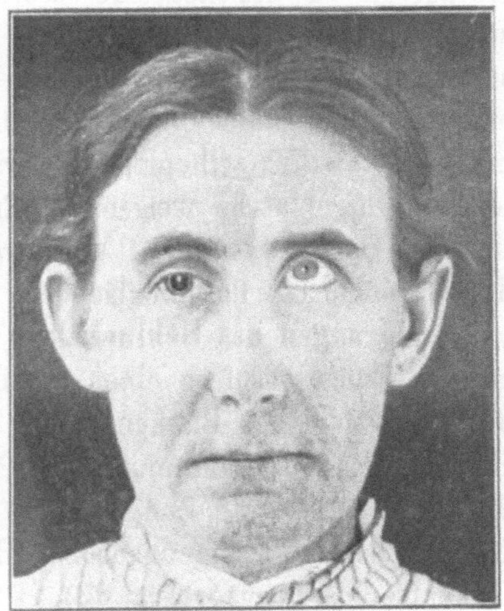

Fig. 82. Okulomotoriuslähmung. Ptosis,
Abweichen des rechten Bulbus nach unten
und außen beim Blick nach oben.
Eigene Beobachtung.

4*

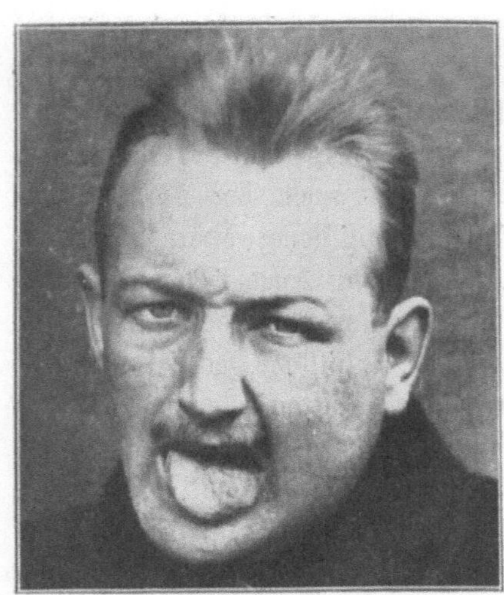

Fig. 83. Hemiatrophie der Zunge bedingt durch einen malignen Halstumor. Eigene Beobachtung.

Doppelbild), während bei Internusparese das Doppelbild entsprechend der Funktionsrichtung des gelähmten Muskels auf der entgegengesetzten Seite gelegen ist (ungleichnamiges Doppelbild).

Stellungsanomalien des Bulbus kommen durch Ueberwiegen des funktionstüchtigen Muskels über den gelähmten Antagonisten zustande. Die in der Ruhe vorhandene oder in einer bestimmten Blickrichtung auftretende Abweichung des Augapfels wird als Schielen bezeichnet. Das paralytische Schielen unterscheidet sich von dem meist angeborenen (konkomittierenden) Schielen dadurch, daß beim Lähmungsschielen der Schielwinkel in der Funktionsrichtung des gelähmten Muskels zunimmt, während die Ablenkung des Bulbus beim konkomittierenden Schielen in allen Richtungen gleich bleibt.

Geschmacksstörungen kommen sowohl bei organischen wie funktionellen Nervenerkrankungen vor. Die beiden vorderen Drittel der Zunge werden vom Trigeminus mit Geschmacksfasern versorgt. Da die Geschmacksfasern des Trigeminus den N. facialis eine Strecke begleiten, ist es erklärlich, daß Störungen des Trigeminusgeschmackes bei Fazialislähmungen vorkommen. Das hintere Zungendrittel bezieht Geschmacksfasern vom N. glosso-pharyngeus. Totale Ageusie ist meist durch Hysterie bedingt. Ueber die Geschmacksprüfung s. S. 13.

Gehörsstörungen beziehen sich entweder auf die ganze Tonskala oder nur auf einen Teil derselben. Eine nervöse Hörstörung darf erst angenommen werden, wenn durch die Ohruntersuchung die Integrität des schalleitenden Apparates bewiesen ist. Hörprüfung S. 13. Bei negativem otoskopischen Befund und intakter Labyrinthfunktion ist die Herabsetzung bzw. Aufhebung des Hörvermögens meist auf eine Affektion des Hörnerven zu beziehen, da zentrale Akustikusläsionen nur ausnahmsweise zu Hörstörungen führen. Eine wirkliche Steigerung des Hörvermögens (Hyperakusis) kommt seltenerweise bei Fazialislähmungen vor. Häufiger wird die Hyperaesthesia acustica, d. h. eine Ueberempfindlichkeit für Schallreize beobachtet. Die akustische Hyperästhesie ist meist durch Neurasthenie, Hysterie oder ein chronisches Ohrenleiden bedingt. Subjektive Ohrgeräusche weisen auf Erkrankung des Innenohres (Otosklerose) oder Affektion des Gehörnerven hin. Vorübergehende Ohrgeräusche sind wie das bekannte Klingen der Ohren nichts Pathologisches.

Störungen des Schluckaktes und der Kehlkopffunktion. An dem Schluckakt hat die Zunge insofern einen Anteil, als sie den Bissen formiert und das Zurückbleiben der Speisen in den Backentaschen verhindert. Der Bewegungsnerv der Zunge ist der Hypoglossus. Die Lähmung des N. hypoglossus gibt sich darin zu erkennen, daß die herausgestreckte Zunge nach der Seite der Lähmung abweicht. Bei halbseitiger Läsion des II. Zungenneurons (Hypoglossuskern, Nervenstamm) begegnen wir der Hemiatrophia linguae (Fig. 83).

Das Heruntergleiten der festen und flüssigen Speisen wird durch die gemeinsame Aktion der Zungen-, Gaumen- und Rachenmuskeln bewirkt. Damit der Schluckakt ungestört verläuft, ist während des Schluckens eine Absperrung der Mundhöhle nach dem Nasenrachenraum zu notwendig. Diese Aufgabe liegt dem Musculus levator veli palatini ob, durch den das Gaumensegel bei jeder Schluckbewegung reflektorisch gehoben wird. Die Gaumensegellähmung gibt sich in einem näselnden Beiklang der Stimme sowie in dem Regurgitieren von Flüssigkeit durch die Nase zu erkennen. Durch die Lähmung der vorwiegend vom N. vagus versorgten Schluckmuskulatur wird die Weiterbeförderung der Speisen erschwert oder aufgehoben. Häufig kommt es infolge des mangelnden Kehlkopfabschlusses zum Sichverschlucken.

Der Vagus versorgt auch den Kehlkopf mit motorischen und sensiblen Fasern (N. recurrens, N. laryng. super.). Lähmung der Kehlkopfmuskeln bedingt meist einen heiseren oder rauhen Klang der Stimme, doch kann die Stimme gelegentlich trotz nahezu kompletter Stimmbandparese intakt bleiben. Innervationsstörungen der Kehlkopfmuskeln werden durch die Spiegeluntersuchung erkannt. Ueber die hauptsächlichsten Typen der Stimmbandlähmung orientieren die Bilder auf S. 17.

Sprachstörungen s. S. 15.

Schreibstörungen.

Man unterscheidet zwischen zentral bedingten Störungen der Schrift und solchen, die auf eine gestörte Schreibmechanik zu beziehen sind. Die ersteren stehen in nahen Beziehungen zur Aphasie, während den Störungen der Schreibbewegung verschiedene Ursachen zugrunde liegen.

Zitterschrift findet sich bei Zuständen, die mit Tremor einhergehen (Neurasthenie, Hysterie, Basedow, Alkoholismus, Tremor senilis, Paralysis agitans).

Akinetische Schrift entsteht durch Parese der für die Schreibbewegung erforderlichen Arm-, Hand- und Fingerbewegungen. Die Kraftlosigkeit der Schreibbewegung

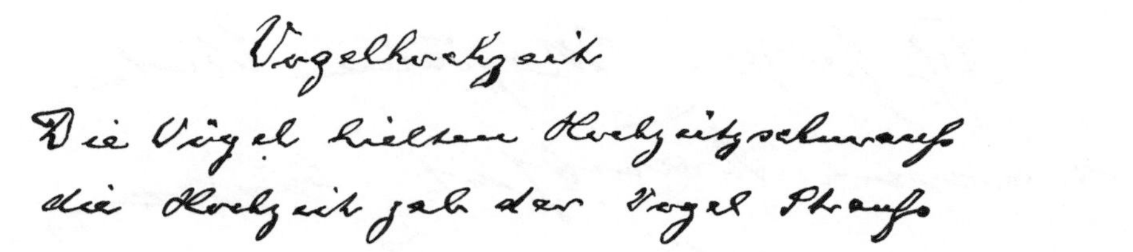

Fig. 84. Schrift bei neurasthenischem Tremor.

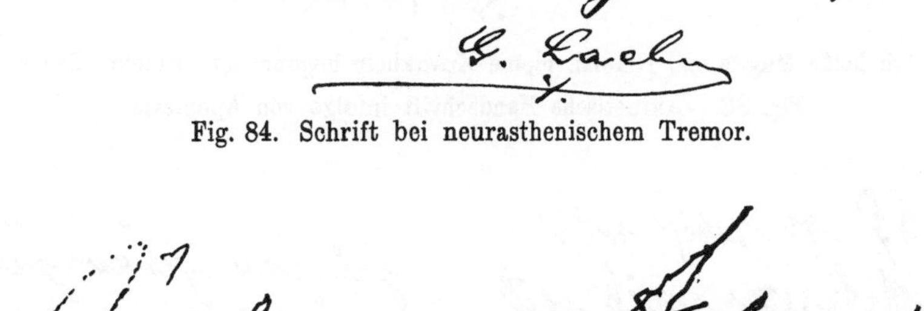

Fig. 85. Hysterische Zitterschrift.

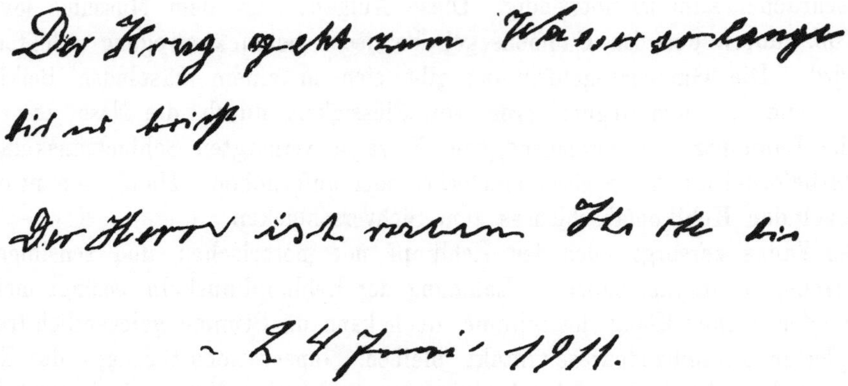

Fig. 86. Schrift eines Alkoholikers im beginnenden Delirium.

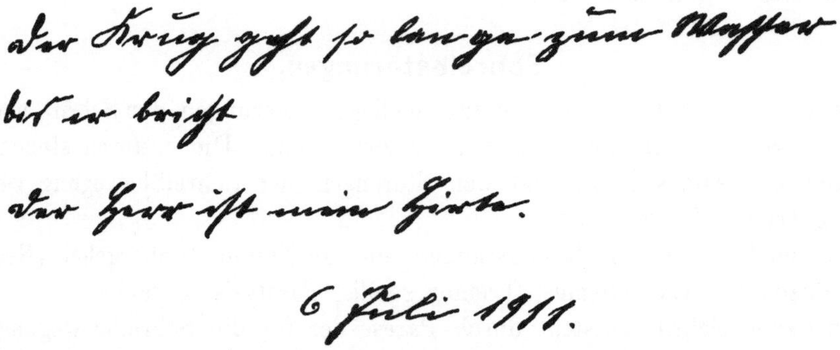

Fig. 87. Nach überstandenem Delirium.

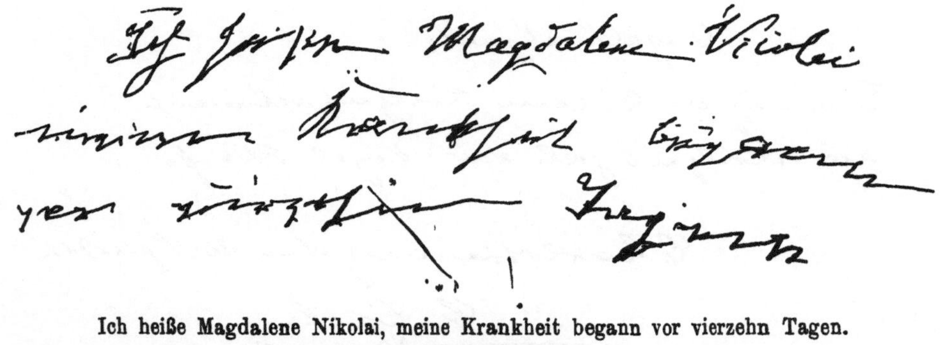

Ich heiße Magdalene Nikolai, meine Krankheit begann vor vierzehn Tagen.
Fig. 88. Akinetische Handschrift infolge von Apoplexie.

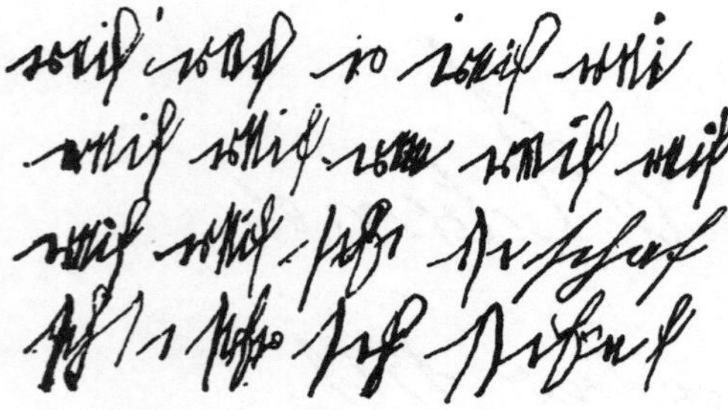

Fig. 89. Die ersten Schreibversuche eines
sechsjährigen Mädchens.

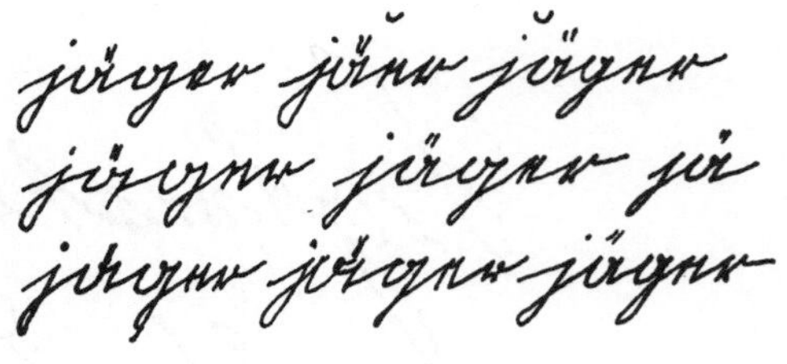

Dieselbe Schrift 3 Wochen später.

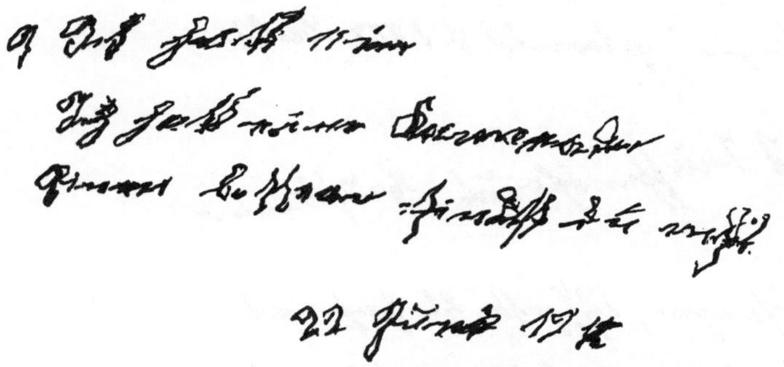

Ich hatt' einen Kameraden,
Einen bessern findst du nicht.
22. Juni 1912.

Fig. 90. Ataktische Handschrift bei Tabes.

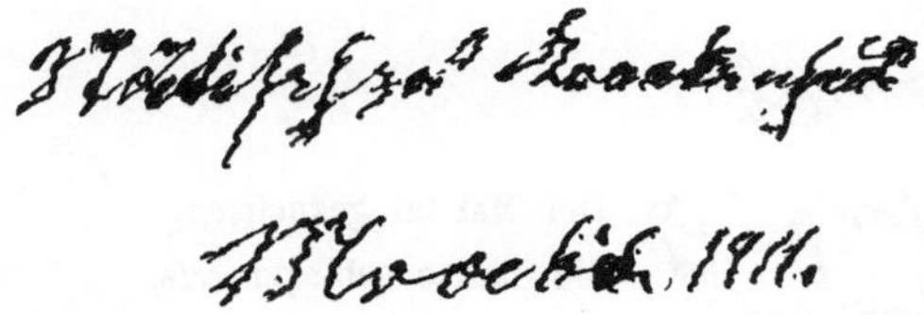

Städtisches Krankenhaus Moabit 1911.

Fig. 91. Ataktische Handschrift bei multipler
Sklerose.

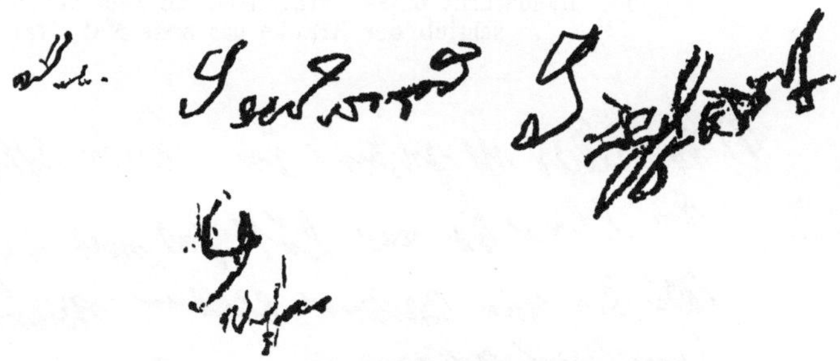

Ferdinand Sieffart.

Fig. 92. Hochgradige Ataxie bei multipler Sklerose.

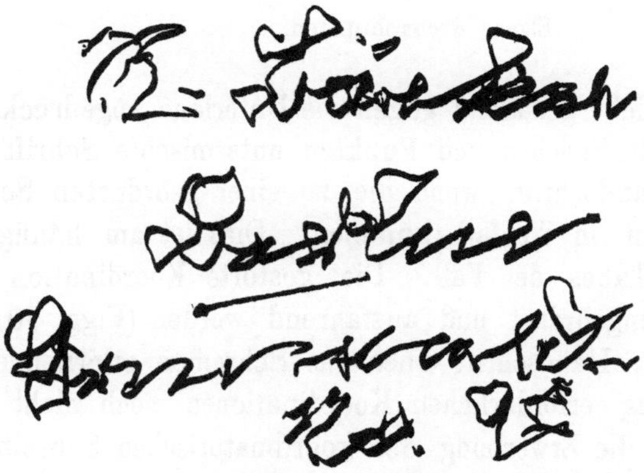

R. Bäcker

Berlin

Grunewaldstr.

Fig. 93. Handschrift einer seit 30 Jahren an Chorea leidenden Dame.

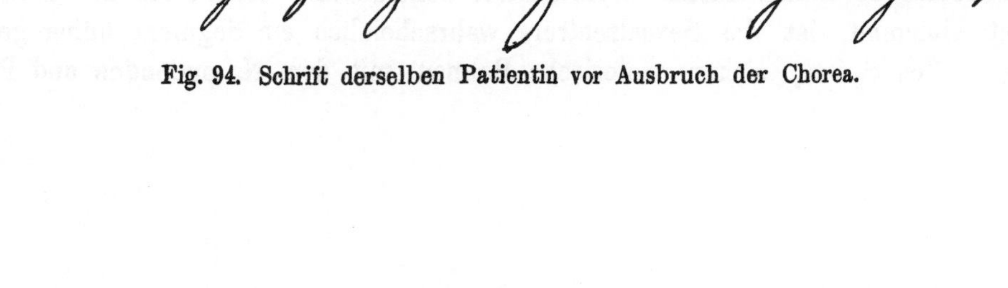

Fig. 94. Schrift derselben Patientin vor Ausbruch der Chorea.

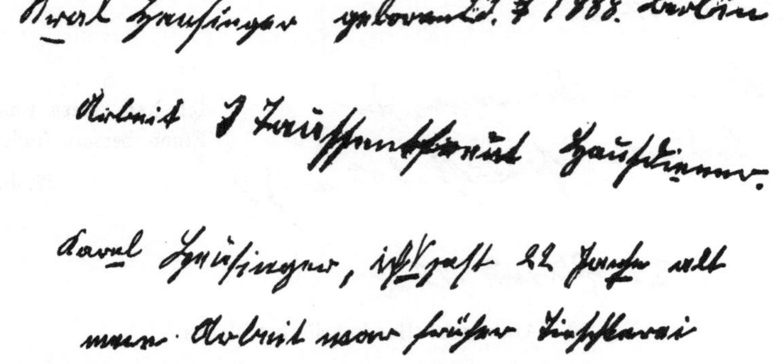

Fig. 95. Handschrift eines Paralytikers an zwei verschiedenen Tagen. Seinen Namen (Karl)
schrieb der Kranke das erste Mal Kral, das zweite Mal Karel.

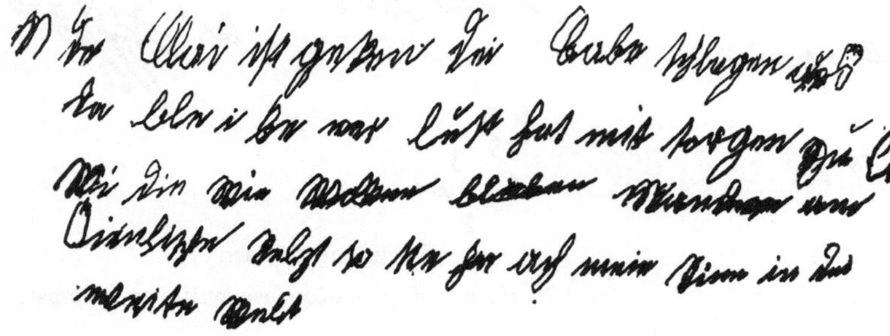

Der Mai ist gekommen,
die Bäume schlagen aus.

Fig. 96. Handschrift im vorgerückten Stadium der Paralyse.
Eigene Beobachtungen.

führt dazu, daß die Feder nicht genügend gegen die Unterlage angedrückt wird. Hierdurch kommt eine zarte, mit Strichen und Punkten untermischte Schrift zustande.

Ataktisch wird die Handschrift, wenn die zu einer geordneten Schreibbewegung
erforderlichen Koordinationen in Wegfall kommen. Dies ist am häufigsten bei Sclerosis multiplex sowie bei Tabes der Fall. Die gestörte Koordination bewirkt, daß
die einzelnen Schriftzüge ungeordnet und ausfahrend werden (Figg. 90, 91, 92). Die
ataktische Schrift ähnelt der Handschrift eines das Schreiben erlernenden Kindes, das
die zur glatten Linienführung erforderlichen Koordinationen noch nicht erworben hat.
Wie Figur 89 zeigt, gelingt die Erwerbung der koordinatorischen Schreibimpulse durch
Uebung in wenigen Wochen.

Der ataktischen Handschrift verwandt ist die Schrift bei Chorea (Fig. 93).

Die paralytische Schrift (progressive Paralyse) zeigt die Merkmale der Zitterschrift. Die intellektuelle Schwäche gibt sich in der Schrift des Paralytikers durch
Auslassung und Umstellung von Worten und Silben zu erkennen.

Eine spastische Koordinationsneurose ist der Schreibkrampf, bei der das Schreiben
entweder ganz unmöglich oder wesentlich gehemmt ist.

Blasen-, Mastdarm- und Genitalstörungen.

Spinale Zentren für die Blase, den Mastdarm und Genitalapparat enthält die
graue Substanz des Sakralmarks. Während das Centrum ano-vesicale das 2.—4. Sakral-
segment einnimmt, ist das Sexualzentrum wahrscheinlich ein Segment höher gelegen
(S_1—S_3). Von S_2—S_4 ziehen motorische Bahnen mit dem N. pudendus und Plexus

hypogastricus inferior zur Blase und zum Mastdarm, sensible Fasern münden aus diesen Organen in die hinteren Wurzeln des 2.—4. Sakralsegments ein. Außerdem beteiligt sich der Sympathikus durch Einschaltung von Zellkomplexen in den Plexus hypogastricus an der Innervation von Blase und Mastdarm.

Dem spinalen Blasenzentrum übergeordnet ist ein zerebrales subkortikales (Zentralganglion), diesem wiederum ein kortikales. Die spinalen und zerebralen Zentren stehen durch eine wahrscheinlich in den Vorderseitensträngen verlaufende Bahn in Verbindung. Um den Mechanismus der Blasenentleerung zu verstehen, müssen wir auf folgende physiologische Tatsachen zurückgreifen:

Die Blase besitzt einen Schließ- (Sphincter vesicae) und einen für die Austreibung (Detrusor) des Harns bestimmten Muskel. Bei geringer Blasenfüllung ist der Detrusor erschlafft, der Sphinkter tonisch kontrahiert. Mit zunehmender Blasenfüllung werden die sensiblen Blasennerven in Erregung versetzt. Die dem spinalen Zentrum zufließenden Erregungen lösen reflektorisch eine Kontraktion des Detrusors aus. Die Kontraktion der Blasenwand wird alsdann dem Großhirn als Harndrang signalisiert.

Auf den Mechanismus der Harnaustreibung hat der Wille einen regulierenden Einfluß, indem er bis zu einem gewissen Grade den als Harndrang empfundenen Entleerungsreiz überkompensieren kann.

Sehen wir von zerebralen Erkrankungen ab, so werden wir Störungen der Blasenfunktion erwarten können sowohl bei Unterbrechung der spinalen Leitungsbahn, als auch bei Läsion des sakralen Blasenzentrums selbst.

Ist die Rückenmarksleitung unterbrochen (Myelitis transversa, Kompression), so ist die willkürliche Blasenentleerung aufgehoben. Es bleibt jedoch eine Art von automatischer Regulation bestehen, derart, daß bei stärkerer Blasenfüllung der Urin durch eine reflektorisch erfolgende Blasenkontraktion ausgetrieben wird (intermittierende Inkontinenz). Bei frischen totalen Querschnittsläsionen pflegt jedoch auch die reflektorische Blasenentleerung aufgehoben zu sein, so daß, wenigstens im Anfang, meist eine totale Harnverhaltung (Retentio urinae) vorhanden ist.

Zerstörung des Blasenzentrums im Sakralmark bewirkt eine Erschlaffung des Sphinkters sowie des Detrusors. Die Folge hiervon ist ein beständiges Abträufeln des Harns (permanente Inkontinenz). Mitunter ist jedoch die Elastizität des Blasenhalses genügend groß, um dem Druck der Harnsäule eine Zeitlang standzuhalten. In diesem Falle entleert sich der Urin bei stärkerer Blasenfüllung tropfenweise (Ischuria paradoxa).

Aehnlich liegen die Verhältnisse für den Mastdarm. Auch hier unterscheiden wir einen Verschluß- und einen Austreibungsmuskel. Die eigentliche Austreibungsarbeit wird jedoch bei der Stuhlentleerung durch die Bauchpresse geleistet. Für gewöhnlich ist der Darmschließmuskel (Sphincter ani) tonisch kontrahiert. Die Kotaustreibung erfolgt bei einem gewissen Grade von Darmfüllung willkürlich durch die in Aktion tretende Bauchpresse. Läsionen oberhalb des analen Reflexzentrums (S_2—S_4) führen zu Verlust der willkürlichen Kotentleerung. Der reflektorische Sphinkterschluß bleibt hierbei jedoch erhalten und ist nicht selten erhöht. Hieraus erklärt sich die bei Rückenmarkskranken häufige Verstopfung. Ist das anale Reflexzentrum selbst zerstört, so vermag der dauernd erschlaffte Sphinkter den Stuhl nicht oder nur unvollkommen zurückzuhalten.

Gliedsteifung (Erektion) und Samenentleerung (Ejakulation) stehen unter dem Einfluß eines im oberen Sakralmark (S_1—S_3) gelegenen Zentrums, das durch zentrifugale

Degenerationszeichen.

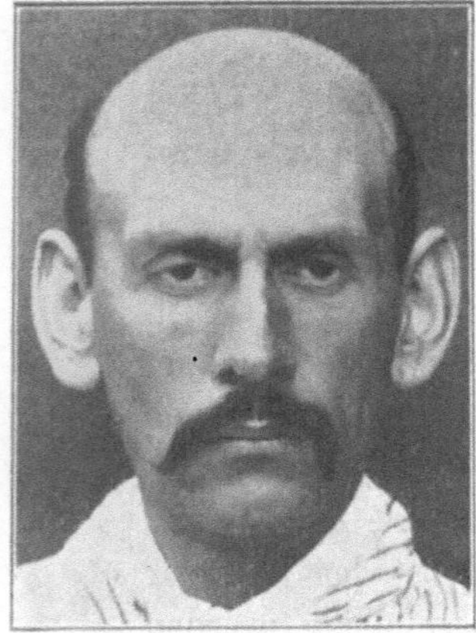

Fig. 97. Paralytiker mit
Henkelohren.

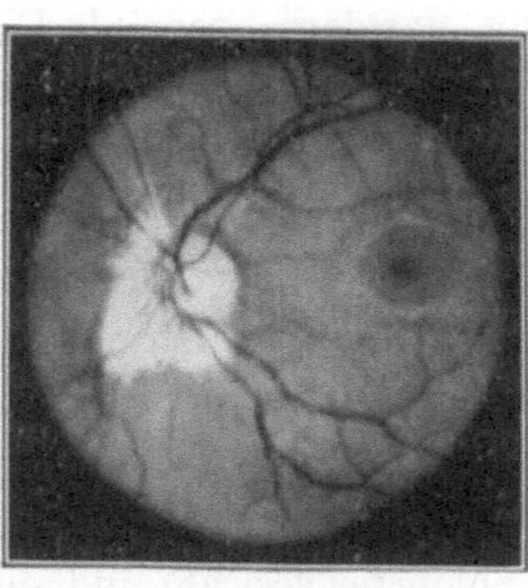

Fig. 98. Markhaltige Fasern
des N. opticus.

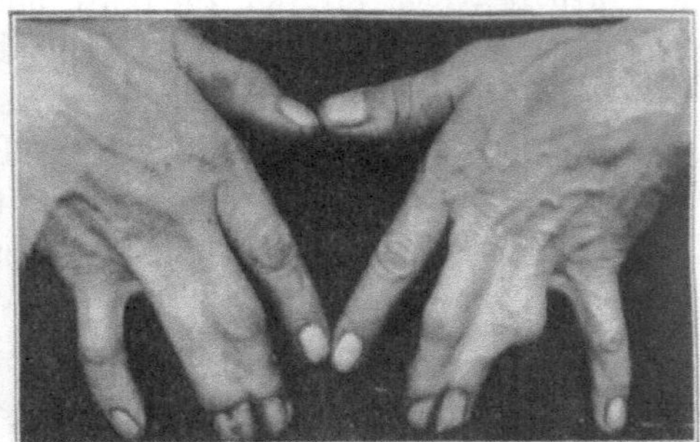

Fig. 99. Familiäre Syndaktylie in vier
Generationen.

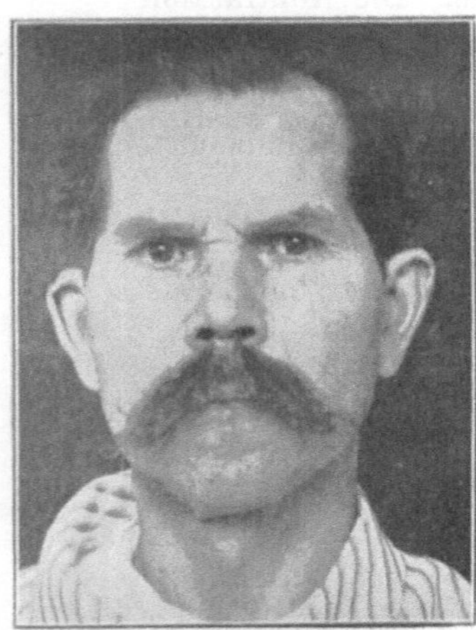

Fig. 100. Paralytiker mit
Spitzohr.

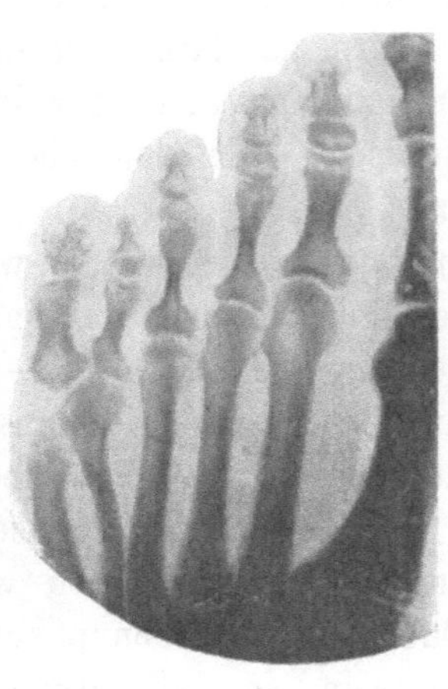

Fig. 101. Polydaktylie der
Zehen im Röntgenbilde.

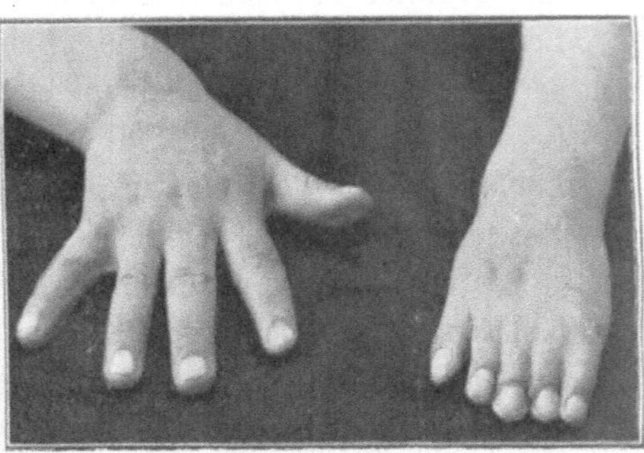

Fig. 102. Mißbildung der linken Hand. Gleichzeitig Serratusdefekt (Fig. 103).

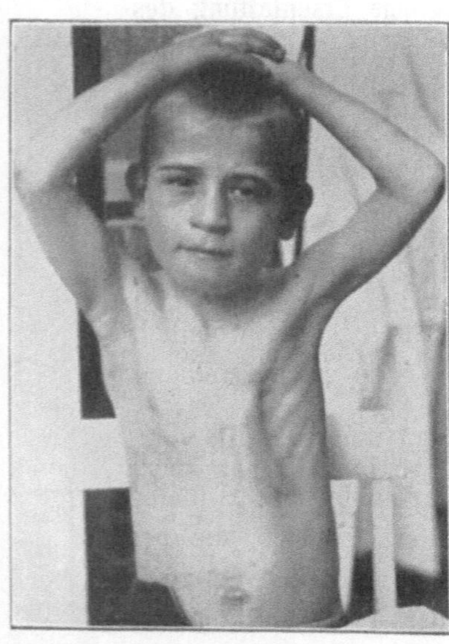

Fig. 103. Kongenitaler Serratusdefekt,
außerdem Mißbildung der linken Hand.

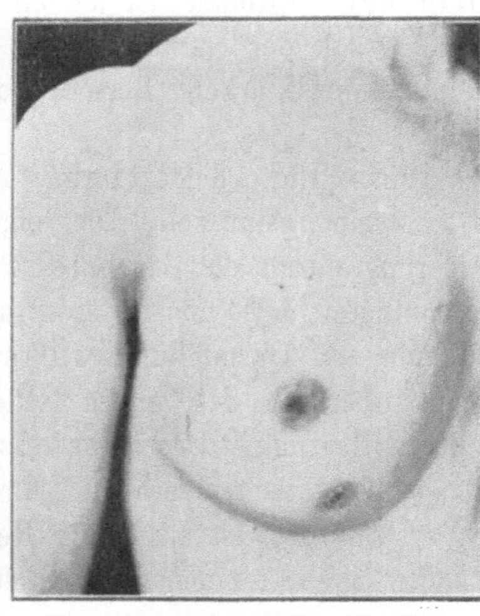

Fig. 104. Ueberzählige Mamille.

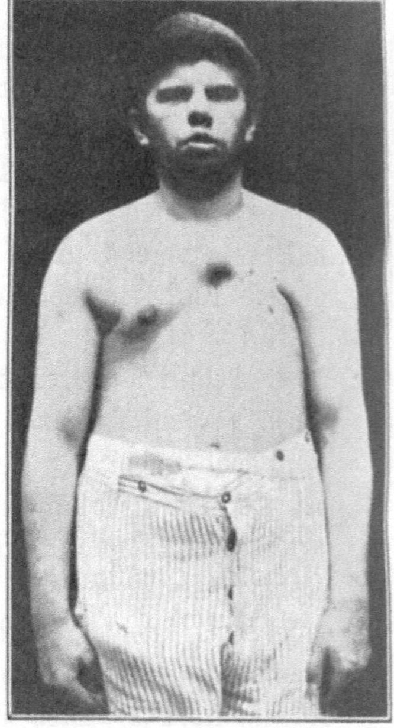

Fig. 105. Kongenitaler Pektoralis-
defekt, außerdem zerebrale Innervationsstörungen infolge von
Agnesie der Brückenkerne.

Fig. 98 Augenhintergrundsphotographie von Prof. Dimmer, Fig. 102 u. 103 Aufnahmen von Dr. Max Cohn.
Sonst eigene Beobachtungen.

und zentripetale Fasern mit dem Genitalapparat in Verbindung steht. Zerstörung des Centrum genito-spinale führt zu völliger Impotenz, während die Läsion der zum Zerebrum aufsteigenden Leitungsbahn gelegentlich eine permanente Erektion (Priapismus) bedingen kann.

Die Auffassung von L. R. Müller, der zufolge der Sympathikus den alleinigen Anteil an der Innervation von Blase, Mastdarm und Genitalapparat hat, läßt sich im vollen Umfange nicht aufrecht erhalten, wenn auch zuzugeben ist, daß der Sympathikus bis zu einem gewissen Grade vikariierend für die Funktion der spinalen Apparate eintreten kann.

Degenerationszeichen.

Als Degenerationszeichen (Stigmata degenerationis) bezeichnet man eine Anzahl angeborener, z. T. hereditärer körperlicher Eigentümlichkeiten, die, wenn auch keineswegs in allen Fällen, auf eine allgemeine Unterwertigkeit des Nervensystems hinweisen.

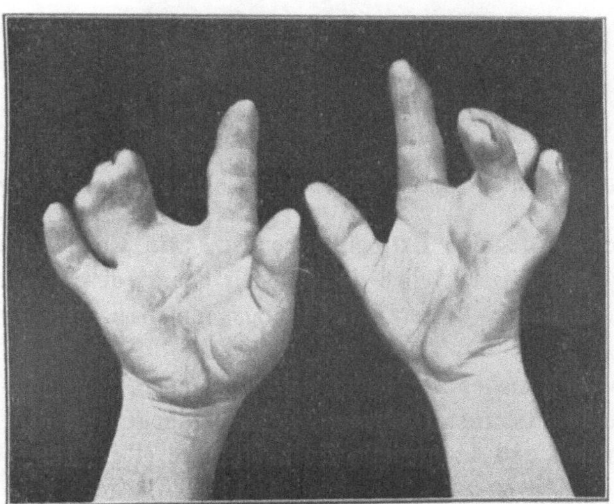

Fig. 106. Kombinierte Syn- und Polydaktylie.

Wenn auch die Stigmata degenerationis eine recht verschiedene Beurteilung gefunden haben, so läßt das gehäufte Auftreten dieser Anomalien bei Geisteskranken und Verbrechern kaum eine andere Deutung als die einer auf neuropathische Belastung hinweisenden Erscheinung zu. Hiermit stimmen auch die Beobachtungen überein, die sich auf das Vorkommen von Degenerationszeichen bei manchen auf kongenitaler Anlage entstehenden Hirn-Rückenmarksleiden beziehen. Interessant ist auch die auf einem großen statistischen Material basierende Angabe, daß Stigmata degenerationis bei Linkshändern doppelt so häufig sind als bei Rechtshändern (Stier). Degenerationszeichen treten nicht selten multipel auf.

Zu den Stigmata degenerationis rechnen:

Abnorme Konfiguration und Asymmetrie des Kopfes und Gesichtes (Makrozephalie, Mikrozephalie, Prognathie), Mißbildung des Ohres bestehend in Verkümmerung oder übermäßiger Entwicklung einzelner Teile (Darwinsches Ohr, Henkelohr, mangelnde Modellierung der Ohrmuschel), Abnormitäten des Auges, Mundes und der Zähne, Albinismus, Retinitis pigmentosa, markhaltige Optikusfasern, Iriskolobome, fehlerhafte Zahnstellungen, Spaltbildungen der Lippen und des Gaumens (Hasenscharte, Wolfsrachen).

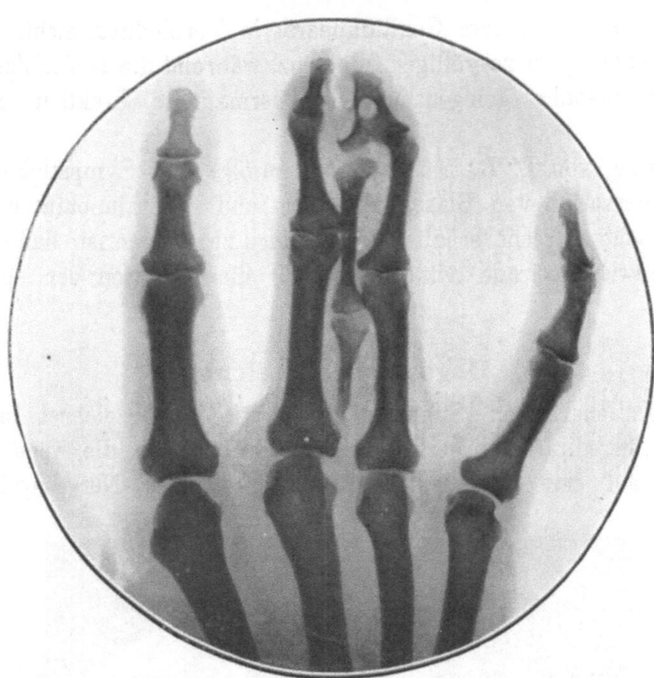

Fig. 107. Röntgenbild zu Fig. 99. Rudimentäre Anlage eines überzähligen Fingers.

Bildungsfehler der distalen Extremitätenenden, wie Klumpfußstellung, Poly- und Syndaktylie. Poly- und Syndaktylien lassen sich häufig durch mehrere Generationen verfolgen. Ueber die Natur dieser Entwicklungsanomalien gibt das Röntgenverfahren Aufschluß.

Den Degenerationszeichen zugerechnet werden auch Anomalien der Hautpigmentierung, überzählige Brustwarzen (Polymastie), Mißbildungen an den Genitalien (Hypospadie, Kryptorchismus) und kongenitale Muskeldefekte (Figg. 103, 105).

Drittes Kapitel.

Allgemeine diagnostische Bemerkungen.

Mit der Formulierung einer neurologischen Diagnose bringen wir eine Anzahl von Folgerungen zum Abschluß, die sich aus der Analyse der einzelnen Krankheitserscheinungen ergeben. Der Komplex induktiver und deduktiver Schlüsse, als deren Endergebnis die Diagnose anzusehen ist, erfordert nicht nur hinreichende Kenntnis der Untersuchungsmethoden, sondern setzt auch Erfahrung und Kritik voraus.

Wertvolle Direktiven erhält die Diagnose nicht selten aus der Betrachtung des Kranken. Das bei älteren Aerzten in hohem Ansehen stehende Studium der Physiognomik dürfte sich besonders dem Nervenarzte empfehlen. Allerdings wird es uns bei der physiognomischen Betrachtung weniger darum zu tun sein, wie die alten Physiognomiker liebten, innerhalb eines Formenkreises feine Nuancen zu erkennen, als das physiognomische Portrait in mehr allgemeiner Weise zu erfassen. Wer die Gesichter der Kranken mit geschulten Augen betrachtet, wird ohne Mühe eine Anzahl charakteristischer Typen unterscheiden können. Markante Erscheinungen, denen wir in der Praxis fast täglich begegnen, sind der unstäte Neurastheniker mit lebhaften Augen und leicht bewegtem Minenspiel, die Hysterika mit halb spöttischer, halb tragischer Maske, der Alkoholiker mit dem aufgeschwemmten, gutmütigen Gesicht, die eindrucksvolle, finstere Erscheinung des Neuropathen, der visionär dreinschauende Epileptiker und der Paralytiker mit leeren Gesichtszügen und ratlosem Blick. Vergegenwärtigen wir uns ferner den Gesichtsausdruck bei Muskeldystrophie, Myasthenie, Bulbärparalyse, Paralysis agitans und Morbus Basedowii, so werden wir finden, daß auch diese Kranken häufig den Stempel ihres Leidens auf der Stirn tragen. Nicht entgehen werden uns bei der physiognomischen Betrachtung etwaige Abnormitäten der Schädelbildung, gleichzeitig werden wir uns erinnern, daß die abnorme Kopfkonfiguration (Mikrozephalie, Hydrozephalus, rachitischer Schädel, Turmschädel) diagnostische Schlüsse in bestimmter Richtung zuläßt.

Wichtig ist es auch, auf Anomalien der Körper- und Gliederhaltung zu achten. Skoliosen, Lordosen, Kyphosen, abnorme Stellungen des Kopfes, der Schulterblätter und des Beckens vermögen der Diagnose in vielen Fällen wertvolle Anhaltspunkte zu geben. Einen nicht geringen diagnostischen Wert hat ferner die Art und Weise, wie der Kranke sich fortbewegt. Bei einiger Uebung gelingt es nicht nur, grobe Gangstörungen wie den einfach paretischen, spastisch paretischen und ataktischen Gang richtig zu beurteilen, sondern auch feinere Unterschiede der Bewegung zu erkennen.

Voraussetzung der neurologischen Diagnose ist eine erschöpfende Kenntnis der neurologischen Untersuchungsmethoden. Verglichen mit dem instrumentellen Hilfsapparat anderer Spezialwissenschaften ist das Instrumentarium der Neurologie geradezu primitiv zu nennen. Die meisten neurologischen Diagnosen lassen sich mit Hilfe von Pinsel, Nadel, Perkussionshammer und Augenspiegel stellen. Zu den wichtigsten Hilfsmitteln der Diagnose ist auch die Anamnese zu rechnen. In dieser Hinsicht kann ich nicht der Ansicht eines bekannten neurologischen Autors beipflichten, der der Ansicht ist, daß in der Praxis zu viel Wert auf die Anamnese gelegt wird. Im Gegenteil möchte ich annehmen, daß, abgesehen von einfachen, ohne weiteres klaren Verhältnissen, eine sorgfältig erhobene Anamnese für die Beurteilung eines Krankheitsbildes von ganz wesentlicher Bedeutung ist. Der Wert einer exakten Anamnese geht allein daraus hervor, daß die Differentialdiagnose mancher Erkrankungen (Lues cerebro-spinalis —, Rückenmarkstumor, Tumor cerebri —, Hydrozephalus —, Lues cerebri) bei gleicher symptomatologischer Unterlage sich vorwiegend auf anamnestische Erhebungen stützt.

Die Anamnese bezweckt die Feststellung aller für die Beurteilung eines Leidens in Betracht kommenden Tatsachen, soweit sie sich nicht aus der körperlichen Untersuchung des Kranken ergeben. Bei der Erhebung der Anamnese ist strengste Objektivität zu bewahren. Wie der Richter bei der Beweisaufnahme soll der Arzt sich darauf beschränken, die Tatsachen als solche zu registrieren und sich hüten, etwas in den Kranken hineinzuexaminieren. Hieraus ergibt sich die Forderung, sine ira et studio an die Anamnese heranzutreten, andererseits nicht einer vorgefaßten Meinung zu Liebe die Tatsachen zu beugen. Ehe man sich entschließt, ein mit der Anamnese in Widerspruch stehendes Leiden zu diagnostizieren, soll man sich überlegen, ob es nicht ratsamer ist, die Diagnose ganz fallen zu lassen und durch eine anamnestisch besser

Einige charakteristische Gesichtstypen.

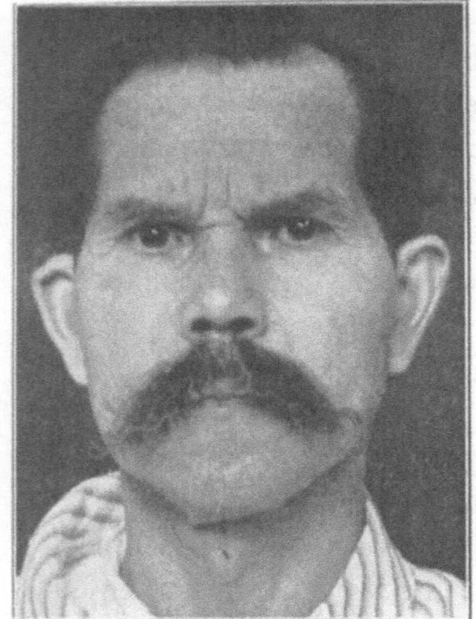

Fig. 108. Paralytiker

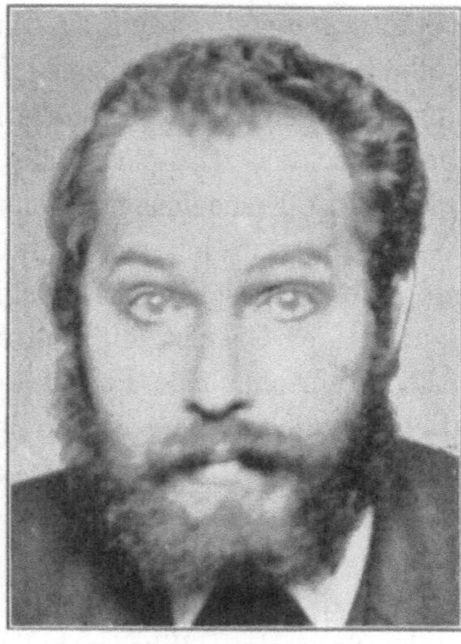

Fig. 109. Facies traumatica (Unfallsneurose).

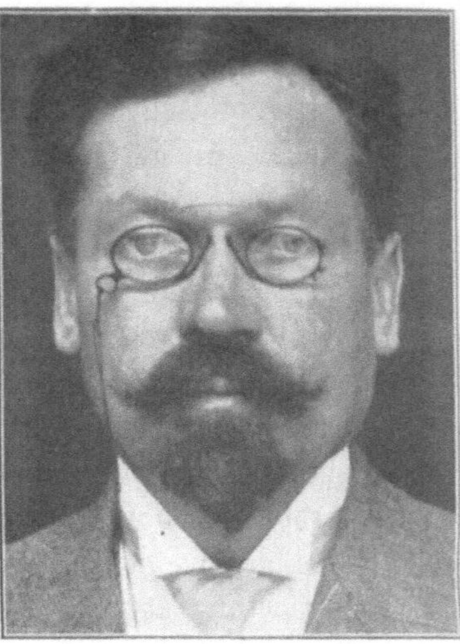

Fig. 110. 43jähriger, an Zwangsvorstellungen leidender Psychopath.

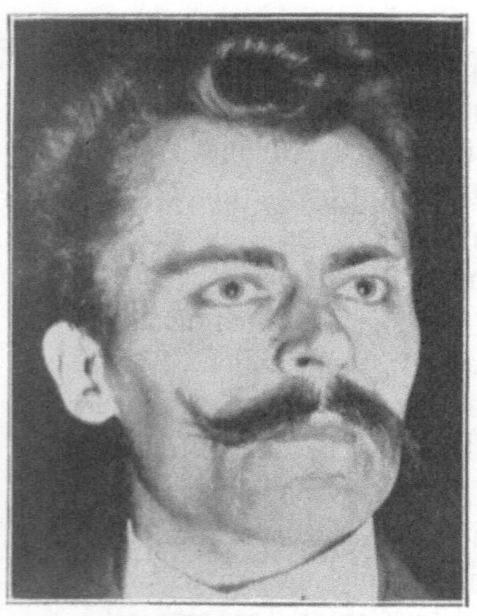

Fig. 111. Neurastheniker. Nervöser Augenausdruck, Anspannung der Kiefermuskeln.

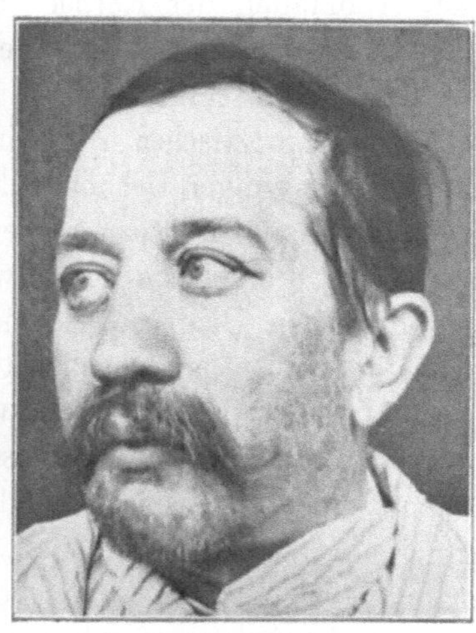

Fig. 112. Alkoholiker.

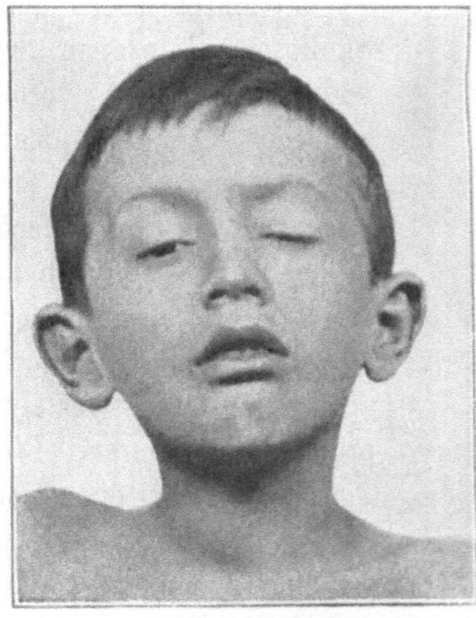

Fig. 113. Facies myopathica (Dystrophia muscul. progress.).

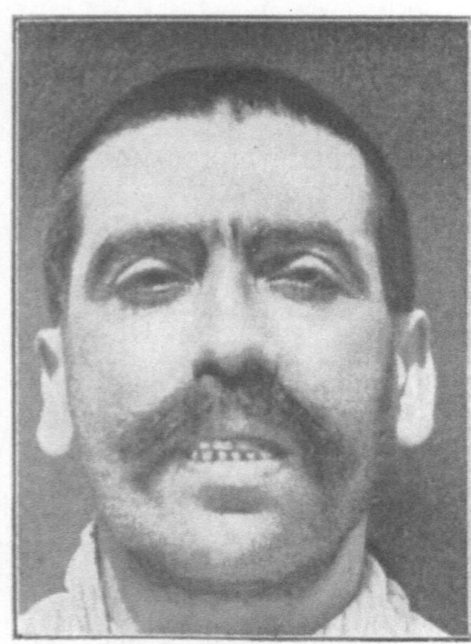

Fig. 114. Gesichtsausdruck bei Bulbärparalyse.

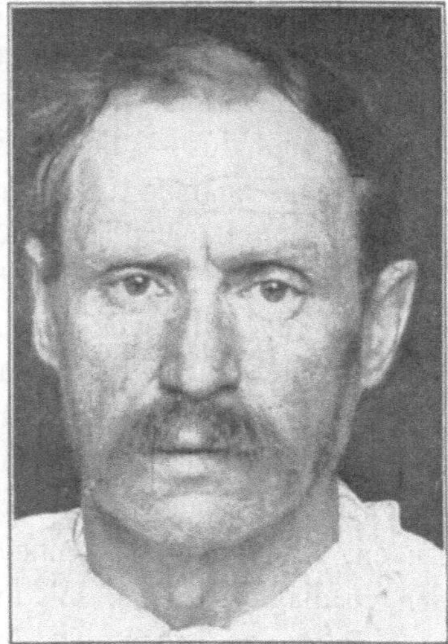

Fig. 115. Epileptiker.

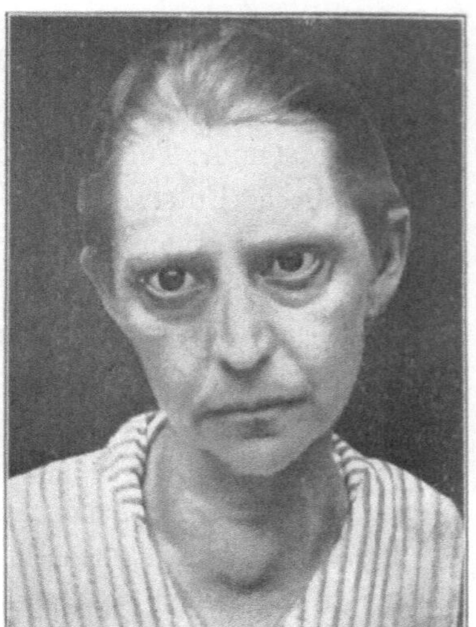

Fig. 116. Basedow.

Fig. 109 P. Schuster, „Die Unfallsneurosen", Handb. d. Neurologie, Bd. IV, Fig. 113 Jendrassik, „Die hereditären Krankheiten", ibid. Bd. II, im übrigen eigene Beobachtungen.

begründete zu ersetzen. In jedem Falle hat der gewissenhafte Diagnostiker die Pflicht, bei widerspruchsvoller Anamnese auf die Besonderheiten des Falles hinzuweisen. Ich wenigstens habe mich bei mehreren Fehldiagnosen davon überzeugen können, daß die nicht genügende Würdigung der Anamnese die Hauptschuld an dem diagnostischen Irrtum trug. Bei der diagnostischen Bewertung der Anamnese kommt es häufig auf das Entwicklungstempo der einzelnen Krankheitssymptome an. Der progressive oder regressive Verlauf, die Neigung zu Remissionen und Exazerbationen sowie die Periodizität der Erscheinungen lassen vielleicht diagnostische Schlüsse in bestimmter Richtung zu.

Eine Hauptaufgabe der neurologischen Diagnose liegt in der Abgrenzung der organischen Nervenkrankheiten von den funktionellen Störungen, den sog. Neurosen. Wenn wir auch auf dem Stundpunkte stehen, daß zwischen den organischen und funktionellen Erkrankungen nicht prinzipielle Unterschiede bestehen, wie ja mit der Verfeinerung der mikroskopischen Untersuchungsmethoden mancher Stein von dem Gebäude der funktionellen Nervenkrankheiten abgebröckelt ist, so empfiehlt es sich doch aus praktischen Gründen an der alten Einteilung festzuhalten.

Die Mehrzahl der organischen Nervenkrankheiten ist durch bestimmte und ihnen ausschließlich zukommende Krankheitszeichen charakterisiert. Weniger ist dies bei den Neurosen der Fall. Demgemäß ist das Babinskische Zeichen eine weit bessere Stütze für die Annahme einer organischen Nervenläsion als das Globusgefühl oder die Aufhebung des Kornealreflexes für die Hysteriediagnose. Für die neurologische Diagnose gilt der Satz, daß die funktionellen Erkrankungen weniger durch das Vorhandensein bestimmter Zeichen (Stigmata), als durch Abwesenheit der für ein organisches Nervenleiden sprechenden Symptome charakterisiert sind. Da nun, wie überall in der Medizin, das Positive beweisender ist als das Negative, wird bei der Unterscheidung des Organischen vom Funktionellen die Diagnose eines organischen Leidens relativ geringere Fehlerquellen haben.

Andererseits kann mangels positiver Anhaltspunkte ein in Entwicklung begriffenes organisches Leiden, wie ein Hirntumor oder eine verborgene Wirbelkaries, gelegentlich auch den Erfahrenen täuschen. Namentlich wird dies der Fall sein, wenn, wie es nicht selten geschieht, ein organisches Nervenleiden sich mit Hysterie verbindet. Dadurch, daß die Zeichen der Hysterie das ursprüngliche Krankheitsbild überlagern oder dem organisch bedingten Symptomenkomplex eine spezifisch hysterische Färbung verleihen, ergeben sich für die Praxis mancherlei Täuschungsmöglichkeiten.

Auf zwei Dinge möchte ich noch eingehen und zunächst der Tatsache gedenken, daß eine Anzahl scheinbar selbständiger Organerkrankungen, wie Gelenkveränderungen, Frakturen, Fingereiterungen, Sehstörungen und Brechattacken, Manifestationen eines Nervenleidens sein können. Die Verkennung derartiger Zustände kann unter Umständen zu unangenehmen Konsequenzen führen. Viele Neurologen werden über Beobachtungen von Operationen auf Grund falsch gedeuteter tabischer Symptome verfügen. Ich selbst sah in dem letzten Jahre zwei tabische Frauen, bei denen auf Grund tabischer Erscheinungen größere gynäkologische Eingriffe ausgeführt wurden.

Zum Schluß noch einige Bemerkungen, die sich auf einen speziellen Fall der Anamnese, nämlich die Lues beziehen. In diesem Punkte möchte ich die vorausgeschickten Bemerkungen über den Wert der Anamnese noch etwas vervollständigen. Einmal glaube ich, daß der alte Satz, quivis syphiliticus est mendax, wenigstens auf den größeren Teil der großstädtischen Bevölkerung nicht mehr zutrifft. Nicht zum mindesten sind es die in die weitesten Schichten der Bevölkerung eingedrungenen Ergebnisse der modernen Syphilisforschung, die viel zur Aufklärung des Publikums beigetragen und das Interesse an der Geheimhaltung dieser Krankheit verringert haben.

Ohne die ungeheure Bedeutung der Syphilis für die Neuropathologie im geringsten anzuzweifeln, kann ich mich des Eindrucks nicht erwehren, daß der Nachweis überstandener Syphilis in der Praxis nicht selten eine überwertige Beurteilung erfährt. Seitdem wir in der Wassermannschen Reaktion eine Methode besitzen, die uns in äußerst zuverlässiger Weise darüber orientiert, daß eine luetische Affektion stattgefunden hat, mehren sich die Fälle, bei denen auf Grund des positiven Wassermanns bei nicht spezifischen Nervenerkrankungen ein luetisches oder metaluetisches Leiden angenommen wird. Vergegenwärtigt man sich, daß die Syphilis einen nicht unbeträchtlichen Teil der Menschen durchseucht, so ergibt sich ohne weiteres in einem bestimmten Prozentsatze ein akzidentelles Zusammentreffen von Lues und Nervenerkrankung. Im Hinblick auf diese Tatsache legt uns die Wassermannsche Reaktion ganz besonders die Verpflichtung auf, ein Krankheitszeichen nur im Zusammenhang mit anderen Symptomen zu beurteilen.

Daß der speziellen Untersuchung des Nervensystem stets eine allgemeine körperliche Untersuchung vorauszugehen bzw zu folgen hat, bedarf kaum der Erwähnung. Keinesfalls darf die Untersuchung des Herzens sowie des Urins verabsäumt werden.

Viertes Kapitel.

Die Therapie der Nervenkrankheiten.

Ernährung und Pflege.

Die für die Neurologie geltenden Diätvorschriften tragen einen mehr allgemeinen Charakter, wenigstens kennen wir keine einzige nervöse Erkrankung, welche die Durchführung einer spezifischen Diät erforderte und das Grundleiden in so spezifischer Weise beeinflußte, wie beispielsweise die antidiabetische Ernährung den Diabetes. Aufgabe der für die Neurologie geltenden Diätetik ist es, bei Deckung des Kalorienbedürfnisses die Zufuhr schädlicher Nahrungs- und Genußmittel nach Möglichkeit zu vermeiden.

Bei den akuten infektiösen Erkrankungen des Nervensystems kommt die bei fieberhaften Zuständen übliche Ernährung in Anwendung. Für die Mehrzahl der an chronischen Nervenerkrankungen leidenden, nicht bettlägerigen Patienten gelten keine besonderen Diätvorschriften, nur ist Mäßigkeit im Essen und Trinken namentlich inbezug auf den Alkohol anzuraten. Sind die Kranken an das Bett gefesselt, so muß die Kost reichlich bemessen sein, ohne die Verdauungsorgane anzugreifen. Bei der häufigen Neigung der Kranken zu Obstipation soll die Nahrung viel Vegetabilien, besonders rohe und gekochte Früchte enthalten. Die arteriosklerotischen Nervenerkrankungen erfordern eine fleischarme, inbezug auf Gewürze und Genußmittel reduzierte Diät. Ebenso dürfte sich für das Gros der Neurastheniker eine Einschränkung der Fleischnahrung empfehlen. Bei nervösen Erregungszuständen und beim Morbus Basedowii kann eine mehrere Monate durchgeführte vegetarische Ernährung von Vorteil sein. Bei Nervösen mit schwächlicher Konstitution ist gegen Alkohol in kleinen Mengen im allgemeinen nichts einzuwenden. Neben Ungar-, Port- und Capwein ist der kalk- und phosphorhaltige tonische Wein (Vial, St. Raphael) zu empfehlen (Kaffee, Tee s. S. 73).

Künstliche Ernährung: Wo die Nahrungsaufnahme durch Schlucklähmung oder Bewußtseinsverlust unmöglich wird, kommt die künstliche Ernährung in Frage. Inbezug auf die Größe der zugeführten Kalorienwerte kann sich keine Methode nur annähernd mit der Sondenfütterung messen. Nährklysmen, die in den verschiedensten Zusammensetzungen gegeben werden, wirken in erster Linie durch ihren Flüssigkeitsgehalt. Durch Zusatz von Eiweiß- und Zuckerstoffen gelingt es, wenn auch nur im bescheidenen Maße, dem Körper Nährwerte zuzuführen. An Stelle komplizierter Nährgemische möchte ich für die rektale Ernährung eine 4 bis 6 proz. Lösung von Traubenzucker und Alkohol empfehlen, die aus einem Standgefäße oder Irrigator vermittels eines Nélatonkatheters tropfenweise zugeführt wird. Derartige im Krankenhause Moabit seit Jahren in Anwendung kommende Tropfklystiere haben sich bestens bewährt. Einen wesentlichen Fortschritt der rektalen Ernährung bedeutet die von Abderhalden ausgegangene Zuführung weit abgebauter Eiweißkörper. Mit diesen abgebauten Eiweißprodukten ist, wie auch ich in Gemeinschaft mit Rewald an zwei Patienten des Städt. Krankenhauses Moabit zeigen konnte, die Deckung des Stickstoffbedarfes auf rektalem Wege möglich. Ein für die rektale Ernährung geeignetes Aminosäurengemisch ist unter dem Namen Erepton (Merck) im Handel erhältlich.

Dekubitus und Zystitis: Eine Hauptaufgabe der Pflege nervenkranker Patienten ist die Verhütung von Dekubitus und Zystitis. Dekubitus und Zystitis lassen sich in den meisten Fällen durch sorgfältige Pflege und Wartung verhüten. Häufig kann man in der Praxis die Wahrnehmung machen, daß mit der Behandlung des Dekubitus zu spät begonnen wird. Sache einer rationellen Krankenpflege ist es, mit den Maßnahmen zur Verhütung des Druckbrandes möglichst frühzeitig zu beginnen. Große Aufmerksamkeit muß zunächst der Lagerung der Patienten geschenkt werden. Die Unterlage sowie das Laken müssen gut gespannt und glatt sein. Luftringe, auf denen die Kranken sich für die Dauer nicht wohl fühlen, sind durch Wasserkissen zu ersetzen. Bei der Füllung des Wasserkissens ist das Eindringen von Luft zu vermeiden, da durch den Luftgehalt die Stabilität des Lagers verringert wird. Zur Entlastung des Bettdruckes ist ein Bügelgestell erforderlich, auf dem die Bettdecke zu ruhen kommt. Um die Haut abzuhärten, empfiehlt es sich, die Gesäßpartie sowie die Hacken täglich mit Kampherwein oder Eau de Cologne einzureiben. Auch ist für öfteren Lagewechsel Sorge zu tragen. Die Kranken sind peinlich sauber zu halten und vor Verunreinigung mit Urin und Kot zu schützen. Bei permanenter Harninkontinenz kann ein Urinal Nutzen stiften, das jedoch bei Frauen nicht immer genügend dicht hält. Bei Lähmung der Darmsphinkteren ist ein Dauerbecken aus Gummi empfehlenswert. Keineswegs darf man es zulassen, daß die Kranken längere Zeit auf einem Email- oder Porzellanbecken liegen, da hierdurch die Entstehung des Dekubitus begünstigt wird. Wo die Reinhaltung der Kranken auf Schwierigkeiten stößt, kann man die Patienten in besonders eingerichteten Betten direkt auf eine Unterlage von imprägniertem Holzmehl betten. Die mit den Exkreten durchtränkte Unterlage wird mehrmals am Tage entfernt und neues Holzmehl aufgeschüttet.

Oberflächliche Mazerationen werden mit Zinkpaste belegt und mit einer schützenden Mullschicht bedeckt. Bei tiefer greifenden Substanzverlusten verfährt man nach chirurgischen Grundsätzen. Schmierige Granulationen werden mit der Schere abgetragen, nekrotische Gewebsteile entfernt, Abszesse eröffnet usw. Die Wundhöhle wird entweder trocken mit Jodoformgaze ausgefüllt oder mit Kampferweinkompressen locker tamponiert. Mehrfach hat sich mir, namentlich bei torpidem, schmierig belegtem Geschwürsgrund die Behandlung der Geschwürsfläche mit Wasserstoffsuperoxyd und folgender Jodpinselung bewährt. Auch kann man in diesen Fällen von der trockenen Heißluftbehandlung Gebrauch machen. Mitunter ist auch die Anwendung des Paquelin von Vorteil. Wo andere Methoden versagen, kommt die Behandlung im Dauerbade in betracht, die jedoch ohne ein geschultes Wartepersonal nicht durchführbar ist.

Eine Blaseninfektion läßt sich dadurch verhüten, daß der Katheterismus unter aseptischen Kautelen vorgenommen wird. Man tut gut, sich dieses Gebotes besonders in chronischen Fällen zu erinnern, da erfahrungsgemäß mit der häufigen Wiederholung der Prozedur die Sorgfalt der Ausführung leidet. Wo man einen Dauerkatheter

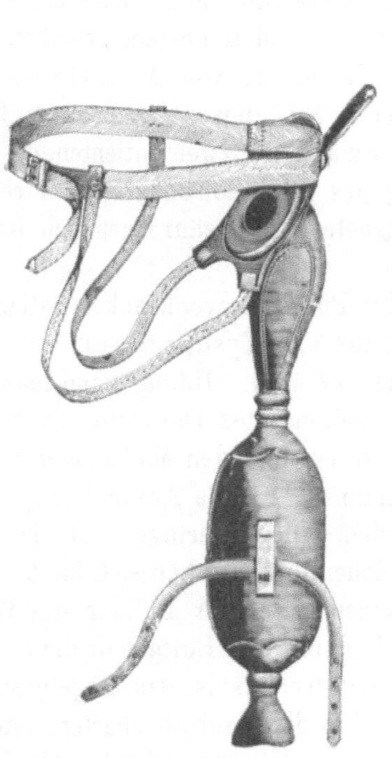

Fig. 117. Männliches Urinal.

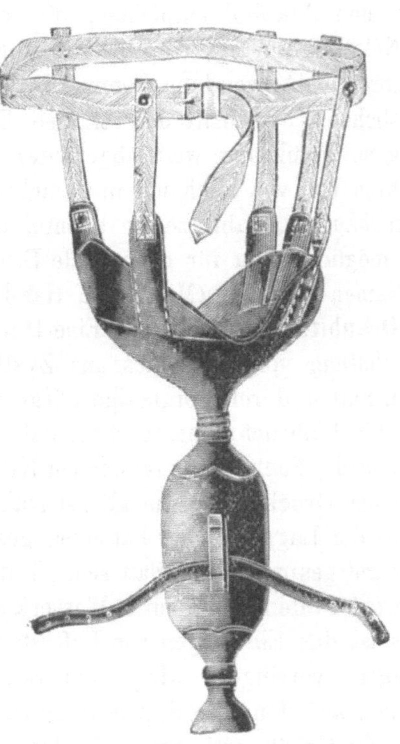

Fig. 118. Weibliches Urinal.

anwendet, verschließt man am besten die Ausflußöffnung durch einen Glasstopfen und sorgt für eine mindestens dreimal tägliche Entleerung. Zieht man es vor, den Urin ständig abtropfen zu lassen, so versieht man den Katheter mit einem in eine antiseptische Sperrflüssigkeit hineinragenden Gummischlauch. Ist trotz aller Kautelen eine Zystitis erfolgt, so mache man von Blasenspülungen (Argent. nitricum 1 : 3000) Gebrauch. Innerlich ist Urotropin, Salol oder Kampfersäure zu geben.

Die Psychotherapie.

Wenn ich die Psychotherapie an die Spitze der speziellen therapeutischen Maßnahmen stelle, so geschieht es, um die überragende Bedeutung des psychischen Momentes in der Krankenbehandlung nach Gebühr zu würdigen. Die Psychotherapie in des Wortes allgemeinster Bedeutung, d. h. die Einwirkung auf die Psyche des Kranken zu Heilzwecken, ist zweifellos einer der wesentlichsten Heilfaktoren überhaupt. Wenn man von einem jeden Arzte verlangen muß, psychotherapeutisch zu denken und zu handeln, so gilt dies in erhöhtem Maße von dem, der berufsmäßig mit den jedweder Therapie nur allzu häufig trotzenden Erkrankungen des Nervensystems zu tun hat.

Es ist ein weitverbreiteter Irrtum, daß man mit der Psychotherapie nur etwas bei den funktionellen Erkrankungen des Nervensystems, den sog. Neurosen erreichen könne. Diese Auffassung trägt der Tatsache nicht Rechnung, daß bei vielen, ja den meisten organischen Krankheiten sich psychische Komplexe ausbilden, die das ursprüngliche Krankheitsbild überlagern und an der symptomatologischen Gestaltung der organisch bedingten Krankheitserscheinungen einen wesentlichen Anteil haben. Diese psychische Komponente im Krankheitsbilde zu erkennen und auf dem Wege der Psychotherapie zu beeinflussen, ist eine wesentliche Seite aller ärztlichen Behandlung. Die Kunst der Psychotherapie gründet sich nicht nur auf Wissen und Erfahrung, sondern sie setzt auch ein inneres Verstehen fremder Leiden sowie eine gewisse persönliche Hingabe voraus. Alles in allem handelt es sich bei der psychotherapeutischen Behandlung zum kleineren Teile um erlernbare Dinge. Die Kunst der Psychotherapie ist vielmehr Sache persönlicher Intuition und Begabung, erlernbar ist die Technik eines psychotherapeutischen Verfahrens.

Inbezug auf die psychotherapeutische Methodik sind die Vertreter der verschiedenen Richtungen vielfach in den Fehler verfallen, das von ihnen vertretene System als das allein berechtigte anzuerkennen. Die zu Dogmen erhobenen dialektischen, psychoanalytischen und suggestiven Methoden tragen der Verschiedenheit der psychischen Individualität zu wenig Rechnung und sind geeignet, die medizinische Wissenschaft in weiteren Kreisen zu diskreditieren. Ob man durch Ueberzeugung oder Autorität auf die Psyche des Kranken wirkt oder ob es geraten ist, durch Analysierung bewußter und unbewußter Krankheitskomplexe einen „eingeklemmten Affekt" zu befreien, kann allein von der Eigenart des Krankheitsfalles abhängen. Jeder Schematismus ist hier von Uebel. Was die gegenwärtig viel zitierte psychoanalytische Methode Freuds anbetrifft, so ist die theoretische Grundlage des Freudschen Verfahrens nicht hinreichend begründet. Auch entspricht die einseitige Hervorhebung des sexuellen Momentes keineswegs der Vielseitigkeit des psychischen Geschehens. Zieht man ferner in Betracht, daß die Freudsche Symbolik vielfach willkürlich und phantastisch ist, daß ferner die Resultate der psychoanalytischen Behandlung durchschnittlich nicht besser sind als die mit anderen Methoden erzielten Erfolge, daß hingegen durch die „Sexualitätsschnüffelei" bereits in manchen Fällen großes Unheil angerichtet ist, so wird man bei aller Anerkennung des in der Freudschen Methode enthaltenen Scharfsinnes die Psychoanalyse als therapeutisches Verfahren gänzlich ablehnen müssen.

Zum Schluß noch einige Bemerkungen über die Suggestivtherapie und Hypnose. Die Suggestion, d. h. die Einwirkung auf die Psyche durch Erregung von Vorstellungen, die den Glauben an eine bestimmte Wirkung zu erwecken geeignet sind, spielt in dem Leben eines jeden Menschen eine bedeutsame Rolle. Wie viel mehr muß dies angesichts der sensitiven psychischen Konstitution der Nervösen der Fall sein! Die suggestive Behandlung läßt sich nicht nur im Wachzustande durchführen, sondern sie findet auch in dem eingeengten Bewußtseinszustande, den man als Hypnose bezeichnet, erfolgreiche Anwendung. In bezug auf die Wachsuggestionstherapie stehen dem Arzte verschiedene Wege offen. In vielen Fällen wird die entsprechend motivierte, nachdrückliche Versicherung des

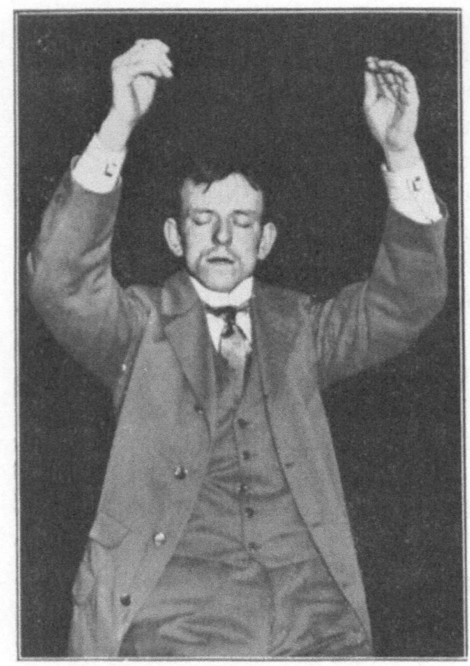

Fig. 119. I. Stadium der Hypnose.
Kataleptische Muskelstarre. (Blitzlichtaufnahme.)

Gesundwerdens den Kranken von der Heilbarkeit seines Leidens überzeugen und durch Beseitigung des inneren Widerstandes die Heilungschancen fördern. In anderen Fällen, so namentlich bei widerstrebenden und mißtrauischen
Patienten, ist es ratsamer, die direkten Heilsuggestionen durch Mittel zu ersetzen, welche
die Suggestion in einer verkleideten, dem
Kranken plausibleren Form enthalten. Derartige larvierte Suggestionsmittel sind nicht
nur Medikamente, die wie das Methylenblau
oder die Asa foetida einen besonderen Eindruck auf das Auge oder das Geruchsorgan
ausüben, vielmehr spielt die Suggestion auch
bei anderen Behandlungsmethoden, z. B. bei
der Elektrotherapie und den Sanatoriumskuren,
eine nicht zu unterschätzende Rolle. Besondere
Erfolge der Suggestionsbehandlung wird man
dort erwarten können, wo ein starker sug-
gestiver Einfluß von einer Persönlichkeit ausgeht oder wo der religiöse Glaube im Sinne
einer überwertigen Idee wirkt. Dies trifft auf

die Wunderkuren bekannter Kurpfuscher in gleicher Weise wie auf die dem Laien rätsel-
haft erscheinenden Heilerfolge mancher Wallfahrtsorte und Wunderquellen (Lourdes) zu.

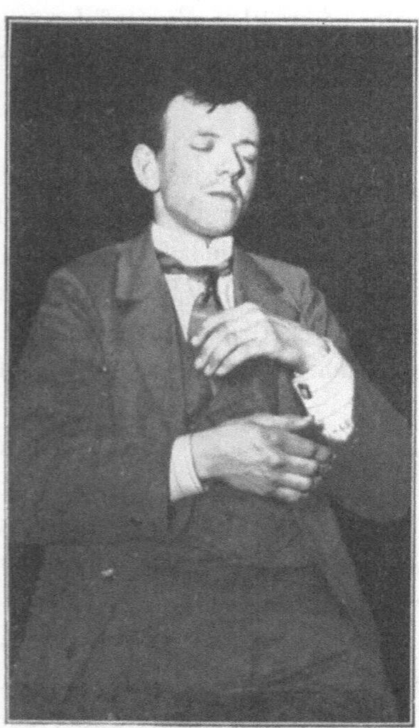

Fig. 120. II. Stadium der Hypnose.
Die Hände bewegen sich automatisch im
Kreise (Drehautomatismus).
(Blitzlichtaufnahme.)

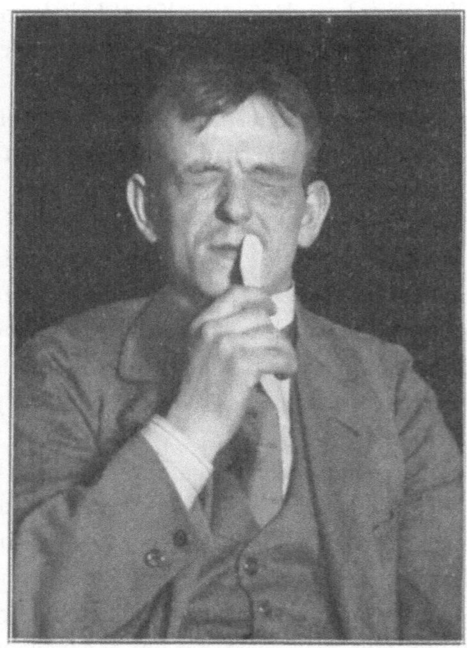

Fig. 121. III. Stadium der Hypnose.
Pat. steht unter der Suggestion an einer Zwiebel zu
riechen. Man beachte die fest zusammengekniffenen
Augen. (Blitzlichtaufnahme.)

Die hypnotische Behandlung unterscheidet sich von der Wachsuggestionstherapie dadurch, daß die Heilsuggestionen in einem schlafähnlichen Zustande gegeben werden. Da in der Hypnose durch teilweise Ausschaltung des kontrollierenden Oberbewußtseins die Suggestibilität eine Steigerung erfährt, wird man a priori von der Hypnose eine besonders intensive Einwirkung auf die Psyche erwarten dürfen. Diese Voraussetzung ist auch im allgemeinen zutreffend, wenngleich die Erfolge der Hypnotherapie sich vielfach als wenig nachhaltig erweisen.

Das erste Stadium der Hypnose ist das der Passivität (somnolentes Stadium). Dieses Stadium ist durch passiven Augenschluß und Schlafmüdigkeit gekennzeichnet. Es folgt das durch Spannungsveränderungen der Muskulatur (Katalepsie, Drehautomatismus) charakterisierte zweite sog. hypotaktische Stadium. Stadium III (somnambules Stadium) ist nur in tiefen Hypnosen zu erzielen. Neben den Erscheinungen des I. und II. Stadiums bestehen Sinnestäuschungen, posthypnotische Suggestionen werden meist realisiert. Für therapeutische Maßnahmen sind die ersten beiden Stadien fast immer ausreichend.

Eine Darstellung der verschiedenen hypnotischen Methoden würde den Rahmen dieses Buches überschreiten. Es mag genügen, darauf hinzuweisen, daß bei den meisten Methoden die Verbalsuggestion, d. h. die Erweckung schlafmachender Vorstellungen durch das gesprochene Wort, eine Hauptrolle spielt. Andere bei der Hypnose in Anwendung kommende Mittel, so die sog. somatischen Mittel, können durch Erregung fördernder oder Hintanhaltung schlafhemmender Vorstellungen den Eintritt der Hypnose zwar begünstigen, wirken aber an sich nicht hypnogen. Ueber die Häufigkeit der Hypnotisierbarkeit sind vielfach irrige Ansichten verbreitet. Es unterliegt keinem Zweifel, daß bei genügender Technik in der überwiegenden Mehrzahl der Fälle eine Hypnose zu erzielen ist. Refraktär verhalten sich vor allem Idioten und Geisteskranke, mitunter auch schwere Hysteriker. Eine Gefährdung der Gesundheit ist bei genügender Kenntnis der Hypnose wohl immer zu vermeiden.

Es läßt sich nicht leugnen, daß viele Aerzte der Hypnose ein weniger durch sachliche Bedenken begründetes, als auf mangelnder Kenntnis der Methode beruhendes Mißtrauen entgegenbringen. Die Hypnose findet vorwiegend bei Zwangsvorstellungen, Zwangshandlungen, abnormen sexuellen Neigungen und nervöser Insomnolenz Anwendung. Gute Erfolge lassen sich nach den Erfahrungen Hallauers bei manchen chronischen Frauenleiden durch Kombination von Hypnose und Narkose (Suggestivnarkose) erzielen. Was meine eigenen Erfahrungen anbetrifft, so hat sich mir die Hypnose einigemale bei Zwangsvorstellungen, hysterischen Lähmungen, funktioneller Blaseninsuffizienz und psychisch bedingtem Stottern bewährt, während ich bei Chorea, hysterischer Abasie, hysterischem Asthma und hysterischen Krämpfen keine Erfolge erzielen konnte.

Die medikamentöse Therapie.

Die medikamentöse Behandlung der Nervenkrankheiten hat mit Ausnahme der antisyphilitischen Therapie einen vorwiegend symptomatischen Charakter. Eine spezifische Wirkung kommt allenfalls den Bromalkalien für die Epilepsiebehandlung zu. Obgleich die moderne Neurologie den Wert der arzneilichen Behandlung gegenüber den physikalischen Heilmethoden nicht allzu hoch einschätzt, zeigt das wachsende Bedürfnis nach sedativen, hypnotischen und schmerzstillenden Mitteln, welche heute von der chemischen Industrie in kaum übersehbarer Fülle auf den Markt gebracht werden, daß die medikamentöse Therapie der Nervenkrankheiten in unserer Zeit eine keineswegs unbedeutende Rolle spielt.

Das hauptsächlichste Anwendungsgebiet der arzneilichen Behandlung bilden die sog. Neurosen. Wo es sich um leichtere Grade innerer oder äußerer Unruhe handelt, sind die unter dem Kollektivnamen Sedativa zusammengefaßten Arzneimittel am Platze.

Sedativa. Seit altersher erfreuen sich die Bromsalze wegen ihrer sedativen Eigenschaften großer Beliebtheit. Sie bilden den Bestandteil der vielverordneten Mixtura nervina (Bromkali 8,0, Bromnatrium, Bromammonium ana 4,0, aqua ad 200,0), des Sandowschen brausenden Bromsalzes sowie des Erlenmeyerschen Bromwassers. Die Bromalkalien werden meist in Einzeldosen von 1—1,5 g 3mal pro die verabreicht. In der Epilepsiebehandlung kommen meist höhere Dosen (4—6—10 g) in Anwendung. Die lästige Bromakne läßt sich häufig durch gute Hautpflege und gleichzeitige Zuführung von Arsen vermeiden. Nahezu spezifisch wirkt das Kochsalz auf die Bromakne. Die modernen Eiweiß- und Fettverbindungen des Broms (Bromglidine, Sabromin, Bromipin) werden zwar besser vertragen als die nativen Brompräparate, stehen ihnen aber an Zuverlässigkeit der Wirkung nach. Recht brauchbar ist das Bromural, eine Valerianaharnstoffverbindung des Broms, das in Tablettenform (0,3 pro Tablette) in den Handel gebracht ist. 3—4 Tabletten pro die haben eine gute sedative Wirkung, zwei Tabletten, vor dem Schlafengehen genommen, sind bei leichteren Formen von nervöser Agrypnie ein brauchbares Hypnotikum. In derselben Indikationsstellung wie das Bromural wird auch das Adalin in Dosen von 0,5—0,75 gegeben. Hypnotisch wirkt das Adalin erst in Einzelgaben von 1,0—1,5 g.

Die Baldrianpräparate, deren wirksamer Bestandteil das Borneol ist, kommen ebenfalls bei Erregungszuständen in Anwendung, namentlich bei den Erregungen kardiovaskulären Ursprungs. Die auch in Laienkreisen als Beruhigungsmittel sehr beliebten Baldrianpräparate werden als ätherische Tinktur, Infus (10,0—15,0 : 200,0) oder Thee gegeben. Brauchbare Präparate, die die Baldrianwirkung in verstärktem Maße enthalten, sind das Validol, Gynoval, Bornyval, Valyl und Valisan.

Narkotika. Bei stärkeren Erregungszuständen kommt man mit den Valerianaten und Brompräparaten nicht aus. Hier sind die Opiate sowie die aus dem Opium gewonnenen Alkaloide, Morphin, Heroin, Dionin, Kodein am Platze. Wo es auf einen momentanen Effekt ankommt, wird man den Injektionsweg wählen, sonst gibt man die Morphine in Lösung oder als Pulver, Pillen oder Tabletten. Unter Umständen empfiehlt sich die rektale Zuführung der Alkaloide in Form von Suppositorien. Das Opium wird außer bei Erregungs- und Angstzuständen auch bei der Melancholie und Epilepsie verordnet. Erregte Kranke, Melancholiker und Epileptiker vertragen eine erhebliche Ueberdosierung der Opiumpräparate. Man kann in diesen Fällen mit 4 × 10 Tropfen der offizinellen Opiumtinktur beginnend, bis 4 × 30—60 Tropfen pro die ansteigen. Das Kodein gibt man in drei- bis viermaligen Dosen von 0,05 bis 0,1, wozu sich besonders die im Handel erhältlichen Tabletten (Knoll) eignen. Ein recht brauchbares Präparat ist auch das die Gesamtalkaloide des Opiums in ihrem ursprünglichen prozentualen Verhältnis enthaltende Pantopon. Es wird als Tinktur, in Tablettenform und in Ampullen fabrikmäßig hergestellt (La Roche). Man gibt das Pantopon in Einzeldosen von 0,01—0,04. Die Wirkung des Pantopons steht zwischen der des Opiums und der des Morphiums, dabei sind die Nebenwirkungen auf den Magendarmkanal geringer als die des reinen Opiums. Eine recht energische beruhigende und gleichzeitig krampfstillende Wirkung kommt dem Chloralhydrat zu, das in Dosen von 2—3 g in Lösung oder als Klysma (3—5 g) gegeben wird.

Als ein souveränes Mittel für die Bekämpfung heftiger Erregungszustände, wie sie vorwiegend bei psychisch Kranken und Alkoholdeliranten auftreten, hat sich das Scopolaminum hydrobromicum bewährt. In Dosen von 0,0005—0,001 injiziert, wirkt das Skopolamin beruhigend und ruft vielfach einen narkotischen Schlaf hervor. Zusatz von 0,015—0,03 Morphium steigert die Skopolaminwirkung. Die Toleranz gegenüber dem Skopolamin ist recht schwankend. Während zuweilen schon $\frac{1}{2}$ mg einen ungünstigen Einfluß auf Herz und Atmung zeigt, kann man in anderen Fällen die mehrfache Maximaldosis ohne Schaden geben. Vorsicht empfiehlt sich besonders bei den insuffizienten Herzen der Alkoholiker. Bei Alkoholisten wird das Skopolamin am besten gleichzeitig mit Kampfer injiziert. Ich kann mich des Eindruckes nicht erwehren, daß an mehreren plötzlichen Todesfällen im Alkoholdelir das Skopolamin einen Teil der Schuld trug. Neuerdings sind mit dem Veronal günstige Erfahrungen bei den verschiedenen Exzitationszuständen gemacht worden. In Tagesdosen von 1,5 bis 2,5 g, die in 3—4 Einzelgaben verabfolgt wurden, hat sich das Veronal im städtischen Krankenhaus Moabit bei Alkoholdelirien öfters bewährt.

Hypnotika. Wie bereits erwähnt, sind die sedativ wirkenden Mittel wie Baldrian, Brom, Bromural und Adalin bei leichteren nervösen Agrypnien häufig zur Herbeiführung des Schlafes ausreichend. Weniger bekannt ist, daß auch die Antipyretika der Salizylreihe (Aspirin, Phenazetin, Laktophenin, Pyramidon) bei manchen Individuen eine hypnogene Wirkung entfalten.

Wo man mit den leichteren Schlafmitteln nicht zum Ziele kommt, hat man die Auswahl zwischen einer größeren Anzahl hypnotisch wirkender Substanzen. Das alte, recht zuverlässige Chloralhydrat (1,0—2,5 g) ist wegen seiner nachteiligen Wirkung auf das Herz und wegen der Gefahr der Gewöhnung mehr und mehr durch die modernen Schlafmittel verdrängt worden. Das Gleiche gilt für das Amylenhydrat und den Paraldehyd. Letztere Mittel finden heute fast nur noch bei Geisteskranken und Potatoren Anwendung. Bevor das Veronal durch E. Fischer und v. Mehring in den Arzneischatz eingeführt worden ist, erfreute sich das Sulfonal und Trional (1,2—2,0 g) großer Beliebtheit. Heute besitzen wir in dem Veronal (Acid. diaethylbarbitur.) und dem als Medinal bekannten löslichen Natr. diaethylbarbituricum zuverlässige, von Nebenwirkungen fast freie Hypnotika, deren mit jedem Jahre steigernder Konsum die Ueberlegenheit gegenüber anderen Schlafmitteln zur Genüge beweist. Eine Gewöhnung an Veronal tritt nicht so leicht ein. So habe ich eine 74jährige Patientin 0,5 Veronal täglich seit über 2 Jahren ohne Verminderung der Wirksamkeit nehmen sehen. Das Veronal wird in Anbetracht seines schlechten Lösungsverhältnisses (1,0 : 145,0) zweckmäßig in warmem Zuckerwasser oder Baldriantee gegeben. Eine Kumulierung der Veronalwirkung wird am besten durch geregelte Darmtätigkeit vermieden. Die Herabsetzung der Maximaldosis des Veronals auf 0,75 steht mit den Forderungen der Praxis nicht im Einklange. Bei schwereren Formen von Agrypnie muß man zur Erzielung eines ausreichenden Effektes häufig bis 1,0 hinaufgehen. Das Medinal hat vor dem Veronal den Vorzug der besseren Löslichkeit (1 : 5), steht aber an Wirksamkeit dem Veronal etwas nach. In besonderen Fällen kann man Veronal und Medinal auch in Form von Suppositorien verordnen.

Ein Phenylderivat des Veronals ist das Luminal. Das Luminal übertrifft das Medinal noch an Löslichkeit und ist deshalb auch zu Injektionen geeignet. Es wird in Dosen von 0,2—0,5 gegeben. Bei stärkeren Erregungszuständen muß man jedoch die Dosis bis zu 1 g steigern. Wo man neben der hypnotischen eine leichte analgetische Wirkung erzielen will, kann man das Veronazetin, eine Zusammensetzung von Veronal, Phenazetin und Codein. phosph., verordnen.

Bei der durch stärkere Schmerzen bedingten Schlaflosigkeit ist das Morphium das souveräne Mittel, das trotz zahlreicher Ersatzmittel bis heute seinen Platz behauptet hat. Dem Morphium gegenüber haben die Opiate eine geringere analgetische, aber dafür nachhaltigere hypnotische Wirkung. Die schwersten Formen der Schlaflosigkeit, wie sie bei deliriösen febrilen Zuständen sowie im Alkoholdelirium vorkommen, werden, falls keine Kontraindikation von seiten des Herzens vorliegt, in wirksamer Weise durch Skopolamin bekämpft.

Antineuralgika. Dem Bedürfnis nach antineuralgisch wirkenden Substanzen tragen die zahllosen fabrikmäßig hergestellten, der Salizylreihe angehörenden Mittel Rechnung. Neben der antineuralgischen haben die Salizylate eine gleichzeitige antipyretische Wirkung. Den größten Konsum unter den schmerzstillenden Mitteln hat noch immer das Aspirin, das man in den meisten privaten Haushalten antreffen kann. Wo Aspirin schlecht vertragen wird, empfiehlt es sich, das reizlosere Diplosal oder Diasperin zu geben. Brauchbare Antineuralgika sind das Phenazetin 0,5—1,0, Antipyrin 0,5—1,0, Laktophenin 1,0, Pyramidon 0,3—0,5, Citrophen 0,5—1,0, Kephaldol 0,5—0,1, Migränin 1,2 und Trigemin 0,5—1,0. Das Antipyrin hat sich mir bei heftigen neuralgischen Schmerzen, namentlich bei den Schmerzattacken der Tabiker des öfteren bewährt, wo andere Mittel erfolglos blieben. Das Antifebrin gilt heute als obsolet. Bei hartnäckiger Migräne ist zu einem Versuch mit Chinin (0,5—1,0 mehrmals täglich) sowie Akonitin (0,0001—0,001) zu raten. Von äußerlich wirkenden Mitteln möchte ich die Mischung von Camphor. tritae, Menthol, Chloralhydrat ana 5,0 empfehlen, die als Einreibung mir wiederholt bei nervösen Kopfschmerzen gute Dienste geleistet hat.

Tonisch und exzitierend wirkende Mittel. Von der tonisierenden Wirkung der Arsenikalien macht man bei nervösen Zuständen besonders in den Fällen Gebrauch, wo es ¡auf eine allgemeine Hebung des Tonus und Ernährungszustandes ankommt. Eine beliebte Verschreibungsweise des Arsens sind die asiatischen Pillen (3 × 0,001 bis 0,005) sowie die Fowlersche Lösung. Die Solutio Fowleri (Liquor Kali arsenicosi) läßt man zur Hälfte mit Aq. Menth. pip. verdünnt in der Weise nehmen, daß man mit 3 × 5 Tropfen beginnt und allmählich auf 3 × 20 Tropfen steigt. Wo Arsenpillen und Tropfen den Magen reizen, kann man den Arsen in Geloduratkapseln nehmen lassen. Für den Injektionsweg ist das Natr. arsenicos. (0,002—0,015) ein sehr brauchbares, von üblen Nebenwirkungen freies Mittel. Auch von empfindlichen Patienten werden die Injektionen von Natr. arsenicos. fast immer vertragen, wenn man auf exakte Neutralisation und Sterilisation der Lösung achtet.

Die modernen aromatischen Arsenpräparate, wie das Atoxyl, Arsazetin, Arsenophenylglyzin, bedeuten technisch einen großen Fortschritt, doch läßt sich nicht sagen, daß in der Behandlung nervöser Zustände die organischen Arsenverbindungen den anorganischen Arsenikalien überlegen wären. In anbetracht der mehrfach bekannt gewordenen neurotoxischen Wirkungen des Atoxyls und Arsazetins (Amaurose, Polyneuritis) scheint es geraten, auf den Gebrauch dieser Präparate bei indifferenten Nervenkrankheiten lieber gänzlich zu verzichten und die aromatischen Arsenverbindungen nur zur Erzielung eines besonderen therapeutischen Effektes anzuwenden. Eine an Nebenwirkungen relativ arme, wenn auch weniger aktive organische Arsenverbindung ist das Natrium kakodyl. Es wird in $^1/_2$proz. Lösung tägl. bzw. jeden zweiten Tag 1 Pravazspritze, im ganzen etwa 30 Injektionen gegeben; die Injektionen sind völlig reizlos. Empfehlenswert ist das Clinsche Präparat, das in sterilen Ampullen zu beziehen ist.

Einer neuen Klasse lipoider Arsenverbindungen entstammt das Elarson (E. Fischer¡

G. Klemperer), das in Tabletten = $^1/_2$ mg Arsen in den Handel gebracht ist. Das Elarson entfaltet, wie G. Klemperer in einer größeren Versuchsreihe zeigen konnte, bei relativer Ungiftigkeit eine energische Arsenwirkung. Man läßt von den Elarsontabletten 3—4 × täglich 1—2 Tabletten nehmen. Von den zahlreichen Arseneisenverbindungen und -kompositionen hat sich besonders das Arsenlezin, Arsentriferrin, Arsenferratin und Metaferrin bewährt.

Viel Aufhebens wird gegenwärtig nicht zum mindesten durch die Bemühungen einer lebhaften Tagesreklame von den Lezithinpräparaten gemacht. Ohne ein abschließendes Urteil über die zahlreichen, fabrikmäßig dargestellten Lezithinpräparate abzugeben, die im Sinne einer Phosphorspeicherung wirken sollen, scheinen mir die theoretischen Voraussetzungen der Lezithintherapie nicht genügend fundiert, wie auch der therapeutische Wert des Lezithins namentlich in Laienkreisen weit überschätzt wird.

Noch einige kurze Bemerkungen über den Gebrauch exzitierend wirkender Mittel. Exzitationsmittel, wie Alkohol, Kaffee, Tee und Nikotin gelten bei Nervösen in der Regel als kontraindiziert. Doch ist ein generelles Verbot namentlich in bezug auf Kaffee und Tee nicht am Platze, da diese Genußmittel bei manchen Individuen in gewissen Grenzen keinen ungünstigen Einfluß auf das Nervensystem haben, andererseits die belebende Wirkung des Koffeins bei Zuständen allgemeiner Erschlaffung und Unlust mitunter geradezu erwünscht ist. Bei derartigen Zuständen kann man unter Umständen auch gute Resultate mit den Kolapräparaten erzielen, deren wirksamer Bestandteil aus der Kolanuß gewonnen wird. Von den vielen Kolapräparaten kann ich besonders das Kola Monavon empfehlen. — Ein Exzitationsmittel der sexuellen Sphäre ist das Yohimbin, dessen Wirksamkeit trotz mancher Mißerfolge erwiesen zu sein scheint. Man verordnet das Yohimbin bei nervöser Impotenz in Form von Tabletten (Yohimbin Spiegel 0,005 3—6 × 1 Tablette) oder als Injektion (1 proz. Lösung, 1- bis 2-tägig 1 Pravazspritze).

Die antisyphilitische Behandlung.

Die antisyphilitische Therapie nimmt unter den arzneilichen Behandlungsmethoden der organischen Nervenkrankheiten eine hervorragende Stellung ein. So wenig wir mit den spezifischen Behandlungsmethoden bei der Metalues erreichen können, so sehr haben sich die Antisyphilitika bei den verschiedenen Formen der Neurosyphilis bewährt. Daß nicht in allen Fällen der Neurosyphilis mit der spezifischen Therapie ein genügender Effekt erzielt wird, liegt an verschiedenen Umständen. Ein Hauptgrund für die ungenügende Wirkung der antisyphilitischen Mittel ist darin zu suchen, daß die Syphilis am Nervensystem nicht selten zu sekundären, irreparablen Störungen führt. Sodann ist bei den syphilitischen Erkrankungen des Nervensystems der Tatsache Rechnung zu tragen, daß manche Formen der Neurosyphilis auf eine antisyphilitische Therapie nicht reagieren. Es bleibt noch eine ziffernmäßig nicht zu unterschätzende Gruppe von Krankheitsfällen übrig, bei denen die Mißerfolge der spezifischen Therapie auf Rechnung einer ungenügenden Behandlung zu setzen sind. Ich selbst verfüge über eine Anzahl von Beobachtungen syphilitischer Nervenerkrankungen, bei denen trotz vorangegangener erfolgloser Kuren mit einer energischen antiluetischen Therapie noch ein befriedigendes Resultat erzielt werden konnte. In Uebereinstimmung mit manchen Syphilidologen möchte ich auch glauben, daß die guten Erfolge, deren sich die Aerzte in den bekannten, von Syphilitikern aufgesuchten Bädern rühmen können, nicht zum mindesten auf die konsequentere und energischere Durchführung der antiluetischen Behandlung zurückzuführen sind.

Am zuverlässigsten scheint bei den syphilitischen Erkrankungen des Nervensystems übereinstimmenden Ansichten zufolge die Schmierkur zu wirken. Es empfiehlt sich, mit 3—4 g Unguent. ciner. zu beginnen und nach der Schwere des Falles und dem Grade der Reaktion auf 6—8—10 g pro die zu steigen. Bei Intoxikationserscheinungen (Salivation, Stomatitis, Diarrhoen) wird das Quecksilber einige Tage ausgesetzt und dann mit einer kleineren Dosis von neuem angefangen. Bei allen Quecksilberkuren ist eine ständige Kontrolle des Urins notwendig. Geringe Albumenmengen bilden keine Kontraindikation für die weitere Durchführung der Quecksilberkur. Daß bei Hg-Kuren auf sorgfältige Zahn- und Mundpflege zu achten ist, kann als allgemein bekannt vorausgesetzt werden. Man läßt in einem Zyklus nach der Schwere des Falles 200—400 g der grauen Salbe einreiben. Wo nach einigen Wochen kein Rückgang der Erscheinungen zu konstatieren ist, wird man auf einen Erfolg der Schmierkur im allgemeinen nicht mehr rechnen können. Bei inkompletter Heilung ist die Schmierkur nach den für die nicht nervösen syphilitischen Affektionen geltenden Grundsätzen mehrfach zu wiederholen. In jedem Falle empfiehlt sich, auch bei völliger Rückbildung der Krankheitssymptome, eine mindestens einmalige Wiederholung der Kur.

Wo die Durchführung der Schmierkur auf Schwierigkeiten stößt, ist die Injektionsbehandlung am Platze. Den löslichen Hg-Salzen (Sublimat) werden heute die unlöslichen Verbindungen (Hg. salicylic.) vielfach vorgezogen. Ein milde wirkendes, lösliches Quecksilbersalz ist das Hydrargyrum oxycyanatum, das in 1—2 proz. Lösung 1 ccm pro die injiziert wird. Unter den unlöslichen Hg-Präparaten erfreut sich das Hydrargyrum salicylicum (1,0 : 10,0, 1—2 Spritzen pro Woche, im ganzen 12—15) großer Beliebtheit. Empfehlenswert ist die als „Injectio Köpp" im Handel erhältliche 10 proz. Vasenolsuspension des Hydrarg. salicylicum. Eine lösliche Quecksilber-Arsenverbindung ist das Enesol, das in 3 proz. Lösung angewandt wird.

Unter den unlöslichen Quecksilberpräparaten kommt dem Kalomel eine besonders energische Wirkung zu, sodaß man mit Kalomel mitunter noch einen Erfolg erzielt, wo andere Quecksilberpräparate im Stiche lassen. In anbetracht der intensiven, von Nebenwirkungen nicht freien Wirkung des Kalomels ist es ratsam, mit einer halben Pravazspritze (1,0 : 10,0) zu beginnen und dann die volle Dosis = 0,1 Kalomel in Abständen von 8 Tagen zu injizieren. Zur Vermeidung unangenehmer Zufälle, wie sie bei der Anwendung der unlöslichen Quecksilberverbindungen mehrfach beobachtet worden sind, ist es erforderlich, sich nach erfolgtem Einstich durch Abnehmen der Spritze oder Aspirieren davon zu überzeugen, daß die Kanüle nicht in einem Blutgefäß steckt. Die Injektion darf erst ausgeführt werden, wenn aus der Kanüle kein Blut hervorsickert, eventuell ist eine andere Einstichstelle zu wählen. Die interne Quecksilbermedikation kann nicht als vollgültiger Ersatz der Spritz- und Schmierkur angesehen werden. Die früher viel verordnete Ricordsche Lösung (Hydrarg. bijodatum 0,2, Kal. jodat. 10,0, Aq. ad 200,0 3mal täglich 10—15 ccm) ist allmählich durch die Injektionspräparate verdrängt worden.

Gegenüber dem Quecksilber hat das Jod in der Behandlung der syphilitischen Erkrankung eine weit geringere Bedeutung. Wo es auf Erzielung einer energischen antisyphilitischen Wirkung ankommt, wird man daher das Jod nicht allein, sondern in Kombination mit Quecksilber geben. Das Jod wird meist als Kal. jodat. in Tagesdosen von 2—3 g verordnet. Manche Autoren treten für die Verwendung großer Joddosen (6—10—20 g pro die) ein. Wo das Jod schlecht vertragen wird, sind Geloduratkapseln zu versuchen. Die an Eiweiß oder Fett gebundenen Ersatzpräparate, wie Jodglidine, Sajodin, Jodipin, Lipojodin haben zwar geringere Nebenerscheinungen, sind aber weniger wirksam als das Jodkali. Dagegen kommt nach den Erfahrungen Oppenheims den Jodipininjektionen in 25 proz. Lösung eine energische antisyphilitische Wirkung zu.

Salvarsantherapie. Als ein prinzipiell neues Mittel ist das von Ehrlich in den Arzneischatz eingeführte Salvarsan (Dioxydiamidoarsenobenzol) anzusehen. Auf die enthusiastische Aufnahme, die das Ehrlichsche Mittel in weitesten Kreisen gefunden hat, auf die ersten Mitteilungen der staunenswerten Wirkungen nicht nur auf die direkten syphilitischen Nervenerkrankungen, sondern auch auf die Paralyse und Tabes, ist jetzt eine gewisse Ernüchterung gefolgt. Die Stellung, die heute die deutsche Aerzteschaft dem Ehrlichschen Mittel gegenüber einnimmt, läßt sich etwa folgendermaßen charakterisieren: Allgemein anerkannt und als Triumph methodischer Forschung bewundert wird die spezifische Wirkung des Salvarsans auf die Lues und andere Spirillosen (Framboesie, Rekurrens, Hühnerspirillose). Ueber die Leistungsfähigkeit des Mittels sind die Anschauungen der einzelnen Autoren sehr geteilt. Während eine kleine Anzahl von Aerzten den Standpunkt der unbedingten Superiorität des Salvarsans vertritt, geht die Auffassung einer größeren Mehrheit dahin, daß das Salvarsan die Quecksilber- und Jodtherapie zwar in wirksamer Weise ergänzt und unterstützt, daß jedoch eine Ueberlegenheit der Salvarsantherapie, abgesehen von einigen Spezialfällen, nicht besteht. Die Aenderung der Auffassung, zu der sich der Schöpfer der Salvarsantherapie selbst bekannt hat, kommt darin zum Ausdruck, daß die anfangs als „Sterilisatio magna" angesehene Salvarsanwirkung heute von Ehrlich als „Sterilisatio fere absoluta" bezeichnet wird. Was meine eigenen Erfahrungen anbetrifft, so habe ich mich an dem großen Material des Moabiter Krankenhauses, in dem das Salvarsan 3 Jahre hindurch ausgiebige Anwendung fand, nicht von irgendeiner Superiorität des Ehrlichschen Mittels überzeugen können. Das Indikationsgebiet des Ehrlichschen Mittels ist gegenüber den Hg-Präparaten noch wenig abgegrenzt, so daß es meist in das Belieben des Einzelnen gestellt ist, das Salvarsan anzuwenden. Als Kontraindikationen gelten allgemein schwerere Insuffizienzzustände des Herzens und der Gefäße, sowie vorgeschrittene Nierenerkrankungen.

Die von Ehrlich ausgegangene Warnung, das Salvarsan bei schwereren spezifischen Gehirnerkrankungen zu vermeiden, ist vielfach ohne unangenehme Folgeerscheinungen überschritten worden. Auch steht das Verbot Ehrlichs insofern nicht mit den Forderungen der Praxis im Einklange, als gerade bei den schweren, auf Quecksilber nicht reagierenden Formen der Lues cerebri ein Versuch mit Salvarsan am ehesten gerechtfertigt erscheint. Ueberhaupt bilden die Hg-refraktären luetischen Prozesse des Nervensystems ein besonderes Indikationsgebiet der Salvarsantherapie.

Die schmerzhaften, vielfach abszedierenden intramuskulären Salvarsaninjektionen sind mehr und mehr durch die rascher wirkenden, aber dafür weniger nachhaltigen intravenösen Injektionen bzw. Infusionen verdrängt worden. Als mittlere Dose für die intravenöse Infusion gilt heute 0,5—0,6 Altsalvarsan, doch ist man ohne Schaden vielfach bis zu 1 g gegangen. Wo es die Umstände erfordern, werden die intravenösen Injektionen in Abständen von 8 Tagen bis zu einigen Wochen bis zu einer Gesamtdosis von 2—3 g Salvarsan wiederholt. Die von manchen Aerzten ambulant durchgeführte intravenöse Salvarsanbehandlung scheint a priori anfechtbar, doch ist trotz ausgiebiger Anwendung des Mittels bisher nichts Nachteiliges hierüber bekannt geworden.

Auf die Technik der intravenösen Infusionen kann hier nicht näher eingegangen werden. Als Methode der Wahl muß die perkutane Infusion, d. h. die Einführung der Hohlnadel ohne Freilegung der Vene angesehen werden. Es gelingt dem Geübten, in der überwiegenden Mehrzahl der Fälle mit der einfachen Venaepunctio auszukommen. Erst wo die Venenpunktion versagt, ist es geraten, die Vene durch Schnitt freizulegen.

Neuerdings ist das Salvarsan durch Verbesserung des Lösungsverhältnisses weiter vervollkommnet worden. Ueber die Dosierung des Neosalvarsans herrschen große Meinungsverschiedenheiten. Mit Rücksicht auf die einige Male beobachtete neurotrope Wirkung des Neosalvarsans empfiehlt es sich, mit kleinen Dosen (0,2—0,3) anzufangen und im Laufe eines Monats die Gesamtdosis von 3—4 g nicht zu überschreiten. Als höchste Einzeldosis gilt 0,9—1,5! Neosalvarsan.

Wir haben uns nunmehr mit den unerfreulichen Nebenwirkungen zu beschäftigen, die seit der Salvarsanära am Zentralnervensystem zur Beobachtung gekommen sind. Besonders machen sich die Folgeerscheinungen der Salvarsanbehandlung an den basalen Hirnnerven und hier wiederum mit besonderer Vorliebe am Okulomotorius und Akustikus bemerkbar. Der Streit, ob diese Zufälle als neurotoxische Arsen-

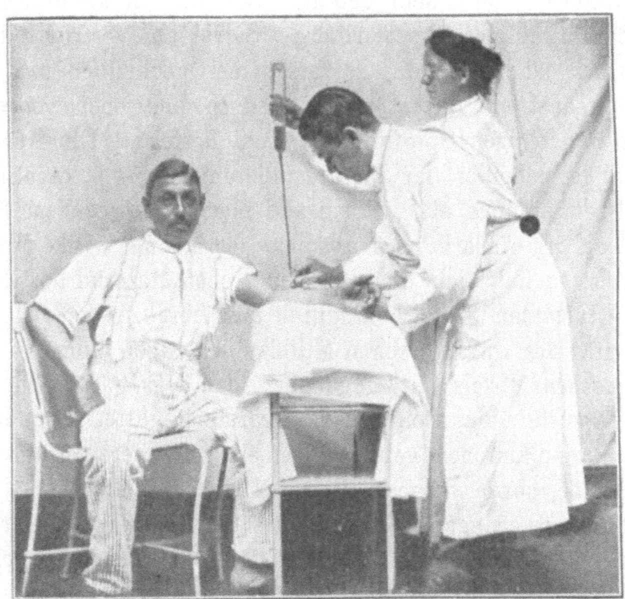

Fig. 122. Salvarsaninfusion mit der Weintraudschen Bürette.

wirkungen oder Manifestationen eines latenten syphilitischen Prozesses anzusehen seien, ist heute fast allgemein zugunsten der letzteren Auffassung entschieden. Für die nervösen Störungen nach Salvarsaneinverleibung hat sich die nicht gerade glücklich gewählte Bezeichnung „Neurorezidiv" eingebürgert. Daß die Neurorezidive syphilitischen Ursprungs sind, geht auch daraus hervor, daß sie vielfach auf Hg reagieren. Die nebenstehende Abbildung zeigt einen Patienten, bei dem nach zweimaligen intravenösen Injektionen von 0,5 g Salvarsan ein sehr schweres Neurorezidiv ausbrach. Der Kranke befand sich infolge einer multiplen Hirnnervenlähmung (Okulomotorius, Trigeminus, Abduzens, Fazialis, Akustikus, Vagus und Hypoglossus) in einem lebensgefährlichen Zustande und mußte tagelang mit der Schlundsonde ernährt werden. Unter Kalomel gingen alle Symptome einschließlich der Keratitis neuroparalytica zurück, so daß der Patient nach 6 Wochen bis auf eine irreparable Akustikusstörung geheilt das Krankenhaus verlassen konnte.

Ueber die Frage, ob die Neurorezidive seit Beginn der Salvarsanära an Häufigkeit zugenommen haben, ist bisher keine Einigkeit erzielt worden. Während die Vertreter der einen Richtung, gestützt auf ältere Beobachtungen, die Ansicht vertreten, daß das Salvarsan bei Luetikern keine erhöhte Neurorezidivdisposition schafft, sind andere Autoren zu der entgegengesetzten Auffassung gelangt.

Wenn ich das Material des Städtischen Krankenhauses Moabit Berlin in bezug auf die Häufigkeit von Neurorezidiven statistisch verwerten darf, so ist es zwar in unseren eigenen Behandlungsreihen zu keinerlei nervösen Komplikationen gekommen, jedoch wurden in den letzten zwei Jahren fünf Neurorezidive (zwei Akustikus-Fazialislähmungen, zwei Augenmuskelparesen, einmal Neuritis optica) an Patienten beobachtet, die außerhalb des Krankenhauses gespritzt worden waren. Diese Tatsache gewinnt angesichts des relativ homogenen Krankenhausmaterials dadurch an Bedeutung, daß in den letzten drei Jahren vor Einführung des Salvarsans im Krankenhaus überhaupt kein Fall von Neurorezidiv zur Beobachtung gekommen ist.

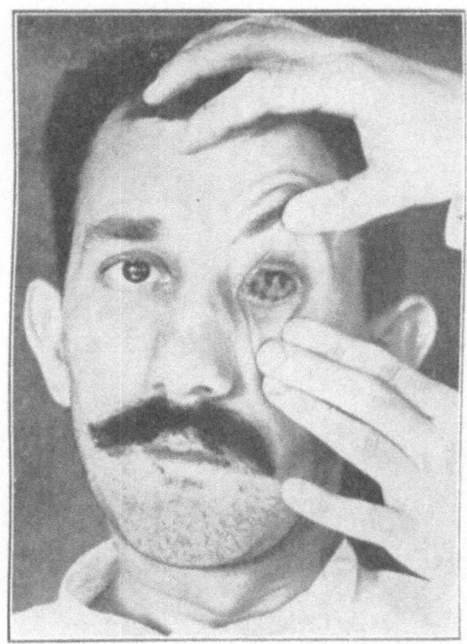
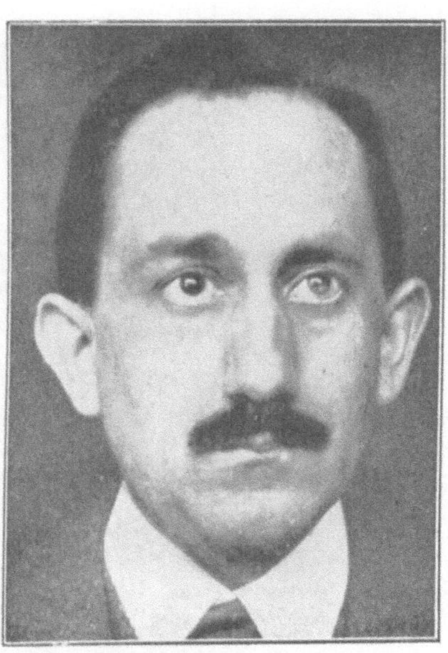

Fig. 123. Multiple Hirnnervenlähmung mit Keratitis neuroparalytica als Neurorezidiv.

Fig. 124. Derselbe Kranke nach 8 Wochen durch Kalomelinjektionen geheilt.

Man kann das Kapitel der Salvarsantherapie nicht verlassen, ohne der zahlreichen Todesfälle zu gedenken, die auf Konto des Ehrlichschen Mittels zu setzen sind und die sich nach Ehrlich zum kleineren Teil aus einem akuten Arsenizismus, zum größeren aus einer übermäßigen Reaktion des Nervensystems im Sinne der Herxheimerschen Reaktion erklären. Wechselmann und mit ihm Ehrlich sind geneigt, sowohl bei dem Neurorezidiv wie bei den Salvarsantodesfällen dem „Wasserfehler" einen Hauptteil der Schuld zuzuschreiben.

Die Tatsache, daß eine Anzahl von Kranken einer neuen Methode zum Opfer gefallen ist, ist an sich beklagenswert, muß aber als unvermeidliche Begleiterscheinung einer neuen, bahnbrechenden Therapie in Kauf genommen werden. Allerdings wird man verlangen müssen, daß mit besserer Kenntnis des neuen Mittels, mit genauerer Formulierung seiner Indikationen und Kontraindikationen Todesfälle nicht mehr vorkommen.

Ueber die Leistungsfähigkeit des Ehrlichschen Mittels ist noch nicht das letzte

Wort gesprochen. Ist das Salvarsan das spezifisch spirillotrope Mittel, für das es sein Erfinder hält, so muß es bei rechtzeitiger Anwendung möglich sein, den Ausbruch der Tabes und Paralyse ganz zu verhindern oder das Auftreten der Metalues auf ein Minimum zu reduzieren. Gerade die Fälle, bei denen sich unter Salvarsanbehandlung bisher keine syphilitischen Manifestationen gezeigt haben und die Wassermannsche Reaktion negativ geblieben ist, werden dereinst ein entscheidendes Wort in der Frage der Heilbarkeit der Lues durch Salvarsan zu sprechen haben.

Die physikalischen Behandlungsmethoden.

(Elektrotherapie, Massage, Gymnastik, Hydrotherapie und Wärmebehandlung.)

Elektrotherapie. Die Ergebnisse der klinischen Forschung machen es im hohen Grade wahrscheinlich, daß die elektrische Behandlung bei manchen nervösen Zuständen

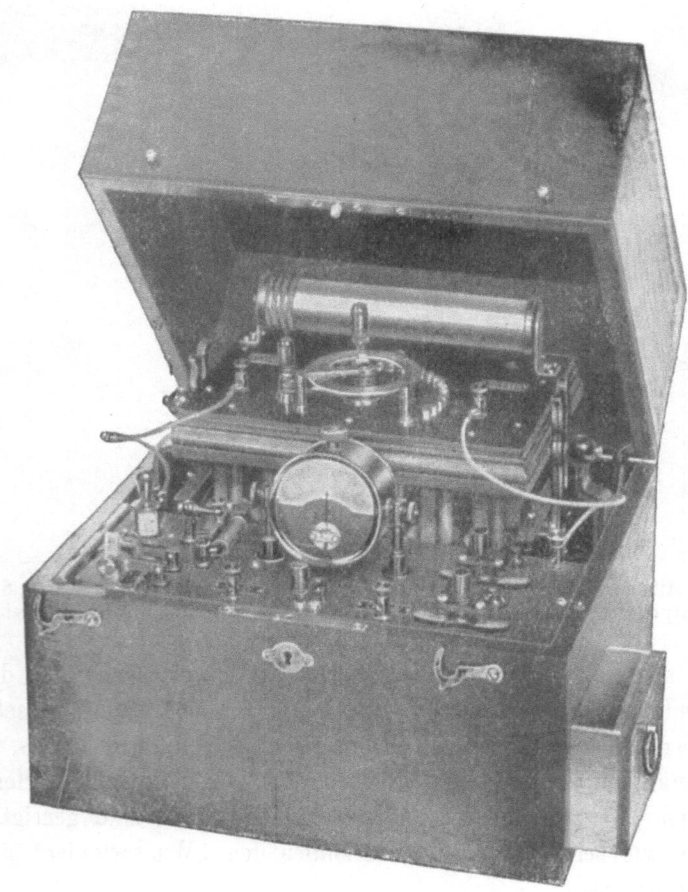

Fig. 125. Transportabler Apparat für galvanischen und faradischen Strom
(Reiniger, Gebbert & Schall).

einen spezifischen Heilwert hat. Demgegenüber läßt sich nicht leugnen, daß die Elektrizität auch vielfach als Suggestivmittel wirkt. Am häufigsten kommt in der Elektrotherapie der galvanische und faradische Strom in Anwendung. Andere therapeutisch verwertbare elektrische Reize sind der sinusoidale Wechselstrom, die Kondensatorentladung, der Hochfrequenzstrom und der hydroelektrische Strom. Die einfache galvanische Batterie sowie der alte Schlitteninduktionsapparat sind vielfach durch moderne, kompendiöse Apparaturen ersetzt worden, welche eine genaue Stromdosierung bei einfacher Handhabung ermöglichen. Wo eine Starkstromanlage vorhanden ist, empfiehlt sich die Anschaffung der etwas teuren, aber sehr bequemen und zuverlässigen Anschlußapparate, wie sie heute von den meisten elektromedizinischen Fabriken hergestellt werden. Hat man keinen Starkstrom zur Verfügung, so sind die schrankartig konstruierten stationären Apparate für Galvanisation und Faradisation empfehlenswert, die jetzt auch in transportablen Kästen geliefert werden.

Das hauptsächlichste Anwendungsgebiet der elektrischen Behandlung bilden Schmerzen und Lähmungen. Je nachdem man die wirksame (differente) Elektrode

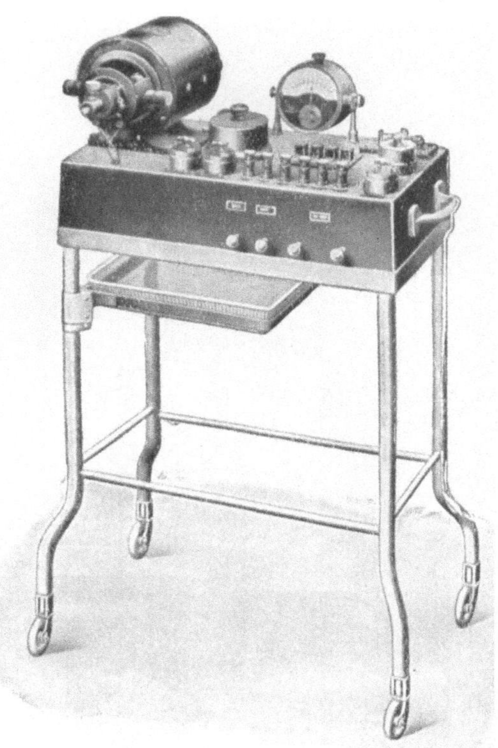

Fig. 126. Anschlußapparat der Firma Reiniger, Gebbert & Schall.

während der Einwirkung des elektrischen Stromes auf einem Punkte ruhen läßt oder streichend über das erkrankte Gebiet hinwegführt, spricht man von stabiler bzw. labiler elektrischer Behandlung.

Galvanische Behandlung: Die indifferente Elektrode hat einen großen (100 bis 400 qcm), die differente einen kleinen Querschnitt (5—50 qcm). Erstere kommt auf die Brust oder in den Nacken, letztere auf die therapeutisch zu beeinflussende Stelle: Stromstärke 1—5 M.-A., Behandlungsdauer 3—5—10 Minuten. Die positiv geschaltete differente Elektrode (Anode) wirkt beruhigend und schmerzstillend (Krämpfe, spastische Lähmungen, subjektive Ohrgeräusche, Neuralgien). Für die Behandlung mit der Kathode eignen sich besonders schlaff-atrophische Lähmungen und funktionelle Zustände. Eine besondere Form der galvanischen Behandlung ist die Quer- oder Längsdurchströmung, bei welcher der Strom in transversaler oder longitudinaler Richtung vermittels zweier, gleich großer Elektroden dem Krankheitsherde (Kopf, Rückenmark, peripherer Nerv) zugeführt wird. Die Quer- und Längsdurchströmung findet vor allem bei Kephalea, Vertigo, Morbus Basedowii, Ischias und bei chronischen Rückenmarksaffektionen Anwendung.

Faradische Behandlung: Die faradische Behandlung wird meist in der Weise ausgeführt, daß die indifferente Elektrode der Brust aufgesetzt wird, während die differente sich an der Stelle befindet, auf die man eine Einwirkung erzielen will. Bei der Faradisierung kann man sich anstatt der gewöhnlichen Platten- oder Knopfelektrode auch einer Massagerolle oder Bürste bedienen. Wo man einen besonderen Eindruck hervorrufen will, empfiehlt sich die Behandlung mit der „faradischen Hand". Der faradische Strom wirkt nicht zum geringsten durch Hervorrufung eines energischen Hautreizes. In Anwendung kommt der faradische Strom bei schmerzhaften Erkran-

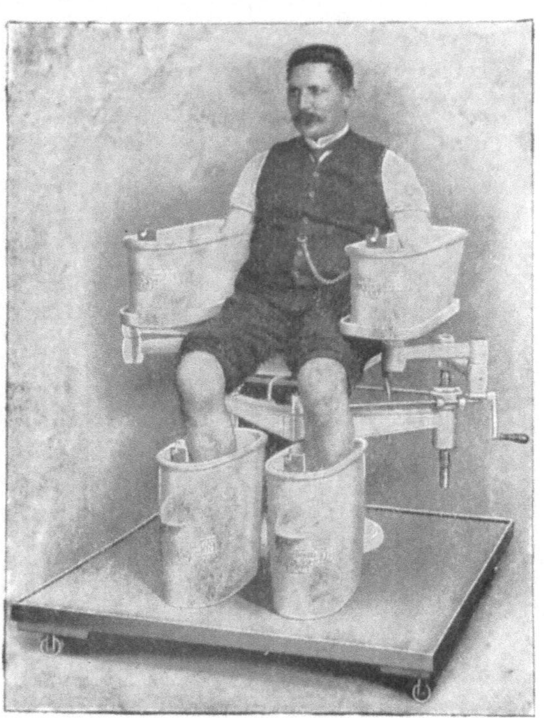

Fig. 127. Vierzellenbad nach Schnée (Reiniger, Gebbert & Schall).

kungen des Muskels und Nerven sowie bei motorischen und sensiblen Lähmungszuständen aller Art.

Das Indikationsgebiet der Hochfrequenzbehandlung (Arsonvalisation) ist noch wenig abgegrenzt. Einige Beobachter wollen bei neuralgischen Schmerzen, tabischen Krisen, sowie bei Herz- und Magenneurosen gute Erfolge erzielt haben. Auch gegen konstitutionelle Krankheiten und Arteriosklerose ist die Arsonvalisation empfohlen worden. — Die statische oder Spannungselektrizität kommt als Kondensatorentladung bzw. Franklinisation vorwiegend bei funktionellen Erkrankungen sowie vasomotorisch-trophischen Neurosen in Anwendung. — Das hydroelektrische Bad wirkt einerseits durch Vergrößerung der Körperleitungsfläche, andererseits durch Verringerung des elektrischen Hautwiderstandes. Bei der Applikation des hydroelektrischen Stromes unterscheidet man zwischen lokalen Bädern und Vollbädern. Eine neuerdings sehr in Aufnahme gekommene Form des elektrischen Bades ist das Vierzellenbad nach Schnée.

Die hydroelektrischen Bäder werden meist mit faradischen oder sinusoidalen, seltener galvanischen Strömen gespeist. Teilbäder werden bei Parästhesien und trophoneurotischen Störungen verwandt, während sich Vollbäder vorwiegend für funktionelle Erkrankungen eignen.

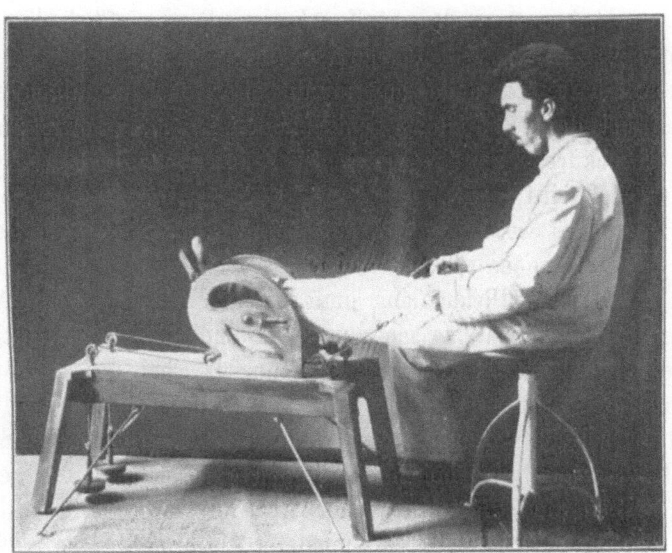

Fig. 128. Einfacher Apparat für aktive und passive Gymnastik nach E. Jacobsohn. (Med. Warenhaus-Berlin.)

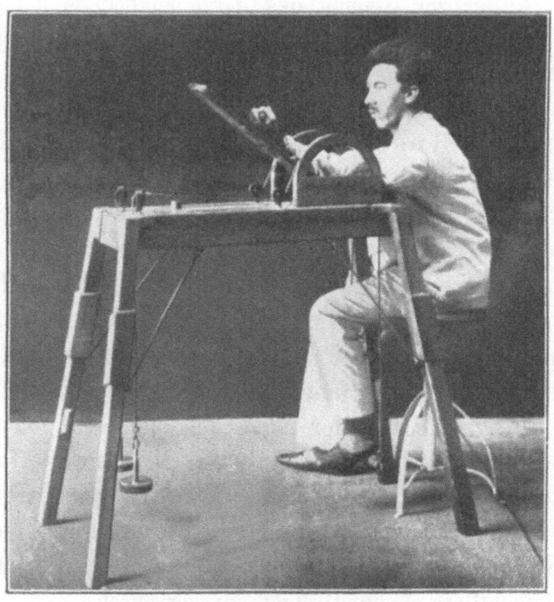

Fig. 129. Bewegungsapparat nach E. Jacobsohn.

Massage und Gymnastik. Diese sowohl bei organischen als auch funktionellen Erkrankungen in Anwendung kommenden Methoden sollen hier nur kurz erwähnt werden, Einzelheiten sind in speziellen Werken nachzulesen. Bei der manuellen Massage unterscheidet man eine Anzahl von Handgriffen, von denen die wichtigsten die

Streichung, Knetung, Klopfung und Walkung sind. Im Gegensatz zur manuellen Massage, deren Technik durch Uebung erlernt werden muß, erfordert die maschinelle Erschütterungsmassage (Vibrationsmassage) keinerlei Vorkenntnisse. Die leichte Anwendbarkeit der Vibrationsmassage hat wesentlich zur Popularisierung dieser Methode beigetragen. Die Massage wirkt auf den Muskel hauptsächlich durch Verbesserung der Zirkulation und Anregung des Stoffwechsels. Demgemäß bedient man sich besonders dort der Massage, wo es ankommt, die Ernährung des Muskels zu verbessern oder schmerzhafte Zustände auf myalgischer oder neuralgischer Basis zu beeinflussen. Auch bei der Behandlung funktioneller Zustände sowie zur Unterstützung von Mast- und Liegekuren kann man von der Massage vorteilhaft Gebrauch machen.

Viel Aufhebens wird gegenwärtig von der „Nervenpunktmassage" (Cornelius) gemacht, doch ist bisher weder der Beweis der prinzipiellen Neuheit, noch praktischen Ueberlegenheit dieser Methode erbracht worden.

Bei der gymnastischen Behandlung unterscheidet man nach dem Anteile, den der Uebende an der Bewegung hat, zwischen passiver und aktiver Gymnastik. Eine Unterform der aktiven Gymnastik ist Widerstandsgymnastik, bei der die Bewegung gegen einen regulierbaren Widerstand geleistet wird. An Stelle der manuellen Gymnastik wird heute vielfach die maschinelle Gymnastik verwandt, deren Begründer der Schwede Gustav Zander ist. In anbetracht des hohen Anschaffungspreises und der schlechten Transportabilität der meisten mediko-mechanischen Apparate wird die maschinelle Gymnastik vorwiegend in besonderen Instituten vorgenommen. Ein wohlfeiler, auf der Anwendung eines tangentialen Zuges beruhender mediko-mechanischer Apparat, der sich für die verschiedensten Arten der gymnastischen Behandlung eignet, ist von E. Jacobsohn angegeben worden. Außer zur Hebung des Allgemeinbefindens eignet sich die gymnastische Therapie besonders für die Behandlung von Lähmungsresten, Dehnung von Kontrakturen und Mobilisierung versteifter Gelenke. — Einen weiteren Ausbau hat die gymnastische Therapie in der besonders für die tabische Ataxie geeigneten Uebungsbehandlung nach Frenkel-Heiden erfahren, s. Therapie der Tabes.

Hydrotherapie. Bei den hydrotherapeutischen Maßnahmen ist hauptsächlich der thermische Reiz wirksam. Die gewöhnlichen Anwendungsformen der Hydrotherapie bestehen in Wannenbädern, Teilbädern, Abwaschungen, Abreibungen, Abklatschungen, Umschlägen und Packungen. Bei den Wannenbädern bedient man sich vielfach bestimmter Zusätze, die wie die Solen anregend wirken oder wie Fichtennadelextrakte und Kamilleninfuse einen beruhigenden und stimmungserhöhenden Einfluß haben. CO_2- und Sauerstoffbäder, die sich mit Hilfe fabrikmäßiger Packungen ohne Schwierigkeiten im Hause herstellen lassen, wirken in der Nähe des Indifferenzpunktes blutdrucksenkend und eignen sich sowohl für die Behandlung der Neurosen als auch für die nicht zu vorgeschrittenen Arteriosklerosen. Waschungen, Abreibungen, Packungen, Duschen und Güsse sind auch in Laienkreisen sehr beliebte Prozeduren, die vorwiegend bei funktionellen nervösen Störungen Anwendung finden. Bezüglich der Technik der einzelnen Prozeduren ist auf speziellere Abhandlungen zu verweisen.

Thermotherapie. Nachdem durch die Untersuchungen Biers die Bedeutung der Hyperämie in weiteren Kreisen bekannt wurde, ist man in der Neurologie auf die schon früher geübte Wärmebehandlung wieder aufmerksam geworden. Die Wärmebehandlung kann eine lokale oder allgemeine sein; letztere bezweckt die Anregung der Schweißsekretion (Diaphorese). Ein spezielles Anwendungsgebiet der Diaphorese bilden Lähmungszustände auf neuritischer Grundlage. Zur Heißluftbehandlung eignen

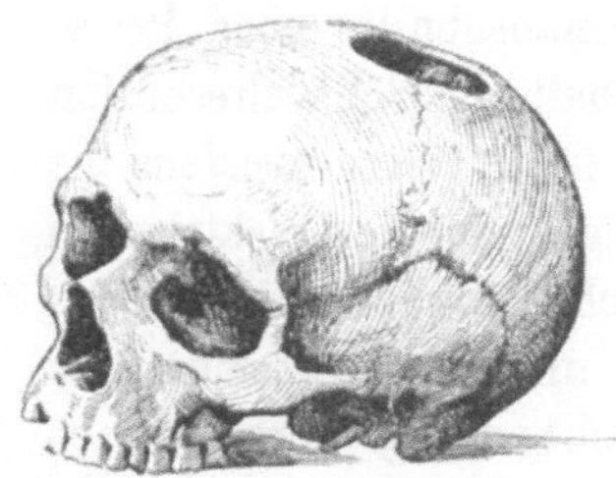

Fig. 130. Trepanation an einem Schädel der Bronzezeit. Nach Sophus Michaelis, Nordische Altertumskunde.

sich besonders die heizbaren Heißluftapparate oder transportablen elektrischen Glühlichtbäder. Auch heiße Bäder mit nachfolgenden Packungen sind zur Anregung der Diaphorese brauchbar. Bei vielen schmerzhaften Affektionen kann man sich mit Vorteil der lokalen Wärme bedienen. An Stelle der heißen Umschläge sind jetzt vielfach Dauerwärmer (Thermophore) im Gebrauch. Wo elektrischer Anschluß vorhanden ist, kann man eine lokale Wärmezufuhr bequem mit den elektrischen Dauerwärmern bewerkstelligen. Ein brauchbares Instrument ist auch die vielseitiger Verwendung fähige Heißluftdusche (Fön). Ein prinzipiell neues Verfahren der lokalen Wärmebehandlung mit bisher nicht erreichter Tiefenwirkung ist die Thermopenetration (Diathermie).

Die chirurgisch-orthopädische Behandlung.

Die noch junge Neuro-Chirurgie kann heute auf einen raschen und stolzen Entwicklungsgang zurücksehen. Während primitive Operationen an den Schädelknochen schon seit langem ausgeführt wurden und, wie zahlreiche Trepanationsspuren zeigen, auch prähistorischen Völkern nicht unbekannt waren, galt das Hirn noch zu Dieffenbachs Zeiten als ein noli me tangere. Marksteine der Neuro-Chirurgie sind die Jahre 1885 und 1887, die die Erinnerung an die ersten erfolgreich operierten Tumoren des Hirns und Rückenmarks wachrufen. Parallelgehend mit dem Ausbau der chirurgischen Tumorbehandlung hat auch die orthopädische Behandlung der Nervenkrankheiten einen bedeutenden Aufschwung genommen, sodaß wir heute auf diesem Gebiete über eine größere Zahl leistungsfähiger, z. T. recht ingeniöser Methoden verfügen. Die staunenswerten Erfolge, welche durch Operationen am Zentralnervensystem und an den peripheren Nerven erzielt worden sind, verdankt die Neuro-Chirurgie in erster Linie dem Zusammenwirken des Neurologen und Chirurgen.

Die operative Behandlung der Hirngeschwülste hat mit zunehmender Präzisierung der topischen Diagnose und Verbesserung der chirurgischen Technik bedeutend an Umfang gewonnen. Außer den Geschwülsten der Zentralwindungen, welche früher das ausschließliche Indikationsgebiet der Tumoroperation bildeten, werden heute Tumoren aller Provenienz mit Ausnahme des Hirnstammes in Angriff genommen. Von den Geschwülsten an der Hirnbasis sind in letzter Zeit der Kleinhirnbrückenwinkeltumor sowie der Hypophysentumor der Operation zugänglich gemacht worden. Die Tumoroperation ist heute bei jeder, nicht metastatischen Hirngeschwulst indiziert, deren Sitz mit annähernder Sicherheit festgestellt werden kann.

Zur topographischen Bestimmung der einzelnen Hirnlappen und Windungen kann man sich vorteilhaft der von Kocher und Krönlein angegebenen kraniometrischen Methoden bedienen. Einen großen operations-

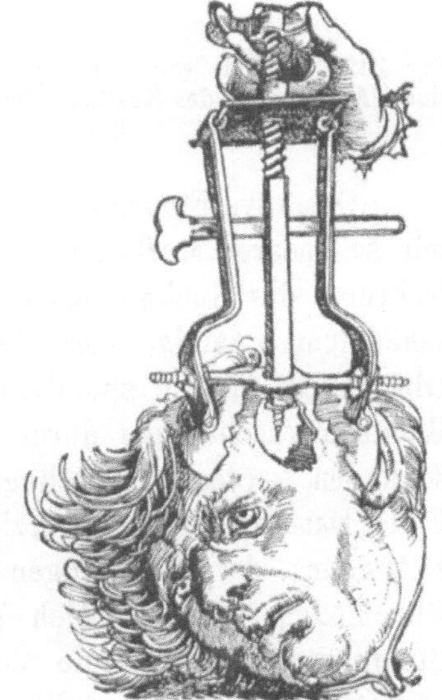

Fig. 131. Ausführung einer Hirntrepanation im Mittelalter, nach einem zeitgenössischen Holzschnitt. Aus Peters, Der Arzt in der deutschen Vergangenheit.

technischen Fortschritt, durch den die Freilegung größerer Hirnabschnitte ohne Preisgabe des Knochens ermöglicht worden ist, bedeutet die osteoplastische Schädelresektion nach Wagner. An Stelle der früher geübten Schädelmeißlung findet jetzt meistens die schonendere Knochendurchtrennung mit der Dahlgrenschen Zange oder der elektrischen Fraise Anwendung. Wo eine Radikaloperation des Tumors nicht möglich ist, kommt die palliative (dekompressive) Trepanation in Frage. Trotz mancher imponierender Einzelerfolge ist das Gesamtergebnis der operativen Tumorbehandlung vorerst noch wenig befriedigend, da in kaum 5 pCt. der operierten Fälle auf Heilung gerechnet werden darf. Ein erfreulicheres Bild gibt die Statistik des Hirnabszesses. Hier belaufen sich die Dauererfolge der Operation auf 20—30 pCt. Neben dem Hirntumor und Abszeß bilden traumatische Blutergüsse (Durahämatom), Impressionen, Verletzungen durch Knochensplitter oder eingedrungene Fremdkörper weitere Indikationen der chirurgischen Behandlung. Auch bei posttraumatischer Narben- oder Zystenbildung, die in vielen Fällen das Substrat der Jacksonschen Epilepsie bildet, ist eine Operation indiziert.

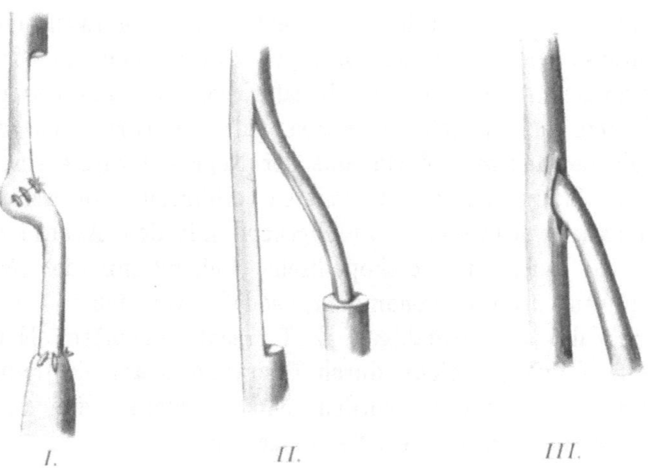

Fig. 132. Beispiele von Nervenplastiken. *I.* Lappenbildung zur Ueberbrückung eines Defektes. *II.* Seitliche Abzweigung des Kraftspenders zum Kraftempfänger. *III.* Implantation des Kraftempfängers in den Kraftspender. Nach Braun, Lewandowsky, Bd. I.

Operative Eingriffe am Rückenmark kommen bei extra- und intraduralen Prozessen mit sekundärer Markbeteiligung in Frage. Während früher häufig bei Kompressionsfrakturen des Rückenmarks operiert wurde, nimmt man jetzt gegenüber den Markschädigungen infolge von Wirbelbruch einen mehr abwartenden Standpunkt ein. Das Gleiche gilt für die spondylitische Lähmung. Ein dankbares Indikationsgebiet ist der Rückenmarkschirurgie durch die operative Inangriffnahme des Rückenmarkstumors erschlossen worden. Es gelingt hier in einem nicht unbeträchtlichen Teile der operierten Fälle Dauerheilungen zu erzielen. Die Freilegung des Rückenmarkes geschieht durch Entfernung der Wirbelbögen (Laminektomie) mit der Luerschen Zange oder dem Rhachiotom. Es hat sich gezeigt, daß trotz Opferung von 5—7 Wirbelbögen die Stabilität der Wirbelsäule nicht beeinträchtigt wird. Während früher die Geschwulstoperation auf extramedulläre Tumoren beschränkt blieb, sind neuerdings auch intramedulläre Rückenmarkstumoren mehrfach in Angriff genommen worden.

Eine auf interessanten, theoretischen Voraussetzungen beruhende Behandlungsmethode spastischer Lähmungen ist von O. Foerster in die Praxis eingeführt worden.

Das Foerstersche Verfahren besteht in einer Durchtrennung sensibler Rückenmarkswurzeln, welche aus den der Lähmung entsprechenden Segmenten entspringen. Zur Vermeidung von Anästhesien empfiehlt es sich, nicht mehr als zwei aufeinanderfolgende Segmente zu resezieren. So wird bei spastischer Parese der Beine die 2., 3., 5. Lumbal- und 1. und 3. Sakralwurzel durchschnitten. Die dem Foersterschen Verfahren zu Grunde liegende Idee ist die Ausschaltung der von der Peripherie wirkenden, tonuserhöhenden Reize, die durch die sensiblen Bahnen dem Rückenmarke zugeleitet werden. Am besten sind die Resultate der Foersterschen Operation bei der Littleschen Krankheit, weniger gut bei spastischen Lähmungen andren Ursprungs. Auch gegen tabische Magenkrisen ist das Foerstersche Verfahren empfohlen worden, doch sind die Erfolge der Operation hier weniger sicher. Näheres s. Tabes.

Chirurgische Eingriffe am peripheren Nervensystem.

Die am peripheren Nervensystem ausgeführten Operationen laufen im wesentlichen auf eine Trennung oder Vereinigung sensibler und motorischer Nervenfasern hinaus.

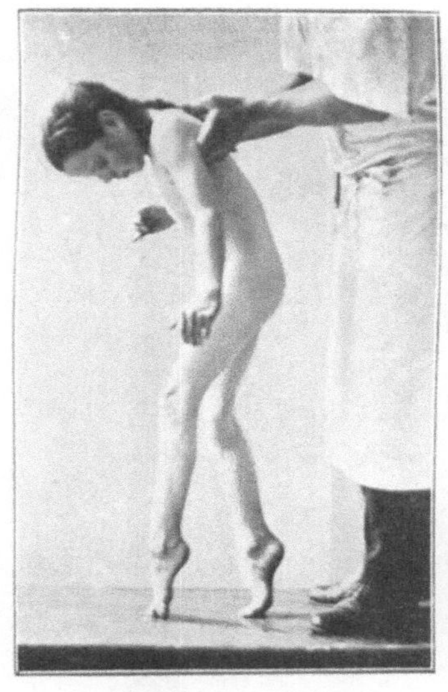 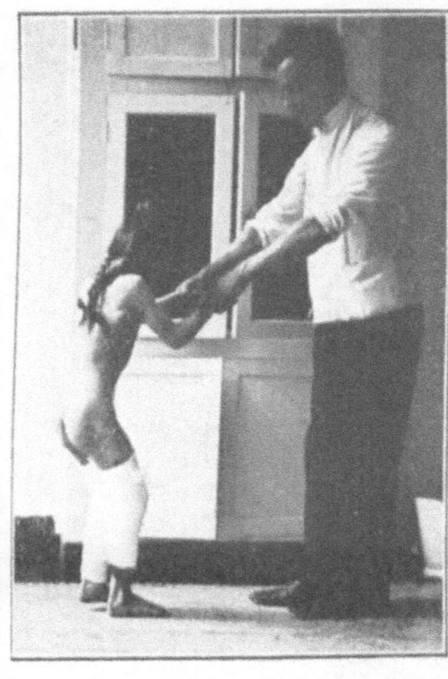 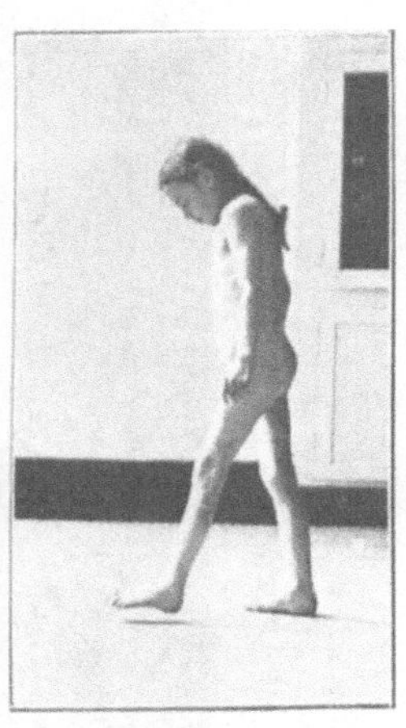

Fig. 133. Vor der Operation.   Fig. 134. 3 Stunden nach der Operation.   Fig. 135. 13 Tage später.

Erfolg der Stoffelschen Operation bei spastischer Extremitätenlähmung.
Nach Originalphotographien von Stoffel.

Am häufigsten wird die Nervendurchtrennung an den drei Trigeminusästen zur Beseitigung hartnäckiger Neuralgien ausgeführt. Um bei den Neuralgien Rezidive nach Möglichkeit zu vermeiden, empfiehlt es sich, nach erfolgter Durchtrennung die Extraktion des Nerven vorzunehmen. Wo die Neurektomie versagt, kommt die nicht ungefährliche Resektion des Ganglion Gasseri in Frage. Ein leistungsfähiges, relativ einfaches Konkurrenzverfahren ist der chirurgischen Neuralgiebehandlung in der Injektionstherapie mit Alkohol erstanden (S. 88).

Die auf eine Wiederherstellung der Nervenfunktion abzielenden operativen Maßnahmen zerfallen in zwei Gruppen, als deren Vertreter die Nervennaht einerseits, die Nervenpfropfung andererseits gelten kann. Die primäre oder sekundäre Nervennaht wird bei Kontinuitätstrennungen des Nerven ausgeführt und gibt in annähernd 75 pCt. ein befriedigendes Resultat. Bemerkenswert ist, daß die Erfolge der sekundären Nervennaht

nicht schlechter sind als die der primären Nervenvereinigung. Wo eine Retraktion der
Nervenenden erfolgt ist, empfiehlt es sich, den entstandenen Defekt durch Venen-
stückchen oder Röhrchen von dekalziniertem Knochen zu überbrücken. Zur Deckung
größerer Defekte sind Nervenplastiken erforderlich.

Der Nervenplastik stehen zwei Wege offen. Einmal kann der kraftspendende
Nerv unter Preisgabe seiner bisherigen Funktion mit dem peripheren Stumpfe des Kraftempfängers verbunden werden oder es wird eine Anastomose zwischen beiden Nerven
in der Weise hergestellt, daß man einen gestielten Lappen vom Kraftspender zum
Kraftempfänger überleitet bzw. den angefrischten Stumpf des Kraftempfängers in einen
Schlitz des kraftspendenden Nerven einsenkt. Derartige Nervenplastiken, die außer
am Fazialis, Hypoglossus, Akzessorius besonders am Radialis, Ulnaris, Medianus,

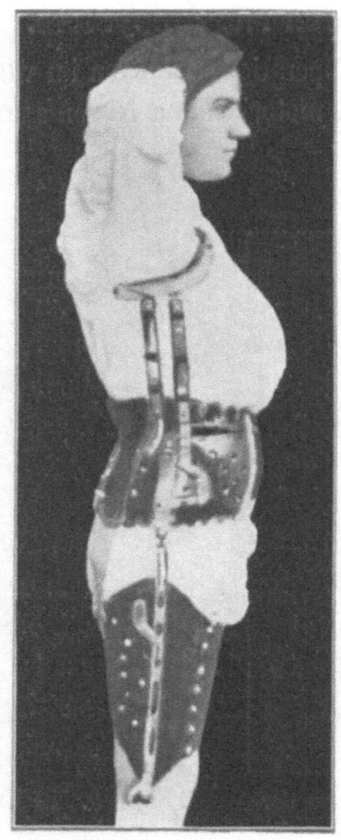

Fig. 136. Portativer Schienen-Hülsenapparat
mit Beckenstütze und Achselkrücke.

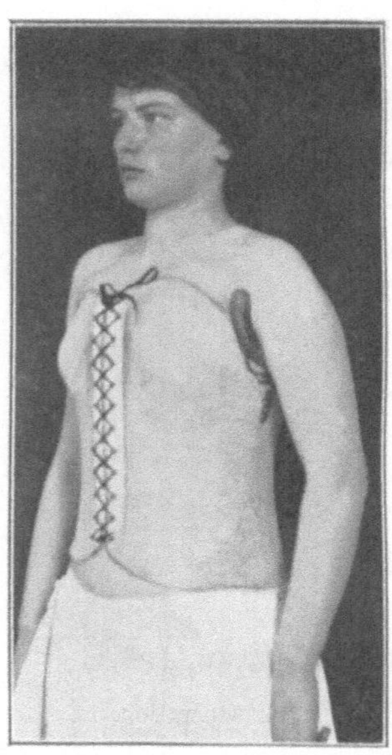

Fig. 137. Einfaches Zelluloidkorsett mit
Achselstützen.

Peroneus und Tibialis ausgeführt werden, kommen nicht nur bei Kontinuitätstrennungen
des Nerven, sondern auch bei irreparablen peripheren bzw. poliomyelitischen Lähmungen
in Anwendung. Eine Verbesserung der mittels Nervenpfropfung gewonnenen Resultate
ist durch Berücksichtigung der von Stoffel nachgewiesenen gesetzmäßigen Anordnung
der Nervenfasern im Querschnitt des Nerven zu erwarten. Unter Berücksichtigung der
Topographie des Nervenquerschnittes ist es Stoffel gelungen, auf dem Wege der partiellen
Nervenresektion spastische Lähmungen und Kontrakturen überraschend schnell zu bessern.

Eine dankbare Operation ist bei der sog. Kalluslähmung die Herauspräparierung
des komprimierten Nerven aus der kallösen Weichteil- oder Knochennarbe (Neurolyse).

Die den Neurologen interessierenden orthopädischen Maßnahmen zerfallen in einen
orthopädisch-mechanischen und einen orthopädisch-chirurgischen Teil. Die mechanische
Orthopädie beschäftigt sich, abgesehen von der mediko-mechanischen Behandlung, mit

der Anfertigung portativer Stützapparate. An Stelle der unzweckmäßigen Schienen-
gurtapparate verwendet man heute fast ausschließlich die leichten, durch Winkel-
scharniere verbundenen Schienenhülsenapparate. Der Schienenhülsenapparat bezweckt
die Fixation des abnorm beweglichen Gelenkes oder der ganzen Extremität. Das
künstlich versteifte Gelenk bzw. der gestützte Oberkörper erlangt durch die mechanische
Fixation seine Tragfähigkeit wieder.

Eine andere Wirkung des mechanischen Apparates ist die Druckentlastung, wie
sie durch den Beinapparat oder das Stützkorsett erzielt wird. Das Stützkorsett
wirkt in der Weise, daß das Gewicht des Körpers auf dem Becken zu ruhen kommt
und gleichzeitig die Schulter durch seitliche, von stählernen Hüftbügeln entspringende
Achselkrücken entlastet wird. Hierdurch wird eine ausgiebige Entlastung der Brust-

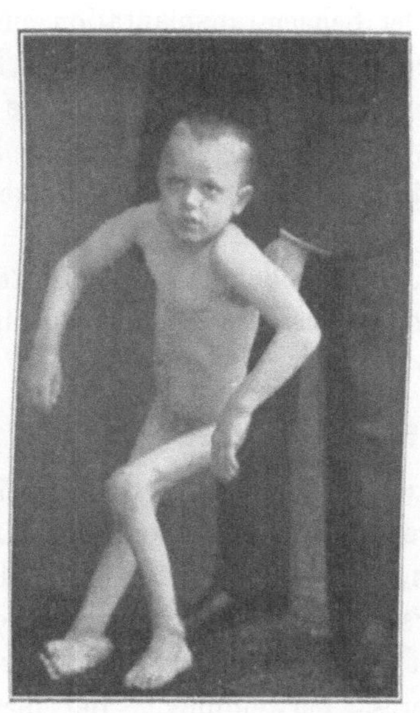

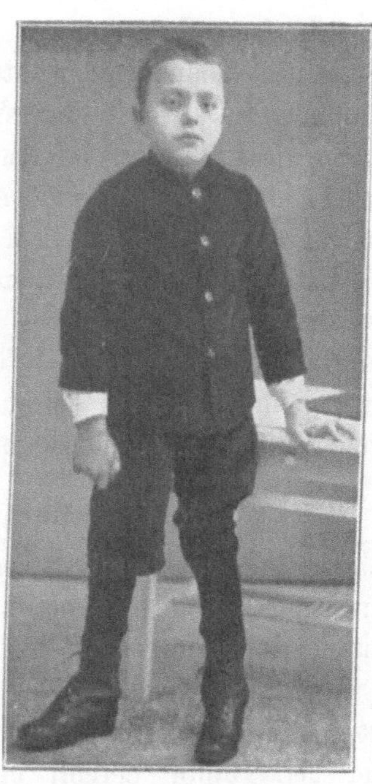

Fig. 138. Der Knabe kann infolge doppelseitiger Extremitätenparese (Poliomyelitis) weder gehen noch stehen.

Fig. 139. Derselbe Patient nach künstlicher Versteifung beider Kniegelenke.

Nach Originalphotographien von Gaugele-Klose.

wirbelsäule erreicht. An Stelle der teuren Stützkorsette mit Stahleinlagen kann man
einfache, über ein Gipsmodell gearbeitete Zelluloidkorsette verwenden. Eine weitere
Aufgabe erfüllen die portativen Apparate durch Regulierung pathologischer Bewegungen
vermittels eines Gelenkscharniers. Durch temporäre Einschaltung einer Sperrfeder
ist der Kranke imstande, eine Gelenkbewegung nach Belieben zu sperren oder frei-
zugeben. Die portativen orthopädischen Apparate kommen bei Lähmungszuständen
verschiedener Herkunft (Kinderlähmung, Muskeldystrophie, Polyneuritis) sowie bei Erkrankungen der Wirbelsäule (Spondylitis, Trauma) und der Gelenke (Tabes, Syringomyelie) in Anwendung.

Als Ersatz oder Unterstützung der mechanisch-orthopädischen Behandlung kommt
eine Anzahl chirurgischer Methoden in Betracht, die entweder eine Stellungskorrektur
eines gelähmten Gliedes bezwecken oder eine wirkliche Verbesserung der Muskelfunktion

anstreben. Operationen dieser Art sind das Redressement von Kontrakturen, lineäre und keilförmige Osteotomien sowie die sog. Arthrodese, durch welche die Versteifung eines abnorm beweglichen Gelenks erreicht wird (Figg. 138, 139).

Die an den Sehnen ausgeführten operativen Maßnahmen bezwecken, wie die Sehnendurchschneidung, Sehnenverlängerung oder Sehnenverkürzung, eine Stellungskorrektur einerseits, andererseits können sie durch Schwächung des überwertigen Antagonisten oder Raffung des überdehnten gelähmten Muskels zu einer Verbesserung des funktionellen Resultates beitragen.

Ein interessantes, die Erhöhung der Muskelleistung bezweckendes Verfahren ist die Sehnenverlagerung funktionstüchtiger Muskeln an die Insertionsstellen gelähmter Muskeln. Aehnlich wie der Nervenpfropfung stehen der Sehnentransplantation verschiedene Wege offen. So können Sehnenplastiken unter totaler oder partieller Preisgabe der bisherigen Funktion des kraftspendenden Muskels ausgeführt werden, wobei die Methode der Sehnentransplantation mutatis mutandis die gleiche wie bei der Nervenpfropfung ist. Am besten sind die Erfolge der Sehnentransplantation am Unterschenkel, wo die Lagerung der Muskeln in Gruppen den Austausch von einer Muskelgruppe zur anderen erleichtert. Auch innerhalb einer Muskelgruppe kann die Transplantation eines Muskels auf einen synergistisch wirkenden anderen (Extensor hallucis longus — Extensor digitorum communis — Tibialis anticus) ohne Schwierigkeit ausgeführt werden.

Das Hauptindikationsgebiet für die Sehnenplastiken bilden Lähmungszustände infolge von Poliomyelitis. In bezug auf Leistungsfähigkeit ist die Sehnentransplantation der Nervenpfropfung z. Z. überlegen.

Die Lumbalpunktion und Hirnpunktion.

Die Technik der Lumbal- und Schädelpunktion ist bereits in dem Kapitel der Untersuchungsmethoden besprochen worden. Gegenüber der diagnostischen tritt die therapeutische Bedeutung der beiden Methoden in den Hintergrund. Die Lumbalpunktion wird zu Heilzwecken besonders bei den verschiedenen Formen der Meningitis ausgeführt. Die Neißersche Schädelpunktion findet zwecks Punktion der Hirnventrikel vorwiegend bei Tumor cerebri und Meningitis serosa Verwendung. Bei diesen Zuständen kann die Ventrikelpunktion die Druckerscheinungen zum Schwinden bringen und den Patienten vor Erblindung bewahren. Eine besondere Form der Hirnpunktion ist der Balkenstich, bei dem die Punktionsnadel vom Scheitel aus nach Durchbohrung des Balkens in die Hirnhöhlen eindringt.

Die Injektionstherapie der peripheren Nerven

ist ein Verfahren, das sich bei der Behandlung neuralgischer Schmerzen (Trigeminusneuralgie, Ischias, Interkostalneuralgie) vielfach bewährt hat. Ueber die Technik der Injektionsbehandlung siehe das Kapitel Trigeminusneuralgie und Ischias.

SPEZIELLER TEIL.

I. Die Krankheiten des peripheren Nervensystems.
II. Die Krankheiten des Rückenmarks.
III. Die Krankheiten des Gehirns.
IV. Die Neurosen und verwandten Störungen.

---

1. Die Krankheiten des peripheren Nervensystems.

A. Die Neuritis.

Erstes Kapitel.

Allgemeine Vorbemerkungen.

Als Neuritis bezeichnet man einen entzündlichen bzw. primär degenerativen Vorgang in der Substanz des Nerven oder seiner Hüllen. Die Degeneration des Nervenparenchyms kann sich sowohl selbständig entwickeln, als auch den Ausgang eines neuritischen Entzündungsprozesses bilden.

Neuritis parenchymatosa: Der reinste Typus der als Neuritis parenchymatosa bezeichneten Nervendegeneration wird bei Kontinuitätstrennungen des Nerven beobachtet. Pathologisch-anatomisch handelt es sich hierbei um einen schclligen Zerfall der Achsenzylinder und Markscheiden mit gleichzeitiger Wucherung der Nervenscheiden. Wo eine Restitution möglich ist, kommt es in der Substanz des Nerven zu einem Regenerationsvorgang, der im Sinne der älteren Anschauung vom zentralen Stumpfe ausgeht, während neuere Autoren auch dem peripheren Nervenabschnitt einen Anteil an dem Ausgleich der anatomischen Veränderungen zuschreiben. Am besten gestützt ist z. Z. noch immer die ältere Lehre, daß die Regeneration auf einer Neubildung von Axenzylindern beruht, die vom zentralen in das periphere Nervenende hineinwuchern. Handelt es sich um eine irreparable Störung, so kommt es zu einem Ersatz des untergegangenen nervösen Gewebes durch Bindegewebe.

Neuritis interstitialis: Im Gegensatz zu den bisher betrachteten degenerativen Vorgängen tritt bei der Neuritis interstitialis ein entzündliches Moment in die Erscheinung. Die interstitielle Neuritis ergreift, wie der Name sagt, hauptsächlich den bindegewebigen Anteil des Nerven, d. h. das Endo- oder Perineurium. Wo vorzugsweise die äußeren Nervenhüllen affiziert sind, spricht man von Perineuritis. Durch eine von Hyperämie begleitete Exsudation in das Bindegewebe ist der Nerv gequollen. Mikroskopisch findet man eine Ansammlung von weißen Blutzellen zwischen den auseinander gedrängten Bindegewebsbälkchen. Im weiteren Verlauf kommt es häufig zu einer Proliferation der bindegewebigen Bestandteile. Die Bindegewebshyperplasie kann so bedeutend sein, daß der Nerv bisweilen eine durch Palpation zu erkennende höckrige Oberfläche erhält (Neuritis nodosa). In einer Minderzahl der Fälle bleiben die Veränderungen auf das Endo- bzw. Perineurium beschränkt, meist kommt es zu einer gleichzeitigen

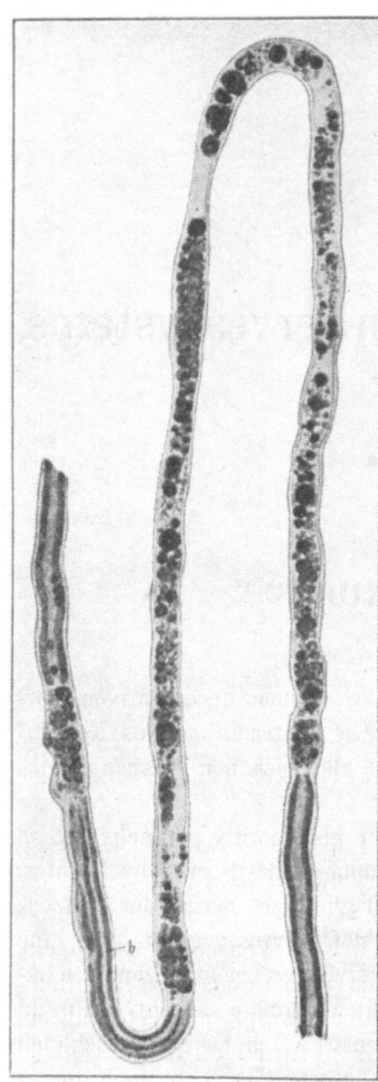

Fig. 140. Periaxile Neuritis. Diskontinuierlicher Zerfall der Markscheiden, Osmiumfärbung. Nach Stransky.

bzw. konsekutiven Schädigung der nervösen Elemente, die in analoger Weise, wie bei der parenchymatösen Neuritis, der Degeneration anheimfallen.

Periaxile Neuritis: Diese relativ benigne Form der Nervendegeneration ist dadurch ausgezeichnet, daß sich der Krankheitsprozeß auf bestimmte Abschnitte der Markscheide beschränkt, während der Achsenzylinder unversehrt bleibt.

Aetiologie. In der Aetiologie der peripherischen Nervenerkrankungen spielen Intoxikationen und Infektionen eine hervorragende Rolle. Die toxischen Neuritiden verdanken in der Mehrzahl der Fälle dem Alkohol ihre Entstehung. Von anorganischen, meist mit der Berufstätigkeit zusammenhängenden toxischen Schädlichkeiten kommt vorwiegend die Blei-, Arsen-, Phosphor- und Quecksilberintoxikation in Frage, während die Schwefelkohlenstoff-, Kohlenoxyd-, Naphthol-, Benzin- und Anilinölvergiftung eine geringere Rolle spielt. Auf infektiöser Grundlage begegnen wir der Neuritis am häufigsten bei der Diphtherie, seltener bei Influenza, Typhus, Sepsis, Masern, Scharlach, Pneumonie, Polyarthritis und Gonorrhoe. Das syphilitische Virus hat allem Anschein nach keine besondere Affinität zum peripheren Nervensystem, wenngleich das Vorkommen der syphilitischen Neuritis nicht ganz so selten ist, als man bisher annahm.

In einer Anzahl der Fälle hat die Neuritis — meist handelt es sich um die polyneuritische Form — den Charakter eines selbständigen Leidens. Diese unter dem Bilde einer akuten Infektion verlaufenden Erkrankungen lassen sich mitunter auf Erkältungseinflüsse zurückführen, häufiger noch wird jedes ursächliche Moment vermißt. Konstitutionskrankheiten (Diabetes, Gicht) und Marasmus bedingende Zustände (Karzinom, perniziöse Anämie, Leukämie, Senium) sind weitere Ursachen der Neuritis. Zuweilen entsteht eine Neuritis durch Uebergreifen benachbarter Entzündungsprozesse (Phlegmone, Gelenkentzündung, Knochenkaries). Daß der Entzündungsprozeß unter diesen Umständen sich nach dem Rückenmark zu fortpflanzt (Neuritis ascendens), muß im Gegensatz zur älteren Lehre als ein seltenes Ereignis angesehen werden.

Den bisher betrachteten, vorwiegend endogenen Schädlichkeiten stehen in der Aetiologie der peripheren Nervenerkrankungen die von außen auf den Nerv einwirkenden Faktoren gegenüber. So können direkte Gewalteinwirkungen, wie Hieb, Stich, Schnitt, Schlag, Zerrung und Ueberdehnung des Nerven, einen mehr oder minder kompletten Ausfall der Nervenfunktion bedingen. In analoger Weise wie das Trauma wirkt die Kompression des Nerven durch eine Geschwulst, retrahierende Narbe oder voluminöse Kallusbildung. Professionelle Schädlichkeiten mechanischer Natur kommen in den sog. Arbeitsparesen zum Ausdruck. Die nach Narkosen zur Beobachtung kommenden Neuritiden (Narkosenlähmungen) beruhen vorwiegend auf Druck oder Zerrung der Nerven infolge der längere Zeit innegehaltenen abnormen Lagerung der Extremitäten.

Bemerkenswert ist, daß die ursächlichen Momente der Neuritis sich nicht selten kombinieren. Häufige Kombinationen sind Alkoholismus und Bleiintoxikation einerseits, Alkoholismus und Trauma andrerseits.

Nach dem Sitze der Nervenläsion unterscheidet man zwischen Wurzelneuritis, Plexusneuritis, Neuritis des Stammes und der peripheren Nervenendigungen, nach der Ausbreitung der Lähmung zwischen Mono- und Polyneuritis.

Allgemeine Symptomatologie. Das klinische Bild der Neuritis ist wenig einheitlich. Beispielsweise können so verschiedene Zustände wie eine Fazialislähmung und eine unter stürmischen Allgemeinerscheinungen zum Tode führende Polyneuritis der Ausdruck einer und derselben krankhaften Störung sein. Akute oder chronische Entstehung, umschriebene oder diffuse Ausbreitung, progressiver oder regressiver Verlauf bedingen große klinische Verschiedenheiten. Von Bedeutung ist ferner, ob bei einem gemischten Nerven vorwiegend der motorische oder sensible Anteil ergriffen wird.

Ein wichtiges, im Verlaufe der Neuritis nur selten vermißtes Symptom ist der Schmerz, der unter zeitweisen Exazerbationen das Leiden namentlich auf seinen ersten Stadien zu begleiten pflegt. Der abnorme sensible Reizzustand kommt auch in der Schmerzhaftigkeit des Nerven bei Druck und Zug zum Ausdruck. Meist überträgt sich die Druckschmerzhaftigkeit, wohl durch Vermittlung der sensiblen Nervenendigungen, auch auf die Muskulatur. Neben Schmerzen kommen nicht selten Parästhesien vor, namentlich wird über ein Gefühl des Ameisenlaufens oder der Vertaubung geklagt. Die objektiven Störungen der Sensibilität betreffen in erster Linie die taktile Sensibilität. Das Schmerzgefühl ist im Beginne der Neuritis meist erhalten, nicht selten sogar gesteigert. In späteren Stadien pflegen dagegen auch die Schmerzempfindungen beeinträchtigt zu sein. Nicht selten kommt es zu Störungen der Tiefensensibilität mit Ataxie und Astereognosie. Zweifellos gibt es auch neuritische Erkrankungen, bei denen die Sensibilität völlig oder nahezu völlig intakt bleibt.

Reizerscheinungen der motorischen Sphäre (Zuckungen, Zittern) werden bei Neuritis nur selten angetroffen. Das charakteristische Symptom der Neuritis auf motorischem Gebiete ist die schlaffe, degenerativ-atrophische Muskellähmung; die Reflexe sind hierbei in der Regel erloschen, selten im Beginn gesteigert. Die Funktion der Sphinkteren (Blase, Mastdarm) ist von verschwindenden Ausnahmen abgesehen ungestört. Die neuritische Lähmung entspricht ebenso wie die Anordnung der Anästhesie dem peripheren, nicht radikulären Typus.

Trophische Störungen sind im Verlaufe der Neuritis nicht ganz ungewöhnlich. Auf trophische Einflüsse ist auch das relativ häufige Muskelödem zurückzuführen.

Weitere trophische Störungen bestehen in Glossy skin (Glanzhaut), Veränderungen der Nägel, Mutilationen

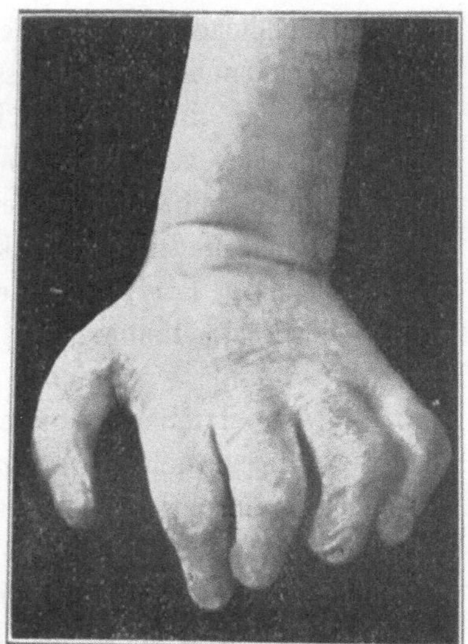

Fig. 141. Trophische Störung nach Art der Syringomyelie als Folge einer peripheren Nervenverletzung. Eigene Beobachtung.

der Fingerspitzen nach Art der Syringomyelie, Knochenwucherungen und Knochen-
atrophien. Gelegentlich ist auch das Mal perforant als Folge einer peripheren Nervenläsion beobachtet worden.

Verlauf und Prognose. In der Mehrzahl der Fälle beginnt die Neuritis akut,
doch setzen die Zeichen der Neuritis nur selten apoplektiform ein, vielmehr bedarf es
zur vollen Entwicklung des Symptomenbildes meist eines Zeitraums von 24 Stunden
bis zu einigen Tagen. Einen perakuten, für gewöhnlich letalen Verlauf nehmen die unter
stürmischen Allgemeinerscheinungen rasch aszendierenden Lähmungen. Den akuten Formen
der Neuritis stehen die subakuten und chronischen gegenüber, die zur vollen Ausbildung
Tage, Wochen und Monate gebrauchen. Fieber und febrile Allgemeinerscheinungen kommen
besonders den polyneuritischen Lähmungen zu. Die Mononeuritiden mit akutem Beginn
(Fazialis, Okulomotorius, Radialis, Ulnaris usw.) geben eine gute Prognose, doch pflegt
auch die akute Polyneuritis, nachdem die Gefahren der ersten Tage überwunden sind,
meist in Heilung auszugehen. Im Einzelfalle gibt die elektrische Untersuchung der
Muskeln und Nerven wichtige prognostische Aufschlüsse. Wo komplette Entartungsreaktion besteht, wird man bis zur Heilung mit einem Zeitraum bis zu einem Jahre
rechnen müssen, während bei einfach quantitativer Herabsetzung oder inkompletter Entartungsreaktion die Wiederherstellung durchschnittlich einen Zeitraum von einigen Wochen
bis Monaten in Anspruch nimmt. Daß bei Vorhandensein eines Grundleidens die Prognose von diesem abhängt, bedarf kaum der Erwähnung.

Diagnose. Die Erkennung der Neuritis macht meist keine Schwierigkeiten, da
für die Differentialdiagnose im wesentlichen nur die Poliomyelitis in Frage kommt
(s. S. 101). Wichtig ist es, in jedem Falle der Aetiologie der Nervenentzündung nachzugehen und bei negativem Resultat an professionelle oder medikamentöse Schädlichkeiten zu denken. Ist die Ataxie das Hauptsymptom der Neuritis, so kann zumal bei
fehlenden Patellarreflexen Verwechslung mit Tabes vorkommen (Pseudotabes peripherica),
doch gestattet das Verhalten der Pupillen, der Blase und Potenz sowie die Art der
subjektiven und objektiven Gefühlsstörung fast immer eine sichere Unterscheidung.

Therapie. Einer Indicatio causalis entspricht die Elimination von Schädlichkeiten,
die als ursächliche Momente der Neuritis in Betracht kommen. So können nach dem
Grundsatz cessante causa cessat effectus, durch Alkoholentziehung, alimentäre Bekämpfung einer diabetischen Hyperglykämie, gewerbehygienische Maßnahmen (Blei,
Arsen, Phosphor usw.) bzw. Wechsel der Beschäftigung, die Symptome der Neuritis
zum Schwinden gebracht werden.

Im ersten Stadium der Erkrankung, in dem der Kranke größter Ruhe und Schonung
bedarf, ist jede Polypragmasie von Uebel. Bei Polyneuritis sowie bei schwereren
Formen der Plexuslähmung ist Bettruhe erforderlich. Die Salizylate (Aspirin, Antipyrin, Phenazetin, Pyramidon) sind brauchbare Schmerzberuhigungsmittel, ohne daß
ihnen die von manchen Autoren gerühmte spezifische Beeinflussung des neuritischen
Prozesses zugesprochen werden kann. Wo heftige Schmerzen vorhanden sind, wird
man auf das Morphium oder seine Derivate nicht verzichten können. Bei bestehender
Obstipation ist durch salinische oder pflanzliche Abführmittel, Oel- oder Wassereinläufe
für genügende Leibesöffnung zu sorgen.

Hat die Krankheit den Höhepunkt überschritten, so sind diaphoretische Maßnahmen am Platze. Dieselben bilden einen wirksamen therapeutischen Faktor und
sollten, wenn keine Kontraindikation von seiten des Herzens vorliegt, bei neuritischen
Erkrankungen prinzipiell in Anwendung kommen. Zur Anregung der Schweißsekretion

empfehlen sich am meisten die physikalischen Methoden, weniger zweckmäßig sind die Salizylpräparate. Um die Schweißsekretion in Gang zu bringen, bedient man sich eines Heißluftapparates oder transportablen elektrischen Glühlichtbades. Zweckmäßig sind auch protrahierte warme Bäder mit anschließendem Nachschwitzen. Die Wirkung der Schwitzprozeduren kann durch gleichzeitige Aufnahme heißer Getränke (Tee, Zitronenlimonade) unterstützt werden. Im allgemeinen ist es nicht ratsam, die Kranken häufiger als jeden zweiten Tag schwitzen zu lassen. Nur bei sehr gutem Kräftezustand können Schwitzprozeduren täglich vorgenommen werden.

Nach Ueberstehen des ersten Stadiums, d. h. nach Erreichung der Akme geht man zur Anwendung von Elektrizität und Massage über. Man beginnt mit der Galvanisation der Nervenstämme und geht nach einiger Zeit zu der direkten Behandlung der gelähmten Muskeln über, indem man die Muskeln durch galvanische Reize in Kontraktion zu versetzen sucht oder mit dem faradischen Strom einen kräftigen Hautreiz auf das Lähmungsgebiet ausübt. Zweckmäßig ist es, die elektrische Behandlung mit sanfter Muskelmassage zu kombinieren. Bei wiederkehrender Muskelbeweglichkeit ist aktive Gymnastik am Platze, jedoch in vorsichtiger, jede Ueberanstrengung vermeidender Weise. Bei der ataktischen Polyneuritis kann die Uebungsbehandlung Gutes leisten. Medikamentös verdient das Strychnin. nitricum, täglich 2—5 mg injiziert, einige Beachtung.

Die traumatisch bedingten peripheren Nervenlähmungen.

Das Trauma nimmt in der Aetiologie der peripheren Nervenlähmungen insofern eine Sonderstellung ein, als hier der Zusammenhang zwischen Ursache und Wirkung der Nervenschädigung ein unmittelbarerer ist, wie auch die anatomischen und physiopathologischen Tatsachen der Neuritis bei der traumatischen Nervenlähmung reiner und schärfer hervortreten. Bei der Neuritis traumatica handelt es sich entweder um eine direkte Kontinuitätstrennung des Nerven durch Hieb, Stich, Schnitt oder um die Folge einer Nervenquetschung, wie sie durch Schlag, Fraktur, Luxation, im leichteren Grade auch durch Zerrung oder Ueberdehnung des Nerven zustande kommen kann. Als eine besondere Form der Nervenschädigung ist die als Drucklähmung anzusprechende Schlaflähmung hervorzuheben. Dem Trauma analoge Verhältnisse werden durch retrahierende Narben, komprimierende Geschwülste und voluminöse Kallusbildungen geschaffen.

Ist die Kontinuität des Nerven an irgendeiner Stelle unterbrochen, so fällt das von seinem Ernährungszentrum (Spinalganglion, Vorderhornzelle) losgelöste periphere Ende der Degeneration anheim. Die mit der Neuritis parenchymatosa sich deckenden anatomischen Veränderungen bestehen in einem scholligen Zerfall der Markscheiden und Achsenzylinder (S. 91). Das Endstadium des degenerativen Prozesses bildet die Ver-

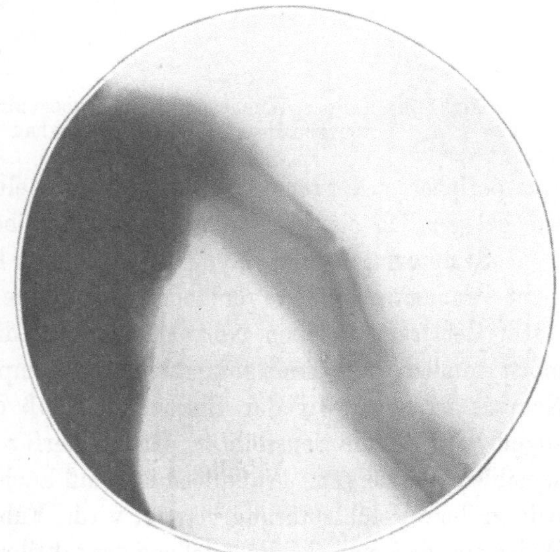

Fig. 142. Rachitische Spontanfraktur als Ursache einer Radialislähmung. Röntgen Institut Städt. Krankenhaus Moabit. Eigene Beobachtung.

flüssigung des von der gewucherten Nervenscheide zusammengehaltenen Zerfallsmaterials. Hand in Hand mit diesen anatomischen Veränderungen gehen tiefgreifende Störungen der elektrischen Muskel- und Nervenerregbarkeit. In vielen Fällen greift der Degenerationsprozeß durch Vermittelung der Nervenendplatten auf die Muskulatur selbst über. Dem Untergang der nervösen Elemente entspricht die Atrophie und lipoide Umwandlung der Muskelfibrillen.

Wo eine Regeneration möglich ist, kommt es in der bereits beschriebenen Weise zu einem Ausgleich der anatomischen Veränderungen. Der klinische Ausdruck der eingetretenen Nervenregeneration ist die Wiederkehr der elektrischen Erregbarkeit und willkürlichen Beweglichkeit des Muskels. Bemerkenswerterweise tritt die spontane Beweglichkeit meist schon in einem Stadium ein, in dem auf elektrische Reize vom Nerven aus noch keine Zuckung zu erzielen ist. Es ist demnach der durch die kortikospinale Leitung dem Muskel zufließende Reiz ein mächtigerer Erregungsfaktor als der

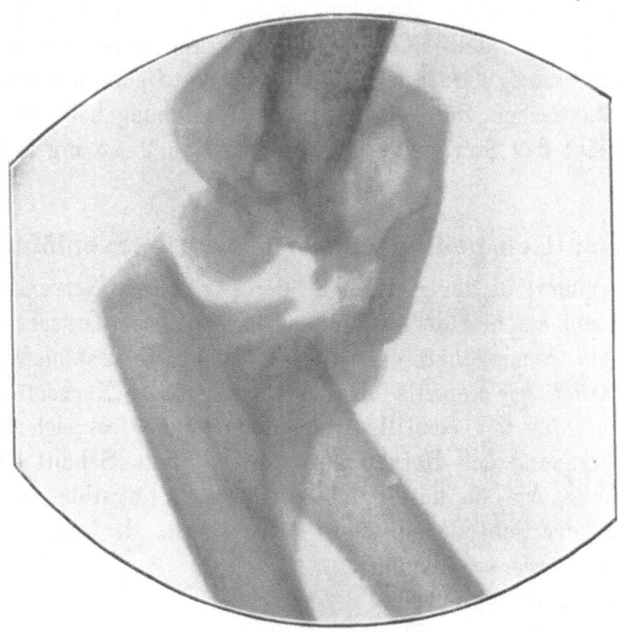

Fig. 143. Kallöse Wucherung bei Ellenbogenfraktur als Ursache einer Radialislähmung.
Röntgen Institut Städt. Krankenhaus Moabit. Eigene Beobachtung.

am peripheren Nervensystem angreifende elektrische Reiz; merkwürdigerweise finden wir gelegentlich ein umgekehrtes Verhalten bei kortikalen Extremitätenlähmungen.

Symptomatologie. Symptomatologisch herrscht zwischen den traumatischen und nicht traumatischen Nervenlähmungen völlige Uebereinstimmung, nur liegt es in der Natur der traumatischen Nervenläsion, daß die Ausfallserscheinungen entsprechend der meist totalen Querschnittsunterbrechung komplettere sind. Auch bei der traumatischen Neuritis begegnen wir der Erscheinung, daß die Motilität stärker in Mitleidenschaft gezogen wird als die Sensibilität. Grund hierfür ist die umfangreiche Anastomosierung der sensiblen Hautnerven. Auffallend ist, daß auch bei totaler Querschnittsläsion gelegentlich jede gröbere Gefühlsstörung vermißt wird. Führt man jedoch die sensible Prüfung in der Weise aus, daß man zur Feststellung der taktilen Sensibilität kleine Wattestücke verwendet, so wird man fast immer einen Ausfall der Sensibilität nachweisen können. Sensible Reizerscheinungen in Form von Schmerzen und Parästhesien sind eine fast regelmäßige

Folge der sensiblen Nervenläsion. Sie entwickeln sich namentlich bei unvollständigen Leitungsunterbrechungen. Vasomotorische und sekretorische Störungen (Zyanose, Hyperhidrosis, Anidrosis, Glossy skin, Panaritien, Mal perforant) vervollständigen das Bild der traumatischen Neuritis.

Ueber **Verlauf und Prognose** läßt sich nichts Allgemeines sagen. Die Prognose richtet sich nach der Schwere der Läsion, für die das Verhalten der elektrischen Muskel- und Nervenerregbarkeit einen im allgemeinen zuverlässigen Maßstab abgibt. Drucklähmungen rechtfertigen, insofern nicht ein der Behandlung unzugängliches Grundleiden vorliegt, eine gute Prognose und gehen meist nach 1—2 Monaten in Heilung aus. Wo der Nerv in seiner Kontinuität unterbrochen ist, nimmt die Rückbildung einen Zeitraum in Anspruch, der von mehreren Monaten bis zu 1—2 Jahren schwanken kann. Schnittverletzungen heilen nur selten spontan, da die Retraktion der Nervenstämme eine Wiederherstellung der Nervenleitung in der Regel unmöglich macht.

Therapie. Wird bei traumatischen Nervenläsionen die ärztliche Hilfe unmittelbar oder kurze Zeit nach erfolgter Nervendurchtrennung in Anspruch genommen, so ist die primäre Nervennaht indiziert, die in der Mehrzahl der Fälle ein befriedigendes Resultat ergibt. Die zur Restitution erforderliche Zeit beträgt im Durchschnitt 9 bis 12 Monate. Hat sich nach erfolgter Nervenverletzung die Weichteilswunde bereits geschlossen, so kommt die sekundäre Vereinigung der Nervenenden in Frage. Wo die Frage, ob Kontinuitätstrennung oder Nervenkompression vorliegt, nicht mit Sicherheit entschieden werden kann — und dieser Fall dürfte nicht allzu selten eintreffen — ist abwartendes Verhalten am Platze, zeigt doch die Erfahrung, daß selbst noch nach Jahren eine Wiederherstellung der Nervenfunktion auf operativem Wege möglich ist. Die Nervenimplantation bzw. Nervenpfropfung hat bisher keine überzeugenden Erfolge aufzuweisen gehabt. Vielleicht hat dieses Verfahren unter Verwertung der Stoffelschen Feststellungen eine größere Zukunft (S. 86). Bei Kalluslähmungen, die sich in der Regel einige Wochen bis Monate (seltener Jahre) nach Eintritt der Fraktur entwickeln, ist bei Versagen einer konsequent durchgeführten konservativen Behandlung die Ausschälung des in die Kallusmasse eingebetteten Nerven (Neurolyse) zu erwägen. Die chirurgischen Maßnahmen werden zweckmäßig mit Elektrotherapie und Massage kombiniert.

Zweites Kapitel.

Die multiple Neuritis (Polyneuritis).

Die Ursachen der Polyneuritis stimmen, wenn wir von den traumatischen Läsionen des peripheren Nervensystems absehen, im allgemeinen mit denen der umschriebenen Neuritis überein. Auch bei der Entstehung der generalisierten Neuritis ist das infektiös-toxische Moment von großer Bedeutung. In unseren Gegenden entsteht die Polyneuritis am häufigsten auf dem Boden des chronischen Alkoholismus, der Blei- und Arsenintoxikation, der Diphtherie sowie des Diabetes. Der Polyneuritis zugerechnet wird auch die in Japan, Neu-Süd-Wales und in manchen Tropengegenden endemische Beri-Beri. Es bleibt noch eine klinisch gut charakterisierte Gruppe von Polyneuritiden übrig, für die sich, abgesehen von gelegentlichen Erkältungen, eine Aetiologie nicht nachweisen läßt. Man spricht in diesem Falle von idiopathischer oder rheumatischer Polyneuritis.

Die idiopathische (rheumatische) Polyneuritis.

Anscheinend ohne Ursache, bisweilen im Anschluß an Erkältungen oder Durchnässungen entwickelt sich das eindrucksvolle Bild der akuten Polyneuritis. Was der Krankheit eine spezifische Note gibt und in dem, der sie einmal gesehen, eine bleibende Erinnerung zurückläßt, ist der Umstand, daß es sich meist um jüngere, kräftige Individuen handelt, die aus voller Gesundheit heraus erkranken und im Verlauf von 1—2 Tagen völlig gelähmt und hilflos werden. Wenn auch die Aetiologie des Leidens wenig erforscht ist, so spricht der akute, meist fieber-

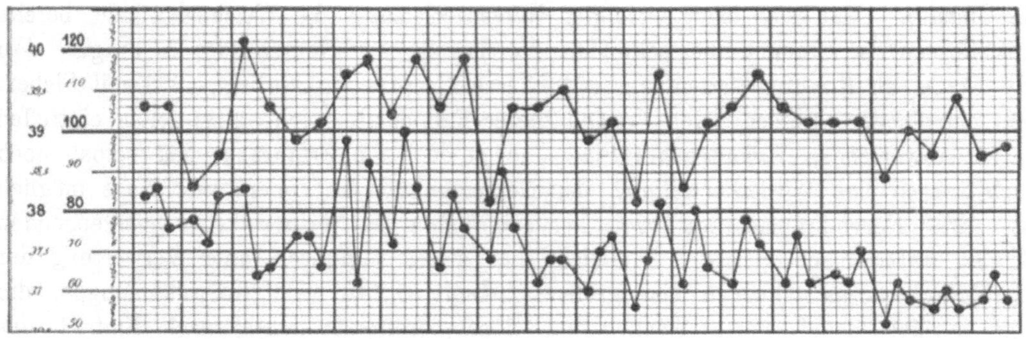

Fig. 144. Temperatur- und Pulskurve bei Polyneuritis rheumatica. Oben Puls, unten Temperatur. Eigene Beobachtung.

hafte Beginn sowie das gelegentliche Vorkommen von Milzschwellung und Albuminurie für ein infektiöses Virus.

Symptomatologie. Nur selten setzen die Lähmungserscheinungen der Polyneuritis apoplektiform ein. Meist ist der Hergang der, daß der Kranke zunächst ein von Schmerzen oder Parästhesien begleitetes Schwächegefühl in den Beinen verspürt. Ist er bei der Arbeit, so vermag er sich meist noch nach Hause zu schleppen; nach Ablauf von weiteren 12—24 Stunden ist die Parese der unteren Extremitäten in der Regel so weit vorgeschritten, daß die Lokomotion unmöglich ist. In der Mehrzahl der Fälle beteiligen sich auch die oberen Extremitäten an der Lähmung, sei es, daß der Krankheitsprozeß gleichzeitig die Beine und Arme ergreift oder, was das häufigere ist, daß die oberen Extremitäten erst in einem Stadium erkranken, in dem die Beine bereits teilweise gelähmt sind. Zur vollen Ausbildung der neuritischen Lähmung ist in der Regel ein Zeitraum von 1—3 Tagen erforderlich.

Fieber ist im Beginn der Erkrankung meist vorhanden, hohe Temperaturen und schwere Störungen des Allgemeinbefindens kommen vorwiegend den schweren Formen der Polyneuritis zu. Gastro-Intestinalsymptome, Ikterus und Milzschwellung sind ebenfalls als Zeichen einer schweren Infektion anzusehen.

In der Mehrzahl der Fälle bleibt der Krankheitsprozeß auf die Nerven der Extremitäten und des Stammes beschränkt, doch wird gelegentlich auch der eine oder andere Hirnnerv (Fazialis, Okulomotorius, Akustikus, Vagus) in das Bereich der Lähmung gezogen. In einer eigenen, einen jungen Mann betreffenden Beobachtung mit zweifelhafter Aetiologie (Nikotin?) bestand eine symmetrische Lähmung sämtlicher äußeren Augenmuskeln mit Ausnahme des Levator palpebr. sup.

Bei Befallensein der Augenmuskulatur wird, soweit es sich nicht um die seltene totale Okulomotoriuslähmung handelt, der Sphincter pupillae ausnahmslos verschont, die Pupillenreaktion bleibt demnach erhalten, während Störungen der Akkommodation nicht ungewöhnlich sind. Die Störung der Vagusinnervation macht sich besonders in der Behinderung des Schluckaktes bemerkbar. Atemstörungen bei Polyneuritis beruhen vorwiegend auf Phrenikusläsion, wenngleich die gestörte Vagusfunktion auch einen Anteil an der Störung der Respiration haben kann. Blase und Mastdarm werden von der Lähmung nur ausnahmsweise ergriffen.

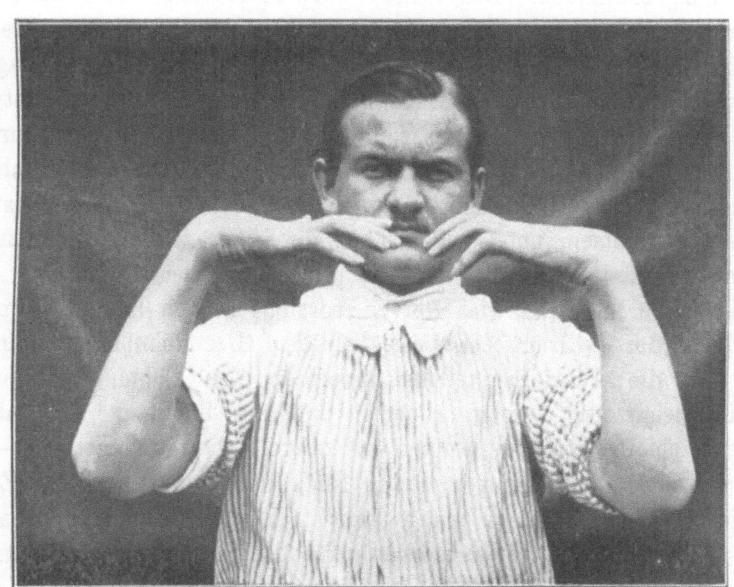

Fig. 145. Atrophie der Hand- und Fingermuskeln infolge von Polyneuritis rheumatica. Leichte Krallenhandstellung. Eigene Beobachtung.

Die polyneuritische Lähmung ist schlaff, areflektisch und degenerativ-atrophisch. In bezug auf den Ernährungszustand der gelähmten Muskeln ist zu bemerken, daß die Ausbildung der Muskelatrophie meist einen Zeitraum von mehreren Wochen in Anspruch nimmt. Mitunter wird der Volumensschwund der Muskeln durch ein gleichzeitiges interstitielles Oedem maskiert. Parallelgehend mit den motorischen Innervationsstörungen entwickeln sich Veränderungen der elektrischen Nerven- und Muskelerregbarkeit, die nur in den leichtesten Fällen gänzlich ausbleiben.

Gegenüber der das Krankheitsbild beherrschenden Schädigung des motorischen Systems tritt die Läsion der sensiblen Sphäre in den Hintergrund. Andererseits werden sensible Störungen im Verlaufe der Polyneuritis selten vermißt, wie ja auch das kombinierte Auftreten motorischer und sensibler Innervationsstörungen für das Leiden typisch und von differentialdiagnostischer Bedeutung namentlich gegenüber der Poliomyelitis ist. Sensible Reizerscheinungen in Form von Schmerzen und Parästhesien gehören vorwiegend dem ersten Stadium der Polyneuritis an. Druck und Zerrung der Nervenstämme erzeugt Schmerz. Häufig sind auch die befallenen Muskeln, namentlich die Wadenmuskeln auf Druck empfindlich. Bei den objektiven Störungen der Sensibilität handelt es sich vorwiegend um eine Beeinträchtigung der Tastempfindungen. Das Schmerzgefühl kann hierbei erhalten oder herabgesetzt sein. Mitunter findet man eine für die Neuritis charakteristische Kombination von Hypästhesie für Berührungs- und Hyperästhesie für Schmerzreize. Nicht selten leiden auch die Tiefenempfindungen. Wo bei wenig hervortretender Extremitätenlähmung die Muskelinkoordination im Vordergrund der Erscheinungen steht, kommt das als Pseudotabes peripherica bezeichnete Krankheitsbild zustande. Bemerkenswert ist, daß, wenn auch recht selten, Störungen der Sensibilität gelegentlich ganz ausbleiben können.

Verlauf und Prognose. Die Art und Weise, wie die neuritische Lähmung sich ausbildet sowie der weitere Krankheitsverlauf ist für die Polyneuritis nahezu pathognomonisch und von differentialdiagnostischer Bedeutung gegenüber anderen schlaff-atrophischen Lähmungszuständen. Das Leiden entwickelt sich akut, doch beginnen die Krankheitserscheinungen nur selten mit apoplektischer Vehemenz. Vielmehr bedarf es zur Erreichung der Akme meist eines Zeitraumes von einigen Tagen. In den protrahiert verlaufenden Fällen sieht man häufig eine schubweise Entwicklung der Lähmung. Die schweren, schnell aszendierenden Formen der Polyneuritis sind von der Landryschen Paralyse nicht zu trennen. Die Polyneuritis nimmt mitunter bereits in den ersten Tagen einen tödlichen Ausgang. Der Tod erfolgt dann meist unvermittelt und bei vollem Bewußtsein unter den Zeichen der Atem- oder Herzlähmung.

Hat der Kranke das akute Stadium glücklich überwunden, so beginnt, entsprechend der in der Substanz des Nerven vorsichgehenden Regeneration, eine langsame Wiederkehr der willkürlichen Beweglichkeit. Der Rückbildungsmodus ist dabei meist der, daß die Wiederherstellung innerhalb des Lähmungsgebietes nicht in allen Muskeln gleichzeitig erfolgt, sondern daß die Lähmung sich allmählich auf umschriebenere Gebiete (Streckmuskulatur — obere Extremität, Peronei — untere Extremität) zurückzieht. Die zur kompletten Rückbildung erforderliche Zeit schwankt zwischen einigen Wochen bis zu einem Jahre. Ein wenn auch nicht absolut zuverlässiger, so doch sehr wertvoller Indikator für die Schwere der Nervenläsion ist die Reaktion der Muskeln und Nerven auf elektrische Reize. Bei Vorhandensein kompletter Entartungsreaktion ist die Wiederherstellung im allgemeinen nicht vor 4 bis 6 Monaten zu erwarten. Ausnahmsweise sieht man jedoch, daß schwere, von Entartungsreaktion begleitete Lähmungen in einigen Wochen zur Heilung gelangen (eigene Beobachtung bei posttyphöser Polyneuritis). Als Regel ist zu betrachten, daß die Reflexe später als die willkürliche Beweglichkeit zurückkehren. Nur selten geht die akute Polyneuritis in eine chronische unheilbare Form über.

Die Prognose der akuten Polyneuritis muß sowohl quoad restitutionem als quoad vitam als relativ günstig bezeichnet werden. In den ersten Krankheitstagen, solange die Lähmung ihren Höhepunkt noch nicht erreicht hat, tut der Arzt gut, mit der definitiven Prognose zurückhaltend zu sein. Auf keinen Fall darf man sich durch den guten Eindruck der Patienten und die Geringfügigkeit der geklagten Beschwerden verleiten lassen, das Leiden für harmlos anzusehen, da alarmierende Symptome auch bei leichteren Erkrankungen plötzlich auftreten können. Atemstörungen sind ein gefürchtetes, häufig letales Zeichen. Ernst sind wegen der Gefahr der sekundären Pneumonie auch Schlucklähmungen zu beurteilen.

Diagnose. Die Diagnose der akuten Polyneuritis gehört zu den leichteren Aufgaben der Neurologie. Durch den akuten Beginn sowie die von sensiblen Reiz- und Ausfallserscheinungen begleitete, in 1—2 Tagen zur Höhe sich entwickelnde Lähmung ist das Leiden hinreichend charakterisiert. Praktisch kommt für die Differentialdiagnose eigentlich nur die Poliomyelitis in Betracht. Die Abgrenzung der Poliomyelitis von der Polyneuritis wird dadurch erschwert, daß neueren epidemiologischen Erfahrungen zufolge zwischen den beiden Erkrankungen weitgehende, früher nicht genügend gewürdigte Uebereinstimmungen vorkommen, ja selbst Mischformen beider Zustände existieren. Des ungeachtet wird man unter Berücksichtigung aller für die Differentialdiagnose in Frage kommenden Tatsachen meist in der Lage sein, sich für die eine oder andere Möglichkeit zu entscheiden. Bemerkenswert ist auch, daß die polyneuritische Form der Poliomyelitis fast nur im Zusammenhange mit Epidemien beobachtet wird.

Folgende Tabelle gibt eine Uebersicht der für die Differentialdiagnose Polyneuritis—Poliomyelitis wichtigsten Merkmale.

Polyneuritis.	Poliomyelitis.
1. Im Kindesalter, abgesehen von Diphtherie, selten.	Bevorzugung des kindlichen Alters.
2. Akuter Beginn. Zeitraum von 1 bis 2 Tagen bis zur völligen Ausbildung der Lähmung.	Beginn akut, rasche, häufig apoplektiforme Entwicklung der Lähmung.
3. Fieber remittierend, meist über eine Anzahl von Tagen sich erstreckend.	Fieber meist nur in den ersten Krankheitstagen.
4. Schmerzen, Parästhesien und objektive Gefühlsstörungen fehlen nur selten. Muskeln und Nerven auf Druck schmerzhaft.	Zuweilen initialer Kreuz- oder Rückenschmerz, objektive Gefühlsstörungen fehlen. Mitunter geringe Druckschmerzhaftigkeit der Muskeln.
5. Muskelödeme häufig.	Muskelödeme selten.
6. Ausgang in Heilung.	Komplette Heilung sehr selten, meist Defektheilung.

Therapie. Während des ersten Krankheitsstadiums soll sich die Behandlung auf eine zweckmäßige Ernährung und Pflege beschränken. Der Kranke bedarf während der ersten Krankheitswoche größter Ruhe und Schonung. Bei der meist beträchtlichen Dauer des Leidens ist der Entstehung von Dekubitus entgegenzuwirken, wenngleich die Gefahr des Druckbrandes bei neuritischen Prozessen weniger groß ist als wie bei spinalen Erkrankungen. Zur Entlastung des Bettdruckes empfiehlt sich die Anwendung eines Drahtbügels. Schmerzen werden zunächst mit Antipyreticis bekämpft, wo diese versagen, muß man zum Morphium greifen. Gegen die recht häufige Verstopfung geht man am besten mit Rhabarber, Senna, Rizinus oder Einläufen vor. Bei Schlucklähmung ist die Sondenernährung indiziert. Im übrigen ist alle Polypragmasie zu vermeiden, also im Beginn keine Massage, keine Bäder, keine Elektrizität!

Hat die Krankheit ihren Höhepunkt überschritten, so ist, falls Allgemeinbefinden und Herzkraft keine Kontraindikation bilden, von der Diaphorese ausgiebig Gebrauch zu machen. Im übrigen ist nach den auf S. 94 entwickelten Grundsätzen zu verfahren. Zur Nachbehandlung ist der Besuch eines Thermalbades (Wildbad, Wiesbaden, Oeynhausen, Teplitz) empfehlenswert.

Die diphtherische Polyneuritis.

Die Diphtherie ist als häufigste Ursache der Polyneuritis anzusehen. Da in etwa ¹/₅ aller Diphtheriefälle eine Beteiligung des peripheren Nervensystems nachweisbar ist, ist es erklärlich, daß die Diphtherie ein erhebliches Kontingent der Polyneuritiden bildet. Was die Wirkungen der Diphtherie auf das periphere Nervensystem anbetrifft, so können wir zwischen einer frühzeitigen, meist lokalen und einer späteren, meist generalisierten Form der diphtherischen Neuritis unterscheiden, doch ist zu bemerken, daß beide Formen sich nicht immer scharf abgrenzen lassen.

Symptomatologie. Die diphtherische Frühlähmung, die für gewöhnlich 8—14 Tage nach Ablauf der Rachenaffektion auftritt, in besonders schweren Fällen sich jedoch bereits in den ersten Tagen der Diphtherie zeigen kann, bleibt in vielen Fällen auf die Gaumen- und Schluckmuskulatur beschränkt. Die Patienten, meist handelt es sich um Kinder, fallen durch eine gaumige, kloßige Sprache auf. Die Untersuchung des Rachens ergibt, daß das Gaumensegel nicht gehoben wird. Der Rachenreflex ist meist erloschen, der Schluckakt behindert oder ganz aufgehoben. Häufig verschlucken sich auch die Kranken, wobei die regurgitierende Flüssigkeit unter Hustenstößen zur Nase herausbefördert wird. Die Neigung der diphtherischen Neuritis, sich über einen größeren Abschnitt des peripheren Nervensystems auszudehnen, kommt darin zum Ausdruck, daß bei der lokalisierten Form nicht so selten ein Fehlen der Patellarreflexe zu konstatieren ist.

Die diphtherische Polyneuritis, die für gewöhnlich einige Wochen nach Abklingen der Rachenerscheinungen auftritt, beginnt wie die umschriebene Form des Leidens meist mit einer Lähmung der Gaumen- und Schluckmuskulatur. Der Uebergang der lokalisierten zur generalisierten Neuritis gibt sich häufig in dem Ergriffensein der Augenmuskeln zu erkennen. Die Klagen der Patienten beziehen sich hierbei auf verschwommenes Sehen in der Nähe und Auftreten von Doppelbildern. Bei der Untersuchung findet man für gewöhnlich eine Akkommodationsparese und eine teilweise Insuffizienz der äußeren Augenmuskeln mit Bevorzugung des Rectus externus (Abduzens). Die Pupillenreaktion bleibt, abgesehen von der seltenen Totallähmung des Okulomotorius, erhalten. Zuweilen wird auch der Larynx in den Bereich der Lähmung gezogen. Extremitätenlähmungen vervollständigen das Bild der diphtherischen Polyneuritis. In bezug auf die Schwere der Extremitätenschädigung begegnet man großen Verschiedenheiten. Während in manchen Fällen allein die Aufhebung des Kniesehnenreflexes auf eine Beteiligung der Extremitätennerven hinweist, ist in anderen Fällen eine komplette Lähmung der unteren bzw. aller vier Extremitäten vorhanden. Parästhesien und Schmerzen spielen bei der diphtherischen Neuritis keine besondere Rolle. Objektive Störungen der Sensibilität sind bei genauerer Untersuchung fast immer nachweisbar und betreffen mit Vorliebe die distalen Enden der Extremitäten. Wie bei anderen Polyneuritiden kommt mitunter ein auf Verlust der Tiefenempfindungen beruhendes, tabiformes Krankheitsbild (Pseudotabes peripherica) zustande.

Ungewöhnlich ist eine Läsion im Gebiete des Trigeminus, Fazialis oder Hypoglossus.

Verlauf und Prognose. Die diphtherische Polyneuritis entwickelt sich meist in Schüben und erreicht ihren Höhepunkt für gewöhnlich erst im Verlaufe einiger Wochen. Demgemäß sind die Störungen an den Gaumen-, Rachen- und Augenmuskeln bei Eintritt der Extremitätenparesen in einer Anzahl der Fälle bereits zur Rückbildung gelangt. Ein bestimmtes Verhältnis zwischen Schwere der diphtherischen Infektion und Neigung zu Neuritis scheint nicht zu bestehen, dagegen ist es eine Erfahrungstatsache, daß manche Diphtherieepidemien durch häufiges Vorkommen nervöser Komplikationen ausgezeichnet sind. Der allgemeinen Auffassung zufolge hat die Serumbehandlung der Diphtherie keinen Einfluß auf die Häufigkeit der Diphtherieneuritis. Die Prognose der diphtherischen Neuritis muß als günstig bezeichnet werden. Nur ein kleinerer Teil der Kranken geht an Herzparalyse, Atemlähmung oder Schluckpneumonie zugrunde.

Zur **Diagnose** ist der Nachweis einer vorangegangenen diphtherischen Infektion erforderlich, doch wird man im kindlichen Alter auch ohne diesen Nachweis allein aus den klinischen Symptomen die diphtherische Polyneuritis mit einiger Sicherheit diagnostizieren können. Die Behandlung folgt den bei anderen Polyneuritiden üblichen Grundsätzen (S. 94). Gerühmt wird von einigen Autoren die Reinjektion des Diphtherieserums, das auf den Rückgang der Lähmungen mitunter einen recht günstigen Einfluß gehabt hat.

Die Polyneuritis alcoholica.

Die neurotoxische Wirkung des Alkohols kommt darin zum Ausdruck, daß 80 pCt. der toxisch bedingten Nervenlähmungen dem Alkohol ihre Entstehung verdanken. Was die prozentuale Beteiligung der Geschlechter anbetrifft, so stellen, entsprechend dem größeren Alkoholkonsum der Männer, diese das Hauptkontingent der Krankheitsfälle, wenn auch Frauen der Alkohollähmung gegenüber eine erhöhte Disposition aufweisen. Kombinierte Schädlichkeiten spielen bei der Entstehung der Alkoholneuritis eine noch größere Rolle als bei anderen Neuritiden. So schließen sich Alkohollähmungen nicht selten an Erkältungen, Infektionen oder Traumen an. In einer Anzahl der Fälle leitet das Delirium tremens zur Polyneuritis alcoholica über.

Symptomatologie. Da die Polyneuritis auf alkoholischer Grundlage symptomatologisch im wesentlichen mit der akuten idiopathischen Polyneuritis übereinstimmt, mag es genügen, unter Verweisung auf den Anfang dieses Kapitels die Besonderheiten der Polyneuritis alcoholica hervorzuheben. Nach einem akuten oder subakuten Beginn, der weniger regelmäßig als wie bei der idiopathischen Form des Leidens von Fieber begleitet ist, kommt es zu einer schlaffen Lähmung der Beine mit besonderer Bevorzugung des Quadrizeps und der Peronei. Schmerzen und Parästhesien sind meist vorhanden. Ein recht charakteristisches Symptom ist die Hauthyperästhesie sowie die Druckschmerzhaftigkeit der Muskulatur, namentlich pflegt Druck in der Wadengegend einen lebhaften Schmerz auszulösen. Spontane schmerzhafte Wadenkrämpfe gehören ebenfalls zum Bilde der Polyneuritis alcoholica. Die motorischen Lähmungen sind entweder ganz auf die unteren Extremitäten beschränkt oder gehen, wenn auch weit seltener und in geringerer Intensität, auch auf die Arme über. Bei der Lähmung der oberen Extremitäten wird das Radialisgebiet besonders in Mitleidenschaft gezogen. Auffallend ist hierbei das gelegentliche Verschontbleiben des einen oder anderen vom N. radialis innervierten Muskels, z. B. des Supinator longus.

Das Hirnnervengebiet bleibt in der Mehrzahl der Fälle frei, doch ist eine Beteiligung der Augenmuskelnerven nicht ganz selten zu konstatieren. Zu berücksichtigen ist hierbei jedoch, daß die Augenmuskelparesen der Alkoholisten in vielen Fällen auf einer Schädigung der Hirnnervenkerne beruhen. Das Vorkommen von reflektorischer Pupillenstarre auf dem Boden des chronischen Alkoholismus ist ein zwar seltener, aber einwandsfreier Befund. Geringes Interesse haben die zuweilen im Gebiete des V., VII., VIII., X. Hirnnerven nachgewiesenen Störungen. Psychische Störungen werden in einem nicht kleinen Prozentsatz der alkoholischen Nervenlähmungen angetroffen. Eine vorwiegend auf dem Boden des chronischen Alkoholismus vorkommende psychische Alteration ist die allgemeine Desorientiertheit, die in Verbindung mit Gedächtnisstörungen, Erinnerungstäuschungen, Illusionen und Halluzinationen den sog. Korsakowschen Komplex bildet.

Die **Prognose** der Alkoholneuritis ist, abgesehen von den seltenen, nach Art der Landryschen Paralyse unter hohem Fieber letal endenden Fällen, eine relativ günstige. Heilungen, wenn auch zuweilen mit bleibenden Defekten, sind als Regel anzusehen. Bemerkenswert ist die Neigung zu Rezidiven.

Die **Diagnose** ist fast immer ohne Schwierigkeiten möglich. Wo Potus geleugnet wird, ist auf andere Zeichen der chronischen Alkoholintoxikation wie Gastritis, Vomitus matutinus, Herzhypertrophie, Lebervergrößerung und Alkoholtremor zu achten. — Therapie s. S. 94.

Die Bleineuritis.

Die durch chronische Bleiintoxikation bedingte Neuritis ist gegenüber den bisher betrachteten peripheren Nervenerkrankungen durch einen protrahiertereren Verlauf ausgezeichnet. Zudem pflegt die Bleineuritis in bezug auf die Ausbreitung der Lähmung ein elektiveres Verhalten zu zeigen. Bei dem erhöhten Interesse, das die öffentliche Gesundheitspflege heute den gewerblichen Vergiftungen entgegenbringt, ist die Zahl der Bleilähmungen in stetem Abnehmen begriffen. Gefährdet sind vor allem Schriftsetzer, Maler, Lackierer, Rohrleger, Feilenhauer und Arbeiter in Akkumulatorenwerken. Weit seltener führt der Genuß bleihaltigen Wassers oder der Gebrauch bleihaltiger Schminken zur Bleivergiftung.

Symptomatologie. Nur ausnahmsweise ist die Neuritis die erste Manifestation der Bleivergiftung. In der Regel gehen andere Zeichen des Saturnismus wie Koliken, kardio-vaskuläre Erscheinungen, Kopfschmerzen oder Arthralgien dem Ausbruch der Bleineuritis voraus. Die Hautfarbe der Patienten ist meist blaß. In vielen Fällen ist am Zahnfleisch ein charakteristischer Bleisaum nachweisbar. Die Bleilähmung entwickelt sich in langsamer Progression und erreicht ihren Höhepunkt im Verlauf von einigen Wochen bis Monaten. Ungewöhnlich ist der akute Beginn oder die generalisierte Ausbreitung der Lähmung.

Im Gegensatz zur Alkoholneuritis werden bei der Bleilähmung vorwiegend oder ausschließlich die oberen Extremitäten befallen. Eine Prädilektionsstelle ist das Gebiet des N. radialis. Der erste Muskel, der für gewöhnlich der Lähmung anheimfällt, ist der Extensor digitorum communis. Es folgen die Extensoren der Hand. Die elektive neurotoxische Wirkung des Bleies kommt darin zum Ausdruck, daß ein Teil des vom Radialnerv versorgten Gebietes, so der Supinator longus oder Trizeps, häufig von der Lähmung verschont bleibt. Im übrigen beschränken sich die Paresen nicht immer auf die Streckmuskulatur des Armes. Sehen wir doch, wenn auch in einer Minderzahl der Fälle, daß die Lähmung auf die kleinen Handmuskeln, die Unterarmbeuger oder Schultermuskeln übergreift, bzw. sich in ihnen primär lokalisiert. Ausnahmsweise werden auch die unteren Extremitäten von der Lähmung befallen.

Die Muskellähmungen sind bei der Bleineuritis durch besondere Schwere ausgezeichnet. Die Atrophien sind fast immer stark entwickelt und es besteht in den meisten Fällen komplette elektrische Entartungsreaktion. Im Gegensatz zu der schweren Schädigung der motorischen Sphäre steht die geringe Beteiligung der Sensibilität. Anästhesien, Schmerzen und Parästhesien fehlen ganz oder treten nur wenig hervor.

Die **Prognose** der Bleineuritis ist quoad vitam gut, insofern nicht durch die Bleivergiftung als solche bzw. durch Komplikationen von seiten innerer Organe das Leben bedroht ist. Wo die Lähmungen längere Zeit bestehen oder häufig rezidivieren, ist im allgemeinen auf Besserung nicht zu rechnen, während Frühfälle bei rationeller Therapie der Heilung zugeführt werden können.

Zur **Diagnose** der Bleineuritis gehört der Nachweis des ursächlichen Momentes. Wo die Patienten den Arzt nicht selbst auf die Möglichkeit einer Bleiintoxikation hinweisen, ist dem Berufsleben der Erkrankten Aufmerksamkeit zu schenken. Anhaltspunkte für den Charakter der Neuritis ergeben sich ferner aus dem Nachweis anderer Zeichen von Bleiintoxikation (Bleisaum, Anämie, spastische Obstipation, Koliken, Arthralgien, Blutdrucksteigerung, Bleiniere, Bleigicht). Im Zweifelfalle ist auf die Lokalisation der Lähmung sowie auf die geringe Beteiligung der Sensibilität Wert zu legen.

Die **Therapie** ist in erster Linie eine kausale, d. h. es muß durch Aenderung der Beschäftigung eine weitere Aufnahme des Giftes verhütet werden, im übrigen ist auf die bei Neuritiden anderen Ursprungs in Anwendung kommenden Behandlungsmethoden zu verweisen S. 94.

Die Arsenneuritis.

Die Arsenneuritis ist meist Folge einer akuten, seltener chronischen Arsenvergiftung. Die Aufnahme des Arsens erfolgt entweder per os oder auf dem Inhalationswege (Nahrungsmittel, Trinkwasser, Tapeten, präparierte Felle, Medikamente).

Den Erscheinungen am Nervensystem gehen meist andere Zeichen der Arsenintoxikation, namentlich die charakteristischen Diarrhoen, Tage bis Wochen voraus. Die Arsenlähmung zeigt den Typus der Polyneuritis. Sie beginnt in den Beinen und ergreift nach einiger Zeit in den meisten Fällen auch die oberen Extremitäten. Im Gegensatz zur Bleineuritis pflegen subjektive und objektive Störungen der Sensibilität bei der Arsenlähmung selten zu fehlen. Zu dem Bilde der Arsenneuritis gehören trophische Störungen der Haut in Gestalt von Oedemen, Herpesausschlägen, Erythemen und abnormen Pigmentierungen (Arsenmelanie). Die Prognose des Leidens ist nicht ungünstig, Heilungen, wenn auch meist mit Defekten, sind als Regel anzusehen.

Andere toxische und autotoxische Polyneuritiden. Die übrigen auf toxischer Grundlage entstehenden Polyneuritiden (Kohlenoxyd, Schwefelkohlenstoff, Nitrobenzol, Kreosot, Sulfonal, Trional, Quecksilber, Kupfer) stimmen symptomatologisch so weit mit den bisher betrachteten Formen der Polyneuritis überein, daß sich, zumal bei der Seltenheit ihres Vorkommens, eine spezielle Beschreibung erübrigt.

Unter den autotoxischen Polyneuritiden kommt der Neuritis diabetica eine gewisse Bedeutung zu. Die Beschwerden der an diabetischer Neuritis leidenden Kranken sind für gewöhnlich gering und beziehen sich meist auf Schmerzen oder Parästhesien, während die motorischem Insuffizienz weniger hervortritt als bei den anderen Formen der Neuritis. Ein recht häufiger Befund ist das Erloschensein der Patellarreflexe, das oft das einzige objektive Zeichen der diabetischen Nervenerkrankung bildet. Gelegentlich finden sich auch degenerative Lähmungen, die dann vorwiegend das Gebiet des Obturatorius, Kruralis und Peroneus betreffen. Selten sind die oberen Extremitäten beteiligt. Der Verlauf ist protrahiert, die Prognose bei nicht zu schwerer Grunderkrankung relativ gut.

Anhang.

Die Landrysche Paralyse.

Als Landrysche Paralyse bezeichnet man eine unter dem Bilde der perakuten, aszendierenden Polyneuritis verlaufende Erkrankung mit meist tödlichem Ausgange. Es handelt sich um ein ziemlich seltenes Leiden, über dessen Pathogenese und anatomische Grundlage ein abschließendes Urteil einstweilen nicht möglich ist. Ja es erscheint überhaupt zweifelhaft, ob die Landrysche Paralyse sich als selbständiges Leiden wird behaupten können und nicht in die Polyneuritis einerseits, in die Poliomyelitis andererseits aufgehen wird.

Die Landrysche Paralyse kann sich wie die Polyneuritis an akute Infektionskrankheiten (Typhus, Pneumonie, Diphtherie, Milzbrand, Sepsis, Influenza) anschließen oder auch spontan auftreten. In zwei Fällen eigener Beobachtung entwickelte sich die Landrysche Paralyse im floriden Stadium der Gonorrhoe. Die bei der Landryschen Paralyse erhobenen Befunde sind wenig einheitlich. Mikroorganismen wie Strepto- und Staphylokokken, Pneumokokken, Typhusbazillen sind im Hirn und Rückenmark mehrfach nachgewiesen und als Erreger des Leidens in Anspruch genommen worden. Die pathologisch-anatomischen Befunde bestehen teils in disseminierten Entzündungen und Blutungen des Rückenmarks und der Medulla oblongata, teils handelt es sich um frische neuritische Prozesse. Nicht so selten ist jedoch das Sektionsresultat völlig negativ. In den angeführten beiden Beobachtungen von postgonorrhoischer Paralyse ergab die Sektion in dem einen Falle multiple Hämorrhagien in die Vorderhörner des Hals- und Brustmarks, während in dem anderen Falle trotz genauer Untersuchung anatomische Veränderungen nicht nachgewiesen werden konnten.

Die Lähmungen entwickeln sich bei der Landryschen Paralyse fast immer zuerst an den Beinen, um nach einigen Stunden bis Tagen auf die Arme überzugehen. Sehr selten begegnet man einem deszendierenden Lähmungstypus. Mitunter geht ein fieberhaftes Prodromalstadium dem Ausbruch des Leidens voraus. Die Lähmungen zeigen einen schlaffen Charakter, die Reflexe sind erloschen, doch ist die elektrische Erregbarkeit weniger schwer geschädigt als bei den peripheren Nervenlähmungen. Subjektive und objektive Gefühlsstörungen fehlen oder treten wenig hervor. Ein ominöses Zeichen ist das Eintreten von Respirationsstörungen. Unregelmäßigkeiten der Atmung, beschleunigtes, oberflächliches Luftholen und Erschwerung der Expektoration weisen auf eine Beteiligung des Phrenikus und Vagus hin. Schluckstörungen, Fazialis- und Augenmuskelparesen vervollständigen das Bild der Landryschen Paralyse. Die Funktion der Sphinkteren bleibt fast immer erhalten. Der Tod erfolgt meist plötzlich, in der Regel bei klarem Bewußtsein.

In einem Teil der Fälle verläuft die Landrysche Paralyse mit Fieber. Als besonders schwer sind die mit hohen Temperaturen und septischen Erscheinungen einhergehenden Formen anzusehen. Der Exitus kann schon am ersten oder zweiten Krankheitstage erfolgen, meist zieht sich jedoch das Leiden über 1—2 Wochen hin. Die Landrysche Paralyse verläuft in der Mehrzahl der Fälle tödlich, andererseits sind Heilungen auch bei den schweren Verlaufsformen möglich. Die Behandlung deckt sich mit der der akuten Polyneuritis (S. 94).

Drittes Kapitel.

Die Lähmung einzelner Hirn- und Rückenmarks-nerven (Mononeuritis).

Die peripherischen Lähmungen der Hirnnerven.

N. olfactorius und N. opticus S. 49.

Die Lähmung der Augenmuskelnerven.

Den peripherischen Augenmuskellähmungen liegen krankhafte Prozesse zu Grunde, welche die Augennerven innerhalb des Cavum cranii oder in ihrem intraorbitalen Verlaufe in Mitleidenschaft ziehen. Die große Bedeutung der Augenmuskellähmungen für die Neuropathologie liegt in dem Umstande, daß dieselben eine geringe nosologische Selbständigkeit haben und in der Mehrzahl der Fälle auf ein konstitutionelles Nervenleiden hinweisen.

Am häufigsten kommt die Augenmuskelparese durch Uebergreifen basaler Geschwulst- oder Entzündungsprozesse auf die an der Schädelbasis entlangziehenden Nerven zustande. Vor allem ist es die Syphilis, die durch Bildung eines proliferierenden, die Augennerven einbettenden Granulationsgewebes Störungen am Bewegungsapparat des Auges verursacht. Die seit Verwendung des Salvarsans in einer Anzahl von Fällen zur Beobachtung gekommenen, als Neurorezidiv gedeuteten Lähmungen der Augenmuskeln werden von Ehrlich auf eine Schädigung der Nervenfasern infolge ungenügender Spirochätenabtötung zurückgeführt. Auf infektiöser Basis kommen Augenmuskelparesen am häufigsten bei der Diphtherie, weit seltener bei Typhus, Polyarthritis rheumatica (eigene Beobachtung) oder anderen Infektionskrankheiten vor. Toxische Augenmuskelparesen, für die wenigstens teilweise ein peripherer Ursprung in Anspruch genommen werden kann, finden sich besonders beim chronischen Alkoholismus sowie beim Botulismus. Die im Anschluß an die Kokainisation bzw. Stovainisation des Rückenmarks auftretenden Augenmuskelparesen, von denen ich im Anfange der Lumbalanästhesie zwei Beispiele zu sehen Gelegenheit hatte, haben mit der besseren Ausbildung dieser Methode fast ganz aufgehört. Traumen, die das Auge direkt treffen oder zu Fraktur der Schädelbasis führen, kommen als weitere Ursachen der peripheren Augenmuskellähmung in Betracht.

Es bleibt eine Gruppe von Krankheitsfällen übrig, für die, abgesehen von gelegentlichen Erkältungseinflüssen, kein ursächliches Moment nach-

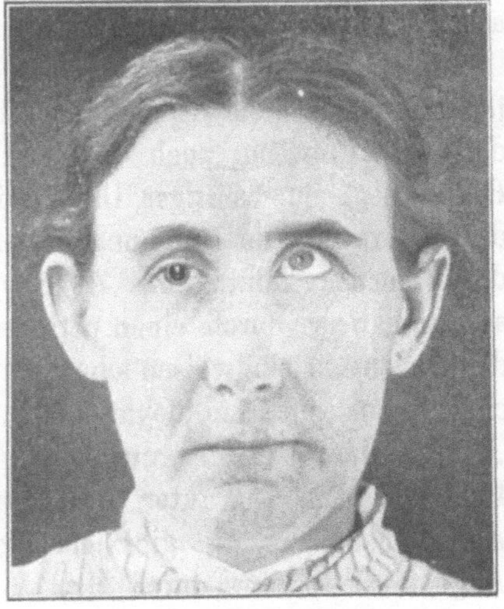

Fig. 146. Okulomotoriuslähmung. Ptosis, Mydriasis, mangelnde Aufwärtsbewegung und seitliche Deviation des Bulbus beim Blick nach oben. Eigene Beobachtung.

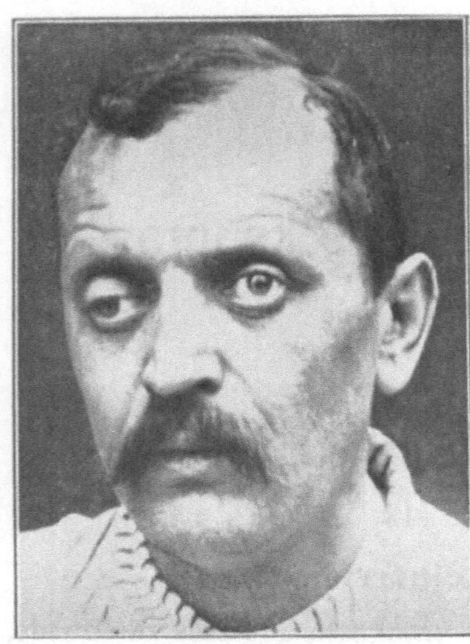

Fig. 147. Multiple Augenmuskellähmung
bei Tabes. Bemerkenswert ist die Anspannung der Stirnmuskulatur, durch
welche die Ptosis bis zu einem gewissen Grade ausgeglichen wird.
Eigene Beobachtung.

gewiesen werden kann. Faute de mieux spricht man in diesen Fällen von rheumatischer Augenmuskellähmung. — Die im Frühstadium der multiplen Sklerose und Tabes dorsalis auftretenden, meist flüchtigen Lähmungen hängen wahrscheinlich mit einer Läsion des Kerngebietes zusammen.

Symptomatologie. Die Funktionsbeeinträchtigung der Augenmuskeln führt zu subjektiven und objektiven Störungen. Die objektiven Zeichen der Augenmuskellähmung bestehen in einer Veränderung der Augenstellung sowie in einer Beschränkung der Blickrichtung. Vergegenwärtigen wir uns, daß der Okulomotorius sämtliche Augenmuskeln mit Ausnahme des Obliquus superior (N. trochlearis, zieht das Auge nach unten und außen) und Rectus externus (N. abducens, zieht das Auge nach außen) versorgt und berücksichtigen wir, daß für die Ablenkung des Bulbus das Ueberwiegen der funktionstüchtigen Muskeln über die gelähmten Antagonisten maßgebend ist, so erlangen wir eine Vorstellung von der Stellungsveränderung des Auges bei den einzelnen Augenmuskellähmungen. Das Auge steht bei Abduzensparese in Konvergenzstellung, die Blickrichtung ist nach außen beschränkt. Die selten isoliert vorkommende Trochlearislähmung bewirkt eine geringe Ablenkung des Bulbus nach innen, während die Blickrichtung namentlich nach unten beschränkt ist. Bei totaler Okulomotoriuslähmung hat das Auge die Stellung, die der vereinten Zugwirkung des Abduzens und Trochlearis entspricht, d. h. der Bulbus weicht nach unten und außen ab, gleichzeitig besteht Ptosis, Mydriasis, Pupillenstarre und Akkommodationslähmung (Fig. 146).

Die subjektiven Zeichen der Augenmuskelparese bestehen, soweit das gelähmte Auge nicht durch komplette Ptosis vom Sehakt ausgeschaltet ist, in Doppelbildern, die, wie auf S. 51 auseinandergesetzt ist, in die Funktionsrichtung des gelähmten Muskels fallen.

Häufiger als die komplette ist die inkomplette Okulomotoriuslähmung, wobei jedoch zu beachten ist, daß auch bei der partiellen Lähmung in der Regel alle Zweige des Nerven, wenn auch in verschiedenem Grade, von der Lähmung betroffen sind. Hierin liegt ein wichtiger Unterschied gegenüber den Kernlähmungen, die in bezug auf die Ausbreitung der Lähmung ein elektiveres Verhalten zeigen. Eine isolierte Lähmung der Binnenmuskulatur des Auges (Pupillarmuskel, Ziliarmuskel) ist beispielsweise nur ausnahmsweise durch einen peripher neuritischen Prozeß bedingt. Doppelseitige Paresen der Augenmuskeln weisen ebenfalls auf einen zentralen Sitz der Lähmung hin, s. auch chronische Ophthalmoplegie.

Verlauf und Prognose der peripheren Augenmuskelerkrankungen hängen in erster Linie von dem Charakter des Grundleidens ab. Die rheumatische und postinfektiöse Augenmuskellähmung gibt eine gute Prognose. Ebenso wird auch die spezifische Augenmuskelparese durch Hg, JK, event. Salvarsan günstig beeinflußt. Eine seltene Form der Okulomotoriuslähmung ist die periodische oder rezidivierende Lähmung des III. Hirnnerven. Es handelt sich um eine in Abständen von Tagen bis Wochen auftretende, nicht selten mit Kopfschmerz und Erbrechen einhergehende Lähmung, die in der Regel das gesamte Innervationsgebiet des Okulomotorius betrifft und in nahen Beziehungen zur Migräne steht.

Therapie. Mit Rücksicht auf die Häufigkeit der luetischen Aetiologie ist in allen ätiologisch nicht geklärten Fällen die Einleitung einer spezifischen Behandlung geboten. Bei der rheumatischen Augenmuskellähmung sind Schwitzkuren empfehlenswert. Will man gegen die Lähmung elektrotherapeutisch vorgehen, so verwendet man schwache galvanische Ströme (1—2 M.A.) und setzt die Kathode auf das geschlossene Auge. Störende Doppelbilder werden durch undurchlässige Brillengläser beseitigt oder durch Prismen zur Verschmelzung gebracht. Als letztes Korrektionsmittel kommt die Tenotomie des kontrahierten Antagonisten in Betracht.

Die Trigeminuslähmung.

Noch seltener, als es bei den Augennerven der Fall ist, wird der N. trigeminus primär von einer krankhaften Störung betroffen. Ihren Ursprung nimmt die Trigeminuslähmung meist von Entzündungs- oder Geschwulstprozessen der Hirnhäute oder der Schädelknochen, seltener wird der V. Hirnnerv durch eine vom Hirn selbst ausgehende Neubildung in Mitleidenschaft gezogen. Die Schädigung des Trigeminus kann hierbei eine direkte Folge des Druckes sein oder wie bei den Neubildungen der hinteren Schädelgrube auf Fernwirkung beruhen. Traumen, die zu Zertrümmerung der Orbita oder zu Schädelbasisbruch führen, sind weitere Ursachen der Trigeminusläsion. Sehr selten ist die primäre Neuritis des V. Hirnnerven.

Symptomatologie. Der Trigeminus ist ein im wesentlichen sensibler Nerv, motorische Fasern sind allein dem III. Aste beigemischt. Der N. trigeminus ist der sensible Kopf- und Gesichtsnerv. Nach oben reicht das Innervationsgebiet des V. Hirnnerven etwa bis zum Scheitel, während die untere Grenze annähernd durch den unteren Kieferrand gebildet wird, außerdem versorgt der Trigeminus die Conjunctiva bulbi, die Nasen-, Mund- und Wangenschleimhaut sowie die Zunge (s. Fig. 57). Für die beiden vorderen Zungendrittel ist der Trigeminus der spezifische Sinnesnerv. Der motorische Anteil des Trigeminus dient im wesentlichen der Innervation der Kaumuskeln (M. temporalis, M. masseter, Mm. pterygoidei).

Bei totaler Trigeminusläsion besteht Anästhesie im Innervationsbereich der drei Trigeminusäste, es ist also außer der Gesichts- und Kopfhaut auch die Bindehaut, Hornhaut, Nasen-, Lippen-, Zungen-, Mund- und Wangenschleimhaut gefühllos. Gleichzeitig bleibt der reflektorische Lidschluß bei Berührung der Konjunktiva und Kornea aus. Der Geschmack ist in den beiden vorderen Dritteln der Zunge aufgehoben. Bemerkenswert ist, daß das Erlöschen des Konjunktival- und Kornealreflexes den übrigen Zeichen der Trigeminuslähmung vorausgehen kann (Tumoren der hinteren Schädelgrube, Tumoren des Kleinhirnbrückenwinkels). Die Kaumuskelparese äußert sich in einer Erschwerung des Kauens auf der erkrankten Seite, bei doppelseitiger Lähmung ist das Kauen unmöglich. Der Kiefer fällt dann, wie in dem durch die Textfigur illustrierten Falle, der Schwere folgend herab und läßt sich leicht

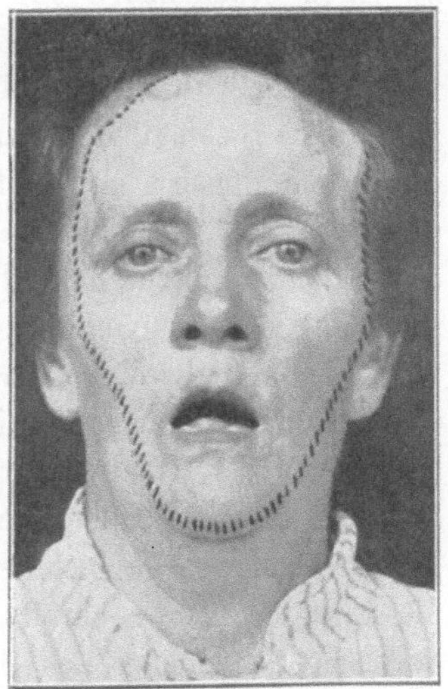

Fig. 148. Doppelseitige, totale Trigeminuslähmung, bedingt durch Karzinommetastasen in d. Gasserschen Ganglien. Anästhesie in dem umzogenen Gebiete. Infolge der Lähmung der Kaumuskeln ist der Kiefer herabgesunken. Eigene Beobachtung.

nach vorn luxieren. Bei einseitiger Kaumuskellähmung weicht der Kiefer nach der Seite der Lähmung ab. Nicht immer erstreckt sich die Trigeminuslähmung über das gesamte Versorgungsgebiet des Nerven. Häufiger als die komplette ist die inkomplette Trigeminusparese, die bei der Kompression des Nerven die Regel bildet, während die totale Trigeminuslähmung meist auf einer Kontinuitätstrennung beruht. Je weiter sich der Sitz der Erkrankung der Peripherie nähert, desto umschriebener sind die Ausfallserscheinungen. In einer eigenen Beobachtung, in der durch einen zahnärztlichen Eingriff der III. Ast innerhalb des Canalis mandibularis geschädigt wurde, beschränkte sich die Anästhesie auf einen kleinen Bezirk am Kinn und an der Lippe.

Eine pathogenetisch noch nicht ganz geklärte Begleiterscheinung bzw. Folge der Trigeminuslähmung ist die bei Erkrankungen des I. Trigeminusastes gelegentlich vorkommende Keratitis neuroparalytica (Fig. 73). Es handelt sich bei der Trigeminuskeratitis um eine Affektion der Hornhaut, die zu Trübung, Mazeration und geschwürigem Zerfall der Kornea führt und bisweilen in Panopthalmie ausgeht. Es untersteht noch der Diskussion, inwieweit die Anästhesie der Hornhaut oder der Fortfall trophischer Einflüsse für das Zustandekommen der Keratitis neuroparalytica verantwortlich zu machen ist.

Ueber Verlauf, Prognose und Therapie der Trigeminuslähmung läßt sich nichts Allgemeines sagen. Jeder Fall verlangt eine dem Charakter des Grundleidens Rechnung tragende Beurteilung und Behandlung.

Die Fazialislähmung.

Die Lähmung des VII. Hirnnerven nimmt unter den isolierten Hirnnervenlähmungen die erste Stelle ein. Nach dem Sitze der Lähmung unterscheidet man zwischen einer peripheren, nukleären und zentralen Fazialisparese. Peripher heißt die Lähmung des Nerven von seinem Austritt an der Hirnbasis bis zu den peripheren Nervenendigungen, nukleär die Lähmung bei Läsion des Kerngebietes, zentral, wenn die Unterbrechung zwischen Brückenkern und Hirnrinde gelegen ist.

Für die Entstehung der peripheren Fazialislähmung kommt eine größere Zahl von Faktoren in Betracht. Am häufigsten ist die auf Erkältungseinflüsse zurückzuführende rheumatische Fazialisparese. Dieselbe erklärt sich in der Weise, daß der Nerv durch Eindringen von kalter Luft in den äußeren Gehörgang leicht einer Schädigung ausgesetzt ist. Relativ häufig beteiligt sich der N. facialis an Mittelohrprozessen, sei es, daß die Entzündung direkt auf den Nerven übergreift oder denselben durch Vermittelung der Knochenkaries (Eiterung, Sequester) schädigt. In einem Teil der Fälle wird der Fazialis durch Geschwulst- oder Entzündungsprozesse in Mitleidenschaft gezogen, die sich an der Hirnbasis etablieren und meist von den Hirnhäuten, weniger häufig von der basalen Hirnfläche oder der knöchernen Umgebung ausgehen. Namentlich ist die Lues imstande, durch Schaffung eines plastischen Exsudates eine Kompression auf den N. facialis auszuüben. Wenngleich schon früher bekannt war, daß die Fazialislähmung bereits im Sekundärstadium der Lues auftreten kann, so ist doch erst seit Anwendung des Salvarsans das Interesse auf die Frühlähmung des VII. Hirnnerven gelenkt worden. Gelegentlich lassen sich Infektionskrankheiten (Diphtherie, Gelenkrheumatismus, Angina) und Stoffwechselstörungen (Gicht, Diabetes) in der Aetiologie der Fazialislähmung nachweisen. Zuweilen ist die Fazialisparese Folge einer traumatischen Einwirkung (Hieb, Schlag, Stich, Basisfraktur).

Symptomatologie. Die peripherische Fazialislähmung setzt meist plötzlich ein, zuweilen gehen Schmerzen, seltener fieberhafte Allgemeinerscheinungen dem Eintritt der

Lähmung voraus. Der Umfang der Lähmung hängt von dem speziellen Sitz des Krankheitsprozesses ab. Bei der peripheren Fazialislähmung ist fast immer der Stirnast mitbetroffen. Hierin liegt ein wichtiger Unterschied gegenüber der zentralen Fazialisparese, bei der das vom oberen Aste des Fazialis versorgte Gebiet verschont bleibt. Das Bild der kompletten peripheren Fazialislähmung gestaltet sich folgendermaßen:

Die Längs- und Querfalten der Stirne sind verstrichen, das Auge ist weit geöffnet und kann weder aktiv, noch reflektorisch geschlossen werden. Die Naso-Labialfalte

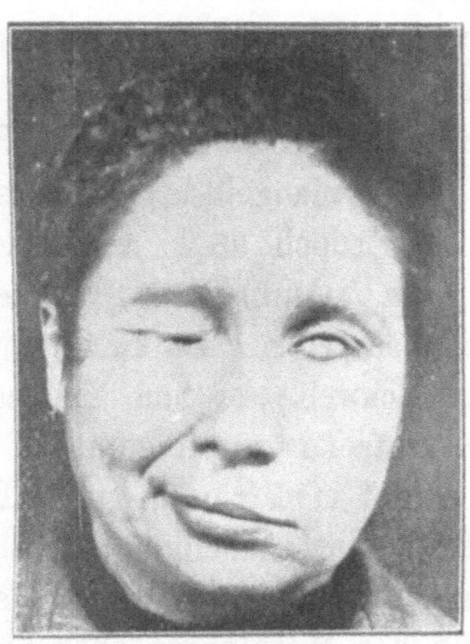

Fig. 149. Linksseitige periphere Fazialislähmung. Verziehung des Mundes und der Nase nach rechts, Verstrichensein d. linken Naso-Labialfalte, Lagophthalmus, Fliehen des Bulbus nach oben beim Versuch des Augenschlusses. Eigene Beobachtung.

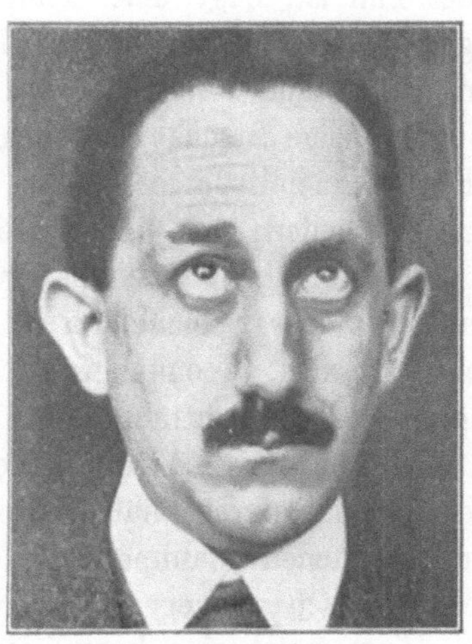

Fig. 150. Fehlende Stirnrunzelung bei peripherer Fazialisparese der linken Seite. Eigene Beobachtung.

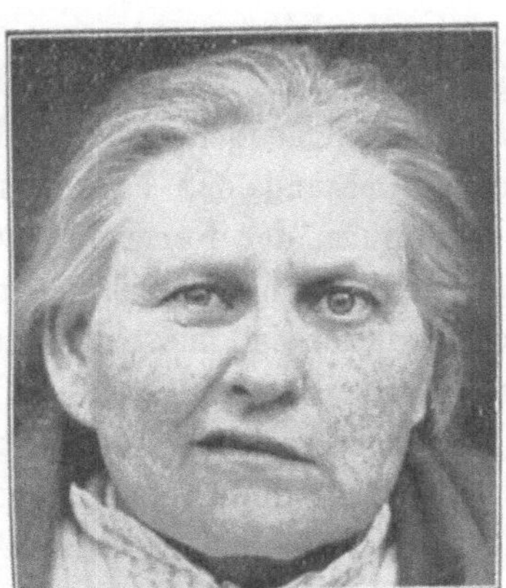

Fig. 151. Zentrale Fazialisparese mit Kontraktur der gesunden (rechten) Seite. Freibleiben des oberen Fazialisastes. Eigene Beobachtung.

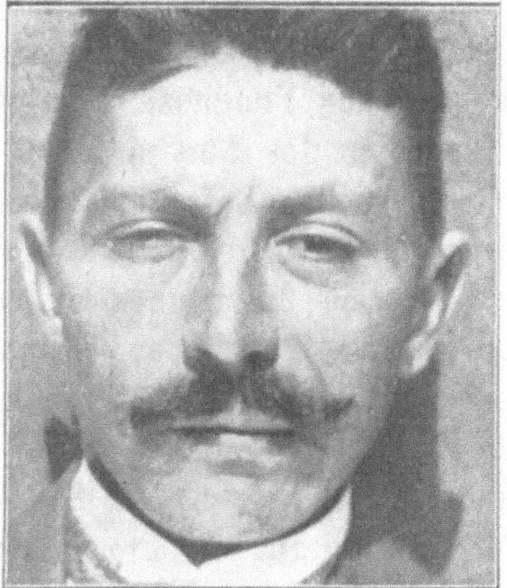

Fig. 152. Fazialiskontraktur der gelähmten (linken) Seite bei älterer peripherer Lähmung. Eigene Beobachtung.

ist auf der gelähmten Seite verstrichen, der Mundwinkel hängt herab, der Mund selbst ist nach der gesunden Seite verzogen, die Nasenspitze weicht etwas nach der gesunden Seite ab. Stärker noch als in der Ruhe treten die Lähmungserscheinungen bei Inanspruchnahme der befallenen Muskeln hervor (Gesichtsrunzeln, Lachen, Zähnefletschen, Backenaufblasen, Lichtausblasen, Pfeifen). Fordert man den Patienten auf, das Auge zu schließen, so kommt er hiermit nur unvollkommen oder garnicht zustande (M. orbicularis oculi). Beim Versuch des Augenschlusses flieht der Bulbus nach oben, so daß das Weiße des Auges sichtbar wird (Bellsches Phänomen).

Die Aussprache ist im Beginn der Lähmung infolge der mangelnden Bildung der Lippenlaute (M. orbicularis oris) undeutlich. Die motorische Zungeninnervation ist bei der Fazialisparese ungestört. Das geringe Abweichen der Zungenspitze erklärt sich durch den Schiefstand des Mundes. Demgemäß nimmt die herausgestreckte Zunge bei künstlichem Ausgleich der Mundverziehung wieder eine normale Stellung ein. Wo dies nicht der Fall ist, liegt eine komplizierende Hypoglossuslähmung vor. Geschmacksstörungen in den beiden vorderen Zungendritteln kommen in einem Teile der Fazialislähmungen vor und weisen auf eine Beteiligung der vom Trigeminus stammenden, den VII. Hirnnerv eine Strecke begleitenden Chordafasern hin.

Die bei Fazialisparese häufige Salivation beruht nicht auf einer erhöhten Speichelproduktion, sondern auf einem Herabfließen des infolge mangelnden Lippenschlusses ungenügend zurückgehaltenen Speichels. Vereinzelt sind jedoch auch wirkliche Sekretionsanomalien der Speicheldrüsen mit vermehrter bzw. verminderter Speichelbildung beobachtet worden. Von anderen, ebenfalls seltenen sekretorischen bzw. trophischen Störungen ist die Beeinträchtigung der Tränen- und Schweißsekretion, Herpes zoster, ferner Schwellung und Atrophie der gelähmten Gesichtseite zu erwähnen. Die bei peripherer Fazialisparese häufige Konjunktivitis ist darauf zurückzuführen, daß die in das Auge geratenen Staubpartikelchen nicht mehr durch den Lidschlag herausbefördert werden. Wo sich zu der peripheren Fazialislähmung Symptome von seiten des Ohres gesellen, liegt meist eine komplizierende Erkrankung des Mittelohres oder Labyrinths vor. Die sehr selten vorkommende Steigerung der Hörfähigkeit (Hyperakusis) wird auf eine Stapediuslähmung zurückgeführt. Im Gegensatz zur früheren Auffassung ist die Gaumensegelparese, die man seltenerweise in Verbindung mit einer Fazialisparese angetroffen hat, kein Fazialis-, sondern Vagussymptom. — Die Fazialisparese wird in einem Teil der Fälle von elektrischer Entartungsreaktion begleitet.

Verlauf und Prognose. Ein Maßstab für die Schwere der Läsion ist das elektrische Verhalten des Nerven. Als leicht sind Fälle mit fehlender, als mittelschwer solche mit partieller Entartungsreaktion zu bezeichnen, während das Vorkommen von kompletter Entartungsreaktion auf eine tiefgreifende Störung der Nervenfunktion hinweist. Wo keine Entartungsreaktion vorhanden ist, pflegt sich die Störung in 1 bis 2 bis 4 Wochen auszugleichen, bei partieller Entartungsreaktion ist mit einem Zeitraum von 1—3 Monaten zu rechnen; die schweren, mit kompletter Entartungsreaktion einhergehenden Paresen gebrauchen in der Regel $^1/_4$—$^1/_2$ Jahr zur Erreichung des Status quo. Bemerkenswert ist jedoch, daß das Verhalten der elektrischen Entartungsreaktion kein absoluter Maßstab für die Prognose ist, da, wenn auch selten, die elektrische Erregbarkeit der Schwere der Läsion nicht parallel geht.

Die bisherigen Angaben gelten nur für die idiopathische (rheumatische) Fazialisneuritis. Wo ein die Fazialisparese unterhaltendes Grundleiden vorliegt, sind die Heilungschancen von dem Charakter der betreffenden Affektion abhängig.

Bei der rheumatischen Fazialislähmung ist der Ausgang in Heilung als Regel anzusehen. Nicht so selten wird der Heilungsverlauf dadurch gestört, daß sich eine Kontraktur der gelähmten Seite entwickelt, durch die eine Lähmung der gesunden Seite vorgetäuscht werden kann. Mitunter kommt es auf der gelähmten Seite zu Mitbewegungen oder zum Fazialistic. Bei der Prognose der Fazialislähmung ist das mitunter vorkommende Rezidivieren der Lähmung zu berücksichtigen.

Diagnose. Die Erkennung der Fazialislähmung bietet für gewöhnlich keine Schwierigkeiten. In ausgebildeten Fällen ist die Diagnose auf den ersten Blick zu stellen, während bei rudimentären Formen die Lähmung erst durch die Funktionsprüfung der Gesichtsmuskeln nachzuweisen ist. Es erhebt sich die weitere Frage nach dem Sitze der Lähmung, wobei zunächst zu entscheiden ist, ob es sich um eine zentrale oder periphere Störung handelt. Da die zentrale Fazialisparese den Stirnast verschont, während das Freibleiben des oberen Astes bei der peripherischen Lähmung etwas durchaus Ungewöhnliches ist, spricht Intaktheit des oberen Fazialisgebietes für einen zentralen Sitz der Lähmung. Zudem pflegt die zentrale Fazialisparese, soweit sie nicht kortikalen Ursprungs ist, meist von einer Hemiplegie begleitet zu sein. Ein weiteres Unterscheidungsmerkmal liegt in dem Verhalten der elektrischen Erregbarkeit, die bei zentraler Lähmung nie, bei peripherer meist gestört ist. Mit dem Nachweis einer auf das gesamte Innervationsgebiet des Fazialis sich erstreckenden, von Entartungsreaktion begleiteten Parese ist der periphere Sitz des Leidens noch nicht sichergestellt. Vielmehr muß unter diesen Umständen ausgeschlossen werden, daß die Lähmung durch einen Prozeß innerhalb des Kerngebietes bedingt ist, gleicht doch die nukleäre Lähmung im wesentlichen der peripheren, wenn auch die Beteiligung des Stirnastes bei Affektion des Kerngebietes weniger konstant ist. Die Unterscheidung der peripheren und nukleären Fazialislähmung gründet sich auf die Tatsache, daß die Kernlähmung des Fazialis fast nie isoliert auftritt, sondern sich in den meisten Fällen mit anderen pontinen Lähmungssymptomen, namentlich mit Abduzensparese vergesellschaftet. Ebenso weist Doppelseitigkeit der Lähmung in der Regel auf einen nukleären Sitz der Läsion hin.

Um den speziellen Sitz einer peripheren Fazialisparese zu bestimmen, bedient man sich des Erbschen Schemas, das einen guten Ueberblick über die Verzweigungen des N. facialis von der Schädelbasis bis zum Austritt aus dem Foramen stylomastoideum gibt. Naturgemäß engt sich der Umfang der Lähmung ein, je peripherer die Läsionsstelle gelegen ist. In der Fig. 153 ist zu erkennen, welche Aeste bei den verschiedenen Läsionsstellen von der Lähmung betroffen werden.

Therapie. Wo ein Grundleiden vorliegt, ist gegen dieses vorzugehen. So kann man durch Einleitung einer spezifischen Kur, Behandlung eines Ohrleidens, Entfernung eines komprimierenden Sequesters, Exstirpation einer tuberkulösen Drüse, in manchen Fällen einer Indicatio causalis gerecht werden. Bei frischer rheumatischer Fazialis-

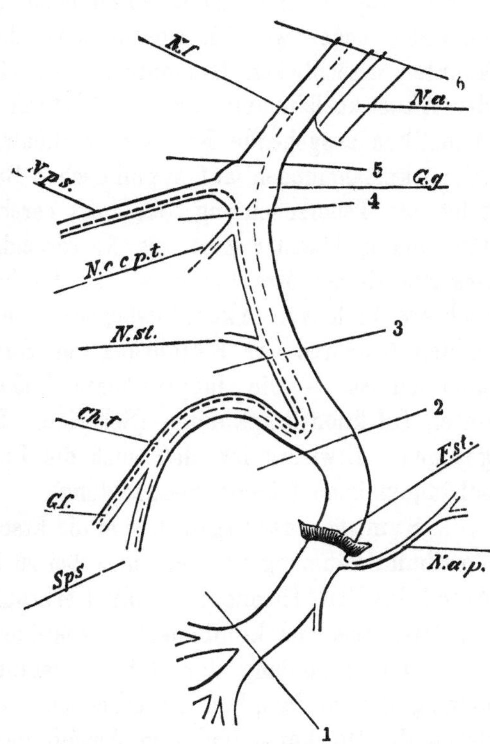

Fig. 153. Schema der Fazialisverzweigung. Nach Erb.

N.f. = N. facialis. *N.p.s.* = N. petrosus superfic. maj. *N.c.c.p.t.* = N. communicantes cum plex. tymp. *N.st* = N. stapedius. *Ch.t.* = Chorda tympani. *Gf.* = Geschmacksfasern. *Sp.s.* = Speichelsekretionsnerv. *G.g.* = Ganglion geniculi. *F.st.* = Foramen stylomast. *N.a.p.* = N. auricularis post. *1, 2, 3, 4, 5, 6* = Läsionsstellen in verschiedenen Höhen.

lähmung kann eine event. durch Salizyl oder Aspirin unterstützte diaphoretische Behandlung (Glühlichtbad, Phénix à l'air chaud) von Vorteil sein. Recht wirksam ist auch die Elektrotherapie mittels des konstanten Stromes. Man wendet die Elektrizität in der Weise an, daß man die Kathode auf den Nervenstamm setzt und unter Vermeidung von Stromschwankungen den galvanischen Strom (1—3 M.A.) etwa 5 Minuten auf den Nerv einwirken läßt. Später ist die Reizung der einzelnen Muskeln vorzunehmen. — Um bei Lagophthalmus Konjunktivitis zu verhüten, empfiehlt es sich, namentlich nachts das Auge mit einer Schutzklappe zu bedecken. Die theoretisch gut begründete und auch mehrfach mit befriedigendem Erfolge ausgeführte Vereinigung des Fazialis mit dem Hypoglossus oder Akzessorius hat keine praktische Bedeutung erlangt, zumal der Eingriff bei der vorwiegend aus kosmetischen Gründen unternommenen Operation ein verhältnismäßig großer ist. Mehr Berechtigung haben plastische Operationen, die in manchen Fällen ein gutes kosmetisches Resultat ergeben.

Die Akustikuslähmung.

Primär erkrankt der Gehörnerv äußerst selten, wenn auch an dem Bestehen einer idiopathischen Akustikusneuritis nicht zu zweifeln ist. Der auf peripheren Ursachen beruhenden Gehörslähmung liegt entweder eine Schädigung des Akustikusstammes oder seiner labyrinthären Endausbreitungen zugrunde. In der Aetiologie der Akustikuslähmung finden wir im wesentlichen die uns von anderen Hirnnervenlähmungen bekannten ursächlichen Momente (Karies, Tumor, Meningitis) wieder. Unter den Ursachen der Akustikuslähmung hat in letzterer Zeit der meist von der Nervenscheide des Akustikus ausgehende Kleinhirnbrückenwinkeltumor eine besondere Bedeutung erlangt. Akustikuslähmungen auf syphilitischer Basis kommen teils im Frühstadium der Lues, teils als Teilerscheinung der Lues cerebri vor. Besonders häufig ist die Akustikuslähmung in jüngster Zeit als Neurorezidiv in die Erscheinung getreten. Am Material des Städtischen Krankenhauses Moabit hatte ich Gelegenheit, in den letzten 3 Jahren mehrere Fälle von Akustikusläsion nach Salvarsan zu sehen, während diese Störung in den 5 Jahren vor Einführung des Ehrlichschen Mittels nicht zur Beobachtung gekommen ist. — Die labyrinthären Endausbreitungen des Akustikus werden zuweilen durch Infektionskrankheiten (Scharlach, Influenza, Parotitis, Typhus) in Mitleidenschaft gezogen. Erwiesen ist, daß auch die Leukämie das Labyrinth bzw. den Nervenstamm schädigen kann (eigene Beobachtung).

Symptomatologisch sind die Erscheinungen der Akustikuslähmung von denen der Vestibularislähmung zu trennen, wobei zu bemerken ist, daß der sensorische und statische Anteil des VIII. Hirnnerven isoliert erkranken kann, wenn auch, namentlich bei Prozessen der Hirnbasis, die kombinierte Akustikus-Vestibularislähmung die Regel bildet.

Die Schädigung der Gehörnervenfunktion gibt sich in Herabsetzung bzw. Aufhebung der Hörfähigkeit zu erkennen. Daß eine Hörstörung nervöser Natur ist, wird durch die Otoskopie und den Ausfall der Stimmgabelprüfung bewiesen (S. 14). Hand in Hand mit den Lähmungssymptomen gehen für gewöhnlich Reizerscheinungen von seiten des affizierten Nerven. Subjektive Ohrgeräusche, wie Brausen, Summen, Klingen, Zischen, sind nicht selten die ersten Zeichen der Akustikuslähmung. Zur Prüfung der Vestibularisfunktion dient die äußerst feine Methode der kalorischen Nystagmusreaktion, S. 14.

Die Prognose und Therapie der Akustikuslähmung richtet sich nach dem Charakter des Grundleidens. Bei spezifischer Erkrankung ist eine antiluetische Behandlung indiziert. Jodkali ist mitunter auch bei nicht syphilitischen Prozessen wirksam. Die subjektiven Ohrgeräusche sind therapeutisch wenig beeinflußbar. Neben Chinin ist die Galvanisierung des Ohres zu versuchen (Anode auf den Warzenfortsatz, Kathode in den Rücken, 1—3 M.A.).

Die Lähmung des N. glossopharyngeus.

Die Lähmung des IX. Hirnnerven ist noch wenig erforscht, ja es gilt noch nicht als erwiesen, ob eine isolierte Glossopharyngeuslähmung vorkommt. Der IX. Hirnnerv enthält Geschmacksfasern für das hintere Zungendrittel, sensible Fasern für den Nasenrachenraum, den Pharynx und die Tuba Eustachii. Mit seinem motorischen Anteil beteiligt sich der Glossopharyngeus an der Innervation des Pharynx. Bei Glossopharyngeuslähmungen sind Störungen in dem sensiblen, sensorischen (Geschmack) und motorischen Gebiete des IX. Hirnnerven zu erwarten.

Die Lähmung des N. vagus.

Wie der Akustikus erkrankt der X. Hirnnerv äußerst selten primär. Unter den Ursachen, die zur Vaguslähmung führen, ist besonders die Kompression des Nerven an der Schädelbasis hervorzuheben. Meist handelt es sich um basale Entzündungen oder Neubildungen (Meningitis chronica, Karies, Tumor), die den Vagus in seinem intrakraniellen Abschnitt schädigen. Nicht ganz selten beteiligt sich der N. vagus an einer infektiösen oder toxischen (Alkohol, Blei) Polyneuritis, namentlich pflegt die Diphtherie sich mit Vorliebe auf das Vagusgebiet zu lokalisieren. Am Halse ist der X. Hirnnerv direkten (Stich, Schnitt) und indirekten (Tumor, Drüse, Wirbelkaries) Schädlichkeiten ausgesetzt. Relativ oft wird der Kehlkopfanteil des N. vagus (Rekurrens) durch mediastinale Prozesse (Aortenaneurysma, Mediastinaltumor) in Mitleidenschaft gezogen. Einige Male konnte als Ursache der Rekurrenslähmung eine Herzvergrößerung infolge von Mitralstenose (eigene Beobachtung), offenem Ductus Botalli oder Perikarditis (eigene Beobachtung) nachgewiesen werden.

Der Vagus hat den hauptsächlichsten Anteil an der Innervation der Gaumen- und Rachenmuskulatur, außerdem ist der Vagus der motorische (N. recurrens) und sensible (N. laryngeus superior) Kehlkopfnerv. Regulierende Funktionen kommen dem Vagus ferner für die Herz- und Atemtätigkeit zu. Das subphrenische Innervationsgebiet des Vagus spielt bei der Vaguslähmung keine wesentliche Rolle.

Die Symptome der Vaguslähmung weisen häufiger auf eine partielle als totale Schädigung des Nerven hin, wenn auch bei Läsionen der Schädelbasis öfters der Nerv in toto ergriffen wird. Die Zeichen der totalen einseitigen Vaguslähmung bestehen in einer Schluck- und Kehlkopfparese der entsprechenden Seite. Mit diesen Symptomen kann sich eine Störung der Herzfrequenz (Tachykardie, seltener Bradykardie) verbinden, doch werden bleibende Störungen der Herz- und Atemtätigkeit vorwiegend bei doppelseitiger Vaguslähmung beobachtet. Ebenso ist auch eine wesentliche Behinderung des Schluckaktes erst bei Affektion beider Vagi zu erwarten. Die Lähmung des weichen Gaumens gibt sich in dem Verluste der Uvulahebung und der dadurch bedingten nasalen Färbung der Sprache zu erkennen. Die Kehlkopflähmung, die im Bilde der Vaguslähmung besonders hervorzutreten pflegt und nicht selten ihr einziges Symptom bildet, betrifft entweder das gesamte Rekurrensgebiet oder nur den M. crico-arytaenoideus posticus. Bei kompletter Rekurrensparese steht das Stimmband unbeweglich in Kadaverstellung. Die Lähmung des M. crico-arytaenoideus posticus (Postikuslähmung), der durch Erweiterung der Stimmritze für den freien Zutritt der Luft zu den Atemwegen sorgt, kann namentlich bei doppelseitiger Vagusaffektion zu Erschwerung der Atmung und selbst zu Erstickungsanfällen führen. Ist der Nerv in seinem intrakraniellen Abschnitt geschädigt, so tritt die Vaguslähmung meist in Kombination mit anderen basalen Lähmungssymptomen (Akzessorius, Hypoglossus) auf.

Prognose und Therapie der Vaguslähmung hängen von dem Charakter des Grundleidens ab.

Die Lähmung des N. accessorius.

Der N. accessorius innerviert den Sternokleidomastoideus und Trapezius. Der Akzessorius ist insofern kein reiner Hirnnerv, als er einen individuell variierenden spinalen Anteil (II. und III. Halssegment) mit sich führt. Die Ursachen, die zu einer Läsion des Akzessorius führen, bestehen hauptsächlich in Entzündungen und Neubildungen (chronische Meningitis, Karies, Tumor) der Schädelbasis oder der obersten Halswirbel. Ferner können hochsitzende Halstumoren eine Drucklähmung des Akzessorius bedingen. Mitunter wird der Nerv auch durch traumatische Einwirkungen geschädigt.

Bei totaler Lähmung fällt die Funktion des Sternokleidomastoideus sowie des Trapezius aus. Die Lähmung des Sternokleidomastoideus gibt sich in der Behinderung der Kopfdrehung nach der gesunden Seite zu erkennen. Infolge sekundärer Kontraktur des intakten anderen Kopfnickers kann es zu Caput obstipum kommen, wobei das Kinn der kranken Seite zugedreht wird. Bei doppelseitiger Lähmung ist die Kopfdrehung sowie die Nickbewegung erschwert oder unmöglich.

An der durch die Trapeziuslähmung bedingten Funktionsstörung hat der Ausfall der mittleren Muskelportion den wesentlichsten Anteil. Die totale Trapeziuslähmung gibt sich in folgenden Merkmalen zu erkennen: Die inspiratorisch nicht mitbewegte Schulter ist herabgesunken, wobei der untere Schulterblattwinkel der Wirbelsäule genähert und gleichzeitig etwas gehoben ist. Durch gleichzeitige Abhebung des akromialen Schulterblatteiles entsteht die als Schaukelstellung (Basculement) bezeichnete Haltungsanomalie der Skapula. Eine Folge der Trapeziuslähmung ist, daß die Schulter nur im beschränkten Maße aufwärts bewegt werden kann (Achselzucken), da der Levator scapulae den Ausfall der Trapeziusfunktion nicht genügend zu ersetzen vermag. Das gleiche gilt auch für die Annäherungsbewegung der beiden Schulterblätter (Kommando: Brust heraus!), die durch die Rhomboidei nur unvollkommen nach innen gezogen werden. Infolge der ungenügenden Schulterfixation ist auch die völlige Vertikalelevation des Armes behindert, ohne daß es hierbei wie bei der Serratuslähmung zu einem flügelförmigen Abstehen der Skapula kommt. Der Zug des Armes an der herabgesunkenen Schulter führt nicht selten zu einer schmerzhaften Zerrung der skapulo-humeralen Gelenkverbindung. Zu erwähnen ist, daß die Funktionsstörung bei Trapeziuslähmung sich durchaus nicht immer auf den ganzen Muskel erstreckt.

Die Diagnose ergibt sich aus der charakteristischen Anomalie der Haltung und Bewegung. Eine Verwechselung mit der myopathischen (Muskeldystrophie) bzw. spinalen Trapeziuslähmung (spinale Muskelatrophie) ist bei einiger Aufmerksamkeit immer zu vermeiden. Die Prognose hängt von dem Charakter des Grundleidens ab. Wo eine kausale Behandlung nicht in Frage kommt, beschränkt sich die Therapie auf die Anwendung von Elektrizität und Massage. Bei stationären Lähmungen ist einige Male eine Verbesserung der Muskelfunktion auf operativem Wege (Muskelfixation, Muskelplastik) erzielt worden.

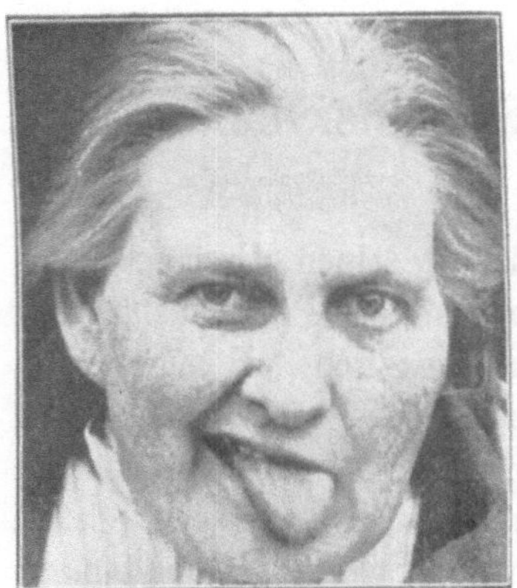

Fig. 154. Zentrale Hypoglossuslähmung bei Hemiplegie, Abweichen der Zunge nach der kranken (linken) Seite. Eigene Beobachtung.

Die Lähmung des N. hypoglossus.

Hypoglossuslähmungen sind in der Mehrzahl der Fälle zentralen oder nukleären Ursprungs, während die periphere Hypoglossuslähmung weit seltener beobachtet wird. Am häufigsten kommt die Lähmung des XII. Hirnnerven als Teilerscheinung der Apoplexie vor, indem die zentrale Hypoglossusbahn bei Prozessen der Capsula interna leicht mitbetroffen wird. Die Ursachen der peripheren Hypoglossuslähmung stimmen fast völlig mit denen der Vago-Akzessoriuslähmung überein, wie auch die benachbarte Lage der drei Hirnnerven das nicht selten kombinierte Vorkommen von Vago-Akzessorius-Hypoglossussymptomen erklärt. In den meisten Fällen liegt der Hypoglossuslähmung ein vom Knochen oder den Meningen ausgehender Prozeß der Schädelbasis (chronische Meningitis, Lues, Tuberkulose, Karies, Tumor, Aneurysma) zugrunde. In seinem extra-zerebralen Verlauf kann der XII. Hirnnerv durch hochsitzende Wirbelaffektionen, Halstumoren sowie auf traumatischem Wege geschädigt werden.

Die Störung der Zungeninnervation gibt sich darin zu erkennen, daß die Zunge schief herausgestreckt wird, und zwar weicht die Spitze der herausgestreckten Zunge nach der Seite der Lähmung ab, während beim Zurückziehen eine Ablenkung nach der entgegengesetzten (gesunden) Seite erfolgt. Mit der Zungenlähmung vergesellschaftet sich eine halbseitige Atrophie, wenn der Krankheitsprozeß im Kerngebiet oder Stamm des Hypoglossus seinen Sitz hat; im Gegensatz hierzu ist die apoplektische Zungenlähmung niemals von Atrophie begleitet. Die von Furchen oder Dellen durchzogene atrophische Zunge zeigt meist eine eigentümliche wogende oder flimmernde Bewegung. Der charakteristische Symptomenkomplex Hemiatrophia lingue, Schlucklähmung, Rekurrensparese mit eventueller Beteiligung des Trapezius und Sternokleidomastoideus verdankt dem gleichzeitigen Ergriffensein des Hypoglossus, Vagus und Akzessorius seine Entstehung (Fig. 155).

Bei doppelseitiger Hypoglossuslähmung kommt es zu erheblichen Funktionsstörungen. Die Zunge liegt bei totaler Glossoplegie unbeweglich am Boden der Mundhöhle. Infolgedessen ist die Fortbewegung der Speiseteile erschwert und auch die Artikulation wesentlich beeinträchtigt. Zu bemerken ist jedoch, daß doppelseitige Hypoglossusläsionen nur ausnahmsweise durch periphere Schädigungen bedingt sind.

Die Prognose hängt von der Art des Grundleidens ab. Rückbildung einer halbseitigen Zungenatrophie kommt nur selten vor. Eine rationelle Behandlung ist nur möglich, wo die Therapie einer kausalen Indikation genügen kann. Gegen die elektrische Behandlung mit galvanischen oder faradischen Strömen dürfte sich nichts einwenden lassen.

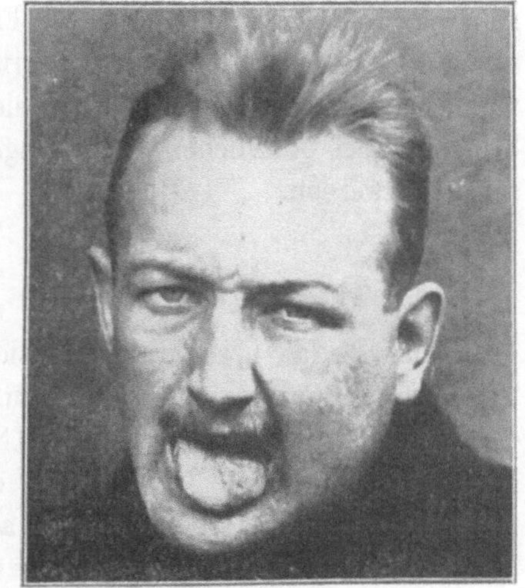

Fig. 155. Hemiatrophie der Zunge verursacht durch einen malignen Halstumor. Gleichzeitige Störungen der Vagus- und Akzessoriusfunktion. Eigene Beobachtung.

Die peripherischen Lähmungen der Spinalnerven.

Die Phrenikuslähmung.

Der zum Zwerchfell ziehende Nervus phrenicus nimmt seinen Ursprung vom 3.—4. Zervikalsegment. Aetiologisch kommen für die relativ seltene Phrenikuslähmung krankhafte Prozesse der Wirbelsäule (Spondylitis, Fraktur, Luxation), Hämorrhagien, Entzündungen und Neubildungen im Bereiche des Halsmarks, tuberkulöse Halsdrüsen, Halstumoren und Aortenaneurysmen in Betracht. Wie bereits erwähnt, kann sich der N. phrenicus an einer generalisierten Neuritis (Diphtherie, Alkohol) beteiligen. Selten ist die direkte Verletzung der Nerven durch Schnitt, Stich oder stumpfe Gewalten.

Symptomatologie. Die einseitige Phrenikuslähmung tritt klinisch wenig hervor, so daß sie einen gelegentlichen Nebenbefund radiologischer Untersuchungen bildet. Bei doppelseitiger Lähmung ist der kosto-abdominale Atmungstypus in einen kostalen verwandelt, wobei, im Gegensatz zur normalen Atmung, das Abdomen exspiratorisch vorgewölbt, inspiratorisch eingezogen wird. Dementsprechend fühlt man bei der Leberpalpation kein Hinabsteigen des unteren Leberrandes, das Littensche Zwerchfellphänomen bleibt aus. Dyspnoe braucht bei ruhigem Verhalten der Patienten nicht vorhanden zu sein, doch genügt die geringste Bewegung, schnelles Sprechen oder unterdrückter Hustenreiz, um den Kranken außer Atem zu bringen. Eine weitere Folge der Zwerchfellinsuffizienz ist die verminderte Wirksamkeit der Bauchpresse, indem das Zwerchfell bei jeder Preßbewegung nach oben ausweicht und die Aktion der Bauchmuskeln nicht mehr unterstützt. Dadurch, daß der Kranke nicht imstande ist, das Lungensekret durch kräftige Expektorationen herauszubefördern, wird das Entstehen der hypostatischen Pneumonie begünstigt.

Die Diagnose der Phrenikuslähmung kann außer aus dem paradoxen Verhalten der Abdominalatmung auch aus der Röntgenuntersuchung gestellt werden. Diagnostisch verwertbar ist auch die mangelnde elektrische Erregbarkeit der Phrenici.

Die Prognose der doppelseitigen Phrenikuslähmung ist in jedem Falle ernst, namentlich wenn die Lähmung Teilerscheinung einer generalisierten Neuritis, ist doch geht eine kleinere Zahl derartiger Fälle in Heilung aus. Die Behandlung fällt mit der allgemeinen Behandlung der Neuritis zusammen. Bei starker Dyspnoe kann man versuchen, das Zwerchfell durch elektrische Reizung der Phrenici zur Kontraktion zu bringen. Bei plötzlichen Erstickungserscheinungen muß zur künstlichen Atmung geschritten werden.

Die Lähmungen der den Plexus brachialis bildenden Nerven.

Der Plexus brachialis setzt sich aus dem 5., 6., 7., 8. Zervikalnerven und einem Teil des 1. Dorsalnerven zusammen. Man unterscheidet an dem Brachialplexus einen oberhalb und einen unterhalb des Schlüsselbeins gelegenen Anteil (Pars supraclavicularis, Pars infraclavicularis). Von der Pars supraclavicularis wird die Schultermuskulatur sowie der M. serratus ant. major versorgt, während aus der Pars infraclavicularis die langen Armnerven (N. radialis, N. ulnaris, N. medianus) sowie der N. musculo-cutaneus hervorgehen.

Trapeziuslähmung s. S. 116.

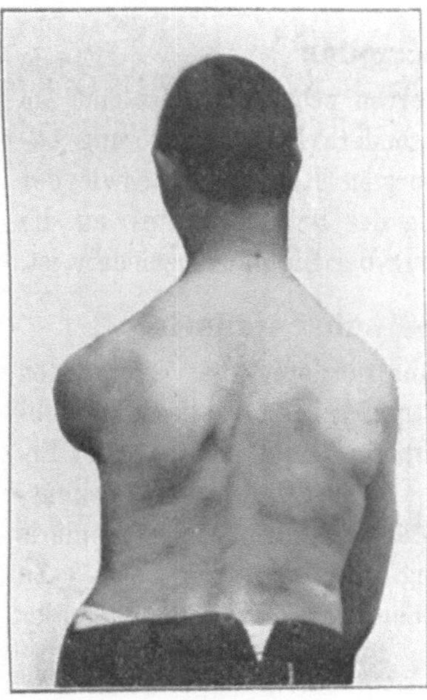

Fig. 156. Traumatisch entstandene Serratuslähmung. Abstehen der linken Schulter bei Erhebung des Armes. Eigene Beobachtung.

Die Lähmung des N. thoracicus longus.
Serratuslähmung.

Die relativ häufig vorkommende, isolierte Serratuslähmung ist in der Regel traumatischen Ursprungs. Sie entsteht entweder durch plötzlich einwirkende scharfe oder stumpfe Gewalten wie Schnitt, Stich, Hieb, Schlag, oder beruht auf einer kontinuierlichen Druckwirkung, wie sie am häufigsten durch Tragen von Lasten auf der Schulter bedingt ist. Hieraus erklärt sich die Tatsache, daß die Lähmung vorwiegend das männliche Geschlecht betrifft und in der Mehrzahl der Fälle auf die rechte Schulter lokalisiert ist. Zuweilen schließt sich die Serratuslähmung an akute Infektionen (Typhus, Influenza, Diphtherie, Sepsis, Gonorrhoe) oder Erkältungen an. Lähmungen des M. serratus auf nicht neuritischer Grundlage kommen vorwiegend bei progressiver Muskeldystrophie vor.

Symptomatologie. Die Serratuslähmung ist bei dem ruhig stehenden Patienten mitunter schwer zu erkennen. Bei genauer Betrachtung erkennt man allenfalls, daß das Schulterblatt der gelähmten Seite durch das Ueberwiegen des Levator scapulae und Trapezius etwas höher steht und gleichzeitig der Wirbelsäule genähert ist. Läßt man den Kranken den Arm in Schulterhöhe bringen, so wird man sich von einer charakteristischen Stellungsveränderung der Skapula überzeugen können. Indem nämlich der innere Schulterblattrand sich bei der Elevation des Armes von der Unterlage abhebt, kommt es zu einem flügelförmigen Abstehen der Skapula (Scapula alata). Diese Stellungsanomalie ist für die Serratuslähmung so typisch, daß sie auf den ersten Blick die Diagnose ermöglicht.

Die hauptsächlichste Funktionsstörung bei Serratuslähmung liegt in der Unfähigkeit, den Arm über die Horizontale zu bewegen. Um diese Erscheinung zu verstehen, müssen wir uns daran erinnern, daß der Serratus die physiologische Aufgabe hat, den Arm über die Horizontale hinaus in die Vertikalstellung zu bringen. Die Vertikalelevation geschieht durch Außendrehung der Skapula, wodurch der durch den M. deltoideus bis zur Horizontale gehobene Arm weiter aufwärts bewegt wird. Mitunter ist jedoch trotz Ausfalls der Serratusfunktion die Vertikalelevation des Armes möglich, indem der Trapezius vikariierend für den gelähmten Serratus eintritt.

Die Prognose der Serratuslähmung ist, insofern keine Kontinuitätstrennung des Nerven vorliegt, günstig, wenn auch die Wiederherstellung meist längere Zeit in Anspruch nimmt. — Die Diagnose ergibt sich aus der mangelnden Elevation des Armes und dem flügelförmigen Abstehen der Skapula. Zu berücksichtigen ist, ob es sich um eine Lähmung auf nervöser oder myopathischer Grundlage handelt. — Die Therapie folgt den für die isolierten Muskellähmungen geltenden Grundsätzen. Bei irreparabler Störung kann durch Muskeltransplantation (M. pectoralis major) ein Ausgleich der Funktion erzielt werden.

Die Lähmung des N. dorsalis scapulae

hat keine klinische Bedeutung, da die Lähmung dieses Nerven sehr selten ist und für gewöhnlich nur bei Mitbeteiligung des Trapezius eine besondere Funktionsstörung bedingt. Den Ausfall der vom N. dorsalis scapulae versorgten Rhomboidei sowie des Levator scapulae erkennt man daran, daß die Annäherung des Schulterblattes an die Wirbelsäule erschwert und gleichzeitig die Aufwärtsbewegung der Skapula behindert ist.

Die Lähmung des N. suprascapularis und subscapularis.

Sehr selten ist auch die Lähmung des den Supra- und Infraspinatus versorgenden N. suprascapularis sowie die Lähmung des N. subscapularis (M. latissimus, subscapularis, Teres major). Die Lähmung des Supraskapularnerven gibt sich in einer Erschwerung der Außenrotation des Armes zu erkennen. Der Ausfall der Latissimusfunktion bedingt eine Behinderung der Adduktion, die Lähmung des M. subscapularis und Teres major hat eine Aufhebung der Einwärtsrollung des Armes zur Folge. Zu einer Erschwerung der Oberarmadduktion führt die Lähmung des Pectoralis major und minor (Nn. thoracales ant.).

Die Axillarislähmung.

Die Axillarislähmung entsteht meist auf traumatischer Grundlage, doch handelt es sich weniger um eine direkte Verwundung des Nerven als um indirekte Schädlichkeiten wie Fall auf die Schulter, Stoß, Schlag oder Luxation des Oberarmes. Kontinuierlicher Krückendruck und Kompression des Nerven während des Schlafes sind weitere Ursachen der Axillarislähmung. Mitunter entwickelt sich die Lähmung auf toxischer oder infektiöser Grundlage. In einer kleinen Anzahl der Fälle, so in zwei eigenen Beobachtungen, erkrankte der Axillarnerv durch Uebergreifen eines Entzündungsprozesses vom Schultergelenk her.

Der Axillarisnerv versorgt den M. deltoideus und Teres minor, er enthält außerdem sensible Fasern für den Oberarm in dem auf Figg. 54 u. 55 bezeichneten Gebiete. Die Funktion des Deltoideus besteht in der Horizontalerhebung des Armes nach vorne, hinten und seitlich. Demgemäß gibt sich die Axillarisparese in einer Behinderung der Armhebung zu erkennen. Ausnahmsweise kann jedoch durch vikariierendes Eintreten anderer Schulterarmmuskeln die Erhebung des Armes zur Horizontalen erhalten bleiben.

Ist eine stärkere Atrophie im Deltoideusgebiete vorhanden, so kommt es zu einer Abflachung der Schulter unter deutlicher Markierung des Humeruskopfes. Als Folgezustand der Axillarislähmung sieht man mitunter eine Erschlaffung, seltener eine Ankylose des Schultergelenkes. Wo der sensible Anteil des Nerven in Mitleidenschaft gezogen ist, findet man Sensibilitätsstörungen in dem Versorgungsgebiete des Axillarnerven.

Die Lähmung des N. musculo-cutaneus

wird isoliert selten angetroffen. In den spärlichen Beobachtungen von Muskulokutaneuslähmung handelt es sich meist um traumatische Einwirkungen. Die Lähmung betrifft die vom N. musculo-cutaneus versorgten Unterarmbeuger (Bizeps, Korako-brachialis, Brachialis internus). Die Flexion des Unterarmes erfolgt bei Lähmung des N. musculocutaneus mit geringer Kraft; ganz behindert ist sie jedoch nicht, da der vom N. radialis innervierte Supinator longus für die Unterarmbeugung erhalten bleibt. Bei Reizung des Erbschen Supraklavikularpunktes gerät nun der Deltoideus und der Supinator longus in Kontraktion.

Die Lähmung des N. radialis.

Die oberflächliche Lage des Nerven erklärt die Häufigkeit der Radialislähmung, die unter den isolierten Lähmungen der Extremitätennerven die erste Stelle einnimmt. Aetiologisch handelt es sich wie bei der Axillarislähmung meist um traumatische Schädlichkeiten. Einer Druckwirkung ist der Radialnerv am leichtesten an seiner Umschlagsstelle um den Humerus ausgesetzt. Bisweilen entsteht die Radialislähmung in der Weise, daß der Nerv während des Schlafes gegen eine harte Unterlage gedrückt wird. Die Tatsache, daß die sog. Schlaflähmung verhältnismäßig oft Potatoren betrifft, erklärt sich weniger aus der Tiefe des alkoholischen Schlafes als aus der neuritischen Disposition der Trinker. Andere Formen der Kompressionslähmung sind die Lähmung durch Krückendruck, die Arrestantenlähmung bei Fesselung des nach hinten gezogenen Armes, die Lähmung durch komprimierende Verbände oder den Esmarchschen Schlauch. Die sog. Narkosenlähmung ist meist eine Folge der Ueberdehnung des Nerven. Eine besondere Bedeutung für die Entstehung der Radialislähmung kommt den Frakturen und Luxationen des Oberarmes zu. Bei der Luxatio humero-scapularis wird der N. radialis meist in Gemeinschaft mit anderen Armnerven ergriffen, während Oberarmfrakturen in der Regel isolierte Radialislähmungen zur Folge

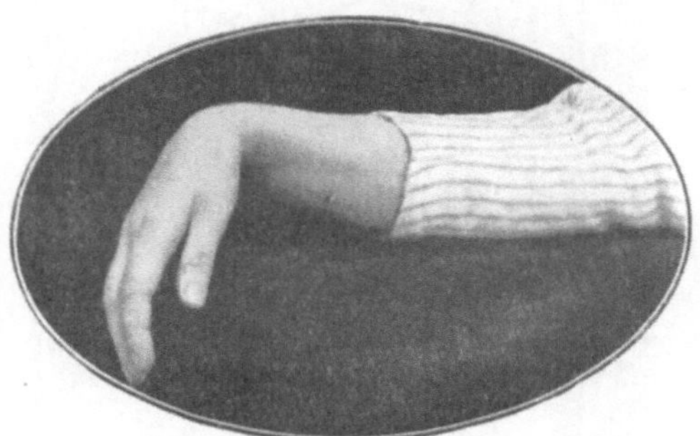

Fig. 157. Stellung der Hand bei Lähmung des N. radialis (Narkosenlähmung). Eigene Beobachtung.

haben. Bei Knochenbrüchen kann der Nerv primär durch dislozierte Fragmente oder Splitter geschädigt bzw. durch sekundäre Kallusbildung in Mitleidenschaft gezogen werden. Auf nicht traumatischem Wege begegnen wir der Radialislähmung gelegentlich bei Infektionen (Typhus, Pneumonie, Gelenkrheumatismus) und Intoxikationen, doch stehen diese Lähmungen den direkten und indirekten Traumafolgen weit an Häufigkeit nach. Unter den toxisch bedingten Radialislähmungen sind besonders die Bleilähmungen zu erwähnen, die, wie wir gesehen haben, sich mit Vorliebe auf die Streckmuskulatur der oberen Extremitäten lokalisieren. Die Radialislähmung nach Aetherinjektion hat fast ganz aufgehört, seitdem die Aethereinspritzungen nahezu völlig durch Kampferinjektionen verdrängt worden sind.

Symptomatologie. Der Umfang der Radialislähmung hängt von dem Sitze der Läsion ab In der Mehrzahl der Fälle bleibt der Trizeps von der Lähmung verschont. Nur bei hochsitzenden Nervenläsionen, wie sie am häufigsten durch Luxation des Oberarms bedingt sind, fällt auch die Streckmuskulatur des Oberarms in den Bereich der Lähmung. Bei der typischen Radialisparese erstreckt sich die Lähmung auf folgende vom Radialnerv innervierte Muskeln:

M. supinator longus. — Funktion: Beugung des Unterarms in halber Pronationsstellung (Mitellastellung).

M. extensor carpi radialis. — Funktion: Streckung und radiale Ablenkung der Hand.

M. extensor carpi ulnaris. — Funktion: Streckung und ulnare Ablenkung der Hand.

M. supinator brevis. — Funktion: Supination des Vorderarms.

M. extensor digitorum communis. — Funktion: Streckung der Grundphalangen des 2.—5. Fingers.

M. extensor digiti quinti proprius. — Funktion: Streckung der Grundphalange des kleinen Fingers.

M. extensor pollicis longus. — Funktion: Streckung der Endphalange des Daumens.

M. extensor pollicis brevis. — Funktion: Streckung der Grundphalange des Daumens.

M. extensor indicis proprius. — Funktion: Streckung der Grundphalange des Zeigefingers.

M. abductor pollicis longus. — Funktion: Adduktion des Metakarpus I.

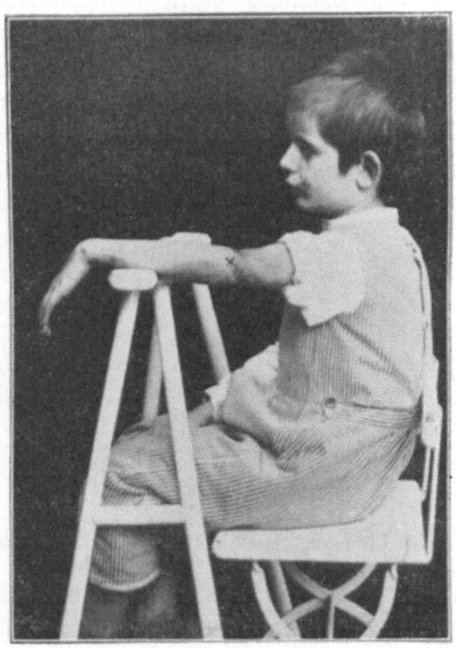

Fig. 158. Radialislähmung bei komplizierter Oberarmfraktur. Bei ✕ Läsionsstelle. Eigene Beobachtung.

Bei der Radialislähmung hängt die Hand schlaff herab, die Finger sind leicht gebeugt, der Daumen steht infolge Ueberwiegens des vom Medianus versorgten M. opponens in leichter Oppositionsstellung. Die Streckung der Grundphalangen ist unmöglich, dagegen können die Endphalangen durch Interosseuswirkung gestreckt werden, namentlich wenn man passiv die Grundphalangen in eine Flucht mit dem Handrücken bringt. Die Lähmung des Supinator longus erkennt man daran, daß die Beugung des Unterarms mit geringerer Kraft ausgeführt und die normalerweise bei der Unterarmbeugung entstehende Anspannung des M. supinator vermißt wird. Bei gleichzeitigem Ergriffensein des Supinator brevis kann der gestreckte Arm nicht supiniert werden, während in Beugestellung teilweise Supination mit Hilfe des Bizeps möglich ist. Bemerkenswert ist, daß bei der Radialislähmung auch die von der Lähmung nicht betroffenen Hand- und Fingerbeuger einen gewissen Grad von Insuffizienz zeigen, eine Erscheinung, die sich aus der abnormen Annäherung der Insertionspunkte der Fingerbeuger erklärt.

Gefühlsstörungen treten bei der Radialislähmung nur wenig hervor und können trotz ausgebildeter motorischer Lähmung ganz fehlen, was bei der Drucklähmung als Regel anzusehen ist. Die mitunter vorhandenen Anästhesien betreffen einen Teil, seltener das ganze sensible Ausbreitungsgebiet des Nerven (Fig. 57, S. 42). Schmerzen sind nicht gerade häufig, Parästhesien in der Mehrzahl der Fälle vorhanden.

Für die Prognose ist, soweit nicht ein die Lähmung bedingendes Grundleiden in betracht kommt, das Verhalten der elektrischen Erregbarkeit von entscheidender Bedeutung. Lähmungen ohne wesentliche Störungen des elektrischen Verhaltens heilen meist in 3—6 Wochen, während solche mit kompletter Entartungsreaktion einen Zeitraum von einigen Monaten bis zu einem Jahre zur Wiederherstellung benötigen. Im allgemeinen ist die Prognose quoad restitutionem günstig, soweit der Nerv nicht in seiner Kontinuität geschädigt ist.

Die Behandlung folgt den auf S. 94 entwickelten Grundsätzen. Bei Kontinuitätstrennung ist die operative Vereinigung der Nervenstümpfe indiziert. Bei Kalluslähmungen ist nach erschöpfender Anwendung der konservativen Behandlungsmethoden die Neurolyse am Platze.

Die Lähmung des N. medianus.

Die relativ seltene Medianuslähmung ist meist traumatischen Ursprungs. Hochsitzende Läsionen sind wie beim N. radialis selten. Die typische Läsionsstelle des N. medianus ist die Gegend des Processus styloideus radii, wo der Nerv leicht einer Verletzung ausgesetzt ist. Von den direkten Traumen, die den Medianus an dieser Stelle treffen, sind die Glassplitterverletzungen besonders häufig. Frakturen der Unterarmknochen können direkt oder durch sekundäre Kallusbildung eine Parese des N. medianus bedingen, seltener ist dies bei Oberarmbrüchen oder Luxationen der Fall. Auch durch zu fest angelegte Verbände, den Esmarchschen Schlauch, eine übermäßig angezogene Stauungsbinde kann eine Drucklähmung des Medianus zustande kommen. Als professionelle Lähmung kommt die Medianusparese gelegentlich bei Schlossern, Tischlern, Zahnärzten, Teppichklopfern, Zigarrenwicklerinnen und Plätterinnen vor. In einigen Fällen ließen sich Lähmungen im Gebiete des Medianus auf Halsrippen zurückführen (s. Fig. 159).

Der Motilitätsausfall bei kompletter Lähmung ergibt sich aus folgender Zusammenstellung der vom N. medianus versorgten Muskeln:

M. pronator teres und pronator quadratus. — Funktion: Pronation des Vorderarmes.

M. flexor carpi. radialis. — Beugung und radiale Ablenkung der Hand.

M. flexor digitorum sublimis. — Beugung der Mittelphalangen des 2.—5. Fingers.

M. flexor digitorum profundus (radialer Anteil). — Beugung der Endphalangen des 2. und 3. Fingers.

M. flexor pollicis longus. — Beugung der Endphalange des Daumens.

M. flexor pollicis brevis. — Beugung der Grundphalange des Daumens.

M. abductor pollicis brevis. — Abduktion des I. Metakarpus.

M. opponens pollicis. — Funktion: Opposition des Daumens.

Wie die Zusammenstellung erkennen läßt, ist der N. medianus der Antagonist des N. radialis, jener der Flexions- und Pronationsnerv, dieser der Extensions- und Supinationsnerv. Im Gegensatz zur Radialislähmung ist die Stellung der Hand bei der Medianusparese nur unbedeutend verändert. Ist der Nerv dicht oberhalb des Handgelenkes lädiert, so beschränkt sich die Lähmung auf die Muskulatur des Daumen-

ballens. Es kommt hierbei infolge der mangelnden Opposition des **Daumens** bei gleichzeitigem Ueberwiegen des vom Ulnaris versorgten Abductor pollicis **zu der charakteristischen**
als Affenhand bezeichneten Stellungsanomalie. Die Affenhand besteht darin, daß der
Daumen sich in Adduktionsstellung befindet und gleichzeitig derart um seine Längs-
achse gedreht ist, daß er in eine Flucht mit den übrigen Fingern rückt. Hierdurch
kommt eine gewisse Aehnlichkeit mit einer Affenhand zu stande.

Bei höherem Sitz der Läsion sind auch die langen Fingerbeuger mit Ausnahme
des ulnaren Anteils des Flexor digit. profund. von der Lähmung ergriffen, sodaß die
Beugung der Finger in den Interphalangealgelenken nahezu völlig aufgehoben ist.

Gefühlsstörungen, Schmerzen und Parästhesien sind in den meisten Fällen von
Medianuslähmung vorhanden. Andrerseits werden Ausfallserscheinungen auf sensiblem
Gebiet gelegentlich auch bei kompletten Lähmungen, selbst bei Kontinuitätstrennungen
vermißt. Die Gefühlsstörungen nehmen meist das radiale Gebiet der Vola manus sowie

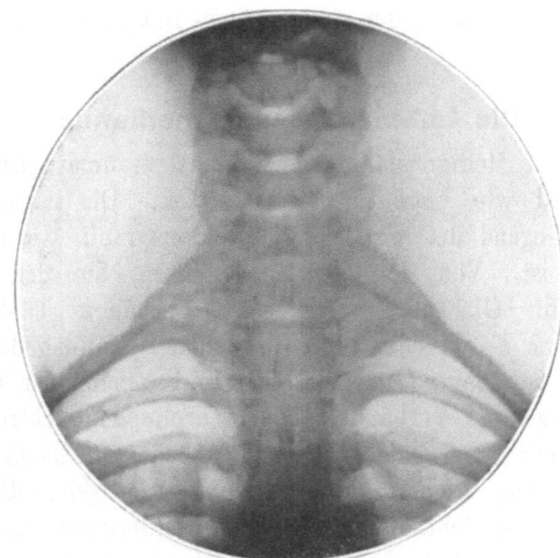

Fig. 159. Halsrippen als Ursache einer partiellen Lähmung im Gebiete des N. medianus.
Aufnahme von Dr. E. Jacobsohn.

die Beugefläche der drei ersten Finger ein. Nur selten wie in einer eigenen Beobachtung (Schnittverletzung) erstreckt sich die sensible Lähmung über das gesamte
Versorgungsgebiet des Nerven (Figg. 56, 58). Vasomotorische und trophische Störungen
werden bei der Lähmung des N. medianus relativ häufig beobachtet.

Die Prognose hängt von dem Charakter des Grundleidens ab. Wie bei allen
peripheren Lähmungszuständen ist auch bei der Medianusparese die elektrische Untersuchung zur Prognosenstellung heranzuziehen. Die Behandlung folgt den allgemeinen
Grundsätzen der peripheren Nerventherapie.

Die Lähmung des N. ulnaris.

Der Häufigkeit nach hält die Ulnarislähmung die Mitte zwischen der Radialis-
und Medianusparese. Auch für die Ulnarislähmung ist das Trauma das häufigste
ätiologische Moment. In Gemeinschaft mit anderen Schulter-Armnerven, namentlich
dem Medianus kann der Ulnarnerv durch Schnitt- und Stichverletzungen, Oberarmluxationen, Humerusfrakturen, sowie durch Krückendruck geschädigt werden. Auf ähn-

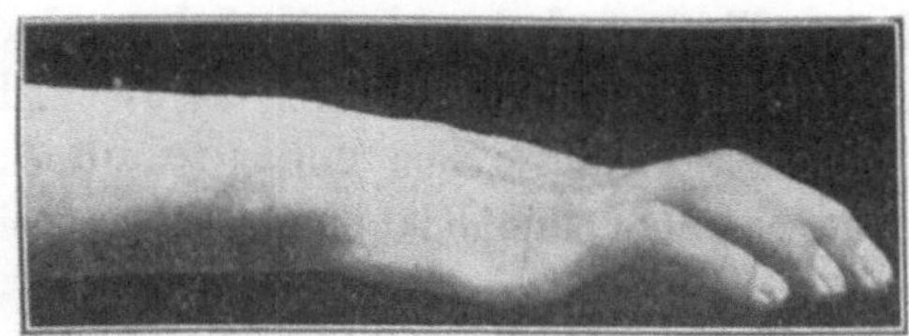

Fig. 160. Unvollkommen entwickelte Klauenhand bei Ulnarislähmung als Teilerscheinung einer Polyneuritis. Eigene Beobachtung.

lichen ursächlichen Faktoren beruht auch die isolierte Ulnarislähmung. Meist ist die Läsionsstelle des Nerven zwischen Olekranon und Handgelenk gelegen. Eine besondere Bedeutung für die Entstehung der Ulnarislähmung haben die Kondylusfrakturen, bei denen Spätlähmungen infolge Kallusbildung relativ häufig sind. Kompression durch Umschnürung des Armes, Ueberdehnung während der Narkose oder im Schlafe, Druck gegen eine harte Unterlage bilden weitere Ursachen der Ulnarislähmung. Professionelle Lähmungen sieht man bei Uhrmachern, Glasbläsern, Radfahrern, Bäckern und Telephonisten. Auch Halsrippen können gelegentlich zu der Läsion des N. ulnaris führen. Zuweilen ist die Ulnarislähmung infektiösen (Typhus, Sepsis, Syphilis) oder toxischen Ursprungs (Blei, Arsen, Alkohol).

Symptomatologie. Vom N. ulnaris werden folgende Muskeln versorgt:

M. flexor carpi ulnaris. — Funktion: Beugung und ulnare Ablenkung der Hand.

M. flexor digitorum profundus (ulnarer Anteil). — Funktion: Beugung der Endphalangen des 4. und 5. Fingers.

M. adductor pollicis. — Funktion: Adduktion des I. Metakarpus.

Mm. lumbricales et interossei. — Funktion: Beugung der 1., Streckung der 2. und und 3. Phalanx. Außerdem bewirken die Interossei die Spreizung und Schließung der Finger.

Muskeln des Kleinfingerballens. — Funktion: Abduktion, Opposition und Beugung des kleinen Fingers.

Symptomatologisch macht sich bei der Ulnarislähmung der Fortfall der Interosseus- und Lumbrikaliswirkung besonders bemerkbar. Die Lähmung der Interossei und Lumbrikales äußert sich darin, daß der Kranke die Finger weder spreizen und schließen, noch in den Grundphalangen beugen oder in den Interphalangealgelenken strecken kann. Hierdurch erlangen die antagonistischen Fingerextensoren das Uebergewicht und bewirken eine Streckstellung der Grundphalangen, während die vom Medianus innervierten langen Fingerbeuger eine Flexion der beiden Endglieder bedingen. Auf diese Weise entsteht eine typische, als Krallenhand (Main en griffe) bezeichnete Stellungsanomalie (Fig. 160). Der Ausfall des ulnaren Anteils des tiefen Fingerbeugens äußert sich in der unvollkommenen Beugung der Endphalangen des 4. und 5. Fingers.

Im Verlaufe der Ulnarislähmung kommt es meist zu einer sichtbaren Atrophie der Interosseusmuskulatur, ebenso pflegt auch der Kleinfingerballen für gewöhnlich an der Atrophie teilzunehmen. Trophische und vasomotorische Störungen werden bei der

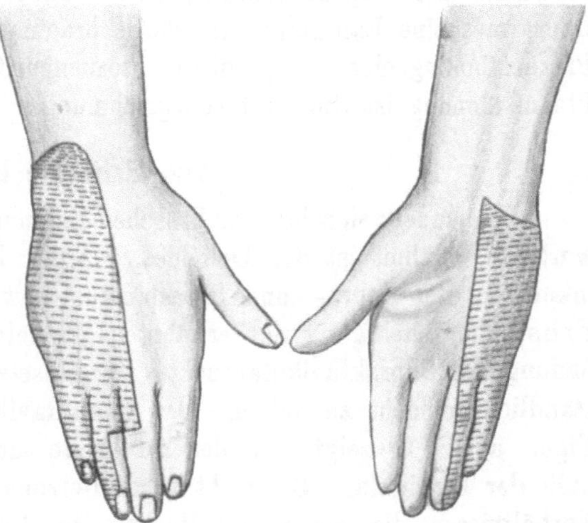

Fig 161. Sensible Störung im gesamten Innervationsgebiete des N. ulnaris bei Schnittverletzung oberhalb des Handgelenks. Eigene Beobachtung.

Ulnarislähmung nicht gerade selten angetroffen. Wechselnd ist das Verhalten der Sensibilität. Leichte Gefühlsstörungen sind meist vorhanden und betreffen vorwiegend die Gegend des Kleinfingerballens sowie des kleinen Fingers. Eine komplette, d. h. dem sensiblen Innervationsgebiete des Nerven entsprechende Gefühlslähmung ist wie bei der Radialis- und Medianusparese wegen der zahlreichen Hautanastomosen der Armnerven selten. Hautinnervation des N. ulnaris s. S. 41. Sensible Reizerscheinungen können ganz fehlen, meist wird jedoch über ein Gefühl der Vertaubung namentlich in den Fingerspitzen geklagt.

Die Prognose ist abgesehen von Kontinuitätstrennungen des Nerven gut, sofern nicht ein die Lähmung unterhaltendes Grundleiden vorliegt. Drucklähmungen heilen meist restlos aus. Die Behandlung hat, soweit es möglich ist, der Indicatio causalis zu genügen. Im übrigen kommen die bei peripheren Nervenlähmungen üblichen Methoden in Anwendung.

Die kombinierten Lähmungen der Schulter-Armnerven.
Plexuslähmungen.

Wie bereits erwähnt, zerfällt der von der 5., 6., 7., 8. Zervikal- und einem Teile der 1. Dorsalwurzel gebildete Plexus brachialis in eine oberhalb der Klavikula und einer unterhalb der Klavikula gelegene Partie (Pars supraclavicularis, Pars infraclavicularis). Der Brachialplexus enthält die Gesamtheit der für die Innervation der Schulter, des Armes und der Hand in Betracht kommenden Nervenfasern. Relativ selten handelt es sich bei den Plexuslähmungen um einen völligen Motilitätsausfall im Gebiete der Plexusnerven, vielmehr pflegt der obere oder untere Anteil des Brachialisplexus getrennt und dazu meist in elektiver Weise zu erkranken. Als Typus der oberen Plexuslähmung kann die Erbsche Lähmung gelten, während die untere Plexuslähmung durch die Klumpkesche Lähmung repräsentiert wird.

Die Ursachen der Plexuslähmung bestehen teils in direkter Verwundung der Nervenwurzeln, teils in Kompression durch den luxierten Oberarmkopf oder Knochenfragmente bei Frakturen des Schultergelenkes und des Schlüsselbeins. Ferner können auch Geschwülste der Supraklavikulargrube, Subklaviaaneurysmen sowie Umschnürungen des Oberarmes eine Lähmung des Plexus brachialis im Gefolge haben. Selten liegt der Plexuslähmung eine idiopathische Plexusneuritis zugrunde. Eine besondere Form der Plexuslähmung ist die Entbindungslähmung.

Die Erbsche Lähmung.

Es handelt sich bei der Erbschen Lähmung um eine Läsion der 5. und 6. Zervikalwurzel. Gelähmt ist der Deltoides, Bizeps, Brachialis internus und Supinator longus, inkonstant der Supra- und Infraspinatus sowie Subskapularis. Es ist das Verdienst Erbs, die Beteiligung der erwähnten Muskeln als typisch erkannt und durch Auffindung des Supraklavikularpunktes die Gesetzmäßigkeit der Lähmungkombination verständlich gemacht zu haben. Der supraklavikulare oder Erbsche Punkt liegt, wie die Figur auf S. 19 zeigt, an der Außenseite des Sternokleidomastoideus 2—3 cm oberhalb der Klavikula. Bei elektrischer Reizung dieser Stelle gelingt es unter normalen Verhältnissen die genannten Muskeln in Kontraktion zu versetzen. Die Momentaufnahme Fig. 162 gibt die Stellung der oberen Extremität bei Reizung des Erbschen Punktes wieder.

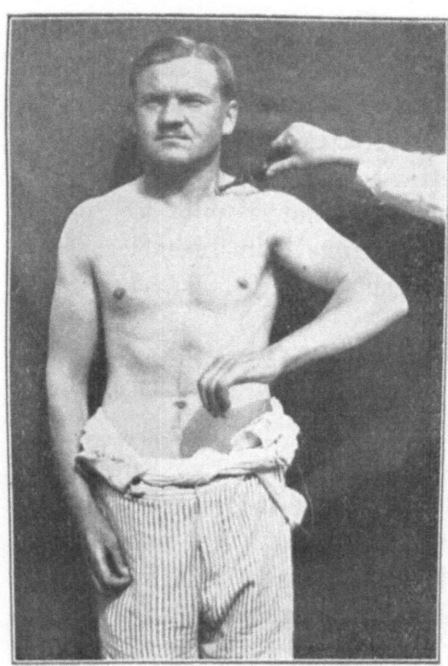

Fig. 162. Stellung der oberen Extremität bei elektrischer Reizung des Erbschen Punktes. ¹/₁₀₀ Moment.

Die bei der Erbschen Lähmung vorhandene Bewegungsstörung ergibt sich aus der Funktion der von der Parese getroffenen Schulter-Armnerven. Der Arm kann weder erhoben (M. deltoideus), noch im Ellenbogengelenk gebeugt werden (M. biceps, Brachialis internus, Supinator longus), während die Beweglichkeit der Unterarm- und Handmuskeln erhalten bleibt. Die Beteiligung des Infraspinatus gibt sich in einer Erschwerung der Außenrotation des Armes zu erkennen. Die Erbsche Lähmung geht meist mit Atrophie und elektrischer Entartungsreaktion einher. Sensible Störungen treten wenig hervor und können ganz fehlen. Die Prognose ist unter Berücksichtigung der speziellen Aetiologie nur für den Einzelfall möglich. Vollkommene Heilung tritt nur in einer Minderzahl der Plexuslähmungen ein. Als modifizierte Erbsche Lähmung kann die

Duchennesche Entbindungslähmung

angesehen, werden, die sich durch ihre besondere Aetiologie unterscheidet, während die Ausbreitung der Lähmung mit dem Erbschen Typus völlig oder nahezu völlig übereinstimmt. Die Entbindungslähmung schließt sich für gewöhnlich an schwere Geburten an, bei denen Kunsthilfe geleistet wird. Durch forcierten Zangendruck, Lösung des emporgeschlagenen Armes, Herabziehen der Schulter mit dem gekrümmten Finger oder Braunschen Haken können die Plexuswurzeln einer Schädigung ausgesetzt werden. Ausnahmsweise entsteht die Entbindungslähmung bei protrahierten Spontangeburten. Ein eigenes Gepräge erhält die Duchennesche Lähmung gegenüber der Erbschen Plexuslähmung durch die ziemlich konstante Beteiligung des Infraspinatus und der beiden Unterarmsupinatoren (Supinator longus, Supinator brevis). Durch den Ausfall dieser Muskeln wird eine Einwärtsrollung des Oberarms mit gleichzeitiger Pronation der Hand bewirkt. Im übrigen deckt sich die Motilitätsstörung mit dem Erbschen Lähmungstypus. Mitunter zeigt die Entbindungslähmung den Typus der unteren Plexuslähmung. Unter diesen Umständen pflegt das okulo-pupilläre Symptom vorhanden zu sein.

Zuweilen sieht man als Folge des Accouchement forcé neben der Armnervenlähmung Frakturen oder Luxationen am Humerus, dem Schlüsselbein oder der Skapula.

Die Prognose der Entbindungslähmung ist quoad restitutionem dubia. Gleichzeitige Knochen-Gelenkläsionen verschlechtern die Prognose. Neben restlosen Heilungen sieht man Defektheilungen, doch nicht selten auch persistierende Lähmungen, bei denen der Arm im Wachstum zurückbleibt und nur im beschränkten Umfange gebrauchsfähig wird.

Die untere Plexuslähmung (Klumpkesche Lähmung).

Es handelt sich bei der unteren Plexuslähmung um eine Läsion der 8. Zervikal- und 1. Dorsalwurzel. Aetiologisch kommen Schnitt- und Stichverletzungen, Oberarmluxationen, Schußverletzungen und Geschwulstprozesse am Schlüsselbein, der 1. Rippe und an der Wirbelsäule in betracht. In seltenen Fällen ist eine auf die unterste Zervikal- bzw. 1. Dorsalwurzel lokalisierte Neuritis die Ursache der Klumpkeschen Lähmung. Betroffen sind die Beugemuskeln am Daumen- und Kleinfingerballen sowie die Interossei, zuweilen auch einzelne Flexoren des Vorderarmes, während die Streckmuskulatur an der Lähmung nicht teilzunehmen pflegt.

Interessant ist die Kombination der beschriebenen Lähmung mit dem okulopupillären Symptom, das dann zu erwarten ist, wenn die erste Dorsalwurzel vor dem Abgang der zum Sympathikus ziehenden Rami communicantes ergriffen ist, cf. S. 51.

Die peripheren Bauchmuskellähmungen

sind äußerst selten. Demgemäß beziehen sich unsere Kenntnisse der Bauchmuskellähmung vorwiegend auf die durch eine Spinalaffektion oder ein myopathisches Leiden (Progressive Muskeldystrophie) bedingten Lähmungszustände. Einseitige Paresen der Bauchmuskeln führen zu einer Verziehung des Nabels nach der gesunden Seite, während auf der Seite der Erkrankung der Bauchdeckenreflex erloschen ist. Bei doppelseitigen Lähmungen ist die Bauchpresse aufgehoben. Die Folge hiervon ist eine Erschwerung der Harn- und Stuhlaustreibung. Die ungenügende Unterstützung der Zwerchfellskontraktion durch die Bauchpresse bewirkt ferner, daß die Kranken nur mit Mühe husten und niesen können. Die Insuffizienz der Bauchmuskulatur bewirkt auch eine Haltungsanomalie, indem durch das Ueberwiegen der Rückenstrecker eine Lordose der Brust- und Lendenwirbelsäule entsteht.

Die peripheren Lähmungen der unteren Extremitäten.

Die Lähmung des N. femoralis (cruralis).

Aetiologisch handelt es sich bei der seltenen isolierten Parese des Kruralnerven meist um Kompression durch kariöse Knochenprozesse, Entzündungen, Eiterungen (Psoasabszeß) oder Neubildungen in der Umgebung des Nerven. Ferner kann der Nerv auch durch Frakturen des Oberschenkels oder knöchernen Beckens geschädigt werden. In einigen wenigen Beobachtungen war eine primäre Neuritis des N. cruralis (Diabetes, Gicht und Alkoholismus) nachweisbar.

Der Kruralnerv versorgt den M. ileopsoas, Quadrizeps, Sartorius, inkonstant den Pektineus. Die Femoralislähmung führt zu einer Erschwerung der Oberschenkelhebung (Ileopsoas) bei gleichzeitiger Unmöglichkeit den Unterschenkel zu strecken (Quadrizeps), während der Fortfall der übrigen vom N. cruralis versorgten Muskeln keine Funktionsstörungen bedingt. Liegt der Sitz der Erkrankung außerhalb des Beckens, so bleibt die Ileopsoasfunktion erhalten. Das Gehen ist bei der Kruralislähmung infolge der ungenügenden Fixation des Kniegelenkes sehr erschwert, bei doppelseitiger Lähmung unmöglich.

Die Atrophie pflegt in dem von der Lähmung betroffenen Gebiete meist stark entwickelt zu sein. Das Kniephänomen ist erloschen. Sind die sensiblen Aeste mitbetroffen, so ist Hyperästhesie an der vorderen Fläche des Oberschenkels sowie an der Innenseite des Unterschenkels bis zur großen Zehe (N. saphenus) zu erwarten. Sensible Innervation des N. femoralis S. 41.

N. obturatorius. Die isolierte Lähmung des N. obturatorius kommt sehr selten vor. Die Symptome der Obturatoriuslähmung bestehen in einer Erschwerung der

Adduktion- und Außenrotation des Oberschenkels (M. adductor magnus, longus, brevis, M. gracilis, M. obturator externus). Die sensible Lähmung betrifft einen Teil der Innenseite des Oberschenkels.

Meralgie. Als Meralgie (Bernhardt, Roth) wird eine auf den N. cutan. femor. lat. lokalisierte sensible Neuritis bezeichnet. Neben Schmerzen und Parästhesien, die besonders beim Gehen und Stehen hervortreten, findet sich meist eine Anästhesie bzw. Hypästhesie im Bereiche des N. cutan. femor. lat. (Fig. 54, S. 41). Die Meralgie ist häufig traumatischen Ursprungs; in anderen Fällen sind konstitutionelle (Gicht, Diabetes) oder toxische Einflüsse (Alkohol) für die Entstehung der Meralgie verantwortlich zu machen. In einer eigenen Beobachtung entwickelte sich die Meralgie bei einem an einem Leberkarzinom leidenden älteren Patienten.

Die Lähmungen des Plexus sacralis.

Der Sakralplexus wird von den beiden unteren Lendenwurzeln und den drei obersten Sakralwurzeln gebildet. Die aus dem Plexus sacralis hervorgehenden Nerven sind der N. glutaeus superior et inferior, sowie der N. ischiadicus, welcher sich in den N. peroneus und N. tibialis teilt.

N. glutaeus superior versorgt den M. glutaeus medius et minimus. — Funktion: Abduktion und Einwärtsrollung des Oberschenkels. Außerdem wird auch der M. tensor fasciae latae und M. pyriformis vom N. glut. sup. versorgt.

N. glutaeus inferior versorgt den M. glutaeus maximus. — Funktion: Streckung, Auswärtsrollung und Abduktion des Oberschenkels.

Die seltenen isolierten Lähmungen der Glutäalnerven sind meist traumatischer Natur, doch können auch Geschwülste und Abszesse im Becken eine Glutäuslähmung bedingen. Am häufigsten sieht man Lähmungszustände der Glutäen als Teilerscheinung einer multiplen Neuritis oder Dystrophia musculorum. Der Ausfall des M. glutaeus max. führt zu erheblichen Bewegungsstörungen, da die Rückwärtsbewegung des Oberschenkels und hiermit die des ganzen Beines gehemmt ist. Die Insuffizienz des Glutaeus max. zeigt sich namentlich beim Aufstehen, Treppensteigen, Klettern auf einen Stuhl und anderen Bewegungen, bei denen besonders die Oberschenkelstrecker in Anspruch genommen werden.

Bei Lähmung des M. glutaeus med. et min. ist die Abduktion und Innenrotation des Oberschenkels erschwert. Da der M. glutaeus medius außerdem die Aufgabe hat, den Oberschenkelkopf an das Becken zu fixieren, entsteht bei einseitiger Lähmung des Muskels das seitliche Einknicken, wie man es unter ähnlichen Bedingungen auch bei Apoplektikern zu sehen bekommt. Bei doppelseitiger Lähmung wird der Gang watschelnd (Entengang).

Die Lähmung des N. ischiadicus.

N. ischiadicus	M. obturator internus . .	Auswärtsroller des Oberschenkels.
	Mm. gemelli	
	M. quadratus femoris . .	
	M. biceps femoris	Beuger des Unterschenkels.
	M. semitendinosus . . .	
	M. semimembranosus . .	

<table>
<tr><td>

a) N. peroneus.

M. tibialis anticus. — Dorsalflexion des Fußes.

Mm. extens. digit. long. et brev.] Streckung
Mm. extens. hall. long. et brev. ∫ der Zehen.

Mm. peronei. — Pronation und Dorsalflexion des Fußes.

</td><td>

b) N. tibialis.

M. gastrocnemius . .] Plantarflexion des
M. soleus . . . . . . ∫ Fußes.

M. tibial. postic. — Adduktion des Fußes.

Mm. flex. digitor. long. et brev. — Beugung der End- und Mittelphalangen II—V.

Mm. flex. hall. long. et brev. — Beugung der End- und Mittelphalange der Großzehe.

Mm. interossei. — Spreizung und Schließung der Zehen, Plantarflexion der Grundphalangen.

</td></tr>
</table>

Die komplette Ischiadikuslähmung wird sehr selten beobachtet. Meist handelt es sich um Teillähmungen mit besonderer Bevorzugung des Peroneusgebietes. Die Aetiologie der Ischiadikuslähmung ist wenig einheitlich. Infektionen, Intoxikationen, konstitutionelle Ursachen, Druckwirkungen verursacht durch Lendenwirbelfrakturen, Karies der Wirbel oder des Kreuzbeins, Beckenabszesse, Tumoren, forcierte Entbindungen oder direkte Traumen sind die häufigsten, eine Ischiadikuslähmung bedingenden Momente. Zu bemerken ist, daß der Ischiadikus bzw. die ihn zusammensetzenden Kaudafasern auch durch autochthone Neubildungen geschädigt werden kann. Am häufigsten kommt die Ischiadikuslähmung als Teilerscheinung einer allgemeinen Neuritis vor, wobei wiederum die Prädisposition des N. peroneus zutage tritt. Auf infektiöser Grundlage begegnet man der Lähmung des Ischiadikusgebietes gelegentlich bei Typhus, Diphtherie, Influenza, Sepsis und Gonorrhoe. Von den toxischen Schädlichkeiten kommt dem Alkohol, Arsen und Blei einige Bedeutung zu. Eine nosologisch selbständige Form der partiellen Ischiadikuslähmung ist die sog. neurotische Muskelatrophie.

Die Lähmung des N. peroneus.

Bei kompletter Peroneuslähmung hängt die Fußspitze schlaff herab (M. tibial. ant. und Zehenextensoren), der Fuß steht in Supinations- (Varus) Stellung (Mm. peronei), die Dorsalflexion des Fußes, die Zehenstreckung und Erhebung des äußeren Fußrandes ist erschwert oder unmöglich. Die Behinderung der Fuß- und Zehenstreckung macht sich auch im Gange des Kranken bemerkbar, welcher durch stärkeres Erheben des Oberschenkels das durch die herabhängende Fußspitze bedingte Bewegungshindernis zu überwinden strebt. Hierdurch entsteht eine für die Peroneuslähmung charakteristische Gangstörung (Steppergang). In älteren, irreparablen Fällen entwickelt sich häufig eine anta-

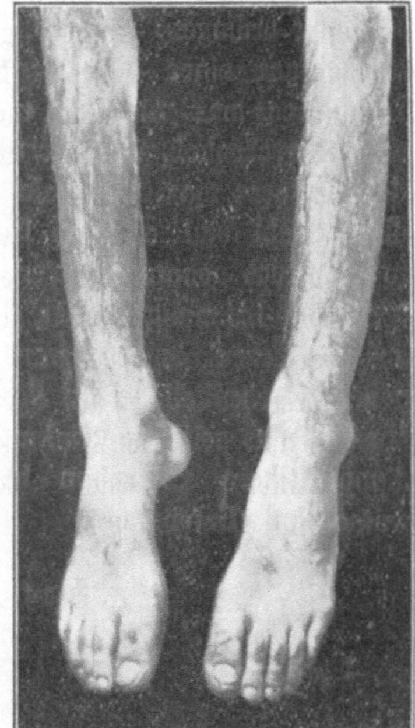

Fig. 163. Doppelseitige Peroneuslähmung als Teilerscheinung einer Polyneuritis. Equino-varus-Stellung des Fußes, erhebliche Atrophie der Unterschenkel. Eigene Beobachtung.

gonistische Kontraktur, die den Fuß in Equino-varus-Stellung bringt. Zuweilen erstreckt sich die Peroneusparese nur auf einen Teil der Peroneusfasern. Die Bewegungsstörung bei partieller Peroneuslähmung ergibt sich aus der Funktion der befallenen Muskeln.

Die Lähmung des N. tibialis.

Im Gegensatz zum Peronealnerven erkrankt der N. tibialis nur selten isoliert. An der Tibialislähmung haben die Fuß- und Zehenbeuger (M. gastrocnemius, M. soleus, M. flexor. digitor. long. et brev.) den hauptsächlichsten Anteil, daneben macht sich die mangelnde Adduktion des Fußes (M. tibialis post.) bemerkbar. Demgemäß kann der Kranke weder auf Fußspitzen stehen und die Zehen beugen, noch den Fuß adduzieren. Der Achillessehnenreflex fehlt, desgleichen der Fußsohlenreflex. Infolge sekundärer Kontraktur kann sich eine Hackenfußstellung und eine der Krallenhand analoge Krallenstellung der Zehen ausbilden.

Die totale Lähmung des N. ischiadicus.

Ist der Ischiadikusstamm selbst von der Läsion betroffen, so kommt zu den Symptomen der kombinierten Peroneus-Tibialparese noch der Verlust der Unterschenkelbeugung (Mm. semitendinosus, semimembranosus, biceps femoris). Die einseitige Ischiadikuslähmung hebt die Lokomotion nicht auf, da das durch den Quadrizeps im Knie festgestellte Bein durch den Ileopsoas gehoben, durch die Glutäen nach hinten und zur Seite bewegt werden kann. Vasomotorische und trophische Störungen sind bei Lähmungen im Gebiete des Ischiadikus nicht selten. Die vorwiegend den Unterschenkel betreffenden, nicht in allen Fällen nachweisbaren Sensibilitätsstörungen ergeben sich aus den schematischen Figuren auf S. 41.

Die Prognose hängt von der Art des Grundleidens ab. Sie ist günstig in den Fällen, in denen die Lähmung Teilerscheinung einer generalisierten Neuritis ist. Die Therapie folgt den für die peripheren Lähmungen im allgemeinen geltenden Grundsätzen.

Die Lähmung der drei untersten Sakralnerven. Lähmungen im Gebiete der drei untersten, der Innervation von Blase, Mastdarm und Genitalien dienenden Sakralnerven beruhen nur ausnahmsweise auf peripheren Ursachen. Meist handelt es sich um eine Läsion, der im Konus gelegenen, spinalen Zentren bzw. der drei untersten Wurzeln der Cauda equina.

Anhang.

Die Neubildungen des peripheren Nervensystems.

Die Nerven bzw. deren Hüllen bilden in nicht gerade häufigen Fällen den Ausgangspunkt von Geschwülsten. Die Neubildungen am peripheren Nervensystem treten mit Ausnahme der im Anschluß an Amputationen beobachteten Neurombildungen selten solitär auf, sondern pflegen sich meist in größerer Anzahl zu entwickeln. Tumoren, die sich ausschließlich aus nervöser Substanz aufbauen, gehören zu den Ausnahmen. Meist handelt es sich um Mischgeschwülste wie Neuro-Fibrome, Neuro-Lipome, Neuro-FibroSarkome oder Neuro-Myxome. Die Größe der einzelnen Geschwülste ist recht wechselnd. Neben Tumoren von Linsengröße findet man solche, die den Umfang eines Manneskopfes erreichen können. Wo multiple voluminöse Tumoren in einer Extremität zur

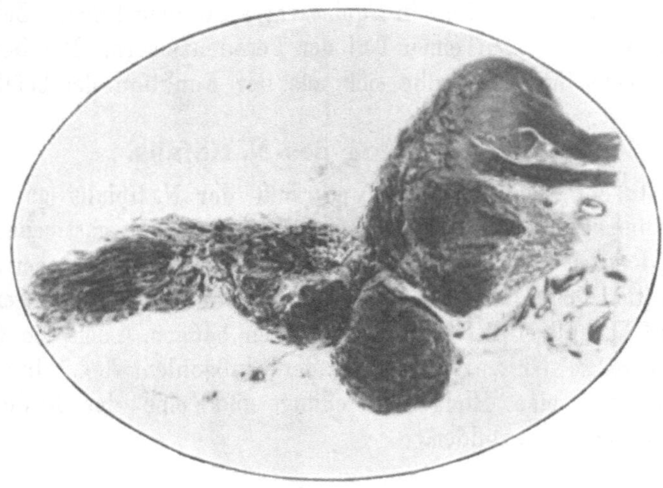

Fig. 164. Amputationsneurom. Nach einem Präparate von Prof. C. Benda. 1:3.

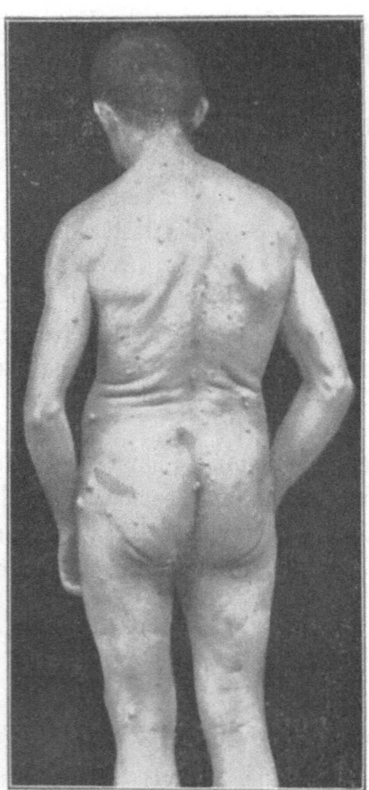

Fig. 165. Neurofibromatosis generalis.
Eigene Beobachtung.

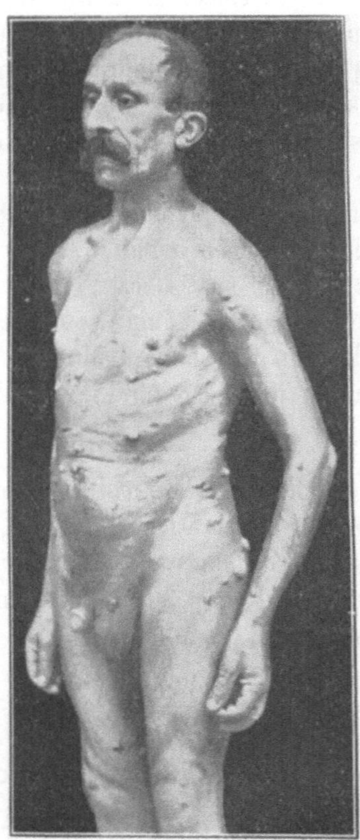

Fig. 166. Neurofibromatosis generalis.
Eigene Beobachtung.

Ausbildung gelangen, kann eine elephantiasisartige Umformung des Gliedes entstehen (Elephantiasis neuromatosa). Entsprechend dem wechselnden anatomischen Aufbau der Nervengeschwülste ist auch ihr Konsistenzgrad sehr verschieden. Neben weichen, fast zystischen Tumoren finden sich Geschwülste von Knorpelhärte. Eine Sonderstellung

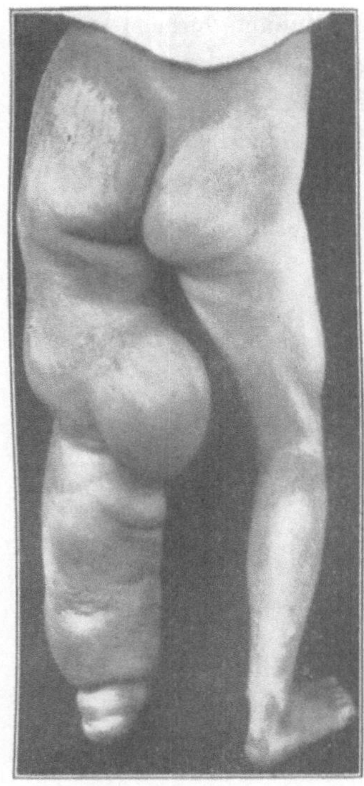

Fig. 167. Elephantiasis neuromatosa. Eigene Beobachtung.

nehmen die stecknadelkopf- bis erbsengroßen Tubercula dolorosa ein, die in vielen Fällen auf eine fibröse Entartung der Nervenhüllen zurückzuführen sind, s. S. 91.

Neurofibromatosis generalis (Recklinghausensche Krankheit) wird eine Kombination von Geschwülsten der Nervenstämme und Endnerven mit multiplen Pigmentflecken (Nävi) genannt. Das Bild der generalisierten Neurofibromatose ist sehr charakteristisch, sodaß man die Krankheit nur einmal gesehen zu haben braucht, um sie auf den ersten Blick wiederzuerkennen. In bunter Mischung finden sich neben linsen- bis markstückgroßen pigmentierten Stellen multiple, unter der Haut sich vorwölbende Geschwülste von der Größe einer Haselnuß bis Mannsfaust, die im großen und ganzen an den Verlauf der Nervenstämme bzw. peripheren Nervenendigungen gebunden sind. Bei der Palpation ist man häufig von der Anzahl der sich nicht ohne weiteres dem Auge präsentierenden Geschwülste überrascht. Die Bedeutung der Neurofibromatose liegt einerseits in der Tatsache, daß die Geschwülste auf eine kongenitale Anlage hinweisen, andererseits in dem Umstande, daß mitunter auch am Zentralnervensystem Depotstellen der Neubildungen vorhanden sind. So kann unter Umständen eine gleichzeitige Neurofibromatose oder Lipomatose über den Charakter einer Hirn- oder Rückenmarksgeschwulst Aufschluß geben. Speziell muß man bei Kleinhirnbrückenwinkeltumoren die Möglichkeit einer allgemeinen Neuromatose ins Auge fassen.

Die Neurofibromatose kann symptomlos verlaufen. Nicht selten kommt es zu Parästhesien und neuralgiformen Schmerzen. Psychische Störungen, Marasmus und Störungen der Knochentrophik sind bei Neurofibromatose ebenfalls beschrieben worden. Den einige Male erhobenen Befund des periodischen Ab- und Anschwellens der Geschwulstknoten kann ich auf Grund einer eigenen Beobachtung bestätigen.

Bei der Prognose des Leidens ist die Möglichkeit einer sarkomatösen Geschwulstumwandlung, sowie eine sekundäre zerebrale bzw. spinale Lokalisation der Tumoren zu berücksichtigen. Das Leiden schreitet für gewöhnlich im Laufe von Jahren langsam fort, doch kommen Stillstände, selbst Heilungen vor.

Gürtelrose (Herpes zoster).

Als Herpes zoster bezeichnet man einen aus gruppenweise zusammenstehenden, teilweise konfluierenden Bläschen gebildeten Hautausschlag. Der Bläscheneruption gehen nicht selten Schmerzen im Rücken oder dem später befallenen Hautgebiete voraus. Beim Er-

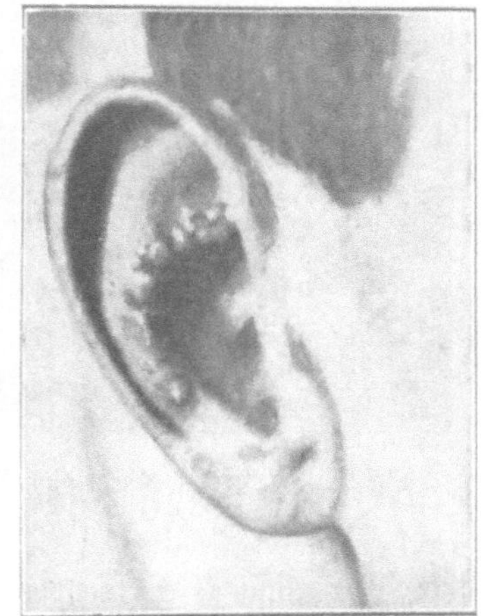

Fig. 168. Herpes zoster auricularis.
Eigene Beobachtung.

scheinen der Herpesbläschen sind fast immer sensible Reizerscheinungen vorhanden. Der Herpes zoster beginnt nicht selten mit einer Störung des Allgemeinbefindens und Fieber.

Die klassische Form des Herpes zoster, die eigentliche Gürtelrose, breitet sich halbgürtelförmig am Thorax aus. Eine häufige Lokalisation ist auch das Gebiet der

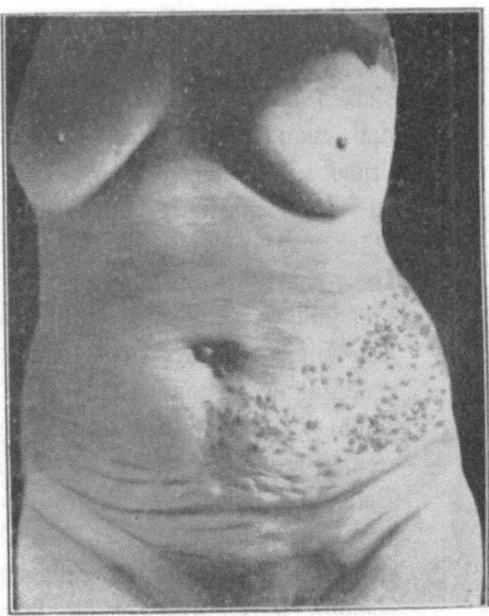

Fig. 169. Herpes zoster des X., XI., XII. Brustsegmentes. Eigene Beobachtung.

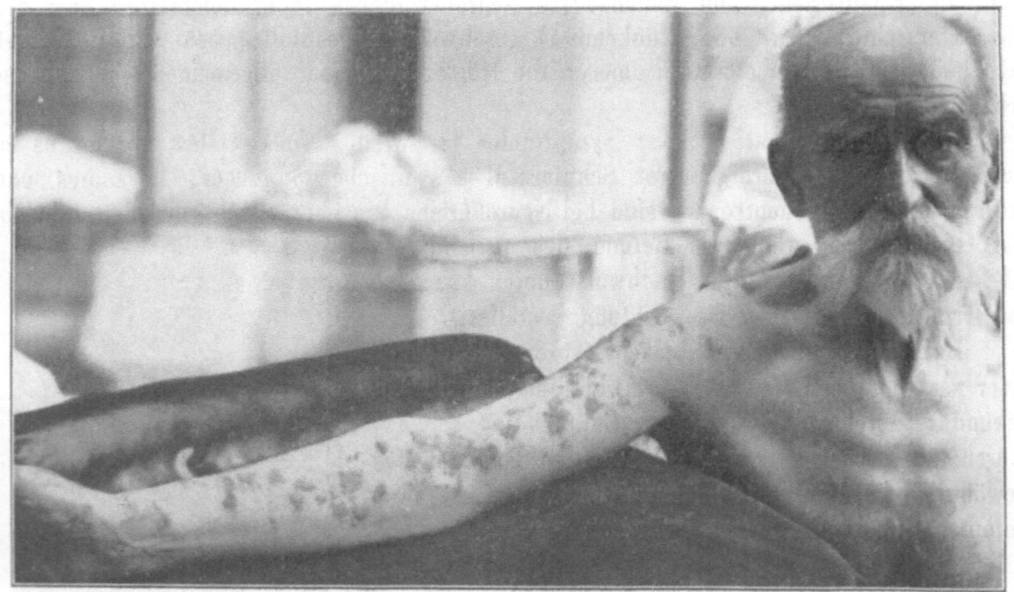

Fig. 170. Herpes zoster des V., VI., VII. Halssegmentes mit gleichzeitiger peripherer Schulter-Armlähmung. Eigene Beobachtung.

drei Trigeminusäste (Herpes ophthalmicus, facialis, mentalis). Verhältnismäßig häufig werden ferner die unteren und oberen Bauchpartien befallen, während die Extremitäten seltenere Lokalisationen bilden. Die alte Auffassung, daß dem Herpes zoster eine Schädigung des peripheren Nervensystems zu Grunde liegt, ist dadurch erschüttert worden, daß die Bläschenlokalisation nicht mit den Hautnervenbezirken, sondern mit den sensiblen Wurzelfeldern übereinstimmt. Wir müssen also für den Herpes zoster einen radikulären, nicht peripheren Ursprung annehmen (S. 42). Hiermit im Einklange stehen die alten, neuerdings bestätigten Befunde Bärensprungs, welcher beim Herpes zoster mehrfach Entzündungen und Hämorrhagien der Spinalganglien nachweisen konnte. Da die Spinalganglien als trophische sensible Zentren Analoga der spinalen Vorder-

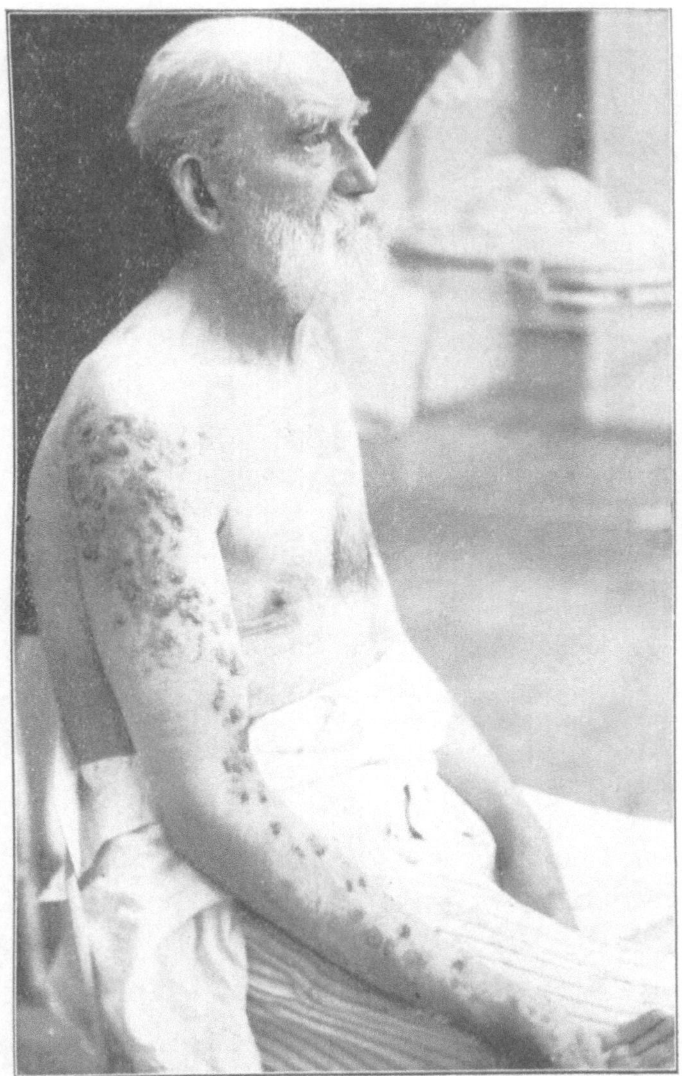

Fig. 171. Herpes zoster des V., VI., VII. Halssegmentes.

hornzellen darstellen, kann man den Herpes zoster als eine „sensible Poliomyelitis" bezeichnen. Der meist ein-, selten doppelseitige Herpes zoster ist entweder eine selbständige Erkrankung oder ein Begleitsymptom organischer Rückenmarksaffektionen, die zu Schädigung des Rückenmarkes oder der austretenden hinteren Wurzeln führen (Wirbeltrauma, Spondylitis, Tumormetastase, Tabes, Syringomyelie, Rückenmarks-tumor). Nicht selten findet sich Herpes zoster im Beginne akuter Infektionskrank-heiten wie Pneumonie, Scharlach, Angina, epidemische Genickstarre und Gelenkrheumatismus. In diesen Fällen ist der Herpes meist auf die Lippe oder den Nasenrand lokalisiert. Seltenere Ursachen sind die chronische Intoxikation (Arsen, Kohlenoxyd) sowie die diabetische bzw. gichtische Diathese. Das gelegentliche Zusammentreffen von Nephrolithiasis, Gallensteinen oder Reizzuständen innerer Organe (Gastrische Krisen) erklärt sich im Sinne der Headschen Anschauung durch die Uebertragung der sympathischen Erregung auf das Hinterwurzelsystem (S. 40). In seltenen Fällen (cf. Fig. 170) tritt der Herpes zoster gleichzeitig mit einer echten

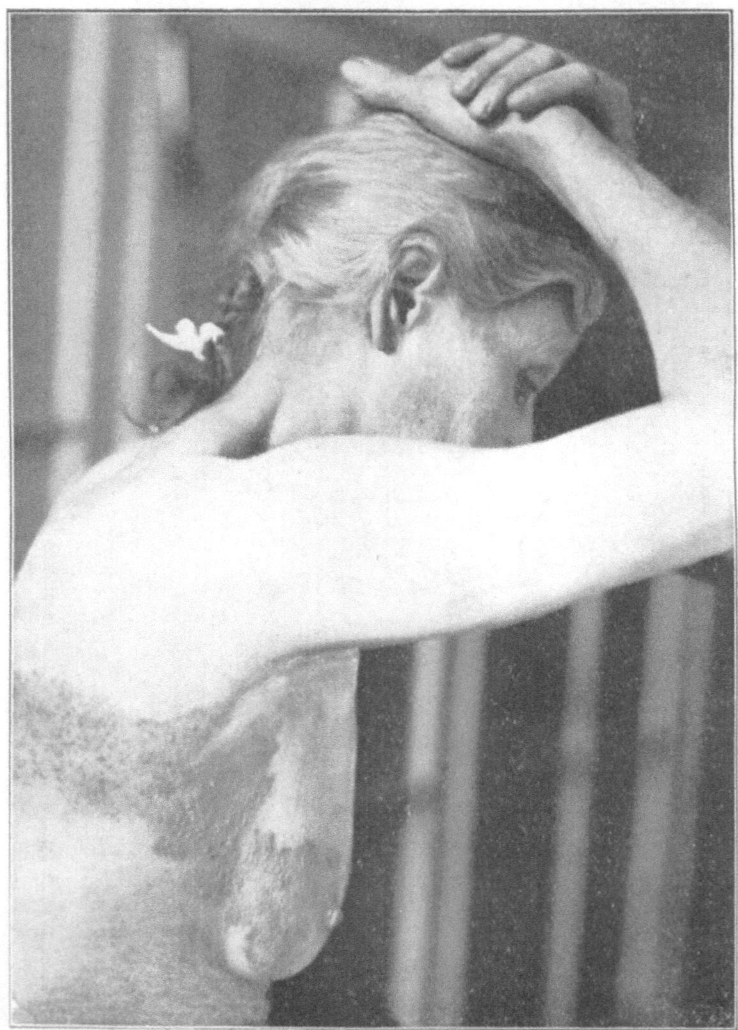

Fig. 172. Herpes zoster des IV., V., VI. Brustsegmentes. Eigene Beobachtung.

Neuritis auf. Die wenigen hierher gehörigen Beobachtungen machen es wahrscheinlich, daß dieselbe Noxe, die den peripheren Nerv ergreift, eine gleichzeitige Schädigung des Spinalganglions bedingt. Schmerzen gehören zu den nahezu regelmäßigen Begleiterscheinungen des Herpes zoster und erreichen mitunter ziemlich beträchtliche Grade. Weniger konstant sind Gefühlsstörungen (Hypästhesie, Hyperästhesie) in dem befallenen Gebiete. Als besondere Formen sind der Herpes bullosus, haemorrhagicus und gangraenosus zu erwähnen.

Die Herpesbläschen sind nur von kurzer Lebensdauer. Die Eintrocknung, Borken-
bedeckung und Abstoßung der verschorften Partien nimmt für gewöhnlich einen Zeitraum von ca. 10—14 Tagen in Anspruch. Die Gürtelrose läßt nicht selten bleibende
Narben zurück, deren typische Anordnung noch nach Jahren auf überstandenen Herpes
schließen läßt. Bemerkenswert ist, daß die Gürtelrose in der Mehrzahl der Fälle
dauernde Immunität hinterläßt. Komplikationen sind im ganzen selten und finden sich
fast nur beim Herpes ophthalmicus. Hier kommt es hin und wieder zu Keratitis und
Iritis, ganz selten zu Panophthalmie. Schwerer als der gewöhnliche Herpes verläuft
der mit regionären Gewebsnekrosen einhergehende Herpes zoster gangraenosus. In der
überwiegenden Mehrzahl der Fälle bildet der Herpes zoster ein harmloses, in 1 bis
2 Wochen in Heilung ausgehendes Leiden.

Die Behandlung ist eine ausschließlich symptomatische. Meist genügt es, die
affizierten Hautpartien mit Olivenöl oder Vaselin einzufetten und einer schützenden
Wattelage zu bedecken. Gegen die Schmerzen gibt man äußerlich 5—10 proz. Kokain-
oder Anästhesinsalben bzw. Streupulver (Anästhesin, Dermatol ana 5,0, Amylum ad 50,0),
innerlich kommt man fast immer mit Antipyrin, Phenazitin, Aspirin oder Pyramidon aus.

B. Die Neuralgien.

Viertes Kapitel.

Pathogenese, allgemeine Symptomatologie und Therapie.

Die Neuralgien gehören zu den nervösen Störungen, die nicht nur den Spezialisten
interessieren, sondern wegen ihrer weiten Verbreitung ein allgemein medizinisches
Interesse beanspruchen. Neuralgisch nennen wir einen im Verbreitungsbezirke eines
Nerven empfundenen, anfallsweise auftretenden, meist durch große Heftigkeit ausgezeichneten Schmerz. Neuralgien kommen in jedem Lebensalter vor, eine Prädisposition zeigt das mittlere Alter. Männer erkranken in einem höheren Prozentsatz
als Frauen. Abgesehen von den Fällen, in denen die Neuralgie durch Kompression
des Nerven oder Uebergreifen eines Entzündungsprozesses erklärt wird, sind wir über
die anatomische Grundlage des Leidens nur wenig unterrichtet. Namentlich sind die
nosologischen Beziehungen der Neuralgie zur Neuritis noch wenig erforscht.

Unter den Ursachen des Leidens müssen wir unterscheiden zwischen Zuständen,
die wie die neuropathische Anlage, Pubertät, Gravidität und Klimakterium eine allgemeine neuralgische Disposition schaffen, und den speziellen ursächlichen Faktoren.
Eine dispositionsschaffende Bedeutung hat auch die Anämie, Kachexie, das Senium
sowie psychische und körperliche Insulte. Die spezielle Aetiologie der Neuralgie
stimmt auffällig mit der der Neuritis überein. Auch bei der Neuralgie spielen In-

fektionen und Intoxikationen eine große Rolle. Abgesehen von der Malaria, die für unsere Verhältnisse weniger inbetracht kommt, ist die Influenza die häufigste infektiöse Ursache der Neuralgie. Bei den im Sekundärstadium der Lues vorkommenden Neuralgien ist meist nicht zu entscheiden, ob es sich um eine echte syphilitischen Entzündung oder Toxinschädigung handelt. Der infektiöse Charakter des Leidens kommt in dem einigemale beobachteten epidemischen Auftreten zum Ausdruck. Unter den toxischen Ursachen der Neuralgie ist besonders die Vergiftung mit Blei, Arsen, Alkohol und Nikotin hervorzuheben. Auch bei der diabetischen und gichtischen Neuralgie ist allem Anschein nach ein toxisches Moment im Spiele. Wie für die Neuritis müssen wir auch für die Neuralgie die ätiologische Bedeutung von Erkältungseinflüssen anerkennen. Eindeutiger liegen die Verhältnisse, wo eine direkte mechanische Einwirkung auf den Nerven (Schußverletzung, Knochensplitter, Tumor, Narbe) stattfindet. Die in der Umgebung sensibler Nerven sich abspielenden, entzündlichen Prozesse wirken nur teilweise durch Uebergreifen auf den Nerv oder dessen Hüllen, öfters ist auch mit einer reflektorischen Wirkung des Entzündungsreizes zu rechnen. Auf reflektorischem Wege kommt wohl auch die als Folge von Refraktionsanomalien und Ueberanstrengung der Augenmuskeln beobachtete Neuralgie des I. Trigeminusastes zustande.

Symptomatologie. Die Neuralgie ist der Typus einer ausschließlich die sensible Sphäre betreffenden Nervenaffektion. Die außerhalb der sensiblen Sphäre liegenden vasomotorischen, sekretorischen und trophischen Störungen bilden das akzidentelle Beiwerk der Neuralgie. Der neuralgische Schmerz ist meist von großer Intensität. Er tritt meist unvermittelt, bisweilen im Anschluß an eine brüske Muskelbewegung, Pressen oder Niesen auf, erreicht nach kürzerer Zeit das Maximum der Intensität, um im Verlaufe von einigen Minuten bis Stunden langsam abzuklingen. Auf der Höhe des neuralgischen Anfalles ist der Schmerz selten gleichmäßig, sondern meist von ruckartigen Exazerbationen unterbrochen. Während der Schmerz meist an umschriebener Stelle beginnt, pflegt sich die sensible Erregungszone auf der Höhe des Anfalles über ein größeres Innervationsgebiet des Nerven auszudehnen und bisweilen auch auf benachbarte Nerven überzugreifen. Nach Ueberstehen der Attacke erfolgt ein Intervall von unbestimmter Dauer, während dessen die Patienten für gewöhnlich ganz schmerzfrei sind. Objektiv nachweisbare Gefühlsstörungen finden sich in der Mehrzahl der Fälle. Meist handelt es sich um eine Hyperästhesie im Verlaufe des Nerven, seltener ist eine Abstumpfung der Berührungsempfindlichkeit oder des Schmerzgefühles vorhanden. Zu den objektiven Zeichen der Nervenhyperästhesie gehören auch die von Valleix gefundenen Druckschmerzpunkte (points douloureux). Die Valleixschen Schmerzpunkte sind in der Verlaufsrichtung des Nerven gelegen und entsprechen den Stellen, an denen der Nerv aus einem Knochenkanale hervortritt oder nach Durchbohrung eines Muskels oder einer Faszie der Peripherie zustrebt. Dadurch daß die Valleixschen Punkte sich vielfach auch im schmerzfreien Intervall nachweisen lassen, haben sie für die Diagnose der Neuralgie eine große diagnostische Bedeutung.

Zu den häufigen Begleiterscheinungen des neuralgischen Anfalles gehören vasomotorische und sekretorische Symptome. Namentlich sieht man bei den Trigeminusneuralgien Rötung, seltener Erblassen des Gesichtes, Tränenfluß, vermehrte Speichelabsonderung, Schweißbildung, gelegentlich auch Herpes zoster. Die motorische Sphäre bleibt bei den Neuralgien entweder ganz frei oder beteiligt sich gelegentlich in

Form reflektorischer Muskelkrämpfe (Fazialistic). Bei chronischen Neuralgien kommt es mitunter zu einfachen Atrophien des befallenen Gebietes. Echte Lähmungen gehören nicht zum Bilde der Neuralgie, sondern weisen auf eine gröbere Läsion des Nerven hin. Bei den leichten Formen der Neuralgie ist das körperliche Befinden und die Stimmung der Patienten nicht beeinträchtigt. Wo hingegen die Anfälle sich häufen, pflegen die Kranken in der Ernährung herunterzukommen und häufig mißvergnügt und reizbar zu werden. In einer nicht kleinen Anzahl der schwersten, aller Behandlung trotzenden Fälle versuchen die Kranken durch Selbstmord dem qualvollen Zustand ein Ende zu machen.

Die Periodizität ist ein Charakteristikum der Neuralgie, doch ist das schmerzfreie Intervall nicht nur bei verschiedenen Individuen, sondern auch im Einzelfalle häufig von verschiedener Dauer. Während in manchen Fällen die einzelnen Attacken sich in stündlichen oder täglichen Pausen wiederholen, sieht man bei benigneren Formen ein wochen- und monate-, zuweilen selbst jahrelanges Intervall. Die Malarianeuralgie ist ähnlich wie die Fieberparoxysmen durch die Regelmäßigkeit des Intervalles ausgezeichnet, sodaß die Schmerzanfälle sich häufig zur selben Stunde .einstellen. Ein ähnliches Verhalten sieht man zuweilen auch bei Neuralgien anderen Ursprungs. Ich selbst verfolge seit mehreren Jahren einen hierher gehörenden Fall, bei dem eine jährlich wiederkehrende, 8 bis 10 Tage anhaltende Supraorbitalneuralgie mit großer Regelmäßigkeit um die 9. bis 10. Morgenstunde einsetzt. Abgesehen von den im Anschluß an akute Infektionskrankheiten auftretenden Neuralgien, die nach einigen Wochen vielfach in Heilung ausgehen, ist die definitive Prognose der Neuralgie mit großer Reserve zu stellen. Wo die Neuralgie längere Zeit besteht und die Anfälle sich rasch folgen, sind die Heilungschancen besonders schlecht, doch ist auch in diesen Fällen selbst nach jahrelanger Dauer noch Heilung möglich.

Diagnose. Die Diagnose der Neuralgie hat vor allem der Tatsache Rechnung zu tragen, daß eine Anzahl organischer Nervenerkrankungen ein neuralgisches Stadium passiert, bevor es zur Ausbildung von Lähmungssymptomen kommt. Der lanzinierende Schmerz bei Tabes dürfte kaum mit einer echten Neuralgie verwechselt werden. Schon eher ist eine Fehldiagnose im Anfangsstadium der Wirbelkaries, Rückenmarkssyphilis und Rückenmarksneubildung möglich. Hier muß außer der Progression der Erscheinungen besonders die Doppelseitigkeit des neuralgischen Schmerzes den Verdacht eines spinalen Leidens erwecken. Die Diagnose der Neuralgie darf erst als hinreichend begründet angesehen werden, wenn eine anatomische Läsion der Nerven mit Sicherheit auszuschließen ist. In der Praxis wird gegen diese Regel nicht selten gefehlt. Schon manche vermeintliche Interkostalneuralgie oder Ischias hat sich als Spondylitis, Tabes oder Rückenmarksneubildung herausgestellt. Die Merkmale, durch die sich die Neuralgie von der Neuritis unterscheidet, beziehen sich im wesentlichen darauf, daß Lähmungssymptome wie echte Atrophien, Anomalien der Reflexe und gröbere Störungen der Sensibilität der Neuralgie fremd sind. Zu den positiven Kriterien der Neuralgie gehört die Qualität des Schmerzes, das anfallsweise Auftreten sowie die Periodizität der Erscheinungen. Durch diese Merkmale ist der neuralgische Schmerz auch genügend gegenüber der Myalgie gekennzeichnet. Mitunter kann jedoch, so namentlich bei der Interkostalneuralgie, die Unterscheidung von Muskelrheumatismus schwierig sein.

Bei hysterischen und neurasthenischen Individuen sieht man zuweilen Schmerzanfälle, die eine gewisse Aehnlichkeit mit der Neuralgie haben. Derartige als Psychoalgien oder Pseudoneuralgien bezeichneten Zustände, deren psychogener Ursprung durch die Abhängigkeit des Schmerzes vom Affekt und der Vorstellung erwiesen ist, halten weniger die Verlaufsrichtung des Nerven inne, sondern entsprechen in ihrer Lokalisation mehr einer ideogenen Innervationssphäre, s. S. 45. Auch fehlt der Psychalgie fast immer das Zwingende des neuralgischen Schmerzes.

Therapie. Die Behandlung der Neuralgie ist eines der wichtigsten Kapitel der praktischen Neurologie. Bei der Hartnäckigkeit des Leidens muß man häufig einen großen therapeutischen Apparat aufwenden, bevor es gelingt, der Schmerzen Herr zu werden. In anbetracht der zahlreichen zur Verfügung stehenden Methoden soll man sich bei ungenügendem Erfolg nicht zu lange bei einem Mittel aufhalten, sondern ein anderes versuchen. Am dankbarsten ist die der Indicatio causalis entsprechende Neuralgiebehandlung. So kann die Extraktion eines kariösen Zahnes, die Exzision einer Narbe oder die Abmeißlung eines komprimierenden Kallus die Neuralgie mit einem Schlage beheben. Ebenso genügt die antiluetische Therapie und die Chininbehandlung der Malarianeuralgie einer kausalen Indikation. Wo die Neuralgie sich auf konstitutioneller Grundlage (Anämie, Diabetes, Gicht) entwickelt, kann man vielfach durch Bekämpfung des Grundleidens gute Erfolge erzielen. Bei Unterernährung ist auf Hebung des Körpergewichtes Wert zu legen, bei adipösen, vollblütigen Patienten sieht man mitunter Gutes von einer Beschränkung der Nahrungszufuhr. In allen Fällen ist auf eine regelmäßige, Exzesse vermeidende Lebensführung hinzuwirken. Der Alkohol- und Tabakgenuß ist einzuschränken oder zu verbieten. In den zahlreichen mit Obstipation einhergehenden Erkrankungen ist für regelmäßige Stuhlentleerung Sorge zu tragen. Wo genügende Verdauung durch Regelung der Diät nicht zu erzielen ist, sind vegetabilische oder salinische Abführmittel am Platze. Auch kann man versuchen, die Obstipation mit Eingießungen oder Leibmassage zu bekämpfen.

Bei der Therapie der Neuralgien wird man selten ohne arzneiliche Behandlung auskommen. Ein in vielen Fällen sich bewährendes, seit Einführung der Salizylpräparate etwas in Vergessenheit geratenes Mittel ist das Chinin (2—4 g pro die). Die meisten, antineuralgisch wirkenden Mittel wie das Aspirin, Phenazetin, Antipyrin, Laktophenin, Migränin, Trigemin und Pyramidon sind Derivate der Salizylsäure s. S. 72. Die Wirkung dieser Medikamente ist bei den einzelnen Patienten recht verschieden, sodaß man mitunter erst nach vergeblicher Anwendung mehrerer Präparate das richtige Mittel findet. Nicht selten sieht man bei längerem Gebrauche eines Antineuralgikums eine Abschwächung der Wirkung, sodaß man gezwungen wird zu höheren Dosen zu schreiten oder ein anderes Präparat zu versuchen. In den schwersten, auf Antineuralgika wenig reagierenden Fällen wird man des Morphiums nicht entraten können. Doch ist eine genaue Ueberwachung des Narkotikums geboten, da erfahrungsgemäß gerade bei den neuralgischen Schmerzanfällen die Gefahr des Morphinismus groß ist. Von manchen Autoren wird das Akonitin (0,05 : 25,0, 10 × tägl. 1 Tropfen steigend bis 10 × tägl. 8 Tropfen) gerühmt. Mir selbst hat sich das Mittel nicht bewährt. Schmerzstillende Einreibungen mit Menthol (Migränestift), Koryfin, Kampfer-Chloroform-Vasogen, 10 proz. Kokain- oder Belladonnasalben vermögen zwar den Schmerz zu lindern, sind aber nicht imstande, einen neuralgischen Anfall zu kupieren. Energischer wirkt eine 2—3 proz. Veratrinsalbe. In der medikamentösen Behandlung der Neuralgie, namentlich bei den mit Anämie einhergehenden Formen, spielt das Arsen eine gewisse Rolle. Man gibt Arsen innerlich als Solutio Fowleri oder in Form der asiatischen Pillen. Für Injektionen eignet sich das Natr. arsenicos. sowie das Natr. cacodyl. Von anderen organischen As-Präparaten (Atoxyl, Arsazetin) sieht man mit Rücksicht auf ihre größere Giftigkeit lieber ganz ab.

Mitunter gelingt es, die Neuralgie durch lokale Wärmezufuhr oder Schwitzprozeduren günstig zu beeinflussen. Namentlich sind frische Neuralgien für eine diaphoretische Behandlung geeignet. In anderen Fällen wiederum hat sich die lokale Kälteapplikation (Eisbeutel, Chloräthylspray) bewährt.

Von den physikalischen, bei Neuralgie in Anwendung kommenden Methoden ist namentlich die Elektrotherapie zu erwähnen. Man verwendet meist den galvanischen Strom, indem man die Anode auf den affizierten Nerv setzt und einen Strom von 1—3 M.A. 3—5 Minuten hindurchschickt. An den Extremitäten kann man sich auch des faradischen Stromes bedienen. Die therapeutische Wirkung des galvanischen Stromes wird dadurch verstärkt, daß man auf dem Wege der Kataphorese narkotische Mittel wie Kokain und Chloroform dem Nerven zuführt. Neuerdings ist die Behandlung mit hochgespannten Strömen (Arsonvalisation) sowie die Röntgenbehandlung in Aufnahme gekommen. Die Arsonvalisation hat mehrfach in therapeutisch schwer beeinflußbaren Fällen noch Erfolge zu erzielen gehabt, doch wird gerade hier das suggestive Moment schwer auszuschließen sein. Die Massage ist nach der Ansicht der meisten unvoreingenommenen Autoren bei Neuralgien eine wenig wirksame Behandlungsmethode. Es ist notwendig, dies angesichts der Erfolge, die man mit der sog. Nervenpunktmassage erzielt haben will, besonders hervorzuheben. Gute Resultate hat mitunter die Röntgenbestrahlung aufzuweisen.

Eine ganz wesentliche Bereicherung hat die Neuralgiebehandlung durch die Injektionstherapie erfahren, die die Methode der Zukunft zu sein scheint. Bei der Trigeminusneuralgie verwendet man 60—80 proz. Alkohol, von dem 1 ccm an die Austrittstellen der peripheren Aeste oder direkt an die Schädelbasis injiziert wird. Die Alkoholwirkung ist einer temporären Resektion der Nerven gleichzusetzen. Für die gemischten Nerven (Ischias) empfiehlt sich die Injektion von verdünnten Kokain- oder Stovainlösungen. Durch die Einführung der Injektionsbehandlung ist das Indikationsgebiet der operativen Therapie der Neuralgie wesentlich eingeschränkt worden. Angesichts der relativen Ungefährlichkeit der Alkoholinjektionen ist die Forderung berechtigt, erst bei Erfolglosigkeit der Injektionsbehandlung chirurgisch vorzugehen. An Stelle der Neurotomie bzw. Neurektomie kommt heute vorwiegend die Nervenextraktion (Neurexairese) in Anwendung. Als Ultimum refugium gilt die Exstirpation des Ganglion Gasseri, doch schützt auch dieses Verfahren nicht sicher vor Rezidiven.

Mitunter sieht man bei therapeutisch wenig beeinflußbaren Neuralgien Erfolge, wenn die therapeutischen Maßnahmen mit einer Ruhekur kombiniert werden. Auch hat sich in schweren Fällen der Aufenthalt in Sanatorien oder der Besuch klimatischer Kurorte und Thermalbäder des öfteren bewährt.

Fünftes Kapitel.

Die speziellen Formen der Neuralgie.

Die Neuralgie des Trigeminus.

Unter den Neuralgien steht die Trigeminusneuralgie der Häufigkeit nach an erster Stelle. Für ihre Entstehung kommen die verschiedenen Ursachen in Betracht, die im vorigen Kapitel einzeln Erwähnung gefunden haben.

Die Häufigkeit der Trigeminusneuralgie bei entzündlichen Prozessen des Mundes und der Nase erklärt sich aus der Lagebeziehung der drei Trigeminusäste zu der knöchernen Begrenzung der Mundhöhle, des Nasenraumes und seiner Nebenhöhlen. In nicht wenigen Fällen nimmt die Neuralgie von Katarrhen der Nase oder der Nasennebenhöhlen, Schwellungen und Vegetationen der Nasenschleimhaut oder einer Zahnkaries ihren Ursprung. Auch periostitische Verdickungen der Knochenkanäle, Exostosen und Neubildungen können eine Neuralgie des V. Hirnnerven im Gefolge haben. In den nicht gerade seltenen Fällen, in denen jede Aetiologie vermißt wird, ist die Trigeminusneuralgie öfters der Ausdruck einer neuropathischen Belastung. Erwähnenswert ist, daß die auf dem Boden der Infektion (Malaria, Influenza) und der Intoxikation entstehenden Neuralgien sich mit Vorliebe in das Trigeminusgebiet lokalisieren. Das Gleiche gilt für die bei Arteriosklerotikern und Greisen auftretenden Neuralgien.

Der neuralgische, fast immer einseitige Trigeminusschmerz wird im Beginn des Anfalles an umschriebener Stelle empfunden und breitet sich mit zunehmender Intensität über ein größeres Gebiet, mitunter selbst über das ganze Innervationsgebiet des Trigeminus aus. Die Neuralgie hat ihren Sitz am häufigsten in einem Aste des Nerven, nicht ungewöhnlich ist auch das Befallensein von zwei Aesten, während die Neuralgie des ganzen Trigeminusgebietes sehr selten ist. Der Schmerz bei Trigeminusneuralgie ist häufig von unerträglicher Heftigkeit. Während des Anfalles ist das Gesicht schmerzhaft verzogen, der Kranke preßt nicht selten die flache Hand oder die geballte Faust gegen die Wange und hält nach Abklingen des Schmerzparoxysmus die kranke Gesichtshälfte unbeweglich still, da durch eine geringfügige Bewegung der Schmerz häufig von neuem angefacht wird. In manchen Fällen versuchen die Kranken durch empirisch gefundene Handgriffe die wütenden Schmerzen erträglicher zu machen. Bei einem meiner Patienten, der an einer Neuralgie des II. Astes litt und durch Reiben der Oberlippe den Schmerz zu lindern vermochte, war es auf der erkrankten Seite zu einem Ausfall der Barthaare gekommen.

Die Schmerzattacken sind bei der Trigeminusneuralgie meist von geringer Dauer, dafür pflegen die einzelnen Anfälle um so häufiger wiederzukehren. Manche Trigeminusneuralgien stellen sich immer zur gleichen Tageszeit ein, ohne daß Malaria im Spiele ist. Zu den häufigen Begleiterscheinungen der Trigeminusneuralgie gehören reflektorische Gesichtszuckungen (Tic douloureux), sowie vasomotorische und sekretorische Symptome. Auf der Höhe des Anfalls sieht man vielfach abnorme Gesichtsrötung, vermehrte Tränensekretion oder Salivation. Zu den trophischen, bei Trigeminusneuralgie vorkommenden Störungen rechnet der Herpes zoster (Herpes frontalis, ophthalmicus), desgleichen die in chronischen Fällen zuweilen beobachtete stabile Gesichtsschwellung, sowie das Ausfallen oder Ergrauen der Haare. Die typischen Druckpunkte liegen bei der Trigeminusneuralgie für den I. und II. Ast am Foramen supra- und infraorbitale, für den III. Ast an der Innenseite des Unterkiefers entsprechend der Eintrittsstelle des N. alveolaris inferior. Ein weiterer Schmerzpunkt findet sich bei der Unterkieferneuralgie auch am Austritt des Kinnerven.

Als spezielle Formen der Trigeminusneuralgie unterscheiden wir:

1. Die Neuralgie des ersten Astes, welche meist in Gestalt der Supraorbitalneuralgie auftritt. Die Schmerzen werden in der oberen Begrenzung der Augenhöhle, vielfach auch in der Gegend des Jochbeines und Nasenrückens empfunden.

2. Die Neuralgie des zweiten Astes mit vorzugsweiser Lokalisation auf das Gebiet des N. infraorbitalis. Der Schmerz strahlt vom Foramen infraorbitale nach der Wange und Oberlippe aus.

3. Die Neuralgie des dritten Astes, die sich meist auf den N. alveolaris inf. beschränkt. Die Schmerzen werden außer im Unterkiefer zuweilen auch in der Zunge oder in der Schläfengegend (N. auriculo-temporalis) empfunden.

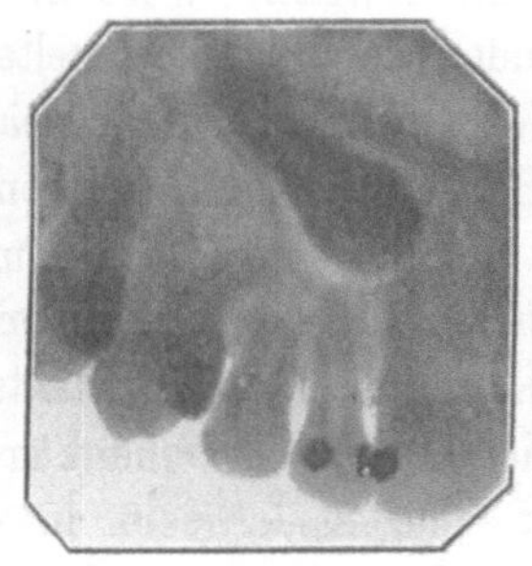

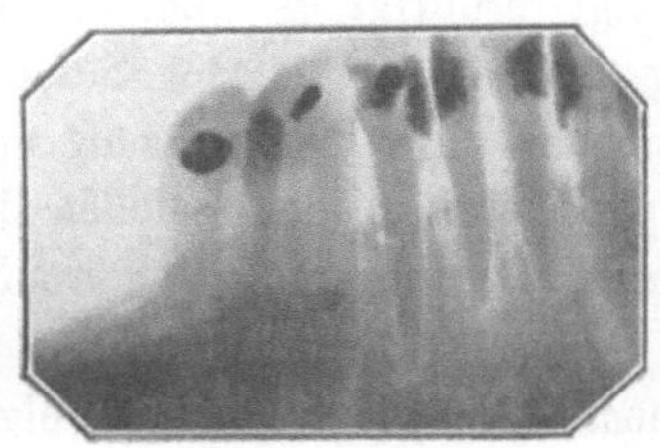

Fig. 173. Retinierter Zahn als Ursache einer Gesichtsneuralgie. Fig. 174. Abszeß an der Wurzelspitze (dritter Zahn von rechts) als Ursache einer Trigeminusneuralgie.

Nach Originalphotographien von Immelmann.

Verlauf und Prognose gestalten sich sehr verschieden. Neben leichten, nach einigen Wochen in Heilung ausgehenden Fällen, sieht man schwere, unheilbare Formen, die dem Kranken jede Lebensfreude nehmen und in der Berufstätigkeit wesentlich beeinträchtigen. Die Neuralgien des II. und III. Trigeminusastes sind im allgemeinen intensiver und resistenter als die des I. Astes. Eine besonders schlechte Prognose geben die auf dem Boden der neuropathischen Belastung entstehenden Trigeminusneuralgien.

Diagnose. Die Erkennung der Trigeminusneuralgie begegnet keinen besonderen Schwierigkeiten. In jedem Falle hat man sich darüber klar zu werden, ob es sich um eine symptomatische oder idiopathische Neuralgie handelt, d. h. ob sich ein Ausgangspunkt des neuralgischen Schmerzes feststellen läßt oder nicht. Die Entscheidung, ob eine Gesichtsneuralgie durch eine Zahnerkrankung bedingt ist, stößt in der Praxis mitunter auf Schwierigkeiten. Nicht selten findet man Patienten, denen wegen heftiger Zahn- oder Gesichtsneuralgie eine Anzahl von Zähnen extrahiert worden ist, ohne daß eine Besserung des Schmerzes erzielt werden konnte. Auch das Umgekehrte kommt vor, nämlich daß trotz spezialistischer Behandlung ein verborgener Zahnprozeß übersehen wird. Bei der Zahnneuralgie hat sich des öfteren das Röntgenverfahren bewährt, das schon in manchen, auf andere Weise nicht diagnostizierbaren Fällen den Ausgangspunkt des Leidens (Zahnabszeß, Zahnretention) erwiesen hat (Figg. 173, 174). In allen nicht genügend geklärten Fällen, in denen der Verdacht eines Zahnleidens oder einer Nasenerkrankung vorliegt, ist die Zuziehung eines Spezialisten ratsam.

Die im Verlaufe mancher Hirnkrankheiten auftretende symptomatische Neuralgie (Lues cerebri, Hirntumor, Hirnaneurysma) wird man durch den Nachweis anderer zerebraler Symptome ausschließen können, doch sind auch Neubildungen (Endotheliom, Cholesteatom) in der Gegend des Ganglion Gasseri bekannt geworden, deren einziger symptomatologischer Ausdruck eine Neuralgie des Trigeminus war. Ich selbst habe etwas Aehnliches bei einer Karzinommetastase im Gasserschen Ganglion gesehen, doch stellten sich im weiteren Verlaufe der doppelseitigen Neuralgie Lähmungssymptome ein. Nicht zu vergessen ist ferner, daß manche akute Augenerkrankungen (Glaukom, Iritis) mit heftigen neuralgiformen Kopf- und Gesichtsschmerzen einhergehen. Von der Migräne unterscheidet sich die Supraorbitalneuralgie durch das Fehlen der für Migräne charakteristischen Begleiterscheinungen (Erbrechen, Augenflimmern).

Therapie. Wo ein therapeutisch angreifbares Grundleiden vorhanden ist, ist gegen dieses vorzugehen. Daß die praktische Durchführung dieser Forderung bei Zahnerkrankungen zuweilen auf Schwierigkeit stößt, ist bereits erwähnt worden. Da die Behandlung der Trigeminusneuralgie den im vorhergehenden Kapitel entwickelten Grundsätzen folgt, erübrigt es sich, auf die spezielle Therapie des Leidens näher einzugehen. Es mag genügen, an dieser Stelle noch einmal die Bedeutung der Injektionstherapie hervorzuheben. Die Einspritzung von Alkohol (80proz. Alkohol 1,0, Cocain. mur. 0,01) an die peripheren Austrittsstellen der drei Aeste ist ein einfaches, Vorkenntnisse nicht erforderndes Verfahren. Man richtet die Spitze der Kanüle auf die Austrittstelle des Nerven und sucht tastend mit der Kanüle möglichst tief in den Knochenkanal hineinzukommen. Die unmittelbare Folge der Injektion ist eine Anästhesie in dem von der Injektion getroffenen sensiblen Versorgungsgebiete. Zur Heilung der Neuralgie genügen meist 2—3 Injektionen. Im Anschluß an die Injektionen des I. und II. Astes bildet sich häufig eine vorübergehende Schwellung der Augenlider aus.

Wo die peripheren Injektionen nicht zum Ziele führen, sucht man den Nerv an seiner basalen Austrittstelle (Foramen rotundum, Foramen ovale) zu erreichen. Das von Schlösser angegebene Verfahren der tiefen Alkoholinjektion erfordert eine spezielle Vorbildung. Die Erfolge der Alkoholtherapie sind ganz ausgezeichnet. Es gelingt in der Mehrzahl der Fälle durch die Alkoholbehandlung selbst schwere und veraltete Neuralgien zur Heilung zu bringen und vor radikalen chirurgischen Eingriffen zu bewahren. Unter meinen eigenen Beobachtungen ist ein Fall besonders überzeugend, bei dem trotz siebenjährigen Bestehens einer sehr schweren Trigeminusneuralgie mit peripheren Alkoholinjektionen noch ein voller Erfolg erzielt werden konnte. Es handelte sich um einen in den Dreißigern stehenden Militärbeamten, der infolge fast täglicher Anfälle nach fruchtloser Anwendung sämtlicher

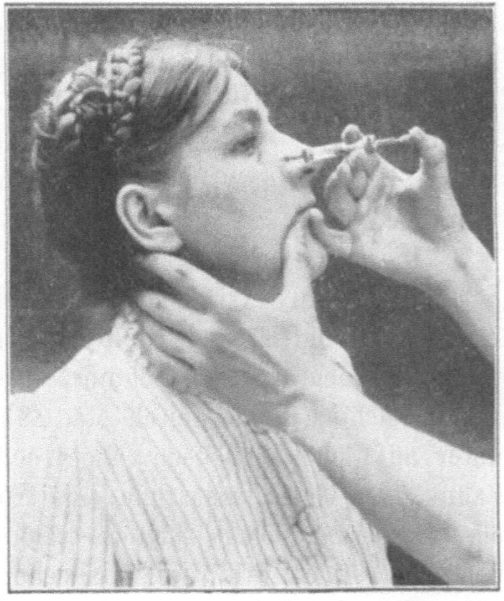

Fig. 175. Periphere Injektion des II. Trigeminusastes am Foramen infraorbitale.

Behandlungsmethoden seine Pensionierung beantragt hatte. Patient wurde mit Alkohol-injektionen geheilt und ist nach 3 Jahren noch rezidivfrei geblieben. Bezüglich der Rezidive ist zu bemerken, daß die Wirkung des Alkohols meist nur 4—6 Monate anhält, sodaß im allgemeinen eine mehrfache Wiederholung der Einspritzung erforderlich ist.

Bei Versagen der Injektionstherapie tritt die operative Behandlung in ihr Recht. Der peripheren Durchschneidung bzw. Resektion der Nervenstämme wird von den meisten Operateuren die Aufrollung und Herausdrehung des Nerven (Neurexairese) vorgezogen. Durch spiralige Aufrollung des mit einer besonderen Zange gefaßten Nerven ist es möglich, den Nerv in größerer Ausdehnung aus den Knochenkanälen herauszureißen. Für die schwersten auf Alkoholinjektionen nicht reagierenden Formen bleibt als radikalster chirurgischer Eingriff die Exstirpation des Ganglion Gasseri übrig. Beachtenswert ist, daß keine der chirurgischen Behandlungsmethoden, auch nicht die Ganglionexstirpation, eine sichere Gewähr vor Rezidiven gibt.

Die Okzipitalneuralgie.

Verglichen mit der Trigeminusneuralgie ist die Neuralgie des N. occipitalis major ein relativ seltenes Leiden. Unter den Ursachen der Okzipitalneuralgie spielen Infektionskrankheiten sowie Erkältungen eine gewisse Rolle. Von manchen Autoren wird auf die Bedeutung des Tragens schwerer Lasten auf dem Kopfe hingewiesen. Die bei Arthritis chronica, Gicht und Spondylitis auftretende Okzipitalneuralgie hat für gewöhnlich den Charakter einer symptomatischen Neuralgie.

Die Okzipitalneuralgie breitet sich meist doppelseitig über das Innervationsgebiet des N. occip. maj. aus, demgemäß wird der Schmerz im Hinterkopf, Nacken und an der unteren Begrenzung des Unterkiefers empfunden (s. Fig. 57, S. 41). Am konstantesten ist ein zwischen Proc. mastoid. und den obersten Halswirbeln gelegener Druckpunkt. Eine nicht grade seltene Begleiterscheinung der Okzipitalneuralgie ist der Haarausfall im Ausbreitungsgebiet des Nerven.

Die Diagnose der Okzipitalneuralgie hat zunächst palpable Veränderungen in der Umgebung des Nerven auszuschließen. Der hysterische Hinterkopf- und Nackenschmerz unterscheidet sich von der Neuralgie des Okzipitalnerven durch die größere Ausdehnung des Schmerzgebietes sowie durch die den Psychalgien im allgemeinen zukommenden Merkmale. Der häufig in das Hinterhaupt lokalisierte Kopfschmerz der Syphilitiker und Urämiker hat nichts mit der Okzipitalneuralgie zu tun. Die Therapie der Okzipitalneuralgie ist die bei anderen Neuralgien übliche. Näheres S. 140, 141.

Die Neuralgia brachialis.

Die Brachialneuralgie oder Brachialgie breitet sich in den sensiblen Zweigen des Plexus brachialis aus. Nur selten wird der Schmerz in dem ganzen Versorgungsgebiete des Brachialplexus empfunden, vielmehr lokalisiert sich die Brachialgie meist auf einen Teil der Plexusfasern. Die sensible Erregungszone der Brachialgie entspricht häufiger dem radikulären als peripheren Typus. Aus diesem Grunde pflegt die Ausbreitung der Schmerzen nur selten dem Verlaufe des N. radialis, ulnaris oder medianus zu folgen, wie wohl in den meisten Fällen das Innervationsgebiet der drei Armnerven in Mitleidenschaft gezogen wird. Die Häufigkeit der Brachialneuralgie wird verschieden beurteilt. Nach den Erfahrungen Oppenheims ist die echte Brachialgie ein seltenes Leiden, während andere Autoren entgegengesetzter Meinung sind.

Die Aetiologie der Brachialneuralgie ist wenig einheitlich. Wenn man von den Erkrankungen der Wirbel und der Rückenmarkshäute (Lues, Pachymeningitis hypertrophica, Tumor) absieht, bei denen die Brachialgie einen symptomatischen Charakter hat, bleibt eine Gruppe von Erkrankungen übrig, für die man außer Erkältungen keine andere Ursache als neuropathische Belastung nachweisen kann. Von konstitutionellen Ursachen kommt Diabetes, Gicht, Anämie und Kachexie in Betracht. Erwähnung verdient ferner die sog. Amputationsneuralgie sowie die durch Halsrippen bedingte Brachialneuralgie. Der. Armschmerz bei stenokardischen Anfällen ist keine echte Neuralgie, sondern beruht auf einer Irradiation des Herzschmerzes.

Wie bereits erwähnt, ist die Lokalisation des neuralgischen Armschmerzes wenig typisch. Bald hat er in der Schulter und im Oberarm, bald in dem ulnaren Gebiete der Hand und des Vorderarmes seinen Sitz, in anderen Fällen wiederum wird der Schmerz vorwiegend im Radialisgebiete empfunden. Die inkonstanten und im einzelnen wechselnden Schmerzpunkte der Brachialgie entsprechen im großen und ganzen den elektrischen Reizpunkten der Armnerven. Nicht selten bleibt nach Ueberstehen des Schmerzfalles in dem Arme ein Gefühl der Müdigkeit und Schwere zurück. In einem Teile der Fälle wird auch über Prickeln oder Taubheit in dem betroffenen Gebiete geklagt. Vasomotorische Störungen sind nicht gerade selten. Mitunter tritt die Brachialgie in Kombination mit Herpes zoster auf. Atrophien und Lähmungen gehören nicht zum Bilde der unkomplizierten Neuralgie.

Die Diagnose der Brachialneuralgie hat die Möglichkeit eines die Neuralgie unterhaltenden Grundleidens zu berücksichtigen. Insbesondere ist auf krankhafte Prozesse der Wirbelsäule sowie organische, mit neuralgischen Armschmerzen einhergehende Nervenkrankheiten (Lues spinalis, Pachymeningitis cervicalis, Rückenmarkstumor, Tabes, Syringomyelie) zu achten. Spondylitische Prozesse und verborgene Halsrippen lassen sich nicht selten auf radiologischem Wege erkennen. Verwechslung mit Muskelrheumatismus und Arthritis ist wohl immer zu vermeiden. Die auf dem Boden der Neurasthenie, Hysterie und psychopathischen Konstitution vorkommenden Armschmerzen haben zuweilen große Aehnlichkeit mit echten Brachialneuralgien, doch sind sie durch die den Psychalgien im allgemeinen zukommenden Merkmale genügend charakterisiert. Andererseits scheint es erwiesen, daß bei den erwähnten Zuständen auch echte Brachialgien vorkommen.

Behandlung siehe S. 140, 141.

Die Interkostalneuralgie.

Interkostalneuralgien sind bei Frauen häufiger als bei Männern. Der neuralgische Brustschmerz entspricht seltener dem Innervationsgebiete eines, als zwei bis drei benachbarter Interkostalnerven. Die linke Seite wird etwas häufiger befallen als die rechte. Die Schmerzen können sich von der Wirbelsäule halbgürtelförmig um den Thorax ziehen, werden jedoch vorwiegend in den seitlichen und vorderen Rippenpartien empfunden. Die Schmerzen erreichen bei der Interkostalneuralgie öfters sehr hohe Grade, sodaß die Patienten ängstlich jede Körperbewegung vermeiden, oberflächlich atmen, mit gedämpfter Stimme sprechen oder durch Anstemmen beider Hände gegen den Thorax den heftigen Schmerz zu lindern suchen. In typischen Fällen findet man drei Schmerzpunkte, einen Vertebral-, einen Axillar- und einen Sternalpunkt. Nicht selten wird jedoch eine Druckschmerzhaftigkeit des Nerven vermißt.

Der Schmerzanfall stellt sich entweder spontan ein oder wird durch eine Körperbewegung, mitunter auch durch einen Hustenstoß oder Niesreiz ausgelöst. Ziemlich regelmäßig ist über dem befallenen Gebiete eine Hyperästhesie nachweisbar. Dieselbe kann so erheblich sein, daß die Kranken enganliegende Kleidungsstücke meiden und selbst gegen leiseste Berührungen sehr empfindlich werden. Als Komplikation bzw. Begleiterscheinung der Interkostalneuralgie ist öfters Herpes zoster beobachtet worden.

Aetiologisch sind die Grundlagen der symptomatischen Interkostalneuralgie von den eigentlichen Krankheitsursachen scharf zu trennen. Symptomatische Interkostalneuralgien finden sich bei kariösen und arthritischen Prozessen der Wirbelsäule, bei Rippenaffektionen (Karies) sowie manchen chronischen Rückenmarksleiden (Lues spinalis, Tabes, Rückenmarkstumor). Brüche der Rippen können durch direkte Verletzung des Nerven oder sekundären Kallusdruck eine Interkostalneuralgie im Gefolge haben. Bemerkenswert ist ferner, daß die Mehrzahl der Aortenaneurysmen mit neuralgischen Thoraxschmerzen einhergeht. Auch auf der Höhe des stenokardischen Anfalls ist eine Irradiation des Schmerzes entlang den Zwischenrippenräumen nichts Ungewöhnliches. Bei den idiopathischen Interkostalneuralgien wird eine Aetiologie nicht selten vermißt. Als erwiesen ist zu betrachten, daß die Interkostalneuralgie durch Erkältungen bedingt sein kann. Auch auf dem Boden der Anämie sowie der geschwächten Konstitution ist das Leiden des öfteren anzutreffen, ein Umstand, der das relativ häufige Auftreten der Interkostalneuralgie bei chlorotischen Mädchen und schlecht ernährten Frauen erklärt. Wie bei anderen Neuralgien kommt der neuropathischen Belastung eine gewisse Bedeutung für die Entstehung des Leidens zu.

Die Diagnose hat mit einer genauen Untersuchung des Knochenskeletts und der Brustorgane zu beginnen. Ferner muß der Tatsache Rechnung getragen werden, daß neuralgische Brustschmerzen im Verlaufe mancher organischer Nervenerkrankungen vorkommen, hat sich doch schon manche Interkostalneuralgie als Spondylitis, Rückenmarkssyphilis, Tabes oder Rückenmarkstumor herausgestellt. In allen Fällen, in denen die Neuralgie doppelseitig auftritt, ist begründeter Verdacht vorhanden, daß es sich um eine symptomatische Affektion handelt. Der nicht selten in der Ausbreitung der Interkostalnerven empfundene Herzschmerz bei Angina pectoris läßt sich meist aus der Beschaffenheit des Pulses sowie durch die physikalische Herzuntersuchung erkennen. Der pleuritische Brustschmerz unterscheidet sich von der Interkostalneuralgie durch die Abhängigkeit von der Atmung, sowie den Auskultationsbefund. Die Abgrenzung der Interkostalneuralgie von Muskelrheumatismus kann trotz der, die einzelnen Zustände charakterisierenden Merkmale gelegentlich auf Schwierigkeiten stoßen.

In der Behandlung frischer Interkostalneuralgien haben sich Schwitzkuren bewährt. Auch kräftige Hautreize wie Sinapismen, Burgunderpflaster, Einreibungen mit Kampferspiritus, Chloroformöl usw. tragen zur Linderung der Schmerzen bei. Innerlich werden Antineuralgika gegeben, doch wird man in schweren Fällen nicht ohne Morphium auskommen. Die Therapie folgt im übrigen den allgemeinen Grundsätzen der Neuralgiebehandlung (S. 140, 141). Auf den Wert der Injektionsbehandlung mit Alkohol ist noch besonders hinzuweisen.

Mastodynie. Die Neuralgie der Brustdrüse (Mastodynie) beruht auf einer isolierten Erkrankung der die Mamma versorgenden Interkostalnervenfasern. Es handelt sich um ein sehr hartnäckiges und schmerzhaftes Leiden, das mit Vorliebe anämische und nervöse Frauen jenseits der Dreißiger befällt. Ausnahmsweise kommt Mastodynie auch bei Männern vor.

Objektiv ist während der Schmerzanfälle meist ausgesprochene Hyperästhesie in der Gegend der Mamma nachweisbar. Zuweilen geht das Leiden mit Erbrechen einher. Vasomotorische Begleiterscheinungen sind nicht selten, meist handelt es sich um lokalisierte Rötung, seltener um Schwellungszustände der Haut oder der Brustdrüse. Die Mastodynie verhält sich therapeutischen Maßnahmen gegenüber meist sehr resistent.

Die Lumbalneuralgie.

Die Lumbalneuralgie lokalisiert sich nur ausnahmsweise auf das gesamte sensible Innervationsgebiet des Plexus lumbalis. Meist beschränkt sich die Neuralgie auf den einen oder anderen Zweig des Lumbalplexus. Nach dem Ergriffensein der kurzen (Nn. Ileo-Hypogastricus, Ileo-Inguinalis, Genito-Kruralis) oder langen Lumbalnerven (Cutaneus femoris lateralis, N. cruralis, N. obturatorius) unterscheiden wir:

I. Die Lumbo-Abdominalneuralgie.

Dieselbe hat ihren Sitz in der Lendengegend und im Hypogastrium, die Schmerzen können auch nach dem Gesäß und den Genitalien ausstrahlen. Die Schmerzen bei dieser nicht gerade häufigen, ätiologisch vielfach unklaren Neuralgie unterscheiden sich in nichts von den Schmerzanfällen anderer Neuralgien. Hauthyperästhesie ist häufig nachweisbar, gelegentlich kommt es zu einer reflektorischen Spannung der Bauchmuskeln und des Kremasters.

II. Die Kruralneuralgie.

Die Lumbalneuralgie betrifft meist das Versorgungsgebiet des N. cruralis, kann jedoch auch dem Verlaufe des N. cutan. femor. lat. folgen. Bei der Kruralneuralgie pflegt der dem N. saphen. maj. entsprechende Bezirk an der Innenseite der Wade und des Fußrandes besonders in Mitleidenschaft gezogen zu sein. Die Neuralgie des N. cutan. femor. lat. steht in nahen Beziehungen zur Meralgie, s. S. 129. Schmerzpunkte finden sich bei der Kruralneuralgie mitunter in der Leistenbeuge sowie an der medialen Seite des Knie- und Fußgelenkes.

Sehr selten lokalisiert sich die Neuralgie auf das Gebiet des N. obturatorius. Die Schmerzen ziehen sich hier, entsprechend dem Verlaufe des Nerven, vom Foramen obturatorium entlang der Innenfläche des Oberschenkels bis zum Knie hin.

Bei der Diagnose neuralgischer Schmerzen im Bereiche des Lumbalplexus ist die Möglichkeit eines Grundleidens (Neubildungen, Entzündungen und Eiterungen der Wirbelsäule und des Beckens) zu berücksichtigen. Erst nachdem durch genaue Untersuchung (Vagina, Anus!) eventuell unter Zuhilfenahme der Röntgenstrahlen die Möglichkeit eines Primärleidens ausgeschlossen werden kann, ist die Diagnose der Lumbalneuralgie hinreichend begründet. Bemerkenswert ist, daß die Neuralgie des N. obturatorius meist durch Hernien im Foramen obturatorium bedingt ist. Die Prognose der Lumbalneuralgie ist von der Art des Grundleidens abhängig. Die in der Minderzahl vorkommenden echten, d. h. nicht symptomatischen Lumbalneuralgien geben nicht schlechte Heilungschancen.

Die Neuralgia ischiadica = Ischias.

Die auf den Ischiadikus bzw. seine Aeste lokalisierte, als Ischias bezeichnete Neuralgie ist ein Leiden von großer praktischer Bedeutung. Mit Ausnahme des meist freibleibenden kindlichen Alters kommt die Ischias in jedem Lebensalter vor. Die

Mehrzahl der Krankheitsfälle fällt in die mittleren Jahre, doch erkranken auch Greise nicht ganz selten. Männer werden häufiger von der Erkrankung befallen als Frauen.

Unter den Krankheitsursachen spielen Erkältungen und Durchnässungen eine große Rolle. Auch Traumen und Zerrungen des Hüftnerven führen nicht selten zu Ischias. In einer meiner Beobachtungen entwickelte sich eine Ischias im unmittelbaren Anschluß an eine während eines schmerzhaften Wadenkrampfes eingenommene abnorme Haltung des Beines mit Ueberdehnung des Hüftnerven. Für die Unfallpraxis ist die Tatsache von Bedeutung, daß die Ischias auch durch indirekte Traumen, z. B. durch Heben einer Last, bedingt sein kann. Dem Trauma analog wirkt auch die Geburt bei engem Becken oder abnorm großem kindlichen Kopfe. Von konstitutionellen Ursachen ist besonders der Diabetes zu erwähnen, doch bildet auch die Gicht, Anämie und Fettsucht eine nicht gerade seltene Aetiologie der Ischias. Auf infektiöse Einflüsse ist die Ischias bei Gonorrhoe, Influenza und Lues zurückzuführen. Erwiesen ist auch, daß sich die Ischiasneuralgie an Lumbago oder andere Myalgien anschließen kann. Toxische Einflüsse kommen mit Ausnahme des Alkohols bei der Ischias weniger in Betracht, ebenso hat das Moment der neuropathischen Belastung für die Ischias gegenüber anderen Neuralgien keine nennenswerte Bedeutung. Von den chronischen Rückenmarkserkrankungen, bei denen die Ischias einen symptomatischen Charakter hat, sind besonders die Tabes, Lues spinalis und Rückenmarksneubildung zu erwähnen. In vielen Fällen ist die Ischias durch krankhafte Prozesse im Becken (Beckentumor, Retroflexio uteri, Kreuzbeinkaries) bedingt.

Symptomatologie. Gegenüber anderen Neuralgien fehlt dem Ischiasschmerz meist das Auftreten in Anfällen und die periodische Schmerzfreiheit. Vielmehr ist bei der Ischias der Schmerz, wenn auch mit zeitweisen Exazerbationen und Remissionen, gleichmäßiger und hierdurch dem neuritischen Schmerz ähnlicher. Der Schmerz ist bei Ischias meist einseitig, doppelseitige Ischias ist meist durch eine Wirbelerkrankung, Rückenmarksaffektion oder Beckenerkrankung bedingt. Von der in der Literatur viel zitierten Doppelseitigkeit des Schmerzes bei Diabetes habe ich mich an dem nicht kleinen Diabetesmaterial des Krankenhauses Moabit nicht überzeugen können.

Der Schmerz hat hauptsächlich im Gesäß und an der Hinterseite des Oberschenkels seinen Sitz. Von hier aus zieht er in einem Teile der Fälle über das Knie zur Wade und zum Fuß hinab. Er wird bald als reißend, bald als glühend oder bohrend angegeben und für gewöhnlich in die Tiefe verlegt. Die Schmerzausbreitung ist so charakteristisch, daß die Kranken häufig imstande sind, durch Verfolgung des Schmerzes den Verlauf des Nerven anzugeben. Die Schmerzen stellen sich spontan ein oder werden durch brüske Muskelbewegungen, unbequeme Körperhaltungen, mitunter auch durch Husten, Gähnen oder Niesen ausgelöst. Sitzen wird wegen der eintretenden Spannung des N. ischiadicus meist schlechter vertragen als Liegen oder Stehen. Das Bestreben, die erkrankte Seite durch Verlegung des Schwerpunktes auf die gesunde zu entlasten, gibt zu der nicht seltenen Ischiasskoliose Anlaß. Diese Skoliose ist meist heterolog, d. h. mit der Konkavität nach der gesunden Seite gerichtet, selten ist das Gegenteil der Fall.

Schmerzpunkte sind in der Mehrzahl der Ischiasfälle vorhanden. Am häufigsten finden sich Druckpunkte in der Gegend der Spina iliac. post. sup., an der Austrittsstelle des Nerven aus dem Foramen ischiadicum in der Mitte zwischen Tuber ischii und Trochanter major, ferner an der Hinterfläche des Knies und am Capitulum fibulae. Einen objektiven Nachweis des sensiblen Erregungszustandes im N. ischiadicus gestattet das für Ischias nahezu pathognomonische Lasèguesche Zeichen (S. 9). Das

Lasèguesche Phänomen erklärt sich aus der mit der Elevation des Beines eintretenden Zerrung des N. ischiadicus. Objektiv nachweisbare Sensibilitätsstörungen kommen in einer Minderzahl von Fällen vor. Parästhesien werden häufig beobachtet. Reizerscheinungen der motorischen Sphäre gehören zu den Ausnahmen, ebenso pflegen trophische und vasomotorische Störungen meistens zu fehlen. Ein wichtiges, bei schwerer Ischias nahezu konstantes Symptom ist der Verlust des Achillesreflexes. Diese Erscheinung beruht auf einer Läsion des durch S_1—S_2 gehenden, von den sensiblen Ischiadikusfasern gebildeten zentripetalen Reflexschenkels. Im Verlaufe einer länger dauernden Ischias kommt es fast regelmäßig zu einer deutlichen Abmagerung des Beines und der Gesäßmuskulatur. Es handelt sich hierbei, wenigstens in unkomplizierten Fällen, ausnahmslos um eine Inaktivitätsatrophie.

Verlauf und Prognose. Hinsichtlich des Verlaufes muß man unterscheiden zwischen akuten, in einigen Wochen ausheilenden Fällen und den chronischen Verlaufsformen, die sich unter Remissionen und Exazerbationen über Monate, selbst Jahre erstrecken. Im allgemeinen sind die Aussichten auf Wiederherstellung selbst in chronischen Fällen nicht schlecht. Bei älteren Leuten ist die Prognose weniger günstig. Bemerkenswert ist, daß die Ischias große Neigung zu Rezidiven zeigt.

Diagnose. Die Ausbreitung des Schmerzes, das Vorhandensein von Ischiasdruckpunkten, das Lasèguesche Zeichen und die häufig nachweisbare Atrophie charakterisieren das Leiden hinreichend. Auch kommt der Aufhebung des Achillesreflexes eine nicht zu unterschätzende diagnostische Bedeutung zu. In den mit gröberen Ausfallserscheinungen (Anästhesie, degenerative Atrophie) einhergehenden Fällen ist nicht Ischias, sondern Neuritis ischiadica zu diagnostizieren. Hält man sich an die charakteristischen Merkmale der Ischias, so wird man nicht in den Fehler verfallen, bei allen möglichen schmerzhaften Affektionen der Hüfte und des Beines eine Ischias anzunehmen. Für die Differentialdiagnose der Ischias kommen vor allem myositische und arthritische Prozesse in betracht. Bei der Myalgie (Lumbago) ist der Schmerz mehr flächenhaft verteilt, umschriebene Druckpunkte fehlen, dagegen ist die gesamte Muskulatur auf Druck empfindlich. Krankhafte Prozesse in der Gegend des Hüftgelenkes (Koxitis, Malum coxae senilis, Coxa vara) unterscheiden sich von der Ischias durch die örtliche Begrenzung des Schmerzes, sowie die Beschränkung der im Hüftgelenk ausgeführten Bewegungen. Namentlich pflegt bei krankhaften Prozessen der Hüfte die Abduktion des Beines erschwert zu sein. Für die Differentialdiagnose der Koxitis ist auch der Schmerz bei Druck auf den Trochanter oder Stoß auf die Planta des gestreckten Beines verwertbar. Bei Hysterikern bekommt man mitunter ein an Ischias erinnerndes Krankheitsbild zu sehen. Indes sind diese Fälle durch die Abhängigkeit des Schmerzes vom Affekt sowie das Vorhandensein anderer funktioneller Störungen (Pseudospasmen, Tremor, Anästhesie) hinreichend gekennzeichnet. Von anderen Erkrankungen, die gelegentlich zu Verwechslung mit Ischias Anlaß geben, sind das intermittierende Hinken, die Achillodynie, die alkoholistische Plantarhyperästhesie, sowie der Plattfuß zu erwähnen, s. S. 153.

In allen Fällen ist dem Ursprung des Leidens nachzugehen und die Möglichkeit einer symptomatischen Ischias im Auge zu behalten. Vor folgenschweren Irrtümern, denen die Ischiasdiagnose unterworfen sein kann, schützt allein die genaue Untersuchung des Nervensystems, der Wirbelsäule und der Beckenorgane (Anus, Vagina!). Der spinale Ursprung des Leidens dokumentiert sich abgesehen von der Doppelseitigkeit des Schmerzes durch das Vorhandensein anderer, auf eine Läsion des Rückenmarkes zu beziehender Symptome.

Therapie. Die Behandlung der Ischias erfordert in anbetracht der Hartnäckigkeit des Leidens häufig die Aufwendung eines größeren therapeutischen Apparats. Einen nicht unbeträchtlichen Teil der Ischiastherapie bildet die Schmerzbekämpfung. Wo Antineuralgika wie Aspirin, Antipyrin, Phenazitin, Pyramidon oder das neuerdings mit Erfolg gegebene Atophan unwirksam sind, darf das Morphium den Kranken nicht vorenthalten werden. Auf der Grenze eines symptomatischen und spezifisch organotropen Mittels steht das Methylenblau, von dem man täglich 6 Kapseln zu 0,1 g nehmen läßt. Im akuten Stadium der Ischias ist Bettruhe erforderlich. Hierzu entschließen sich die Kranken nach einigen mißglückten Gehversuchen meist aus freien Stücken.

Im übrigen folgt die Therapie der Ischias den für die Behandlung der Neuralgien im allgemeinen geltenden Grundsätzen, s. S. 140, 141. Besonders ist auf den Wert von Schwitzprozeduren in Form prolongierter heißer Bäder, russisch-römischer und Glühlichtbäder hinzuweisen. Gutes kann auch die lokale Heißluftbehandlung leisten. Als eine mildere Form der Wärmeapplikation empfiehlt sich die Anwendung heißer Sand-

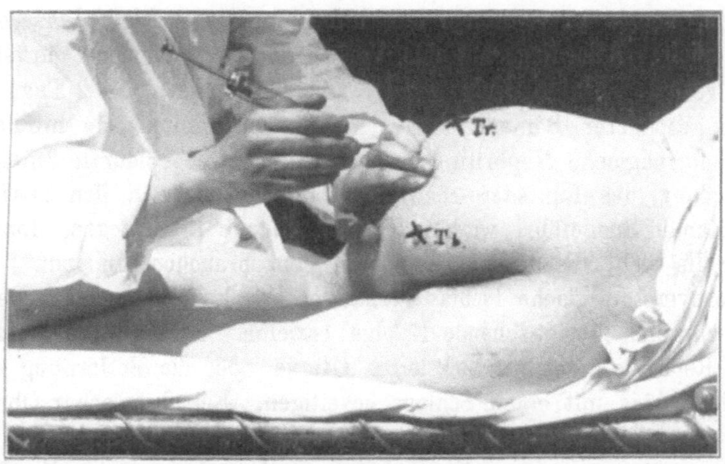

Fig. 176. Die Injektionsbehandlung der Ischias. *Tr.* = Trochanter, *Tb.* = Tuber ischii. Die Spitze der Nadel ist auf die Austrittsstelle des Nerven an der Incisura ischiadica gerichtet.

säcke und Termophore, eventuell kann man auch von der elektrischen Heißluftdusche Gebrauch machen. Massage ist im akuten Stadium zu vermeiden, bei chronischen Ischiasfällen ist dieselbe ein nicht zu unterschätzender therapeutischer Faktor. Die Dehnungsbehandlung des Hüftnerven durch langsame Erhebung des gestreckten Beines ist namentlich in Kombination mit heißen Bädern zu empfehlen. Auch mit der galvanischen und faradischen Behandlung kann man in vielen Fällen gute Erfolge erzielen.

Die Ischias bildet ein dankbares Anwendungsgebiet der Injektionstherapie. Die Injektionsbehandlung erfreut sich unter den Aerzten zunehmender Beliebtheit und muß als das therapeutisch wirksamste Mittel der Ischiastherapie angesehen werden. Die Injektionen werden mit Schleichscher Lösung oder dünnen Kokain-, Eukain-, Novokain-Lösungen, denen man einen Zusatz von Kochsalz und Suprarenin geben kann, ausgeführt. Empfehlenswert ist eine Lösung von 0,1 Novokain, 1,0 NaCl, Aq. ad 100,0. An Stelle der Kokaingemische wird von manchen Autoren eine einfache physiologische Kochsalzlösung verwandt. Die Alkoholbehandlung der Ischias ist mit Rücksicht auf die mehrfach beobachteten Peroneuslähmungen gänzlich aufgegeben worden.

Die Injektion wird an dem auf der gesunden Seite liegenden Patienten in der Weise ausgeführt, daß man in der Mitte zwischen Trochanter major und Tuber ischii mit einer etwa 10 cm langen, nicht zu dünnen Nadel senkrecht zur Oberfläche einsticht und durch vorsichtiges Tasten mit der Kanüle den Nerv in einer Tiefe von 6—8 cm zu erreichen sucht. Die Orientierung in der Tiefe wird dadurch erleichtert, daß der Kranke bei der Berührung des Nerven einen blitzartigen, irradiierenden Schmerz verspürt. Jetzt wird die Nadel fixiert und die Flüssigkeit injiziert. Den von manchen Autoren gemachten Unterschied der perineuralen und endoneuralen Injektion halte ich für nicht gerechtfertigt, da der Berührungsschmerz des Nerven doch nur eine ganz grobe Orientierung gestattet. Man injiziert unter aseptischen Kautelen in Abständen von 2—3 Tagen 10 ccm Flüssigkeit und bringt in einer nicht kleinen Anzahl von Fällen das Leiden mit ein bis drei Injektionen zur Heilung. Wo die Einspritzung kleiner Flüssigkeitsmengen nicht zum Ziele führt, ist das Verfahren mit 80—100 ccm zu wiederholen. Der Hautstich kann durch Vereisung oder nach der Schleichschen Methode unempfindlich gemacht werden. Die Desinfektion wird am einfachsten mit Jodtinktur ausgeführt. Ich habe mit der Injektionsbehandlung in einer ganzen Anzahl von Fällen, selbst in veralteten mit allen möglichen Methoden vorbehandelten, gute Erfolge erzielt. Allerdings hat das Verfahren in etwa einem Viertel meiner Beobachtungen versagt. Einige Male wurde über eine nach 1—2 Tagen vergehende Schwäche des gespritzten Beines geklagt. Von Nebenwirkungen ist mir in einem Falle eine akute hämorrhagische Nephritis begegnet. Ueber die epidurale Injektion, welche nach Durchstoßung des Lig. sacro-coccygeum mittels einer in den Sakralkanal vorgeschobenen Kanüle ausgeführt wird, fehlen mir eigene Erfahrungen, doch scheint das Verfahren für die Ischiasbehandlung ebenfalls recht brauchbar zu sein.

Wo eine symptomatische Ischias vorhanden ist, kann man durch Beseitigung des Grundleidens zuweilen überraschende Erfolge erzielen. So kann die Entzuckerung bei Diabetes, die Reposition des retroflektierten Uterus oder die Entfernung einer Beckengeschwulst die Ischias mit einem Schlage beseitigen. Bei chronischer Obstipation sieht man mitunter rasche Besserung unter Regelung der Darmtätigkeit.

Die früher öfters angewandten operativen Maßnahmen wie die Dehnung oder Aetzung des freigelegten Nerven sind durch die Injektionstherapie fast ganz verdrängt worden. Bei chronischer Ischias sowie als Nachkur frischer Erkrankungen empfiehlt sich ein Aufenthalt in einem Thermalbad wie Baden-Baden, Wiesbaden, Wildbad oder Gastein. Neuerdings wird auch das am Fuße der Karpathen gelegene ungarische Schwefel-Moorbad Pistyan von Ischiaspatienten aufgesucht.

Die Neuralgien der Genitalien und der Mastdarmgegend.

Neuralgia pudendo-analis.

Die Neuralgia pudendo-analis ist ein ziemlich seltenes Leiden, das zu anfallsweise auftretenden Schmerzen der Genitalien sowie der Mastdarmgegend führt.

Die Neuralgie des Hodens und Samenstranges (Neuralgia spermatica) ist eine mit ausgesprochener Hauthyperästhesie einhergehende Neuralgie, die hauptsächlich im Verlaufe des Samenstranges empfunden wird und nach dem Hoden auszustrahlen pflegt. Während des Anfalles ist der Hoden zuweilen geschwollen. Eine direkte Aetiologie wird meist vermißt, bei einem meiner Patienten kam als Ursache des Leidens Diabetes in Betracht. Die Behandlung des Leidens ist recht undankbar, sodaß man in einigen Fällen bereits zur Kastration geschritten ist. Therapeutisch empfiehlt sich die Anlegung eines Suspensoriums sowie die Galvanisation des Hodens, im Anfalle sind Morphium- oder Opiumsuppositorien zu geben. — Als analoge Erkrankung des weiblichen Geschlechts ist die Ovarialneuralgie beschrieben worden, doch handelt es sich bei dieser Affektion meist um Oophoritis mit psychischer Akzentuation oder um eine reine Psychalgie.

Die **Coccygodynie** ist ein vorwiegend bei Frauen vorkommendes schmerzhaftes Leiden, das seinen Sitz in der Steißbeingegend hat. Der Steißbeinschmerz macht sich besonders beim Sitzen, Gehen, sowie der Defäkation bemerkbar. Häufig wird auch ein auf das Os coccygis ausgeübter Druck schmerzhaft empfunden. Die Coccygodynie ist nur in einem Teile der Fälle neuralgischen Ursprungs, nicht selten liegt der Ausgangspunkt des Leidens in einer Entzündung des Knochens oder der benachbarten Weichteile. Auch auf dem Boden der Hysterie kann sich die Coccygodynie entwickeln. Die Therapie ist häufig machtlos, sodaß man mitunter zu rigorosen chirurgischen Maßnahmen greifen muß. In leichteren Fällen kommt man mit Opium- oder Morphiumsuppositorien, elektrischer Behandlung und der in den Mastdarm eingeführten Kühlsonde aus. Bei der Coccygodynie ist auch die Injektionsbehandlung event. in Form der epiduralen Injektion zu versuchen.

Die **Analneuralgie** ist ein sehr seltenes Leiden. Es handelt sich um heftige Schmerzanfälle in der Analgegend. Die Diagnose darf nur gestellt werden, wenn eine lokale Erkrankung (Proktitis, Fissur, Tumor) mit Sicherheit ausgeschlossen werden kann. Symptomatische Bedeutung hat die Analneuralgie bei der Tabes dorsalis.

Einige mit neuralgiformen Schmerzen einhergehende, von der Neuralgie abzutrennende Zustände.

(Achillodynie, Tarsalgie, Metatarsalgie, Plattfuß, Intermittierendes Hinken.)

Es handelt sich um eine Anzahl heterogener Affektionen, die mit der Neuralgie an sich nichts zu tun haben, jedoch in Anbetracht ihrer weiten Verbreitung und Aehnlichkeit mit neuralgischen Zuständen ein allgemeineres Interesse beanspruchen.

Achillodynie (Achillessehnenschmerz). Die Grundlage des Leidens bildet nicht selten die akute oder chronische Gonorrhoe. Auch der chronische Gelenkrheumatismus, die Gicht, die Bursitis achillea, sowie die als Kalkaneussporn bezeichnete Exostosenbildung an der Unterfläche des Kalkaneus können zu heftigen Schmerzen in der Gegend der Achillessehne führen. Der Schmerz pflegt namentlich bei längerem Stehen oder beim Gehen aufzutreten. Druckpunkte fehlen für gewöhnlich. Therapeutisch empfehlen sich Jodtinkturpinselungen, Einreibungen mit Jodvasogen, Ungt. ciner., sowie heiße Fußbäder.

Tarsalgie (Hackenschmerz). Die Ursachen des Hackenschmerzes stimmen teilweise mit denen der Achillodynie überein. Namentlich hat die Röntgenographie öfters den Kalkaneussporn als ätiologisches Moment nachgewiesen. Auch der Plattfuß, sowie unzweckmäßiges Schuhwerk können zu Schmerzen in der Hackengegend führen. Die Therapie hat der speziellen Ursache des Leidens Rechnung zu tragen. Bäder und Massage sind meist von Vorteil.

Metatarsalgie. Die Grundlage dieses von Morton beschriebenen Krankheitsbildes (Mortons disease) ist noch ungeklärt. Das Leiden besteht in äußerst heftigen neuralgiformen Schmerzen, die vorwiegend auf das IV. Metatarso-Phalangealgelenk lokalisiert sind. Die Metatarsalgie tritt besonders bei Frauen auf. Besserung ist von Ruhe und heißen Bädern zu erwarten. Die Schuhe müssen bei Metatarsalschmerzen mit dicken Sohlen und breiten, flachen Absätzen versehen sein.

Plattfuß. Der Plattfuß führt zu Schmerzen, die vorwiegend im Hacken und der Fußsohle empfunden werden, doch kann der Schmerz auch bis zur Wade und selbst bis zur Hüfte aszendieren. Bemerkenswert ist, daß der Plattfuß sich im Verlaufe mancher Lähmungen entwickelt (paralytischer Plattfuß) und auch bei der Tabes dorsalis häufig angetroffen ist. Die Behandlung besteht in Plattfußeinlagen, beim fixierten Plattfuß kommen chirurgisch-orthopädische Maßnahmen in Anwendung.

Intermittierendes Hinken (Claudicatio intermittens). Es handelt sich bei der Claudicatio intermittens um eine zeitweise Erschwerung des Gehens. Das auf einen arteriellen Krampf zurückzuführende intermittierende Hinken tritt fast nur beim Gehen auf und wird meist von Parästhesien und Schmerzen begleitet. Die hauptsächliche, wenn auch nicht ausschließliche Ursache des Leidens bildet die Arteriosklerose, für

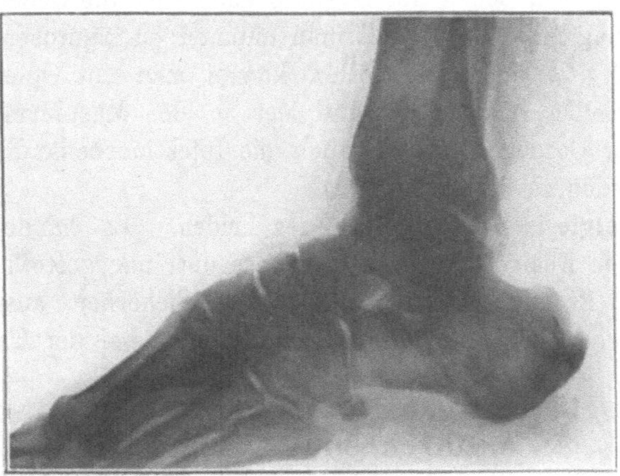

Fig. 177. Sklerose der A. dorsalis pedis und A. tibialis postica mit Erscheinungen von intermittierendem Hinken. Röntgen Institut Städt. Krankenhaus Moabit. Eigene Beobachtung.

die, wie wir jetzt wissen, neben der Lues der Nikotinmißbrauch die häufigste Ursache ist. Auch spielt das Moment der neuropathischen Belastung eine gewisse Rolle. In neuerer Zeit ist man auf eine angiospastische Form des Leidens aufmerksam geworden, bei der das intermittierende Hinken bei anscheinend intakter Gefäßwand auftritt. Das Leiden wird vorwiegend bei Männern angetroffen. Diagnostisch von Wichtigkeit ist das häufige Fehlen der Fußpulse (A. tibial. postic., A. dorsal. ped.). Stärkere Sklerosen der Beinarterien können durch das Röntgenverfahren zur Anschauung gebracht werden (Fig. 177). Die Behandlung deckt sich größtenteils mit der der Arteriosklerose. Namentlich ist der Tabakgenuß zu untersagen. Lokal empfehlen sich feuchtwarme Einpackungen, heiße Fußbäder oder Wechselbäder, innerlich wird Jodkali gegeben. In Anbetracht der häufigen nervösen Konstitution der Kranken ist meist eine Allgemeinbehandlung am Platze.

II. Die Krankheiten des Rückenmarks.

Erstes Kapitel.
Anatomisch-physiologische Vorbemerkungen.

Das Rückenmark ist ein zylindrischer, in dorso-ventraler Richtung abgeplatteter Strang, dessen unteres konisch zugespitztes Ende in der Höhe des I. bis II. Lendenwirbels gelegen ist. Nach unten zu setzt sich die Medulla spinalis in die von den lumbo-sakralen Nervenwurzeln gebildete Cauda equina fort, nach oben geht sie ohne scharfe Begrenzung in die Medulla oblongata über. Das Rückenmark besteht aus einer zentral gelegenen grauen Substanz, die von einem weißen Markmantel umschlossen wird. Während die weiße Substanz vorwiegend die langen Rückenmarksbahnen enthält, setzt sich das Rückenmarksgrau aus nervösen Elementen verschiedener Dignität zusammen.

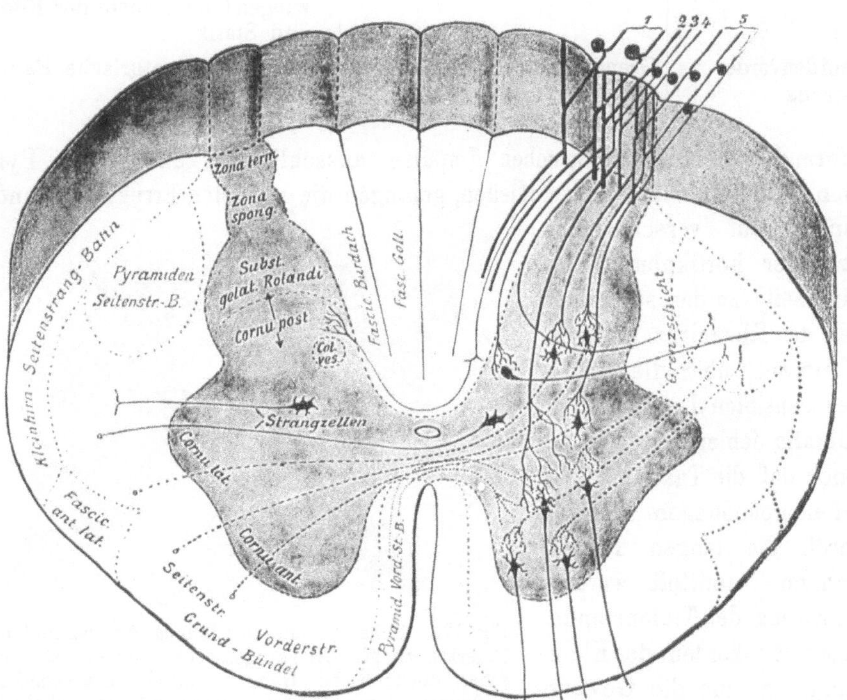

Fig. 178. Schematischer Rückenmarksquerschnitt nach Edinger.

Auf Querschnitten bildet die graue Substanz des Rückenmarks eine schmetterlingsförmige Figur, an der wir die plumperen Vorder- und die schmäleren Hinterhörner unterscheiden. Die wichtigsten Bestandteile der grauen Substanz sind die Ganglienanhäufungen in den Vorder- und Hinterhörnern, außerdem enthält die graue Substanz ein feines Geflecht markhaltiger Nervenfasern, in das zahlreiche Gliazellen eingestreut sind.

Die spinalen Vorderhornzellen sind die Organe der Muskeltrophik, sie bilden als Ursprungsstätten der vorderen Wurzeln den Kopf des zweiten Neurons. Im Gegensatz hierzu ist das trophische Zentrum der sensiblen Fasern nicht im Hinterhorn, sondern in dem entsprechenden Spinalganglion gelegen.

Die experimentelle Forschung hat in Uebereinstimmung mit den Ergebnissen der Klinik den Nachweis geliefert, daß die weiße Substanz von einer Anzahl funktionell verschiedener Bahnen durchzogen wird. Die wichtigsten spinalen Leitungssysteme sind:

	Lage.	Funktion.
I. Gollscher Strang.	Mittleres hinteres Drittel, angrenzend an das hintere Septum.	Aufsteigende gekreuzte sensible Bahnen (Schleifenkreuzung). Dienen der Vermittlung der taktilen sowie der Tiefenempfindungen.
II. Burdachscher Strang.	Lateral vom Gollschen Strang.	
III. Kleinhirnseitenstrang.	Hintere seitliche Begrenzung des Rückenmarksareals.	Aufsteigende ungekreuzte Bahn im Dienste der Koordination und Statik.
IV. Pyramidenseitenstrang.	Zwischen hinterer Wurzeleintrittszone und Kleinhirnseitenstrang.	Absteigende gekreuzte Bahn (Pyramidenkreuzung). Wichtigstes motorisches Leitungssystem.
V. Gowerssche Bahn.	Vordere seitliche Begrenzung des Rückenmarksareals.	Aufsteigende gekreuzte Bahn, sensibles Leitungssystem . II. Ordnung, vorwiegend im Dienste der Koordination und Statik.
VI. Pyramidenvorderstrang.	Grenzt an das vordere Septum.	Absteigende motorische Bahn II. Ordnung.

Während also die motorischen Impulse ausschließlich durch die Pyramidenbahnen den Extremitätenmuskeln zufließen, gelangen die sensiblen Erregungen und Tiefenempfindungen auf verschiedenen Wegen zu der kortikalen Fühlsphäre einerseits, zu den statischen Apparaten des Kleinhirns andererseits. Wenn auch über die Einzelheiten der sensiblen Leitung noch nähere Details fehlen, so gilt als feststehend, daß die Tasteindrücke und Tiefenempfindungen vorwiegend durch die langen Hinterstrangsbahnen vermittelt werden. Für die Leitung der Tiefenempfindungen kommt außerdem der Kleinhirnseitenstrang und die Gowerssche Bahn in Betracht.

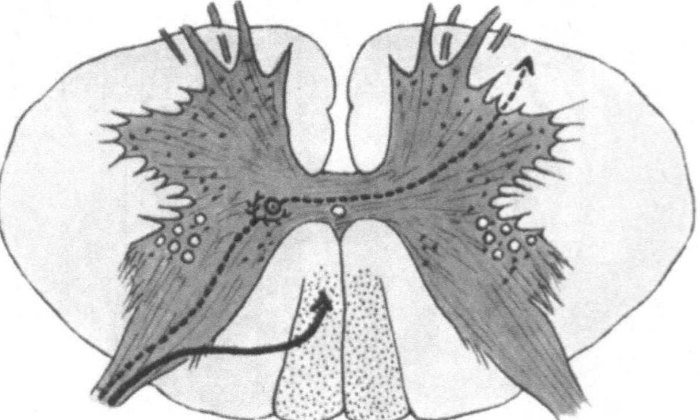

Fig. 179. Schematische Darstellung der partiellen sensiblen Faserkreuzung. Die ausgezogene, ungekreuzte Bahn (Gollscher, Burdachscher Gang) vermittelt vorwiegend Tiefenempfindungen, die punktierte, gekreuzte Bahn enthält hauptsächlich Fasern für das Schmerz- und Temperaturgefühl.

Einen anderen Weg nehmen die der Vermittlung des Wärme- und Schmerzgefühles dienenden Bahnen (Fig. 179). Nach ihrem Eintritt in die hinteren Wurzeln gelangen die Fasern für die Schmerz- und Temperaturempfindungen zunächst in die Hinterhörner, von wo aus sie, wahrscheinlich durch die vordere Kommissur, auf die andere Seite übertreten. Hier nehmen sie ein noch nicht sicher bestimmtes Areal des Vorderseitenstranges (Grundbündel?) ein, eine Tatsache, die für das Verständnis des Brown-Séquardschen Symptomenkomplexes von Bedeutung ist.

Die sekundäre Faserdegeneration im Rückenmark.

Findet eine Leitungsunterbrechung innerhalb des Rückenmarks statt, so degenerieren die von ihren trophischen Zentren losgelösten Nervenfasern. Wie bereits erwähnt (S. 31), liegen die trophischen Zentren der das Rückenmark durchziehenden, dem ersten Neuron angehörenden motorischen Fasern in den Ganglienzellen des Großhirns. Bei einer Querschnittserkrankung des Rückenmarks werden also die oberhalb des Querschnittes gelegenen motorischen Fasern in ihrer Trophik nicht beeinträchtigt, während es unterhalb der Läsionsstelle zu einer kaudalwärts fortschreitenden Degeneration kommt (absteigende Degeneration).

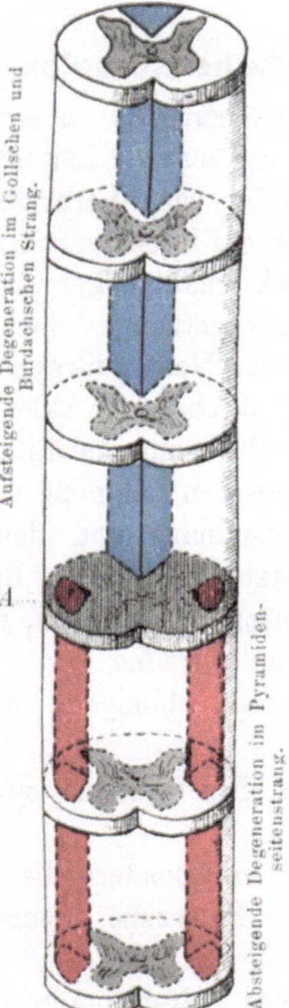

Fig. 180. Schema der Faserdegeneration im Rückenmark. Bei *A* Querschnittsläsion, absteigende Degeneration rot, aufsteigende blau. Die Pyramidenvorderstränge, Gowersschen und Kleinhirnseitenstrangbahnen sind der Einfachheit halber fortgelassen.

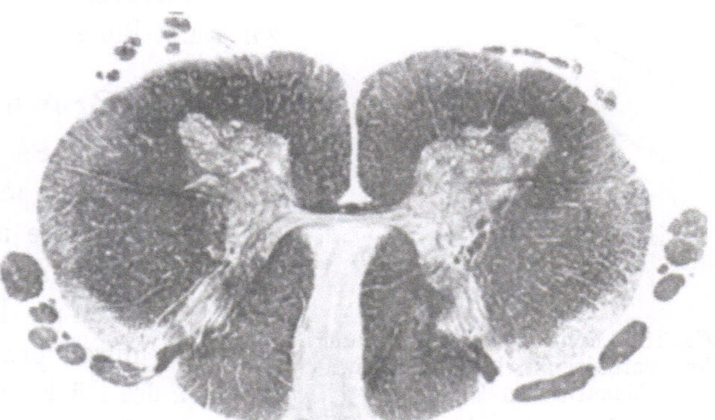

Fig. 181. Aufsteigende Degeneration der Hinterstränge, des Kleinhirnseitenstranges und der Gowersschen Bahn.

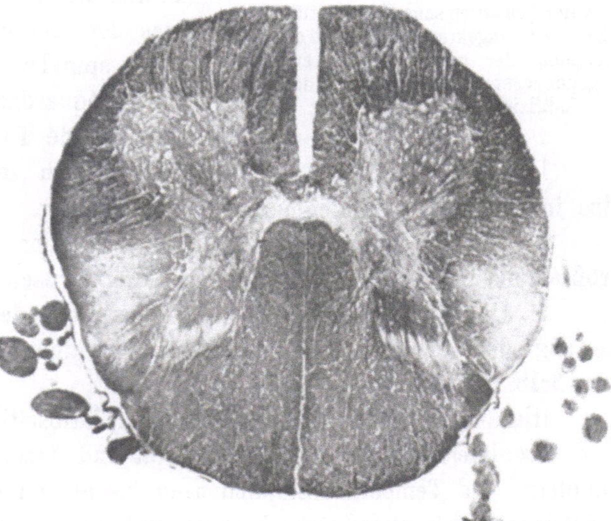

Fig. 182. Absteigende Degeneration der Pyramidenseitenstränge. Die Degeneration der Pyramidenvorderstränge ist im Bilde nicht zu erkennen.

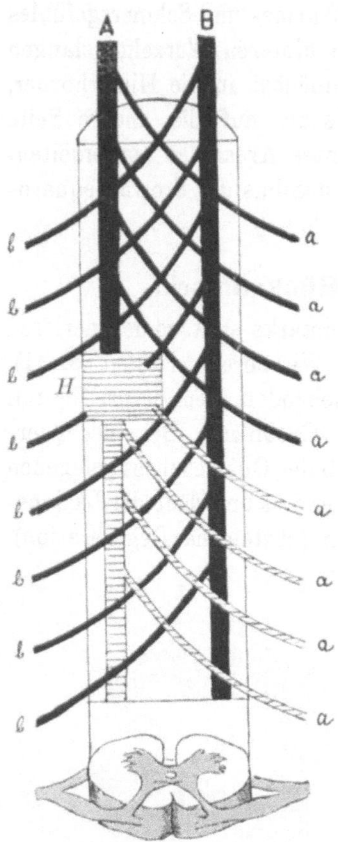

Fig. 183. Schematische Darstellung
der Verhältnisse bei der Brown-
Séquardschen Lähmung.
A und *B* = sensibles Leitungssystem einer Rückenmarkshälfte.
Der schraffierte Einschnitt bei *H*
zeigt den Sitz der Halbseitenläsion.
Von der gesamten sensiblen Leitung
wird der ungekreuzte Anteil der
gleichen, der gekreuzte der entgegengesetzten Seite betroffen.
Modifiziert nach Brissaud.

Anders steht es mit den sensiblen Bahnen. Vergegenwärtigen wir uns, daß die Trophik der sensiblen
Fasern von den Spinalganglien beherrscht wird, so
werden wir verstehen, warum die sensiblen Fasersysteme aufsteigend degenerieren. Es kommt nämlich
bei einer Querschnittserkrankung des Rückenmarks zu
einer Degeneration all der sensiblen Fasern, die ihren
Zusammenhang mit ihren Spinalganglien verloren haben,
also oberhalb der Läsionsstelle gelegen sind. Die aufsteigende Degeneration betrifft vorwiegend die Hinterstränge, den Kleinhirnseitenstrang und die Gowerssche
Bahn, während die Degeneration der in den Vorderseitensträngen verlaufenden, gekreuzten sensiblen Fasern
weniger deutlich ist. Absteigend degenerieren außer
den Pyramidenseitensträngen auch die Pyramidenvorderstränge. Das Schema, Fig. 180, bringt die Verhältnisse
der sekundären Faserdegeneration in vereinfachter Weise
zur Darstellung.

Der Brown-Séquardsche Komplex.

Die Brown-Séquardsche Lähmung ist zu erwarten,
wenn die gesamte motorische und sensible Leitung einer
Rückenmarkshälfte aufgehoben ist, eine Voraussetzung,
die durch eine Halbseitenläsion des Rückenmarks erfüllt
wird. Halbseitige Rückenmarksschädigungen kommen
entweder durch penetrierende Verletzungen oder Kompression des Rückenmarks (Tumor, Meningitis syphilitica)
zustande. Seltener führen myelitische oder sklerotische
Herde zur Schädigung einer Rückenmarkshälfte. Die
Verhältnisse der Brown-Séquardschen Lähmung erklären
sich aus der anatomischen Anordnung und dem Verlaufe der spinalen Leitungssysteme. Um die Eigenart
der Brown-Séquardschen Lähmung zu verstehen, müssen
wir auf folgende Tatsachen zurückgreifen.

1. Die motorischen Bahnen kreuzen sich in der Medulla oblongata, erfahren
also innerhalb des Rückenmarks keine Kreuzung.

2. Die im Dienste der Muskelkoordination stehenden Fasersysteme verlaufen
größtenteils ungekreuzt (Hinterstränge, Kleinhirnseitenstränge).

3. Die die Oberflächensensibilität vermittelnden Bahnen, insbesondere die für die
Leitung der Schmerz- und Temperaturempfindung bestimmten Faserzüge kreuzen sich
innerhalb des Rückenmarks.

Hieraus geht hervor, daß bei einer halbseitigen spinalen Leitungsunterbrechung
eine homolaterale Lähmung der Motilität und Tiefensensibilität, eine kontralaterale für
Schmerz- und Temperaturempfindungen bestehen muß. Da nun aber auch die für die
Fortleitung der Tasteindrücke bestimmten Bahnen im Rückenmark eine teilweise Kreuzung
eingehen, ist es erklärlich, daß auch die Berührungsempfindlichkeit auf der der Läsion
entgegengesetzten Seite, wenn auch weniger komplett als die beiden anderen Kom-

ponenten der Oberflächensensibilität in Mitleidenschaft gezogen wird. Nur in einer Minderzahl von Fällen kommt der Brown-Séquardsche Komplex in reiner Form zur Beobachtung. Nicht selten ist der Typus der Brown-Séquardschen Lähmung in der Weise verwischt, daß bei einer spinalen Paraplegie die motorische Lähmung vorwiegend das eine Bein betrifft, während auf der anderen Seite die sensible Störung vorherrscht. Erwähnenswert ist noch, daß bei der Brown-Séquardschen Lähmung auf der Seite der Läsion häufig eine taktile Hyperästhesie vorhanden ist, wofür eine Erklärung schwer zu geben ist.

Die Höhenbestimmung im Rückenmark.

(Hierzu Tafel I.)

Durch die Analyse der einzelnen spinalen Erscheinungen sind wir unter Berücksichtigung der für die topische Rückenmarksdiagnose in Betracht kommenden Tatsachen meist in der Lage, den Höhensitz des vermuteten Krankheitsprozesses exakt zu bestimmen.

Einen verhältnismäßig geringen lokalisatorischen Wert haben die bei Rückenmarksschädigungen aller Art häufig anzutreffenden spastischen Paraparesen. Dieselben können nur in der Weise für die Höhendiagnose verwertet werden, daß eine spastische Paraparese der Beine auf einen dorsalen, eine spastische Vierextremitätenlähmung auf einen hochsitzenden zervikalen bzw. bulbären Sitz der Läsion schließen läßt. Von ungleich größerer Bedeutung für die Segmentdiagnose des Rückenmarks sind die schlaff atrophischen Lähmungen.

Die atrophische Spinallähmung eines Muskelgebietes ist ein topisches Diagnostikum von außerordentlichem Werte, da bei degenerativer Atrophie eines Muskels der Krankheitsprozeß in den Vorderhornzellen des entsprechenden Rückenmarkssegmentes gelegen sein muß. Hierbei ist jedoch die Tatsache zu berücksichtigen, daß jeder Körpermuskel von mindestens zwei Segmenten innerviert wird. Ueber die segmentäre Innervation der Körpermuskeln gibt die Tabelle auf S. 160 Aufschluß.

In der Mehrzahl der Fälle sind wir bei Bestimmung des Höhensitzes auf das Verhalten der Sensibilität angewiesen. In noch erhöhtem Maße als bei der Motilität ist bei der Sensibilität das Gesetz der pluriradikulären Innervation zu berücksichtigen. Wie wir bereits auf S. 42 hervorgehoben haben, wird jeder Punkt der Körperoberfläche von mindestens zwei sensiblen Wurzeln versorgt. Demgemäß ist die komplette Anästhesie eines Hautbezirkes ein Beweis, daß nicht nur das entsprechende, sondern auch das nächst höhere Rückenmarkssegment geschädigt ist.

Am häufigsten stehen wir vor der Aufgabe, aus der Ausbreitung der sensiblen Lähmung einen Schluß auf den Sitz eines mit Rückenmarkskompression einhergehenden Prozesses (Tumor, Spondylitis) zu ziehen. Wir gehen hierbei von der oberen Grenze der Anästhesie aus, bestimmen nach einem der bekannten sensiblen Schemata das der sensiblen Lähmung entsprechende Segment und ermitteln unter Zugrundelegung des Gowersschen Schemas (Fig. 184) den zugehörigen Wirbel. Nichtbeachtung der pluriradikulären sensiblen

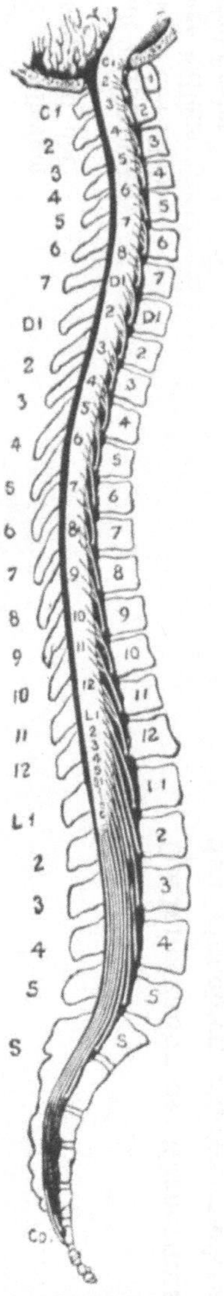

Fig. 184. Die Beziehungen d. Rückenmarkssegmente zum Skelett. Nach Gowers.

Rückenmarkssegmente.

Cerv. I.	II.	III.	IV.	V.	VI.	VII.	VIII.	Dors. I.	II.	VII.	VIII.	XII.	Lumb.I.	II.	III.	IV.	V.	Sacr. I.	II.	III.	IV.	V.

Lange und kurze Muskeln des Nackens, Muskeln der Wirbelsäule   Lange Muskeln der Wirbelsäule

Splenius capitis   . . . . Splenius cervicis

Longus capitis   Longus colli   . . Obliquus abdominis . . . .   Sphinkteren

Alle kleinen   . . . . . . Scalenus medius . . . .   Damm

Muskeln   Scalenus anterior   Rectus abdominis

zwischen   Scalenus posterior

Schädel und   Diaphragma   Scalenus minimus   Transversus abdom.

Wirbelsäule

. . . Psoas, Iliacus . .

Kinn-   Pectoralis major

Zungen-   Pectoralis minor

bein-   Quadratus lumborum

muskulatur   Interkostalmuskulatur.

Levator scapulae   Kleine Beckenmuskeln

Rhomboidei   Adductores fem.

Subclavius   Musc. pectineus

Supra-infraspinatus   Musc. sartorius

Subscapularis   Musc. vasti fem.

Teres major et minor   Musc. rectus femoris

Serratus anterior   Obturator

Deltoideus   Tensor fasciae

Brachialis   Muscul. glutaei

Biceps brachii   Alle Muskeln hinten am

Triceps   Oberschenkel

Coracobrachialis   Wadenmuskulatur

Supinator brevis   Alle Muskeln vorn am

et longus   Unterschenkel

Brachio-radialis   Kleine Muskeln des Fußes

Pronator teres

Lange

Strecker und Beuger

der Hand und der

Finger

Flexor carpi ulnaris

Muskeln des Klein-

fingerballens

Lumbricales

Interossei

Die Innervation der Körpermuskeln nach

den einzelnen Rückenmarkssegmenten.

Nach Edinger.

Die Höhendiagnose des Rückenmarks.

Erläutert an einem Beispiele von Kompressionsmyelitis.

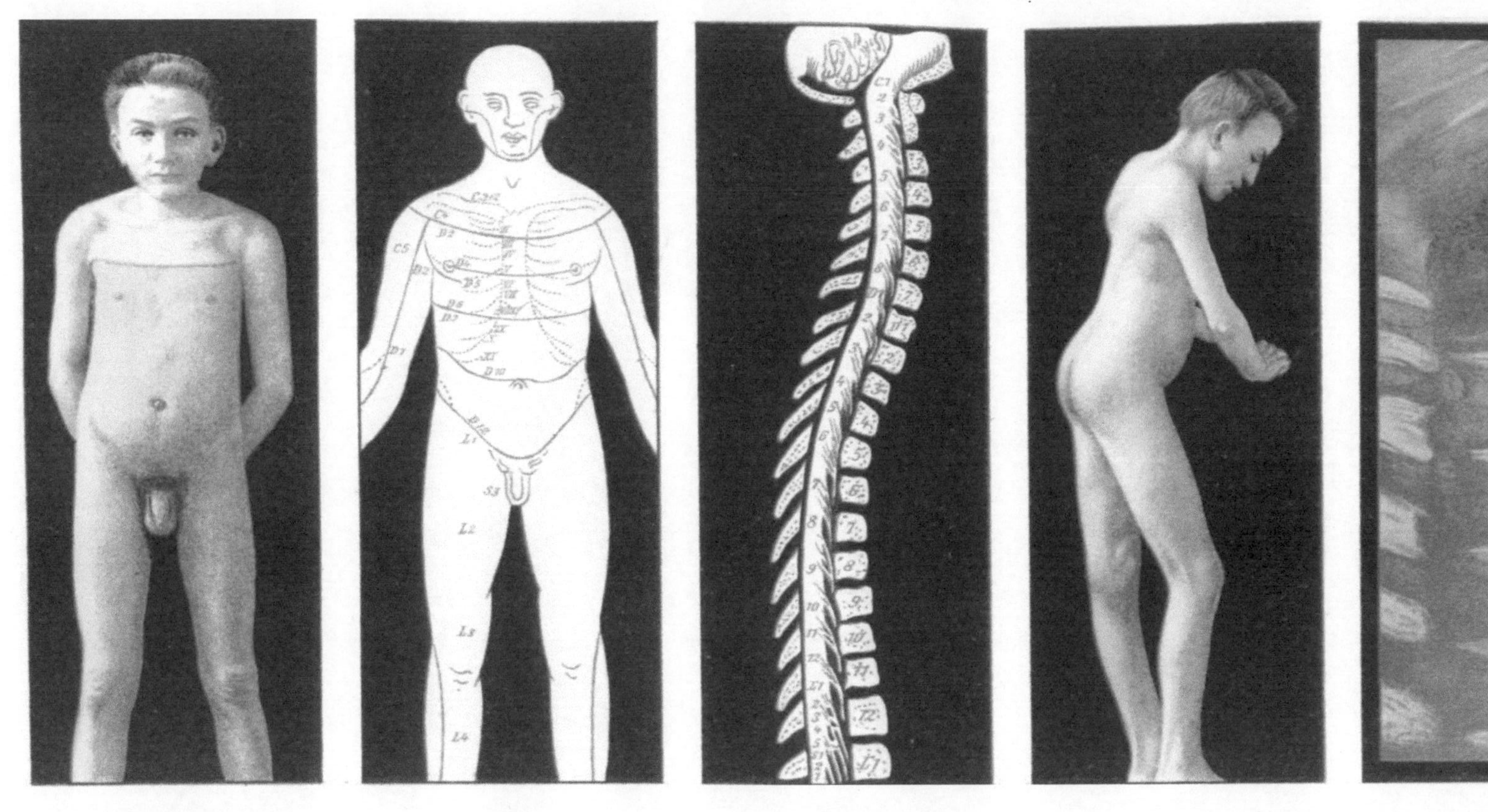

I.

Patient leidet an einer spastischen Paraparese der Beine. Ausserdem findet sich eine sensible Lähmung in dem gelb bezeichneten Gebiete.

II.

Das Schema nach Seiffer zeigt, dass die obere Grenze der sensiblen Störung dem 3. Brustsegment entspricht. Da das sensible Areal des 3. Segments ganz ausfällt, muss auch das angrenzende zweite geschädigt sein.

III.

Nach dem Schema von Gowers liegt das 2. Brustsegment in der Höhe des 1. Brustwirbelkörpers.

IV.

Der Kranke hat einen Gibbus im Bereiche der oberen Brustwirbelsäule.

V.

Das Röntgenogramm zeigt, dass die beiden oberen Brustwirbelkörper erkrankt sind.

Es ergibt sich demnach eine völlige Uebereinstimmung des neurologisch erschlossenen und mit Hilfe der Röntgenstrahlen nachgewiesenen Sitzes der Läsion.

Innervation hat, wie im Anfange der Rückenmarkschirurgie, zu tiefe Lokalisation des Krankheitsprozesses zur Folge. Wie bei der Bestimmung des Höhensitzes auf Grund sensibler Ausfallserscheinungen im speziellen verfahren wird, ist auf Tafel I an der Hand eines praktischen Beispieles erläutert worden.

Einen nicht geringen lokalisatorischen Wert haben auch die Reflexzentren des Rückenmarks. Weist doch die Aufhebung eines Reflexes bei Ausschluß peripherer Ursachen darauf hin, daß der Krankheitsprozeß in dem entsprechenden Rückenmarkssegmente seinen Sitz hat.

$$\text{Lokalisation der wichtigsten Reflexe.}$$

Trizepsreflex	C_6—C_7
Radiusreflex	C_7—C_8
Oberer Bauchdeckenreflex	D_8—D_9
Mittlerer Bauchdeckenreflex	
Unterer Bauchdeckenreflex	D_{10}—D_{12}
Kremasterreflex	L_1—L_2
Patellarreflex	L_2—L_4
Achillessehnenreflex	S_1—S_2
Blasen-, Mastdarm-Genitalreflex	S_3—S_4
Analreflex	S_5

Ueber die Lokalisation der tiefsitzenden Rückenmarksläsionen sowie über den Unterschied von Konus- und Kaudaaffektionen siehe das spezielle Kapitel.

Das okulo-pupilläre Symptom ist insofern für die Höhendiagnose des Rückenmarkes von Bedeutung, als die spinale Miosis auf eine Läsion des untersten zervikalen und ersten dorsalen Segmentes (Centrum cilio-spinale) zu beziehen ist (s. S. 51).

Zweites Kapitel.

Die Tabes dorsalis.

Die Tabes ist als das häufigste Rückenmarksleiden zu betrachten. Auch in dem Material des Krankenhauses Moabit nimmt die Tabes unter den Rückenmarksaffektionen bei weitem die erste Stelle ein. Unter einer Gesamtziffer von 9626 Nervenkranken, die in den letzten 10 Jahren im städtischen Krankenhause Moabit behandelt wurden, kamen 720 Fälle von Tabes (442 Männer, 278 Frauen) zur Beobachtung. Bei Männern tritt das Leiden weit häufiger auf als bei Frauen, das Prozentverhältnis der beiden Geschlechter schwankt von 2:1 bis 10:1. Im Materiale des städtischen Krankenhauses Moabit erreicht die weibliche Tabes unter Berücksichtigung der gesamten männlichen und weiblichen Krankenhausaufnahmen (5535 Männer, 4091 Frauen) nahezu 85 pCt. der männlichen. Die auffallende Häufigkeit der weiblichen Tabes in dem mir zugänglichen Materiale bestätigt die Erfahrung, daß bei der ärmeren Bevölkerung die weibliche Erkrankungsziffer relativ groß ist.

Die Tabes ist vorwiegend eine Erkrankung des mittleren Alters, oberhalb des 50. Lebensjahres beginnt das Leiden recht selten, noch ungewöhnlicher ist der Beginn im kindlichen und jugendlichen Alter. Das Leiden wird mit Vorliebe innerhalb bestimmter Erwerbskategorien (Kaufleute, Offiziere, Kellner) angetroffen. Im Zusammenhange hiermit steht die Tatsache, daß die Tabes hauptsächlich eine Erkrankung der städtischen Bevölkerung ist. Auf dem flachen Lande wird das Leiden relativ selten beobachtet.

Die hervorragende Bedeutung der Syphilis für das Zustandekommen der Tabes wird heute allgemein anerkannt, dagegen ist der Beweis bisher nicht erbracht worden, daß die Syphilis die alleinige Voraussetzung der Tabes ist. Das Intervall zwischen syphilitischer Infektion und den ersten tabischen Erscheinungen ist sehr wechselnd und beträgt im allgemeinen nicht weniger als 5, selten mehr als 20 Jahre. Es gibt allerdings eine Minderzahl von Fällen, bei denen die Tabes sich mit unheimlicher Schnelligkeit an die luetische Infektion anschließt. In einer eigenen Beobachtung konnte ich feststellen, daß zwei Jahre nach dem Primäraffekt die Tabes bereits über das erste Stadium hinaus war. Zwischen Schwere der Infektion und tabischer Disposition besteht allem Anschein nach kein Zusammenhang. Daß die Krankheit auch auf hereditärer Grundlage entstehen kann, ist durch eine Anzahl klinischer Erfahrungen bewiesen. Es handelt sich in diesen Fällen meist um die im ganzen seltene Form der infantilen bzw. juvenilen Tabes.

Was das nosologische Verhältnis der Lues zur Tabes anbetrifft, so betrachten wir die Tabes nicht als eine Lues des Nervensystems, sondern wie die Paralyse als eine metasyphilitische Erkrankung.

Es tut der Auffassung von der syphilogenen Natur der Tabes keinen Abbruch, wenn wir anderen Momenten, wie körperlichen und seelischen Ueberanstrengungen, sexuellen Exzessen, dem Alkoholismus, der neuropathischen Belastung und dem Trauma eine gewisse Bedeutung für das Zustandekommen der Tabes beimessen, nur müssen wir uns bewußt sein, daß die genannten Faktoren, vielleicht mit Ausnahme des Traumas, als Gelegenheitsursachen zu betrachten sind.

Symptomatologie. Trotz der Vielgestaltigkeit der Symptome, trotz des nicht seltenen Auftretens akuter Erscheinungen im Verlaufe des chronischen Leidens ist das Krankheitsbild der Tabes ein recht gleichförmiges. Die Einheit des klinischen Bildes wird dadurch gewährleistet, daß drei Kardinalsymptome, nämlich die Starre der Pupillen, das Westphalsche und Rombergsche Zeichen, sich zu einer charakteristischen, im Verlaufe des Leidens selten vermißten Trias vereinigen. Um die drei Hauptsymptome lassen sich die anderen Symptome der Tabes zwanglos gruppieren. Die alte Einteilung der Tabes in ein neuralgisches, ataktisches und paraplektisches Stadium ist zwar etwas schematisch, gibt aber ein gutes klinisches Uebersichtsbild.

Gefühlsstörungen. Sensible Reizerscheinungen bilden in weitaus den meisten Fällen das erste Symptom des Leidens. Entsprechend der im Beginn meist vorherrschenden lumbo-sakralen Lokalisation der Tabes machen sich die ersten Schmerzen für gewöhnlich in den Beinen und im Kreuz bemerkbar, doch treten nicht selten im Beginn des Leidens auch Schmerzen im Rücken und in der Brust auf. Die Schmerzen der Tabiker sind meist durch große Heftigkeit ausgezeichnet. Die Kranken haben die Empfindung, als ob ihnen ein Messer in das Fleisch gestoßen wird oder ein Blitz durch den Körper fährt. Die auf einer Reizung der hinteren Wurzeln beruhenden Schmerzen werden für gewöhnlich als lanzinierend bezeichnet. Während in manchen

Fällen die sensiblen Reizerscheinungen sich auf gelegentliche blitzartige Schmerzen beschränken, gibt es tabische Erkrankungen, bei denen die Patienten vor Schmerzen nicht zur Ruhe kommen. Relativ häufig findet man ein Alternieren gehäufter Schmerzparoxysmen mit schmerzfreien Intervallen.

Zu den frühzeitigen Manifestationen des Leidens gehören auch Parästhesien der oberen, seltener der unteren Extremitäten. Bald ist es ein Gefühl der Vertaubung, bald eine prickelnde oder kriebelnde Empfindung, die neben den lanzinierenden Schmerzen wie ein Wetterleuchten den übrigen Erscheinungen der Tabes vorausgeht. Eine ziemlich häufige Körperparästhesie ist auch das sog. Gürtelgefühl der Tabiker. Das Vertaubungsgefühl der Fußsohlen gibt zu der charakteristischen Angabe Anlaß, daß der Boden beim Auftreten nicht genügend gespürt werde. Häufig haben die Kranken beim Gehen die Empfindung, über einen dicken Teppich zu schreiten.

Westphalsches Zeichen. Hat man Gelegenheit, den Kranken zu untersuchen, nachdem der Schmerz bereits eine Zeitlang angedauert hat, so wird man in den meisten Fällen das Fehlen des Patellarreflexes konstatieren können (Westphalsches Zeichen). Die frühzeitige Aufhebung des Kniephänomens erklärt sich wie manche andere Erscheinung der inzipienten Tabes aus der im Beginn überaus häufigen lumbo-sakralen Lokalisation des Krankheitsprozesses. Meist sind die Kniesehnenreflexe auf beiden Seiten erloschen, seltener ist das Westphalsche Zeichen nur auf der einen Seite vorhanden. Der Areflexie der Quadrizepssehne entspricht in vielen Fällen eine Areflexie der Achillessehne. Seitdem wir wissen, daß der Achillessehnenreflex beim Gesunden eine nahezu konstante Erscheinung ist, sind wir mit gewissen Einschränkungen (S. 6) berechtigt, dem Fehlen des Achillesreflexes nahezu denselben Wert beizumessen, wie dem Westphalschen Zeichen, eine Feststellung, deren Bedeutung um so größer ist, als die Unterbrechung des Achillessehnenreflexbogens bereits in einem Stadium erfolgen kann, in dem der Kniesehnenreflex noch nicht erloschen ist.

Pupillenstarre. Wenn auch das Westphalsche Zeichen eines der frühesten objektiven Zeichen der Tabes ist, so können wir andererseits die Aufhebung des Kniephänomens nicht als eine ganz konstante Erscheinung der inzipienten Tabes bezeichnen. Kennen wir doch eine Anzahl von Fällen, in denen das Kniephänomen entsprechend der höheren Lokalisation des Krankheitsprozesses (Tabes cervicalis) bis in vorgerücktere Stadien erhalten bleibt. Unter diesen Umständen ist es doppelt wertvoll, daß wir in dem Verhalten der Pupillen ein weiteres Symptom besitzen, das wie das Westphalsche Zeichen in einem hohen Prozentsatz der Frühfälle anzutreffen ist. Die ausgesprochene Neigung der Tabes, durch elektive Schädigung der Reflexbögen das Zustandekommen normaler Reflexe zu beeinträchtigen, kommt auch in der Aufhebung des Pupillenreflexes zum Ausdruck. Die tabische Pupille ist starr, nicht absolut starr, denn auf Konvergenzimpulse erfolgt noch eine genügende Kontraktion des Irismuskels, aber der Lichtreiz vermag die Pupille nicht mehr in gewohnter Weise zur Zusammenziehung zu bringen.

Die reflektorische Pupillenstarre ist es, die die Tabes zu einer besonderen Erkrankung stempelt. Wir kennen nämlich mit Ausnahme der Paralyse kein Leiden, bei dem die Aufhebung des Lichtreflexes mit annähernder Häufigkeit vorkäme wie bei der Tabes. Der klinische Wert der reflektorischen Pupillenstarre wird noch dadurch erhöht, daß dieses Symptom allen übrigen Zeichen des Leidens, auch den sensiblen Reizerscheinungen vorausgehen kann. Wo immer wir einer isolierten, reflektorischen Starre der Pupillen begegnen, hat die Diagnose Tabes die größte Wahrscheinlichkeit. Der

Aufhebung des Pupillenreflexes geht zuweilen ein Stadium verminderter Pupillenreaktion (Pupillenträgheit) voraus. Die Pupillen der Tabiker sind häufig abnorm konfiguriert, sei es, daß die Pupille entrundet oder verzogen ist oder in ihrer Weite eine mehr oder minder bedeutende Aenderung erfährt. Weit häufiger als die Pupillenerweiterung ist eine hochgradige Verengerung der Pupille. Die Verkleinerung des Pupillendurchmessers auf Stecknadelkopfgröße ist für Tabes ungemein charakteristisch. Ich habe den Eindruck, als ob eine gewisse physiognomische Aehnlichkeit der Tabiker durch eine mit der Pupillenverengerung im Zusammenhange stehende Aenderung des Augenausdruckes bedingt ist.

Wir haben noch der Tatsache Erwähnung zu tun, daß bei der inzipienten Tabes neben sensiblen Reizerscheinungen auch objektive Gefühlsstörungen keineswegs selten vorkommen. So können wir in einer Anzahl von Fällen an den Extremitäten sowie am Rumpf einen Ausfall der Sensibilität konstatieren, der teils die taktilen, teils die

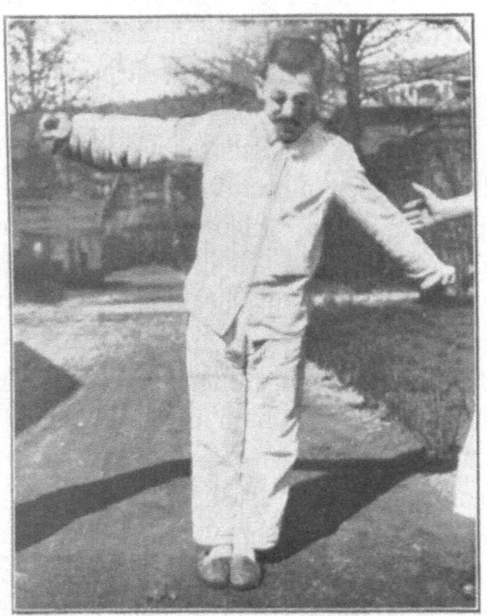

Fig. 185. Schwanken bei positivem Ausfall des Rombergschen Versuches. ¹/₂₀₀ Moment.

Schmerzempfindungen, mitunter auch beide Qualitäten betrifft und an der Brust in Gestalt der Hitzigschen Zone eine gewisse Bedeutung für die Frühdiagnose erlangt hat.

Rombergsches Zeichen. An der Grenze des ersten und zweiten Studiums steht ein Symptom, dessen Vorkommen als Beweis für eine bereits eingetretene Lockerung des koordinatorischen Zusammenhangs der Körpermuskeln angesehen werden kann, es ist dies das Rombergsche Zeichen (S. 14). Wir verstehen hierunter das Schwanken des Körpers bei „Augenfußschluß". Wo wir das Rombergsche Phänomen nachweisen können, begegnen wir auch häufig der Angabe, daß die Kranken im Dunkeln eine früher nicht gekannte Unsicherheit bemerken. Das Gehen im Dunkeln ist nämlich ein ungefähres Analogon des Rombergschen Versuches.

Ataxie. Während wir im Beginn des ataktischen Stadiums die eingetretene Koordinationsstörung nur mit dem feinen Reagens des Rombergschen Versuches messen können, pflegt die Ataxie im weiteren Verlaufe des Leidens deutlicher hervorzutreten. Die auf einer Schädigung der langen Koordinationsbahnen beruhende tabische Ataxie macht sich besonders bei der Lokomotion bemerkbar. Der Gang des Tabikers ist unsicher, breitbeinig und schleudernd. Die mangelnde Dosierung des zur Fortbewegung nötigen Kraftaufwandes bewirkt, daß einerseits die einzelnen Muskelbewegungen mit übermäßiger Kraft ausgeführt werden, andrerseits Muskelgruppen in Aktion treten, die zur Erreichung des beabsichtigten Effektes überflüssig sind. Ferner wird die Lokomotion und Statik auch dadurch beeinträchtigt, daß die für die Aufrechterhaltung des Körpergleichgewichts äußerst wichtige, unwillkürliche Innervation bestimmter Muskelgruppen entweder garnicht oder in sehr vermindertem Maße erfolgt. So bleibt beispielsweise beim Stehen die für die Erhaltung der vertikalen Gleichgewichtslage notwendige Quadrizepskontraktion aus. Wie die Ataxien anderer Provenienz erfährt auch die tabische „Hinterwurzelataxie" eine erhebliche Zunahme bei Wegfall der Augenkontrolle. Das Bestreben, die verloren gegangenen peripheren Impulse durch den Gesichtssinn zu ersetzen, kommt darin zum Ausdruck, daß die Tabiker vielfach beim Gehen den Blick zu Boden senken.

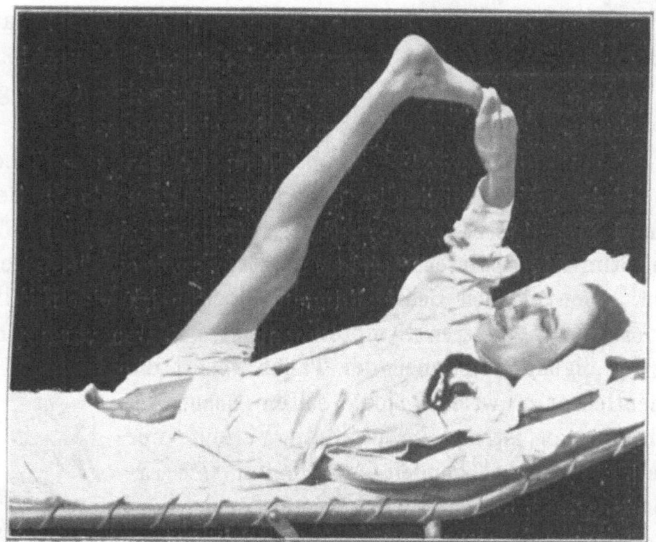

Fig. 186. Beträchtliche Ueberstreckbarkeit des Beines infolge tabischer Hypotonie.
Eigene Beobachtung.

Eine noch wenig hervortretende lokomotorische Ataxie kann man dadurch deutlich machen, daß man den Kranken kompliziertere Bewegungen (Gehen mit überkreuzten Füßen, Kehrtmachen, Rückwärtsgehen) ausführen läßt. Am liegenden Patienten wird die gestörte Koordination durch Prüfung des Muskel- und Gelenksinnes (S. 35) festgestellt, wobei zu bemerken ist, daß eine völlige Parallelität zwischen Koordination und Tiefensensibilität nicht zu bestehen braucht.

Hand in Hand mit der Beeinträchtigung des Muskelgleichgewichtes geht die Abnahme des Muskeltonus im Sinne der Hypotonie, die in vorgeschrittenen Fällen eine exzessive passive Beweglichkeit der Extremitätenmuskeln ermöglicht (Fig. 186). Die Möglichkeit, tabische Glieder in extreme Stellungen zu bringen, wird durch eine gleichzeitige Erschlaffung des Kapsel- und Gelenkapparates begünstigt. Ein typisches Beispiel für die vermehrte Exkursionsfähigkeit der tabischen Gelenke ist das Genu recurvatum der Tabiker (Fig. 187).

In den nicht gerade häufigen Fällen, in denen die Ataxie frühzeitig die oberen Extremitäten ergreift, tritt die koordinatorische Unsicherheit zunächst nur bei feineren

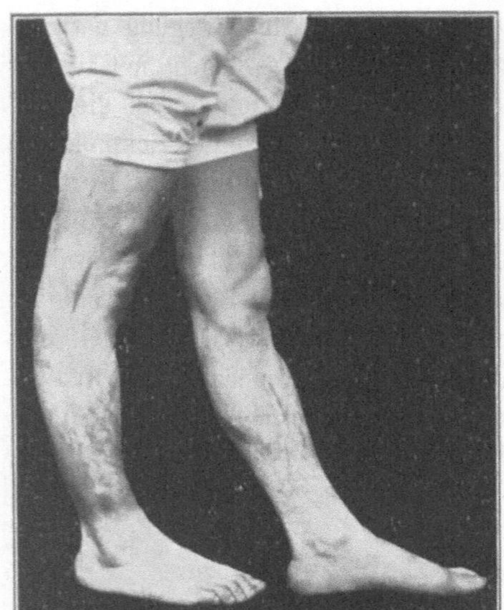

Fig. 187. Genu recurvatum. Eigene
Beobachtung.

Bewegungen wie beim Schreiben, Einfädeln einer Nadel, Zuknöpfen des Rockes usw. hervor.

Eine Verringerung der Kraftleistung findet in dem von der Ataxie betroffenen Muskelgebiete für gewöhnlich nicht statt, wie ja auch der tabische Prozeß das motorische Leitungssystem in den meisten Fällen unversehrt läßt. Wenn trotzdem in vorgerückteren Stadien die Lokomotion unmöglich wird, so ist hierfür nicht ein Mangel an motorischen Impulsen, sondern lediglich die Aufhebung des koordinatorischen Muskelzusammenhanges verantwortlich zu machen.

Die symptomatologische Entwicklung, wie wir sie bisher geschildert haben, entspricht zwar der Mehrzahl der Krankheitsfälle, hat aber keineswegs allgemeine Geltung. Kennen wir doch kein einziges von den für gewöhnlich in späteren Stadien der Tabes auftretenden Symptomen, das nicht gelegentlich die erste Manifestation des Leidens bildete. So können Magen- und Darmkrisen, Arthropathien, Blasen- und Potenzstörungen, Augenmuskellähmungen, Stimmbandparesen, nicht so selten auch die Atrophie des Sehnerven, die Szene eröffnen. Von eigenen Beobachtungen möchte ich einen Fall erwähnen, in dem ein Mal perforant den anderen Symptomen fast 2 Jahre vorausging.

Zu den regelmäßigen Symptomen der Tabes gehört die Störung der Urinentleerung, welche nicht selten schon im Frühstadium nachzuweisen ist und im weiteren Verlaufe nur ausnahmsweise fehlt. Zunächst handelt es sich um eine Erschwerung der Urinentleerung, dann um mehr oder weniger ausgesprochene Inkontinenz. Weit seltener als die Blaseninkontinenz ist Inkontinenz für Stuhlgang vorhanden. Infolge der Zerstörung des sakralen Genitalzentrums kommt es im Verlaufe der Tabes recht häufig zu Verminderung oder Aufhebung der Potenz.

Wir haben bereits erwähnt, daß sensible Ausfallserscheinungen bei inzipienten Fällen keineswegs ungewöhnlich sind. In vorgerückteren Stadien pflegen gröbere Störungen der Sensibilität fast nie zu fehlen. In den hypästhetischen Bezirken, die scheinbar eine willkürliche Anordnung zeigen, bei näherem Zusehen sich jedoch häufig mit den radikulären Hautzonen decken, ist das Berührungs- und Schmerzgefühl am meisten beeinträchtigt, während die Wärmeempfindungen weniger zu leiden pflegen. Eine weitere für die Tabes recht charakteristische Erscheinung ist die verlangsamte Schmerzleitung sowie die auf einer getrennten Perzeption des Berührungs- und Schmerzreizes beruhende sog. Doppelempfindung. Die Beeinträchtigung der Tiefensensibilität (Bathyanästhesie)

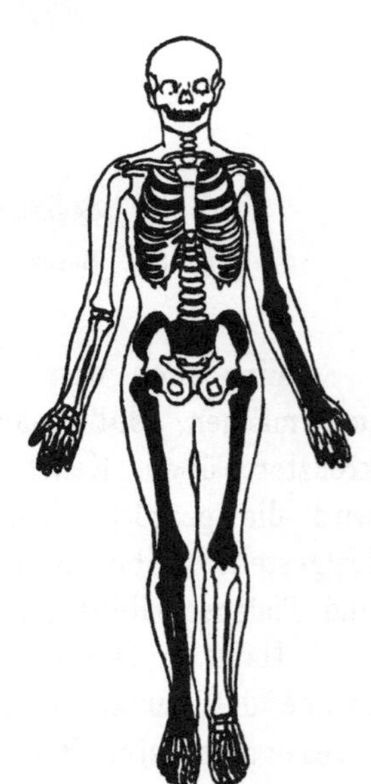

Fig. 188. Aufhebung der
Vibrationsempfindung bei
vorgeschrittener Tabes.
Ueber den schwarz gehaltenen Knochenpartien werden
Stimmgabelschwingungen
nicht perzipiert.
Eigene Beobachtung.

äußert sich in einer Störung des Lage- und Stellungsgefühles. Die Bathyanästhesie erstreckt sich häufig auch auf das hauptsächlich im Knochen fortgeleitete Vibrationsgefühl. Die Störung der Tiefenempfindungen gibt sich ferner in der Empfindungslosigkeit der Knochen und Gelenke bei Brüchen und Gelenkergüssen zu erkennen. Die Schmerzlosigkeit der Achillessehne auf Druck (Abadiesches Symptom) hat einige Bedeutung für die Frühdiagnose, ein ähnliches Symptom läßt sich mitunter auch am Ulnarisstamm nachweisen (Biernacki).

Erscheinungen an den Hirnnerven. Es erübrigt noch auf die Störungen im Bereiche der Hirnnerven einzugehen. Eine Prädilektionsstelle für den tabischen Prozeß bildet das Sehorgan, sei es, daß der Bewegungsapparat des Auges oder der Sehnerv selbst erkrankt. Die mit einer primären Optikusatrophie beginnende, allmählich bis zur völligen Erblindung fortschreitende Tabes bildet eine gut charakterisierte, relativ benigne Krankheitsform. Bemerkenswert ist, daß bei der tabischen Optikusatrophie häufig frühzeitig die Farbenunterscheidung leidet. Wo der Bewegungsapparat des Auges in Mitleidenschaft gezogen wird, begegnen wir am häufigsten einer inkompletten

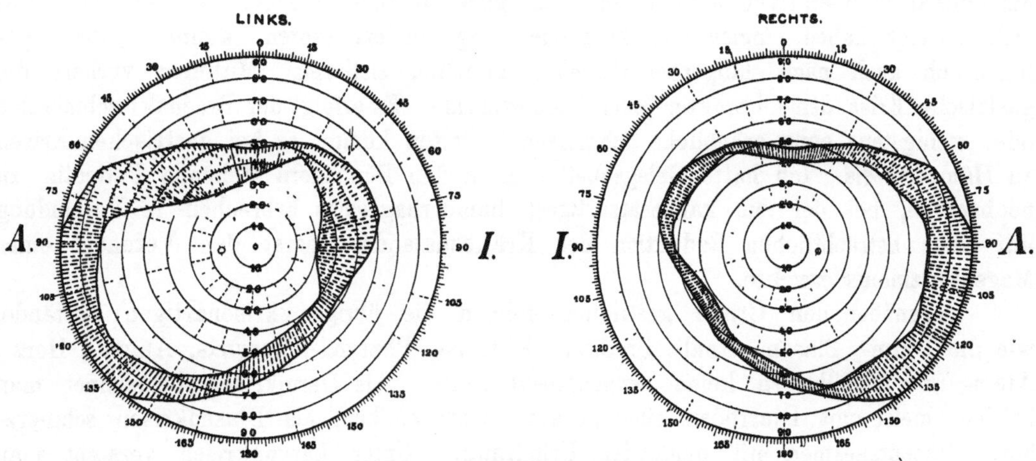

Fig. 189. Tabische Sehnervenatrophie mit unregelmäßiger Einengung des Gesichtsfeldes. Eigene Beobachtung.

Lähmung des Okulomotorius und Abduzens (Fig. 147). Augenmuskelparesen, die schon im Beginn des Leidens auftreten, haben meist einen flüchtigen Charakter, während die später manifest werdenden Lähmungen des Augenbewegungsapparates in der Regel progredient sind. Seltener kommt es zu Ausfallserscheinungen im Bereiche des Trigeminus, Fazialis, Akustikus und Hypoglossus. Auf eine Störung der Vagusfunktion ist die bei Tabikern ziemlich häufige Erhöhung der Pulsfrequenz, sowie die gelegentliche Stimmbandlähmung mit Bevorzugung des Stimmbandabduktors (Postikuslähmung) zu beziehen.

Die Störungen im Bereiche der Hirnnerven beruhen größtenteils auf einer Erkrankung der Hirnnervenkerne, doch kommt, wie beim N. opticus, auch eine periphere Lokalisation des Krankheitsprozesses in Frage. Peripheren Ursprungs sind auch die nicht gerade häufigen, meist im Gebiete des N. ulnaris und peroneus anzutreffenden Muskellähmungen.

Wir haben uns nunmehr mit einer Kategorie von krankhaften Störungen zu beschäftigen, die eine gewisse Abwechslung in das im großen und ganzen recht monotone Bild der Tabes bringen, es sind dies die Krisen der Tabiker.

Krisen. Als Krisen faßt man die im Verlaufe der Tabes intermittierend auftretenden sensiblen, motorischen und sekretorischen Reizerscheinungen von seiten innerer Organe zusammen. Unter den krisenartigen Zuständen der Tabiker stehen die Magenkrisen (crises gastriques) weitaus an erster Stelle. Die gastrische Krise beginnt für gewöhnlich mit einer Nausea, auf die ein von heftigen Schmerzen begleitetes quälendes Erbrechen folgt. Die Schmerzen werden teils in den Rücken, teils in die Magengegend lokalisiert, können jedoch auch auf das rechte Hypochondrium übergreifen, so daß eine Aehnlichkeit mit einem Gallensteinanfall zustande kommen kann. Auf der Höhe des Anfalls ist mitunter eine Hyperästhesie des Magenareals der Haut in Gestalt einer Headsche Zone nachweisbar.

Das Erbrochene enthält im Anfang noch Speisereste, später wird nur eine galligschleimige Flüssigkeit herausgebracht. Die Dauer der einzelnen Krisen schwankt zwischen einigen Stunden, Tagen und Wochen. Seltener dehnen sich die Crises gastriques, von kurzen anfallsfreien Intervallen unterbrochen, über mehrere Monate aus. Infolge der Wasserverarmung und Inanition kommen die Kranken schnell herunter und erfahren in wenigen Tagen nicht selten eine Gewichtsabnahme von 15 bis 20 Pfund. Die in der Praxis vielfach verkannten gastrischen Krisen, die mehr als einmal zu operativen Maßnahmen Anlaß gegeben haben, pflegen, wo sie erst einmal sich gezeigt haben, meist über kurz oder lang wiederzukehren, können jedoch gelegentlich auch nach längerem Bestehen gänzlich sistieren. Mitunter verliert die gastrische Krise den Charakter einer Schmerzkrise. Es erfolgt der Brechakt schmerzlos oder wenigstens ohne erhebliche Schmerzen. Selten kommt es bei gastrischen Krisen zu Hämatemesis. Ich hatte Gelegenheit eine in den Fünfzigern stehende Patientin zu beobachten, bei der ein kaffeesatzartiges, hämorrhagisches Erbrechen in Verbindung mit einer beträchtlichen Reduktion des Kräftezustandes zuerst den Verdacht eines Magenkarzinoms erwekte.

Gegenüber den Crises gastriques spielen die übrigen krisenartigen Zustände, wie die Darm-, Blasen-, Anal-, Urethral-, Klitoris-, Pharynx-, Larynx-, Augen-, Herz-, Atem- und Gefäßkrisen keine nennenswerte Rolle. Als Darmkrisen bezeichnet man heftige, meist mit Diarrhöen einhergehende Darmkoliken, als Blasenkrisen schmerzhafte Blasentenesmen mit quälendem Urindrang. Unter Larynxkrisen versteht man pertussisartige Anfälle, die von erheblicher Dyspnoe, bisweilen von plötzlicher Bewußtlosigkeit begleitet sind (Ictus laryngis). Neuerdings ist man auf einen eigenartigen krisenartigen Bewußtseinsverlust aufmerksam geworden, bei dem es zu einer längeren Atempause, nach Art der Chloroformasphyxie kommt. In einer eigenen Beobachtung, bei welcher derartige Bewußtseinskrisen mit Magenkrisen alternierten, konnte ich ein Aussetzen der Atmung bis zu 4 Minuten konstatieren.

Trophische Störungen. Das klinische Bild der Tabes wird durch trophische Störungen vervollständigt, die in einer nicht kleinen Zahl der Krankheitsfälle zur Beobachtung kommen. Auf trophische Einflüsse wird die in manchen Fällen sehr beträchtliche Reduktion des gesamten Ernährungszustandes zurückgeführt (Marantische Tabes). Ebenso kann auch die Trophik umschriebener Muskelgebiete leiden (Amyotrophische Tabes). Unter den trophischen Störungen der Haut und Hautgebilde, die sich in Haarausfall, Vitiligo, Abschilferung der Haut, Verkümmerung der Nägel und Lockerung der Zähne äußern, ist das meist an der Planta pedis sitzende, eine geringe Heilungstendenz zeigende Mal perforant (Fig. 190) von besonderem Interesse. Als eine ungewöhnliche Störung der Hauttrophik möchte ich den durch Fig. 74 veranschaulichten Fall erwähnen, bei dem Vitiligo des Genitales und Ergrauen der Schamhaare neben Impotenz das Frühsymptom der Tabes bildete. Eine charakteristische trophische Störung des Knochen- und Gelenksystems

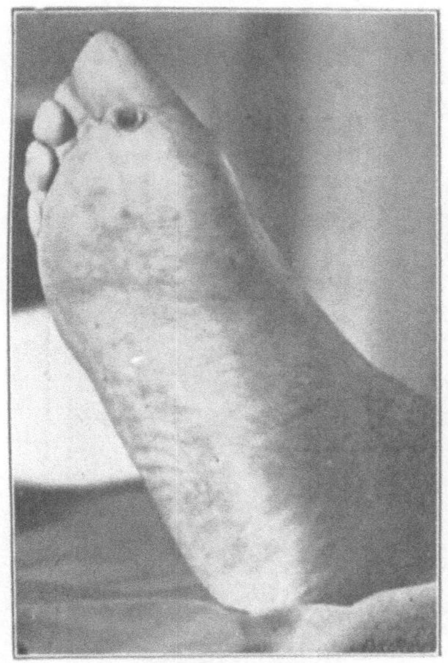

Fig. 190. Mal perforant. Eigene Beobachtung.

sind die Osteo-Arthropathien der Tabiker. Wir verstehen hierunter die mit exzessiven Knochen- und Knorpelwucherungen einhergehenden Deformitäten der Knochen und Gelenke. Das Röntgenverfahren, das die Eigenart der neuropathischen Skeletterkrankungen ausgezeichnet zur Darstellung bringt, hat uns gezeigt, daß die Arthropathien in einer großen Anzahl der Fälle von einer klinisch latenten Fraktur begleitet werden, daß ferner periartikuläre Verkalkungen einen nicht ungewöhnlichen Befund bilden. In den befallenen Gelenken kommt es vielfach zu hydropischen, ausnahmsweise hämorrhagischen Ergüssen. Spontanfrakturen sind eine für Tabes so charakteristische Erscheinung, daß jede ohne nennenswerte Gewalteinwirkung zustande kommende Fraktur in hohem Grade auf Tabes verdächtig ist. Eine Prädilektionsstelle der tabischen Arthropathie ist das Knie- und Fußgelenk (Fig. 195, 197). Nicht ganz selten wird auch das Hüftgelenk befallen, während das Schulter- und Ellenbogengelenk (Fig. 191) sowie die Wirbelsäule seltenere Lokalisationen darstellen. Von anderen Knochen- und Gelenkprozessen unterscheiden sich die Osteo-Arthropathien durch das Monströse der Knochenauftreibungen sowie durch die völlige Schmerzlosigkeit. An der tabischen Deformität hat die Knochen-Knorpelneubildung sowie die Gelenkexsudation den wesentlichsten Anteil, doch dürfte auch die Schwellung der Weichteile einen Einfluß auf die Konfigurierung der Gelenke haben (Fig. 193). Eine typische tabische Deformität ist der in einer Verdickung des Fußrückens und Abflachung des Fußgewölbes bestehende Pied tabétique.

Komplikationen spielen im Bilde der Tabes keine allzu große Rolle. Wo wir ihnen begegnen, sind wir meist in der Lage, dasselbe ätiologische Moment, nämlich die Lues, nachzuweisen. Dies gilt sowohl für die Aortenerkrankungen der Tabiker (Aortitis, Aorteninsuffizienz, Aneurysma) als auch für das gleichzeitige Auftreten der Tabes und progressiven Paralyse (Taboparalyse). Auch die im Verlaufe der Tabes gelegentlich vorkommenden, durch eine gute Prognose ausgezeichneten Hemiplegien sind höchstwahrscheinlich durch eine spezifische Arteritis der Hirnarterien bedingt. Von drei tabischen Hemiplegien eigener Beobachtung war die eine dadurch ausgezeichnet, daß auf der von der Lähmung betroffenen Seite der geschwundene Patellarreflex wieder zum Vorschein kam. Aehnliche Beobachtungen sind auch von anderer Seite gemacht worden. Komplikation mit Basedow siehe unter Basedow.

Pathologische Anatomie. Die Tabes, die das besterforschte Rückenmarksleiden darstellt, ist eine typische Erkrankung des Hinterwurzelsystems. Unentschieden bleibt, ob die Hinterstränge primär affiziert werden oder der Prozeß seinen Ausgangspunkt von den hinteren Wurzeln bzw. Spinalganglien nimmt. Auf frühen Stadien, bevor die bekannte keilförmige Degeneration der Hinterstränge zustande kommt, ergibt die Untersuchung einen Schwund der Nervenfasern im Gebiete der Wurzeleintrittszone. Von hieraus breitet sich der Prozeß über das Areal der Hinterstränge weiter aus. Frühzeitig erkranken auch die hinteren Wurzeln und Spinalganglien. Die Veränderungen sind in der Regel bei inzipienten Fällen im Lumbo-Sakralmark am stärksten entwickelt, im

Tabische Osteo-

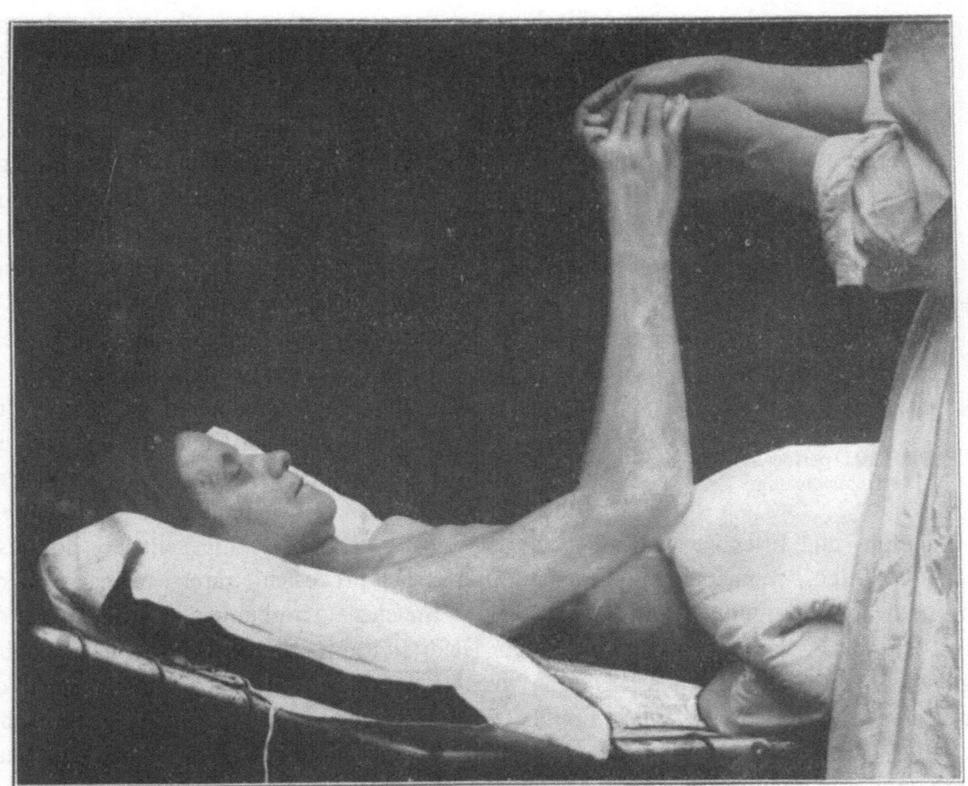

Fig. 191. Arthropathie des Ellenbogengelenkes mit Fractura olecrani, am Daumen Spontannekrose nach Art des Mal perforant. Hierzu das Röntgenbild Fig. 192. Eigene Beobachtung.

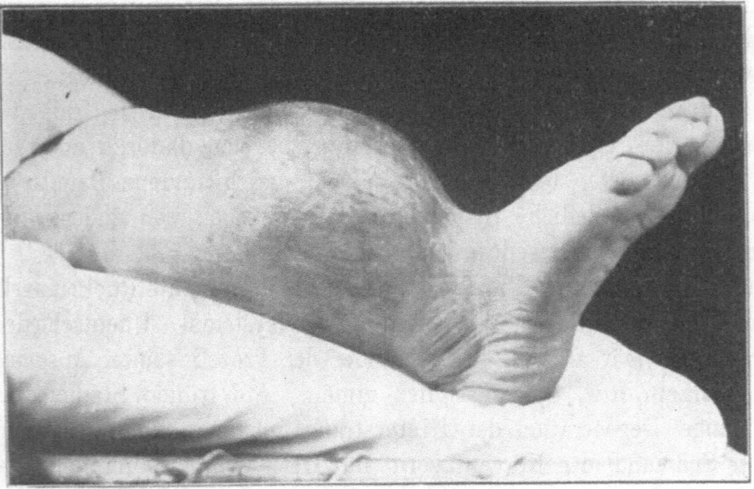

Fig. 193. Osteopathie mit Splitterfraktur der Tibia und Fibula. Die Deformität ist, wie das Röntgenbild Fig. 194 zeigt, im wesentlichen durch eine Weichteilsschwellung bedingt. Eigene Beobachtung.

Arthropathien.

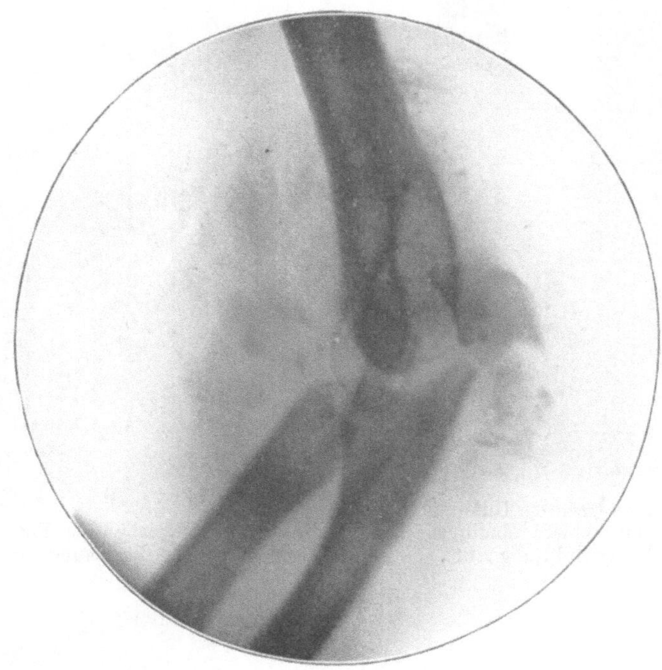

Fig. 192. Röntgenbild zu Fig. 191. Abbruch des Olekranons, periartikuläre Verkalkungen.
Röntgen Institut Städt. Krankenhaus Moabit.

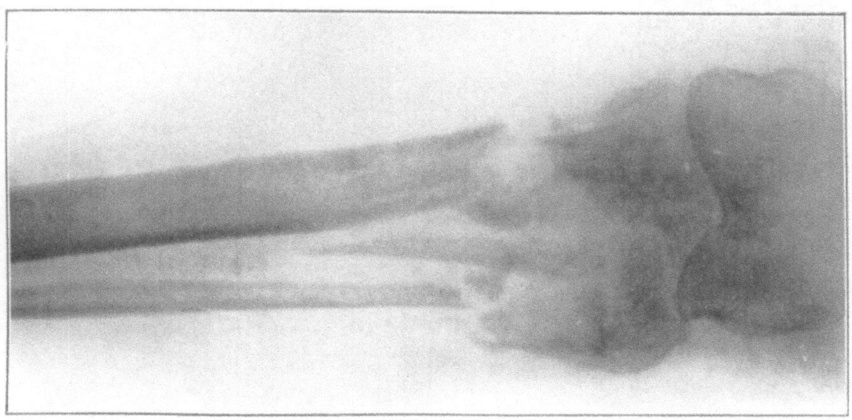

Fig. 194. Röntgenbild zu Fig. 193. Splitterfraktur der Unterschenkelknochen.
Rontgen Institut Städt. Krankenhaus Moabit.

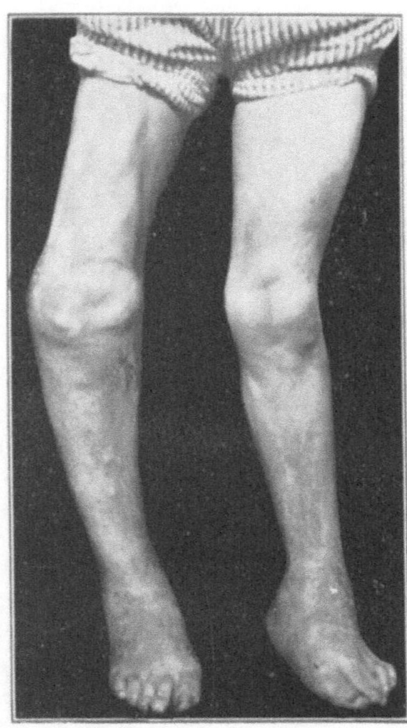

Fig. 195. Arthropathie des rechten Knie- und linken
Fußgelenkes. Links pied tabétique.
Hierzu das Röntgenbild Fig. 196.

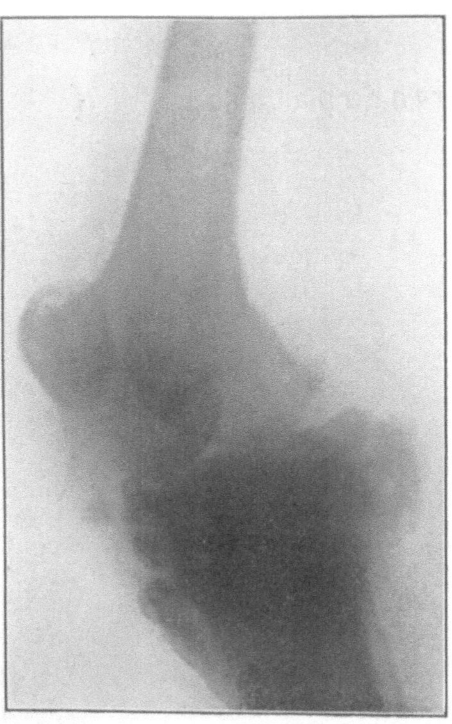

Fig. 196. Röntgenbild zu Fig. 195 (rechtes Knie).
Starke Wucherung an der Tibia.

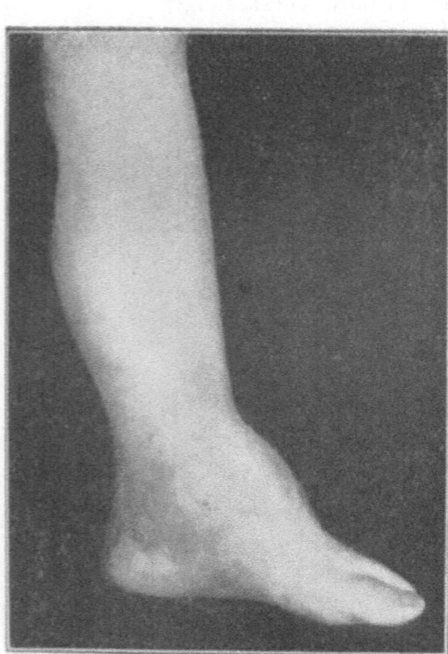

Fig. 197. Arthropathie des Sprung-
gelenkes mit Spontanfraktur des
Talus, als erstes Zeichen einer Tabes.
Hierzu das Röntgenbild Fig. 198.

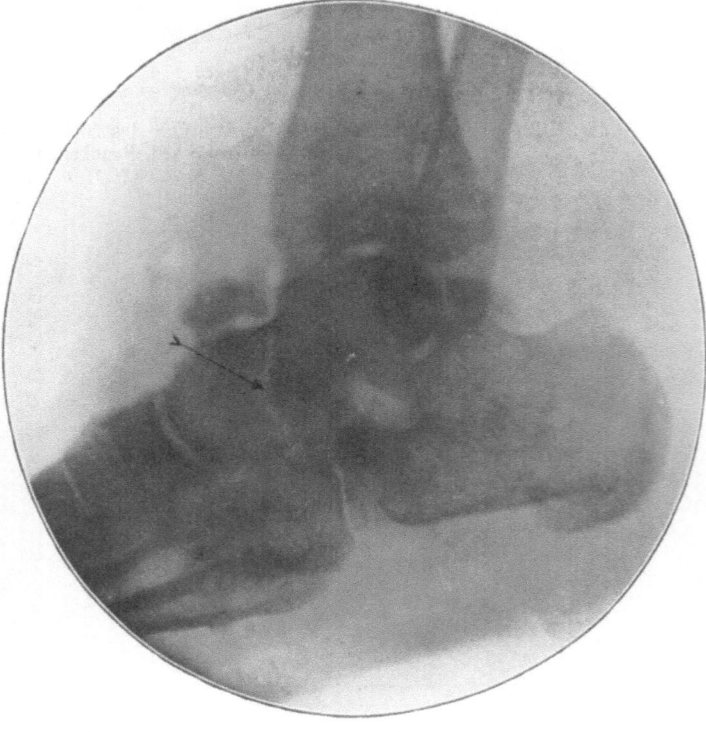

Fig. 198. Röntgenbild zu Fig. 197. Fraktur des Talus. Corpus mobile
an der oberen Talusbegrenzung. Röntgenaufnahme von Dr. Karplus.

Eigene Beobachtungen.

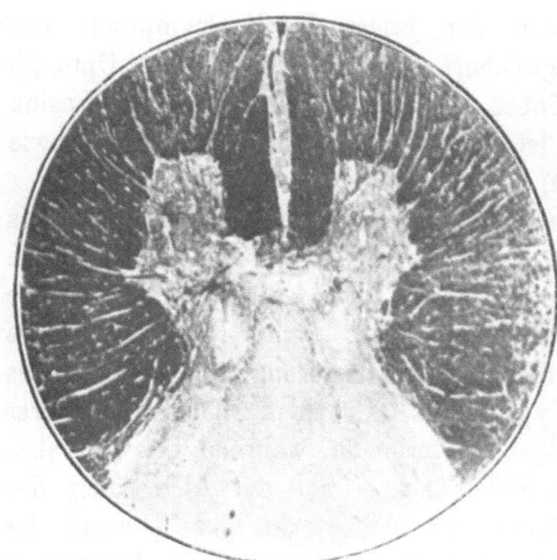
Fig. 199. Keilförmige Degeneration der Hinter-
stränge bei vorgeschrittener Tabes.

weiteren Verlauf ergreift der tabische Prozeß nicht selten die Brückenkerne der Hirnnerven. Bemerkenswert ist, daß die tabische Degeneration sich nicht auf das Hinterwurzelsystem beschränkt, sondern daß auch die Hinterhörner und Clarkeschen Säulen meist an der Erkrankung teilnehmen. Periphere Degenerationen (Hirnnerven, Extremitätennerven) spielen im anatomischen Bilde der Tabes ebenfalls eine gewisse Rolle.

Verlauf und Prognose. Die Tabes ist eine exquisit chronische Nervenerkrankung. Das Leiden erstreckt sich meist über einen Zeitraum von vielen Jahren, sodaß Erkrankungen von 20 jähriger Dauer und darüber nicht zu den Seltenheiten gehören. Frühzeitig auftretende Ataxien und Blasenstörungen pflegen den Verlauf abzukürzen, desgleichen häufig sich wiederholende Schmerzattacken und Brechkrisen. Mit fortschreitender Ataxie werden die Kranken schließlich dauernd an das Bett gefesselt und gehen an Zystitis, Dekubitus, Marasmus oder interkurrenten Krankheiten zugrunde.

Was die Prognose anbetrifft, so ist in anbetracht des progressiven Charakters des Leidens eine Heilung ausgeschlossen. Andererseits sind Remissionen und längere Stillstände keineswegs selten. In symptomatologischer Hinsicht ist bei der Tabes eine gewisse Rückbildungstendenz nicht zu verkennen. Augenmuskellähmungen können zurückgehen, Brechkrisen sistieren, Frakturen gut heilen. Bei gesicherter Diagnose sind die Beschwerden mitunter sehr geringfügig, so daß die Erwerbsfähigkeit meist lange Jahre hindurch erhalten bleibt. Ich habe einen 62 jährigen Herrn in Behandlung, bei dem die Tabes trotz mehr als 30 jährigen Bestehens noch nicht über das erste Stadium hinaus ist und, von zeitweisen neuralgischen Schmerzen abgesehen, keinerlei Beschwerden verursacht. Durch einen besonders benignen Verlauf sind die mit primärer Optikusatrophie einhergehenden Formen ausgezeichnet.

Diesen gutartigen Formen stehen die nicht gerade häufigen Fälle gegenüber, in denen sich der Ablauf der Tabes auf einen Zeitraum von wenigen Jahren zusammendrängt. Wie aus statistischen Berechnungen hervorgeht, wird durch die Tabes die durchschnittliche Lebensdauer nicht wesentlich beeinträchtigt, sodaß die pessimistische Auffassung, welche in Laienkreisen über das Schicksal der „Rückenmärker" herrscht, nicht zu Recht besteht.

Diagnose. Die Tabes bietet ein so gut charakterisiertes Krankheitsbild, daß trotz der großen klinischen Verschiedenheiten meist eine leichte und sichere Diagnosenstellung möglich ist. Während in vorgerückteren Stadien eine Verkennung des Leidens kaum vorkommen dürfte, kann die Diagnose der Tabes incipiens manchen Schwierigkeiten unterworfen sein. Immerhin besitzen wir in dem Westphalschen Zeichen und der reflektorischen Pupillenstarre zwei nicht nur sehr frühzeitige, sondern auch für die Tabes nahezu pathognomonische Symptome. Wo immer wir einer durch andere Faktoren nicht erklärten Aufhebung des Kniephänomens begegnen oder den Nachweis einer reflektorischen Pupillenstarre erbringen können, hat die Annahme einer Tabes einen hohen Grad von Wahrscheinlichkeit. Durch die Kombination eines der beiden Kardinalsymptome mit lanzinierenden Schmerzen wird die Diagnose gesichert. Ebenso ist auch eine Optikusatrophie ohne erkennbare Ursache stets auf Tabes verdächtig. Bei atypischem Beginn mit gastrischen Krisen oder Gelenkstörungen ist auf eine vorausgegangene Lues sowie auf den Ausfall der „Vier Reaktionen" (S. 29) Gewicht zu legen.

Differentialdiagnose. Ein tabesähnliches Bild kann durch eine periphere Neuritis (Pseudotabes peripherica) zustande kommen. Auch hier finden wir das Westphalsche und Rombergsche Zeichen in Verbindung mit Ataxie, doch fehlt der Neuritis die Pupillenstarre. Blasenstörungen gehören ebenfalls nicht zum Bilde der Neuritis. Andere Unterscheidungsmerkmale liegen in der Art der Sensibilitätsstörung, die bei Neuritis einen peripheren, bei Tabes einen radikulären Typus zeigt. Atrophien sind bei peripherer Neuritis häufig und meist über größere Muskelgebiete verbreitet, während bei der Tabes keine oder nur umschriebene Atrophien vorhanden sind. ‘Bei der Abgrenzung der Tabes gegenüber der Friedreichschen Krankheit, die mit Ataxie und Schwund der Patellarreflexe einhergeht, ist darauf Wert zu legen, daß die Pupillenstarre der hereditären Ataxie nicht zukommt, während umgekehrt Nystagmus und Sprachstörungen nicht zur Symptomatologie der Tabes gehören. Aehnlichen Gesichtspunkten hat die Differentialdiagnose Tabes—Multiple Sklerose in den seltenen Fällen Rechnung zu tragen, in denen die Sklerosis multiplex mit aufgehobenen Kniesehnenreflexen einhergeht.

Praktische Bedeutung hat, abgesehen von der peripheren Pseudotabes, in differentialdiagnostischer Hinsicht allein die Lues des Nervensystems. Die beiden Kardinalsymptome der Tabes, das Westphalsche Zeichen und die Pupillenstarre, sind nämlich eine im Bilde der Lues cerebrospinalis nicht ungewöhnliche Erscheinungen, ferner können die Hinterwurzelschmerzen bei Rückenmarkssyphilis ganz den Charakter der tabischen Schmerzen haben. Im großen und ganzen wird es unter Berücksichtigung aller für die Unterscheidung der beiden Zustände maßgebenden Faktoren fast immer möglich sein, sich für die eine oder die andere Annahme zu entscheiden. Wo zerebrale Symptome wie Kopfschmerz, Schwindel, apoplektiforme Anfälle, Basalsymptome und Extremitätenlähmungen vorherrschen, handelt es sich mit großer Wahrscheinlichkeit um Lues und nicht um Tabes. Zudem ist zu berücksichtigen, daß die spezifische Augenhintergrundsveränderung der Lues die Neuritis optica, die der Tabes die Atrophie ist.

Lanzinierende Schmerzen kommen auch bei der Kompression des Rückenmarks (Wirbelkaries, Tumor medullae spinalis) vor, doch entfernt sich die Symptomatologie und der Verlauf dieser Erkrankungen weit vom Bilde der Tabes. Kombinierte Strangerkrankungen (Hinter-Seitenstrang) zeigen neben tabischen Symptomen spastische Erscheinungen.

Durch die neueren serologischen, zytologischen und chemischen Untersuchungen hat die Diagnose der Tabes incipiens sehr an Sicherheit gewonnen. Es stehen uns für die Tabesdiagnose von den modernen Untersuchungsmitteln die Wassermannsche Blut- und Liquorreaktion, die Nonnesche Reaktion sowie die Untersuchung auf Pleozytose zur Verfügung (S. 25, 28). Pleozytose und Nonnesche Reaktion werden bei der Tabes mit einer Konstanz von mindestens 90 pCt. angetroffen. Die Wassermannsche Blutreaktion dürfte nach den Erfahrungen der meisten Autoren zu 60—70 pCt. positiv ausfallen, während die Häufigkeit der Liquorreaktion sehr verschieden beurteilt wird. Man kann die Wassermannsche Reaktion im Liquor im Durchschnitt auf 30—50 pCt. veranschlagen, während bei Lues spinalis mit einer weit geringeren Prozentzahl (5 bis 10 pCt.) gerechnet werden muß. Zieht man ferner in Betracht, daß bei Luetikern ohne klinische Manifestationen sämtliche Liquorreaktionen fast immer ein negatives Resultat ergeben, so ergibt sich für die Tabesdiagnose:

1. Die positive Wassermannsche Reaktion des Blutes hat den Wert einer positiven Luesanamnese.
2. Die positive Wassermannsche Reaktion des Liquors läßt alle Nervenerkrankungen mit Ausnahme der Lues spinalis und progressiven Paralyse ausschliessen. Bei der Differentialdiagnose Tabes—Lues cerebrospinalis spricht die positive Reaktion des Liquors mehr für Tabes als für Lues.
3. Die positive Nonnesche Reaktion weist mit großer Wahrscheinlichkeit auf den luetischen bzw. metaluetischen Charakter einer Nervenaffektion hin.
4. Die Pleozytose hat eine ähnliche Bedeutung wie die Nonnesche Reaktion, doch ist ihre Beweiskraft etwas geringer.
5. Das dauernde Fehlen von Pleozytose und Nonne spricht mit einer Wahrscheinlichkeit von 10 : 1 gegen Tabes.

Therapie. Obgleich die Tabes, als Paradigma eines chronischen Nervenleidens, kein besonders dankenswertes Gebiet ärztlicher Betätigung zu sein scheint, kann man bei erschöpfender Anwendung der therapeutischen Methoden gelegentlich noch Erfolge erzielen, wo der Charakter des Leidens kaum eine Besserungschance zuzulassen scheint. In Anbetracht des der Tabes vielfach entgegengebrachten therapeutischen Nihilismus verdient diese Tatsache besonders hervorgehoben zu werden.

Die Therapie der Tabes hat mit der Allgemeinbehandlung zu beginnen. Tabiker sollen ein geregeltes Leben führen. Die Kost soll reizlos sein, der Alkohol- und Tabakgenuß ist wesentlich einzuschränken oder ganz zu unterlassen, sexuelle Ueberanstrengungen sind zu vermeiden. Sehr wichtig ist es, daß der Kranke sich genügend körperliche Schonung auferlegt. Vor anstrengenden Touren, passionierter sportlicher Betätigung, Bergsteigen usw. muß besonders gewarnt werden. Wo Obstipation besteht, verfährt man nach den üblichen Grundsätzen. Nicht zu vergessen ist, daß Tabiker, die nicht selten an vermindertem Harndrang leiden, ihre Blase mindestens dreimal am Tage entleeren sollen.

Eine Kardinalfrage der Tabestherapie ist, soll man spezifisch behandeln oder nicht. Ueber diese Frage herrscht nichts weniger als Einigkeit, doch will es scheinen, daß sich in den letzten Jahren ein Umschwung zu gunsten der spezifischen Therapie vollzogen hat. Eine Kontraindikation für die spezifische Behandlung dürfte um so weniger vorhanden sein, als das Quecksilber von Tabikern fast immer gut vertragen wird. Bevorzugt wird die Schmierkur (3—5 g), doch läßt sich auch gegen Hg-Injektionen nichts einwenden. Der spezifischen Kur sollen vor allem alle inzipienten Fälle unterworfen werden. Ebenso ist die Hg-Behandlung in allen Fällen indiziert, in denen Lues cerebri nicht mit Sicherheit ausgeschlossen werden kann. Bei bestehender Sehnervenatrophie wird die spezifische Therapie von manchen Autoren verworfen.

Mit der Einführung des Ehrlichschen Mittels in die Behandlung der syphilogenen Erkrankungen schien sich der Tabes eine neue therapeutische Perspektive zu eröffnen, doch haben sich die Hoffnungen, die man auf das Salvarsan setzte, nur in bescheidenem Maße erfüllt. Im einzelnen wird die Wirkung des Salvarsans auf die Tabes sehr verschieden beurteilt. Wenn auch kritische Forscher einige Male den Rückgang objektiver Zeichen (Pupillenstarre, Westphalsches Zeichen) gesehen haben, so sind in der Mehrzahl der Fälle überzeugende Erfolge mit dem Ehrlichschen Mittel nicht erzielt worden. Allerdings wollen einige Autoren bei Anwendung der von Ehrlich geforderten hohen Dosen auffällige Besserungen, ja selbst Heilungen (!) gesehen haben.

Ich habe mich an einem nicht kleinen Beobachtungsmaterial von Tabikern, die im Städt. Krankenhause Moabit fast 2 Jahre hindurch systematisch der Salvarsanbehandlung unterworfen wurden, abgesehen von der prompten Wirkung auf das Mal perforant, nicht von einem nennenswerten Nutzen des Ehrlichschen Mittels überzeugen können. Wenn auch im Augenblick noch kein abschließendes Urteil über die hier an-

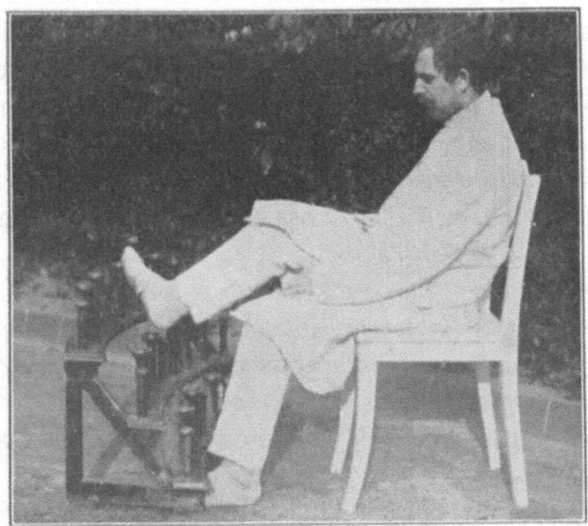

Fig. 200. Uebungsbehandlung der Tabes am Amphitheater.

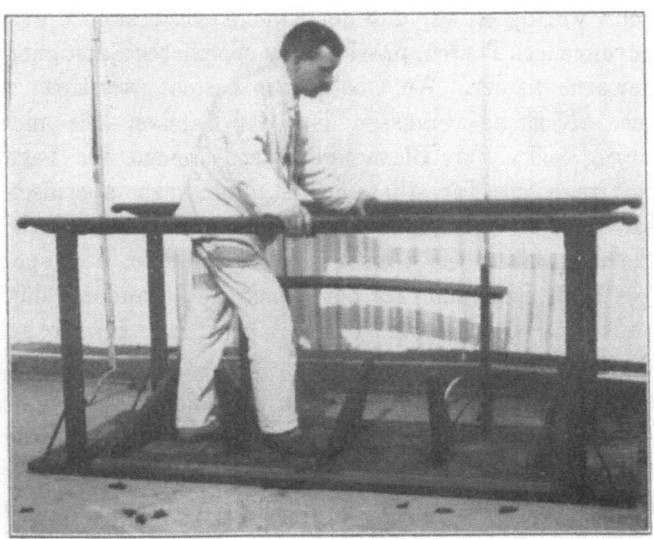

Fig. 201. Uebungsbehandlung mit Hilfe von Gehleitern.

geschnittenen Fragen möglich ist, so ist allem Anschein nach der Salvarsanbehandlung der Tabes kein günstiges Prognostikon auszustellen.

Die medikamentöse Behandlung der Tabes spielt, wenn man von den analgetisch wirkenden Mitteln absieht, keine besondere Rolle. Am meisten Vertrauen verdient noch das Jodkalium, ebenso kann ein Versuch mit den früher gern gegebenen Argentumpillen (Arg. nitr. 0,3) gemacht werden.

Analytische kompensatorische Uebungsbehandlung nach Foerster.

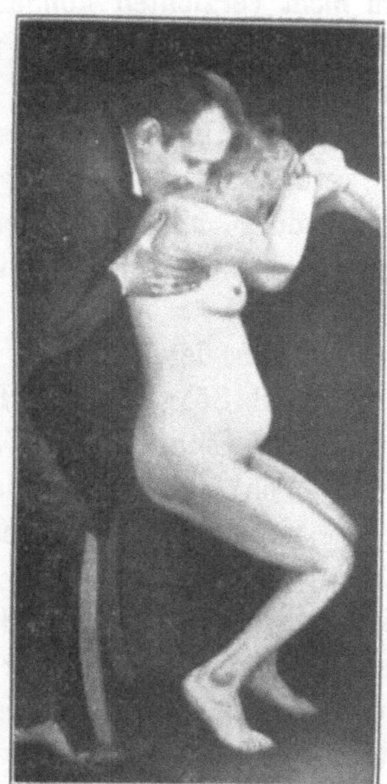

Fig. 202. Zusammenbruch im Fuß, Knie und Hüftgelenk beim Stehen.

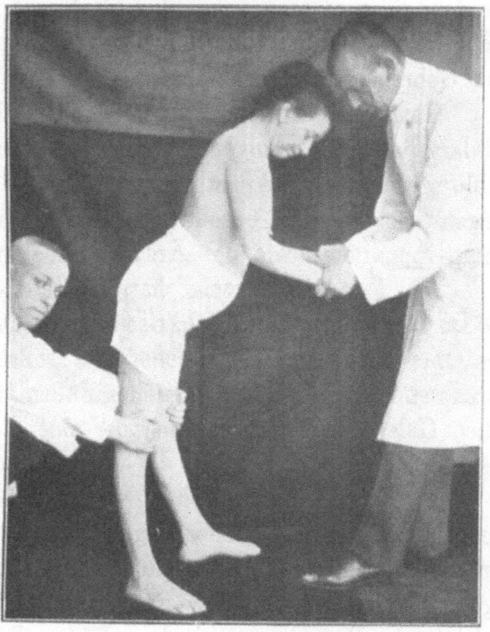

Fig. 203. Willkürliche Streckung der Knie, dabei künstliche Hilfe.

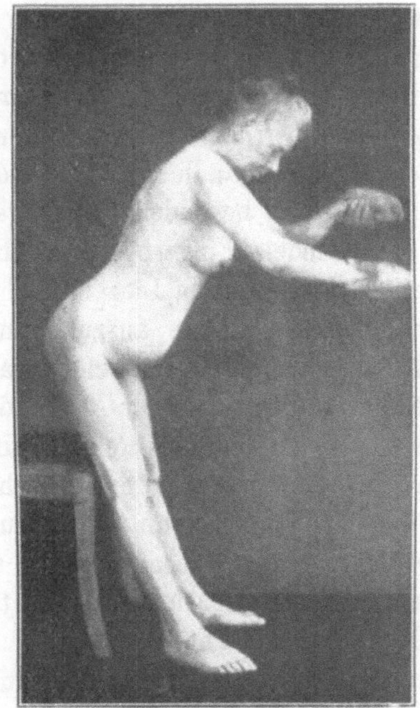

Fig. 204. Willkürliche Kniestreckung. Fehlen der Hüftstreckung beim Stehen.

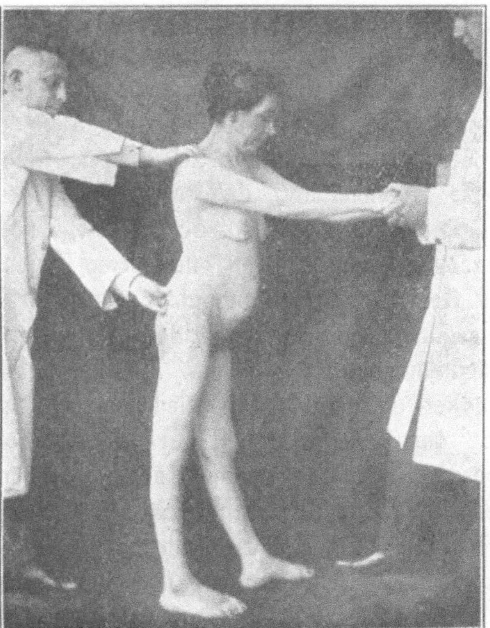

Fig. 205. Willkürliche Aufrichtung des Rumpfes mit passiver Hilfe durch Druck gegen das Kreuz.

Nach O. Foerster, Handbuch der Therapie der Nervenkrankheiten. (H. Vogt.)

Die eigentliche Aufgabe der medikamentösen Behandlung besteht in der Linderung der Schmerzen. Wenn man auch bestrebt sein wird durch weniger eingreifende Mittel, wie heiße Bäder, Sandsäcke, Galvanisation oder Antineuralgika (Antipyrin, Phenazetin,

Aspirin, Pyramidon, Trigemin) in nicht zu geringer Dosierung der Schmerzen Herr zu werden, so wird man schließlich doch auf. das Morphium nicht verzichten können. In Anbetracht der nicht unerheblichen Gefahr des Morphinismus hat der Arzt die Pflicht, den Gebrauch des Morphiums bei tabischen Patienten sorgfältig zu überwachen.

Gastrische Krisen können durch Belladonnazäpfchen oder Chloralklystiere gemildert werden; weniger empfehlenswert ist die interne Verabfolgung von Analgeticis (Chloroformwasser, Anästhesin, Chloreton usw.). In Anwendung kommt ferner die Magenwaschung; in besonders hartnäckigen Fällen kann man einen Versuch mit der Lumbalpunktion sowie der Arsonvalisation machen.

Wie Foerster gezeigt hat, ist es möglich durch Resektion der sensiblen 7 bis 10 Dorsalwurzeln die Brechkrisen zum Schwinden zu bringen (S. 85). Da der Erfolg der Operation keineswegs sicher ist, sollte bei der Größe des Eingriffs die Wurzeldurchtrennung nur in verzweifelten Fällen ausgeführt werden. Von 3 Fällen, die ich zu sehen Gelegenheit hatte, verlief der eine tödlich, der andere wurde vorübergehend gebessert, in dem dritten war die Operation ohne jeden Erfolg.

Unter den physikalischen Faktoren hat der elektrische Strom sowie die Hydrotherapie eine gewisse Bedeutung. Die Galvanisation des Rückenmarks in querer oder vertikaler Richtung hat bisweilen eine schmerzberuhigende Wirkung. Die Faradisation eignet sich besonders für Fälle mit stark hervortretender Hautanästhesie. Milde hydriatische Prozeduren wie laue Bäder, Berieselungen, Waschungen, CO_2- und Sauerstoffbäder haben meist eine günstige allgemeine Wirkung. Beliebt sind auch Badekuren in Thermalbädern wie Oeynhausen, Wildbad, Baden-Baden und Gastein. — Die früher viel angewandte Suspensionsbehandlung ist heute fast ganz verlassen.

Ein prinzipiell neuer Gedanke liegt der von Frenkel in die Praxis eingeführten Uebungsbehandlung zu Grunde. Das Frenkelsche Verfahren läuft darauf hinaus, durch planmäßige Einübung von Bewegungen die verloren gegangenen peripheren Koordinationsimpulse nach Möglichkeit zu ersetzen. Die Frenkelsche Ataxiebehandlung wird in der Weise durchgeführt, daß man eventuell unter Zuhilfenahme besonderer Apparate [Amphitheater (Fig. 200), Schleifbrett, Leitern (Fig. 201), Pendel, Fingerbrett] die Bewegungen für die unteren und oberen Extremitäten sowie den Stamm im Liegen, Stehen und Gehen methodisch einübt, wobei der Patient mit den Augen die auszuführende Bewegung überwacht. Mit der Uebungsbehandlung lassen sich unter Umständen ganz bedeutende Erfolge erzielen. Es gelingt mitunter selbst bei vorgeschrittener Ataxie den Kranken die Gehfähigkeit wiederzugeben. Einen weiteren Ausbau hat die Ataxiebehandlung der Tabes durch Foerster erfahren. Durch die Analysierung der tabischen Koordinationsstörung kam Foerster zu der Erkenntnis, daß bei der Uebungsbehandlung die willkürliche Korrektur sich auf die einzelnen Komponenten der Gesamtstörung erstrecken müsse. Dieses durch Figg. 202—205 illustrierte Verfahren bezeichnet Foerster als die analytische Methode der kompensatorischen Uebungsbehandlung.

Bei den Arthropathien kann durch eine chirurgisch-orthopädische Behandlung (Gelenkpunktion, Schienenapparat) den Kranken unter Umständen wesentlich genützt werden.

Mehr noch als andere chronische Nervenerkrankungen bildet die Tabes ein dankenswertes Gebiet psychotherapeutischer Betätigung. Gerade bei der Tabes wird der psychotherapeutisch geschulte Arzt dem Kranken selbst in aussichtslosen Fällen noch wesentlich nützen können.

Drittes Kapitel.
Die spastische Spinalparalyse.

Durch die grundlegenden Arbeiten von Erb und Charcot ist die spastische Spinalparalyse aus der großen Gruppe der spastischen Rückenmarkslähmungen als ein anatomisch und klinisch einheitliches Krankheitsbild herausgehoben worden. Das anatomische Substrat des Leidens bildet ein auf die Pyramidenseitenstränge beschränkt bleibender Degenerationsprozeß. In nahen Beziehungen zur spastischen Spinalparalyse steht die amyotrophische Lateralsklerose, sowie die kombinierte Seitenstrangerkrankung. In anatomischer Hinsicht ist die spastische Spinalparalyse das Gegenstück der Tabes, hier Läsion der aufsteigenden sensiblen, dort der absteigenden motorischen Leitungsbahn.

Die spastische Spinalparalyse ist ein ziemlich seltenes Leiden, das für gewöhnlich zwischen dem 20.—40. Lebensjahre auftritt. Die Aetiologie ist noch wenig erforscht. Den wenigen Beobachtungen, in denen Syphilis als Ursache in Frage kam (Erb) oder

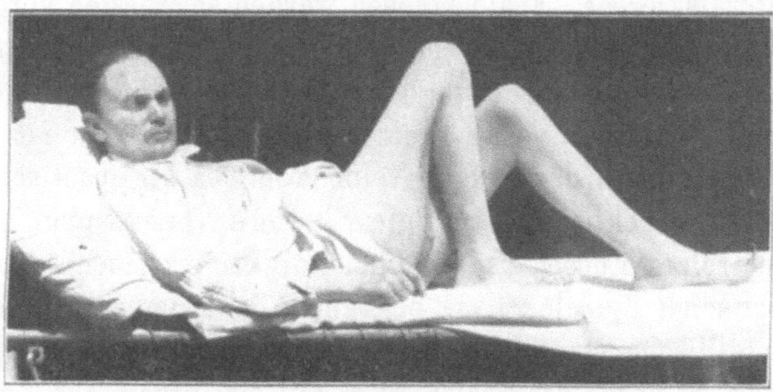

Fig. 206. Spitzwinklige Flexionsstellung der Unterschenkel bei vorgeschrittener spastischer Spinalparalyse. Eigene Beobachtung.

eine hereditäre Grundlage nachweisbar war (Strümpell), stehen eine Anzahl von Fällen gegenüber, die jede Aetiologie vermissen lassen. Zuweilen wird die spastische Spinalparalyse im Verlaufe der progressiven Paralyse beobachtet (eigene Beobachtung). Das bei der Gutartigkeit des Leidens recht spärliche Sektionsmaterial hat in Uebereinstimmung mit den klinischen Erwartungen eine Degeneration der Seitenstränge ergeben. Zuweilen fanden sich neben ausgedehnten Strangdegenerationen geringfügige Veränderungen in den Hintersträngen, doch ist es fraglich, ob diese Fälle noch der spastischen Spinalparalyse zugerechnet werden dürfen.

Symptomatologie. Der Name der Krankheit „spastische Spinalparalyse" bringt in prägnanter Weise die symptomatologischen Eigentümlichkeiten des Leidens zum Ausdruck. Es handelt sich bei der spastischen Spinalparalyse um eine Vereinigung von Spasmus und Lähmung. Im Beginn des Leidens klagen die Kranken über ein Gefühl der Spannung und Steifigkeit in den Beinen. Die vermehrte Rigidität der Muskeln gibt an sich ein mehr oder minder beträchtliches Lokomotionshindernis ab, ohne daß eine eigentliche Parese vorhanden zu sein braucht. Im Gegenteil pflegt das Lähmungsmoment erst nach längerem Bestehen der Spasmen in die Erscheinung zu treten. Parallelgehend mit der Steigerung des Muskeltonus kommt es zu einer, meist bis zum Klonus sich steigernden Erhöhung des Patellar- und Achillessehnenreflexes.

Frühzeitig pflegt auch das Babinskische und Oppenheimsche Zeichen vorhanden zu sein. Im weiteren Verlaufe des langsam vorwärtsschreitenden Leidens werden die Kranken, deren Gang die typischen Zeichen des spastisch-paretischen Ganges aufweist, völlig gelähmt und hilflos. Wie bei anderen spastischen Rückenmarkslähmungen entwickeln sich an den Unterschenkeln nicht selten Flexionskontrakturen (Fig. 206). Wo die Kranken es erleben, geht das Leiden auch auf die oberen Extremitäten über, ja es kann die Artikulations- und Schlingmuskulatur ebenfalls an den Spasmen teilnehmen.

Degenerative Atrophien und Störungen der elektrischen Erregbarkeit gehören nicht zum Bilde der spastischen Spinalparalyse, ebensowenig Störungen der Sensibilität, der Blase und des Mastdarms. Wo sich nach anfänglichen Spasmen degenerative Atrophien zeigen, handelt es sich nicht um spastische Spinalparalyse, sondern um amyotrophische Lateralsklerose. Quoad vitam ist das Leiden günstig zu beurteilen, da die Lebensdauer trotz jahre- bis jahrzehntelangen Bestehens nicht beeinträchtigt wird. Heilungen kommen nicht vor, Stillstände sind in jedem Stadium möglich.

Diagnose. Die Diagnose hat die spastische Spinalparalyse gegenüber anderen Erkrankungen abzugrenzen, bei denen die spastische Parese symptomatische Bedeutung hat, es ist dies vor allem die multiple Sklerose, Kompressionsmyelitis, Lues spinalis und amyotrophische Lateralsklerose. Fehldiagnosen werden am ehesten vermieden, wenn man das Leiden nur dann diagnostiziert, wenn die Symptome durch eine ausschließliche Affektion der Pyramidenbahnen erklärt werden, d. h. wenn Störungen der Sensibilität und Blasen-Mastdarmfunktion fehlen. Aber auch in derartigen Fällen ist eine gewisse diagnostische Reserve am Platze, da der Symptomenkomplex der spastischen Spinalparalyse bei manchen spinalen Affektionen (multiple Sklerose, Lues spinalis, amyotrophische Lateralsklerose) eine relative nosologische Selbständigkeit erreichen kann. Einigemale sind mir Fälle von spastischer Spinalparalyse begegnet, bei denen eine gleichzeitige Pupillenstarre auf die syphilitische Grundlage des Leidens hinwies. Die hysterische, pseudospastische Paraparese ist durch das Fehlen aller auf eine organische Läsion hinweisenden Symptome, sowie die meist vorhandene Sensibilitätsstörung genügend charakterisiert.

Therapie. Die Behandlung der spastischen Spinalparalyse ist, falls eine Lues nicht in Frage kommt, eine vorwiegend symptomatische. Zur Besserung der Spasmen empfehlen sich Bäder und Massage. In der letzten Zeit ist mit der Foersterschen Operation (S. 85) in einer Anzahl von Fällen ein befriedigendes Resultat erzielt worden. Ueber die Erfolge dieser Operation stehen mir bei der spastischen Spinalparalyse keine eigenen Erfahrungen zu Gebote, da der einzige von mir beobachtete Fall (Fig. 206) letal endete.

Viertes Kapitel.

Die kombinierten Strangerkrankungen des Rückenmarks.

Während die spastische Spinalparalyse als einfachster Repräsentant einer Systemerkrankung des Rückenmarks angesehen werden kann, handelt es sich bei den kom-

binierten Strangerkrankungen — der am häufigsten beobachtete Typus ist die Hinter-
strang-Seitenstrangaffektion — um das gleichzeitige Ergriffensein zweier Rückenmarks-
systeme. Genau genommen bleiben die anatomischen Veränderungen innerhalb der
Substanz des Rückenmarks fast nie auf ein bestimmtes Leitungssystem beschränkt,
sondern gehen mehr oder minder diffus in die Umgebung über, weshalb manche Autoren
auch von pseudosystematischen Strangdegenerationen sprechen. Ueber die Stellung
der kombinierten Strangaffektionen unter den Rückenmarkserkrankungen bestehen große
Meinungsverschiedenheiten. Manche Autoren stellen die nosologische Selbständigkeit
der betreffenden Krankheiten ganz in Abrede und sind geneigt, die kombinierten Strangerkrankungen als eine spezielle Form der Myelitis anzusehen (funikuläre Myelitis).

Die Bedingungen, unter denen die kombinierten Strangerkrankungen auftreten,
sind im einzelnen noch wenig erforscht. In einer größeren Zahl der Beobachtungen
zeigen sich kombinierte Strangerkrankungen bei Individuen, die an chronischen, kon-

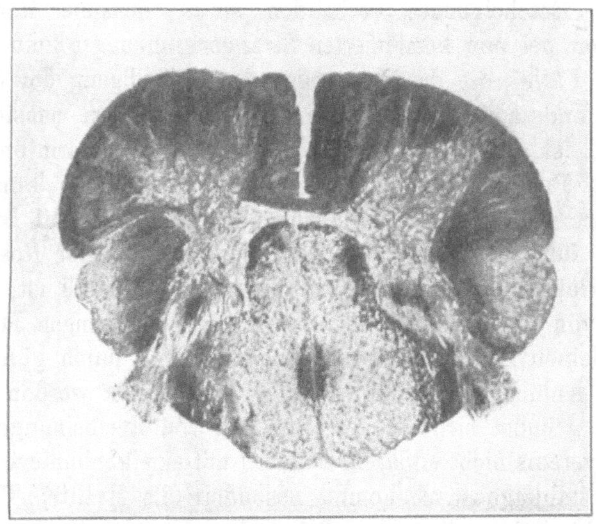

Fig. 207. Kombinierte Hinterstrang-Seitenstrangerkrankung. Patholog.-Anatom. Institut Städt.
Krankenhaus Moabit (Prof. C. Benda).

sumierenden Erkrankungen leiden. Relativ häufig entwickelt sich das Leiden auf dem
Boden der perniziösen Anämie; in anderen Fällen kommt Syphilis, Tuberkulose,
Karzinose, Malaria oder chronische Bleiintoxikation als Ursache in Betracht. In einer
eigenen Beobachtung schloß sich eine kombinierte Hinterstrang-Seitenstrangerkrankung
an eine Lumbalanästhesie mit Stovain an, gleichzeitig bestand ein metastasierendes
Ovarialkarzinom. Was die Beziehungen der kombinierten Strangerkrankungen zur Anämie
anbetrifft, so handelt es sich wahrscheinlich um koordinierte Erkrankungen, die auf eine
gemeinsame, nicht näher gekannte Ursache zurückzuführen sind. Zuweilen entwickelt
sich das Leiden bei anscheinend gesunden Individuen.

Symptomatologie. Trotz ausgedehnter anatomischer Veränderungen kann die
Affektion gelegentlich symptomlos verlaufen bzw. gegenüber den schweren Erscheinungen
des Grundleidens in den Hintergrund treten. Im allgemeinen ist dies jedoch nicht der
Fall, vielmehr pflegen die kombinierten Strangerkrankungen recht charakteristische
Störungen hervorzurufen. Die klinischen Erscheinungen der kombinierten Strang-
erkrankungen erklären sich aus der Lokalisation des Krankheitsprozesses. Da in der

Regel zwei Fasersysteme ergriffen sind, die wie die Hinter- und Seitenstränge Fasern von sehr verschiedener physiologischer Dignität enthalten, wird das klinische Bild im Einzelfalle durch die relative Beteiligung der beiden Fasersysteme bestimmt. Erinnern wir uns, daß die Unterbrechung der Pyramidenseitenstränge eine motorische Lähmung mit Hypertonie und Reflexsteigerung bedingt, während die Ausschaltung der Hinterstränge Hypotonie, Areflexie und Ataxie verursacht, so ist es verständlich, daß nach dem Prävalieren des einen oder anderen Faserschwundes zwei Kategorien von Störungen möglich sind, solche, bei denen spastisch-paretische und solche, bei denen hypotonisch-ataktische Erscheinungen das Bild beherrschen. Es kann sich also die Symptomatologie entweder nach der Seite der spastischen Spinalparalyse oder der Tabes entwickeln. In beiden Fällen werden jedoch Symptome vorhanden sein, die sich mit einer einfachen Systemerkrankung nicht vereinigen lassen und auf das gleichzeitige Ergriffensein eines weiteren Systems hinweisen. So bekommen wir tabiforme Bilder mit Ataxie und fehlenden Reflexen neben gleichzeitigem Babinski zu sehen, während in anderen Fällen spastisch-ataktische Erscheinungen vorhanden sind. Sensible Reiz- und Ausfallserscheinungen spielen bei den kombinierten Strangerkrankungen keine wesentliche Rolle, doch gibt es auch Fälle, die durch die besondere Beteiligung der Sensibilität ausgezeichnet sind. Im Endstadium sind fast immer ausgedehntere sensible Störungen vorhanden. Wechselnd ist das Verhalten der Blasen- und Mastdarmfunktion.

Verlauf und Prognose. Die schlechte Prognose der kombinierten Strangerkrankungen erklärt sich in erster Linie aus dem Umstande, daß kombinierte Strangerkrankungen sich für gewöhnlich auf dem Boden eines der Restitution unzugänglichen Leidens entwickeln. Aber auch wo dies nicht der Fall ist, pflegt das Leiden meist im Verlaufe von 1—2 Jahren, seltener schon nach einigen Monaten tödlich zu enden. In einer kleinen Zahl der Beobachtungen konnte durch günstige Beeinflussung einer gleichzeitigen Anämie Stillstand, selbst Heilung erzielt werden.

Die **Diagnose** gründet sich auf das Bestehen von Erscheinungen, die sich durch Läsion eines Fasersystems nicht erklären, sondern auf eine kombinierte Strangerkrankung hinweisen. Differentialdiagnostisch kommt besonders die Myelitis, Tabes und multiple Sklerose in Betracht. Gegenüber der Tabes ist zu bemerken, daß, wenigstens in den reinen Fällen, reflektorische Pupillenstarre nicht vorkommt und sensible Reizerscheinungen wenig hervortreten, während umgekehrt Spasmen und spastische Reflexe nicht zum Bilde der Tabes gehören. Von der multiplen Sklerose unterscheiden sich die kombinierten Strangerkrankungen durch das Fehlen des Intentionstremors, Nystagmus, der temporalen Optikusatrophie und skandierenden Sprache. Gegenüber der Myelitis ist nicht in allen Fällen eine sichere Abgrenzung möglich. Ich selbst verfüge über einige Beobachtungen, hierzu gehört auch der Fall Fig. 207, bei denen die klinischen Erscheinungen die einer gewöhnlichen Myelitis waren, während die anatomische Untersuchung eine kombinierte Strangerkrankung ergab.

Die **Therapie** deckt sich mit der der Myelitis. Namentlich ist die Entstehung von Dekubitus nach Möglichkeit zu verhüten. Gegen ein gleichzeitiges Grundleiden ist, soweit es möglich ist, kausal vorzugehen. Wo sich das Leiden auf dem Boden einer schweren Anämie entwickelt, ist die Anwendung von Arsen und Eisen indiziert.

Fünftes Kapitel.

Die hereditäre Ataxie (Friedreichsche Krankheit).

Zwischen der Friedreichschen Krankheit und der Hérédoataxie cérébelleuse (P. Marie) bestehen so weitgehende Uebereinstimmungen, daß die getrennte Besprechung der beiden Erkrankungen weder theoretisch begründet, noch praktisch gerechtfertigt ist. Die Friedreichsche Krankheit gehört in die Gruppe der Erkrankungen, die unter den Begriff der Heredodegeneration fallen und durch das Bestehen einer erblichen, degenerativen Anlage ausgezeichnet sind. Die Friedreichsche Krankheit läßt sich nicht selten durch mehrere Generationen verfolgen, während in anderen Fällen das gleichzeitige Vorkommen des Leidens bei Geschwistern auf eine hereditäre Anlage hinweist. In einer Minderzahl von Fällen tritt das Leiden sporadisch auf.

Die hereditäre Ataxie ist eine Erkrankung des kindlichen und jugendlichen Alters. Für gewöhnlich fällt der Beginn des Leidens in das 8.—14. Lebensjahr, seltener setzen die Krankheitserscheinungen erst im 3. Jahrzehnt ein. Ganz ungewöhnlich ist der Beginn oberhalb des 30. Lebensjahres.

Pathologische Anatomie. Das anatomische Substrat der Friedreichschen Krankheit besteht in degenerativen Veränderungen der langen Rückenmarksbahnen mit besonderer Bevorzugung der Hinterstränge, Kleinhirnseitenstränge und Pyramidenbahnen. Mitunter erkrankt auch die Gowerssche Bahn. In einer Anzahl der Fälle bleibt der Prozeß nicht auf die spinalen Leitungssysteme beschränkt, indem auch die hinteren Wurzeln sowie die Rückenmarksganglien von der Degeneration ergriffen werden. Inkonstant ist die Beteiligung des Kleinhirns, das namentlich bei der von P. Marie als selbständig anerkannten Form der Hérédoataxie cérébelleuse durch allgemeine Atrophie auffällt, ohne im einzelnen bemerkenswerte Veränderungen darzubieten.

Symptomatologie. Das hervorstechendste Symptom, von dem das Leiden auch seinen Namen erhalten hat, ist die vorwiegend auf die Statik und Lokomotion sich erstreckende Ataxie. Das gleichzeitige Ergriffensein mehrerer, der Erhaltung des Muskelgleichgewichtes dienender Bahnen sowie die nicht seltene Beteiligung des Kleinhirns bewirkt, daß die Ataxie bei der Friedreichschen Krankheit die Charaktere der tabischen und zerebellaren Ataxie in sich vereinigt. Der Gang ist breitbeinig, stampfend, dabei unsicher, schwankend oder torkelnd (Démarche tabéto-cérébelleuse). Nicht immer kommt es wie bei der Tabes zu einer Verstärkung der Ataxie, wenn der Kranke die Augen geschlossen hält. Demgemäß wird auch das Rombergsche Zeichen zuweilen vermißt. Die oberen Extremitäten pflegen von der Ataxie nicht frei zu bleiben, wenngleich die Koordinationsstörung hier für gewöhnlich erst in einem vorgerückteren Stadium nachweisbar ist.

Die Ataxie ist im Beginn des Leidens nur selten mit motorischer Schwäche verknüpft, dagegen sind Paresen im Terminalstadium eine häufige Erscheinung. Die Sehnenreflexe sind meist erloschen, zuweilen jedoch, namentlich bei der P. Marieschen Form, erhalten oder gesteigert. Der Babinskische Reflex ist häufig nachweisbar. Am Kopf und den Extremitäten bekommt man nicht selten unwillkürliche Mitbewegungen oder choreiforme Zuckungen zu sehen.

Ein ziemlich konstantes Symptom der Friedreichschen Krankheit ist die Störung der Sprache. Dieselbe gibt sich darin zu erkennen, daß die Sprache schwerfällig, explosiv und verwaschen wird, ohne das Skandierende der multiplen Sklerose zu haben. Die Sprachstörung ist bei der Friedreichschen Ataxie in Parallele mit der Inkoordination des gesamten Muskelsystems zu setzen. Nystagmus ist häufig, doch meist kein Frühsymptom. Die Pupillenreaktion bleibt erhalten, Augenmuskelparesen kommen in seltenen Fällen vor. Die sensible Sphäre ist meist unbeteiligt, Schmerzen und Anästhesien gehören nicht zum Bilde der Friedreichschen Erkrankung. Interessant ist, daß auch die Tiefensensibilität trotz gestörter Koordination für gewöhnlich nicht beeinträchtigt wird. Blasen- und Mastdarmstörungen sind, wenigstens in inkomplizierten Fällen, nicht vorhanden. Ein nahezu pathognomonisches Symptom bildet die als antagonistische Kontraktur aufzufassende, in einer größeren Zahl der Erkrankungen nachweisbare Fußdeformität. Der „Friedreichsche Fuß" zeigt eine fixierte Equino varus-Stellung mit gleichzeitiger Ueberstreckung der Grund- und Beugung der letzten Zehenphalangen, besonders an der Großzehe. Verbiegungen der Wirbelsäule sind bei der Friedreichschen Erkrankung nicht selten. Sie werden teils als Osteoarthropathie teils als hereditäre Knochenwachstumsstörung gedeutet.

Verlauf und Prognose. Es handelt sich um ein Leiden, das, wenn auch langsam, so doch unaufhaltsam fortschreitet. Auf der Höhe der Entwicklung pflegt das Leiden die Lokomotion unmöglich zu machen, in vorgerückteren Stadien sind die Kranken dauernd an das Bett gefesselt. Quoad vitam ist die Prognose insofern nicht schlecht, als das Leiden trotz jahrzehntelangen Bestehens das Leben nicht direkt zu bedrohen pflegt.

Die **Diagnose** gründet sich auf das hereditäre bzw. familiäre Vorkommen der Erkrankung, den Beginn im kindlichen oder jugendlichen Alter, das besondere Hervortreten der Ataxie bei Abwesenheit von Spasmen, Störungen der Sensibilität und Blasenfunktion. Unter Berücksichtigung dieser Momente wird auch die Abgrenzung gegen die multiple Sklerose, die sich sehr dem Bilde der Friedreichschen Krankheit nähern kann, meist nicht schwer sein. Abgesehen davon, daß die multiple Sklerose im kindlichen Alter sehr selten ist, besitzen wir in dem Verhalten der Reflexe und des Muskeltonus (Reflexaufhebung, Hypotonie — Friedreichsche Krankheit, Reflexsteigerung, Hypertonie — multiple Sklerose), sowie in der Verschiedenheit des Verlaufes (langsame Progredienz — Friedreichsche Krankheit, schubweiser Verlauf, Neigung zu Remissionen — multiple Sklerose) genügend Unterscheidungsmerkmale. Zudem sind Optikusatrophien und Augenmuskelparesen, die zu den regelmäßigen Symptomen der multiplen Sklerose gehören, bei der Friedreichschen Krankheit eine durchaus ungewöhnliche Erscheinung. Seltener kommt die Lues cerebro-spinalis oder zerebrale Kinderlähmung für die Differentialdiagnose der hereditären Ataxie in Betracht.

Therapie. Irgend ein Mittel, das einen Einfluß auf den Verlauf des Leidens hätte, ist nicht bekannt. Die Therapie folgt demgemäß den für andere chronische Nervenerkrankungen geltenden Grundsätzen.

Sechstes Kapitel.

Die akute Poliomyelitis.
(Spinale Kinderlähmung. Heine-Medinsche Krankheit.)

Durch die großen Epidemien der Neuzeit ist die Poliomyelitisforschung in ein neues Stadium getreten. Die erweiterten und vertieften epidemiologischen Erfahrungen der letzten 10 Jahre (Oesterreich, Deutschland, Skandinavien, U. S. Amerika) haben uns genötigt, unsere Anschauungen über das Wesen der Poliomyelitis in manchen Punkten einer Revision zu unterziehen. Von der Erkenntnis ausgehend, daß durch die Bezeichnung „Poliomyelitis acuta anterior" das Wesen der Krankheit nicht mehr erschöpfend wiedergegeben wird, sind verschiedene Autoren dafür eingetreten, die alte Bezeichnung fallen zu lassen und die Krankheit nach den beiden um die Poliomyelitisforschung besonders verdienten Forschern die Heine-Medinsche zu nennen.

Am häufigsten wird die Heine-Medinsche Krankheit in den ersten 5 Lebensjahren angetroffen. Indes haben die Erfahrungen der großen Epidemien gelehrt, daß die Poliomyelitis adultorum weniger selten ist, als man bisher annahm. Unter meinen eigenen Beobachtungen kam das Leiden dreimal bei Erwachsenen vor, die im 17., 22. und 35. Jahre standen. Das männliche Geschlecht zeigt eine etwas höhere Disposition.

Aetiologie und Pathogenese. Die Poliomyelitis ist eine Infektionskrankheit. Wenn auch der febrile Beginn und die endemische Verbreitung das Vorhandensein eines infektiösen Agens wahrscheinlich machten, so ist doch erst durch die erfolgreichen Uebertragungsversuche auf Affen der infektiöse Charakter der Heine-Medinschen Krankheit bewiesen worden. Landsteiner und Popper konnten als erste den Nachweis führen, daß bei Affen durch intraperitoneale Einverleibung von Rückenmarksubstanz an Poliomyelitis Verstorbener ein mit der menschlichen Poliomyelitis im wesentlichen übereinstimmendes Krankheitsbild hervorgerufen wird. Der Erreger der Heine-Medinschen Krankheit ist nicht bekannt. Interessant ist, daß das Virus seine Infektiosität durch Filtration nicht verliert. Das Poliomyelitisgift gehört nämlich, wie das Lyssavirus, zur Kategorie der sog. filtrierbaren Gifte. Gegen chemische Agentien erweist sich das Poliomyelitisgift sehr resistent, weniger gegen Temperatureinwirkungen. Mit der Erkenntnis, daß die Poliomyelitis eine Infektionskrankheit ist, verlieren die nach Ansicht der älteren Aerzte für die Entstehung des Leidens in Frage kommenden Faktoren, wie Erkältungen und Traumen, eine direkte ätiologische Bedeutung. Sie können heute allenfalls als Gelegenheitsursachen anerkannt werden.

Der Infektionsmodus ist noch nicht ganz aufgeklärt. Die Krankheit scheint sowohl von Mensch auf Mensch übertragen, als auch durch Zwischenträger weiterverbreitet zu werden. Die Inkubationsdauer schwankt in den einzelnen Epidemien zwischen wenigen Tagen bis zu zwei Wochen. Wo die Poliomyelitis epidemisch auftritt, fällt der Beginn der Erkrankungen meist in die Sommermonate oder in den Frühherbst. Aehnlich wie bei der epidemischen Genickstarre sieht man bei der Heine-Medinschen Krankheit nicht selten auch sporadische Fälle, deren Zugehörigkeit zu einem Epidemiezentrum nicht immer nachweisbar ist, jedoch aus theoretischen Gründen postuliert werden muß.

Pathologische Anatomie. Die anatomischen Veränderungen der Poliomyelitis betreffen vorwiegend, wenn auch nicht ausschließlich, die grauen Vorderhörner des Rückenmarks. In schweren Fällen ist nicht selten auch das Gebiet der Oblongata und der Brücke ergriffen. Es handelt sich bei der Heine-Medinschen Erkrankung um eine akute infiltrative oder hämorrhagische Entzündung, die sich nach Ansicht der meisten neueren Forscher zunächst im interstitiellen Gewebe ausbreitet und erst sekundär eine Schädigung der Ganglienzellen bedingt. In der Umgebung der Gefäße finden sich Anhäufungen von Rundzellen, die Gefäße selbst sind erweitert, mitunter thrombosiert. Die Ganglienzellen befinden sich im Zustande trüber Schwellung, die Neurofibrillen schwinden, die Tigroidsubstanz zerfällt schollig. Während im Anfang der Erkrankung sich die Veränderungen über die gesamte graue Substanz und einen Teil des angrenzenden Markmantels erstrecken, pflegt im weiteren Verlaufe der Entzündungsprozeß sich mehr und mehr auf die grauen Vorderhörner zurückzuziehen. Im Endstadium ist die gesamte Vorderhornsubstanz verödet und atrophisch, das nervöse Gewebe ist durch ein gliareiches Bindegewebe ersetzt. Die weichen Rückenmarkshäute pflegen sich recht häufig an dem Krankheitsprozeß zu beteiligen.

Symptomatologie. Obgleich auf Grund der epidemiologischen Erfahrungen die große Variabilität der Heine-Medinschen Erkrankung anerkannt werden muß, ist es doch möglich, eine für die Mehrzahl der Fälle geltende Beschreibung des Leidens zu geben.

Die Poliomyelitis beginnt weitaus in der Mehrzahl der Fälle mit fieberhaften Allgemeinerscheinungen, welche den eigentlichen Lähmungen 1—3 Tage, seltener einige Stunden vorausgehen. Die Temperatur steigt auf 38,5—40° an, um in einigen Tagen zur Norm zurückzukehren. Die Initialsymptome bestehen in Kopfschmerz, ziehenden Schmerzen im Nacken, Rücken oder den Gliedern. Nicht so selten kommen zu Anfang Störungen des Bewußtseins und allgemeine Konvulsionen vor. Viele Epidemien sind durch eine initiale Beteiligung des Magendarmkanals ausgezeichnet. Mitunter sind die Prodromalien so gering, daß sie übersehen werden, und die Lähmung scheinbar aus voller Gesundheit hereinbricht.

Nachdem diese, zumal für das kindliche Alter wenig charakteristischen Erscheinungen einige Zeit bestanden haben, bekommt das Krankheitsbild mit dem Eintritt der Extremitätenlähmung eine spezifische Färbung.

Die Lähmung betrifft in der Mehrzahl der Fälle die unteren Extremitäten. Hierbei überwiegt der monoplegische Typus. An zweiter Stelle stehen die Armparesen, die sowohl isoliert, als in Kombination mit Lähmung der unteren Extremitäten auftreten können. Die durch Poliomyelitis verursachte Lähmung zeigt den Typus der degenerativ-atrophischen Spinallähmung. Die Reflexe sind aufgehoben, der Tonus der Muskulatur ist herabgesetzt, die elektrische Erregbarkeit tiefgreifend gestört. Ein weiteres Charakteristikum der Poliomyelitis besteht darin, daß der Umfang der Lähmungen sich in den ersten Wochen zusehends verkleinert, so daß der definitive Motilitätsausfall nur einen Bruchteil der anfänglich vorhandenen Lähmung bildet. So ist es bei kompletten Beinlähmungen ganz gewöhnlich, daß sich die Mehrzahl der paretischen Muskeln wieder völlig erholt und die definitive Schädigung sich auf ein umschriebenes Muskelgebiet, mit besonderer Vorliebe auf die Quadrizeps- und Peronealmuskulatur zurückzieht.

Aehnlich liegen die Verhältnisse an den oberen Extremitäten. Hier geht aus einer totalen Armparese nicht selten ein Lähmungskomplex hervor, dessen Ausbreitung ungefähr mit der Erbschen Lähmung übereinstimmt. Beachtenswert ist, daß neben den Extremitätenparesen sich nicht selten Lähmungszustände an den Muskeln des Stammes ausbilden. Eine Beteiligung der Bauchmuskeln erkennt man aus der Erschwerung des Pressens und Hustens, der Abdominalreflex ist hierbei aufgehoben. Hirnnervenlähmungen sind bei sporadischen Erkrankungen recht selten, während sie im Zusammenhange mit Epidemien in etwa 10 pCt. gefunden werden.

Sensible Störungen gehören nicht zum Bilde der Poliomyelitis, vielmehr gilt als Regel, daß sämtliche Gefühlsqualitäten intakt bleiben. Ausnahmsweise kann jedoch, wie die großen Epidemien gelehrt haben, die sensible Sphäre mit Bevorzugung des Schmerz- und Temperaturgefühls in Mitleidenschaft gezogen werden. Als Ausnahme gilt auch die Beteiligung von Blase und Mastdarm. Die im Frühstadium zuweilen beobachtete Retentio urinae hat meist flüchtigen Charakter. Entsprechend der Variabilität der Heine-Medinschen Erkrankung sind wir imstande, außer der bisher beschriebenen klassischen Form noch mehrere Unterformen der Poliomyelitis aufzustellen.

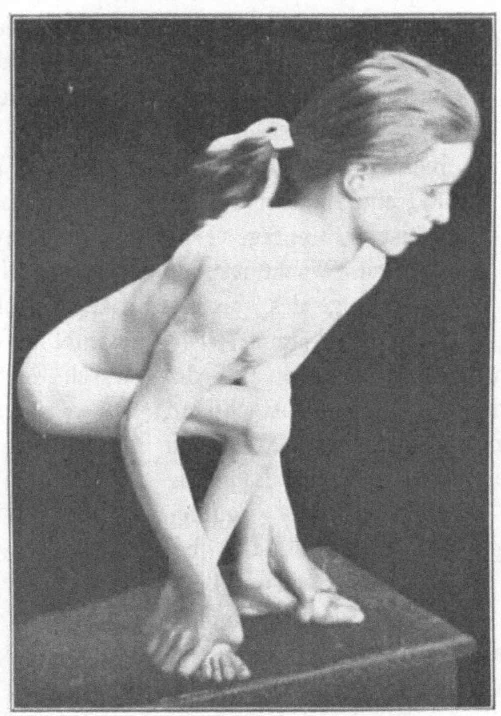

Fig. 208. Hochgradige poliomyelitische Lähmung, sog. Handgänger.
Nach einer Originalphotographie von Gaugele.

1. Die meningitische Form stimmt symptomatologisch völlig mit der akuten Meningitis überein. In der Mehrzahl der Fälle folgen poliomyelitische Lähmungen. Ist dies nicht der Fall, so ist das Leiden nur im Zusammenhange mit einer Epidemie zu erkennen.

2. Die enzephalitische (zerebrale) Form führt zu spastischen Extremitätenlähmungen. Das Krankheitsbild nähert sich hiermit weitgehend der zerebralen Kinderlähmung, ohne daß es sich um nosologisch einheitliche Zustände handelt.

3. Die ponto-bulbäre Form ist durch das Hervortreten basaler Hirnnervenlähmungen ausgezeichnet. Ergriffen wird besonders der Fazialis und Hypoglossus, demnächst der III., VI., IX., X., XI. Hirnnerv.

4. Die polyneuritische Form verläuft mit stärkeren sensiblen Reizerscheinungen.

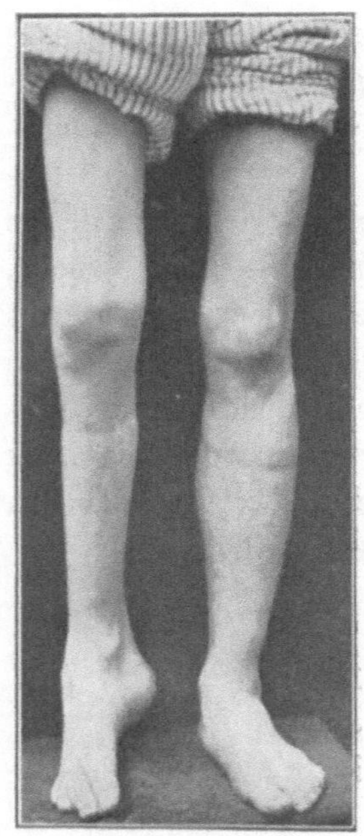

Fig. 209. Atrophie, Ver-
kürzung und Equino-varus-
Kontraktur des rechten
Beines infolge von Kinder-
lähmung.
Eigene Beobachtung.

Die Nervenstämme sind druckempfindlich, Kernig und Lasègue ist häufig nachweisbar. Objektive Störungen der Sensibilität kommen ausnahmsweise vor.

5. Die Landrysche Form zeigt einen aszendierenden, meist letal endenden Verlaufstypus, der von der eigentlichen Landryschen Paralyse nicht zu trennen ist. Unter den Todesfällen der Heine-Medinschen Erkrankung steht diese Form an erster Stelle.

6. Die abortiven Formen entfernen sich weit vom Bilde der Poliomyelitis, indem das Virus die nervösen Apparate intakt läßt und zu allgemeineren Körperstörungen führt. Demgemäß bleiben Lähmungen aus, während Fieber, Kopfschmerz, Kreuzschmerz, Anginen, Bronchitiden oder gastro-intestinale Störungen die alleinigen Manifestationen der Heine-Medinschen Krankheit bilden. Abortivformen sind nur im Zusammenhange mit Epidemien zu erkennen.

Der Ausgang der Poliomyelitis ist, abgesehen von den nicht grade häufigen Todesfällen, für gewöhnlich eine auf eine Extremität beschränkte, atrophische Lähmung. Ein charakteristisches Gepräge erhält die Poliomyelitislähmung weiterhin durch die Wachtumsbehinderung und Neigung zu Kontrakturen. Eine Folge des gestörten Längenwachstums sind die erheblichen Verkürzungen der gelähmten Glieder. Die Funktionstüchtigkeit der gelähmten Glieder wird außerdem durch Kontrakturen beeinträchtigt, die durch das Ueberwiegen der funktionstüchtigen Muskeln entstehen. Am häufigsten entwickelt sich an den unteren Extremitäten eine auf Lähmung des Peronealgebietes zurückzuführende Equino-varus-Kontraktur (Figg. 209 u. 210). Die bei Poliomyelitiskranken beobachtete Skoliose bzw. Kyphoskoliose ist teils auf die Rückenmuskellähmung als solche, teils auf statische Momente zurückzuführen. An den gelähmten Gliedern kommt es infolge Erschlaffung des Bandapparates nicht selten zu Schlottergelenkbildung.

Vasomotorische Störungen sind eine häufige Begleiterscheinung bzw. Folge der spinalen Kinderlähmung. Die gelähmten Glieder fühlen sich kühl und zyanotisch an. Die Temperaturerniedrigung beträgt auf der gelähmten Seite meist einige Grade, doch sind Temperaturdifferenzen bis zu 12° beobachtet.

Die Poliomyelitis der Erwachsenen, deren Vorkommen namentlich im Zusammenhange mit Epidemien nicht so selten ist als man bisher annahm — so trat in der schwedischen Epidemie 1905 unter 1025 Krankheitsfällen die Erkrankung in

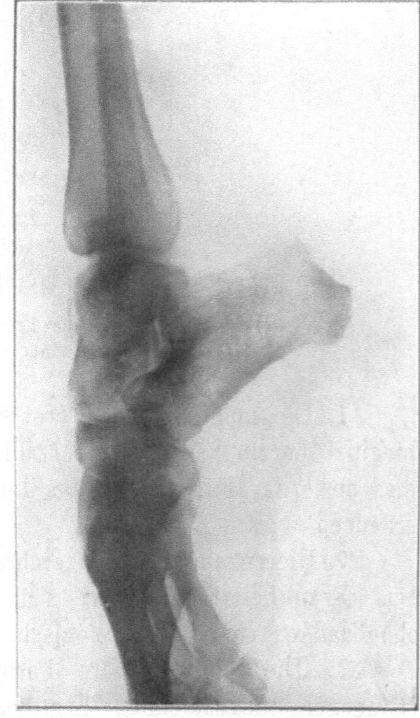

Fig. 210. Röntgenbild eines durch Poliomyelitis bedingten hochgradigen Spitzfußes. Aufnahme von Dr. E. Jacobsohn.

20 pCt. bei Erwachsenen auf — stimmt pathologisch-anatomisch sowie klinisch völlig mit der infantilen Form der Heine-Medinschen Krankheit überein.

Prognose. Wenn auch die Prognose der Poliomyelitis quoad vitam eine relativ gute ist, so haben andererseits die neueren epidemiologischen Erfahrungen gezeigt, daß die Affektion in etwa 10 pCt. tödlich endet. Hiermit verliert die Heine-Medinsche Erkrankung den Charakter eines harmlosen Leidens, da die Mortalität annähernd die des Typhus abdominalis erreicht. Als kritische Zeit gilt der 3.—7. Krankheitstag. Bemerkenswert ist, daß die Schwere der Initialerscheinungen kein Maßstab für die Schwere der Erkrankung ist. Beachtenswert ist ferner die früher nicht gewürdigte Tatsache, daß poliomyelitische Lähmungen restlos ausheilen können. Definitiver Motilitätsausfall ist in den Muskelgebieten zu erwarten, in denen die Lähmung noch nach einem Jahre bestehen bleibt. Uebereinstimmenden Erfahrungen zufolge ist die Poliomyelitis der Erwachsenen prognostisch ernster zu beurteilen.

Diagnose. Die Diagnose der Poliomyelitis gründet sich in erster Linie auf eine unter fieberhaften Allgemeinerscheinungen akut entstehende schlaffe Lähmung. Differentialdiagnostisch ist die Poliomyelitis besonders gegen Polyneuritis abzugrenzen. Die Differentialdiagnose der Poliomyelitis und Polyneuritis ist nicht immer leicht, doch ist unter Berücksichtigung aller in Betracht kommenden Faktoren fast immer eine sichere Diagnose möglich, s. S. 101. Abgesehen davon, daß die nicht diphtherische Polyneuritis im Kindesalter recht selten ist, gestattet namentlich das Verhalten der Sensibilität eine Unterscheidung der im einzelnen sehr ähnlichen Krankheitszustände. Wenn auch objektive Sensibilitätsstörungen bei Poliomyelitis vorkommen können, so handelt es sich doch um seltene Ausnahmen, während bei Polyneuritis Hypästhesien bzw. Hyperästhesien die Regel bilden.

Schmerzen gehören ebenfalls nicht zum Bilde der Poliomyelitis. Zwar finden sich bei Heine-Medinscher Krankheit in einer Minderzahl von Fällen sensible Reizerscheinungen, doch pflegen dieselben meist nur in den ersten Tagen hervorzutreten. Wo stärkere Schmerzen und Parästhesien das Leiden begleiten, handelt es sich nicht um Poliomyelitis, sondern um Polyneuritis. Andere weniger sichere Unterscheidungsmerkmale sind in dem akuteren Beginn und dem radikulären Charakter der poliomyelitischen Lähmung gelegen. Der Ausgang des Leidens ist nur insofern diagnostisch verwertbar, als Persistenz der Lähmung für Poliomyelitis spricht, während restlose Heilung nicht unbedingt die Diagnose Polyneuritis bestätigt.

Die Myelitis unterscheidet sich von der Poliomyelitis durch die Beteiligung der Sensibilität und das Verhalten der Blase und des Mastdarms. Ueberdies geht die myelitische Lähmung nur in den nicht gerade häufigen Fällen mit echten Atrophien einher, in denen der Krankheitsprozeß die motorischen Zentren des Zervikal- oder Lumbosakral-Markes ergreift.

Die zerebrale Kinderlähmung unterscheidet sich von der poliomyelitischen Lähmung durch den spastischen Charakter und das Fehlen echter Atrophien. Von der zerebralen Form der Heine-Medinschen Krankheit läßt sich die zerebrale Kinderlähmung symptomatologisch nicht trennen. Zuweilen ist die Differentialdignose der Poliomyelitis gegen Hämatomyelie, Entbindungslähmung und Myotonia congenita zu stellen.

Therapie. Die Behandlung ist im ersten Stadium eine vorwiegend symptomatische. Wo fieberhafte Allgemeinerscheinungen besonders hervortreten, empfiehlt sich der Gebrauch von Antipyreticis. Wir glauben auch von systematischen Schwitzprozeduren günstige Erfolge gesehen zu haben. Neben heißen Getränken und Packungen möchten wir zur Erzielung einer energischen Diaphorese den Phénix à l'air chaud und das transportable elektrische Glühlichtbad empfehlen.

Wie bei anderen Lähmungszuständen muß durch entsprechende Lagerung der gelähmten Glieder sowie durch Entlastung des Bettdruckes die Entstehung von Kontrakturen nach Möglichkeit verhütet werden. Nach Ablauf der zweiten bis dritten Krankheitswoche kommt die physikalische Behandlung zu ihrem Rechte. Recht leistungsfähig ist die durch aktive und passive Bewegung unterstützte Massage sowie die gymnastische Behandlung. Elektrizität ist ebenfalls von Vorteil. Bei der meist aufgehobenen faradischen Erregbarkeit kommt vorwiegend die galvanische Behandlung der gelähmten Muskeln in Frage. Zur Hebung des Allgemeinbefindens werden im Rekonvaleszenzstadium vielfach heiße Bäder mit und ohne Zusatz von Solen angewendet. Es scheint, als ob die Thermalbäder zuweilen den Rückgang der Lähmungen beschleunigen. Bei der Behandlung der Residuallähmung kommen die verschiedenen auf S. 86 und 87 beschriebenen Methoden in Anwendung. Gerade die Poliomyelitis ist ein dankbares Objekt chirurgisch-orthopädischer Behandlung. Kontrakturen werden durch Tenotomien und, wo es nötig ist, durch chirurgische Eingriffe am Gelenk ausgeglichen.

Eine Besserung der Muskelleistung kann ferner auch durch die Transplantation funktionstüchtiger Muskeln bzw. deren Sehnen erzielt werden. Die diesbezüglichen Operationen laufen darauf hinaus, für den gelähmten Muskel künstlich neue Synergisten zu schaffen. Näheres S. 88.

Siebentes Kapitel.

Die subakute und chronische Poliomyelitis.

Die subakute und chronische Poliomyelitis zeigt wie die Heine-Medinsche Krankheit den Typus der atrophischen Spinallähmung. Wenn auch in bezug auf den Charakter der Paresen zwischen der chronischen und akuten Poliomyelitis Uebereinstimmung herrscht, so handelt es sich doch, wenigstens in der Mehrzahl der Fälle, um verschiedene Erkrankungsformen. Das Bestehen verwandter Beziehungen zwischen den beiden Leiden wird durch die interessante Tatsache bewiesen, daß Individuen, die in der Jugend eine Poliomyelitis durchgemacht haben, später an progressiver Spinallähmung erkranken können. Ueber die Aetiologie des im ganzen seltenen Leidens ist nichts Sicheres bekannt. Von manchen Autoren wird die toxische Grundlage der chronischen Poliomyelitis betont, auch soll die Syphilis eine gewisse ätiologische Bedeutung haben. Pathologisch-anatomisch handelt es sich um einen Degenerationsprozeß in den Vorderhörnern, der in vorgerückteren Stadien zum Untergang der nervösen Elemente führt. Geringere Veränderungen finden sich auch in der angrenzenden weißen Substanz, besonders im Gebiete des Vorderseitenstranges.

Symptomatologie. Das Leiden beginnt im Gegensatz zu anderen spinalen Amyotrophien (progressive Muskelatrophie, amyotrophische Lateralsklerose) mit einer Lähmung, an die sich die Atrophie erst sekundär anschließt. Die Lähmung, deren Ausbildung einen Zeitraum von mehreren Wochen bis Monaten in Anspruch nimmt, entwickelt sich häufiger an den Beinen als an den Armen, sie ist zunächst einseitig, geht jedoch nach einiger Zeit meist auf die andere Seite über. Wo das Leiden nicht zum Stillstand kommt, ergreift der Prozeß aszendierend, seltener deszendierend die bisher verschonte Extremität, so daß der Kranke im Endstadium völlig gelähmt ist. Der elektive Charakter des Leidens kommt darin zum Ausdruck, daß umschriebene Muskelgebiete (Trizeps, Tibialis anticus, Peroneus longus) von der Lähmung verschont bleiben können. Die Lähmung ist, wenigstens in reinen Fällen, ausschließlich motorisch, die Reflexe erloschen, der Tonus herabgesetzt. Auf die Lähmung pflegt nach einiger Zeit die Atrophie zu folgen. Dieselbe ist degenerativ und von Störungen der elektrischen Erregbarkeit, meist im Sinne der inkompletten Entartungsreaktion, begleitet. Zwischen Lähmung und Entartungsreaktion besteht kein völliger Parallelismus. Fibrilläre Zuckungen der atrophischen Muskeln sind eine nahezu regelmäßige Erscheinung. Sensible Reizerscheinungen gehören ebensowenig wie bei der akuten Poliomyelitis zum Bilde der Krankheit, wenn auch hier und da Parästhesien und leichte Schmerzen vorkommen.

In bezug auf den Verlauf muß man unterscheiden zwischen Erkrankungen, die nach Wochen und Monaten stationär werden, ja selbst teilweiser Rückbildung fähig sind, und progressiven, meist letal endenden Verlaufsformen. Die Dauer des Leidens beträgt in fortschreitenden Fällen 1—4 Jahre, die Prognose ist demgemäß schlechter als bei der spinalen progressiven Muskelatrophie.

Die **Diagnose** gründet sich auf folgende Momente: Die Lähmung ist schlaffatrophisch, von Störungen der elektrischen Erregbarkeit begleitet, Schmerzen und Anästhesie fehlen gänzlich oder treten wenig hervor, die Funktion der Blase und des Mastdarms bleibt erhalten. Differentialdiagnostisch ist die chronische Poliomyelitis besonders gegen die Neuritis abzugrenzen. Hier sind die bei der Heine-Medinschen Erkrankung (S. 189) bereits gewürdigten Unterscheidungsmerkmale spinaler und neuritischer Lähmungszustände eingehend zu berücksichtigen.

Von der amyotrophischen Lateralsklerose unterscheidet sich das Leiden durch das Fehlen spastischer Erscheinungen, von der Gliosis durch das Verhalten der Sensibilität und das schnellere Entwicklungstempo. Wenn die Lähmungen der chronischen Poliomyelitis eine kontinuierliche Progredienz zeigen, kann die Abgrenzung gegen spinale progressive Muskelatrophie schwer bzw. unmöglich werden. Beachtenswert ist für die Differentialdiagnose, daß bei progressiver Muskelatrophie Lähmung und Muskelschwund gleichen Schritt halten, während bei der chronischen Poliomyelitis die Lähmung der Atrophie vorausgeht. Außerdem ist zu berücksichtigen, daß bei der progressiven Muskelatrophie zunächst kleinere Muskelgebiete, mit Vorliebe die Muskulatur der Fingerballen sowie die Mm. interossei, ergriffen werden, was bei der chronischen Poliomyelitis nicht der Fall ist.

Die **Therapie** der chronischen Poliomyelitis besteht in möglichster Schonung der Körpermuskeln, auch der von der Lähmung nicht befallenen. Gegen die Lähmungen ist Massage und Elektrizität anzuwenden. Bei stationären Lähmungen kommen die bei der Kinderlähmung angewandten chirurgisch-orthopädischen Maßnahmen in Frage.

Achtes Kapitel.

Die amyotrophische Lateralsklerose.

Die amyotrophische Lateralsklerose ist eine Erkrankung des Nervensystems, bei der zwei Systeme von verschiedener physiologischer Wertigkeit ergriffen werden. Es handelt sich bei der amyotrophischen Lateralsklerose um eine Affektion der kortiko-spinalen motorischen Bahnen mit gleichzeitiger Schädigung der die Muskeltrophik beherrschenden, in den Vorderhörnern des Rückenmarks gelegenen Ganglienkomplexe. Indem der Degenerationsprozeß der Vorderhornzellen sich bis in das Kerngebiet der

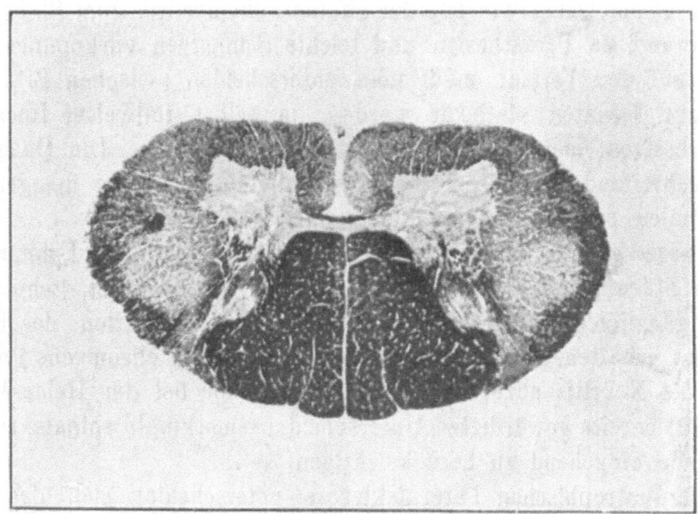

Fig. 211. Amyotrophische Lateralsklerose. Die atrophischen Partien (Vorderhörner, Seitenstränge) erscheinen im Bilde heller. Nach einem Präparate von O. Maas.

Hirnnerven fortsetzen kann, wird die amyotrophische Lateralsklerose zu einer ausgedehnten Systemerkrankung, welche die Charaktere dreier verschiedener Affektionen in sich vereinigt, nämlich der spastischen Spinalparalyse, der Poliomyelitis anterior und progressiven Bulbärparalyse. In reinen Fällen beschränkt sich die Degeneration ausschließlich auf die genannten Systeme, doch werden weniger umfangreiche Veränderungen in den Pyramidenvordersträngen, nicht selten auch in den Vorderseitensträngen angetroffen, stets jedoch bleiben die sensiblen Bahnen verschont. Die Degeneration der Pyramidenbahn läßt sich bis in die Hirnschenkel, mitunter auch darüber hinaus bis zum motorischen Rindenfeld der vorderen Zentralwindung verfolgen. Der Kernschwund der Vorderhörner betrifft vorwiegend das Zervikalmark, doch finden sich in vorgerückteren Fällen fast immer Veränderungen in den Kernen der Hirnnerven, die als Homologa der spinalen Vorderhornzellen aufzufassen sind.

Die Ursachen des Leidens sind noch wenig erforscht. Vielleicht spielen hereditäre Einflüsse bei dem Zustandekommen der amyotrophischen Lateralsklerose eine gewisse Rolle.

Symptomatologie. Die klinischen Erscheinungen der amyotrophischen Lateralsklerose lassen sich zwanglos durch die anatomischen Grundlagen des Leidens erklären.
Erinnern wir uns, daß die Pyramidenbahnen reflexhemmende Bahnen mit sich führen,
während die dem zweiten Neuron angehörenden Ganglienzellen der grauen Vorderhörner
die Trophik des zugehörigen Muskels beherrschen, so ist es verständlich, daß bei der
amyotrophischen Lateralsklerose eine Kombination spastischer und atrophischer Erscheinungen vorhanden sein muß.

Die ersten Erscheinungen des Leidens pflegen sich gewöhnlich an den Armen bemerkbar zu machen. Wie bei anderen atrophischen Lähmungen fallen die kleinen Handmuskeln, speziell die des Daumen- und Kleinfingerballens, am ehesten der Degeneration

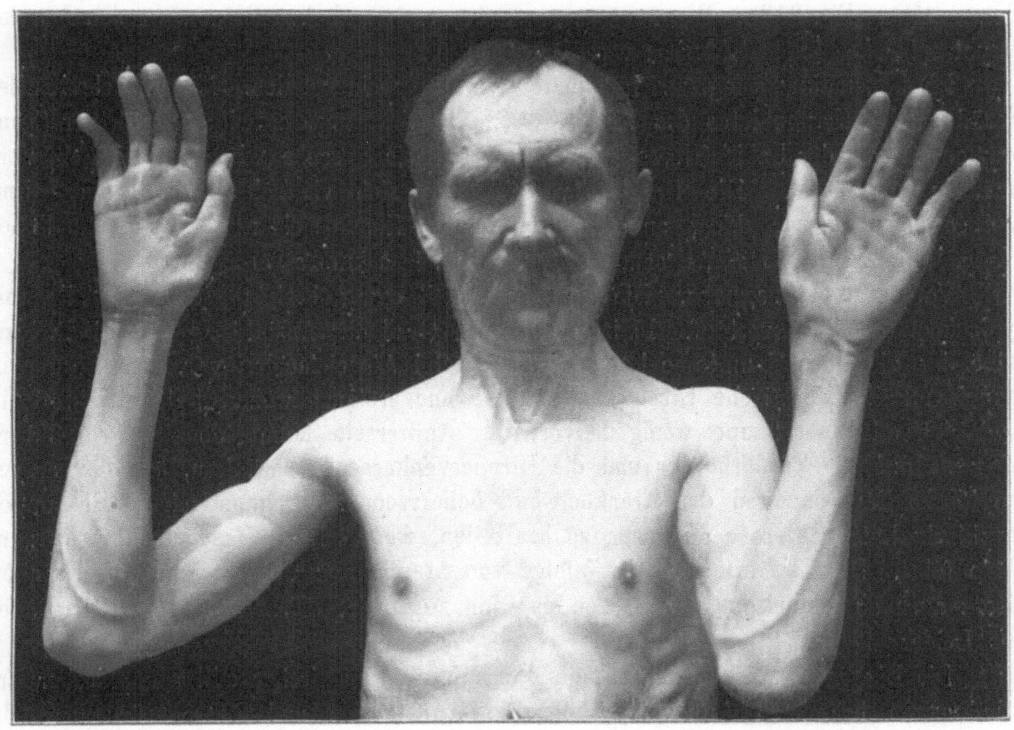

Fig. 212. Atrophie der Handmuskeln, des Schultergürtels und der Interkostalmuskeln bei amyotrophischer
Lateralsklerose. Eigene Beobachtung.

anheim. Frühzeitig atrophieren auch die Interossei. Erst später greift der Degenerationsprozeß auf die langen Hand- und Armmuskeln, sowie die Muskulatur des Schultergürtels über. In den absterbenden Muskeln sieht man häufig fibrilläre Zuckungen.
Dem Muskelschwund entsprechend ist die elektrische Erregbarkeit mehr oder minder
beeinträchtigt, doch wird komplette Entartungsreaktion nur selten beobachtet, da
ein Rest funktionstüchtiger Muskelelemente meist erhalten bleibt. Die Sehnen- und
Periostreflexe sind gesteigert, worin ein bemerkenswerter Unterschied zu anderen
atrophischen Lähmungen der oberen Extremitäten, insbesondere der progressiven
spinalen Muskelatrophie und Poliomyelitis anterior liegt. Die Lähmung zeigt meist
symmetrische Verbreitung, wenn auch im Beginn des Leidens vorwiegend eine Seite
ergriffen wird.

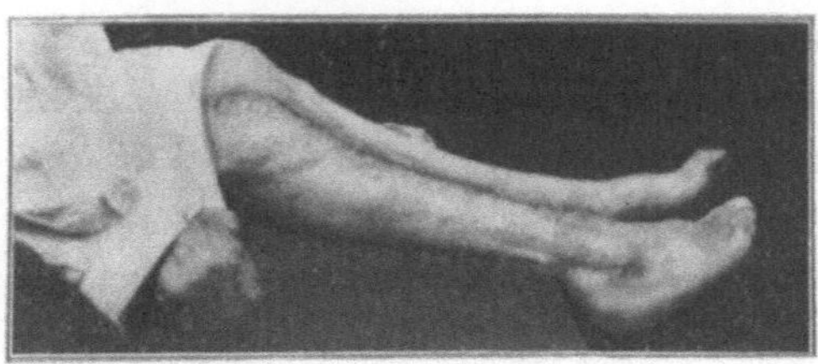

Fig. 213. Amyotrophische Lateralsklerose mit stark hervortretender Atrophie der unteren Extremitäten. Eigene Beobachtung.

Nachdem die Lähmung der oberen Extremitäten ein halbes bis ein Jahr bestanden hat, pflegen sich an den unteren Extremitäten spastische Erscheinungen einzustellen. An den Beinmuskeln macht sich eine langsam zunehmende Rigidität bemerkbar. Die Untersuchung ergibt eine Steigerung der Sehnenreflexe. Die Zeichen der spastischen Lähmung (Babinski, Oppenheim, Klonus) können dabei vorhanden sein, aber auch fehlen. Seltener kommt es zu degenerativen Atrophien der unteren Extremitäten (Fig. 213). Blasenstörungen, Schmerzen und Anästhesien werden bei der amyotrophischen Lateralsklerose vermißt.

Im Endstadium pflegen sich bulbäre Symptome einzustellen. Mit fortschreitender Verödung des Kerngebietes des VII., IX., X., XI. Hirnnerven entwickelt sich der Symptomenkomplex der Labio-Glosso-Bulbärparalyse. Die Sprache wird dysarthrisch, verwaschen und nasal. Die Kranken verschlucken sich vielfach. Die Lippen- und Zungenmuskulatur atrophiert, an der ausgestreckten Zunge sieht man ein eigentümliches Wogen und Zittern. Die Augenmuskulatur bleibt fast immer verschont.

Verlauf und Prognose. Die gegebene Schilderung bezieht sich auf Fälle mit typischem Krankheitsverlauf. In bezug auf den Grad der Ausbildung und die Reihenfolge der einzelnen Symptome kommen mancherlei Abweichungen vor. So können in manchen Fällen spastische Erscheinungen die Szene eröffnen, während die Amyotrophie nachfolgt oder überhaupt wenig hervortritt. Andrerseits kann sich der Prozeß vorwiegend auf die Vorderhörner und die Hirnnervenkerne beschränken, so daß amyotrophische Erscheinungen das Krankheitsbild beherrschen. Prognostisch ist die amyotrophische Lateralsklerose ungünstig zu beurteilen, da das Leiden fast ausnahmslos zum Tode führt. Der Tod erfolgt meist infolge von Atemlähmung, doch gehen die Kranken öfters auch an Schluckpneumonie oder Inanition zugrunde. Die durchschnittliche Dauer des Leidens beträgt 2—3—4 Jahre.

Die **Diagnose** stützt sich auf die Vereinigung spastischer und atrophischer Erscheinungen bei Ausschluß von Schmerzen, Anästhesien und Blasenstörungen. In atypischen Fällen kann die Abgrenzung gegen chronische Poliomyelitis und Bulbärparalyse schwierig werden. Von anderen Erkrankungen, die bei zervikaler Lokalisation gelegentlich ein der amyotrophischen Lateralsklerose ähnliches Bild erzeugen, ist die Myelitis, die Halswirbelkaries, Syringomyelie, multiple Sklerose und Lues spinalis zu erwähnen. Trotz mancher Uebereinstimmungen lassen sich diese Zustände durch andere, der amyotrophischen Lateralsklerose nicht zukommende Störungen, speziell durch das Verhalten der Sensibilität und der Blasenfunktion, meist unschwer von der amyotrophischen Lateralsklerose abgrenzen.

Die **Behandlung** folgt symptomatischen Grundsätzen. Gegen die Spasmen bringen heiße Bäder temporäre Linderung. Bei bulbäre Lähmungszeichen ist der Kranke auf die Gefahr des Verschluckens aufmerksam zu machen und eventuell mit der Schlundsonde zu ernähren.

Neuntes Kapitel.
Die spinale progressive Muskelatrophie.

Dieses verhältnismäßig seltene Leiden, dessen klinisches Bild zuerst von Duchenne entworfen ist, befällt, abgesehen von der einigemal im Kindesalter beobachteten familiären Form (Werdnig-Hoffmann), vorwiegend das Alter zwischen dem 30.—45. Lebensjahr. Die Aetiologie der spinalen progressiven Muskelatrophie ist unbekannt. Das Leiden ist bei Männern weit häufiger als bei Frauen. Die Stellung der spinalen progressiven Muskelatrophie zu den Systemerkrankungen des Rückenmarks, speziell zu der chronischen Poliomyelitis chronica und amyotrophischen Lateralsklerose, ist noch Gegenstand widerspruchsvoller Erörterungen, doch treten die meisten Autoren für die nosologische Selbständigkeit der drei Erkrankungen ein.

Die anatomische Grundlage der spinalen progressiven Muskelatrophie bildet ein auf die graue Substanz des Vorderhornes beschränkter, zuweilen auch auf den angrenzenden Vorderseitenstrang übergehender Degenerationsprozeß, der im Zervikalmark seine höchste Ausbildung zu erreichen pflegt.

Symptomatologie. Das Leiden wird gekennzeichnet durch eine schleichend einsetzende, von Muskel zu Muskel fortschreitende degenerative Atrophie ohne Störungen von seiten der Sensibilität oder Beeinträchtigung der Blasenfunktion. Die ersten Krankheitserscheinungen machen sich mit großer Regelmäßigkeit in dem Daumen- oder Kleinfingerballen der rechten Hand bemerkbar. Meist fällt der M. opponens oder Abductor pollicis brevis als erster der Degeneration anheim. Der Daumenballen verliert hiermit seine normale Wölbung, die Opposition ist behindert, häufig entwickelt sich die als Affenhand bezeichnete Stellungsanomalie des Daumens (Fig. 214). Frühzeitig beginnen auch die Mm. interossei zu atrophieren, die Intermetakarpalräume fallen ein, die Adduktion und Abduktion der Finger ist gehemmt. Im weiteren Verlaufe greift die Lähmung auf die Muskulatur des Vorderarmes über, um von hier, vielfach mit Auslassung der Oberarmmuskeln, den Schultergürtel und die Muskeln des Stammes zu ergreifen. Seltener sieht man, daß die Muskulatur des Schultergürtels primär befallen wird und die Atrophie von hier distalwärts fortschreitet (Fig. 215). Die unteren Extremitäten nehmen erst im Endstadium der Krankheit an der Atrophie teil. In vorgerückteren Stadien werden nicht selten auch die Kerne der Medulla oblongata und Brücke in den Krankheitsprozeß miteinbezogen. Die Folge hiervon ist ein mit der progressiven Bulbärparalyse übereinstimmendes Bild von Lippen-, Zungen-, Rachen- und Schlundmuskellähmung. Vielfach gehen jedoch die Kranken, bevor es zur Ausbildung bulbärer Symptome kommt, an Marasmus oder interkurrenten Krankheiten zugrunde. In einer Minderzahl

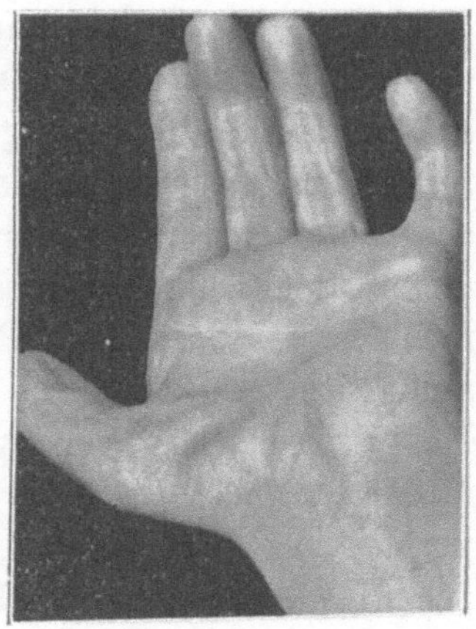

Fig. 214. Atrophie des Daumenballens und der Fingermuskeln. Affenhand. Eigene Beobachtuug.

13*

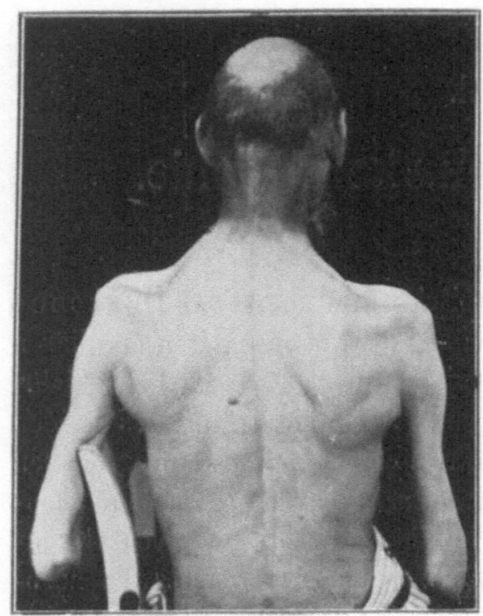

Fig. 215. Atrophie der Rücken-, Schulter-
und Oberarmmuskeln bei spinaler progressiver Muskelatrophie.   Eigene Beobachtung.

der Fälle beginnt das Leiden mit primären bulbären Symptomen, an die sich die Atrophien der
Extremitätenmuskeln anschließen.

Die spinale progressive Muskelatrophie ist
eine exquisit chronische Erkrankung. Zwischen
Handmuskelatrophie und Schultermuskellähmung
kann ein Zwischenraum von fünf und mehr Jahren
liegen. Trotz einseitigen Beginnes zeigt die Atrophie fast ausnahmslos eine symmetrische oder annähernd symmetrische Verbreitung, indem der
Prozeß nach einiger Zeit auch auf die andere
Seite übergeht. Die durchschnittliche Dauer des
einer Heilung nicht zugänglichen Leidens beträgt
10—20 Jahre. Von anderen charakteristischen
Eigentümlichkeiten der spinalen progressiven
Muskelatrophie ist zu erwähnen, daß im Gegensatz zur chronischen Poliomyelitis, bei der die
Lähmung der Atrophie vorausgeht, die Lähmung
dem Grade der Atrophie entspricht, daß die

Reflexe in den gelähmten Gebieten aufgehoben und Störungen der elektrischen Erregbarkeit meist im Sinne einer inkompletten Entartungsreaktion vorhanden sind. Wie
bei den übrigen Amyotrophien spinalen Ursprungs beobachtet man bei der spinalen
progressiven Muskelatrophie in den absterbenden Muskeln fast immer fibrilläre Zuckungen.
Sekundäre Fettwucherungen, die den Muskel pseudohypertrophisch machen und die
Atrophie maskieren, kommen bei spinaler progressiver Muskelatrophie nicht vor. Vielmehr handelt es sich vorwiegend um eine Reduktion der Muskelfibrillen mit Zunahme
des interstitiellen Bindegewebes (Fig. 216).

Diagnose. Unter Berücksichtigung des Charakters der Lähmung sowie des
weiteren Krankheitsverlaufes ist die
Diagnose der spinalen progressiven
Muskelatrophie im allgemeinen nicht
schwer. Vor allem ist die spinale progressive Muskelatrophie gegen die chronische Poliomyelitis und amyotrophische Lateralsklerose abzugrenzen. Die
Differentialdiagnose Progressive Muskelatrophie — Chronische Poliomyelitis
stützt sich vornehmlich auf die elektive
Muskelschädigung bei progressiver
Muskelatrophie gegenüber der von
vornherein auf größere Gliederabschnitte lokalisierten Lähmung bei
Poliomyelitis chronica. Weitere Unterschiede sind darin gelegen, daß bei
der chronischen Poliomyelitis die Atrophie auf die Lähmung zu folgen pflegt,
während bei der progressiven Muskel-

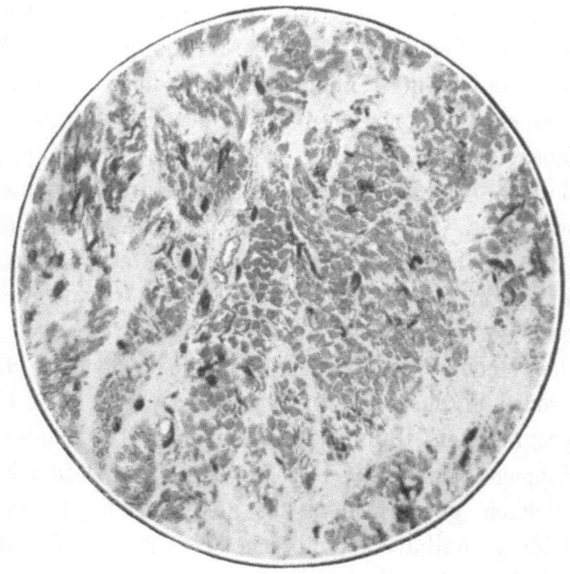

Fig. 216. Atrophie der Muskelfasern, interstitielle Hyperplasie bei spinaler progressiver Muskelatrophie. 1 : 50.

atrophie ein völliger Parallelismus zwischen Atrophie und Lähmung besteht. Ist die Symptomatologie der beiden nahe verwandten Erkrankungen nach der einen oder anderen Seite deutlich ausgeprägt, so wird eine sichere Unterscheidung möglich sein, während in weniger typischen Fällen die Differentialdiagnose über eine gewisse Wahrscheinlichkeit nicht hinauskommt.

Von der amyotrophischen Lateralsklerose unterscheidet sich die spinale progressive Muskelatrophie durch das Fehlen spastischer Erscheinungen. Andere, die oberen Extremitäten in Mitleidenschaft ziehende Prozesse, wie die Syringomyelie, Myelitis cervicalis oder Karies der Halswirbelsäule sind durch das Verhalten der Sensibilität bzw. Symptome, die auf eine Leitungsunterbrechung des Rückenmarks hinweisen, unschwer von der spinalen progressiven Muskelatrophie abzugrenzen. Unter Umständen muß auch die periphere Neuritis, namentlich die Blei- und Arsenneuritis in den Kreis der diagnostischen Erwägungen gezogen werden. Abgesehen davon, daß neuritische Lähmungen sich schneller entwickeln als spinale Amyotrophien, bietet auch das Verhalten der Sensibilität sowie die Lokalisation der Lähmung genügende Unterscheidungsmerkmale. Die Muskeldystrophie ist durch die vorwiegende Beteiligung des jugendlichen Alters, sowie durch die Art der Lokalisation und den von der spinalen Lähmung abweichenden Typus der Atrophie genügend charakterisiert, doch gibt es auch Uebergangsformen beider Erkrankungen, deren Klassifizierung schwer ist.

Therapie. Irgend ein Mittel, das einen Einfluß auf den spinalen Prozeß hätte, ist nicht bekannt. Unter allen Umständen ist Ruhe und Schonung der bereits ergriffenen Muskeln anzuordnen. Systematische, doch nicht übertriebene Uebung der noch erhaltenen Muskeln ist empfehlenswert. Im übrigen ist vorsichtige Massage und elektrische Behandlung anzuwenden.

Anhang.

Die neurotische (neurale) progressive Muskelatrophie.

Dieses seltene, fast ausnahmslos hereditäre Leiden bildet das Bindeglied zwischen den spinalen Amyotrophien und den Ernährungsstörungen, deren Ursprung im Muskel selbst gelegen ist. Es handelt sich bei der neurotischen Muskelatrophie um ein auf peripherer Nervenschädigung beruhendes, progressives Leiden, das in bezug auf den Charakter der Lähmung mit der spinalen Muskelatrophie übereinstimmt, andererseits durch die Bevorzugung des jugendlichen Alters sowie die vorwiegende Lokalisation auf die untere Körperhälfte sich der Dystrophia musculorum progressiva nähert.

Die neurotische Muskelatrophie ist eine typisch-hereditäre Erkrankung, deren Vorkommen einige Male in 4—5 Generationen nachgewiesen ist, doch kann das Leiden auch sporadisch auftreten. Die pathologisch-anatomischen Befunde sind wenig einheitlich. Neben der meist besonders hervortretenden Läsion der peripheren Nerven sind auch Veränderungen in den langen Rückenmarksbahnen, motorischen Vorderhornganglien, vorderen Wurzeln und Spinalganglien gefunden worden. Der Beginn des Leidens fällt meist in die Kinderjahre oder in das jugendliche Alter, ausnahmsweise kann das Leiden im 3. oder 4. Jahrzehnt auftreten.

In bezug auf die Art und die Lokalisation der Lähmung gibt die neurotische Muskelatrophie ein recht einheitliches Symptomenbild. Seinen Ausgang nimmt das Leiden mit großer Regelmäßigkeit von den distalen Muskeln der unteren Extremitäten.

Auf die Lähmung der kleinen Fußmuskeln, die nur geringe Funktionsstörungen bedingt, folgt eine atrophische Lähmung des Peroneusgebietes. Bei längerem Bestehen der streng symmetrischen Lähmung nimmt der Fuß infolge antagonistischer Kontraktur eine Varo- bzw. Varo-equinus-Stellung ein. Im weiteren Verlaufe pflegt die Lähmung auch die vom N. tibialis versorgte Muskulatur sowie die Muskeln des Oberschenkels zu ergreifen.

Auf die oberen Extremitäten geht der Prozeß für gewöhnlich erst nach jahrelangem Bestehen der Unterschenkelatrophien über. In einer Minderzahl von Fällen ist ein umgekehrter Verlaufstypus vorhanden, derart, daß die Atrophie in den oberen Extremitäten beginnt. Die Lokalisation der atrophischen Handmuskel- und Vorderarmmuskellähmung entspricht dem Lähmungstypus bei spinaler Muskelatrophie.

Fibrilläres Zittern ist meist vorhanden. Die elektrische Erregbarkeit ist stark herabgesetzt, meist ist auch Entartungsreaktion vorhanden. Wie bei manchen toxischen Neuritiden können schwere Störungen der elektrischen Erregbarkeit in Gliederabschnitten nachweisbar sein, die von der Lähmung noch nicht betroffen sind. Der neurogene Ursprung des Leidens verrät sich in manchen Fällen durch die Beteiligung der Sensibilität, doch erreichen die Reiz- und Ausfallserscheinungen der sensiblen Sphäre meist keinen erheblichen Grad. Das Leiden zeigt, wenn auch nicht selten mit längeren Remissionen, im allgemeinen eine progressive Tendenz, bisweilen kann jedoch auch der Prozeß zum Stillstande kommen. Die Dauer des Leidens kann 20—30 Jahre und darüber betragen. Die Diagnose ist mit Rücksicht auf den charakteristischen Lähmungstypus nicht schwer. Durch das primäre Ergriffensein der Peronealmuskulatur ist die neurotische Muskelatrophie gegenüber der spinalen Muskelatrophie sowie der Polyneuritis genügend charakterisiert. Die Behandlung ist ausschließlich symptomatisch. In Anbetracht des chronischen Charakters der Krankheit empfiehlt sich in geeigneten Fällen eine chirurgisch-orthopädische Behandlung.

Zehntes Kapitel.

Die progressive Muskeldystrophie.
(Dystrophia musculorum progressiva, primäre Myopathie.)

Die Muskeldystrophie ist keine Erkrankung des Nervensystems, sondern ein Leiden, dessen Ursprung im Muskel selbst zu suchen ist. Dennoch finden sich zwischen Myopathien und spinalen Amyotrophien (spinale progressive Muskelatrophie) mancherlei Uebereinstimmungen. Bedenkt man, daß das spino-muskuläre System, d. h. Vorderhornzelle, Nerv und Muskel ein einheitliches Ganzes bilden, so ist es verständlich, daß eine Schädigung, an welcher Stelle sie auch jenes funktionell zusammengehöriges System ergreifen mag, ähnliche Störungen hervorrufen wird. Die Merkmale, durch die sich die beiden Erkrankungsformen trotz mancher Uebereinstimmungen unterscheiden, sind:

1. Das Alter der Kranken. Die Muskeldystrophie beginnt meist im kindlichen oder jugendlichen Alter, die spinale Muskelatrophie durchschnittlich im 3.—4. Jahrzehnt.

2. Die hereditäre Grundlage, die bei der Muskeldystrophie in der Mehrzahl der Fälle nachweisbar ist, bei spinaler progressiver Muskelatrophie eine seltene Ausnahme bildet.

3. Der Beginn und die Ausbreitung der Lähmung. Die Muskeldystrophie ergreift mit Vorliebe zuerst die Muskulatur des Stammes, sowie die der proximalen Gliederabschnitte, während die spinale Muskelatrophie sehr regelmäßig in den kleinen Handmuskeln beginnt.

4. Der Charakter der Lähmung. Die myopathische Muskelerkrankung imponiert vielfach nicht als einfache Atrophie, da der Muskelschwund durch partielle Hypertrophie sowie durch interstitielle Fett- oder Bindegewebswucherung verdeckt wird. Dies ist bei der spinalen progressiven Muskelatrophie nicht der Fall.

5. Das Verhalten der elektrischen Erregbarkeit. Quantitative Herabsetzung, ausnahmsweise Entartungsreaktion bei Muskeldystrophie, partielle oder komplette Entartungsreaktion bei Amyotrophien spinalen Ursprungs.

6. Das Fehlen fibrillärer Zuckungen bei Muskeldystrophie, das ausnahmslose Vorhandensein bei spinaler Muskelatrophie.

Mit diesen, die Myopathien gegenüber den spinalen Atrophien genügend charakterisierenden Momenten ist gleichzeitig ein Uebersichtsbild der Dystrophia musculorum progressiva gegeben.

Wie bereits erwähnt, fällt der Beginn des Leidens meist in das Kindesalter. Bei der sogenannten juvenilen Form der Muskeldystrophie tritt das Leiden jedoch erst zwischen dem 15.—30. Lebensjahre auf. Erkrankungen des mittleren oder reiferen Alters gehören zu den Ausnahmen. Die Krankheit zeigt in exquisiter Weise einen hereditären bzw. familiären Charakter, sei es, daß das Leiden bei den Deszendenten einer Familie in mehreren Generationen angetroffen wird oder Mitglieder einer Familie, meist Geschwister, gleichzeitig erkranken. Auf die Bedeutung des hereditären Momentes weisen auch die bei Myopathen mitunter vorkommenden Muskeldefekte und Entwicklungsanomalien des Schädels und des Skelettes hin. Auf die Bedeutung von Rasseneinflüssen weist die Tatsache hin, daß das Leiden unter der jüdischen Bevölkerung verhältnismäßig häufig ist. Die Erscheinungen der dystrophischen Muskelschwundes entwickeln sich schleichend, so daß man die allerersten Stadien des Leidens selten zu sehen bekommt, es sei denn, daß die Krankheit bereits ein Familienmitglied ergriffen hat. Entsprechend der meist primären Lokalisation des Krankheitsprozesses auf die am Becken inserierenden Muskeln (Glutaei, Quadrizeps, Quadratus lumborum) bemerken die Eltern zuerst, daß das Kind nicht mehr so sicher auf den Beinen ist, und eine bis dahin nicht gekannte Ermüdbarkeit zeigt. Aerztliche Hilfe wird für gewöhnlich erst mit weiterem Fortschreiten der Lähmungen in Anspruch genommen. Bei der Untersuchung wird man dann meist feststellen können, daß die Funktion der Oberschenkelstrecker sowie der das Femur fixierenden Muskeln (Glutaeus med.) wesentlich beeinträchtigt ist. Der Patient geht watschelnd mit übermäßiger Beckensenkung, der Bauch wird beim Gehen stark vorgestreckt, besonders ist das Aufstehen, Treppensteigen, Klettern auf einen Stuhl usw. erschwert.

Ganz charakteristisch ist die Art und Weise, wie der auf einer ebenen Unterlage liegende Patient sich aufrichtet. Infolge des Versagens der Schenkel- und Rückenstrecker ist das Aufstehen ohne Gebrauch der oberen Extemitäten nicht möglich. Der Kranke vermag aus der horizontalen Körperlage nur so in die vertikale überzugehen, daß er zunächst eine kniende Stellung einnimmt, sich dann mit gesenktem Kopf gegen die vorgestreckten Arme und aufgestellten Fußspitzen stemmt und endlich mit den auf die

Schenkel gestützten Händen unter mehrfachem Nachgreifen ruckartig oder langsam an sich emporkletternd, die aufrechte Körperhaltung gewinnt. Die häufig vorhandene Lordose der Lendenwirbelsäule beruht nur teilweise auf Insuffizienz der Rückenstrecker, in vielen Fällen wird sie durch kompensatorische Beckensenkung hervorgerufen. Lordotische Haltung kann auch durch Bauchmuskelparese bedingt sein.

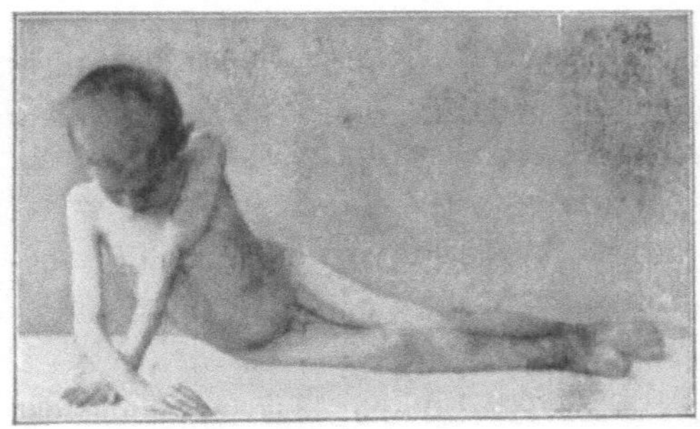

Fig. 217.

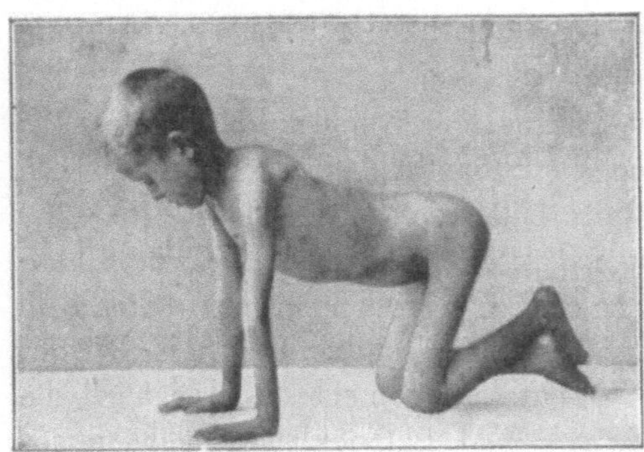

Fig. 218.

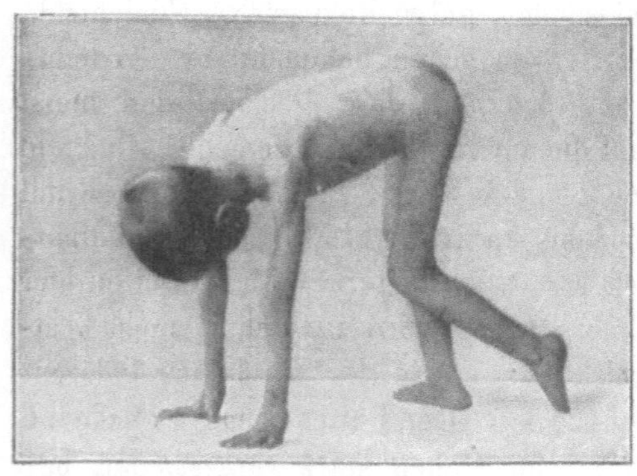

Fig. 219.

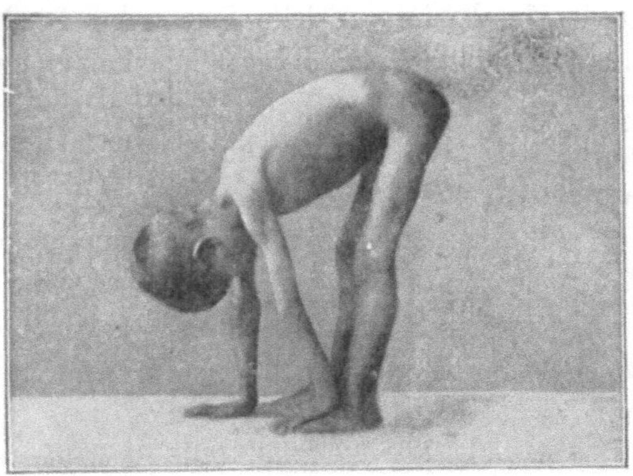

Fig. 220.

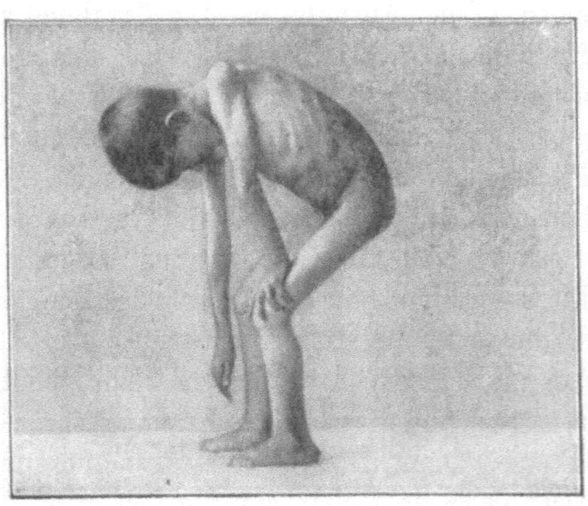

Fig. 221.

Figg. 217—221. Emporkletterndes Aufrichten bei
Dystrophia musculorum progressiva.
Aus Curschmann, Klinische Abbildungen.

Erst im weiteren Verlaufe pflegt die Lähmung auf den Schultergürtel und die Armmuskeln überzugreifen. Mit Vorliebe werden diejenigen Schultermuskeln ergriffen, welche die Skapula gegen den Thorax fixieren (Serratus, Rhomboidei, Trapezius). Der Funktionsausfall dieser Muskelgruppen kommt unter anderem in dem flügelförmigen Abstehen der Schulterblätter zum Ausdruck. Die sogenannten losen Schultern beruhen im wesentlichen auf einer Störung der Serratusfunktion. Von anderen Muskeln des Rumpfes erkrankt fast immer der Pectoralis major et minor sowie der Latissimus dorsi. An den oberen Extremitäten sind vorzugsweise die Oberarmstrecker sowie der Bizeps und Supinator longus beteiligt, während die Handmuskeln meist verschont bleiben. Bei der juvenilen Form der Muskeldystrophie sind die Schulter-Oberarmmuskeln meist frühzeitig und besonders intensiv ergriffen. Von den Beinmuskeln fallen für gewöhnlich die Peronei und Wadenmuskeln der Lähmung anheim.

In vielen Fällen wird auch die Gesichtsmuskulatur in den Bereich der Lähmung miteinbezogen. Die Kranken verlieren hierdurch die Herrschaft über die feineren Gesichtsbewegungen. Die Augen befinden sich in leichter Ptosisstellung, der Augenschluß ist mangelhaft, die Lippen können nicht gespitzt werden. Die Unterlippe fällt durch die eigene Schwere etwas herab, so daß in dem leicht klaffenden Lippenspalt

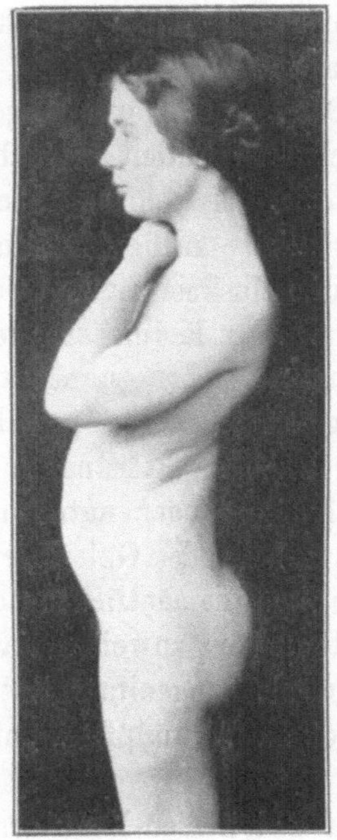

Fig. 222. Lordotische Haltung bei Muskeldystrophie. Die Schwester der Patientin leidet an derselben Krankheit. Eigene Beobachtung.

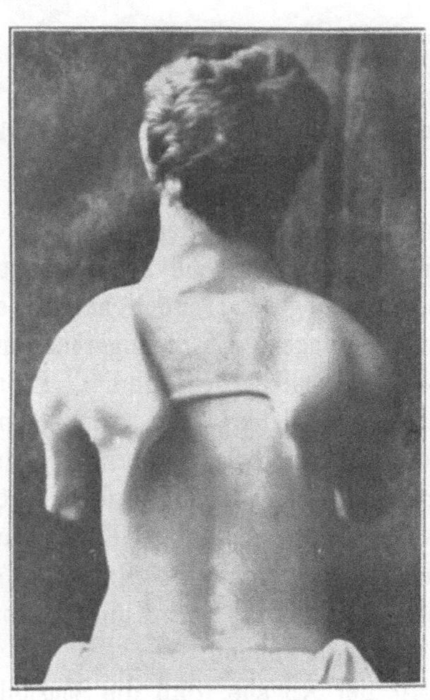

Fig. 223. Hochgradige Atrophie der Schultermuskeln mit Flügelschulterbildung. Eigene Beobachtung.

die Zahnreihen sichtbar werden. Aus der Insuffizienz der mimischen Muskeln resultiert ein als Facies myopathica bezeichneter charakteristischer Gesichtsausdruck (Fig. 113). Zuweilen tritt die Muskeldystrophie primär in den Gesichtsmuskeln auf, um von hier auf den Schultergürtel und die Beckenmuskulatur überzugehen (Typus Duchenne-Dejerine).

Abgesehen davon, daß die Muskeldystrophie in bezug auf die Verteilung der Lähmung recht erheblich von der Lokalisation der spinalen Amyotrophie abweicht, unterscheidet sich auch der Ernährungszustand des myopathisch erkrankten Muskels nicht unwesentlich von der degenerativen Atrophie bei spinaler Muskelatrophie. Im Gegensatz zu der Atrophie des seines trophischen Zentrums beraubten Muskels findet man bei der Dystrophia musculorum progressiva kompliziertere Verhältnisse, indem vielfach nur ein Teil der von der Lähmung betroffenen Muskeln atrophiert, während in anderen Muskelgebieten eine echte oder scheinbare (pseudohypertrophische) Ver-

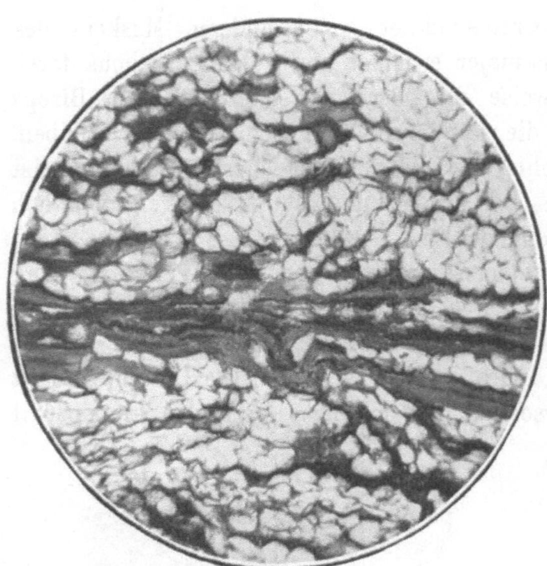

Fig. 224. Schwund der Muskelfibrillen. Starke Fett-
gewebsbildung. 1 : 50.

mehrung des Muskelvolumens zu konstatieren ist. Bei der echten Hypertrophie handelt es sich um Vermehrung und Vergrößerung der Muskelprimitivfasern, während die Pseudohypertrophie auf Konto einer sekundären Fett- und Bindegewebswucherung zu setzen ist. Pseudohypertrophien entwickeln sich mit Vorliebe im Deltoideus, in den Glutäen und Wadenmuskeln. Das Nebeneinanderbestehen von Muskelschwund und Zunahme des Muskelvolumens ist eine für die Muskeldystrophie ungemein charakteristische Erscheinung.

Die Sehnenreflexe pflegen in vollentwickelten Fällen abgeschwächt zu sein oder zu fehlen, doch kommt gelegentlich auch Reflexsteigerung, namentlich an der Achillessehne, vor. Die mechanische Muskelerregbarkeit ist vermindert. Die elektrische Erregbarkeit ist entsprechend der Reduktion des Muskelbestandes herabgesetzt, doch handelt es sich fast ausnahmslos um quantitative Erregbarkeitsänderungen. Entartungsreaktion bildet im Gegensatz zu den spinalen Amyotrophien eine seltene Ausnahme. Mitunter greift die Ernährungsstörung auch auf die Knochen und Gelenke über. Es kommt in diesen Fällen zu Knochenatrophie oder zu Pseudokontrakturen der Gelenke, die durch Kapselschrumpfung oder Gelenkdeformierung bedingt sind. Demgegenüber finden sich in manchen Fällen, namentlich in den Unterschenkeln, echte muskuläre Kontrakturen. Die bei Myopathen zuweilen nachweisbare Wirbelsäulenverkrümmung wird von einigen Forschern als kongenitale Entwicklungsanomalie aufgefasst. Von Komplikationen ist namentlich die Verknüpfung mit geistiger Schwäche zu erwähnen.

Mit der Angabe, daß die Sensibilität intakt bleibt und Blasen-Mastdarmstörungen nicht vorkommen, wäre das klinische Bild der Muskeldystrophie im großen und ganzen erschöpft.

Prognose. Die Prognose des Leidens ist als ungünstig zu bezeichnen. Wenn auch das Leben durch den Krankheitsprozeß selbst meist nicht direkt gefährdet ist, pflegen die Kranken kein hohes Alter zu erreichen, namentlich wenn das Leiden schon in der frühen Kindheit beginnt. Indem die Kranken mit zunehmender Lähmung gänzlich hilflos werden, erliegen sie leicht interkurrenten Krankheiten oder gehen an allgemeinem Marasmus zugrunde, seltener tritt der Tod durch Lähmung der Respirationsmuskulatur ein. Uebereinstimmenden Beobachtungen gemäß gibt die juvenile Form der Muskeldystrophie eine etwas bessere Prognose. Bemerkenswert ist, daß der Krankheitsprozeß ausnahmsweise zum Stillstand kommen kann.

Diagnose. Die Erkennung der progressiven Muskeldystrophie bietet für gewöhnlich keine besonderen Schwierigkeiten. Die Bevorzugung des jugendlichen Alters, das hereditäre bzw. familiäre Auftreten des Leidens, die Lokalisation und der Charakter der Lähmung bieten genügend diagnostische Anhaltspunkte. Unter Berücksichtigung dieser Faktoren wird auch die Abgrenzung der Muskeldystrophie von der spinalen Muskelatrophie keine besonderen Schwierigkeiten machen, es sei denn, daß es sich um die sehr seltenen Uebergangsformen beider Krankheiten handelt. Die näheren Unterscheidungsmerkmale der Muskeldystrophie und spinalen Muskelatrophie sind bereits anfangs berücksichtigt worden.

Solange das Leiden über die ersten Anfangsstadien nicht hinausgekommen ist, sind Fehldiagnosen möglich, namentlich wenn man aus der Art und Weise, wie die Kranken sich aufrichten, zu weitgehende Schlüsse zieht. Wenn auch das Aufrichten der Kranken als ein pathognomonisches Symptom der Muskeldystrophie angesehen werden kann, so kommt andrerseits dieses Phänomen der Muskeldystrophie nicht ausschließlich zu. Zuweilen kann man bei Wirbelkaries sowie entzündlichen Affektionen der Rückenmuskulatur ein ähnliches Verhalten beobachten. Doch sind diese Prozesse durch Schmerzen, lokale Druckempfindlichkeit, eventuell durch das Vorhandensein spinaler Symptome genügend charakterisiert. Der watschelnde Gang, den man häufig bei Muskeldystrophie zu sehen bekommt, ist zuweilen auch durch Rachitis oder Osteomalazie bedingt. Angeborene Muskeldefekte geben mitunter zu Verwechselung mit Muskeldystrophie Anlass. Diagnostisch ist hierbei auf die Lokalisation und mangelnde Progredienz der Symptome Wert zu legen. Seltener bietet die Friedreichsche Krankheit, die Myotonie oder Myasthenie, Anlaß zu differentialdiagnostischen Erwägungen.

Therapie. Die Behandlung der Muskeldystrophie hat bisher keine nennenswerten Resultate aufzuweisen gehabt. Wie bei der multiplen Sklerose ist eine frühzeitige Erkennung des Leidens im Interesse der Kranken dringend geboten, damit die Patienten vor einem Uebermaß körperlicher Anstrengungen bewahrt werden. Dagegen ist eine vorsichtig durchgeführte Uebungsbehandlung in Form aktiver und passiver Bewegungen nützlich und für nicht zu weit vorgeschrittene Fälle empfehlenswert. Der Wert der elektrischen Behandlung ist zweifelhaft, eher ist etwas von vorsichtiger Muskelmassage und milden hydrotherapeutischen Maßnahmen (Thermalbädern) zu erwarten. Auch bei der progressiven Muskeldystrophie kommt die chirurgisch-orthopädische Behandlung, namentlich bei protrahierten Verlaufsformen, in Frage, doch sind die Indikationen für die diesbezüglichen Eingriffe (Tenotomie, Muskel-Sehnenüberpflanzung) enger umgrenzt, als bei der spinalen Kinderlähmung.

Elftes Kapitel.

Die Myotonie (Thomsensche Krankheit).

Die Kenntnis dieses recht seltenen Leidens verdanken wir dem Schleswiger Arzt Dr. Thomsen, in dessen Familie die Krankheit in mehreren Generationen zur Beobachtung kam. Die Myotonie gehört, wie die Muskeldystrophie, in die Klasse der Heredodegenerationen. In den meisten Fällen ist der hereditäre Ursprung des Leidens evident. Das männliche Geschlecht zeigt eine erhöhte Disposition. Der Beginn der Myotonie fällt fast immer in die frühe Kindheit, seltener treten die Erscheinungen der Myotonie

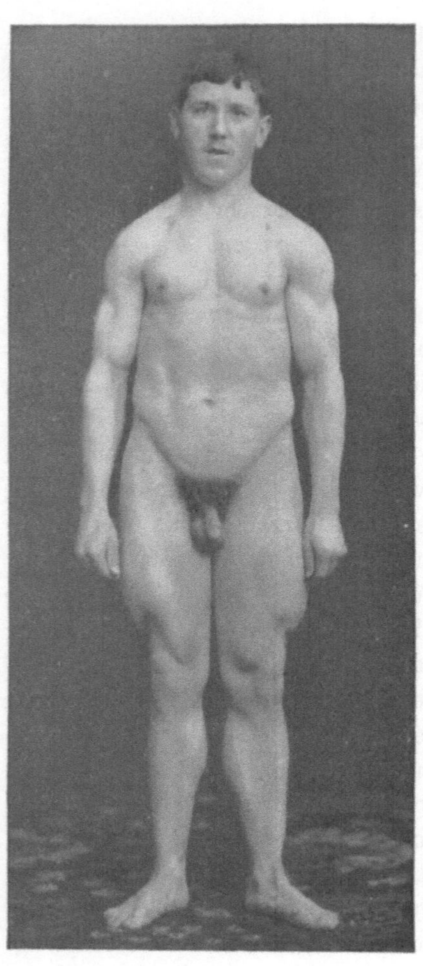

Fig. 225. Myotoniker mit athletischem
Körperbau. Aus Knoblauch, Krankheiten des Zentral-Nervensystems.

erst um die Zeit der Pubertät oder später hervor. Als Gelegenheitsursachen werden Erkältungen (?), Ueberanstrengungen und psychische Traumen erwähnt.

Das pathognomonische Symptom der Myotonie ist die Hemmung der willkürlichen Bewegung durch die im Momente der Muskelanspannung sich einstellende Starre der Muskeln. Es ist ungemein typisch, zu sehen, wie die Myotoniker zur Erreichung des beabsichtigten Effektes gegen die abnorme Muskelrigidität ankämpfen, bis mit der mehrfachen Wiederholung der Bewegung eine genügende Erschlaffung der Muskulatur erzielt wird. Die Störung des normalen Muskelerregungsablaufes macht sich besonders bei raschen, präzisen Muskelbewegungen bemerkbar, während kontinuierliche Bewegungen gut von statten gehen. So können dieselben Kranken, die beim Aufstehen und bei Gehversuchen zunächst außerordentlich gehemmt sind, ohne Mühe stundenlang marschieren, radfahren und tanzen. Die Eigenart der myotonischen Störung bewirkt, daß die Patienten zu feineren Arbeiten nicht befähigt sind, wenngleich sie als körperliche Arbeiter in manchen Berufen genügende Leistungen aufweisen. Zum Militärdienst sind Myotoniker nicht tauglich. Von einer Lähmung kann bei der myotonischen Störung nicht die Rede sein, im Gegenteil zeigen die Patienten nicht selten einen athletischen Körperbau (Fig. 225).

In nahezu gesetzmäßiger Weise pflegen die Muskeln der an Myotonie leidenden Patienten eine Aenderung des elektrischen Verhaltens zu zeigen. Während die galvanische und faradische Nervenerregbarkeit bei Einzelreizen keine nennenswerten Störungen zeigt, kommt es bei der direkten Muskelreizung mit Einzelschlägen zu einer langsam ansteigenden wurmförmigen Kontraktion mit abnormer Nachdauer. Es tritt also an die Stelle der blitzartigen Zuckung eine tonische Muskelkontraktion, welche nach Aufhören des elektrischen Reizes noch 10—20 Sekunden bestehen bleibt. Diese von Erb als „Myotonische Reaktion“ beschriebene Zuckungsanomalie läßt sich am besten von Muskeln aus mit faradischen Strömen erzielen, doch tritt die myotonische Reaktion auch bei anhaltender Reizung des Nerven mit stärkeren faradischen oder galvanischen Strömen ein.

Eine weitere der Myotonie zukommende Erscheinung ist die Steigerung der mechanischen Muskelerregbarkeit. Führt man z. B. mit dem Perkussionshammer oder der Fingerkuppe einen kurzen Schlag gegen einen Muskel aus, so kommt es zu einer zirkumskripten, tonischen Zusammenziehung mit abnormer Nachdauer der Kontraktion. Hierbei kann die in Kontraktion versetzte Muskelstelle als Wulst prominieren oder zur Bildung einer Delle Veranlassung geben.

Die Reflexe bieten für gewöhnlich nichts Bemerkenswertes, zuweilen sind jedoch, wohl infolge der abnormen Muskelrigidität, die Patellarreflexe nicht auslösbar. Sensible Störungen gehören nicht zum Bilde der Myotonie. Von Komplikationen ist die Neigung zu Epilepsie, Migräne, namentlich aber zu psychischen Störungen zu erwähnen. Auf verwandtschaftliche Beziehungen der primären Myopathien deutet das gelegentliche Vorkommen umschriebener oder allgemeiner Muskelatrophien nach Art der Dystrophia musculorum hin. Ungewöhnlich ist es, daß die myotonischen Erscheinungen sich nur auf einen Teil der Körpermuskulatur erstrecken (Myotonia partialis) oder daß die Myotonie sporadisch, d. h. als erworbenes Leiden auftritt. Nicht scharf von der Myotonie zu trennen ist die Paramyotonie, die sich durch die Abhängigkeit der myotonischen Erscheinungen von der Temperatur (Kälte) unterscheidet.

Was die Natur der Thomsenschen Krankheit anbetrifft, so sind mangels positiver Befunde am Nervensystem die Mehrzahl der Forscher geneigt, die Myotonie für eine heredodegenerative Erkrankung des Muskelsystems zu halten und mit anderen primären Myopathien (Muskeldystrophie, Muskelhypertrophie) in Parallele zu setzen. Für diese Auffassung sprechen auch die sowohl an exzidierten Muskelstücken sowie am Leichenmaterial erhobenen Befunde, die mehrfach eine Hypertrophie der Muskelprimitivfasern und Vermehrung der Sarkolemmkerne ergeben haben.

Die Prognose der Myotonie ist quoad restitutionem ungünstig, quoad vitam gut, Heilung ist bisher nicht beobachtet worden, andrerseits zeigt das Leiden keine Neigung zum Fortschreiten. Vielfach gewöhnen sich die Kranken durch eine dem Zustand ihrer Muskeln angepaßte Inanspruchnahme an das Leiden.

Therapeutisch kommt eine konsequente gymnastische und Massagebehandlung in Frage.

Anhang.

Die Myatonia congenita.

Dieses seltene Leiden, dessen Kenntnis wir H. Oppenheim verdanken, läßt sich ebenfalls unter die Heredodegenerationen registrieren, wenngleich bisher nur ausnahmsweise ein familiäres Vorkommen beobachtet worden ist. Dagegen ist das Leiden immer angeboren. Die Myatonie besteht, wie der Name in prägnanter Weise zum Ausdruck bringt, in einer abnormen Verminderung des Muskeltonus. Aehnlich wie in vorgerückten Tabesfällen sind bei myatonischen Patienten abnorme Ueberstreckungen der Glieder möglich. Die Glieder sind schlaff und lassen sich wie „lose Anhängsel" bewegen. Die willkürliche Beweglichkeit der Muskeln ist in schweren Fällen hochgradig beschränkt, sodaß die Kranken weder sitzen noch stehen können, jedoch findet man bei genauerer Untersuchung meist Reste von Beweglichkeit. Die Kniesehnenreflexe sind aufgehoben. Atrophien und Pseudohypertrophien sind der Myatonie fremd. Die elektrische Erregbarkeit ist quantitativ herabgesetzt, Entartungsreaktion kommt nicht vor. In einer Anzahl von Fällen entwickeln sich Kontrakturen der unteren Extremitäten.

Die nosologische Stellung der Myatonie ist noch nicht genügend geklärt, aller Wahrscheinlichkeit nach gehört das Leiden zu den primären Myopathien. Für die Differentialdiagnose kommt besonders die Muskeldystrophie sowie die Poliomyelitis in Frage. Gegenüber diesen Krankheiten ist die Myatonie besonders durch das Fehlen von Atrophien sowie den kongenitalen Charakter ausgezeichnet. Pseudomyatonische Zustände sieht man gelegentlich bei rachitischen sowie syphilitischen Knochenprozessen.

Die Prognose ist nicht ganz ungünstig, wenigstens ist mehrfach Besserung des Zustandes beobachtet worden.

Zwölftes Kapitel.

Die Myelitis.

Eine das Wesen der Myelitis treffende Begriffsbestimmung zu geben, ist zurzeit mangels einheitlicher pathologisch-anatomischer Befunde unmöglich. Als Myelitis bezeichnet man für gewöhnlich die in der Substanz des Rückenmarks sich entwickelnden, nicht spezifischen Entzündungs- und Erweichungsprozesse. Was die Häufigkeit des Leidens anbetrifft, so möchte ich mich nach meinen persönlichen Erfahrungen denjenigen Autoren anschließen, die die Myelitis zu den selteneren Rückenmarkserkrankungen rechnen, jedenfalls tritt im Material des Städt. Krankenhauses Moabit die Myelitis an Häufigkeit weit hinter die multiple Sklerose und Lues spinalis zurück. Die Myelitis ist an kein bestimmtes Alter gebunden, wenngleich das mittlere Alter bevorzugt wird. Bei Kindern und Greisen ist das Leiden selten.

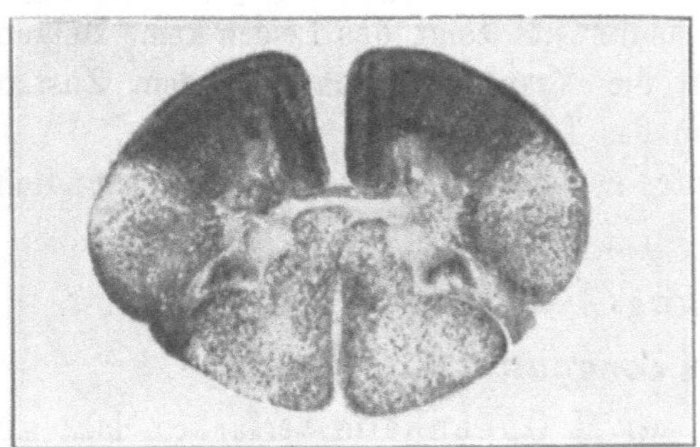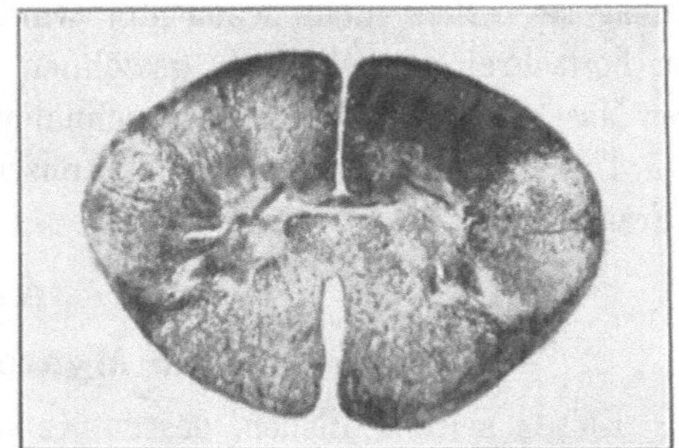

Fig. 226. Inkomplette Querschnittsmyelitis. Nach Präparaten von Prof. C. Benda.
Patholog.-Anatom. Institut Krankenhaus Moabit.

Aetiologie. Während man früher geneigt war, körperliche Ueberanstrengungen, Erkältungen, Gemütsbewegungen und sexuelle Exzesse für die Entstehung des Leidens verantwortlich zu machen, wird heute für die Mehrzahl der Fälle ein toxisch-infektiöser Ursprung angenommen. In einer nicht kleinen Anzahl der Fälle tritt die Myelitis im direkten Anschluß an akute Infektionskrankheiten wie Erysipel, Scharlach, Pertussis, Sepsis, Pneumonie, Endokarditis oder Angina auf. Erwiesen ist, daß die Gonorrhoe eine Myelitis im Gefolge haben kann (eigene Beobachtung). Beachtung verdient die Tatsache, daß man in der Anamnese von Individuen, die an Myelitis erkranken, relativ häufig einer überstandenen Lues begegnet. Ebenso wie die Lues schafft auch die Gravidität eine Disposition für die Myelitis. In nahen Beziehungen zur Myelitis stehen die bei anämischen und kachektischen Zuständen vorkommenden Rückenmarksaffektionen, welche mit Vorliebe bestimmte Fasersysteme ergreifen (funikuläre Myelitis, S. 131). In einer Anzahl von Fällen bleibt die Aetiologie der Myelitis dunkel.

Pathologische Anatomie. Während das Rückenmark bei makroskopischer Betrachtung meist nichts Auffälliges darbietet, geben sich die erweichten Partien bei der Palpation häufig durch einen verminderten Konsistenzgrad zu erkennen. Auf einem Querschnitt fällt das Verwaschensein der Rückenmarkszeichnung auf, die graue Substanz geht ohne scharfe Grenzen in die weiße, leicht gelblich oder rötlich verfärbte Umgebung über. Deutlicher treten die makroskopisch erkennbaren Veränderungen an dem mit Chrom vorbehandelten Rückenmark hervor. Näheren Aufschluß über die Art der myelitischen Veränderungen erhält man durch die mikroskopische Untersuchung des gehärteten Schnittes. Es lassen sich für die Myelitis zwei verschiedene anatomische Typen aufstellen, einen, bei dem primär die nervösen Elemente ergriffen werden und einen zweiten, bei dem die kleinzellige Infiltration vorherrscht und der Untergang der Achsenzylinder, Markscheiden und Ganglienzellen einen sekundären Vorgang bildet. • Bei dieser infiltrativen oder interstitiellen Myelitis sind die Gefäße fast immer mitbeteiligt; außer Hyperämie und kapillären Blutungen findet man vielfach Veränderungen der Gefäßwände und perivaskuläre Infiltrate. Der Ausgang des Prozesses ist meist der, daß durch sekundäre Wucherung der Neuroglia eine Vernarbung zustande kommt, doch kann namentlich bei der interstitiellen Myelitis auch eine Restitutio ad integrum erfolgen.

Ueber die Ausbreitung des Krankheitsprozesses lassen sich keine allgemeinen Angaben machen. In der Mehrzahl der Fälle ist ein den größten Teil des Querschnitts durchsetzender Hauptherd vorhanden. In anderen Fällen, namentlich gilt dies für die akute disseminierte Myelitis bzw. Myelo-Enzephalitis, findet man multiple erbsen- bis kirschkerngroße Herde. Eine bevorzugte Lokalisation der Querschnittsmyelitis ist das Dorsalmark. Die bei schweren Anämien und kachektischen Zuständen vorkommenden Myelitiden schädigen mit Vorliebe bestimmte Fasersysteme, z. B. die Seiten- und Hinterstränge. Es entstehen auf diese Weise pseudosystematische Strangerkrankungen, doch kann, wie in einer eigenen Beobachtung, auch der ganze Querschnitt des Rückenmarks ergriffen werden. Bei Querschnittsherden kommt es zu einer sekundären Degeneration der auf- und absteigenden Bahnen.

Symptomatologie. Die Myelitis beginnt für gewöhnlich akut. Parästhesien oder leichte ziehende Schmerzen eröffnen meistens die Szene. Es folgt die motorische Lähmung, die sich in einigen Tagen zur Höhe entwickelt, nicht selten jedoch zur völligen Ausbildung eines Zeitraumes von einigen Wochen bedarf; sensible Ausfallserscheinungen und Blaseninsuffizienz vervollständigen das klinische Bild. Ausnahmsweise setzen die Erscheinungen der Myelitis apoplektiform ein. Ebenso ungewöhnlich ist auch die Myelitis mit chronischem Beginn und langsamer Steigerung der Symptome. Fieber ist im akuten Stadium der Myelitis meist vorhanden.

Symptomatologisch betrachtet, bietet die Myelitis ein wenig einheitliches Bild. Sitz und Ausbreitung des Prozesses bedingen erhebliche klinische Varietäten. Die dorsale Querschnittsmyelitis bietet auf der Höhe der Entwicklung folgende Erscheinungen: Es besteht eine Paraplegie der Beine mit Erhöhung des Tonus und Steigerung der Reflexe. Pathologische Reflexe, namentlich das Babinskische Zeichen, sind meist vorhanden. Motorische Reizerscheinungen in Gestalt unwillkürlicher, ruckartiger Bewegungen sind ein häufiges, dem Kranken ungemein lästiges Begleitsymptom der myelitischen Lähmung. In einer Anzahl von Fällen ist die Lähmung im Anfang schlaff und mit Verlust der Reflexe verknüpft. Doch pflegt im weiteren Verlauf die schlaffe Lähmung meist in eine spastische überzugehen. Die Bedingungen, unter denen diese mit der Funktion der Pyramidenbahnen nicht ohne weiteres zu vereinbarenden Verhältnisse zustande kommen, sind im einzelnen noch nicht genügend geklärt. Als sicher ist jedoch anzunehmen, daß bei dauernder Areflexie und Hypotonie eine Läsion des Reflexbogens vorhanden ist.

Die sensible Lähmung, die bei transversaler Myelitis dem obersten geschädigten Segmente entspricht, betrifft alle Qualitäten einschließlich des Lagegefühls. Der anästhetischen Zone ist zuweilen eine gürtelförmige hyperästhetische Zone überlagert. Die Unterbrechung der zur Blase und zum Mastdarm ziehenden Bahnen führt zu Verlust der willkürlichen Blasen- und Mastdarmentleerung. Dekubitus ist ein häufiges, meist die Prognose entscheidendes Symptom (Fig. 227). Störungen der Muskeltrophik gehören nicht zum Bilde der Myelitis, vielmehr pflegen die gelähmten Muskeln ihr normales Volumen sowie ihre normale elektrische Erregbarkeit zu behalten.

Sitzt der Krankheitsprozeß in der Höhe des unteren Zervikalmarkes, so tritt zu den bisherigen Symptomen eine degenerativ-atrophische Lähmung der Arme. Die sensible Lähmung geht bei zervikaler Lokalisation auch auf die oberen Extremitäten über und reicht am Stamm ungefähr bis zur Höhe der Achsel. Inkonstant wird das okulo-pupilläre Symptom angetroffen. Bei noch höherem Sitz fällt auch die Atmungsmuskulatur in den Bereich der Lähmung, die motorische Lähmung zeigt an allen vier Extremitäten spastischen Charakter. Ist das Lumbalmark ergriffen, so kommt es zu einem Erlöschen der Patellarreflexe bei gleichzeitiger Steigerung der Achillesreflexe. Bei der sehr seltenen isolierten Sakralmyelitis sind die Achillesreflexe erloschen, gleichzeitig ist permanente Inkontinenz für Harn und Stuhlgang vorhanden.

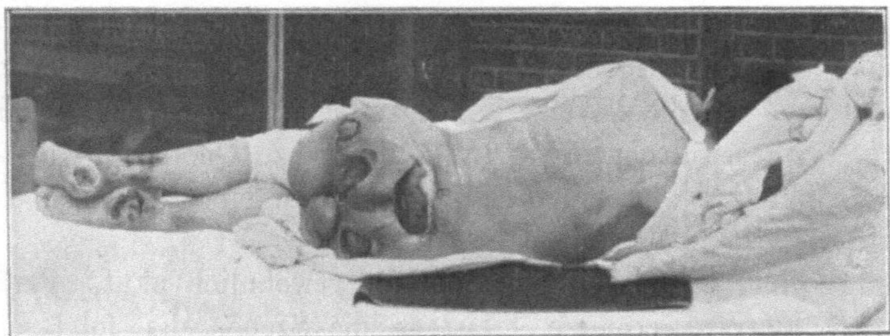

Fig. 227.　Multiple Dekubitalgeschwüre der Gesäßgegend und der Unterschenkel.　Eigene Beobachtung.

Nicht immer handelt es sich bei der Myelitis um eine totale Querschnittsunterbrechung, die wir der symptomatologischen Besprechung zu Grunde gelegt haben. Nimmt der myelitische Prozeß nur einen Teil des Querschnitts ein, so sind weniger komplette Ausfallserscheinungen zu erwarten. Als Regel ist hierbei zu betrachten, daß ceteris paribus die Motilität schwerer geschädigt wird als die Sensibilität, wie ja im allgemeinen die sensiblen Bahnen sich gegenüber den verschiedenartigsten Schädigungen als resistenter erweisen. So braucht bei einer, die Lokomotion aufhebenden Paraparese der Beine die Sensibilität nur quantitativ verringert zu sein, ja es kann selbst jede Gefühlsstörung ausbleiben. Zuweilen findet sich bei der Myelitis eine partielle Empfindungsstörung, recht selten ist das Vorkommen des Brown-Séquardschen Komplexes.

Eine Sonderstellung nimmt die disseminierte Myelitis ein, deren anatomisches Substrat sich für gewöhnlich nicht auf das Rückenmark beschränkt, weshalb man auch von diffuser Enzephalo-Myelitis spricht. Die klinischen Erscheinungen dieses, zur multiplen Sklerose in nahen Beziehungen stehenden Leidens weisen auf eine multiple Ausbreitung des Krankheitsprozesses hin. Neben den Zeichen der Myelitis wird man in diesen Fällen nicht selten das eine oder andere zerebrale Symptom nachweisen können. In einer eigenen Beobachtung von Enzephalo-Myelitis war es unter schweren zerebralen

Allgemeinerscheinungen zu Neuritis optica gekommen. Aehnliche Befunde sind auch von anderen Autoren erhoben worden.

Verlauf und Prognose. Die Myelitis beginnt in der Regel akut und pflegt sich in einigen Tagen, seltener Wochen zur Höhe zu entwickeln. In einer Minderzahl der Fälle setzt die Lähmung apoplektiform ein. Das Anfangsstadium ist meist von Fieber begleitet, stärkere Temperaturerhebungen im Verlaufe der Myelitis sind auf Komplikationen (Dekubitus, Pyelo-Nephritis) zu beziehen (Fig. 228). Die chronische Myelitis, d. h. diejenige Form der Myelitis, die in schleichender Weise beginnt und zur vollen Ausbildung Monate, selbst Jahre braucht, ist ein sehr seltenes Leiden. Die von älteren Autoren vertretene Ansicht, daß die Myelitis chronica eine häufige Erkrankung sei, beruht auf Verwechslung mit Kompressionsmyelitis, multipler Sklerose, Lues spinalis oder Rückenmarkstumor.

Die Querschnittsmyelitis gibt eine schlechte Prognose. Wo die Zeichen der Leitungsunterbrechung komplett sind, insbesondere wo Anästhesien und Blasenstörungen wesentlich hervortreten, kann nur ausnahmsweise auf Heilung gerechnet werden. Der Exitus tritt gewöhnlich infolge von Dekubitus, Urosepsis oder Marasmus ein. Das Hinzukommen eines trotz rationeller Behandlung weiter um sich greifenden Dekubitus

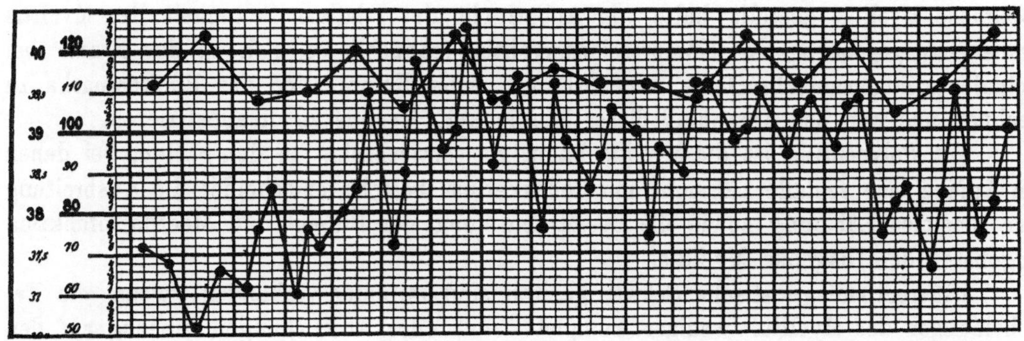

Fig. 228. Septische Fieberkurve bei Myelitis mit schwerem Dekubitus. Eigene Beobachtung.

ist ein ominöses Zeichen, doch kann ausnahmsweise auch unter diesen Umständen noch eine Heilung erzielt werden. Ich selbst sah bei Querschnittsmyelitis einen tiefgreifenden, brandigen Dekubitus unter permanenter Badebehandlung im Verlauf von mehreren Monaten zur Rückbildung gelangen.

Eine bessere Prognose gibt die diffuse Myelo-Enzephalitis. Desgleichen pflegt die an akute Infektionskrankheiten sich anschließende Myelitis günstiger zu verlaufen. Im Durchschnitt beträgt die Dauer der die Mehrzahl bildenden, letal endenden Fälle 1—2 Jahre.

Diagnose. Die Erkennung der Querschnittsmyelitis begegnet meist keinen erheblichen Schwierigkeiten. Der akute, meist von Fieber begleitete Beginn, die schnell eintretende Lähmung, das Verhalten der Sensibilität sowie das Ergriffensein von Blase und Mastdarm bieten genügend Anhaltepunkte für einen die Rückenmarksleitung aufhebenden Prozeß. Unter diesen Umständen ist die Diagnose Myelitis transversa sicher, wenn Kompression des Rückenmarks ausgeschlossen werden kann. Häufig gibt die Anamnese Aufschluß über den Charakter des Leidens. Ist eine längere Schmerzprodrome der Lähmung vorausgegangen, so handelt es sich mit großer Wahrscheinlichkeit um Kompressionsmyelitis, für die wiederum als häufigste Ursache die

Tuberkulose der Wirbelsäule in Betracht kommt. Beachtenswert ist, daß die Rückenmarkslähmung die erste Manifestation der Wirbelkaries sein kann. Für Spondylitis spricht, wenn keine lokale Deformität vorhanden ist, eine zirkumskripte Druckschmerzhaftigkeit der Wirbelsäule etwas oberhalb der anästhetischen Zone. Nicht selten wird auch die Situation durch den Nachweis einer zu Wirbelkaries disponierenden Erkrankung (Lungentuberkulose, Mammakarzinom usw.) geklärt. Im Zweifelfalle kann die radiographische Untersuchung der Wirbelsäule wertvolle Aufschlüsse geben. Ein praktisches Interesse hat die Unterscheidung der Myelitis von der Rückenmarksneubildung, namentlich der extramedullären. Die intramedulläre Neubildung kann so weitgehende Uebereinstimmung mit der Myelitis zeigen, daß eine sichere Unterscheidung bisweilen unmöglich wird. Seltener ist dies beim extramedullären Tumor der Fall. Hier pflegt die Entscheidung im Hinblick auf die initialen Reizerscheinungen und die weiteren durch das Wachsen der Geschwulst bedingten Symptome der Rückenmarkskompression nur dann Schwierigkeiten zu machen, wenn das Leiden, wie es selten vorkommt, nicht von Schmerzen begleitet ist. Ich selbst verfüge über zwei Beobachtungen, bei denen extramedulläre Tumoren unter dem Bilde der Myelitis verliefen. Der eine von meinen Fällen, den ich erst in einem vorgerückteren Stadium zu sehen bekam, stand von Anfang an in der Beobachtung eines anerkannten Spezialisten, der ebenfalls die Diagnose Myelitis gestellt hatte. In Anbetracht der relativen Seltenheit der Myelitis transversa gegenüber der Kompressionsmyelitis empfiehlt es sich in der Praxis bei spinaler Leitungsunterbrechung zunächst mit einer Kompression des Rückenmarks zu rechnen und erst bei Ausschluß dieser Möglichkeit Myelitis zu diagnostizieren.

Mit Polyneuritis ist die Myelitis kaum zu verwechseln. In den Fällen, bei denen im Anfang eine schlaffe Lähmung mit Reflexverlust besteht, entscheidet die Ausbreitung der sensiblen Lähmung sowie die Beeinträchtigung der Blasen- und Mastdarmfunktion zugunsten der Diagnose Myelitis.

Differentialdiagnostische Schwierigkeiten sind mitunter vorhanden, wenn die Erscheinungen der Myelitis weniger komplett sind oder Abweichungen inbezug auf den Beginn und weiteren Verlauf des Leidens vorliegen. Unter diesen Umständen kommt für die Differentialdiagnose besonders die Lues spinalis, multiple Sklerose und Hämatomyelie in Betracht. Für Lues spricht eine stärkere Schmerzbetonung, das Vorhandensein des Brown-Séquardschen Komplexes, die Neigung zu Remissionen und Exazerbationen, Pleozytose des Liquors sowie eine positive Nonnesche oder Wassermannsche Reaktion, s. S. 28. Die multiple Sklerose entfernt sich in typischen Fällen so weit von dem Bilde der Myelitis, daß eine Verwechslung kaum möglich ist. In den nicht häufigen Fällen, in denen die multiple Sklerose mit Querschnittssymptomen beginnt, kann jedoch die Beurteilung schwierig werden. Die Unterscheidung der disseminierten Myelitis von der multiplen Sklerose ist nur durch den weiteren Verlauf möglich. Bei apoplektiformem Beginn ist die Myelitis gegen Hämatomyelie abzugrenzen. Unterscheidungsmerkmale sind die fehlenden oder nur geringen Temperaturerhebungen sowie die der Hämatomyelie zukommende Bevorzugung der grauen Substanz.

Therapie. Die Behandlung der Myelitis ist eines der trübsten Kapitel der Neurologie. Wenigstens kennen wir kein Mittel, von dem wir uns einen auch nur einigermaßen sicheren Erfolg versprechen könnten. Wo der Verdacht einer Lues vorhanden ist, kommt die antisyphilitische Therapie in Frage. Auch in den Fällen, in denen die Myelitis sich an eine luetische Infektion anschließt, ohne daß die Erscheinungen auf einen spezifischen Rückenmarksprozeß hinweisen, empfiehlt sich die Einleitung einer

Schmier- oder Spritzkur. Wenn auch der Nutzen der spezifischen Behandlung bei dieser Form der Myelitis zweifelhaft ist, so darf man in Anbetracht der geringen Leistungsfähigkeit der Myelitistherapie kein Mittel unversucht lassen.

Die Hauptaufgabe des Arztes besteht bei der Myelitis darin, die Pflege und Ernährung des Kranken richtig zu leiten. Die Nahrung soll kräftig und leicht verdaulich sein. Wo Neigung zu Obstipation besteht, empfiehlt sich die Darreichung von Obst, Kompotten, Honig, Buttermilch usw. Das Hauptaugenmerk ist auf die Verhütung von Dekubitus zu legen. Wenn auch zuzugeben ist, daß in einer Anzahl von Fällen trotz bester Pflege und Wartung Druckbrand nicht vermieden werden kann, so läßt sich doch durch peinliche Abwartung des Kranken das die Prognose meist besiegelnde Ereignis häufig verhüten. Oberflächliche Hautmazerationen schützt man zweckmäßig durch Empl. Zinci oder bedeckt sie mit einer Zinkpastenschicht, die auf eine nicht zu kleine Mullunterlage gestrichen wird. Schmierig belegte, tiefgreifende Geschwüre tamponiert man mit Jodoformgaze oder Kampferwein aus, nachdem man vorher die Wundhöhle mit Wasserstoffsuperoxyd gereinigt hat. Häufig sind auch chirurgische Eingriffe notwendig. Fistelgänge werden gespalten, schmierige Granulationen abgetragen, Abszesse eröffnet und der Geschwürsgrund mit dem Paquelin verschorft.

Bei Harnretention ist 2—3maliges Katheterisieren notwendig. Ist trotz antiseptischer Kautelen eine Zystitis erfolgt, so macht man zweckmäßig von Blasenspülungen Gebrauch. Innerlich gibt man Salol oder Urotropin. Ist die Myelitis in ein chronisches Stadium eingetreten, so ist Elektrizität und Massage am Platze. Heiße Bäder wirken durch temporäre Herabsetzung der Spasmen wohltätig.

Anhang.

1. Der Rückenmarksabszeß.

In Anbetracht der Seltenheit des Vorkommens und der Unsicherheit der Diagnose spielt der Rückenmarksabszeß in der Neuropathologie keine Rolle. Der für gewöhnlich auf die graue Substanz lokalisierte Rückenmarksabszeß wird meist in Gemeinschaft mit eitriger Meningitis angetroffen. Rückenmarksabszesse entstehen entweder per contiguitatem durch Einwanderung von Mikroben aus benachbarten Eiterherden oder auf metastatischem Wege. Die Symptome stimmen größtenteils mit denen der akuten Myelitis überein. Wo der Prozeß zunächst auf die Meningen beschränkt bleibt, gehen den spinalen Symptomen die Zeichen der meningitischen Reizung voraus.

Die Prognose ist nach den bisherigen Erfahrungen durchweg letal. In den meisten Fällen tritt der Exitus nach wenigen Tagen ein. Die Diagnose wird gegenüber der akuten Myelitis nur in den Fällen mit einiger Wahrscheinlichkeit gestellt werden können, in denen ein Ausgangspunkt des Abszesses nachweisbar ist.

2. Die Taucherkrankheit (Caisson disease).

Dieses seltene Leiden betrifft ausschließlich Individuen, die, wie Taucher, Brückenund Hafenarbeiter, sich längere Zeit unter Wasser in versenkbaren Kästen, sog. Caissons, aufhalten. Bei dieser Kategorie von Arbeitern, die gezwungen sind, unter einem Luftdruck zu arbeiten, der den athmosphärischen Druck um das 2—4fache übertrifft, hat man wiederholt die Wahrnehmung gemacht, daß unmittelbar nach dem Verlassen der Taucherglocke sich stürmische spinale, seltener zerebrale Erscheinungen bemerkbar machen. In den meisten Fällen kommt es unter heftigen Schmerzen zu einer Paraplegie mit gleichzeitiger Sphinkterenlähmung. Die Prognose hängt von der Schwere der Symptome ab. Neben leichteren nach einigen Wochen in Heilung ausgehenden Fällen kommen Defektheilungen, sowie letal ausgehende Zustände vor. Das Leiden wird von manchen Autoren auf eine durch die Erniedrigung des Luftdruckes bedingte Blutentgasung mit sekundärer Luftembolie der Spinalarterien zurückgeführt.

Dreizehntes Kapitel.

Die multiple Sklerose.

Die multiple Sklerose bevorzugt das jugendliche Alter. Die Haupterkrankungsziffer weist das 25. bis 35. Lebensjahr auf. Oberhalb des 45. Lebensjahres ist das Leiden recht selten, ausnahmsweise fällt der Beginn in die Zeit der Pubertät oder das frühe Kindesalter. Im Gegensatz zu früheren Anschauungen ist die multiple Sklerose ein häufiges Leiden, das durch seine weite Verbreitung und Bevorzugung des erwerbsfähigen Alters eine gewisse soziale Bedeutung gewinnt. Seitdem wir in der Lage sind, die multiple Sklerose auch in ihren ersten Anfängen mit ziemlicher Sicherheit zu diagnostizieren, müssen wir das Leiden zu den häufigsten spinalen Affektionen rechnen. Im Material des Städtischen Krankenhauses Moabit wird die multiple Sklerose allein durch die Tabes an Häufigkeit übertroffen.

Aetiologisch ist die Krankheit noch wenig erforscht. Zwar werden von einzelnen Autoren ätiologische Angaben in bestimmter Richtung gemacht, doch handelt es sich meist um eine Verallgemeinerung von Einzelerfahrungen, denen keine allgemeine Beweiskraft zuerkannt werden kann. Sind wir auch nicht in der Lage, die multiple Sklerose auf eine einheitliche Grundlage zurückzuführen, so unterliegt es andrerseits keinem Zweifel, daß die Infektion in der Aetiologie des Leidens eine gewisse Rolle spielt.

Den bisher beobachteten Fällen, in denen die multiple Sklerose sich an Influenza, Typhus, Scharlach, Masern, Pertussis, Pneumonie und Gelenkrheumatismus anschloß, möchte ich zwei eigene Beobachtungen hinzufügen, in denen ein Erythema nodosum und eine septische Appendizitis vorausgegangen war. Für die toxische und traumatische Entstehung des Leidens lassen sich einige Beispiele aus der Literatur anführen, ebenso ist auch der Einfluß des Puerperiums erwiesen. Skeptischer muß man der Angabe gegenüberstehen, daß die multiple Sklerose durch Erkältungen oder Gemütsbewegungen bedingt sein kann. Die Auffassung Strümpells, daß die multiple Sklerose ein in der Keimanlage begründetes (endogenes) Nervenleiden sei, hat im großen und ganzen wenig Anklang gefunden. Wie die Dinge heute liegen, sind wir bei kritischer Verwertung der ätiologisch in Betracht kommenden Faktoren in der Mehrzahl der Fälle nicht in der Lage, eine befriedigende Erklärung für das Zustandekommen der Krankheit zu geben.

Pathologische Anatomie. Die histologischen Veränderungen der multiplen Sklerose erstrecken sich wahllos über die graue und weiße Substanz des Hirns und Rückenmarks. Nicht selten werden auch die peripheren Hirnnerven, besonders der N. opticus,

in Mitleidenschaft gezogen. Es handelt sich um Flecken von mikroskopischer Ausdehnung bis zu Bohnengröße, die sich durch einen grauen oder rötlichgrauen Farbenton
scharf von der Umgebung abheben. Bei Durchmusterung einer größeren Anzahl von
Präparaten gewinnt man den Eindruck, daß eine Bevorzugung der grauen Substanz
nicht existiert. Prädilektionsstellen sind das verlängerte Mark, die Brücke, das

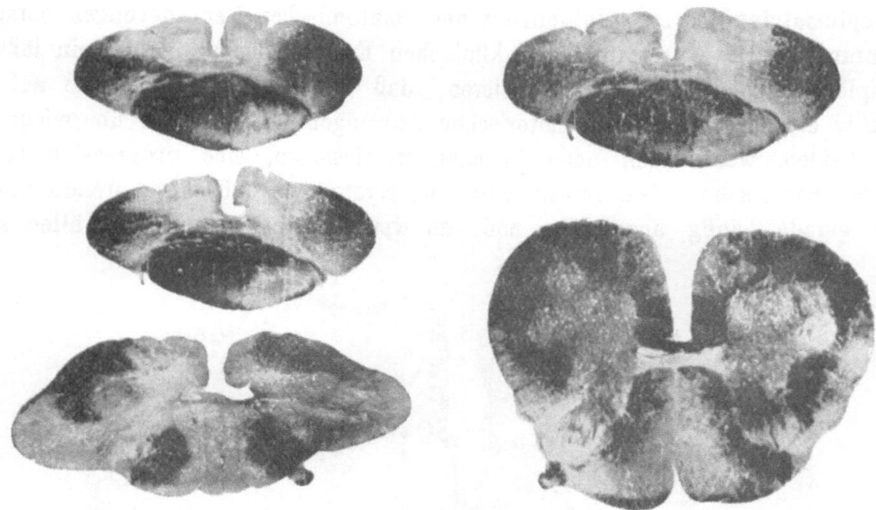

Fig. 229. Schnitte durch das Rückenmark in verschiedenen Höhen. Markscheidenfärbung.
Die hellen Stellen entsprechen den sklerotischen Partien. Nach Präparaten von Prof. C. Benda.
Patholog.-Anatom. Institut Städt. Krankenhaus Moabit.

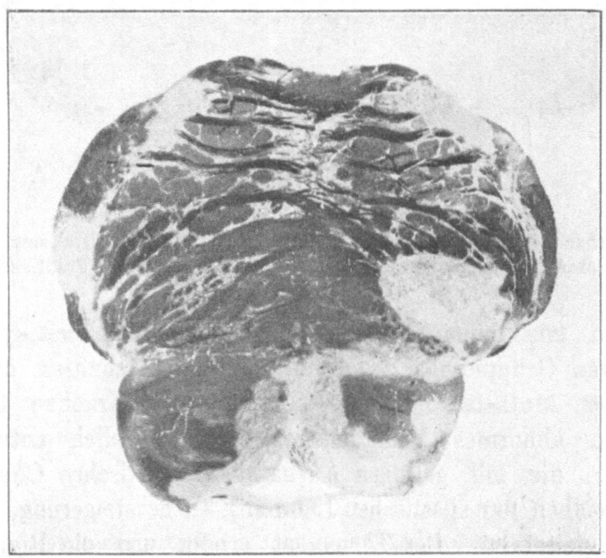

Fig. 230. Schnitt durch die Brücke. Nach einem Präparate von H. Hirschfeld.

Chiasma opticum und die Gegend der Ventrikel (Fig. 231). Charakteristisch für die
multiple Sklerose ist, wie schon von Charcot hervorgehoben wurde, der Untergang
der Markscheiden bei relativer Intaktheit der Axenzylinder. Die Persistenz der Axenzylinder erklärt, warum selbst bei vorgeschritteneren anatomischen Veränderungen eine
leidliche zentrifugale und zentripetale Nervenleitung möglich ist. Ueber das Wesen des

Krankheitsprozesses, dessen Endstadium ein an nervösen Elementen armes, gliöses Bindegewebe bildet, gehen die Meinungen der Autoren auseinander. Insbesondere untersteht die Frage der Diskussion, inwieweit es sich bei der multiplen Sklerose um einen primär entzündlichen oder primär degenerativen Vorgang handelt. Daß die multiple Sklerose aus einer disseminierten Entzündung des Hirns und Rückenmarks hervorgehen kann, wird durch mehrere Erfahrungen belegt.

Symptomatologie. Der Multiplizität der anatomischen Veränderungen entspricht der Reichtum und die Variabilität der klinischen Erscheinungen. Allgemein läßt sich die multiple Sklerose dahin charakterisieren, daß die Krankheitssymptome auf einen diffusen Sitz hinweisen, daß die motorischen Störungen die sensiblen überwiegen und daß das Leiden, wenn auch unter häufigen Remissionen, eine progressive Tendenz zeigt. Die Charcotsche Trias, Intentionstremor, Nystagmus und skandierende Sprache, ist nicht gerade häufig anzutreffen und am wenigsten bei inzipienten Fällen zu er-

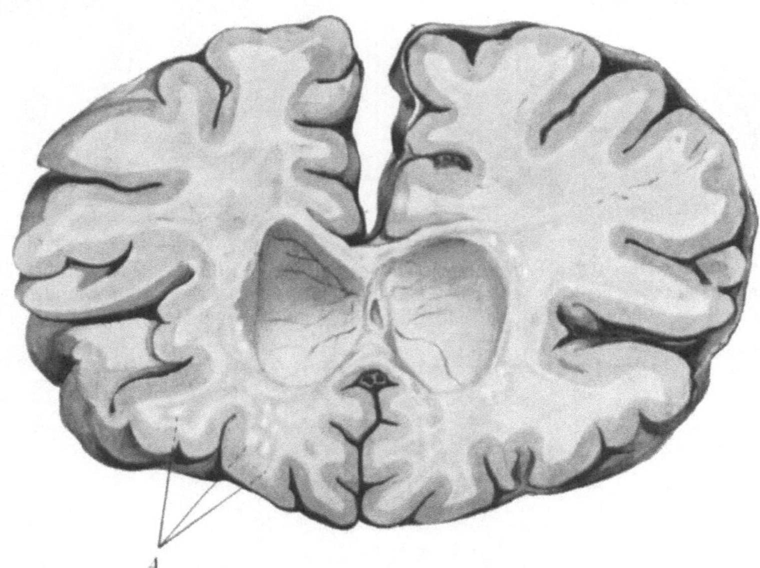

Fig. 231. Frontaler Hirnschnitt mit zahlreichen sklerotischen Stellen bei *A* sowie an der Begrenzung der Ventrikel. Nach einem Präparate des Patholog.-Anatom. Institutes Städt. Krankenhaus Moabit.

warten. Wir haben uns nunmehr mit den einzelnen Krankheitssymptomen zu beschäftigen, von deren Gruppierung am Schluß dieses Abschnittes die Rede sein soll.

Störungen der Motilität. Die ersten Klagen der Kranken beziehen sich für gewöhnlich auf ein abnormes Müdigkeitsgefühl. Allmählich entwickelt sich eine Lähmung der Beine, die mit geringen Ausnahmen spastischen Charakter zeigt und von den üblichen Zeichen der spastischen Lähmung (Reflexsteigerung, Klonus, Babinski, Oppenheim usw.) begleitet ist. Der Tonus ist erhöht und die Rigidität bisweilen so erheblich, daß die Auslösung der Sehnenreflexe unmöglich werden kann.

Im Gegensatz zu der an den Extremitäten die Regel bildenden Reflexsteigerung steht das häufige Erlöschen des Bauchdeckenreflexes. Meist fehlt der Bauchhautreflex auf beiden, seltener auf einer Seite. Da der Abdominalreflex bei Gesunden in der Mehrzahl der Fälle auslösbar ist, bei Sklerotikern hingegen in 60—80 pCt. erlischt, kommt dem Schwinden dieses Reflexes ein erheblicher diagnostischer Wert zu. Recht häufig fehlt auch der Kremasterreflex.

Tremor. Das Zittern ist ein überaus häufiges, im Verlaufe des Leidens selten vermißtes Symptom. Der Tremor bei multipler Sklerose ist langsam (3—5 Schwingungen pro Sek.), die Amplitude groß, so daß man nach dem Vorschlage Oppenheims besser von Wackeln spricht. Was den sklerotischen Tremor von fast allen Tremorarten unterscheidet, ist die Abhängigkeit von der Bewegung (Intentionstremor).

Während die Glieder in der Ruhe nichts Bemerkenswertes darbieten, macht sich zunächst bei feineren Arbeiten, in vorgeschritteneren Fällen bei der geringsten Bewegung ein Zittern bemerkbar, das den Kranken hindert, einen Gegenstand zu erfassen, den Löffel zum Munde zu führen usw. und schließlich zu jeder Verrichtung untauglich macht. Der für das Leiden nahezu pathognomonische Intentionstremor tritt vorwiegend an den oberen Extremitäten, nicht selten auch am Kopfe auf. Gelegentlich kommt es

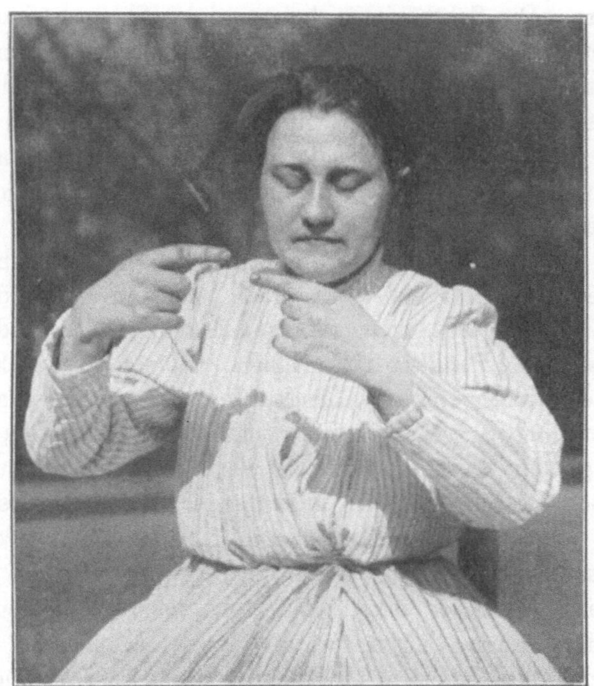

Fig. 232. Ataxie der oberen Extremitäten beim Finger-Fingerversuch. Momentaufnahme.

auch zu Zitterbewegungen der Stimmbänder. Zur Prüfung des Intentionstremors dient der Finger-Finger- oder Finger-Nasenversuch. Die Zitterbewegungen der oberen Extremitäten kommen auch in der Schrift der Kranken zum Ausdruck. Nicht selten findet sich bei multipler Sklerose eine Mischung von Tremor und Ataxie. Das Hinzutreten von Ataxie gibt sich darin zu erkennen, daß die Bewegungsrichtung nicht innegehalten wird und Zielbewegungen bei Augenschluß eine erhebliche Zunahme erfahren (Fig. 232). S. auch S. 37.

Störungen der Sensibilität. Obgleich sensible Störungen im Verlaufe der multiplen Sklerose nur selten vermißt werden, spielen sie im Krankheitsbilde keine besondere Rolle. Wie die Symptome des Leidens im allgemeinen, sind auch die subjektiven und objektiven Sensibilitätsstörungen vielfach durch ihre Flüchtigkeit ausgezeichnet. Die subjektiven Erscheinungen auf sensiblem Gebiet bestehen in Parästhesien und gelegentlichen, für gewöhnlich nicht erheblichen Schmerzen. Bei genauerer

Untersuchung wird man in der Mehrzahl der Fälle auch objektive Gefühlsstörungen in Form von Hyp-, seltener Anästhesien nachweisen können, die meist die gesamte Oberflächensensibilität betreffen, gelegentlich aber auch einen dissoziierten Typus zeigen. Nicht selten leiden auch die Tiefenempfindungen. Die Beeinträchtigung der Tiefensensibilität mit den Folgen der Ataxie bzw. Astereognosie hat an den oberen Extremitäten für die Frühdiagnose des Leidens eine gewisse Bedeutung.

Störungen von seiten der Augen. Sehstörungen gehören zu den Kardinalsymptomen der multiplen Sklerose. Ein recht häufiger ophthalmoskopischer Befund ist die partielle (temporale), seltener totale Atrophie des Sehnerven. Vereinzelt kommt es zu Neuritis optica oder Stauungspapille. Zugleich mit den Veränderungen des Augenhintergrundes, mitunter jedoch auch ohne dieselben, machen sich Störungen des Gesichtsfeldes im Sinne einer unregelmäßigen Einschränkung oder eines zentralen Skotomes bemerkbar. Die Sehstörungen bei multipler Sklerose sind zuweilen großen Schwankungen unterworfen. Das Gleiche gilt auch für die gelegentlich beobachtete Amaurose. Eine Verkennung der transitorischen Amaurose bei multipler Sklerose ist um so eher möglich, als dieselbe das erste Symptom des Leidens bilden kann. So wurde bei einer Patientin, die nach einer flüchtigen Erblindung mit initialen aber sicheren Symptomen der multiplen Sklerose das Krankenhaus Moabit aufsuchte, von anderer Seite Hysterie angenommen.

Ein weiteres bemerkenswertes Symptom sind die Augenmuskellähmungen, die bei genauer Anamnese in mehr als $^1/_3$ der Fälle nachzuweisen sind. Am häufigsten erstreckt sich die Lähmung der Augenmuskeln auf den Abduzens oder einen Teil des Okulomotoriusgebietes. Die Pupillenreaktion bleibt, von seltenen, praktisch irrelevanten Ausnahmen abgesehen, immer erhalten. Die Erscheinungen am Augenapparate verdienen nach zwei Richtungen hin ein großes Interesse. Einmal ist durch das Hinzutreten einer Augenmuskellähmung oder Optikusatrophie zu einem spinalen Symptomenkomplex der Beweis eines diffusen Leidens gegeben, andererseits ist zu berücksichtigen, daß die Augenerscheinungen den übrigen Zeichen der multiplen Sklerose jahrelang vorausgehen können. Da die Augenmuskelparesen meist flüchtiger Natur sind, geraten sie häufig in Vergessenheit oder werden von dem Kranken mit seinem Leiden nicht mehr in Zusammenhang gebracht. Hieraus ergibt sich die Regel, bei allen auf multiple Sklerose verdächtigen Zuständen die Patienten ausdrücklich nach früherem Doppelsehen zu befragen. In dem mir zugänglichen Materiale lag zwischen der Augenmuskellähmung und den weiteren Erscheinungen des Leidens für gewöhnlich ein Zeitraum von $^1/_2$—$1^1/_2$ Jahre. Das längste Intervall, das ich beobachtet habe, betrug 8 Jahre.

Nystagmus. Der Nystagmus, der in ca. 50 pCt. der Fälle beobachtet wird, ist ein weiteres, diagnostisch wertvolles Symptom der multiplen Sklerose. Doch hat der Nystagmus eine weit geringere Bedeutung für die Frühdiagnose als die Sehstörungen und Augenmuskellähmungen. Der als Intentionszittern des Augapfels aufzufassende Nystagmus tritt vorwiegend in den Endstellungen des Auges, d. h. beim Blick nach innen oder außen auf. Die Richtung der Nystagmuszuckung ist meist horizontal, bisweilen besteht Nystagmus rotatorius. In Frühfällen kann der Nystagmus flüchtig sein, und auch bei persistierendem Nystagmus sieht man nicht selten, daß die Intensität der Nystagmuszuckung erheblichen Schwankungen unterworfen ist.

Störungen der Koordination. Die Ataxie bildet eine bemerkenswerte Komponente im Symptomenbilde der multiplen Sklerose. Die gestörte Koordination der unteren Extremitäten gibt sich namentlich in dem Gange der Kranken zu erkennen.

In einer Anzahl der Fälle ist auch das Rombergsche Zeichen vorhanden, das als Beweis für das Ergriffensein der Koordination angesehen werden kann. Ueber die Ataxie der oberen Extremitäten ist bereits das Wesentlichste gesagt worden. Wenngleich das Bewegungszittern der Sklerotiker häufig aus einer Mischung von Tremor und Ataxie besteht, läßt sich meist feststellen, welcher von beiden Anteilen prävaliert. Verstärkung des Zitterns bei Augenschluß spricht für Ataxie, ebenso eine gleichzeitige Störung des Lage- und Stellungsgefühles, s. Fig. 232.

Sprachstörungen. In einer Mehrzahl der Fälle kommt es zu einer charakteristischen Veränderung der Sprache. Die als „skandierend" bezeichnete Sprachstörung äußert sich in einer eigentümlichen, lautierenden Beschaffenheit der Stimme. Die skandierende Sprache steht in nahen Beziehungen zur Ataxie und wird von manchen Forschern als eine auf die Sprachmuskulatur lokalisierte Koordinationsstörung aufgefaßt. Häufiger als das Skandieren und Zerhacken der einzelnen Worte ist die Verlangsamung der Sprache. Die Stimme der Patienten fällt mitunter auch durch Ausdruckslosigkeit und leichtes Umschlagen ins Falsett auf. Die skandierende Sprache ist gegenüber dem Intentionstremor und Nystagmus ein weit selteneres Symptom.

Das Bild der multiplen Sklerose wird durch eine Anzahl von Symptomen vervollständigt, die in bezug auf ihre Häufigkeit und pathognomonische Bedeutung den bisher erwähnten Erscheinungen bei weitem nachstehen.

Blasenstörungen sind im Verlaufe des Leidens häufiger, als man früher anzunehmen geneigt war. Die Störung der Blasenfunktion kann eines der ersten Zeichen des Leidens sein, sie ist meist flüchtig, verschwindet nach Tagen oder Wochen, um im Verlaufe der Krankheit gelegentlich wieder aufzutauchen. Erst im Endstadium kommt es zu dauernder Inkontinenz. Mastdarmstörungen treten meist erst in vorgerückteren Stadien auf, doch sah ich auch einen Fall, in dem eine flüchtige Inkontinenz für Stuhlgang den übrigen Krankheitserscheinungen $1\frac{1}{2}$ Jahre vorausging.

Zerebrale Störungen allgemeiner Natur sind keineswegs selten und äußern sich besonders in Kopfschmerzen, Schwindelanfällen und psychischen Erscheinungen. Der Kopfschmerz kann ebenso wie der Schwindel ein Frühsymptom der multiplen Sklerose sein. Intelligenzstörungen leichteren Grades sind verhältnismäßig häufig, ausgesprochene Intelligenzstörungen selten. Das auf dem Boden der multiplen Sklerose vorkommende Zwangslachen (Fig. 233) und Zwangsweinen ist früher fälschlicherweise auf eine Störung der intellektuellen Funktionen bezogen worden, doch handelt es sich bei diesen Zuständen nicht um Affektäußerungen, sondern um zwangsmäßig erfolgende, vom Affekt losgelöste mimische Bewegungen. Zu erwähnen wären außer den Störungen im Bereiche der Hirnnerven (II., III., VI., VII., X. Hirnnerv) noch das Vorkommen von Hemiplegien, die in jedem Stadium des Leidens auftreten können und meist durch große Flüchtigkeit ausgezeichnet sind.

Die Beteiligung des Vagus gibt sich meist in einer inkompletten Lähmung der Stimmbandspanner oder in einer Postikuslähmung zu erkennen.

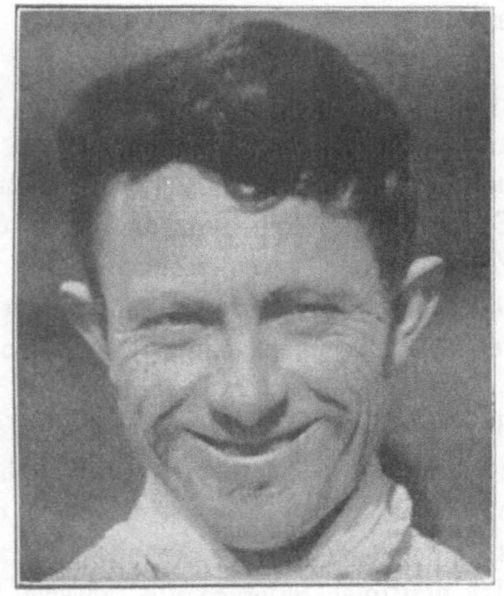

Fig. 233. Zwangslachen mit transversaler Verziehung des Mundes. Momentaufnahme.

Störungen der Trophik gehören nicht zum Bilde der multiplen Sklerose. Verhältnismäßig selten ist auch das Vorkommen echter, degenerativer Atrophien. Im Liquor cerebrospinalis findet sich inkonstant eine mäßige Zunahme der Lymphozyten. Ausgesprochene Pleozytose kommt bei der multiplen Sklerose kaum vor, dagegen ist in manchen Fällen, wenn auch mit weit geringerer Konstanz als bei den syphilogenen Nervenkrankheiten, eine positive Nonnesche Reaktion festgestellt worden.

Die einzelnen Formen der multiplen Sklerose. Der Multiplizität des anatomischen Substrates entspricht die Multiplizität der Krankheitserscheinungen. In der ganzen Neuropathologie gibt es kaum ein Symptom, das nicht gelegentlich hei multipler Sklerose vorkäme.

Im einzelnen lassen sich folgende Typen aufstellen:

1. Die Charkotsche Form: Intentionstremor, Nystagmus, skandierende Sprache und spastische Paraparese. Diese klassische Form der multiplen Sklerose ist relativ selten.

2. Der dorsale Typus: Spastische Paraparese, daneben das eine oder andere Symptom der Charkotschen Trias. (Häufigste Form der multiplen Sklerose.)

3. Der zervikale Typus: Akut eintretende Ataxie in einem, seltener in beiden Armen, häufig Astereognosie, angedeutete Lähmungserscheinungen der unteren Extremitäten.

4. Der bulbäre Typus: Erschwerte Artikulation, Schluckstörung, Koordinationsstörung und Extremitätenparese.

5. Der seltene sakrale Typus: Schlaffe Lähmung der unteren Extremitäten, Verlust der Reflexe, primäre Blaseninkontinenz.

6. Der zerebellare Typus: Starkes Hervorteten der Ataxie, Spasmen der unteren Extremitäten, daneben ein oder das andere Zeichen von 1. und 4.

7. Der hemiplegische Typus: Apoplektiformer Beginn, flüchtige Hemiplegie, weiterhin typische Zeichen der multiplen Sklerose.

Die allen Gesetzen spottende Lokalisation der multiplen Sklerose erklärt, daß gelegentlich auch Krankheitsbilder entstehen, die weitgehende Uebereinstimmungen mit der amyotrophischen Lateralsklerose, Poliomyelitis anterior und Syringomyelie aufweisen. Bemerkenswert sind ferner die Fälle, in denen eine retrobulbäre Neuritis die Szene eröffnet.

Verlauf und Prognose. Die multiple Sklerose ist ein progredientes Leiden. Heilung ist nicht sicher beobachtet, Stillstand ausnahmsweise möglich. Trotz der progressiven Tendenz, die dem Leiden im ganzen zukommt, ist im Verlaufe der Krankheit eine Neigung zu Remissionen unverkennbar. Man ist geradezu erstaunt, welchen Schwankungen die Symptome bei der multiplen Sklerose in verhältnismäßig kurzer Zeit unterworfen sein können. Dies gilt nicht nur für die flüchtigen Augenmuskellähmungen, Sehstörungen und apoplektiformen Anfälle, sondern für mehr oder weniger jedes Symptom der multiplen Sklerose.

Vermissen wir einerseits die kontinuierliche Progredienz, welche die Mehrzahl der chronischen Rückenmarkserkrankungen gegenüber der multiplen Sklerose auszeichnet, so können wir andererseits die Wahrnehmung machen, daß die einzelnen Krankheitserscheinungen im allgemeinen nicht den bei anderen organischen Nervenaffektionen vorkommenden Grad der Ausbildung erreichen. Wenigstens fehlt den meisten Symptomen der multiplen Sklerose die massive Vollkommenheit, die wir bei anderen chronischen Nervenerkrankungen zu sehen gewöhnt sind.

In einer kleinen Zahl der Fälle setzt die multiple Sklerose akut ein. Es handelt sich hierbei meist um die Form, die mit frühzeitigen apoplektiformen Anfällen, ataktischen oder ponto-bulbären Erscheinungen einhergeht. Daß Augenmuskellähmungen und Sehstörungen zu den frühzeitigsten Manifestationen des Leidens gehören können, ist bereits erwähnt worden. Die definitive Prognose des Leidens ist, wenn man von der allerdings nicht außerhalb des Bereiches der Möglichkeit liegenden Heilung absieht, eine ungünstige. Die durchschnittliche Dauer der multiplen Sklerose wird auf 10 bis 20 Jahre angegeben, doch kann, wenn auch selten, der Tod bereits nach einigen Jahren, ausnahmsweise selbst nach wenigen Wochen oder Monaten eintreten. Nur selten wird das Leben durch das Leiden selbst bedroht, vielmehr gehen die meisten Kranken an den Folgen der Zysto-Pyelitis, des Dekubitus oder an interkurrenten Krankheiten (Tuberkulose, Pneumonie) zu Grunde.

Diagnose. Symptomatologisch voll entwickelte Fälle bieten der Diagnose keine Schwierigkeiten. Schwieriger ist es, die ersten Anfänge des Leidens richtig zu beurteilen, doch wird man unter Berücksichtigung der klinischen Eigenart der multiplen Sklerose meist imstande sein, auch in frühen Stadien, eine Wahrscheinlichkeitsdiagnose zu stellen, wenn auch der weitere Verlauf erst volle Sicherheit bringt. Von großem Werte für die Diagnose ist neben den Kardinalsymptomen (Intentionstremor, Nystagmus, skandierende Sprache, partielle Optikusatrophie) die Multiplizität der Krankheitserscheinungen. So kann man aus der Kombination von Nystagmus mit Intentionstremor, Augenmuskellähmung mit Fußklonus oder Babinski, Optikusatrophie mit Blasenstörung ohne weiteres auf ein Leiden von diffuser Ausbreitung schließen. Eine nicht zu unterschätzende diagnostische Bedeutung hat auch die Flüchtigkeit der Krankheitserscheinungen sowie die der multiplen Sklerose eigentümliche Neigung zu Remissionen und Exazerbationen. Kennen wir doch mit Ausnahme der Lues keine Erkrankung des Zentralnervensystems, bei der ein gleiches Schwanken der Symptomatologie bekannt wäre, wie bei der multiplen Sklerose. Nicht zum mindesten sind es die flüchtigen Augenmuskellähmungen, welche in zweifelhaften Fällen die Diagnose zugunsten der multiplen Sklerose entscheiden.

Tritt man unter diesen Voraussetzungen an die Diagnose heran, so wird man bei erschöpfender Anwendung der Hilfsmittel fast immer zu einer richtigen Diagnose gelangen und auch die vielfach verkannten, der Hysterie zugerechneten Frühfälle richtig deuten und vor schädlichen therapeutischen Maßnahmen bewahren. Im speziellen handelt es sich darum, die multiple Sklerose gegen folgende Zustände abzugrenzen.

1. **Lues cerebrospinalis.** — Die Lues des Nervensystems hat mit der multiplen Sklerose die Multiplizität der Krankheitserscheinungen, sowie die Flüchtigkeit der einzelnen Symptome gemein. Demgemäß kann die Differentialdiagnose beider Krankheiten, namentlich im Frühstadium schwer, gelegentlich selbst unmöglich werden. Die Differentialdiagnose Sklerosis multiplex — Lues cerebrospinalis stützt sich im wesentlichen auf das stärkere Hervortreten der Schmerzen bei Lues sowie die für Lues besonders charakteristische Beeinträchtigung der Pupillenreaktion und Neigung zu Neuritis optica, während umgekehrt Nystagmus, Intentionstremor und temporale Optikusatrophie nahezu pathognomonische Symptome der multiplen Slerose bilden. Eine wesentliche Förderung hat die Differentialdiagnose beider Zustände durch die sog. „Vier-Reaktionen" (S. 29) erfahren. An der Bedeutung der Vier-Reaktionen für die Differentialdiagnose Lues — Multiple Sklerose ändert der gelegentliche positive Ausfall der Nonneschen Reaktion bei multipler Sklerose ebenso wenig als die zuweilen beobachtete Pleozytose.

2. Progressive Paralyse. — Eine äußere Aehnlichkeit zwischen der multiplen Sklerose und Paralyse entsteht dadurch, daß apoplektiforme Anfälle, flüchtige Hemiplegien, Tremor, Optikusatrophie und psychische Schwäche bei beiden Affektionen vorkommen. Abgesehen davon, daß stärkere intellektuelle Störungen nicht zum Bilde der multiplen Sklerose gehören, wird der Gesamtzustand meist keine Zweifel an der Diagnose lassen. Bei schwankender Diagnose ist die Untersuchung des Blutes und Liquor cerebrospinalis erforderlich.

3. Hystero-Neurasthenie. — Die Fehldiagnose Hysterie bzw. Neurasthenie sollte unter allen Umständen vermieden werden, doch sind die Fälle nicht gering, bei denen auf Grund von leichter Erregbarkeit, Reflexsteigerung und Zittern fälschlicherweise ein funktionelles Leiden angenommen wird. Fehldiagnosen in dieser Richtung sind fast immer auf mangelhafte Untersuchung zurückzuführen. Es genügt der Nachweis eines organischen Läsionszeichens wie Babinski, Nystagmus, Augenmuskellähmung, Abblassung der Papille usw. um die Diagnose einer funktionellen Erkrankung zu erschüttern. Weit seltener wird multiple Sklerose angenommen, wo Hysterie vorliegt, doch dürfte auch der Erfahrenste gelegentlich durch die Hysterie getäuscht werden.

4. Pseudosklerose. — Die Unterscheidung der multiplen Sklerose von der sog. Pseudosklerose hat in Anbetracht der enormen Seltenheit des Leidens kein praktisches Interesse. Es handelt sich bei der Pseudosklerose um ein mit der multiplen Sklerose im wesentlichen übereinstimmendes Krankheitsbild. Bei der von den meisten Autoren den Neurosen zugerechneten Pseudosklerose ist meist eine starke Beteiligung der Psyche vorhanden, während echte Spasmen, Nystagmus und Veränderungen des Augenhintergrundes vermißt werden.

5. Tumor cerebri. — Wo zerebrale Symptome, wie Kopfschmerz, Schwindel, Sehstörungen oder apoplektiforme Anfälle im Vordergrunde des Leidens stehen, ist eine Verwechslung mit einer Hirnneubildung möglich. Die Differentialdiagnose multiple Sklerose—Tumor cerebri hat der Tatsache Rechnung zu tragen, daß Hirndrucksymptome mit Ausnahme der äußerst seltenen Stauungspapille der multiplen Sklerose nicht zukommen. Der Kopfschmerz erreicht nie die bei der Hirnneubildung beobachtete Intensität, zudem wird die den Tumor cerebri auszeichnende kontinuierliche Progredienz der Symptome fast immer vermißt.

6. Encephalomalacia multiplex. — Die meist auf Arteriosklerose zurückzuführende Hirnerweichung zeigt mitunter große Uebereinstimmung mit der multiplen Sklerose. Unterscheidungsmerkmale liegen, abgesehen von der meist nachweisbaren peripheren Arteriosklerose, in dem höheren Alter und der stärkeren intellektuellen Beeinträchtigung der von einer Enzephalomalazie befallenen Kranken.

Die Abgrenzung der Paralysis agitans, Friedreichschen Ataxie, Tabes und Rückenmarksneubildung von der multiplen Sklerose ist bei der Differentialdiagnose der betreffenden Kapitel berücksichtigt worden. Die disseminierte Form der Enzephalitis (Enzephalo-myelitis) läßt sich für gewöhnlich nur durch den weiteren Verlauf von der multiplen Sklerose unterscheiden.

Therapie. So gut wir über das Leiden in anatomischer und klinischer Hinsicht orientiert sind, so wenig erfolgreich haben sich bisher unsere therapeutischen Bemühungen erwiesen. Wenngleich eine Anzahl von Medikamenten in dem Rufe steht, die multiple Sklerose oder einzelne ihrer Symptome günstig zu beeinflussen, so hat keines der angewandten Mittel bisher einen überzeugenden Erfolg aufzuweisen. In den Fällen, in denen die multiple Sklerose bei anämischen oder geschwächten Individuen auftritt, ist eine längere Eisen-Arsenbehandlung empfehlenswert.

Die einzig zweckmäßige Therapie der multiplen Sklerose besteht in der Vermeidung von Ueberanstrengungen, die erfahrungsgemäß den Ablauf des Leidens wesentlich beschleunigen. Demgemäß sind nicht nur längere Märsche und sportliche Uebungen zu untersagen, sondern es müssen die Kranken auch im täglichen Leben vor jedem Zuviel von körperlicher Arbeit bewahrt werden. Ruhekuren können auch in vorgerückteren Stadien von Vorteil sein. Vor heißen Bädern und Massage ist besonders zu warnen. Gegen eine milde galvanische Behandlung dürfte nichts einzuwenden sein.

Vierzehntes Kapitel.

Die Rückenmarkssyphilis.
(Lues spinalis. Meningo-Myelitis luetica.)

Die Lues des Zentralnervensystems ist ein Leiden, dessen Tendenz zu diffuser Ausbreitung in dem meist gleichzeitigen Bestehen spinaler und zerebraler Veränderungen zum Ausdruck kommt. Indes ist man berechtigt, eine spinale Form der Syphilis aufzustellen, da sich das Leiden in einer Anzahl der Fälle vorwiegend oder ausschließlich auf die Medulla spinalis beschränkt.

Es hat nicht der neuen serologischen, chemischen und zytologischen Untersuchungen bedurft, um die große Bedeutung der Syphilis für die Neuropathologie in das rechte Licht zu setzen. Die Lues spinalis gehört zu den häufigsten Rückenmarksaffektionen und wird nur von der Tabes und multiplen Sklerose an Häufigkeit übertroffen. Die Rückenmarksaffektion tritt, wie die zerebrale Form der Lues mitunter schon im ersten Monat, für gewöhnlich aber erst in den ersten fünf Jahren nach dem Primäraffekt auf. Seitdem man, ausgehend von gelegentlichen Nebenwirkungen des Salvarsans (Neurorezidiv), den Früherscheinungen der Neurosyphilis ein erhöhtes Interesse zugewandt hat, ist man zu der Erkenntnis gelangt, daß das Vorkommen spezifischer Hirn- und Rückenmarkserscheinungen im Sekundärstadium keine besondere Seltenheit ist. Die Frage, ob eine gründliche spezifische Behandlung einen entscheidenden Einfluß auf die Häufigkeit der Neurosyphilis hat, wird von den verschiedenen Autoren verschieden beantwortet. Demgegenüber kann man sich in der Praxis des Eindrucks nicht erwehren, daß die Lues ihre Opfer vorwiegend unter den ungenügend behandelten Individuen sucht.

Pathologische Anatomie. Die Rückenmarkshäute pflegen bei der Lues spinalis am stärksten beteiligt zu sein und in vielen Fällen den Ausgangspunkt der Erkrankung zu bilden. Die meningeale Form der Rückenmarkssyphilis beginnt mit einer von der Pia ihren Ursprung nehmenden Granulationswucherung, welche das Rückenmark mitsamt den austretenden Wurzeln umklammert und zu einer Verlötung des Rückenmarks mit seinen Häuten führt.

Das syphilitische Granulationsgewebe zeigt eine speckig-gallertige oder festere, fibröse Beschaffenheit, mitunter kommt es auch zu echter Gummibildung. Die Rückenmarkssubstanz wird meist in der Weise in Mitleidenschaft gezogen, daß die Granulationswucherung keilförmig in das Mark eindringt und eine Erweichung der Umgebung verursacht. Die Gefäße weisen fast immer Veränderungen im Sinne der Endarteriitis auf. Die Gefäßwandungen sind verdickt, das Gefäßlumen meist stark verengt oder obliteriert. In manchen Fällen stehen die Gefäßveränderungen derart im Vordergrund, daß man berechtigt ist, von einer vaskulären Form der Rückenmarkssyphilis zu sprechen.

Symptomatologie. Die Neurosyphilis ist in symptomatologischer Hinsicht ein wahrer Proteus. Die Multiplizität der Krankheitserscheinungen ist dadurch bedingt, daß die Lues am Nervensystem eine Neigung zu diffuser Ausbreitung zeigt und entsprechend der regellosen Lokalisation des Krankheitsprozesses fast jedes in der Neuropathologie beobachtete Symptom hervorbringen kann. Eine wichtige Komponente im Krankheitsbild der Neurosyphilis, mag es sich um die spinale oder zerebrale Form des Leidens handeln, ist der Schmerz. Die Beteiligung der das Zentralorgan umschließenden Häute ist es, welche das Leiden zu einem schmerzbetonten stempelt und die so häufigen Kopf-, Rücken-, Kreuz- und Gliederschmerzen der Luetiker bedingt.

Zur weiteren Charakterisierung des Leidens dient ein mehr negatives Kriterium, nämlich die Flüchtigkeit der einzelnen Symptome. Bei keiner anderen Erkrankung, die multiple Sklerose ausgenommen, findet man eine gleiche Neigung zu Remissionen und Exazerbationen, wie bei der Syphilis. Bedrohliche Symptome können unvermittelt hereinbrechen und ebenso schnell zur Rückbildung gelangen, Störungen der Motilität, Sensibilität, sowie der Sinnesfunktionen in bunter Folge wechseln oder in ihrer Intensität ausgesprochenen Schwankungen unterworfen sein.

Unter Berücksichtigung der erwähnten Faktoren läßt sich für die spinale Lues etwa folgendes Symptomenbild entwerfen:

In der Mehrzahl der Fälle verläuft das Leiden mit Schmerzen, die bald einen ziehenden, bald einen reißenden, bohrenden oder stechenden Charakter haben. Zuweilen sind jedoch die sensiblen Reizerscheinungen gering, oder es kommt nur zu parästhetischen Empfindungen. Weniger konstant als die auf ein Ergriffensein der hinteren Wurzeln zu beziehenden sensiblen Reizerscheinungen sind regionäre Lähmungen von radikulärem bzw. segmentärem Charakter, die durch eine Beteiligung der vorderen Wurzeln erklärt werden.

Nachdem diese Erscheinungen eine Zeitlang bestanden haben, pflegen, indem die Granulationswucherung gegen das Rückenmark vordringt, Symptome von seiten des Markes aufzutreten. Am frühesten leiden für gewöhnlich die Pyramidenbahnen unter der Druckwirkung, doch kommt es recht häufig auch zu einer Beteiligung der Blase, seltener des Mastdarms. Die motorische Lähmung betrifft meist die unteren, seltener oberen Extremitäten, sie ist in der Regel spastisch und von den Zeichen der spastischen Lähmung (Klonus, Babinski, Oppenheim) begleitet, doch kann bei Ergriffensein des zervikalen, lumbalen oder sakralen Kerngebietes die Lähmung auch einen schlaffen, degenerativen Charakter zeigen. Wenn auch die Paraparese die häufigste Form der syphilitischen Rückenmarkslähmung ist, so pflegt die Lähmung sich nur selten an beiden Extremitäten in gleicher Stärke zu entwickeln.

Gegenüber den Lähmungserscheinungen der motorischen Sphäre treten die der sensiblen Sphäre etwas zurück. Wo die Kompression des Rückenmarks durch die syphilitischen Granulationsmassen von der Seite her erfolgt, sind die Bedingungen für den Brown-Séquardschen Komplex (S. 158) gegeben, der eine nicht seltene Erscheinung der Lues spinalis ist. Da der anatomische Prozeß der Rückenmarkssyphilis selten eine solche Intensität erreicht, daß eine komplette Leitungsunterbrechung erfolgt, kommt es verhältnismäßig selten zu der für die Querschnittsmyelitis charakteristischen totalen Anästhesie unterhalb der Läsionsstelle, vielmehr beschränkt sich die sensible Störung meist auf umschriebene Bezirke. Häufiger als Anästhesie ist unter diesen Bedingungen eine Hypästhesie vorhanden. Nicht selten betrifft der sensible Ausfall nur die eine oder andere Komponente der Sensibilität. Blasenstörungen werden im Verlaufe des Leidens nur selten vermißt. Bemerkenswert ist, daß zwischen Blasenstörung und motorischer Lähmung kein völliger Parallelismus herrscht. Seltener als die Blase wird der Mastdarm in Mitleidenschaft gezogen.

Indem der syphilitische Prozeß sich an den verschiedenen Stellen des Rückenmarks in verschiedener In- und Extensität entwickeln kann, erlangt das klinische Bild der Lues spinalis eine derartige Variabilität, daß es unmöglich ist, alle im Verlaufe des Leidens vorkommenden Erscheinungen im einzelnen zu berücksichtigen. Es mag genügen, auf einige typische Formen des Leidens einzugehen.

Als syphilitische Spinalparalyse bezeichnet man eine auf Lues zurückzuführende spastische Paraparese, die sich von der echten spastischen Spinalparalyse durch das Vorkommen sensibler Störungen, sowie durch die gelegentliche Beteiligung der Blase unterscheidet. Zudem pflegt die syphilitische Spinalparalyse eine größere Neigung zu Remissionen zu zeigen. Ergreift der Krankheitsprozeß vorwiegend die hinteren Wurzeln und Hinterstränge, so kann sich das klinische Bild nach der Seite der Tabes entwickeln. Nach Oppenheim werden diese Zustände als Pseudotabes syphilitica bezeichnet.

Besondere Varietäten können dadurch zustande kommen, daß die Syphilis durch elektive Schädigung bestimmter Rückenmarksgebiete oder Leitungssysteme die Symptomatologie gewisser Rückenmarksaffektionen täuschend nachahmen können. So bestehen zwischen der Lues spinalis, chronischen Poliomyelitis, amyotrophischen Lateralsklerose sowie der Syringomyelie gelegentlich ganz auffallende Uebereinstimmungen. Ergreift die Lues das Gebiet des Konus oder die Cauda equina, so wird man die den Konus- bzw. Kaudaaffektionen zukommenden Symptome erwarten können. In nicht wenigen Fällen sind neben den spinalen Reiz- und Ausfallserscheinungen zerebrale Symptome (Pupillenstarre, Augenmuskellähmung, Neuritis optica) vorhanden. Vielfach weisen auch Kopfschmerzen, Schwindelanfälle, Ohnmachten oder apoplektiforme Erscheinungen auf eine Mitbeteiligung des Zerebrums hin.

Verlauf und Prognose. Die Lues spinalis ist ein Leiden, das sich unter Remissionen und Exazerbationen meist über einen längeren Zeitraum erstreckt. Daß die Erkrankung in bezug auf die Restitutio ad integrum keine besonders günstige Prognose gibt, liegt weniger an der mangelnden Rückbildungsfähigkeit des spezifischen Prozesses, als an der Irreparabilität der durch die Syphilis bedingten, sekundären Veränderungen. So bleibt als Folge der Markkompression häufig eine dauernde Schwäche der unteren Extremitäten mit oder ohne Beteiligung der Blase zurück.

In einem Teile der Fälle flackert der zur Ruhe gekommene Krankheitsprozeß nach Monaten oder Jahren von neuem auf. Quoad vitam ist die Rückenmarkssyphilis, abgesehen von den seltenen, in kürzerer Zeit letal endenden Formen, als ein nicht ungünstiges Leiden zu betrachten. Quoad restitutionem ist die Prognose häufig von dem Zeitpunkte abhängig, in dem mit der spezifischen Behandlung begonnen wird. Die Prognose verschlechtert sich durch das Hinzutreten zerebraler Symptome.

Diagnose. Die Diagnose der Lues spinalis hat den verschiedenen Momenten Rechnung zu tragen, durch die sich das Leiden von anderen Spinalerkrankungen unterscheidet. Hier wäre zunächst zu berücksichtigen, daß die Krankheitserscheinungen bei der Rückenmarkssyphilis relativ selten den Grad der Ausbildung erreichen, den wir mit Ausnahme der multiplen Sklerose bei anderen chronischen Rückenmarksaffektionen zu sehen bekommen. So entwickelt sich bei der Lues spinalis nur selten eine totale Querschnittslähmung, vielmehr bleiben in dem gelähmten Gebiete fast immer Bewegungs- und Empfindungsreste bestehen.

Eine weitere für die Rückenmarkssyphilis im hohen Maße charakteristische Erscheinung ist die Multiplizität der Krankheitssymptome, die Flüchtigkeit der einzelnen Krankheitserscheinungen, sowie die Neigung zu Remissionen und Exazerbationen. Eine wesentliche Förderung hat die Diagnose der Rückenmarkssyphilis durch die neueren serologischen, chemischen und zytologischen Untersuchungsmethoden erfahren. Während man früher in den nicht eindeutigen Fällen die Diagnose erst aus dem Krankheitsverlaufe stellen konnte und auch so häufig nicht über eine gewisse Wahrscheinlichkeit hinauskam, sind wir mit Hilfe der „Vier-Reaktionen" (S. 29) imstande, das Leiden in seinen Anfängen mit großer Sicherheit zu diagnostizieren und einer rationellen Therapie zuzuführen. Unter Umständen kann auch eine positive Luesanamnese den Ausschlag geben, während das Negieren der Syphilis bei ausgeprägten klinischen Erscheinungen nichts gegen die Diagnose beweist.

Gehen wir mit dem Rüstzeug der modernen Untersuchungstechnik an die Differentialdiagnose der Lues spinalis, so wird auch die Abgrenzung gegen die multiple Sklerose, die weitgehende Uebereinstimmungen mit der Lues zeigt, wesentlich an Sicherheit gewinnen. Mit der multiplen Sklerose teilt die Lues die Multiplizität der Krankheitserscheinungen, die Flüchtigkeit der Symptome, sowie die Neigung zu Remissionen und Exazerbationen. Die für die Unterscheidung der beiden Zustände in Betracht kommenden Momente sind bei der Diagnose der multiplen Sklerose S. 219 besprochen worden. Sind wir bei der Differentialdiagnose Sklerose-Lues trotz erschöpfender Untersuchung zu keinem Resultate gelangt und vermag uns auch die Ophthalmoskopie diagnostisch nicht weiter zu bringen, so tritt die Wassermannsche und Nonnesche Reaktion, sowie die Untersuchung auf Pleozytose in ihr Recht. In anbetracht der großen Regelmäßigkeit, mit welcher der Liquor bei Lues spinalis eine positive Nonnesche Reaktion ergibt, hat das gelegentliche Vorkommen einer positiven Reaktion bei multipler Sklerose keine nennenswerte Bedeutung. Einen nicht geringen Wert für die Differentialdiagnose der Lues spinalis hat auch die serologische Untersuchung, da im Blute der an Rückenmarkssyphilis leidenden Individuen die Wassermannsche Reaktion mit einer Konstanz von 70—90 pCt. anzutreffen ist.

Von anderen differentialdiagnostisch in Betracht kommenden Rückenmarksaffektionen sind die kombinierten Strangerkrankungen, die Spondylitis, Myelitis, der Rückenmarkstumor und die Sarkomatose der Meningen zu erwähnen. Die Abgrenzung gegen diese Zustände gründet sich, sofern die Multiplizität der Erscheinungen nicht ausschlaggebend ist, auf die symptomatologische Entwicklung unter Berücksichtigung der für die multiple Sklerose charakteristischen Neigung zu Remissionen und Exazerbationen. Im Zweifelfalle entscheidet der Ausfall der „Vier-Reaktionen". Erwähnung verdient die Tatsache, daß gelegentlich Querschnittsmyelitiden bei Individuen vorkommen, die eine luetische Infektion durchgemacht haben. Es handelt sich jedoch in diesen Fällen meist um keine spezifische Rückenmarkserkrankung, sondern um eine einfache Myelitis, cf. S. 208. Ueber die Differentialdiagnose Lues spinalis—Tabes s. S. 174.

Therapie. In anbetracht der geringen Wirksamkeit unserer therapeutischen Maßnahmen bei den meisten chronischen Rückenmarksaffektionen ist, wo immer die Möglichkeit einer spezifischen Erkrankung besteht, die Einleitung einer spezifischen Kur indiziert. Am empfehlenswertesten ist die alt bewährte Schmierkur, die in nicht zu geringer Dosierung (4—6—8 g pro die) angewandt werden soll. Wo die Durchführung der Schmierkur auf Schwierigkeiten stößt, sind Quecksilberinjektionen (Hg salicylicum, Kalomel) am Platze. Die Salvarsanbehandlung dürfte sich besonders für die quecksilberrefraktären Formen der Rückenmarkssyphilis empfehlen. Einzelheiten der syphilitischen Behandlung sind in dem allgemeinen Teile auf S. 73 ff. nachzulesen. Neben der Quecksilberbehandlung bzw. nach Beendigung der Hg-Kur läßt man Jod, am besten als Kalium jodatum (Kal. jodat. 8,0—12,0 : 200,0, 3 mal täglich 1 Eßlöffel) nehmen. Weniger wirksam sind die Präparate, die, wie das Sajodin, Jodglidin, Jodipin das Jod in organischer Bindung enthalten.

Neben der spezifischen Therapie ist von der Elektrizität, Massage und Bewegungstherapie Gebrauch zu machen. Wo die Verhältnisse es gestatten, kann man die spezifische Behandlung mit einem Aufenthalt in einem Thermalbad, wie Aachen, Oeynhausen, Wiesbaden, Tölz kombinieren.

Die Ernährung der Kranken soll kräftig sein, andererseits wenig Reizstoffe enthalten. Von den Genußmitteln ist Alkohol am besten ganz zu untersagen, der Tabakgenuß sehr einzuschränken. Jede übermäßige körperliche und geistige Betätigung ist während der Dauer der Behandlung zu vermeiden. Ueberhaupt empfiehlt sich für den Kranken auch nach erfolgter Genesung eine regelmäßige, Exzesse vermeidende Lebensweise.

Eine symptomatische Behandlung erfordert vor allem der Schmerz. Wenn die Antineuralgika (S. 72) nicht zum Ziele führen, ist man häufig gezwungen, zum Morphium zu greifen.

Dekubitus, Zystitis s. S. 65, 66.

———————

Fünfzehntes Kapitel.

Die Syringomyelie (Rückenmarksgliose).

Unter Syringomyelie versteht man einen in der Substanz des Rückenmarks sich entwickelnden, zur Bildung von Höhlen und Spalträumen führenden Prozeß. Im Gegensatz zu der als Hydromyelie bezeichneten einfachen Erweiterung des Zentralkanales ist die Höhlenbildung bei Syringomyelie ein sekundärer Vorgang. Die Syringomyelie beginnt mit einer gliösen Wucherung, die meist von der Umgebung des Zentralkanales ihren Ursprung nimmt und zur Schaffung eines zellreichen, tumorartigen Gewebes führt. Indem das Gliagewebe unter Bevorzugung der grauen Substanz gegen die Kernlager der Vorder- und Hinterhörner vordringt, kommt es zum Untergange der nervösen Elemente, d. h. der Ganglienzellen und der durch die graue Substanz ziehenden Faserbahnen. Das neugebildete Gliagewebe, das Uebergänge zur intramedullären Neubildung (Rückenmarksgliom) zeigt, ist nicht von langer Lebensdauer, sondern zerfällt unter Bildung der für das Leiden charakteristischen Spalträume (Fig. 234). Die Syringomyelie beginnt nahezu konstant im Halsmark, um sich von hier kontinuierlich oder mit Auslassung einzelner Rückenmarkssegmente nach oben und unten auszudehnen. In manchen Fällen lokalisiert sich die Syringomyelie vorzugsweise auf die Gegend der Medulla oblongata (Syringobulbie).

Aetiologie. In ätiologischer Hinsicht ist die Syringomyelie ein noch wenig erforschtes Leiden. Gewichtige Gründe sprechen dafür, daß kongenitale Momente bei dem Zustandekommen der Erkrankung eine Rolle spielen. Namentlich weisen die bei Syringomyelie mehrfach erhobenen Befunde von Mißbildung des Zentralkanales auf die Bedeutung kongenitaler Entwickelungsanomalien hin. Eine Anzahl von Faktoren ist geeignet, die schlummernde Anlage der Syringomyelie zu wecken. Unter den Gelegenheitsursachen der Syringomyelie ist das Trauma zu erwähnen, das nach Ansicht der meisten Autoren den Anstoß zu einer gliösen Wucherung geben kann. In anderen

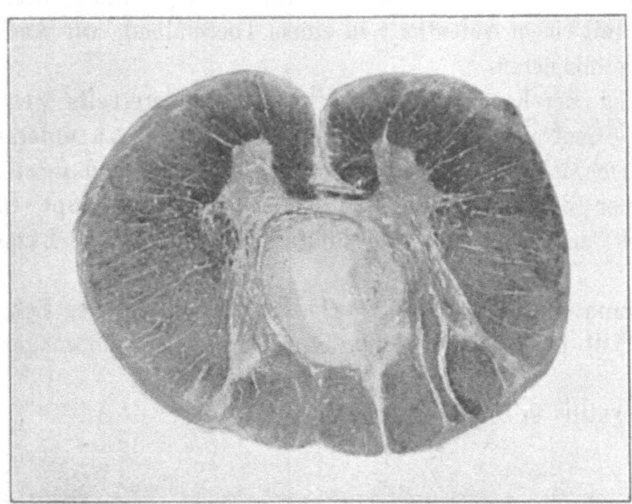

Fig. 234. Syringomyelie des Halsmarks. Zerstörung der medialen Partien der Hinterhörner.

Fällen gehen akute Infektionskrankheiten wie Gelenkrheumatismus, Typhus, Erysipel, Pneumonie oder Malaria der Rückenmarkserkrankung voraus. In einer eigenen Beobachtung entwickelte sich eine Syringomyelie bei einem Patienten, der eine tropische Malaria durchgemacht hatte und in Europa an einem Rezidiv erkrankte.

Die Syringomyelie ist eine ziemlich seltene Affektion, von der vorzugsweise die arbeitenden Klassen betroffen werden. In manchen Gegenden, so in Südfrankreich (Morvan), kommen gehäufte Krankheitsfälle vor. Ebenso zeigt das Leiden in gewissen Distrikten Deutschlands, z. B. in der Provinz Posen, eine Erhöhung der Krankheitsziffer. Das Leiden tritt unter Bevorzugung des männlichen Geschlechtes vorwiegend zwischen dem 20.—35. Lebensjahr auf.

Symptomatologie. Trotz der Vielgestaltigkeit der klinischen Erscheinungen wird die symptomatologische Einheit der Syringomyelie durch drei führende Symptome gewährleistet, es sind dies:

1. Die degenerative Muskelatrophie.
2. Die dissoziierte Empfindungsstörung.
3. Die Neigung zu vasomotorisch-trophischen Störungen.

Bei der klassischen Form der Syringomyelie sind die drei Kardinalsymptome vereint, doch genügen zwei Symptome zur Charakterisierung des Leidens.

Entsprechend der vorzugsweisen Beteiligung des Halsmarkes beginnt die Affektion für gewöhnlich mit Symptomen, die auf ein Ergriffensein der zervikalen Vorderhörner hinweisen. Klinisch kommt die Zerstörung der die Muskeltrophik beherrschenden Vorderhornzellen in der degenerativen Atrophie des entsprechenden Muskelgebietes zum Ausdruck. In der Regel lokalisiert sich die Atrophie am frühzeitigsten auf die kleinen Handmuskeln (Daumenballen, Kleinfingerballen, Interossei), um im weiteren Verlaufe auch auf die Arm-, Schulter- und Nackenmuskeln überzugehen. Wie bei anderen spinalen Amyotrophien (spinale Muskelatrophie, amyotrophische Lateralsklerose) kommt es in den absterbenden Muskeln häufig zu fibrillären Zuckungen.

Die Atrophien betreffen meist beide Arme, wenn auch in bezug auf den Grad und die Verteilung der Lähmung auf beiden Seiten nicht selten Differenzen bestehen. Ausnahmsweise bleibt die Motilitätsstörung auf eine Seite beschränkt (Gliosis unilateralis). Degenerative Atrophien der unteren Extremitäten kommen nur selten zur Beobachtung. Dagegen kann durch Uebergreifen des Krankheitsprozesses auf das Areal der Pyramidenbahnen in vorgerückteren Stadien eine spastische Paraparese der Beine entstehen. Das häufige Vorhandensein des okulo-pupillären Symptomes erklärt sich durch eine Läsion des im unteren Halsmark bzw. oberen Brustmark gelegenen Centrum cilio-spinale (S. 51).

Dem Grade der Atrophie entsprechend, findet sich eine Störung der elektrischen Erregbarkeit von einfacher, quantitativer Herabsetzung bis zu kompletter Entartungsreaktion. Interessant ist das in einigen Fällen beobachtete myotonische Verhalten der Muskeln mit Steigerung der idiomuskulären Erregbarkeit und myotonischer, elektrischer Reaktion. Die sehr seltene neurotonische Reaktion (S. 22) ist bisher zweimal bei Syringomyelie nachgewiesen worden (Handelsman, eigene Beobachtung).

Ist wie bei der Syringobulbie der Krankheitsprozeß vorzugsweise auf das Kerngebiet der Hirnnerven lokalisiert, so findet sich vielfach eine (Hemi-)Atrophie der Zunge, Parese des Mundfazialis sowie eine teilweise Lähmung des Vagusgebietes, kurz ein für die Bulbärparalyse charakteristischer Symptomenkomplex. Doch bleibt im Gegensatz zur echten Bulbärparalyse die bulbäre Lähmung bei der Syringomyelie fast immer auf eine Seite beschränkt. Relativ häufig wird auch der sensible Trigeminus in Mitleidenschaft gezogen.

Mit den bisher erwähnten Erscheinungen vereinigen sich charakteristische Störungen der sensiblen Sphäre. Die pathognomonische Störung der Syringomyelie auf sensiblem Gebiete ist die Beeinträchtigung des Wärme- und Schmerzgefühles bei erhaltener Berührungsempfindlichkeit. Die Eigenart der sensiblen Lähmung erklärt sich aus der Neigung des Leidens, mit Vorliebe die graue Substanz zu ergreifen, die, wie wir gesehen haben (Fig. 179), für die Leitung der Schmerz- und Wärmeempfindungen von besonderer Bedeutung ist. Eine Folge der aufgehobenen Wärmeempfindung sind die Verbrennungen, die man bei Syringomyeliekranken des öfteren zu beobachten Gelegenheit hat. Der zentrale Ursprung der bei Syringomyelie beobachteten sensiblen Störung kommt darin zum Ausdruck, daß die Empfindungslähmung nicht an den Verlauf eines peripheren Nerven gebunden ist, sondern eine segmentäre bzw. radikuläre Anordnung (S. 42) zeigt.

In vorgerückteren Fällen, in denen die gliöse Wucherung die langen sensiblen Leitungsbahnen ergreift, kann die Anästhesie den Charakter der Leitungsanästhesie tragen (S. 45). Unter diesen Umständen kann auch der Brown-Séquardsche Komplex

(S. 158) zur Ausbildung gelangen. Unklar ist die Entstehung der zuweilen nachgewiesenen analgetischen Zonen, die nach Art der hysterischen Gefühlsstörung scharf begrenzte, gefühllose Bezirke herausschneiden. Sensible Reizerscheinungen spielen im Bilde der Syringomyelie keine erhebliche Rolle, wenn auch abnorme Sensationen wie Prickeln, Einschlafen der Hände, Wärme- oder Kälteparästhesien häufig vorhanden sind. Schmerzen kommen nicht selten vor, erreichen jedoch meist keine erhebliche Intensität

Was die Neigung zu trophischen Störungen anbetrifft, so hieße es das Gebiet der vasomotorischen, trophischen und sekretorischen Störungen erschöpfen, wollte man

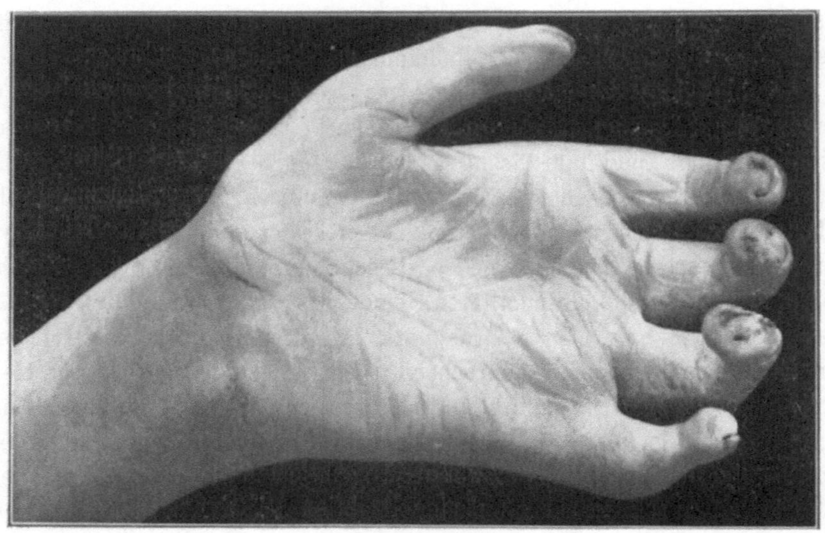

Fig. 235. Mutilationen der Fingerspitzen bei Syringomyelie. Eigene Beobachtung.

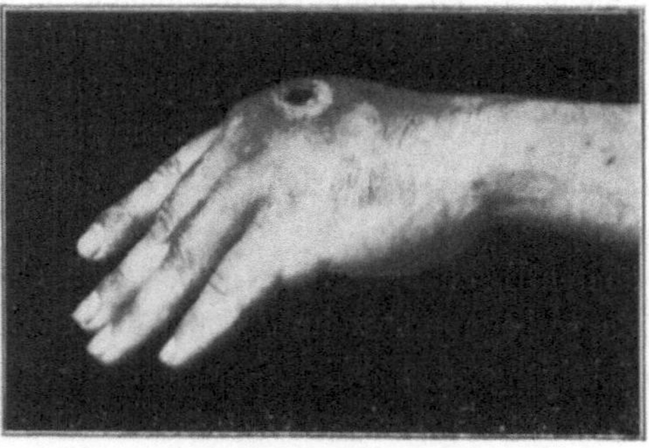

Fig. 236. Main succulente mit Mal perforant bei Syringomyelie. Eigene Beobachtung.

alle bei Syringomyelie vorkommenden Erscheinungen einzeln aufzählen. Blasen- und Ekzembildung der Finger und Hände, schmerzlose Panaritien, die zu Verlust der Nägel, Fingerspitzen (Fig. 235) und selbst ganzer Finger führen können, teigige Schwellung des Handrückens (main succulente, Fig. 236), abnorme Blässe oder Röte der Haut, Anidrosis und Hyperhidrosis, nicht selten mit Beschränkung auf eine Körperhälfte, zirkumskripte Hautnekrosen, sowie Störungen vom Charakter des Mal perforant und der Raynaudschen Gangrän können in bunter Mannigfaltigkeit das Leiden begleiten.

Hierzu kommen noch Erscheinungen von seiten der Knochen und Gelenke, die mit einer Störung der Knochentrophik im Zusammenhange stehen. So sieht man bei

Syringomyelie gelegentlich Auftreibungen der Gelenkenden, Ergüsse, Spontanfrakturen und -Luxationen. Diese Störungen des Skelettsystems unterscheiden sich von den sehr ähnlichen Osteoarthropathien der Tabiker durch die Bevorzugung der oberen Extremitäten. Eine relativ häufige Erscheinung der Syringomyelie ist die Skoliose bzw. Kyphoskoliose, die teils als trophische Knochenstörung, teils als kongenitale Entwicklungsanomalie gedeutet wird.

Verlauf und Prognose. Die Syringomyelie ist ein exquisit chronisches Nervenleiden. Schleichend und von dem Kranken kaum bemerkt, entwickeln sich die ersten Zeichen der Krankheit, und es vergehen meist Jahre, mitunter Jahrzehnte, bis die Erwerbsfähigkeit des Patienten wesentlich beeinträchtigt wird. Neben den Muskelparesen sind es häufig die Panaritien oder andere trophoneurotische Störungen, die den Kranken veranlassen, ärztliche Hilfe in Anspruch zu nehmen. Demgemäß sind Syringomyeliekranke mitunter in der Sprechstunde des Chirurgen und Dermatologen anzutreffen. Paresen der unteren Extremitäten und Blasenstörungen kommen erst in vorgeschrittenen Fällen zur Beobachtung.

Die durchschnittliche Dauer des Leidens beträgt 15—20 Jahre, bei Syringobulbie ist sie etwas kürzer. Der Tod erfolgt an Zystitis, Dekubitus, Wundinfektion oder interkurrenten Krankheiten. Quoad restitutionem ist die Prognose der Syringomyelie durchaus ungünstig, wenn auch Remissionen gelegentlich vorkommen. Berücksichtigt man, daß die Erkrankung meist in jüngeren Jahren auftritt, so muß die Prognose des Leidens auch quoad vitam als nicht günstig bezeichnet werden, insofern die Lebensdauer durch die Affektion mehr oder minder verkürzt wird.

Diagnose. Die Diagnose der Syringomyelie ist leicht in Fällen mit vollentwickelter Symptomatologie. Das führende Symptom bildet die dissoziierte Empfindungsstörung, in zweiter Linie die gestörte Trophik der Weichteile und Knochen. Diagnostisch weniger entscheidend sind die degenerativen Muskelatrophien, die auch bei anderen destruktiven Prozessen der Vorderhornganglien, insbesondere bei spinaler Muskelatrophie, chronischer Poliomyelitis und amyotrophischer Lateralsklerose vorkommen. Die Differentialdiagnose gegenüber diesen Zuständen stützt sich im wesentlichen auf das Verhalten der Sensibilität.

Schwierig wird die Diagnose, wenn die Erscheinungen der Syringomyelie weniger ausgeprägt sind. Steht ein Symptom, das wie eine Fingereiterung oder Knochenstörung dort nur ausnahmsweise mit einer Erkrankung des Nervensystems zusammenhängt, im Vordergrunde, so kann dem Nichterfahrenen der wahre Charakter des Leidens leicht verborgen bleiben. Diagnostische Irrtümer können hier nur durch genaue Untersuchung vermieden werden.

Die im einzelnen schwierige Differentialdiagnose der Syringomyelie und Lepra hat bei dem seltenen Vorkommen dieser Krankheit in unseren Breiten keine praktische Bedeutung. Es mag der Hinweis genügen, daß die Lepra namentlich in bezug auf die atrophischen Paresen und trophischen Störungen der Hände ein mit der Syringomyelie im wesentlichen übereinstimmendes Krankheitsbild erzeugen kann. Von größerer Bedeutung ist die Abgrenzung der Syringomyelie gegen Wirbelkaries, Plexusneuritis und Hysterie. Die Karies der unteren Halswirbelsäule führt zu degenerativer Atrophie der Handmuskeln, nebenbei kann dissoziierte Empfindungslähmung bestehen, ferner auch das okulo-pupilläre Symptom vorhanden sein. Unter diesen Umständen kann die Erkennung des Leidens schwierig werden, wenn lokale Erscheinungen von seiten der Wirbelsäule ausbleiben. Ich selbst sah einen Fall von Karies der unteren beiden Halswirbel mit dem Symptomenbild der Syringomyelie, ohne daß irgendwelche Zeichen einer Wirbelaffektion bestanden. Erst die Autopsie klärte den Fall auf. Immerhin sind wir meist in der Lage, durch den Nachweis der lokalen Wirbelerkrankung, ev. unter Zuhilfenahme des Röntgenverfahrens, die Spondylitis sicher zu erkennen.

Die Neuritis des Brachialplexus kann zu Verwechslung mit der skapulo-humeralen Form der Syringomyelie Anlaß geben, bei der das Gebiet des Schultergürtels und Oberarmes primär affiziert wird. Unterscheidungsmerkmale sind die nur ausnahmsweise dissoziierte Empfindungsstörung bei Plexuslähmung, sowie die mangelnde Progredienz der klinischen Erscheinungen. Syringomyeliekranke, die über Parästhesien und leichte Ermüdbarkeit der Arme klagen, laufen zuweilen Gefahr, für hysterisch gehalten zu werden, namentlich wenn die Gefühlsstörung, wie es zuweilen vorkommt, sich nach Art der Hysterie auf geometrische Körperabschnitte erstreckt. Andrerseits ist es erwiesen, daß die Syringomyelie sich auch mit Hysterie kombinieren kann. Zu erwähnen wäre noch, daß die multiple Sklerose sowie die Lues spinalis, entsprechend der wahllosen Lokalisation ihres anatomischen Substrates, sich weitgehend dem Bilde der Syringomyelie nähern kann.

Therapie. Ein Mittel, das auf den Verlauf des Leidens Einfluß hätte, ist unbekannt. Dennoch kann dem Kranken bei frühzeitiger Diagnosenstellung insofern genützt werden, als er vor schädlichen Ueberanstrengungen bewahrt werden kann. Ferner ist der Patient auf die Gefahr von Verbrennungen und Wundinfektionen aufmerksam zu machen. Medikamentös empfiehlt Oppenheim das Jodkalium.

Bei den Erkrankungen der Knochen und Gelenke ist nach orthopädisch-chirurgischen Grundsätzen zu verfahren. Bemerkenswert ist, daß bei Syringomyeliekranken der Heilungsverlauf nach chirurgischen Eingriffen meist ungestört ist. Die galvanische Behandlung der Wirbelsäule wird von manchen Autoren empfohlen. Neuerdings ist auch die Behandlung mit Hochfrequenzströmen, Röntgen- und Radiumstrahlen versucht worden, die besonders bei den vasomotorisch-trophischen Störungen der Syringomyelie Anwendung verdienen.

Sechzehntes Kapitel.

Die Hämatomyelie.

Die Rückenmarksblutung ist im Gegensatz zur Hirnhämorrhagie ein ziemlich seltenes Leiden. Die häufigste Ursache der Rückenmarksblutung ist das Trauma. Vielfach handelt es sich um Gewalteinwirkungen, die wie Stoß oder Schlag gegen die Wirbelsäule, Fall auf den Rücken oder das Gesäß die Wirbelsäule direkt treffen, ohne daß es zu einer Frakturierung des Achsenskeletts kommt. Mitunter kann eine Rückenmarksblutung auch durch forzierte Muskelbewegungen bedingt sein. In einer Anzahl von Fällen sah man die Hämatomyelie beim Heben einer Last eintreten. Beachtenswert ist, daß Hämatomyelien mitunter auch durch geringfügige Traumen bzw. Muskelanstrengungen hervorgerufen werden. So war in einigen Beobachtungen die Rückenmarksblutung durch übermäßige Neigung des Kopfes nach vorne (Kopfsprung, Passieren eines Torweges) verursacht. Prädisponierende Momente für die Hämatomyelie sind Blutkrankheiten, Hämophilie, Alkoholismus und die Gravidität. Eine Sonderstellung nehmen diejenigen Rückenmarksblutungen ein, bei denen die Hämorrhagie in ein bereits erkranktes Gewebe (Myelitis, Tumor) erfolgt.

Charakteristisch für die Hämatomyelie ist die Bevorzugung der grauen Substanz sowie die Neigung, sich in vertikaler Richtung auszubreiten. Die Hämorrhagie ergreift meist symmetrisch einen Teil, seltener das ganze Rückenmarksgrau, um sich über mehrere Segmente, mitunter auch über eine noch größere Strecke nach oben und unten auszudehnen. Bevorzugt wird das Zervikalmark, sodann das Gebiet der Lendenanschwellung, einige Male ist auch eine isolierte Konusblutung beobachtet worden.

Symptomatologie. Die Rückenmarksblutung führt in gleicher Weise wie die Hirnhämorrhagie zu momentaner Lähmung. Der Hergang ist meist der, daß der Kranke im Augenblicke, in dem die Blutung erfolgt, zu Boden stürzt. Das Bewußtsein bleibt hierbei fast immer erhalten. Der Lähmung geht nicht selten ein sekundenlang anhaltender, intensiver Rücken- oder Kreuzschmerz vorher. Während bei Eintritt der Lähmung die Symptome der Leitungsunterbrechung überwiegen, rücken im weiteren Verlaufe die auf eine Läsion der grauen Substanz zu beziehenden Erscheinungen in den Vordergrund. Entsprechend dem häufigen Befallensein der Kernsäulen des Hals- und Lendenmarkes findet sich vielfach eine schlaffe Lähmung der oberen bzw. unteren Extremitäten mit Verlust der Reflexe und Störung der elektrischen Erregbarkeit. Bei halbseitiger Lokalisation der Blutung kann der Brown-Séquard-Komplex zustande kommen.

Die Sensibilität ist fast immer beeinträchtigt, jedoch nur ausnahmsweise ganz aufgehoben. Vielfach sieht man nach Art der Syringomyelie eine dissoziierte Empfindungslähmung für Schmerz und Temperatur. In einem meiner Fälle war eine isolierte Thermanästhesie vorhanden, die sich auch auf die von der Lähmung nicht betroffenen Seite (s. Fig. 237) erstreckte. Die willkürliche Urinentleerung ist im ersten Stadium meist unmöglich, sodaß die Anwendung des Katheters notwendig wird. Im weiteren Verlaufe pflegt sich die auf Leitungsunterbrechung beruhende Blasenstörung zu verlieren. Ueber Störungen der Potenz ist nicht viel bekannt. Bei einem meiner Patienten, der durch Fall vom Fahrrad eine Hämatomyelie leichten Grades erlitt, stellte sich eine zwei Monate anhaltende Impotenz ein. Auch in den nächsten Monaten erwies sich die Geschlechtsfunktion stark beeinträchtigt.

Die **Prognose** ist, abgesehen von einer Minderzahl von Fällen, bei denen der Tod im Verlaufe weniger Stunden oder Tage, durch Shock oder Atemlähmung eintritt, quoad vitam günstig. Daß bei Zuständen, die den längeren Gebrauch des Katheters erforderlich machen, die Prognose wegen der bestehenden Infektionsgefahr sich verschlechtert, bedarf kaum der Erwähnung. In den günstig ausgehenden Fällen kommt es meist zu Defektheilungen. Der definitive Ausfall der motorischen und sensiblen Sphäre bildet fast immer nur einen Bruchteil der anfänglich vorhandenen nervösen Schädigung. Die Prognose des Leidens wird dadurch etwas verschlechtert, daß die Hämato-

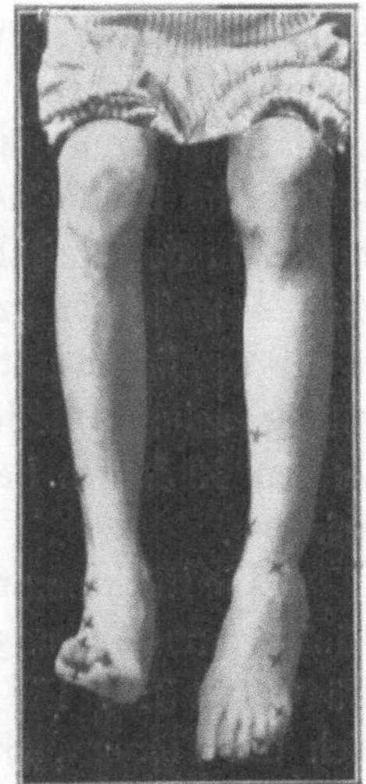

Fig. 237. Hämatomyelie mit linksseitiger Peroneuslähmung. Bei ✕ Aufhebung des Wärmegefühls bei erhaltener Berührungs- u. Schmerzempfindlichkeit. Eigene Beobachtung.

myelie namentlich bei Affektion des Zervikalmarkes den Anstoß für die Entwicklung der Gliose abgeben kann.

Die **Diagnose** gründet sich auf eine apoplektiform eintretende, meist durch plötzliche Gewalteinwirkung bedingte Lähmung. Wo ein ursächliches Moment nicht nachweisbar ist, bleibt die Diagnose immer unsicher, namentlich wird man unter diesen Umständen Myelitis acuta nicht ausschließen können. Die extramedulläre subdurale bzw. epidurale Blutung ist, abgesehen von der stärkeren Schmerzbetonung, schwer von der Hämatomyelie abzugrenzen, doch pflegen bei dieser Affektion ausnahmslos Symptome einer direkten Wirbelläsion vorhanden zu sein. Die Poliomyelitis anterior unterscheidet sich von der Hämatomyelie durch das febrile Vorstadium und das Fehlen sensibler Lähmungen und Blasenstörungen.

Die **Therapie** der Hämatomyelie besteht in einer, mindestens auf 14 Tage sich erstreckenden Ruhebehandlung. Von blutstillenden Maßnahmen (Ergotin, Gelatine) ist nicht viel zu erwarten. Für die persistierenden Lähmungen empfiehlt sich die Anwendung von Elektrizität und Massage. Im übrigen ist nach den für andere Spinallähmungen geltenden Grundsätzen zu verfahren.

Siebzehntes Kapitel.

Der Rückenmarkstumor.

Seitdem es Gowers vor mehr als 25 Jahren geglückt war, die Diagnose der Rückenmarksneubildung mit einer für einen chirurgischen Eingriff erforderlichen Präzision zu stellen, hat sich das Gebiet des Rückenmarkstumors zu einem der interessantesten und fruchtbarsten Kapitel der gesamten Rückenmarkspathologie entwickelt. Während früher die Rückenmarksgeschwulst ein ausschließlich theoretisches Interesse hatte, ist heute, in dem Zeitalter der Neuro-Chirurgie, die richtige Deutung der Tumorsymptome eine Aufgabe von großer praktischer Bedeutung geworden.

Verglichen mit anderen Rückenmarkserkrankungen ist der Tumor ein verhältnismäßig seltenes Leiden. Im Städt. Krankenhaus Moabit kamen unter 9626 in den letzten 10 Jahren behandelten Nervenkranken nur 6 Rückenmarkstumoren zur Beobachtung.

Die Rückenmarksneubildung nimmt in der Mehrzahl der Fälle von den Rückenmarkshäuten ihren Ausgang. Das Verhältnis der extra- zu den intramedullären Neubildungen beträgt etwa 3:1. Die von den Rückenmarkshäuten ausgehenden Tumoren, meist handelt es sich um Fibrome, Sarkome, Endotheliome, Psammome, Myxome bzw. Mischgeschwülste, zeigen in der Regel ein konzentrisches, d. h. nach dem Rückenmark zu gerichtetes Wachstum (Fig. 238, Fig. 1, Tafel IV). Die extramedulläre Neubildung hat etwa die Größe einer Bohne bis Kirsche und ist an den Seiten meist abgeplattet. Im Gegensatz hierzu pflegt der in der Substanz des Rückenmarks sich entwickelnde (intramedulläre) Tumor meist eine erhebliche Ausdehnung in vertikaler Richtung zu erreichen. In einer Minderzahl der Fälle treten die Rückenmarksgeschwülste multipel auf. Multiple Rückenmarkstumoren sind zuweilen eine Teilerscheinung einer universellen Neurofibromatose (S. 133). Wenn auch die Rückenmarksneubildung sich an jeder Stelle der Medulla spinalis etablieren kann, so bildet das Brustmark eine Prädilektionsstelle für die Lokalisation der Tumoren.

Symptomatologie. Sicht man von den seltenen Fällen ab, in denen der Rückenmarkstumor unter dem Bilde einer einfachen Myelitis verläuft, so wird man einen prägnanten, für die Rückenmarksneubildung im hohen Maße charakteristischen Komplex von Symptomen nur selten vermissen. Daß die Rückenmarksneubildung trotz der zahlreichen, durch den speziellen Sitz bedingten Varietäten ein so gleichförmiges Krankheitsbild verursacht, erklärt sich aus der Eigenart der örtlichen Verhältnisse. Im Wirbelkanal sich entwickelnd, an seiner Entfaltung durch die knöcherne Umgebung gehemmt, muß der wachsende Tumor einen stetig zunehmenden Druck auf das Mark und die austretenden Wurzeln ausüben. In Uebereinstimmung hiermit sehen wir, wie

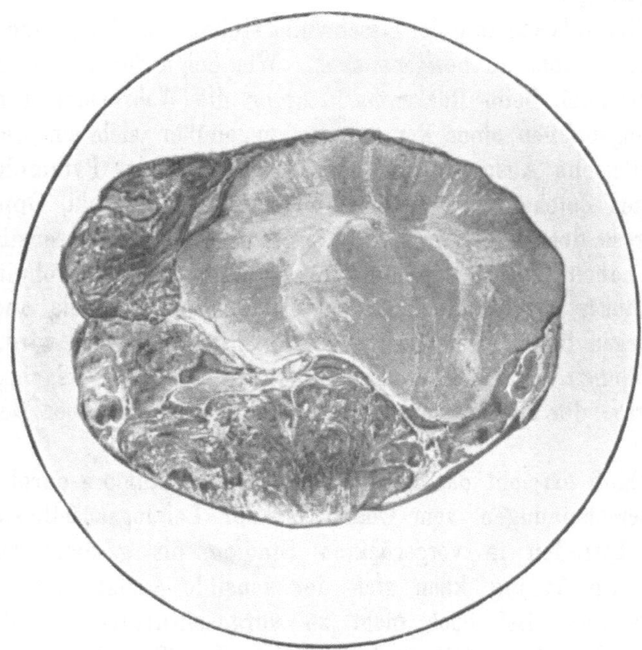

Fig. 238. Extramedullärer Rückenmarkstumor mit beträchtlicher Markkompression.
Nach einem Präparate von Prof. C. Benda.

die klinischen Erscheinungen der Rückenmarksneubildung auf einen von der Peripherie gegen das Mark vordringenden, mit Reizerscheinungen beginnenden, mit Lähmungssymptomen endenden Prozeß hinweisen.

Am Anfang der Schmerz, am Ende die Lähmung, das ist in kurzen Worten die Symptomatologie des Rückenmarkstumors. Die initialen, auf eine Reizung der hinteren Wurzeln zu beziehenden Schmerzen haben einen neuralgischen Charakter und erreichen meist eine erhebliche Intensität. Sie sind im Beginn fast immer einseitig, erst nach einigen Wochen oder Monaten wird auch die andere Seite ergriffen. Bemerkenswert ist, daß der Tumorschmerz durch Husten und Niesen, d. h. durch Momente, die eine Erhöhung des intraspinalen Druckes bedingen, meist eine Steigerung erfährt. Entsprechend der vorherrschenden thorakalen Lokalisation der Neubildung klagen die Kranken häufig über einen reißenden Schmerz im Rücken oder in der Brust. Mit dem weiteren Wachstum der Geschwulst werden vielfach nicht nur die benachbarten hinteren

Wurzeln, sondern auch die sensiblen Leitungsbahnen des Rückenmarks in Erregung versetzt, sodaß der Schmerz an einer von der Neubildung weit entfernten Stelle empfunden wird. Daß die Schmerzen beim Rückenmarkstumor ganz fehlen oder im Krankheitsbilde wesentlich zurücktreten, scheint nach neueren Erfahrungen zwar häufiger zu sein als man bisher annahm, doch muß der schmerzlose Verlauf zum mindesten als ungewöhnlich bezeichnet werden. Die Fig. 1 auf Tafel IV zeigt einen solchen Fall, bei dem Schmerzen dauernd vermißt wurden.

Hat der Tumor die anliegende hintere Wurzel zerstört, so kommt es zu einer radikulären Anästhesie, die am Thorax eine ringförmige, an den Extremitäten streifenförmige Begrenzung zeigt. Den radikulären Anästhesien entsprechen auf motorischem Gebiete umschriebene, auf Ergriffensein der vorderen Wurzeln zu beziehende Muskelatrophien, die besonders bei zervikaler oder lumbo-sakraler Lokalisation des Tumors zur Ausbildung gelangen.

Mit dem weiteren Wachstum der Geschwulst stellen sich Symptome ein, die auf eine Läsion des Markes selbst zu beziehen sind. Wie bei anderen komprimierenden Prozessen, können wir auch beim Rückenmarkstumor die Wahrnehmung machen, daß die motorischen Leitungsbahnen einer Kompression gegenüber sich am wenigsten resistent erweisen. Der klinische Ausdruck für das Ergriffensein der Pyramidenbahnen ist die von den bekannten Zeichen der spastischen Lähmung (Babinski, Oppenheim, Klonus) begleitete Paraparese der Beine. Aehnlich, wie wir es bei den sensiblen Reizerscheinungen gesehen haben, bleibt die motorische Lähmung für gewöhnlich zunächst auf eine Seite beschränkt, bis nach Wochen und Monaten auch die andere Pyramidenbahn durch die gegen das Mark andringende Neubildung ergriffen wird. Das Zustandekommen der Lähmung beim Rückenmarkstumor erklärt die Tatsache, daß bei ausgebildeter Paraparese der Motilitätsausfall an dem primär befallenen Beine am stärksten hervortritt.

Seinen Abschluß erreicht das Bild des Rückenmarkstumors durch das Hinzutreten sensibler Ausfallserscheinungen vom Charakter der Leitungsanästhesie (S. 45). Derartige Störungen betreffen in vorgerückten Stadien die gesamte Oberflächen- und Tiefensensibilität. Im Anfang kann sich der sensible Ausfall auf einzelne Gefühlsqualitäten beschränken. Bei noch nicht zu vorgeschrittener sensibler Lähmung begegnet man häufig dem Brown-Séquardschen Komplex (S. 158), freilich nicht immer in reiner Form. Blasen- und Mastdarmstörungen sind zuweilen ein Frühsymptom, bei ausgebildeter Extremitätenlähmung pflegen sie selten zu fehlen. Das Endstadium des Rückenmarkstumors bildet eine komplette motorische und sensible Lähmung mit Aufhebung der Sphinkterenfunktion. Die obere Grenze der Anästhesie wird durch die Höhe des obersten, von der Rückenmarksgeschwulst ergriffenen Segmentes bestimmt. Bisweilen ist das anästhetische Gebiet von einer hyperästhetischen Zone überlagert.

Die sensiblen Reizerscheinungen begleiten das Leiden meist durch alle Stadien, in einer Minderzahl der Fälle hören sie, wohl infolge einer Kompression der schmerzleitenden Bahnen, mit dem Eintritt der motorischen Lähmung auf. Eine recht häufige, dem Kranken lästige Erscheinung bilden krampfartige Zuckungen in den gelähmten Gliedern, die teils spontan auftreten, teils durch leise Berührungen oder geringfügige Bewegungen ausgelöst werden. In manchen Fällen macht sich eine, auf einen meningealen Reizzustand zu beziehende steife Rumpfhaltung bemerkbar. In einer Anzahl der Fälle findet sich eine dem Sitze des Tumors entsprechende umschriebene Druckschmerzhaftigkeit der Wirbelsäule. Wir werden bei Gelegenheit der Differentialdiagnose auf dieses diagnostisch wertvolle Zeichen noch einmal zurückkommen.

Das bisher gegebene Symptomenbild bezieht sich im wesentlichen auf die der Häufigkeit nach prävalierenden Tumoren des Brustmarks. Entwickelt sich die Neubildung im Zervikalmark, so wird man bei Ergriffensein der Armnervenkerne ($C_5 - C_8$) neben einer spastischen Paraparese der Beine eine schlaff atrophische Lähmung der oberen Extremitäten erwarten dürfen. Bei noch höherem Sitz kommt es zu einer spastischen Lähmung aller vier Extremitäten. Die lumbo-sakrale Lokalisation des Tumors bedingt eine atrophische Lähmung im Gebiete des N. cruralis bzw. ischiadicus.

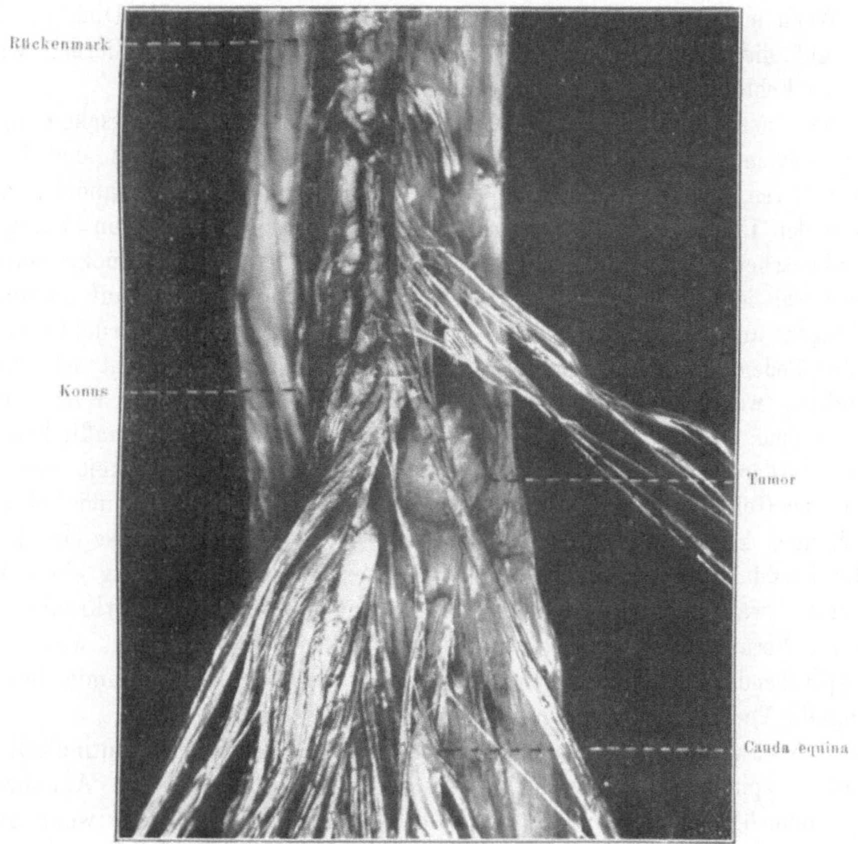

Fig. 239. Tumor des unteren Rückenmarksendes, der unter dem Bilde einer Kaudaaffektion verlief. Eigene Beobachtung.

Das Kniephänomen bzw. der Achillessehnenreflex ist unter diesen Umständen erloschen. Die Tumoren des unteren Rückenmarksendes (Fig. 239) führen zu den charakteristischen Erscheinungen der Konus- bzw. Kaudaaffektion (s. S. 239).

Verlauf und Prognose. Der Rückenmarkstumor ist ein chronisches Leiden. Zwischen den initialen Reizerscheinungen und der Aufhebung der Rückenmarksleitung liegt für gewöhnlich ein Zeitraum von 1—3 Jahren, ausnahmsweise kann sich das Leiden über 10 Jahre und mehr erstrecken. Ungewöhnlich ist es, daß die Symptomatologie auf wenige Monate zusammengedrängt wird oder der Tumor nach Art der Myelitis transversa mit Querschnittsymptomen einsetzt. Sehen wir von diesen seltenen Verlaufsformen ab, so pflegt das Leiden von den ersten sensiblen Erscheinungen bis zur terminalen Lähmung in kontinuierlicher Progredienz vorwärts zu schreiten. Ja, es gibt in der gesamten Rückenmarkspathologie keine Erkrankung, die etwas so Zwingendes hätte wie die Rückenmarksneubildung. Die Prognose ist, wo nicht rechtzeitige Hilfe erfolgt, absolut infaust. Die Kranken gehen meist an Urosepsis, Dekubitus oder Marasmus zugrunde.

Diagnose. Die Diagnose „Rückenmarksneubildung" ist bei ausgeprägten klinischen Erscheinungen nicht schwer, sofern man überhaupt bei jeder progredienten spinalen Erkrankung die Möglichkeit eines Tumors ins Auge faßt. Fehldiagnosen sind in einem Teil der Fälle dadurch bedingt, daß eine Neubildung überhaupt nicht in Erwägung gezogen wird. Vorsicht ist namentlich gegenüber einer „chronischen Myelitis" am Platze. Wenn man es sich zur Pflicht macht, in jedem Falle die Diagnose Myelitis chronica auf die Möglichkeit einer Rückenmarksneubildung zu revidieren, wird man eine häufige Fehlerquelle der Tumordiagnose vermeiden.

Zwingt uns die langsame Progredienz spinaler Lähmungserscheinungen der Diagnose Rückenmarkstumor näherzutreten, so wird dies besonders der Fall sein, wenn wir hören, daß es sich um ein schmerzbetontes Leiden handelt, und daß Schmerzen den Lähmungserscheinungen vorausgegangen sind. Da, von wenigen Ausnahmen abgesehen, die symptomatologische Entwickelung für den Rückenmarkstumor charakteristisch ist, sind wir bei der Diagnose nicht zum wenigsten auf anamnestische Feststellungen angewiesen. Namentlich ist die Anamnese in vorgerückteren Stadien von großer Bedeutung. Die Diagnose Rückenmarksneubildung gewinnt sehr an Wahrscheinlichkeit, wenn eine zirkumskripte Druckschmerzhaftigkeit der Wirbelsäule vorhanden ist und die schmerzhafte Stelle dem Höhensitz des mutmaßlichen Tumors entspricht. Allerdings ist zu fordern, daß die Druckschmerzhaftigkeit sich auf ein umschriebenes Gebiet, d. h. einen, höchstens zwei Wirbel, beschränkt und bei mehreren Untersuchungen konstant bleibt. Neuerdings hat die Geschwulstdiagnose eine Förderung durch die Feststellung gewonnen, daß die Nonnesche Reaktion häufig einen positiven Ausfall zeigt, während im Gegensatz zu den syphilogenen Nervenerkrankungen eine gleichzeitige Vermehrung der zelligen Elemente (Pleozytose) vermißt wird. Ein für Tumor sprechender, seltenerer Befund ist auch die als Xanthochromie bezeichnete, bernsteingelbe Verfärbung des Liquors (eigene Beobachtung).

Der Nachweis eines unter sensiblen Reizerscheinungen kontinuierlich fortschreitenden, spinalen Leidens berechtigt an sich noch nicht zur Annahme eines Tumors, vielmehr ist die Diagnose erst dann genügend begründet, wenn andere zu Rückenmarkskompression führende Prozesse ausgeschlossen werden können. Für die Differentialdiagnose der Rückenmarksneubildung kommt unter diesen Bedingungen vorwiegend die Spondylitis und Lues spinalis in Betracht. Wenn die Karies der Wirbelsäule keine lokale Deformität bedingt, kann die richtige Deutung der klinischen Erscheinungen großen Schwierigkeiten begegnen. Die Merkmale, durch die sich die Spondylitis vom Rückenmarkstumor unterscheidet, ergeben sich aus folgender Zusammenstellung:

Spondylitis.	Tumor.
1. Bevorzugung des kindlichen und jugendlichen Alters.	Bevorzugung des mittleren Alters.
2. Verlauf mit Remissionen.	Kontinuierliche Zunahme der Symptome.
3. Fieber meist vorhanden.	Fieber nur bei Komplikationen.
4. Brown-Séquardscher Komplex häufig.	Brown-Séquardscher Komplex selten.

<table>
<tr><td align="center">Spondylitis.</td><td align="center">Tumor.</td></tr>
<tr><td>5. Lokale Deformität (Gibbus) und Druckschmerzhaftigkeit der Wirbelsäule in der Mehrzahl der Fälle.</td><td>Keine lokale Deformität, zuweilen zirkumskripte Druckschmerzhaftigkeit der Wirbelsäule.</td></tr>
<tr><td>6. Radiologische Veränderungen meist vorhanden.</td><td>Radiologischer Befund an der Wirbelsäule für gewöhnlich negativ.</td></tr>
<tr><td>7. Günstige Wirkung der Extension.</td><td>Zunahme der Beschwerden unter Extensionsbehandlung.</td></tr>
</table>

Unter Berücksichtigung dieser Momente wird es meist gelingen, den Rückenmarkstumor mit genügender Sicherheit von einer Wirbelerkrankung mit sekundärer Markschädigung abzugrenzen. Ich möchte jedoch nicht unerwähnt lassen, daß auch bei Innehaltung der erforderlichen diagnostischen Kautelen Fehldiagnosen möglich sind. So wurde in einer eigenen Beobachtung, bei der die klinischen Erscheinungen auf einen Zervikaltumor hinwiesen, bei der Laminektomie statt der vermuteten Neubildung ein kleiner, vom Wirbel ausgehender Abszeß gefunden, der zu einer Kompression des Rückenmarks geführt hatte.

Daß die Lues spinalis unter dem Bilde des Rückenmarkstumors verlaufen kann, ist verständlich, wenn man bedenkt, daß das von den Meningen ausgehende syphilitische Granulàtionsgewebe in analoger Weise wie die Rückenmarksneubildung eine Schädigung der Wurzeln und des Marks bedingen kann. Indessen vermissen wir bei der Lues spinalis fast immer die für die Rückenmarksneubildung charakteristische, kontinuierliche Progredienz der Symptome. Zudem weisen die klinischen Erscheinungen in der Mehrzahl der Fälle auf einen diffusen Sitz des Leidens hin. Im Zweifelfalle ist die serologische und zytologische Untersuchung des Liquors zur Diagnose heranzuziehen, s. S. 28.

Leichter gelingt die Abgrenzung der Rückenmarksneubildung von der multiplen Sklerose. Durch die Multiplizität der Symptome, die Neigung zu Remissionen und Exazerbationen sowie den wenig schmerzbetonten Verlauf ist die multiple Sklerose genügend gegenüber dem Rückenmarkstumor charakterisiert. Schwierig kann die Abgrenzung der multiplen Sklerose gegen multiple Rückenmarkstumoren werden.

Zuweilen gibt die zirkumskripte, seröse Meningitis zur Verwechslung mit einer Rückenmarksneubildung Anlaß. Die erst durch die Operation bekannt gewordene, umschriebene exsudative Entzündung der Rückenmarkshäute führt zu einer Liquoransammlung in den Maschen der Arachnoidea, welche ihrerseits einen Druck auf das Rückenmark ausübt. Eine sichere Unterscheidung der Meningitis bzw. Arachnitis serosa circumscripta vom Rückenmarkstumor ist zur Zeit nicht möglich, doch dürfte eine Fehldiagnose hier weniger ins Gewicht fallen, da durch die Operation meist eine schnelle Rückbildung der Krankheitserscheinungen erreicht wird. Anderseits ist in Betracht zu ziehen, daß die Meningitis serosa auch spontaner Rückbildung fähig ist. Ich selbst habe mehrere Fälle gesehen, bei denen ein für Rückenmarkstumor sprechender Befund unter indifferenter Behandlung völlig oder nahezu völlig zurückging. Höchst wahrscheinlich hat es sich in diesen Fällen um eine zirkumskripte seröse Meningitis gehandelt. Noch größer wird die Uebereinstimmung zwischen Meningitis spinalis und Rückenmarkstumor, wenn es sich nicht um einen exsudativen, sondern zu Schwielenbildung führenden fibrösen Prozeß handelt (Arachnitis fibrosa, Pachymeningitis hypertrophica).

Sind wir zu der Annahme einer Rückenmarksgeschwulst gelangt, so haben wir uns eine weitere Frage vorzulegen, nämlich handelt es sich um einen extra- oder intramedullären Tumor? Was diese praktisch wichtige Unterscheidung anbelangt, so müssen wir daran festhalten, daß es in dem ganzen Komplex der Tumorerscheinungen kein einziges Symptom gibt, das an sich für den extra- oder intramedullären Sitz beweisend wäre. Bei der Unterscheidung der extra- und intramedullären Neubildung ist vor allem zu berücksichtigen, daß die von den Rückenmarkshäuten ausgehenden Tumoren meist heftige Schmerzen verursachen, während bei den im Mark sich entwickelnden Geschwülsten Schmerzen ganz fehlen oder wenig hervortreten. Von Bedeutung für die Differentialdiagnose ist ferner die Tatsache, daß die klinischen Symptome der extramedullären Neubildung auf eine Läsion des Rückenmarks an umschriebener Stelle hinweisen, während entsprechend dem meist erheblichen Längenwachstum des intramedullären Tumors die Symptomatologie einer mehr diffusen Ausbreitung des Krankheitsprozesses entspricht. Besonders beweisend ist unter diesen Umständen das allmähliche Aszendieren der Krankheitserscheinungen. Beachtung verdient auch die Tatsache, daß intramedulläre Tumoren nur selten den Brown-Séquardschen Komplex verursachen. Zu berücksichtigen wäre noch, daß bei der relativen Seltenheit der intramedullären Geschwulst ceteris paribus die Annahme einer extramedullären Neubildung die größere Wahrscheinlichkeit hat.

Mit der Entscheidung, ob der Tumor von den Rückenmarkshäuten oder dem Marke selbst ausgeht, ist die Diagnose noch nicht zum Abschluß gelangt. Den Schlußstein der Tumordiagnose bildet vielmehr die Bestimmung des Höhensitzes. Da die für die topische Rückenmarksdiagnose maßgebenden Gesichtspunkte bereits auf S. 159 Erwähnung gefunden haben, erübrigt es sich, an dieser Stelle noch einmal auf die Höhendiagnose der Rückenmarksgeschwülste einzugehen. Es mag genügen, darauf hinzuweisen, daß bei der Höhenbestimmung des Tumors auf Grund der obersten anästhetischen Zone das Gesetz der pluriradikulären Innervation berücksichtigt werden muß (S. 43). Nichtbeachtung der speziellen sensiblen Innervationsverhältnisse hat eine zu tiefe Tumorlokalisation zur Folge. S. a. die Höhenbestimmung im Rückenmark S. 159.

Therapie. Die Behandlung des extramedullären Rückenmarkstumors ist nach dem Stande unseres Wissens eine rein chirurgische. Daß in allen Fällen, in denen Syphilis nicht mit Sicherheit ausgeschlossen werden kann, eine energische antisyphilitische Kur indiziert ist, bedarf keiner weiteren Erwähnung. Beim Rückenmarkstumor feiert die Neurochirurgie einen ihrer größten Triumphe, indem in 30—40 pCt. der operierten Fälle auf Wiederherstellung oder Defektheilung gerechnet werden kann. Angesichts der überzeugenden Erfolge der chirurgischen Therapie muß die Forderung aufgestellt werden, daß jede extramedulläre Neubildung, deren Höhensitz mit annähernder Sicherheit bestimmt werden kann, chirurgisch in Angriff genommen werden soll. Wenn eine Entscheidung nicht möglich ist, ob ein extra- oder intramedullärer Tumor vorliegt, ist die explorative Laminektomie am Platze. In einigen Fällen sind bereits intramedulläre Geschwülste dem Messer des Chirurgen zugänglich gemacht worden. Kontraindiziert ist die Operation nur bei multiplen Tumoren.

In Uebereinstimmung mit der für den Hirntumor geltenden Indikationsstellung ist auch für die Gummigeschwulst die Operation in den Fällen zu fordern, in denen die Lähmungserscheinungen auf einen umschriebenen, von der Dura ausgehenden, auf antiluetische Behandlung nicht reagierenden, Prozeß hinweisen. Doch wird man gerade hier am ehesten Enttäuschungen erleben, indem einerseits die syphilitische Wucherung sich häufig nicht auf die Rückenmarkshäute beschränkt, anderseits der Prozeß doch diffuser ist, als man nach den klinischen Erfahrungen annehmen konnte. Ich selbst habe mich bei einem zur Operation kommenden Falle von meningealer Syphilis, in welchem die Symptome auf eine umschriebene Läsion des Rückenmarks hinwiesen, davon überzeugen können, daß die anatomischen Veränderungen weit über das vermutete Gebiet hinausreichten.

Achtzehntes Kapitel.

Die Erkrankungen des Konus und der Cauda equina.

Als Konus bezeichnet man den untersten, in der Höhe des I.—II. Lendenwirbels gelegenen, von den drei letzten Sakralsegmenten gebildeten Abschnitt des Rückenmarks, während man unter Cauda equina die Gesamtheit der aus dem Lumbo-Sakralmark entspringenden Nervenfasern versteht. Im Gegensatz zu den aus dem Zervikal- und Dorsalmark hervorgehenden Wurzeln, die den Rückenmarkskanal nicht weit unterhalb ihrer Ursprungsstelle verlassen, legen die Kaudafasern eine mehr oder minder beträchtliche Strecke zurück, bevor sie aus den Zwischenwirbellöchern der Lendenwirbelsäule bzw. des Kreuzbeins heraustreten. Beispielsweise durchläuft die in der Höhe des I.—II. Lendenwirbelkörpers entspringende IV. Sakralwurzel eine Strecke von nahezu 20 cm, ehe sie das vierte Sakralloch verläßt. Die Niveaudifferenz zwischen Ursprungs- und Austrittsstelle der Kaudafasern ist für das Verständnis der tiefsitzenden Rückenmarkserkrankungen von großer Bedeutung. Fig. 241 läßt die Beziehungen der Kauda zum Skelett erkennen.

Während die beiden oberen Sakralsegmente Fasern für die Innervation der Fußmuskeln enthalten, haben die Konusfasern (S_3—S_5) nichts mit der peripheren Motilität zu tun, vielmehr dienen die von S_3—S_5 entspringenden Fasern ausschließlich der Innervation der Blase, des Mastdarms und Genitalapparates. Außerdem versorgen die Konusfasern einen reithosenförmigen Hautbezirk in der Umgebung des Anus und an der Hinterfläche der Oberschenkel (Fig. 242).

Symptomatologie. Die anatomischen Verhältnisse machen die zwischen Konus- und Kaudaaffektionen bestehenden großen symptomatologischen Uebereinstimmungen erklärlich. Ist die Gesamtheit der Kaudafasern ergriffen, so kommt es zu einer motorischen und sensiblen Lähmung der unteren Extremitäten mit gleichzeitiger Insuffizienz von Blase, Mastdarm und Genitalapparat, ein Symptomenkomplex, der in analoger Weise auch durch einen das Lumbo-Sakralmark zerstörenden Krankheitsprozeß bedingt sein kann. Weiter abwärts engt sich der Umfang der Lähmung mehr und mehr ein. So bleibt bei Läsion der Kauda zwischen III.—IV. Lendenwirbel das lumbale Innervationsgebiet (Quadrizeps, Obturatorius) verschont und demgemäß der Patellarreflex erhalten, während die vom Ischiadikus versorgten Becken-, Gesäß-, Unterschenkel- und Fußmuskeln von der Lähmung betroffen werden. In beiden Fällen besteht Inkontinenz für Urin und Stuhlgang und Impotenz.

Unterhalb des II. Kreuzbeinwirbels enthält die Kauda keine motorischen Extre-

mitätenfasern mehr. Eine Zerstörung der Kaudafasern in der Höhe des III. Kreuzbeinwirbels erzeugt das charakteristische Bild der isolierten Blasen-, Mastdarm- und
Genitallähmung mit periano-genitaler Anästhesie und Sensibilitätsausfall in dem er-

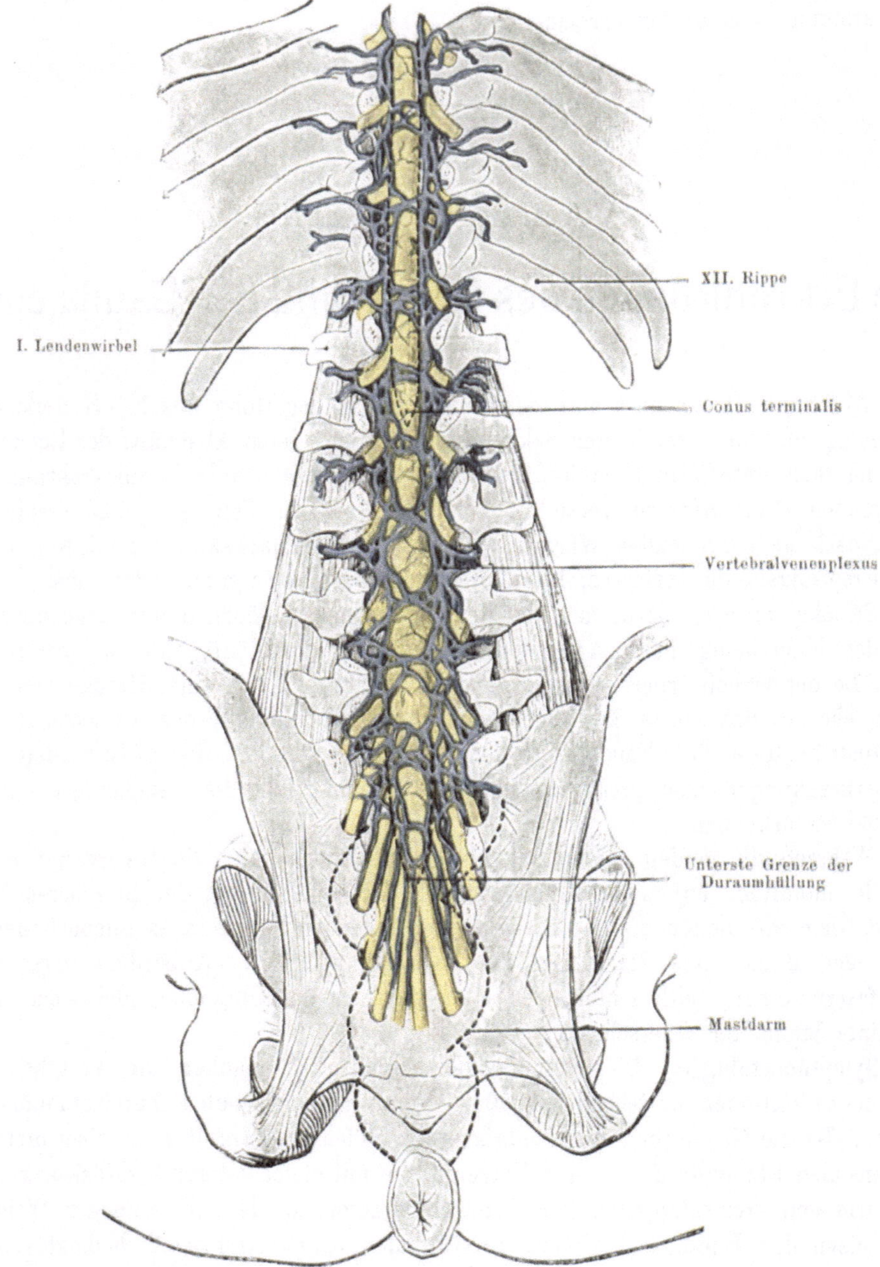

Fig. 240. Topographie des untersten Rückenmarksabschnittes und der Cauda equina.
Aus Corning, Topographische Anatomie.

wähnten reithosenförmigen Bezirke. Das gleiche Symptomenbild kommt naturgemäß zustande, wenn nicht die vom Konus ausgehenden Fasern, sondern dieser selbst Sitz der
Läsion ist. Bei der nicht unbeträchtlichen Niveaudifferenz zwischen Konus und Kauda ist
die Schwierigkeit einer exakten Lokalisation bei chirurgischen Eingriffen recht mißlich.

Als Ursachen der tiefsitzenden Rückenmarks- und Kaudaerkrankungen kommen krankhafte Prozesse (Karies) in Betracht, die von der Lendenwirbelsäule oder dem Kreuzbein ausgehen. Fernerhin spielen auch direkte oder indirekte Gewalteinwirkungen (Frakturen, Luxationen, Hämorrhagien), syphilitische Entzündungen, sowie Neubildungen in der Aetiologie der Konus- und Kaudaläsionen eine Rolle.

Die **Diagnose** der tiefsitzenden Rückenmarkserkrankungen erfordert eine genaue Kenntnis der anatomischen Tatsachen. Diese vorausgesetzt, läßt sich die Frage, ob der Konus oder die Kauda Sitz der Erkrankung ist, in vielen Fällen doch nur mit einem

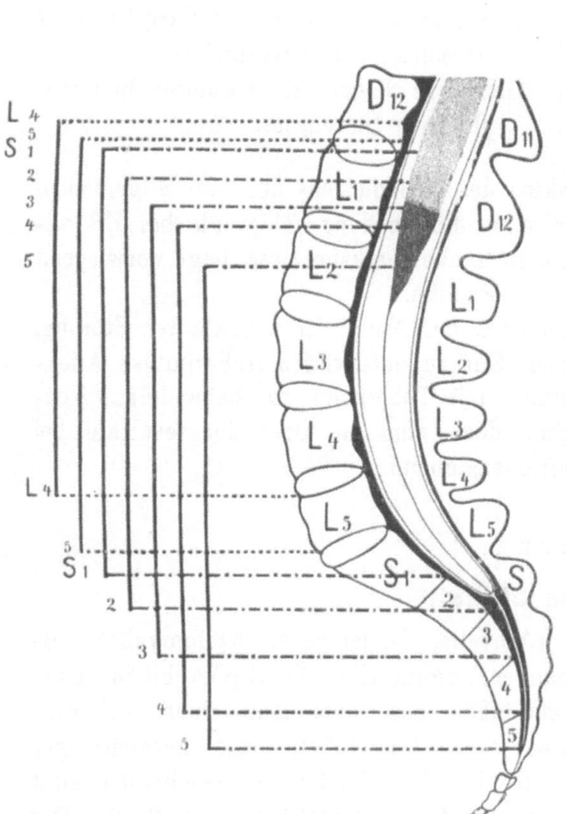

Fig. 241. Schematische Darstellung der Lagebeziehungen des untersten Rückenmarksabschnittes und der Kauda zur Lendenwirbelsäule und zum Kreuzbein. Die vertikalen Linien geben die Niveaudifferenz zwischen Ursprung und Austritt der einzelnen Nervenwurzeln wieder. Nach Raymond.

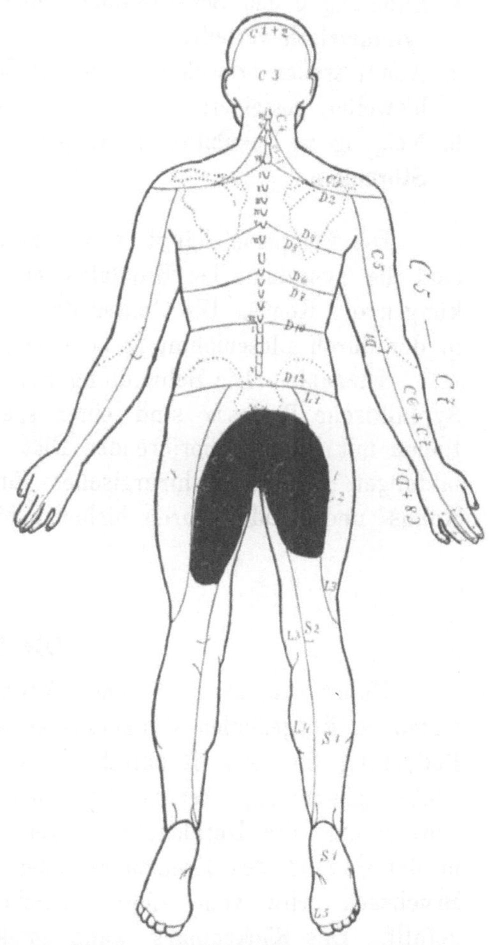

Fig. 242. Reithosenanästhesie bedingt durch einen den Konus komprimierenden Tumor. Cf. Fig. 239. Eigene Beobachtung.

gewissen Grade von Wahrscheinlichkeit entscheiden. Wo eine Knochendeformität vorhanden oder eine umschriebene Druckschmerzhaftigkeit der Wirbelsäule nachweisbar ist, gewinnt die topische Diagnose sehr an Sicherheit. Daß aber auch unter diesen Umständen die Möglichkeit eines diagnostischen Irrtums bestehen bleibt, zeigt die durch Fig. 239 veranschaulichte Beobachtung. Bei unklarer Aetiologie ist das Röntgenverfahren heranzuziehen, ebenso ist die rektale bzw. vaginale Untersuchung in keinem Falle zu vergessen. Die hauptsächlichsten Merkmale für die Differentialdiagnose der tiefsitzenden Rückenmarkserkrankungen sind in folgender Tabelle zusammengestellt:

Erkrankungen des unteren Rücken-marksabschnittes.	Läsionen der Cauda equina.
1. Schmerzen fehlend oder gering.	Heftige Schmerzen im Kreuz, Damm und den unteren Extremitäten.
2. Sensibilitätsstörungen nicht selten dissoziiert.	Sensibilitätsstörungen fast nie dissoziiert.
3. Motilität meist wesentlich beeinträchtigt.	Motorische Lähmungen fehlen oder treten erst spät auf.
4. Lähmungen und Sensibilitätsstörungen symmetrisch verteilt.	Geringere symmetrische Ausbreitung der Symptome.
5. Achillesreflex erloschen, Patellarreflex bisweilen gesteigert.	Achillesreflex erloschen, Patellarreflex teils erloschen, teils unverändert.
6. Neigung zu Dekubitus und trophischen Störungen.	Geringere Neigung zu Dekubitus und trophischen Störungen.

Die **Prognose** hängt von dem Charakter des Grundleidens ab. Im allgemeinen sind die Symptome bei Kaudaläsionen eher einer Rückbildung fähig als bei Erkrankungen des Konus. Die Gefahr der tiefsitzenden Rückenmarksprozesse liegt vorwiegend in der durch Blasenlähmung begünstigten Zysto-Pyelitis.

Therapie. Die Behandlung richtet sich nach der Natur der krankhaften Störung. Syphilitische Prozesse sind einer spezifischen Kur zu unterwerfen, tuberkulöse Affektionen mit Ruhe, roborierender Diät, eventuell mit Tuberkulin zu behandeln. Neubildungen erfordern chirurgisches Eingreifen, doch sind die Operationsresultate bei Konus- und Kaudatumoren bisher wenig zufriedenstellend.

Anhang.

Die Spina bifida.

Unter den in zahlreichen Varianten (Amyelie, Diplomyelie, Atelomyelie) auftretenden kongenitalen Rückenmarksmißbildungen kommt allein der Spina bifida einige Bedeutung zu. Als Rachischisis oder Spina bifida bezeichnet man einen auf Entwicklungshemmung beruhenden Defektzustand der Wirbelbögen mit hernienartiger Vorstülpung des Duralsackes. Die kastanien- bis kindskopfgroße Geschwulst sitzt in der Gegend des Kreuzbeins oder der unteren Lendenwirbelsäule (Fig. 243). Der Bruchsack wird vom Liquor cerebrospinalis und den Strängen der Kauda ausgefüllt. Das Rückenmark kann intakt sein oder mit seinem unteren Abschnitte in die Zystenwandung übergehen. Bei der Palpation der Geschwulst hat man ein prall elastisches Gefühl. Mitunter kann man den Wirbelspalt durch den Bruchsack hindurch abtasten.

Die Spina bifida bedingt in der Mehrzahl der Fälle Ausfallserscheinungen am Nervensystem, die mit einer Schädigung der Cauda equina im Zusammenhange stehen. Die nervösen Störungen sind teils kongenital, teils treten sie in den ersten Lebensjahren auf. In den meisten Fällen kommt es zu einer schlaffen Paraparese der Beine. Als typische Deformität entwickelt sich hierbei infolge des Verschontbleibens des M. tibialis anticus nicht selten eine Klumpfußstellung. Zu der motorischen Lähmung gesellt sich öfters eine sensible vom Typus der Kaudaanästhesie. Die Schließmuskeln der Blase und des Mastdarms werden ebenfalls ziemlich häufig von der Lähmung ergriffen.

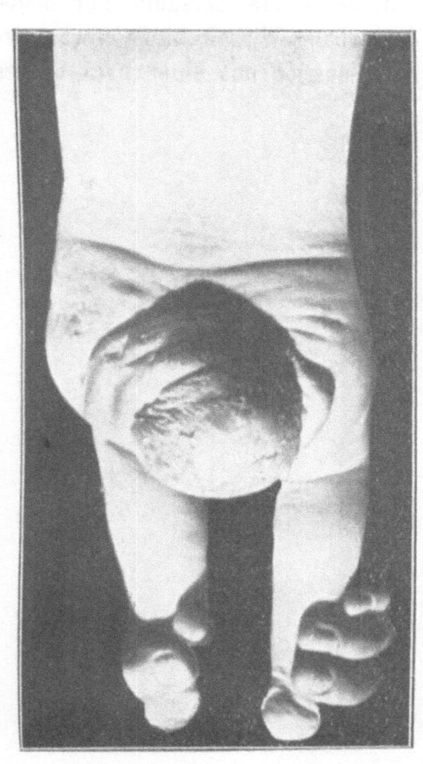

Fig. 243. Spina bifida bei einem ¹/₂jährigen
Kinde. Eigene Beobachtung.

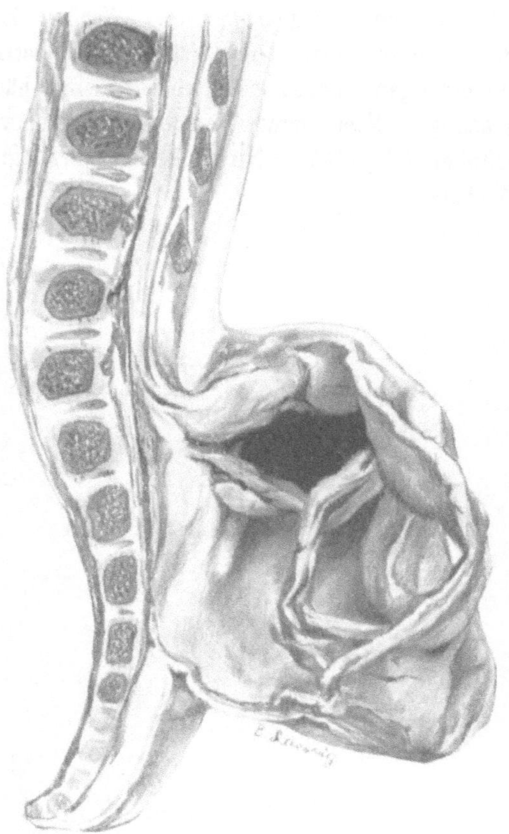

Fig. 244. Spina bifida mit Meningozele. Patholog.-
Anatom. Institut (Prof. C. Benda).

Das Schicksal der mit einer Spina bifida zur Welt kommenden Kinder gestaltet sich recht traurig. Meist treten über kurz oder lang letale Komplikationen wie Zystitis oder Dekubitus auf. Ein Teil der Kranken geht infolge von Ruptur der Zyste an Meningitis purulenta zugrunde.

Die Behandlung des Leidens ist eine ausschließlich chirurgische, doch sind die Erfolge der operativen Behandlung keineswegs glänzend.

Neunzehntes Kapitel.

Die Frakturen und Luxationen der Wirbelsäule.

Die Frakturen und Luxationen der Wirbelsäule haben nur insoweit ein neurologisches Interesse, als sie eine gleichzeitige Läsion des Rückenmarks oder der Nervenwurzeln bedingen. Dies ist zwar häufig, jedoch durchaus nicht immer der Fall.

Frakturen und Luxationen entstehen meist durch Gewalteinwirkungen wie Stoß oder Schlag gegen die Wirbelsäule, Fall auf den Rücken oder das Gesäß, Ueber-

16*

fahrung, Verhebung u. dgl. m. Weniger häufig erfolgt eine Wirbelverletzung durch Schuß oder Stich. Die Wirbelfraktur betrifft meist den Wirbelkörper, seltener den Wirbelbogen. Luxationen kommen am häufigsten an der Halswirbelsäule zur Beobachtung. Fast immer ist bei Wirbelluxationen der obere Wirbel nach vorn verschoben (Fig. 245). Nicht selten vereinigt sich die Luxation mit einer Fraktur des Wirbels.

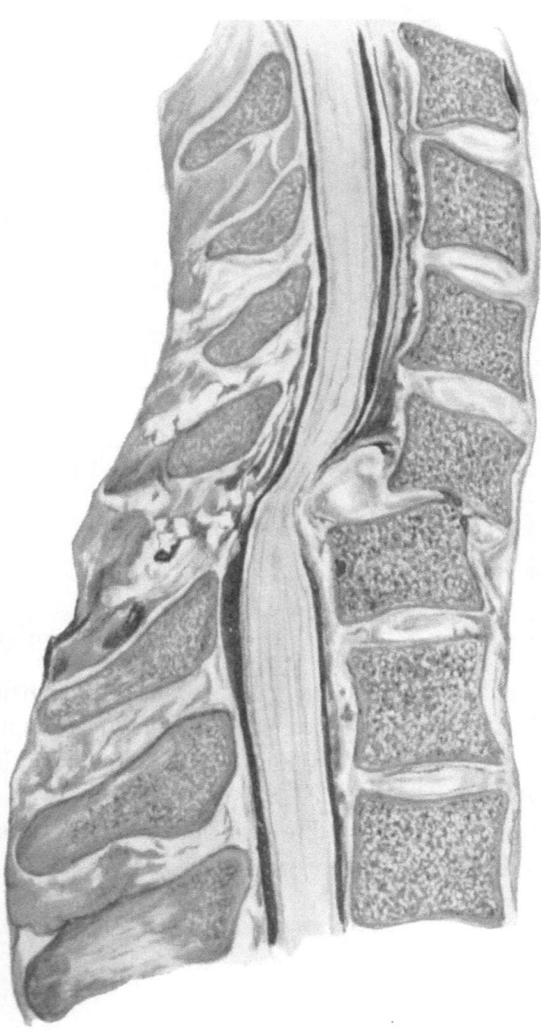

Fig. 245. Luxation des VI. Halswirbels, Zerreißung des Lig. intervertebrale, Kompression des unteren Halsmarks. Nach einem Präparate des Patholog.-Anatom. Instituts Städt. Krankenhaus Moabit (Prof. C. Benda).

In der Mehrzahl der Fälle wird das Rückenmark durch Frakturen und Luxationen der Wirbel in Mitleidenschaft gezogen, doch besteht kein direkter Zusammenhang zwischen Schwere der Wirbelläsion und Umfang der Nervenschädigung. Wenn auch die Kompression des Markes durch den dislozierten Wirbel oder ein abgesprengtes Knochenstück die häufigste Ursache der Rückenmarksläsion ist, so können auch andere, unmittelbar oder mittelbar mit der Gewalteinwirkung im Zusammenhange stehenden Momente, eine Schädigung des Rückenmarks bedingen. Beispielsweise kann das Rückenmark durch die im Augen-

blicke der Wirbelverletzung erfolgende Zerrung und Schiebung eine tiefgreifende Funktionsstörung erleiden, ohne daß es zu einer Dislokation der frakturierten Wirbelteile zu
kommen braucht. Eine nicht ungewöhnliche Begleiterscheinung bzw. Folge der Wirbelfraktur ist die **extra-** oder intramedulläre Rückenmarksblutung.

Symptomatologie. In den Fällen, in denen Wirbelfrakturen und Luxationen
nervöse Störungen im Gefolge haben — und dies ist, wie wir gesehen haben, eher
Regel als Ausnahme — erleidet das Mark an der Stelle der Gewalteinwirkung meist
eine so tiefgreifende Störung, daß die Rückenmarksleitung unterbrochen wird. Die
Folge hiervon ist eine komplette sensible und motorische Lähmung unterhalb des geschädigten Querschnittes. Die obere Begrenzung der sensiblen Lähmung liegt aus
bereits erwähnten Gründen (S. 159) nicht in der Höhe der Wirbelläsion, sondern einige
Segmente tiefer. Die Inkongruenz zwischen Ausbreitung der Anästhesie und Höhe der
Wirbelverletzung nimmt in kaudaler Richtung zu. Wie bei anderen, plötzlich erfolgenden
Querschnittsläsionen sind die Haut- und Sehnenreflexe im Beginn der Lähmung häufig
aufgehoben (S. 33, 34). Im weiteren Verlaufe pflegt die Areflexie meist einer Hyperreflexie
Platz zu machen. Gleichzeitig stellen sich die bekannten pathologischen Reflexe (Babinski,
Oppenheim, Klonus) ein. Blasen- und Mastdarmstörungen vervollständigen das klinische
Bild. Zuweilen werden auch Dauererektionen des Gliedes im Anschluß an Wirbelverletzungen beobachtet. Wenig Beachtung gefunden hat bisher die nach meinen Erfahrungen nicht seltene Darmlähmung mit starkem Meteorismus und äußerst hartnäckiger Obstipation. Ich habe bei traumatischen Rückenmarkslähmungen einigemale
ileusartige Bilder gesehen. Der Umfang der Nervenläsion hängt von dem Sitze der
Wirbelverletzung ab. Kaudalwärts engt sich der Umfang der Lähmung mehr und mehr
ein, sodaß die Konusläsion den umschriebensten Typus der Rückenmarksschädigung
darstellt. Da die aus der speziellen Lokalisation der Wirbelverletzung sich ergebenden
Lähmungstypen bereits in dem Kapitel der Myelitis (S. 207, 208) Erwähnung gefunden haben, mag es genügen, auf die betreffenden Stellen zu verweisen. Kommt es
zu einer Fraktur unterhalb des II. Lendenwirbels, so fällt das Rückenmark nicht mehr
in den Bereich der Lähmung, vielmehr hat die Wirbelverletzung unter diesen Umständen eine Läsion der Cauda equina zur Folge.

Ist das Mark weniger schwer geschädigt, so erreichen die Ausfallserscheinungen
einen geringeren Grad, insbesondere wird die Sensibilität und die Sphinkterfunktion
weniger in Mitleidenschaft gezogen.

Prognose. Prognostisch sind Rückenmarksverletzungen im Anschluß an Frakturen
und Luxationen der Wirbelsäule ernst zu beurteilen. Die Fraktur des Atlas und
Epistropheus (Genickbruch) führt in der Mehrzahl der Fälle durch Läsion lebenswichtiger Zentren den unmittelbaren Tod herbei. Quoad restitutionem ist die Prognose
der Rückenmarksverletzung um so schlechter, je mehr die Symptomatologie sich dem
Bilde der Querschnittslähmung nähert, und je geringer die Rückbildungstendenz in den
ersten beiden Monaten der Lähmung ist. Ein Teil der Kranken geht an Dekubitus
oder Blaseninfektion zugrunde. In anderen Fällen kommt es zu Defektheilung. Auf
völlige Wiederherstellung ist bei Querschnittssymptomen nur ausnahmsweise zu rechnen.
Luxationslähmungen geben eine etwas bessere Prognose als Rückenmarkserkrankungen
infolge von Wirbelbruch.

Die Prognose der traumatischen Wirbelläsion hat der Tatsache Rechnung zu
tragen, daß das Wirbeltrauma zuweilen den Anstoß zu einer Erweichung der angrenzenden Wirbelkörper gibt (Kümmel). So kann sich im Anschluß an eine Wirbel-

verletzung nach Monaten oder selbst Jahren ein Gibbus entwickeln, der weitere Spinalsymptome nach sich ziehen kann.

Diagnose. Aus den nervösen Symptomen allein läßt sich nicht entscheiden, ob eine Verletzung der Wirbelsäule erfolgt ist oder nicht, vielmehr kann man aus den nervösen Erscheinungen nur den Umfang und den Ort der erfolgten Rückenmarksläsion erschließen. Die Diagnose der Wirbelfraktur stützt sich, wo keine sichtbare Deformität (Gibbus) besteht, auf das Ergebnis der Palpation, den Nachweis einer abnormen Beweglichkeit, Krepitation, zirkumskripter Druckschmerzhaftigkeit usw. Ueber Einzelheiten der Diagnose geben chirurgische Lehrbücher Auskunft. Im Zweifelfalle ist das Röntgenverfahren zur Diagnose heranzuziehen.

Therapie. Das Schicksal der Patienten, die eine Verletzung der Wirbelsäule erlitten haben, hängt häufig von der Behandlung während der ersten Tage ab. Auch hier gilt der Grundsatz: primum non nocere. Beim Transport und der ersten Untersuchung des Verletzten ist größte Vorsicht am Platze. Bei erfolgter Rückenmarksläsion ist durch geeignete Pflege und Wartung die Entstehung von Dekubitus und Zystitis nach Möglichkeit zu verhüten. Näheres s. S. 65.

Bei Luxationen ist die nicht unbedenkliche Reposition nur dann vorzunehmen, wenn eine gleichzeitige Verletzung des Rückenmarks erfolgt ist. Repositionsversuche sind bei Frakturen kontraindiziert. Gegen eine Extensionsbehandlung dürfte nichts einzuwenden sein, wenngleich der Nutzen der Extension, zumal bei dorsalem oder lumbalem Sitz der Verletzung, zweifelhaft ist. Als ultimum refugium bleibt die chirurgische Behandlung übrig, die darauf hinausgeht, durch Beseitigung komprimierender Knochenteile oder Entleerung einer extraduralen Blutansammlung die Leitungsbedingungen im Rückenmark zu verbessern. Das Mißliche der operativen Therapie bei der traumatischen Rückenmarkslähmung liegt in dem Umstande, daß die Frühoperation nur ausnahmsweise indiziert ist, während andrerseits die Heilungschancen sich mit dem längeren Bestehen der Lähmung verschlechtern. Wenn sich auch die Indikationen für chirurgische Eingriffe bei Wirbelverletzungen nicht allgemein festlegen lassen, so wird man sich eher bei inkompletten Lähmungen zu einer Operation entschließen als bei den Zeichen einer völligen Leitungsunterbrechung. Alles in allem sind die operativen Resultate bei Rückenmarksläsion infolge von Wirbelfraktur bisher nicht allzu ermutigend.

<hr>

Zwanzigstes Kapitel.

Die zu Kompression des Rückenmarks führenden, von den Wirbeln ausgehenden Prozesse.

(Tuberkulose, Karzinom, Lues, Osteomyelitis.)

Kompressionsmyelitis. In diesem Kapitel soll eine Anzahl heterogener Affektionen zusammengefaßt werden, die von den Wirbeln ausgehen und durch Druck auf das Rückenmark eine Schädigung der Wurzeln, der spinalen Leitungsbahnen oder der Rückenmarkszentren bedingen. In allen Fällen, in denen ein allmählich zunehmender

Druck auf das Mark ausgeübt wird, mag der komprimierende Prozeß vom Knochen, den Rückenmarkshäuten oder der Substanz des Rückenmarks selbst seinen Ursprung nehmen, entsteht ein prägnantes, in seiner symptomatologischen Entwicklung ungemein charakteristisches Krankheitsbild. Am Anfang der Schmerz, am Ende die Lähmung, das ist in wenigen Worten das Bild der Kompressionsmyelitis, das eine gewisse Abwechslung durch die spezielle Lokalisation des Krankheitsprozesses erfährt. Die häufigste Ursache der Kompressionsmyelitis ist

Die Spondylitis tuberculosa.
(Tuberkulöse Wirbelsäulenkaries.)

Die Wirbeltuberkulose ist vorwiegend eine Erkrankung des kindlichen und jugendlichen Alters, wenngleich, wie bei der Tuberkulose anderer Organe, kein Alter von

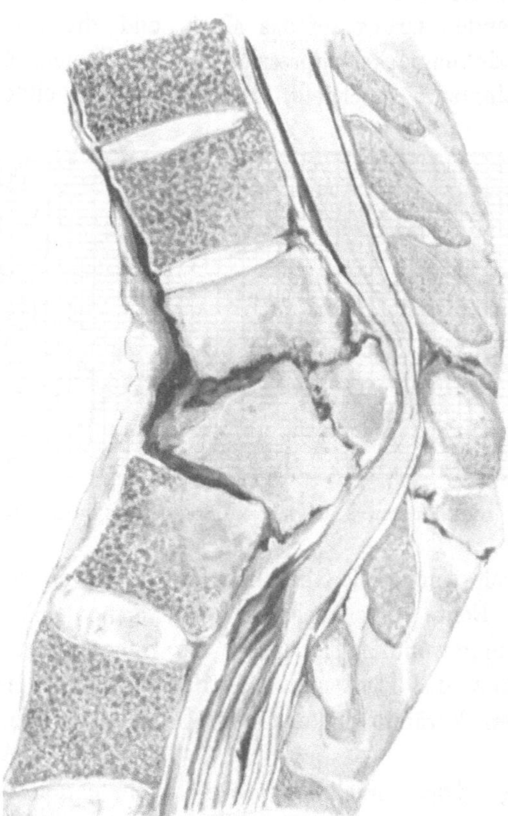

Fig. 246. Tuberkulose des XII. Brust- und I. Lendenwirbels mit Zusammenbruch der verkästen Massen und Kompression des Rückenmarks. Der angrenzende, obere bzw. untere Wirbel zeigt beginnende tuberkulöse Veränderungen. Nach einem Präparate des Patholog.-Anatom. Institus Städt. Krankenhaus Moabit (Prof. C. Benda).

dem Leiden verschont bleibt. Die Wirbelkaries ist in einer Anzahl der Fälle die einzige Manifestation der Tuberkulose, während in anderen Fällen sich gleichzeitige tuberkulöse Erscheinungen in anderen Organen (Drüsen, Lunge, Darm, Uro-Genitalapparat) finden. Recht häufig ist bei den Patienten eine hereditäre Belastung oder ein auf eine konstitutionelle Tuberkulose schließender Habitus phthisicus nachzuweisen.

Pathologische Anatomie. Fast immer geht die Wirbeltuberkulose vom Wirbelkörper aus, weit seltener werden die Wirbelbögen oder Bandverbindungen primär be-

fallen. Durch die Einlagerung des tuberkulösen Gewebes in die Spongiosa und den
folgenden käsigen Zerfall der Granulationsmassen verliert die Wirbelsäule ihre Tragfähigkeit, sodaß es in vielen Fällen zu einem Zusammenbruch des bzw. der zerstörten
Wirbel kommt. Indem unter dem Drucke der Körperlast die zertrümmerten Knochenmassen nach hinten geschoben werden (Fig. 246), entsteht die als Gibbus oder Pottscher Buckel bekannte Deformität der Wirbelsäule, die den Charakter des Leidens
meist auf den ersten Blick erkennen läßt.

Die mit der Wirbelverschiebung im Zusammenhange stehende Einengung des
Wirbelkanales ist, wie man a priori annehmen möchte, für gewöhnlich nicht die Ursache
der Rückenmarksschädigung, wenngleich bei einer akut einsetzenden, stärkeren Dislokation der Knochenteile eine Kompression der Medulla spinalis fast unvermeidlich
ist, vielmehr ist es die gegen das Rückenmark vordringende, die Dura durchsetzende
Granulationswucherung, die an sich oder durch Vermittlung eines extraduralen Abszesses
einen langsam zunehmenden Druck auf das Mark und die austretenden Wurzeln ausübt. Die Folge der Rückenmarkskompression ist ein Stauungsödem, an das sich der
Zerfall der nervösen Elemente anschließt. Das Endstadium bildet eine Substitution des

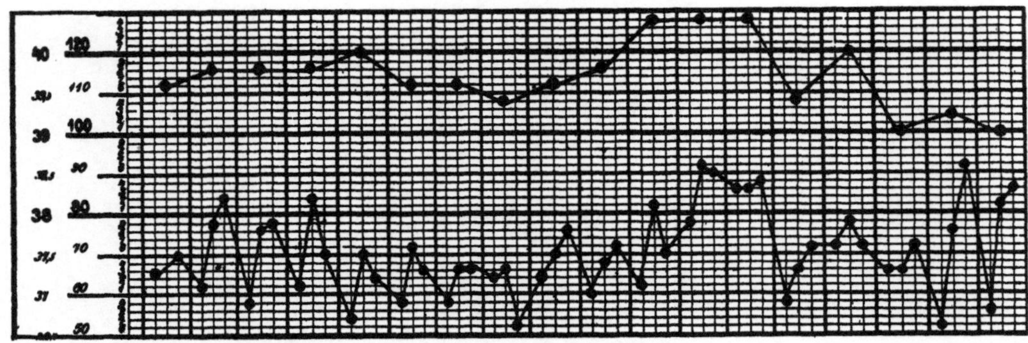

Fig. 247. Fieber- und Pulskurve bei tuberkulöser Spondylitis. Eigene Beobachtung.

Nervenparenchyms durch wuchernde Gliazellen, durch die das Mark eine derbe, fibröse
Beschaffenheit erhält. Echte myelitische Erweichungsherde kommen nur selten zur
Ausbildung. Ebenso ungewöhnlich ist auch ein Uebergreifen des tuberkulösen Pro-
zesses auf die Substanz des Rückenmarks. Bemerkenswert ist, daß zwischen dem
Grade der anatomischen Veränderung und dem Umfang der Nervenläsion kein völliger
Parallelismus besteht.

Symptomatologie. Die Wirbeltuberkulose ist ein chronisches Leiden. Im Beginn
braucht das Allgemeinbefinden und der Ernährungszustand nicht gestört zu sein. Häufig
fallen die Patienten durch grazilen Körperbau und blaße Hautfarbe auf. Fieber ist
eine häufige, wenn auch nicht konstante Begleiterscheinung der tuberkulösen Wirbelkaries (Fig. 247).

In der Klinik der tuberkulösen Spondylitis ist zwischen den direkten Wirbel-
symptomen und den auf ein Ergriffensein des Rückenmarks zu beziehenden Erscheinungen zu unterscheiden, wobei zu bemerken ist, daß das Rückenmark in nicht ganz
der Hälfte der Fälle in Mitleidenschaft gezogen wird. Das erste Lokalsymptom ist
für gewöhnlich der Schmerz. Derselbe ist meist dumpf und bohrend und wird durch
Bewegungen wie Bücken, Aufrichten, Springen gesteigert. Ein wichtiges, objektives
Zeichen ist die lokale Druckschmerzhaftigkeit der Wirbelsäule, die in der Regel auf

einen, höchstens zwei Wirbel beschränkt bleibt. Zuweilen findet man eine teigige Schwellung im Bereiche des affizierten Gebietes. Zu den frühzeitigen Erscheinungen gehört auch eine eigentümliche steife Körper- bzw. Kopfhaltung. Das klinisch wichtigste Symptom ist die Deformität der Wirbelsäule. Nicht immer kommt es hierbei zu einer ausgebildeten Kyphose. Mitunter ist die Deformierung so gering, daß es genauer Untersuchung bedarf, um die eingetretene Wirbelverschiebung nachzuweisen, ja es bleibt in einem gewissen Prozentsatze die Wirbelverschiebung gänzlich aus. Dieselbe Beweiskraft wie die Wirbeldeformität haben Senkungsabszesse (Psoasabszeß, Retropharyngealabszeß) oder tuberkulöse Fistelgänge (Fig. 249).

Das Ergriffensein des Rückenmarks gibt sich darin zu erkennen, daß sich Symptome einstellen, die nicht dem Orte der Erkrankung entsprechen. Ein sehr frühes Fernsymptom ist der auf einer Reizung der hinteren Wurzeln beruhende Schmerz. Entsprechend der häufigen dorsalen Lokalisation der Spondylitis treten die Wurzel-

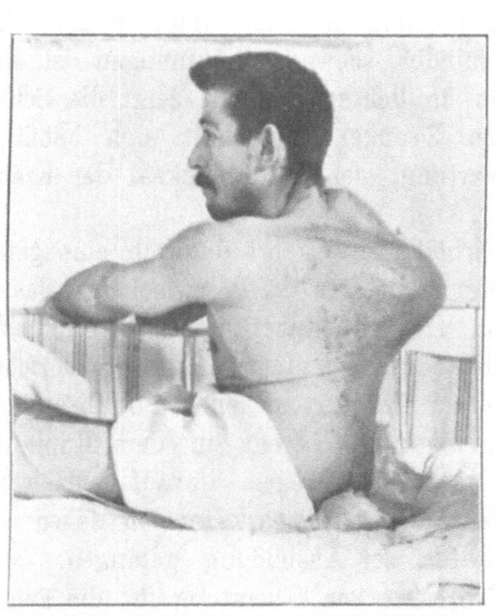

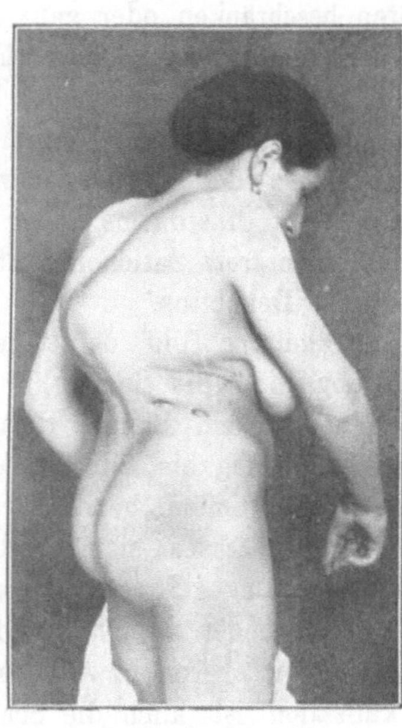

Fig. 248. Spitzwinklige Deformität der Wirbelsäule infolge von Spondylitis tuberculosa mit gleichzeitiger Kompressionsmyelitis. Eigene Beobachtung.

Fig. 249. Tuberkulöse Deformität der Wirbelsäule mit Fistelgangsnarben ohne Beteiligung des Rückenmarks. Eigene Beobachtung.

schmerzen meist in Gestalt von Interkostalneuralgien auf. In anderen Fällen stellen sich reißende oder stechende Schmerzen im Nacken, Kreuz, Abdomen oder den Extremitäten ein. Was die sensiblen Reizerscheinungen bei Spondylitis gegenüber einer Anzahl anderer Affektionen auszeichnet, ist die Doppelseitigkeit des Schmerzes. Mit der Zerstörung der dem spondylitischen Herde zunächst gelegenen hinteren Wurzel kommt es zu einer An- bzw. Hypästhesie von radikulärem Charakter, s. S. 42. Eine korrespondierende Erscheinung auf motorischem Gebiete sind die umschriebenen, degenerativen Atrophien, die sich besonders bei Ergriffensein des zervikalen oder lumbosakralen Gebietes entwickeln. Bei Erkrankung des VII. Halswirbels (C_8, D_1) sind die Bedingungen für das okulo-pupilläre Symptom (S. 51) gegeben. In seltenen Fällen kann die Reizung des hinteren Wurzelsystems (Spinalganglion) zu Herpes zoster führen (eigene Beobachtung). Die Wurzelsymptome gehen für gewöhnlich den Marksymptomen voraus, können jedoch bisweilen mit ihnen gleichzeitig auftreten.

Die Erscheinungen von seiten des Markes sind in erster Linie auf eine Läsion der langen spinalen Leitungsbahnen zurückzuführen. Wie bei anderen komprimierenden Prozessen zeigen die motorischen Bahnen gegenüber den sensiblen eine erhöhte Vulnerabilität. Demgemäß können wir in den meisten Fällen, in denen das Mark in Mitleidenschaft gezogen wird, eine Paraparese der Beine nachweisen. Das Verhalten des Tonus und der Reflexe hängt im wesentlichen davon ab, ob die Lähmung plötzlich eintritt oder sich in langsamer Progredienz entwickelt. Im ersteren Falle pflegt die Lähmung schlaff und areflektisch zu sein, während bei allmählich zunehmender Kompression meist eine Steigerung des Tonus und der Reflexe beobachtet wird. Gleichzeitig pflegt auch das eine oder andere Zeichen der spastischen Lähmung (Babinski, Oppenheim, Klonus) vorhanden zu sein, s. S. 33. Bei Aufhebung der Rückenmarksleitung findet sich eine Anästhesie in dem von der Lähmung getroffenen Gebiete. Ist das Mark weniger schwer geschädigt, so kann die Gefühlsstörung sich auf einzelne Qualitäten beschränken oder ganz ausbleiben. Verhältnismäßig selten kommt bei der Wirbelkaries der Brown-Séquardsche Komplex (S. 158) zur Beobachtung.

Störungen der Blase gehören zu den fast regelmäßigen Erscheinungen der totalen Kompressionslähmung. Aber auch bei den minder schweren Lähmungen ist meist eine Beteiligung der Blase nachweisbar. Ein ähnliches Verhalten zeigt die Schließmuskulatur des Mastdarms. Bei bettlägerigen Kranken entwickelt sich häufig, in manchen Fällen trotz rationeller Pflege und Wartung, der das Schicksal der Kranken entscheidende Dekubitus.

Das klinische Bild der tuberkulösen Wirbelkaries erfährt dadurch eine gewisse Abwechslung, daß die Spondylitis sich an jeder beliebigen Stelle zwischen Atlas und Kreuzbein entwickeln kann. Demgemäß kann die Wirbeltuberkulose von einer Vierextremitätenlähmung bis zum Konussyndrom die ganze Symptomatologie umschriebener Rückenmarksaffektionen hervorrufen. Da die aus der verschiedenen Lokalisation des anatomischen Prozesses sich ergebenden Lähmungstypen bereits in dem Kapitel der Myelitis Erwähnung gefunden haben (S. 208), mag es genügen, darauf hinzuweisen, daß bei Affektion der zervikalen oder lumbo-sakralen Rückenmarkszentren degenerative Lähmungen der oberen bzw. unteren Extremitäten zur Ausbildung gelangen. Neben der Lokalisation ist auch die Schwere des Prozesses von Bedeutung für die symptomatologische Entwicklung des Leidens. So kommt es durchaus nicht immer zu einer kompletten Extremitätenlähmung, vielmehr bleibt die Lokomotion in einem Teil der Fälle erhalten, bei denen die Pyramidenbahnen nachweislich affiziert sind.

Verlauf und Prognose. Die tuberkulöse Karies der Wirbelsäule ist ein chronisches Leiden. Lokalsymptome von seiten der Wirbelsäule gehen für gewöhnlich den spinalen Erscheinungen voraus, können jedoch bisweilen ganz ausbleiben oder auch mit ihnen gleichzeitig auftreten. Der Uebergang des neuralgischen in das Lähmungsstadium dehnt sich meist über Monate, selbst Jahre aus, doch kann die Kompressionslähmung auch unvermittelt hereinbrechen. Ueberhaupt ist der Verlauf der Spondylitis ziemlich unberechenbar. Schwere Fälle können spontan heilen, leichte allen therapeutischen Bemühungen trotzen. Die Prognose richtet sich nach der Schwere der Lähmung, dem Alter und dem Ernährungszustand des Patienten. Bei jüngeren Individuen ist ceteris paribus eher auf Heilung zu rechnen. Neben Komplikationen (Zystitis, Dekubitus) sind bei der Prognose etwaige andere tuberkulöse Erkrankungen (Lunge, Nieren, Genitalien) zu berücksichtigen. Fisteleiterungen und Senkungsabszesse verschlimmern die Prognose. Alles in allem kann bei manifesten Marksymptomen nur in einer Minderzahl der Fälle auf Heilung gerechnet werden. Ein Teil der Kranken geht an den Folgen des Dekubitus oder der Zysto-Pyelitis ein. In anderen Fällen führt das konsumierende Fieber oder eine tuberkulöse Organerkrankung den Exitus herbei.

Diagnose. Die Erkennung einer auf Wirbelkaries beruhenden Kompressionsmyelitis ist leicht, wenn eine Deformität der Wirbelsäule vorhanden ist. Bei fehlender Deformität kann eine zirkumskripte Schmerzhaftigkeit der Wirbelsäule, ein durch andere Ursachen nicht erklärtes Fieber, eine gleichzeitige tuberkulöse Organerkrankung der Diagnose wertvolle Direktiven geben. Großer Wert ist auch auf die Entwicklung des Leidens zu legen. Eine unter sensiblen Reizerscheinungen langsam zunehmende Lähmung ist, zumal im jugendlichen Alter, bei Ausschluß von Rückenmarkssyphilis und Rückenmarkstumor immer auf Spondylitis tuberculosa verdächtig. Auch bei akut einsetzenden Querschnittssymptomen ist in Anbetracht der relativen Seltenheit der Myelitis trans-

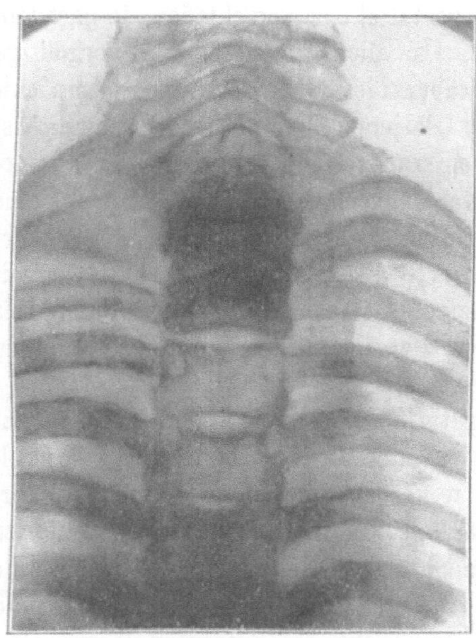

Fig. 250. Röntgenographische Darstellung einer Tuberkulose der oberen Halswirbelsäule. Eigene Beobachtung. Röntgen. Institut Städt. Krankenhaus Moabit (Dr. Max Cohn).

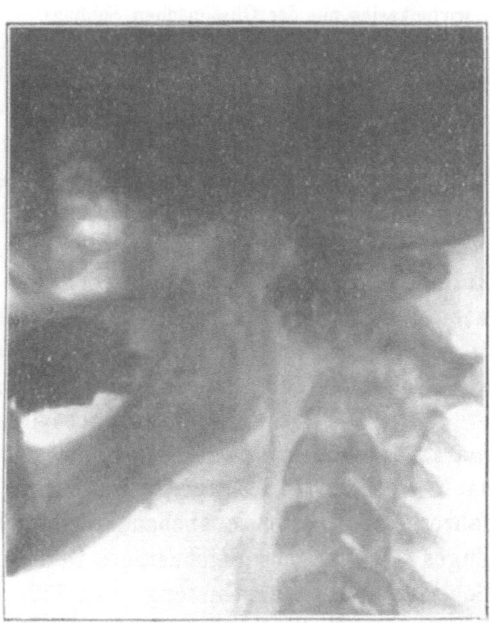

Fig. 251. Tuberkulose des Atlas und Epistropheus. Der Kopf ist nach vorn luxiert. Röntgen. Institut Städt. Krankenhaus Moabit (Dr. Max Cohn).

versa stets an die Möglichkeit einer Rückenmarkskompression zu denken. Ueber die Differentialdiagnose Spondylitis—Rückenmarksneubildung s. S. 236. Vor einer Verwechslung mit Neuralgia intercostalis schützt die Doppelseitigkeit der Schmerzen sowie der Nachweis einer lokalen Wirbelaffektion.

Sind wir durch die Analyse der Krankheitserscheinungen zur Annahme eines vom Wirbel ausgehenden Rückenmarksleidens gelangt, so bleibt als Schlußstein der Diagnose die spezielle Art des Wirbelprozesses übrig. Praktische Bedeutung hat unter diesen Umständen allein die Unterscheidung der tuberkulösen Spondylitis von einer Wirbelkarzinose. Häufig wird beim Wirbelkarzinom der Nachweis eines Primärtumors oder das Bestehen anderer Metastasen die Diagnose entscheiden, doch kann, wie in einigen eigenen Beobachtungen, die Knochenmetastase lange Zeit die einzige klinische Manifestation eines versteckten Karzinoms bilden. Die Differentialdiagnose Spondylitis—Wirbelmetastase wird unter Umständen durch die Tuberkulinreaktion sowie die Kutan- bzw

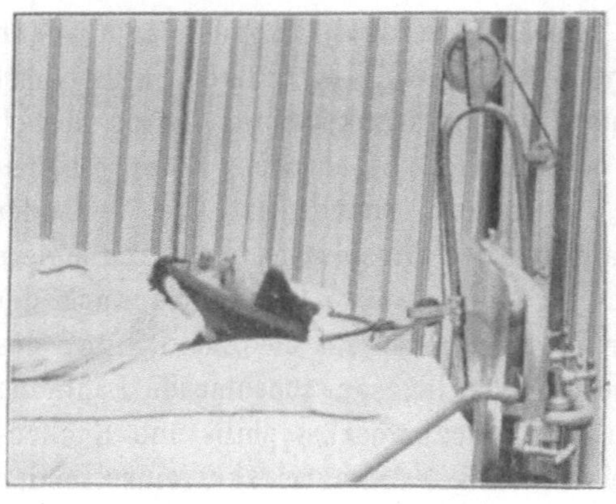

Fig. 252. Extensionsbehandlung einer Halswirbelkaries mit der Glissonschen Schlinge.

Ophthalmoreaktion (Pirquet, Cálmette, Wolff-Eisner) gefördert. In allen nicht eindeutigen Fällen ist das Röntgenverfahren zur Diagnose heranzuziehen, das vielfach nicht nur den kariösen Wirbelprozeß zur Darstellung bringt, sondern auch die spezielle Natur der Wirbelaffektion erkennen läßt. Ich habe einigemale mit Hilfe der Röntgenphotographie die Diagnose „Kompressionsmyelitis infolge von Wirbelmetastase" stellen können, ohne daß ein Ausgangspunkt des Tumors oder eine lokale Wirbelveränderung nachweisbar war.

Therapie. Die Behandlung der Spondylitis gestaltet sich verschieden, je nachdem eine Beteiligung des Markes vorliegt oder nicht. In allen Fällen ist eine sorgfältige Allgemeinbehandlung am Platze. Wie bei anderen tuberkulösen Manifestationen empfiehlt sich eine möglichst kalorienreiche Ernährung der Patienten. Im floriden Stadium ist unbedingte Bettruhe erforderlich. Sind die Patienten transportabel, so kann der Aufenthalt an der See oder eine Sonnenkur in mittlerer Höhenlage (Davos, Samaden) eine recht günstige Einwirkung haben. Ueber die spezifische Behandlung mittels des Tuberkulinverfahrens sind die Akten noch nicht geschlossen. Allem Anschein nach ist zurzeit wieder eine tuberkulinfreundliche Strömung im Gange. Ist es zu einer Beteiligung des Markes gekommen, so muß das Hauptaugenmerk der Behandlung auf die Verhütung von Dekubitus und Zystitis gerichtet sein. Näheres s. S. 65, 66.

Die Lokalbehandlung der Spondylitis, gleichgiltig, ob eine Kompression des Rückenmarks vorhanden ist oder nicht, hat einer ausreichenden Druckentlastung der Wirbelsäule Rechnung zu tragen. Ein dieser Indikation gerecht werdendes, bewährtes Verfahren ist die Extensionsbehandlung mittels eines an den unteren Extremitäten wirkenden Zuges mit oder ohne gleichzeitigen Gegenzug an den Schultern oder am Kopfe (Glissonsche Schlinge). Die Zugbelastung (Fig. 252) soll im Beginn nicht mehr als 3—4 Pfund betragen und allmählich auf 15—20 Pfund ansteigen. Mit der Extension lassen sich, namentlich bei zervikalem Sitz der Affektion, mitunter schöne Erfolge erzielen. Unter meinen eigenen Beobachtungen ist ein Fall besonders beweisend, bei dem eine totale Paraparese der Beine in zweimal 24 Stunden soweit zurückging, daß die Patientin die unteren Extremitäten willkürlich bewegen und nach weiteren 8 Tagen bereits einige Schritte machen konnte. Allerdings stellte sich nach einigen Wochen ein schweres, auf weitere Extension nicht mehr reagierendes Rezidiv ein.

Ein anderes, eine Druckentlastung anstrebendes Verfahren ist die Reklination der Wirbelsäule. Die Reklination bezweckt eine Kompensation der Kyphose durch starkes Nachhintenneigen des Körpers, wobei der Wirbelsäule eine lordotische Stellung erteilt wird. In einfacher Weise wird eine Reklination durch eine unter den Rücken des Patienten geschobene Polsterrolle erzielt. Eine ausgiebigere Lordosierung wird durch besonders konstruierte Gipsbetten erreicht (Phelps, Lorenz). Als ultimum refugium bleibt die chirurgische Behandlung übrig. Das heroische Redressement nach Calot ist heute gänzlich aufgegeben worden. Dagegen kann die Ausräumung der tuberkulösen Granulationen sowie die Entfernung eines Sequesters oder Entleerung eines extraduralen Abszesses den tuberkulösen Prozeß unter Umständen zur Heilung bringen. Freilich sind die Erfolge der chirurgischen Therapie bei der Wirbeltuberkulose recht bescheiden, sodaß der Eingriff auf die schwersten, jeder Behandlung trotzenden Fälle beschränkt bleiben soll.

Haben die Kranken die Gehfähigkeit wieder erlangt, so empfiehlt sich die Anwendung portativer Stützapparate und Korsette. Näheres s. S. 86.

Die in den Wirbelknochen sich entwickelnden, nicht tuberkulösen kariösen Prozesse.

Gegenüber der Tuberkulose treten alle anderen zu Wirbeldestruktion führenden Prozesse an klinischer Bedeutung zurück. Praktisch wichtig ist allein das Wirbelkarzinom, das sich im Knochen stets sekundär entwickelt. Besonders neigen Karzinome der Mamma, des Magens, der Niere und Prostata zur Metastasenbildung in den Knochen. Indem die Metastasen beim Mammatumor erst nach mehrjährigem Bestehen der Primärgeschwulst auftreten können, entziehen sie sich nicht selten der Beobachtung des zuerst behandelnden Arztes. So kann es kommen, daß die Patienten, die schließlich in einem Kranken- oder Siechenhause an den Folgen der Rückenmarkslähmung bzw. an Kachexie zu Grunde gehen, in chirurgischen Statistiken als geheilt geführt werden. Im Materiale des Moabiter Krankenhauses ist die Kranke mit operierter Mamma und Wirbelmetastase eine nicht unbekannte Erscheinung. Ich könnte aus eigener Beobachtung eine Zusammenstellung von annähernd hundert derartiger Fälle machen.

Symptomatologisch bestehen große Uebereinstimmungen zwischen der karzinomatösen und tuberkulösen Wirbelaffektion, doch ist das Karzinom im großen und ganzen durch ein schnelleres Entwicklungstempo ausgezeichnet. Auch hier eröffnen Schmerzen die Szene, doch pflegt die Lähmung meist unvermittelt einzusetzen, seltener sich in langsamer Progredienz zu entwickeln. Da die Karzinose sich in der Regel auf mehrere Wirbel erstreckt, kommt es nur selten zu stärkerer Gibbusbildung, zudem ist die Wirbeldeformität nicht spitzwinklig, sondern mehr bogenförmig. Sind die Erscheinungen der Querschnittsläsion ausgeprägt, so pflegen die Kranken nach einigen Wochen bis Monaten dem qualvollen Leiden zu erliegen. Die Lähmungserscheinungen sind bei dem Charakter des Grundleidens meist irreparabel, andrerseits kann es, wohl infolge eines Zerfalls der Tumormassen, in seltenen Fällen zu weitgehenden Remissionen kommen. Ich selbst sah in einer autoptisch erwiesenen Beobachtung eine Lähmung der oberen Extremität fast völlig zurückgehen, während eine gleichzeitige Beinlähmung unbeeinflußt blieb.

Die Diagnose stützt sich in erster Linie auf das Vorhandensein eines Primärtumors. Alterationen am Nervensystem bei Karzinomatösen müssen in jedem Falle den Verdacht einer Wirbelmetastase erwecken, namentlich wenn es sich um schmerzbetonte Zustände handelt. Zu berücksichtigen ist jedoch, daß auf dem Boden der Geschwulstkachexie am Rückenmark auch einfach degenerative Prozesse vorkommen, die meist den Charakter der kombinierten Strangerkrankung (S. 181) zeigen. Von

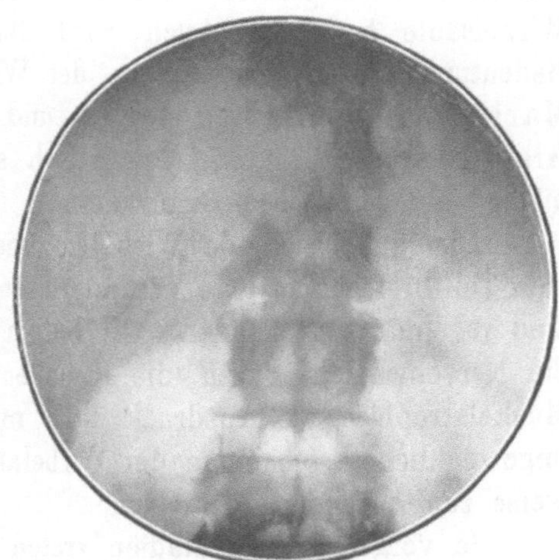

Fig. 253. Röntgenologische Darstellung einer Wirbelmetastase infolge von Mammakarzinom. Eigene Beobachtung. Röntgen. Institut Städt. Krankenhaus Moabit (Dr. Max Cohn).

den Geschwulstmetastasen und ihren spinalen Folgeerscheinungen unterscheiden sich diese Prozesse durch das Fehlen von Schmerzen und Leitungsunterbrechungssymptomen. Erwähnenswert ist ferner, daß das Karzinom die Entstehung einer peripheren Neuritis begünstigt, doch entfernt sich die spinale Paraplegie weit vom Bilde der peripheren Nervenschädigung. In unklaren Fällen kann das Röntgenverfahren wichtige Aufschlüsse geben. Ueber die Differentialdiagnose Wirbelkarzinom—Wirbeltuberkulose s. a. S. 251.

Andere vom Wirbel ausgehende Tumoren (Sarkome, Myelome, Enchondrome) haben in Anbetracht ihrer Seltenheit ein geringeres neurologisches Interesse. Symptomatologisch nähern sich die Sarkome und Myelome der Wirbelsäule dem Wirbelkarzinom, die Enchondrome dem Bilde des Rückenmarkstumors.

Entzündliche Einschmelzungen der Wirbel werden bei Osteomyelitis sowie bei akuten Infektionskrankheiten, namentlich im Anschluß an Abdominaltyphus beobachtet. Ferner können auch Traumen eine Erweichung der Wirbelsubstanz im Gefolge haben. In seltenen Fällen kommt es im Tertiärstadium der Syphilis zu gummösen Prozessen der Wirbelsäule. Die Wirbelsyphilis pflegt sich vorzugsweise auf die Halswirbel zu lokalisieren. Zu Rückenmarkssymptomen führt das Wirbelgumma nur in einem Bruchteil der Fälle.

Anhang.

Die zu Wirbelankylose führenden, chronisch entzündlichen Prozesse der Wirbelsäule.

(Spondylitis deformans, Arthritis ankylopoetica, Spondylose rhizomélique.)

In diesem Abschnitt soll eine Gruppe von Krankheiten zusammengefaßt werden, die sich vom klinischen Gesichtspunkt dahin charakterisieren lassen, daß sie auf dem Boden eines chronischen, zu Versteifung der Wirbelgelenke führenden Prozesses entstehen und in einer Anzahl der Fälle mit Symptomen von seiten der Rückenmarkswurzeln einhergehen. Abgesehen von der Gicht und Gonorrhoe, die als seltene Aetiologien der Wirbelankylose in Betracht kommen, lassen sich die meisten ankylosierenden Wirbelprozesse auf eine Arthritis chronica bzw. Arthritis deformans der Wirbelsäule beziehen. Auch wird der Heredität sowie dem Trauma eine gewisse Bedeutung für die Entstehung der Wirbelankylose zugeschrieben. Die von Pierre-Marie, Strümpell, Bechterew und anderen unternommene Aufstellung bestimmter Krankheitstypen läßt sich praktisch schwer durchführen und entbehrt auch einer genügenden theoretischen Begründung.

Die ankylosierende Wirbelentzündung bildet zum Teil ein selbständiges Leiden, zum Teil bestehen analoge Veränderungen an den Gelenken der Extremitäten. Schmerzen sind regelmäßig vorhanden. Oft haben sie den Charakter von Wurzelschmerzen, indem die Nervenwurzeln durch die Knochenwucherungen geschädigt werden. Umschriebene Muskelatrophien, als Ausdruck einer motorischen Wurzelläsion, sind eine weitere nicht ungewöhnliche Erscheinung der Wirbelankylose, während Marksymptome nur ausnahmsweise zur Ausbildung gelangen.

In vorgerückteren Stadien treten die Folgen der mechanischen Behinderung der Wirbelsäule hervor. Recht charakteristisch ist in vielen Fällen die vorgeschobene, leicht gebeugte Kopfhaltung. Das Leiden pflegt, wenn auch mit Remissionen, im Laufe von

Monaten bis Jahren langsam fortzuschreiten, sodaß im Endstadium die Lokomotion aufgehoben ist. Nur selten kommt der Prozeß spontan zum Stillstand.

Die Diagnose ist häufig aus dem Aspekt zu stellen, doch ist zu bemerken, daß ähnliche Körperhaltungen, wie bei der ankylosierenden Wirbelentzünduug, auch bei seniler Kyphose und Paralysis agitans vorkommen. Im allgemeinen bereitet die Erkennung des Leidens keine Schwierigkeiten. Wichtige Aufschlüsse vermag in zweifelhaften Fällen das Röntgenverfahren zu geben, doch ist der negative Ausfall der Röntgenuntersuchung nicht absolut gegen die Diagnose beweisend.

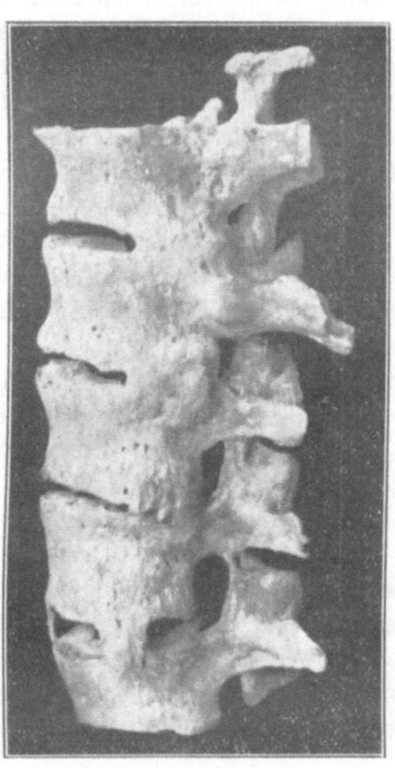

Fig. 254. Ankylosierender Prozeß der Wirbelsäule am mazerierten Knochenpräparat. Man beachte die Spangen und Brücken zwischen den einzelnen Wirbelkörpern und Dornfortsätzen. Patholog.-Anatom. Institut Städt. Krankenhaus Moabit (Prof. C. Benda).

Die Behandlung richtet sich teils gegen die Schmerzen und mechanischen Folgen der Wirbelankylose, teils sucht sie durch Anregung der Schweißsekretion (heiße Bäder, Heißluftapplikation, Salizylate) eine Einwirkung auf den Krankheitsprozeß zu gewinnen. Innerlich kann auch ein Versuch mit Kal. jodat. gemacht werden. Unter den neueren Behandlungsmethoden der chronischen Arthritiden verdient das Radium einige Beachtung, das in manchen, auf andere Mittel nicht reagierenden Fällen eine unleugbare Wirkung gehabt hat. Die kürzlich in Vorschlag gebrachte operative Behandlung der versteiften Wirbelgelenke (Plesch-Klapp) dürfte kaum eine Zukunft haben.

Einundzwanzigstes Kapitel.

Die Erkrankungen der Rückenmarkshäute.

Die akute Spinalmeningitis.

Die akute Spinalmeningitis ist nur selten ein selbständiges Leiden, meist bildet sie eine Teilerscheinung der Zerebrospinalmeningitis, mag es sich um die epidemische, tuberkulöse oder metastatische Form handeln. Auch wo durch Uebergreifen eines Eiterungsprozesses die Rückenmarkshäute zunächst regionär erkranken, pflegt der Entzündungsprozeß fast immer zerebralwärts aufzusteigen.

Symptomatologisch tritt die spinale Quote der Meningitis gegenüber der zerebralen im allgemeinen wenig hervor. Ausnahmsweise können jedoch die Spinalerscheinungen überwiegen. So sieht man in vereinzelten Fällen bei der otogenen oder tuberkulösen Meningitis spinale Symptome bei Abwesenheit zerebraler Erscheinungen. Eine erst neuerdings genügend gewürdigte Form der Spinalmeningitis ist die Beteiligung der Meningen bei Poliomyelitis anterior.

Unter den Symptomen der meist mit Fieber einhergehenden Spinalmeningitis steht der Schmerz an erster Stelle. Er ist bald in der Brust, im Kreuz oder Rücken vorhanden, bald strahlt er in die Extremitäten aus. Die Muskulatur des Rumpfes befindet sich häufig im Zustande tonischer Spannung, sodaß Dreh- und Beugebewegungen erschwert sind. Auch an den anderen Körpermuskeln besteht eine Neigung zu übermäßiger Anspannung und aktiver Kontraktur. Demgemäß wird das als Flexionskontraktur aufzufassende Kernigsche Zeichen häufig beobachtet. Bei zervikalem Sitz des meningealen Entzündungsprozesses ist Nackenstarre zu erwarten. Mit diesen Reizerscheinungen verbinden sich im weiteren Verlaufe Lähmungen, Anästhesien und Blasenstörungen. Sind die zerebralen Symptome voll entwickelt, so läßt sich meist nicht sicher entscheiden, inwieweit die klinischen Erscheinungen spinalen oder zerebralen Ursprungs sind.

Die Prognose der Spinalmeningitis ist immer ernst, wenn auch Heilung nicht ausgeschlossen ist. Eine relativ gute Prognose gibt die Spinalmeningitis als Teilerscheinung einer epidemischen Meningitis. Aber auch hier ist der Ausgang quoad restitutionem immer zweifelhaft, wie überhaupt bei der Spinalmeningitis Defektheilungen häufig sind.

Diagnose und Therapie s. Teil III, Meningitis cerebro-spinalis purulenta, epidemica usw.

Die chronische Spinalmeningitis.

Die chronische, nicht syphilitische Meningealerkrankung (s. S. 221) ist ein seltenes Leiden. In Verbindung mit anderen Rückenmarkserkrankungen wird die Meningitis spinalis chronica zuweilen bei Tabes, Myelitis und Sclerosis multiplex angetroffen. Ferner ist auch der Alkoholismus für das Zustandekommen des Leidens von Bedeutung. In anderen Fällen, namentlich bei der epidemischen Form, geht die chronische Meningitis aus einer akuten hervor. Symptomatologisch herrscht zwischen der akuten und chronischen Form der Spinalmeningitis große Uebereinstimmung, doch pflegen mit Ausnahme des Schmerzes die Reizerscheinungen geringer, die Lähmungserscheinungen stärker hervorzutreten als bei der akuten Meningitis. Von den chronischen Entzündungsprozessen, die sich an den Rückenmarkshäuten abspielen, bedarf die Pachymeningitis cervicalis hypertrophica besonderer Besprechung.

Die Pachymeningitis cervicalis hypertrophica.

Dieses verhältnismäßig seltene Leiden, dessen Kenntnis wir im wesentlichen Charcot und dessen Schüler Joffroy verdanken, hat eine neue Bedeutung erlangt, seitdem wir durch die Erfahrungen der Neurochirurgie in der Pachymeningitis ein der Rückenmarksneubildung sehr nahe stehendes Leiden erkannt haben. Die anatomische Grundlage der Pachymeningitis bildet eine, meist auf den zervikalen Abschnitt des Rückenmarks beschränkte derbe Wucherung der Dura. Die pachymeningitischen Verdickungen können $1/2$ cm und darüber betragen, sie sind meist geschichtet, zuweilen verkalkt oder verknöchert und umklammern das Rückenmark mitsamt seinen Wurzeln.

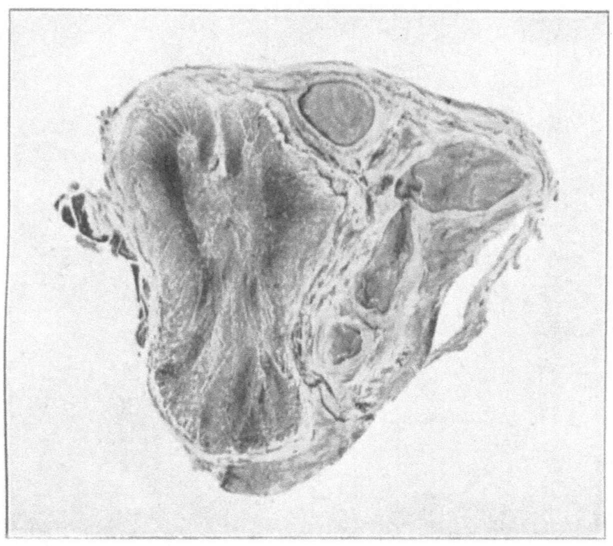

Fig. 255. Pachymeningitische Wucherung mit Verkalkungsherden (Lues?). Kompression des Ruckenmarks. Patholog.-Anatom. Institut Städt. Krankenhaus Moabit (Prof. C. Benda).

Zuweilen geht der Prozeß aszendierend oder deszendierend über das Niveau des Halsmarks hinaus. Aetiologisch spielt die Syphilis eine Hauptrolle. Daneben werden auch Traumen, Erkältungen, Alkoholismus und Tuberkulose für das Zustandekommen des Leidens verantwortlich gemacht.

Die Symptome der Pachymeningitis unterscheiden sich wenig von der durch Tumor oder Spondylitis verursachten Kompressionslähmung. Neuralgische Schmerzen im Nacken und zwischen den Schultern eröffnen die Szene, es folgt nach Wochen und Monaten die motorische und sensible Lähmung. Indem entsprechend der vorwiegenden Lokalisation auf das untere Zervikalmark das Gebiet des Radialis meist freibleibt, während die vom Ulnaris und Medianus versorgten Muskeln in der Regel der Lähmung anheimfallen, kommt es infolge Ueberwiegens der Extensoren in manchen Fällen zu einer charakteristischen, als Predigerhand bezeichneten Stellungsanomalie des Armes und der Hand. Mit zunehmender Kompression stellen sich die auf Schädigung des Markes zu beziehenden Symptome der spastischen Paraplegie sowie Störungen der Sphinkterenfunktion ein. Im Gegensatz zu der atrophisch-degenerativen Parese der oberen Extremitäten behalten die Beinmuskeln ihr normales Volumen und ihre elektrische Erregbarkeit. Das Leiden kann sich über Jahre erstrecken, um in vielen Fällen tödlich zu enden. Doch kann auch in vorgerückteren Stadien noch Heilung eintreten.

Die Diagnose der Pachymeningitis hypertrophica ist bei typischer Symptomatologie: neuralgisches Vorstadium, atrophische Lähmung der oberen, spastische der unteren Extremitäten, nicht schwer. Unsicher bleibt jedoch, wie wir aus einer Anzahl von Operationen wissen, die Unterscheidung der Pachymeningitis vom extramedullären Rückenmarkstumor. Auch kann die Halswirbelkaries ein der Pachymeningitis cervicalis sehr ähnliches Bild erzeugen. Hier ist der Nachweis der primären Wirbelerkrankung ausschlaggebend. Schwierig wird die Erkennung des Leidens, wenn der Prozeß sich nicht auf die Zervikalgegend beschränkt oder wenn, wie es zuweilen vorkommt, die sensiblen Reizerscheinungen sehr gering sind.

III. Die Krankheiten des Gehirns.

Erstes Kapitel.

Anatomisch-physiologische Vorbemerkungen.

Das von der knöchernen Schädelkapsel umschlossene Hirn zerfällt in zwei Teile von verschiedener anatomisch-physiologischer Wertigkeit, in das Großhirn und das Kleinhirn. Nach unten zu setzt sich das Großhirn durch Vermittlung des Mittelhirns, der Brücke und Medulla oblongata in den Rückenmarksstrang fort. An dem Großhirn unterscheiden wir einen Stirn-, Scheitel-, Hinterhaupt- und Schläfenabschnitt. Die Grenze der vier Hirnlappen wird durch bestimmte Trennungsfurchen gebildet, welche die Hirnoberfläche durchschneiden und zwischen sich die einzelnen Hirnwindungen (Gyri) fassen. Die Lage und Bezeichnung der Hirnfurchen und Hirnwindungen ist aus den Fig. 256 und 257 ersichtlich. Besonderer Erwähnung bedarf die Sylvische Furche (Fossa Sylvii), die Zentralfurche (Sulcus centralis s. Rolandi), sowie die an der Medianseite gelegene Fissura parieto-occipitalis.

Die topographischen Beziehungen der Hirnoberfläche zum knöchernem Schädel, die in dem Zeitalter der Hirnchirurgie eine besondere Bedeutung erlangt haben, ergeben sich aus der schematischen Darstellung S. 26. Die Orientierung auf der Hirnoberfläche geschieht vorwiegend von der Zentralfurche aus. Die Bestimmung der Zentralfurche erfolgt in einfacher Weise mittels der von Horsley, Krönlein, Kocher und anderen entworfenen kraniometrischen Konstruktion.

Die Oberfläche des Hirns wird von den weichen Hirnhäuten der Pia mater und der Arachnoidea überzogen. Die Arachnoidea bildet ein lockeres Gewebe, dessen Maschen vom Liquor cerebrospinalis ausgefüllt sind. Von der Arachnoidea nehmen die als Pacchioninischen Granulationen bekannten Gebilde ihren Ursprung, während die Pia mit den gefäßreichen Zotten des Chorioidealplexus in die Hirnventrikeln eindringt. An die Arachnoidea grenzt, getrennt durch den schmalen Spalt des Subduralraumes, die harte Hirnhaut oder Dura mater. Die Dura schmiegt sich der Innenfläche des knöchernen Schädels eng an, ohne, mit Ausnahme der Basalfläche, dem Schädelknochen adhärent zu sein. Eine sagittal gestellte Duraplatte (Falx cerebri) dringt von der Konvexität zwischen die beiden Großhirnhemisphären ein, ein zweiter horizontal verlaufender Durafortsatz (Tentorium) spannt sich zwischen Hinterhaupt und Kleinhirn aus. An einer Anzahl von Stellen spaltet sich die harte Hirnhaut in zwei Blätter, zwischen

denen die venösen Hirnblutleiter (Sinus) verlaufen. Die wichtigsten Hirnsinus sind
der S. longitudinalis, S. tentorii, S. transversus, S. cavernosus, S. petrosus superior et
inferior (Fig. 267).

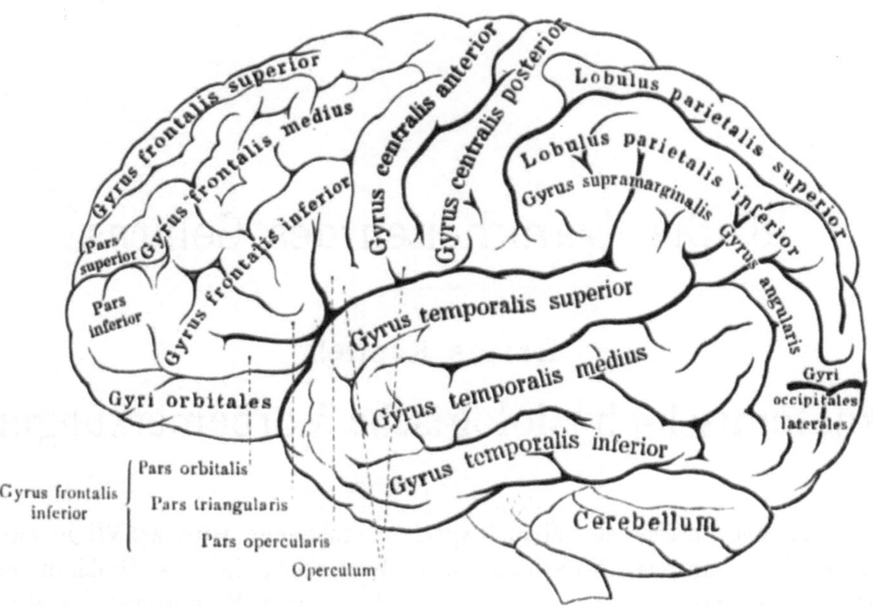

Fig. 256. Die Hirnwindungen an der Außenfläche des Zerebrums. Aus Toldt, Anatom. Atlas.

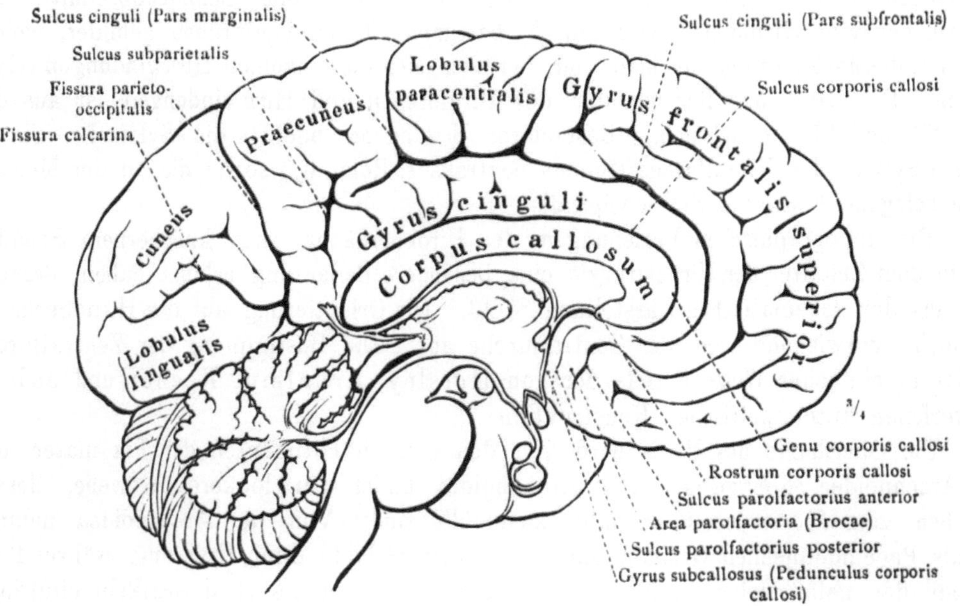

Fig. 257. Die Hirnwindungen an der Innenfläche des Zerebrums. Aus Toldt, Anatom. Atlas.

Die Leitungsbahnen.

Unter den zahlreichen Leitungsbahnen, die dem Hirn zustreben bzw. von demselben ihren Ursprung nehmen, sind zwei Fasersysteme von besonderer Bedeutung,
nämlich die zentrifugale, motorische und die zentripetale, sensible Bahn.

Die motorische oder Pyramidenbahn geht von den Ganglienzellen des motorischen Rindenfeldes aus. Auf der Hirnrinde über ein relativ großes Gebiet zerstreut (Fig. 259) streben die motorischen Nervenfasern konvergierend den Zentralganglien zu und passieren hier die zwischen dem Nucleus caudatus und Linsenkern einerseits, zwischen Linsenkern und Sehhügel andrerseits gelegene innere Kapsel. Durch die innere Kapsel ziehen auch die der motorischen Innervation der Gesichts- und Zungenmuskulatur dienenden Bahnen (Fazialis, Hypoglossus). Die motorischen Bahnen nehmen, wie aus Fig. 258 ersichtlich ist, etwa die Mitte der Capsula interna ein, vor ihnen verläuft die Hypo-

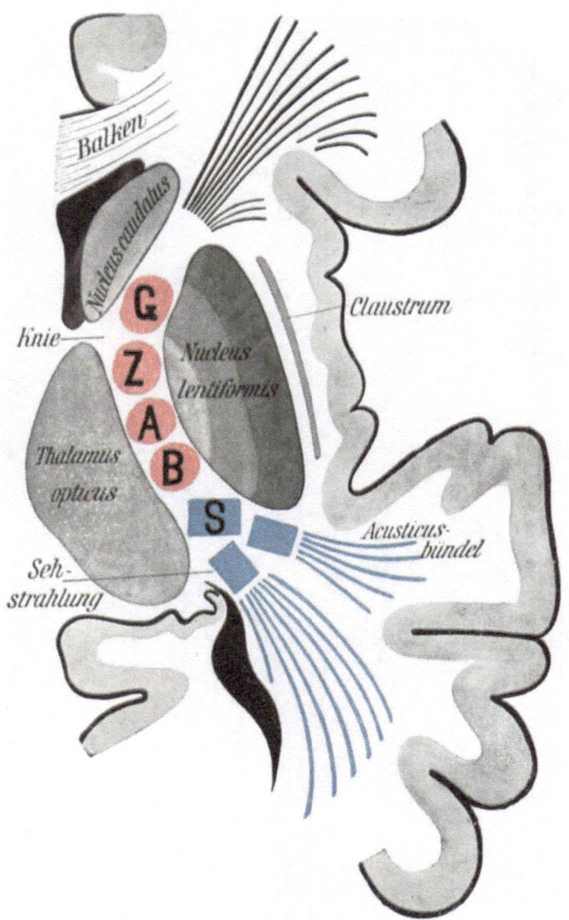

Fig. 258. Die Lagerung der Nervenbahnen innerhalb der Capsula interna.
A = Arm, *B* = Bein, *G* = Gesicht (Fazialis), *S* = Sensible Bahn, *Z* = Zunge (Hypoglossus).
Aus Knoblauch, Krankheiten des Zentral-Nervensystems.

glossus- und Fazialisbahn, während der hintere Abschnitt von dem sensiblen Leitungssystem und der optischen Bahn ausgefüllt wird. Dadurch, daß die gesamten Bahnen der motorischen und sensiblen Sphäre auf einen kleinen Querschnitt zusammengedrängt werden, können selbst umschriebene Läsionen der inneren Kapsel schwere Ausfallserscheinungen nach sich ziehen.

Nachdem die Pyramidenbahn die innere Kapsel passiert hat, tritt sie in den Hirnschenkel über und wendet sich von hier zur Brücke und Medulla oblongata. In der Oblongata findet in der sog. Pyramidenkreuzung ein Austausch der meisten motorischen Fasern statt. Ein kleiner Teil der Fasern verläuft als ungekreuzter Pyramidenvorderstrang im ventralen Abschnitt des Rückenmarks, während die Hauptmasse der Fasern, die eigentliche motorische kortiko-spinale Bahn, nach erfolgter Kreuzung in das hintere seitliche Rückenmarksareal tritt und hier den Pyramidenseitenstrang bildet. Wie bereits erwähnt, schließen sich die vom Fuß der Zentralwindung entspringenden Fazialis- und Hypoglossusfasern der Pyramidenbahn an und streben nach erfolgtem Durchtritt durch die innere Kapsel im Verein mit der Okulomotorius- und Abduzensbahn der Hirnbasis zu.

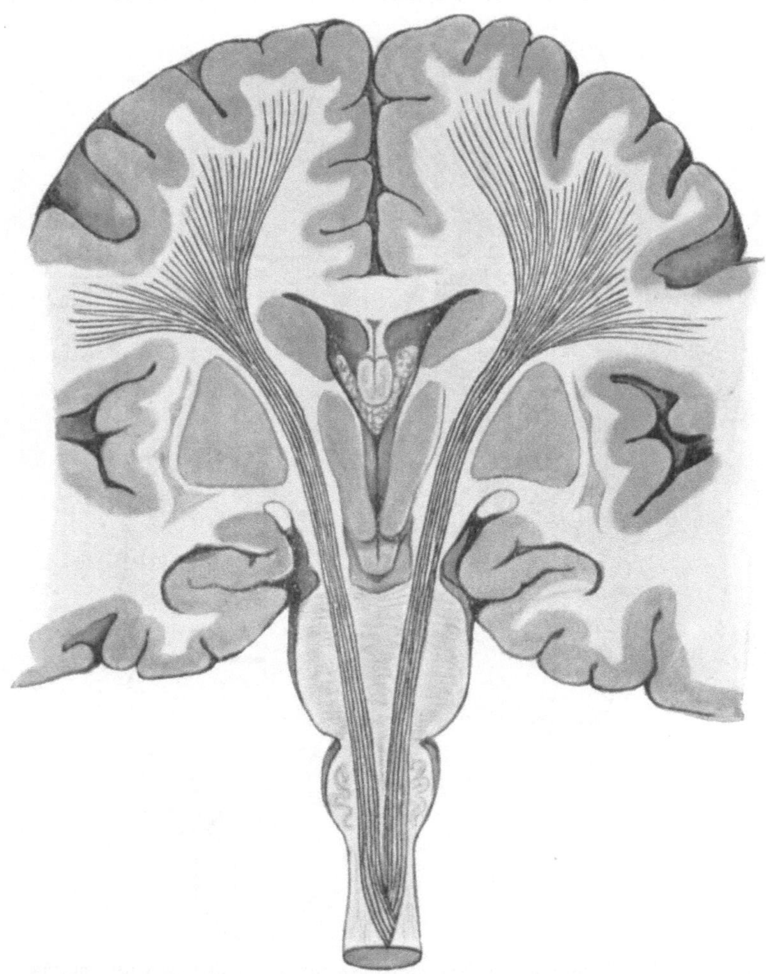

Fig. 259. Pyramidenkreuzung und intrazerebraler Verlauf der Pyramidenbahnen.

Auf dem Wege vom Hirnschenkel zur Medulla oblongata trennen sich die Hirnnerven sukzessive von der Pyramidenbahn und gelangen zu den Hirnnervenkernen der entgegengesetzten Seite. Der Okulomotorius kreuzt sich bereits im Hirnschenkel, in der Brücke findet der Faseraustausch des Fazialis und Abduzens statt, während die Kreuzung der Hypoglossusbahn erst in der Medulla oblongata erfolgt. Die Kenntnis dieser Tatsachen ist, wie noch zu zeigen sein wird, für das Verständnis der alternierenden Hirnnerven-Extremitätenlähmung von Bedeutung.

Die Nervenkerne der meist symmetrisch innervierten Augenmuskeln sind durch das hintere Längsbündel verbunden. Eine Nervenverbindung besteht auch zwischen

Abduzenskern der einen und dem Kerngebiet des Rectus internus der anderen Seite. Die Kupplung dieser beiden Nervenkerne ermöglicht die gleichzeitige Kontraktion der für die Seitwärtswendung der Augen in Betracht kommenden Muskeln, d. h. des Rectus externus der einen, des Internus der anderen Seite.

Wenden wir uns nunmehr dem sensiblen Leitungssystem zu! Die in den Hintersträngen gelegene sensible Bahn steigt ungekreuzt zur Medulla oblongata auf und senkt sich hier in die beiden Hinterstrangkerne (Nucleus funiculi gracilis et cuneati) ein. Von den Hinterstrangkernen treten die sensiblen Faserzüge in der sog. Schleifenkreuzung auf die andere Seite über und vereinigen sich hier mit den Fasern des bereits im Rückenmark gekreuzten Vorderseitenstranges (S. 156). Nach erfolgter Vereinigung der aufsteigenden Bahnen repräsentiert die als Schleife bezeichnete Faserung den größten Teil der die Körpersensibilität vermittelnden Bahnen. Weiterhin zieht die sensible Bahn durch den oberen (dorsalen) Abschnitt der Brücke und des Hirnschenkels (Haubenregion) zur inneren Kapsel, wo sie hinter die motorische Faserung zu liegen kommt. Von der inneren Kapsel wendet sich die sensible Bahn der Hirnrinde zu und findet in dem Rindengebiete der hinteren Zentralwindung und des angrenzenden Parietallappens ihr kortikales Projektionsfeld. Allem Anschein nach ist der Thalamus opticus als Durchgangsstation in die sensible Bahn zwischen Schleife und Hirnrinde eingeschaltet.

Die noch nicht erwähnten, vorwiegend im Dienste der Statik stehenden, aufsteigenden Bahnen des Kleinhirnseiten- und Gowersschen Stranges (Tractus anterolateralis ascendens) treten, wenigstens zum größeren Teile, in Beziehung zum Kleinhirn. Der Kleinhirnseitenstrang gelangt durch Vermittlung des hinteren Kleinhirnschenkels zum Wurm. Ueber den Verlauf des mit einem Teile seiner Fasern wahrscheinlich zum Thalamus und zur Großhirnrinde ziehenden Gowersschen Stranges sind nähere Einzelheiten nicht bekannt. Auch über das Schicksal der zentralen sensiblen Hirnnervenfasern sind wir nur in groben Umrissen unterrichtet. Von den Kernen des verlängerten Markes und der Brücke gelangen die sensiblen Hirnnervenbahnen (Vagus, Glossopharyngeus, Trigeminus) aller Wahrscheinlichkeit nach zum Thalamus und zur Rinde.

Einen eigenen Weg nimmt die Akustikusbahn, die sich nicht den sensiblen Hirnnerven anschließt, sondern lateral von diesen zur kontralateralen Seite zieht und sich von hier zu den hinteren Vierhügeln und innerem Kniehöcker (Corpus geniculat. int.) begibt. Auf der Hirnrinde wird die Hörsphäre durch die erste Schläfenwindung repräsentiert.

Der einzige Hirnnerv, dessen Fasern eine extrazerebrale Kreuzung erfahren, ist der N. opticus. Im Chiasma findet ein partieller Austausch der Sehnervenbündel in der Weise statt, daß die den medialen Netzhautabschnitten entsprechenden Nervenfasern auf die andere Seite übertreten, während die den äußeren Retinapartien entsprechenden Fasern ungekreuzt bleiben (Fig. 260). Nach Verlassen des Chiasmas enthält demnach der zentral vom Chiasma gelegene Sehnervenstrang (Tractus opticus) Fasern für die äußere Retinahälfte des gleichseitigen sowie die innere des gegenüberliegenden Auges. Der zentrale Traktusfortsatz endigt in dem primären Sehzentrum, das vom hinteren Teile des Thalamus, dem äußeren Kniehöcker und dem vorderen Vierhügel gebildet wird. Von dem primären optischen Zentrum (Corpus geniculatum externum) führen lange Leitungsbahnen (Gratioletsche Sehstrahlung) zu dem im Lobus occipitalis (Kuneus) gelegenen kortikalen Sehzentrum.

Die Verbindung des Kleinhirns mit dem Großhirn und dem Rückenmark wird durch eine Anzahl von Leitungssystemen hergestellt, welche ihren Weg durch die drei

Kleinhirnstiele (Bindearm, Brückenarm, Corpus restiforme) nehmen. Der hintere Klein-
hirnstiel (Corpus restiforme) vermittelt koordinatorische Impulse, die durch den Kleinhirnseitenstrang, die Gowerssche Bahn sowie durch den Vestibularnerv dem Kleinhirn
zufließen.

Die Brückenarme führen im wesentlichen Fasern, die zu den Brückenkernen der
kontralateralen Seite ziehen. Indem sich nun vom Stirn-, Schläfen- und Hinterhaupts-
lappen ebenfalls Faserzüge (fronto-okzipito-temporale Brückenbahn) in die Brücken-

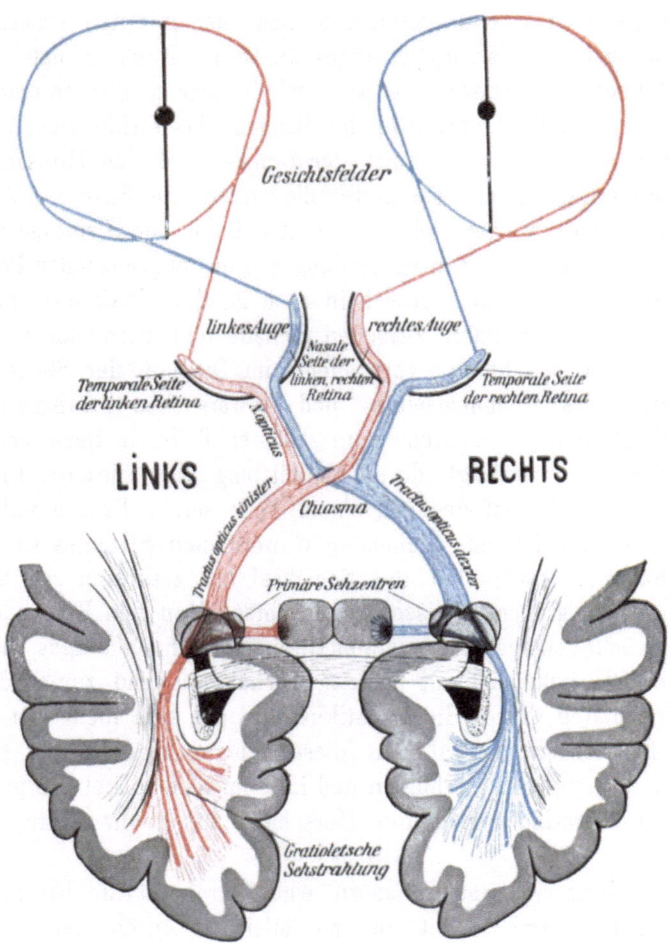

Fig. 260. Schema der optischen Bahn. Aus Knoblauch, Krankheiten des Zentral-
Nervensystems.

kerne einsenken, wird eine Verbindung des Kleinhirns mit der Großhirnrinde hergestellt.
Auf Grund der zwischen dem Lobus frontalis und dem Kleinhirn nachgewiesenen Beziehungen vertreten einige Autoren die Ansicht, daß im Stirnlappen ein dem Zerebellum
übergeordnetes Koordinationszentrum gelegen ist, dessen Läsion die sog. frontale Ataxie
bedingen soll.

Durch den vorderen Kleinhirnschenkel, den sog. Bindearm, kommt eine Verbindung
des im Zentrum des Kleinhirns gelegenen Zahnkernes (Nucleus caudatus) mit dem
roten Kern und weiterhin mit dem Sehhügel zustande.

Die Lokalisation in der Hirnrinde.

Die moderne Lokalisationslehre des Hirnes basiert auf den grundlegenden Feststellungen von Hitzig und Fritsch, die am freigelegten Tierhirn den Nachweis führen konnten, daß die elektrische Reizung umschriebener Rindengebiete mit einer Zuckung bestimmter Muskelgruppen beantwortet wird. Hiermit wurde der früheren Auffassung, die in der Hirnoberfläche ein funktionell gleichwertiges Territorium sah, der Boden entzogen und man gewöhnte sich daran, die Rinde als ein Gebiet von sehr verschiedener physiologischer Dignität zu betrachten. Gestützt auf die Ergebnisse des Tierexperimentes sowie die aus der klinischen Beobachtung sich ergebenden Tatsachen sind wir heute in der Lage eine größere Zahl kortikaler Zentren zu unterscheiden. Von

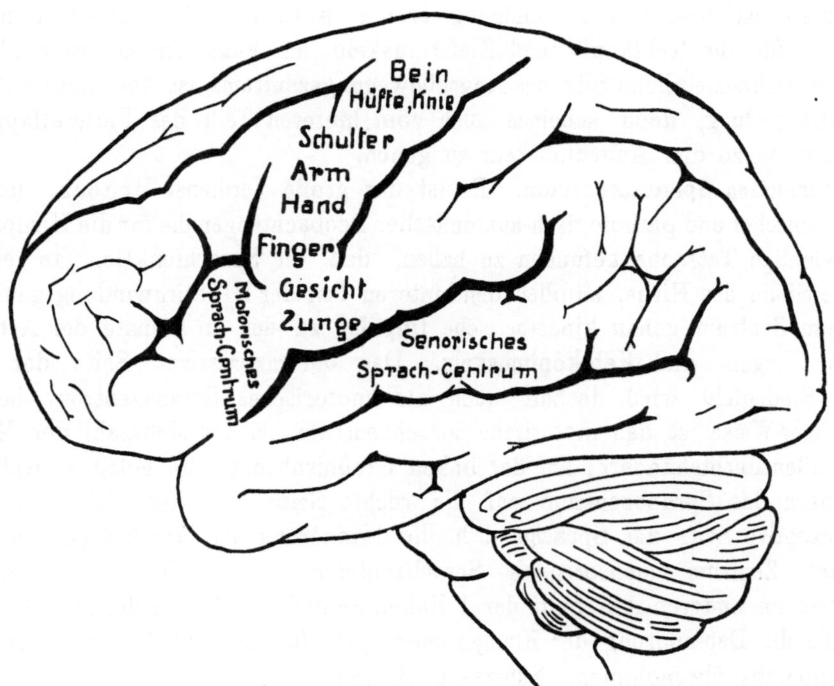

Fig. 261. Die kortikalen Zentren des Großhirns.

Bedeutung für die Hirnlokalisation sind auch die mit der faradischen Reizung beim Menschen gewonnenen Resultate (F. Krause) sowie die zytoarchitektonischen Unterschiede der verschiedenen Hirngebiete, s. S. 267.

Motorische Zentren. Am besten sind wir über die kortikalen Zentren der motorischen Region unterrichtet. Das motorische Rindenfeld nimmt fast ausschließlich das Gebiet der vorderen Zentralwindung ein. Die speziellere Lagerung der motorischen Hirnfoci ist derart, daß das kortikale Beinzentrum zu oberst, das für die Arm- und Handbewegungen am meisten nach unten gelegen ist. Zwischen den motorischen Zentren der unteren und oberen Extremität liegen die Foci für die Hüft- und Schulterbewegungen. Nach unten zu schließt sich an das Rindenfeld der oberen Extremität das motorische Zentrum für die Gesichts- und Zungenbewegungen an. Wie die Reizversuche am anthropoiden Affen lehren, lassen sich innerhalb der motorischen Felder Zentren zweiter Ordnung unterscheiden, von denen aus funktionell zusammengehörige Muskelgruppen in Erregung versetzt werden. Es ist das Verdienst F. Krauses, auf Grund einer größeren Reihe von Reizversuchen die feinere Differenzierung des motorischen Rindengebietes beim Menschen nachgewiesen zu haben.

Weniger sicher sind unsere Kenntnisse über die kortikalen Zentren der Rumpf-, Augen-, Kau- und Kehlkopfmuskeln. Es sind dies Muskeln, die für gewöhnlich doppelseitig in Aktion treten und dementsprechend bilateral innerviert werden. Eine kortikal bedingte Lähmung dieser Muskeln müßte also eine doppelseitige Zerstörung der betreffenden Rindengebiete zur Voraussetzung haben. Die Seltenheit einer derartigen Läsion macht es verständlich, daß wir über die Pathologie der kortikalen Augen-, Kau- und Kehlkopfinnervation nur mangelhaft unterrichtet sind, doch lassen sich die bisherigen klinischen Erfahrungen gut mit der Annahme einer bilateral-symmetrischen Innervation vereinigen. Ueber die kortikale Lokalisation der betreffenden Rindengebiete ist bisher keine Einigung erzielt worden. Allem Anschein nach sind die Zentren für die Kehlkopf- und Kiefermuskeln am Fuße der Zentralwindung gelegen. Der wahrscheinliche Sitz des Augenbewegungszentrums ist der hintere Abschnitt der II. Stirnwindung, doch scheinen auch vom hinteren Teile des Parietallappens Bewegungsimpulse zu den Augenmuskeln zu gehen.

Motorisches Sprachzentrum. Es ist das große Verdienst Brocas, unter Verwertung klinischer und pathologisch-anatomischer Beobachtungen die für die Hirnpathologie äußerst wichtige Tatsache gefunden zu haben, daß die Sprachfunktion an eine ganz bestimmte Stelle des Hirns, nämlich den hinteren Teil der III. Stirnwindung geknüpft ist. Von diesem Zentrum gehen kinästhetische Impulse zu den im Dienste der Artikulation stehenden Zungen- und Kehlkopfmuskeln. Das der expressiven Seite der Sprache dienende Rindenfeld wird deshalb auch als motorisches Sprachzentrum bezeichnet. Merkwürdiger Weise ist das motorische Sprachzentrum bei der Mehrzahl der Menschen, d. h. bei allen Rechtshändern, auf der linken Großhirnhemisphäre gelegen, während bei Linkshändern das Sprachzentrum auf die rechte Seite lokalisiert ist. Ein zweites, für die rezeptive Seite der Sprache, d. h. die Erinnerung der Wortklänge, in Betracht kommendes Zentrum (sensorisches Sprachzentrum), ist nach den Feststellungen Wernickes im hinteren Abschnitt der I. linken Schläfenwindung gelegen. In analoger Weise wird die Deponierung der Klangerinnerungsbilder bei Linkshändern vom rechten Lobus temporalis übernommen. Näheres s. S. 282.

Sensible und sensorische Zentren. Die psychosensorischen Zentren, in denen die von der Körperperipherie dem Zerebrum zuströmenden Erregungen zum Bewußtsein kommen, nehmen vorwiegend die hintere Zentralwindung und den angrenzenden Teil des Scheitellappens ein. Die Auffassung, daß die hintere Zentralwindung eine von der vorderen motorischen Region abweichende Funktion habe, wird unter anderem auch durch die zytoarchitektonischen Feststellungen von Vogt, Brodmann und Campbell bewiesen. Eine besondere Bedeutung scheint der Scheitellappen für die Perzeption der stereognostischen Empfindungen zu haben.

Das kortikale Sehzentrum befindet sich im Lobus occipitalis. Der speziellere Sitz des psychooptischen Rindenfeldes ist die Gegend des Kuneus und der Fissura calcarina. Zerstörung des optischen Zentrums einer Seite erzeugt einen Ausfall der entsprechenden Netzhauthälften, d. h. einen gekreuzten, halbseitigen Gesichtsfelddefekt.

Das zum sensorischen Sprachzentrum in nahen Beziehungen stehende Gehörszentrum ist im Schläfenlappen gelegen. Der nähere Sitz des akustischen Rindenzentrums ist noch strittig, doch spricht die Wahrscheinlichkeit dafür, daß die Klangperzeption in dem der Sylvischen Furche angrenzenden Teile der I. Temporalwindung stattfindet.

Daß die Geruchs- und Geschmacksempfindungen ebenfalls kortikal lokalisiert sind, unterliegt keinem Zweifel. Eine Anzahl klinischer Beobachtungen weisen mit großer Wahrscheinlichkeit auf den Gyrus hippocampi als Sitz der Geruchsempfindungen hin. Für die Geruchsempfindungen wird von manchen Autoren ein an der Basalfläche des Stirnhirnes gelegenes kortikales Zentrum postuliert.

Der mikroskopische Bau der Hirnrinde.

Wir haben in diesem Kapitel an mehreren Stellen der Tatsache Erwähnung getan, daß die Lokalisationslehre des Hirns, die im wesentlichen auf klinische und experimentell-pathologische Tatsachen aufgebaut ist, eine Förderung durch die lokalisatorische Verwertung der Rindenarchitektur erfahren hat.

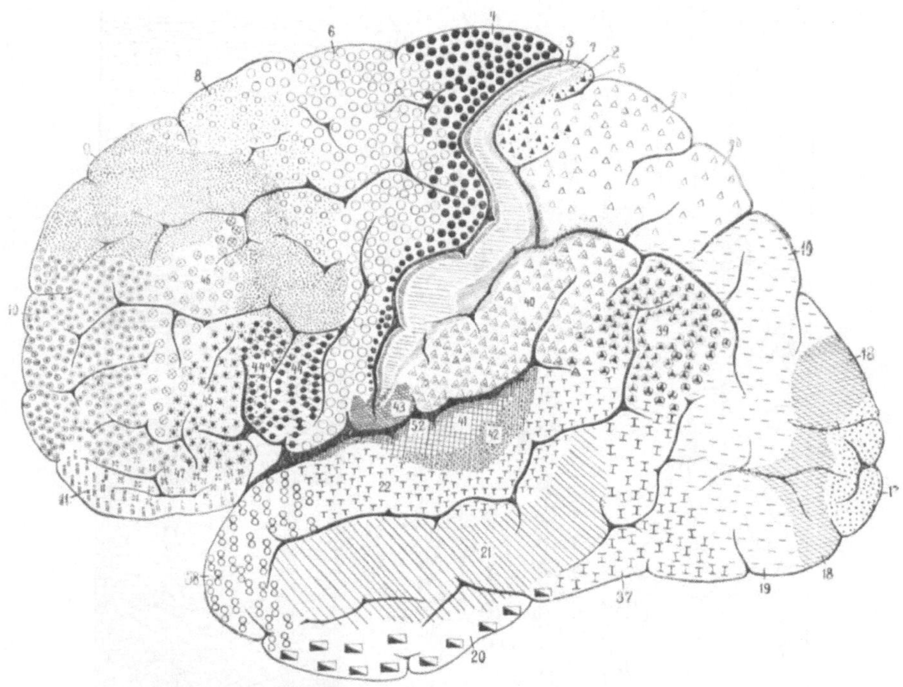

Fig. 262. Die zytoarchitektonischen Rindenfelder.
Nach K. Brodmann, Lewandowsky, Handbuch der Neurologie. Bd. I.

Im Gegensatz zu der früheren Auffassung, die strukturelle Unterschiede des Hirnrindenbaues nur im geringen Grade anerkannte, wissen wir heute, daß die Großhirnrinde ein nichts weniger als homogenes Organ ist. Ja wir können heute mit einiger Berechtigung sagen, daß inbezug auf regionäre strukturelle Differenzierung kein Gewebe einen Vergleich mit der Hirnrinde aushält. „Damit ist für die Klinik, insbesondere die Lokalisationslehre, eine neue Basis geschaffen. Es wird so ermöglicht, nach anatomischen, speziell tektonischen Gesichtspunkten eine lokalisatorische Gliederung der Großhirnoberfläche von einer Schärfe und Reichartigkeit durchzuführen, wie man bis vor kurzem nicht ahnen konnte" (Brodmann).

Der architektonischen Gliederung der Hirnrinde liegt eine schichtweise Anordnung der einzelnen Elemente zugrunde, die einen regionär verschiedenen, histologisch einheitlichen Typus aufweisen. Die oberste Rindenschicht enthält nur spärliche zellige Elemente, sie wird größtenteils von einer der Assoziation dienenden tangentialen Faserung ausgefüllt (Lamina tangentialis). Es folgt die Schicht der sog. kleinen Pyramidenzellen

(Lamina pyramidalis), an die sich eine großzellige Ganglienschicht (Lamina ganglionaris) anschließt. Den Abschluß nach unten zu bildet eine Schicht dreieckiger und spindelförmiger Zellen (Lamina triangularis et fusiformis). Durch die Einschaltung je einer Körnerschicht unter die Tangentialfaserung und die Schicht der kleinen Pyramidenzellen entsteht ein sechs- bis siebenschichtiger Hirnrindenbau.

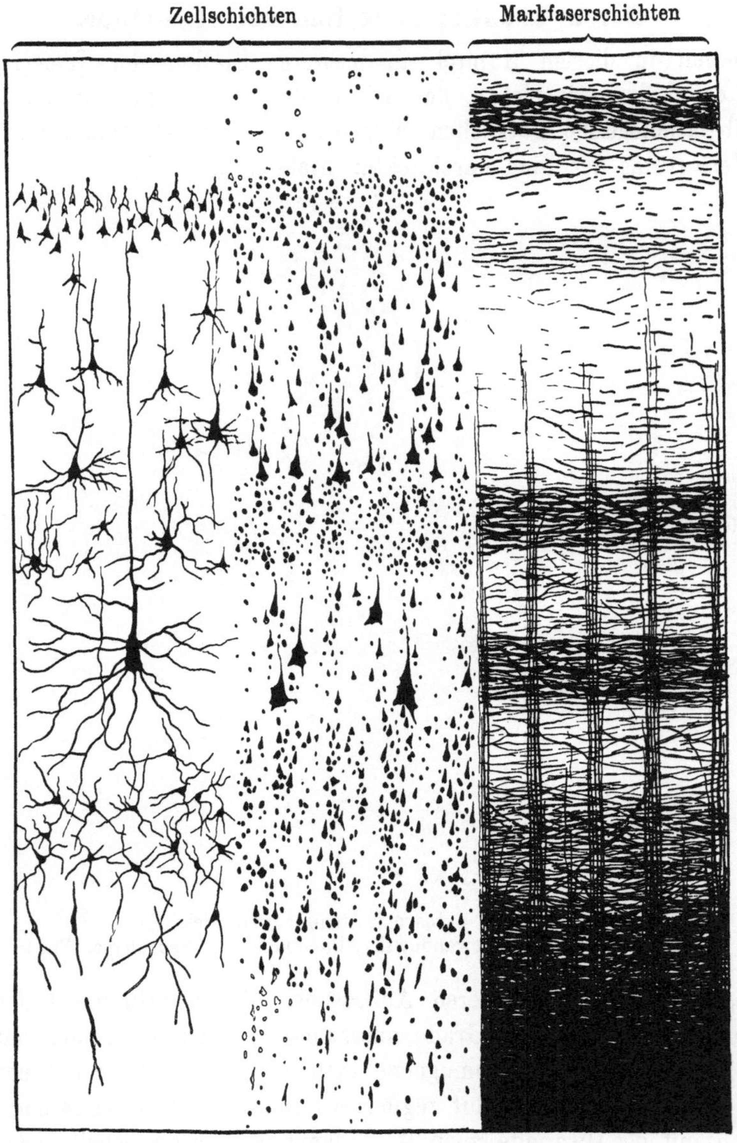

Fig. 263. Geschichteter Aufbau der Großhirnrinde.
Nach K. Brodmann, Lewandowsky, Handbuch der Neurologie. Bd. I.

Indem der kortikale Schichtungstypus, entsprechend der kortikalen Wertigkeit, in den einzelnen Hirngebieten eine gesetzmäßige Umformung erfährt, die sich teils auf die tektonische Gliederung, teils auf die morphologische Beschaffenheit der konstituierenden Elemente erstreckt, ist es möglich, mit Hilfe der Zytoarchitektonik die physiologische Gleichwertigkeit bestimmter Hirnpartien zu erkennen. Ein analoges lokalisatorisches Prinzip, wie es die Zytoarchitektur darstellt, ist die Myeloarchitektur. Die Myelo-

architektur basiert auf der Erkenntnis, daß auch die tangentiale Markfaserung der Hirnrinde einen gesetzmäßigen Schichtungsbau zeigt. Durch den nachgewiesenen Parallelismus
zwischen zytoarchitektonischer und myeloarchitektonischer Gliederung ist das Prinzip der
tektonischen Rindenlokalisation auf eine breitere Basis gestellt worden. Indem man die
speziellen zyto- bzw. myeloarchitektonischen Verhältnisse in ein Schema einträgt, erhält
man eine Hirnkarte, die in anschaulicher Weise morphologisch und, wie wir wohl sagen
dürfen, physiologisch gleichwertige Rindengebiete zur Darstellung bringt (Fig. 262).

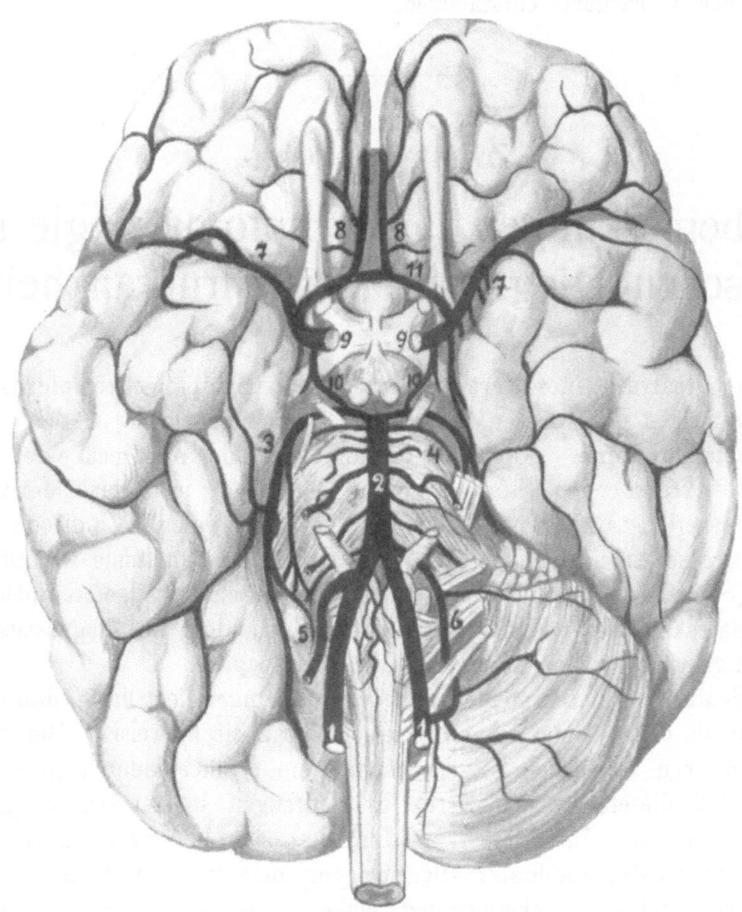

Fig. 264. Die Gefäßversorgung des Gehirns.

1 = A. vertebralis, *2* = A. basilaris, *3* = A. cerebri posterior, *4* = A. cerebelli superior, *5* = A. cerebelli inf. anterior, *6* = A. cerebelli inf. posterior, *7* = A. cerebri media (fossae Sylvii), *8* = A. cerebri
anterior, *9* = A. carotis interna, *10* = A. communicans posterior, *11* = A. communicans anterior.

Die Gefäßversorgung des Gehirns.

Die das Hirn versorgenden Gefäße entstammen der Carotis interna und der
Vertebralarterie. Aus der Vereinigung der beiden Vertebralarterien entsteht die A. basi-
laris, die sich unterhalb des Chiasmas in die beiden Aa. cerebri posteriores spaltet. Von
den hinteren Gehirnarterien gehen durch die Aa. communicantes post. Verbindungsäste
zu den Karotiden aus. Indem die Karotiden durch eine weitere Gefäßanastomose
(Aa. communicantes ant.) mit den vorderen Gehirnarterien (Aa. cerebri anteriores) in
Verbindung stehen, kommt der arterielle Gefäßring (Circulus arteriosus Willisii) der
Hirnbasis zustande. Eine besondere Bedeutung für die Hirnpathologie hat die mittlere,

als Arteria Fossae Sylvii bezeichnete Hirnarterie, welche die Zentralganglien und die innere Kapsel versorgt. Die Blutung aus diesem Hirngefäß ist die gewöhnliche Ursache der Apoplexia sanguinea. Die näheren Verhältnisse der arteriellen Gefäßversorgung ergeben sich aus Fig. 264. Es sei noch darauf hingewiesen, daß die A. cerebri post. das nutritive Gefäß des Lobus occipitalis ist, während die A. cerebri ant. den hauptsächlichsten Anteil an der Versorgung des Stirnhirnes hat. Die Brücke, das verlängerte Mark sowie das Kleinhirn werden von Gefäßen gespeist, die den Vertebralarterien und der A. basilaris entstammen.

Zweites Kapitel.

Vorbemerkungen zur Symptomatologie und topischen Diagnostik der Hirnkrankheiten.

Bei der Analyse eines zerebralen bedingten Symptomenkomplexes haben wir zwischen allgemeinen und lokalen Symptomen zu unterscheiden.

Allgemeinsymptome. Allgemeinsymptome sind der Ausdruck einer das Hirn in seiner Totalität ergreifenden Störung. Sie äußern sich in Kopfschmerz, Erbrechen, Schwindel, Pulsverlangsamung und Störungen der Atemtätigkeit. Zu diesen körperlichen Erscheinungen gesellen sich in vielen Fällen psychische Symptome wie Störungen des Bewußtseins (Somnolenz, Sopor, Koma), Gedächtnisschwäche, geistige Stumpfheit, Demenz, depressive, maniakalische und halluzinatorische Zustände. Ein diagnostisch ungemein wertvolles Allgemeinsymptom ist auch die Stauungspapille.

Die Bedeutung der zerebralen Allgemeinerscheinungen liegt darin, daß dieselben auf das Zerebrum als den mutmaßlichen Sitz einer Krankheit hinweisen. Der diagnostische Wert der einzelnen zerebralen Allgemeinsymptome erfährt dadurch eine gewisse Einschränkung, daß dieselben auch durch Erkrankungen innerer Organe (Herz, Magen, Niere usw.) sowie durch Infektionen und Intoxikationen hervorgerufen werden können.

Das Vorhandensein zerebraler Allgemeinsymptome ist namentlich für die Diagnose der mit intrakranieller Drucksteigerung einhergehenden Prozesse (Tumor, Abszeß, Hydrozephalus, Meningitis, Blutung) von Bedeutung.

Herdsymptome. Herdsymptome sind durch Läsion umschriebener Hirnpartien bedingt. Sie beruhen auf einer Zerstörung nervöser Zentren oder deren Leitungsbahnen und werden demgemäß in physiologisch wenig differenzierten, sog. stummen Hirnregionen vermißt. Je nachdem die regionären Reiz- und Ausfallserscheinungen durch den Krankheitsherd selbst oder eine von demselben ausgehende Fernwirkung hervorgerufen werden, unterscheidet man zwischen direkten und indirekten Herdsymptomen (Fernwirkungen). Trotz kompletter Zerstörung physiologisch differenzierter Hirnpartien ist eine teilweise Herstellung der Funktion möglich, indem einerseits psychomotorische bzw. sensorische Impulse aus der gleichen Hemisphäre durch vikariierend eintretende Bahnen vermittelt werden können, andrerseits die andere Hirnhälfte einer teilweisen Kompensation fähig ist. Letzteres ist ganz besonders bei den bilateral innervierten Körpermuskeln (Kau-, Schluck-, Kehlkopfmuskeln) der Fall, weshalb eine supranukleäre

Kau-, Schluck- und Stimmbandlähmung in der Regel nur bei doppelseitigen Großhirnherden zustande kommt.

Symptome bei Erkrankungen der Großhirnrinde.

Bei Besprechung der verschiedenen, über die Großhirnrinde verstreuten Zentren haben wir die Pathologie der kortikalen Innervation mehrfach gestreift. Es erübrigt, auf die mit der Läsion der einzelnen Rindengebiete im Zusammenhange stehenden Symptome näher einzugehen.

Zentralwindungen. Das charakteristische Reizsymptom der vorderen Zentralwindung ist der Jacksonsche Krampf, das Lähmungszeichen die Monoplegie. Die Jacksonsche oder kortikale Epilepsie hat mit der genuinen Epilepsie das anfallsweise Auftreten motorischer Reizerscheinungen gemein. Wesentliche Unterschiede liegen darin, daß die gewöhnliche Epilepsie, wenigstens in der überwiegenden Mehrzahl der Fälle, mit allgemeinen Konvulsionen einhergeht, während der Jacksonsche Krampf sich auf umschriebene Muskelgebiete, wie die Bein-, Arm- und Gesichtsmuskulatur der einen Seite beschränkt. Eine Mitbeteiligung der anderen Seite ist auf der Höhe der Krampfparoxysmen nicht ganz ungewöhnlich, doch geht den Jacksonschen Anfällen stets ein Stadium halbseitiger Konvulsionen voraus. Mit besonderer Deutlichkeit tritt der kortikal epileptische Typus in den Fällen hervor, in denen die Konvulsionen ausschließlich eine Extremität oder den Fazialis der einen Seite betreffen. Auch wenn die gesamten Körpermuskeln der einen Seite an dem Krampfe teilnehmen, liegt in dem gesetzmäßigen Ablauf der Zuckungen, d. h. in dem mit großer Regelmäßigkeit sich wiederholenden Beginn in ein und derselben Muskelgruppe und dem Fortschreiten des Krampfes in einer der topographischen Anordnung der Rindenzentren entsprechenden Weise etwas ungemein Typisches. Erinnern wir uns, daß auf dem motorischen Rindenfeld das Beinzentrum zu oberst, das Fazialiszentrum am meisten nach unten gelegen ist, so wird es verständlich, daß in den Fällen mit Zuckungsbeginn im Bein der Krampf über den Arm zum Fazialis fortschreitet, während bei initialer Fazialiszuckung ein deszendierender Zuckungstypus vorhanden ist. Das Bewußtsein ist wenigstens im Beginn des Jacksonschen Anfalles immer erhalten. In dem Stadium, in dem der Krampf auch die andere Körperseite in Mitleidenschaft zieht, pflegt jedoch die Besinnung zu schwinden, sodaß auf der Höhe des Anfalles keinerlei Unterschiede zwischen den rindenepileptischen Konvulsionen und den generalisierten Krämpfen der genuinen Epilepsie bestehen. An den Jacksonschen Anfall schließt sich häufig eine vorübergehende Lähmung in dem von der Zuckung am stärksten betroffenen Muskelgebiet an. Diese Lähmung ist wohl der Ausdruck einer temporären Rindenerschöpfung, doch ist es verständlich, daß der irritative Rindenprozeß mit der Zeit auch eine destruierende Wirkung auf die motorischen Zentren ausüben kann. Demgemäß sind permanente Lähmungen im Bilde der Jacksonschen Epilepsie nichts Ungewöhnliches.

Die mit der Jacksonschen Epilepsie in Verbindung stehenden Lähmungszustände leiten zu den durch kortikale Läsionen bedingten Paresen über. Der Typus der kortikalen Lähmung ist, entsprechend der relativ großen Ausdehnung des motorischen Rindenfeldes, die Monoplegie, sei es daß ein Arm, ein Bein oder nur die Gesichts- und Zungenmuskulatur der einen Seite von der Lähmung ergriffen wird. Nur ausnahmsweise erlangen die krankhaften Prozesse der Hirnrinde (Narbe, Tumor, Blutung) eine solche Ausdehnung, daß sie sich über das ganze Rindenareal erstrecken und demgemäß eine Hemiplegie erzeugen. Umgekehrt ergreifen selbst umschriebene Kapselherde das auf einen engen Querschnitt zusammengedrängte motorische System fast immer in toto. Monoplegien bei Erkrankungen der Capsula interna sind eine Rarität ersten Ranges. Wie bei allen das erste Neuron betreffenden Lähmungszuständen fanden wir bei der kortikalen Monoplegie eine Erhöhung des Muskeltonus und eine Steigerung der Sehnenreflexe. Mitunter kommt es, wie auch in mehreren eigenen Beobachtungen, unter nicht näher bekannten Bedingungen zu einer auffälligen Schlaffheit der gelähmten Muskulatur.

Ein Analogon des Jacksonschen Krampfes auf sensiblem Gebiete bilden anfallsweise auftretende, auf bestimmte Innervationsbezirke beschränkt bleibende, parästhetische Empfindungen, welche entweder die motorischen Reizerscheinungen begleiten oder als selbständige Störung auftreten. Dem sensiblen Jacksonschen Anfall liegt eine Reizung der hinteren Zentralwindung zugrunde.

Frontalwindungen. Das relativ voluminöse Stirnhirn ist arm an Lokalzeichen. Wie in anderen stummen Hirnregionen können sich umfangreiche Prozesse im Gebiete des Stirnhirnes entwickeln, ohne daß es zu nennenswerten klinischen Symptomen kommt.

Ein relativ kleiner Teil des Stirnhirnes ist physiologisch so weit differenziert, daß Läsionen erkennbare Ausfallerscheinungen nach sich ziehen. Aller Wahrscheinlichkeit nach steht der hintere Abschnitt der oberen Stirnwindung mit der Innervation der Rumpfmuskulatur in Beziehung. Läsionen in diesem Gebiete führen zu groben Rumpf- und Körperschwankungen wie sie in ähnlicher Weise bei der zerebellaren Ataxie auftreten. Die Frage, ob die „frontale Ataxie" sich allein aus der gestörten Rumpfmuskelfunktion ableiten läßt oder die anatomisch nachgewiesene Kleinhirn-Stirnhirn-Verbindung (S. 264) als Ursache des gestörten koordinatorischen Zusammenhanges der Rumpf- und Extremitätenmuskulatur in Frage kommt, bedarf noch weiterer Untersuchungen.

Ueber allen Zweifel sicher sind die in ihrer vollen Bedeutung zuerst von Broca erkannten Beziehungen des Stirnhirnes zur Sprachbildung. Das Brocasche (motorische) Sprachzentrum liegt bei allen Rechtshändern am Fuße der linken 1. Stirnwindung. Die Zerstörung dieses Gebietes führt zur Aufhebung der willkürlichen Sprache bei erhaltenem Wortverständnis (motorische Aphasie). Näheres S. 282.

Daß die Stirnregion den hauptsächlichen Sitz der höheren psychischen Funktionen bildet, wird von einer Anzahl der Autoren angenommen, von anderen bestritten. Eine Stütze findet die Auffassung von der frontalen Lokalisation des Intellekts in den Beobachtungen, in denen bei Läsion des Stirnhirns geistige Störungen (Erschwerung der Auffassung, Demenz, Witzelsucht) besonders hervortraten. Indem jedoch daß in analogen Fällen die Intelligenz völlig intakt bleibt, wird die Beweiskraft der erwähnten klinischen Beobachtungen eingeschränkt, sodaß wir einstweilen nichts Abschließendes über die Beziehungen des Stirnhirns zur Geistestätigkeit aussagen können.

Parietalwindungen. Der an die hintere Zentralwindung grenzende Abschnitt des Scheitellappens bildet einen Teil der „Fühlsphäre". Dementsprechend wäre anzunehmen, daß Läsionen in diesem Gebiete sensible Störungen im Gefolge haben. Dieses ist jedoch nicht immer der Fall. In den meisten Beobachtungen, in denen bei parietalen Prozessen Empfindungsstörungen nachweisbar sind, ist das Lagegefühl am stärksten in Mitleidenschaft gezogen. Ein Lokalzeichen des Scheitellappens scheint auch die Störung des Raumtastsinnes (Astereognosie) zu sein. Von dem hinteren Teile des Scheitellappens (Gyrus angularis) fließen den Augenmuskeln Bewegungsimpulse zu, die eine Seitwärtswendung der Augen nach der Seite des Herdes bewirken (Déviation conjuguée). Die bei Scheitellappenläsionen des öfteren beobachtete Alexie beruht aller Wahrscheinlichkeit nach auf einer Unterbrechung der Assoziationsbahn vom optischen Rindenfeld zum sensorischen Sprachzentrum.

Okzipitalwindungen. Der Hinterhauptlappen enthält das psychooptische Zentrum. Speziell wird der an der medianen Hirnfläche gelegene, der Fissura calcarina benachbarte Teil des Lobus occipitalis (Kuneus) für die Perzeption der Gesichtswahrnehmungen in Anspruch genommen. Zerstörung eines Okzipitallappens bewirkt, wie wir bereits auseinandergesetzt haben (S. 263, 266), eine dem Herde gekreuzte Hemianopsie. Doppelseitige Läsionen des Lobus occipitalis führen zu doppelseitiger Hemianopsie, die nicht immer mit kompletter Amaurose (Rindenblindheit) identisch ist. Ein Reizsymptom des Lobus occipitalis ist die gelegentlich vorkommende Gesichtshalluzination (Sehen von Funken, Farben, Figuren). Einer meiner Patienten, der nach einer über dem Okzipitalhirn ausgeführten Trepanation einen Hirnprolaps zurückbehalten hatte, machte die charakteristische Angabe, daß er beim Hinwegstreichen des Kammes über die Trepanationsstelle funkenartige Lichtempfindungen habe.

Eine eigenartige, meist auf doppelseitigen Läsionen des okzipitalen Marklagers beruhende visuelle Störung ist die sog. Seelenblindheit. Man versteht hierunter das Unvermögen, die Gegenstände der Außenwelt ihrer Bedeutung nach zu erkennen, ohne daß die Gesichtswahrnehmung als solche gestört ist. Der Seelenblinde befindet sich etwa in der Lage eines mit der Kultur noch nicht in Berührung gekommenen Wilden, der plötzlich in ein europäisches Kulturmilieu versetzt wird und mit den neu in seinen Gesichtskreis tretenden Gegenständen nichts anzufangen weiß.

Eine der Seelenblindheit verwandte, auf die Erkennung der Schriftbilder beschränkt bleibende Störung ist die optische Alexie, die sowohl bei okzipitalen Affektionen als auch bei Läsionen des hinteren Scheitellappens vorkommt. Als optische Aphasie bezeichnet man einen Zustand, in dem die Kranken zwar eine richtige Vorstellung der Gegenstände haben, jedoch auf ausschließlich optische Reize dieselben nicht richtig benennen können, während auf taktile Reize (Berührung) eine Wortbezeichnung möglich ist. Die optische Aphasie ist ein Herdsymptom des (linken) Okzipitallappens. — Die Gegend des Gyrus hippocampi und Gyrus uncinati wird von den meisten Autoren als Sitz der Geruchsempfindung angesprochen (Riechsphäre).

Temporalwindungen. Das wichtigste Lokalzeichen des Schläfenlappens ist die sensorische Aphasie. Die rezeptive Komponente der Sprache, d. h. das Wortverständnis, ist an die Integrität der I. Temporalwindung gebunden. Im hinteren Abschnitt der ersten Schläfenwindung, und zwar bei allen Rechtshändern auf der linken Seite, liegt das sog. sensorische Sprachzentrum. Läsion dieses Hirnbezirkes erzeugt Worttaubheit, S. 283. Infolge der benachbarten Lage des akustischen Zentrums kann sich die Worttaubheit gelegentlich auch mit einer wirklichen Taubheit des gegenüberliegenden Ohres verbinden, doch handelt es sich bei der einseitigen kortikalen Taubheit meist um einen vorübergehenden Zustand, da jede Hemisphäre Gehörseindrücke aus beiden Ohren aufnimmt und so vikariierend für die erkrankte Hälfte eintreten kann. Erst doppelseitige Zerstörung der kortikalen Hörzentren bedingt bleibende Taubheit.

Symptome bei Läsion des Centrum semiovale, der Capsula interna, der Zentralganglien und der Vierhügelgegend.

Centrum semiovale. Als Centrum semiovale bezeichnet man das weiße Marklager der Großhirnhemisphären. Das Centrum semiovale besteht zum Teil aus Kommissurenfasern, welche eine Verbindung zwischen den einzelnen Hirnabschnitten herstellen, zum Teil aus Leitungsbahnen, die von den kortikalen Zentren konvergierend zur Hirnbasis ziehen (Stabkranzfasern). Die Symptome, die durch Läsion des Marklagers bedingt werden, hängen von der Lage und Ausdehnung des Herdes ab. Läsionen des Centrum semiovale in physiologisch wenig differenzierten Hirngebieten (Stirnhirn, Schläfenlappen) können trotz erheblicher Ausdehnung symptomlos bleiben. Im Einzelfalle werden die Krankheitserscheinungen bei Zerstörungen des Marklagers sich um so mehr den Rindensymptomen nähern, je weniger der betreffende Herd von der Hirnrinde entfernt ist. So können subkortikale Läsionen die Erscheinungen der Jacksonschen Epilepsie, Aphasie, Hemianopsie usw. hervorrufen, doch ist in diesen Fällen der Typus der kortikalen Erscheinungen meist weniger rein. Wo der Krankheitsprozeß tief im Mark sitzt und demgemäß die Bedingungen für eine komplette Läsion der kortiko-spinalen Leitungsbahnen gegeben sind, kommt es auf motorischem Gebiete meist zur Hemiplegie, auf sensiblem zur Hemianästhesie.

Capsula interna. Durch die innere Kapsel zieht nicht nur die gesamte sensible und motorische Bahn, sondern auch die Fazialis- und Hypoglossusbahn, ferner die akustische, und endlich die dem Kuneus zustrebende Sehbahn. Die Lagerung der einzelnen Faserzüge in der inneren Kapsel ist bereits auf S. 261 besprochen worden. Es mag an dieser Stelle der Hinweis genügen, daß die motorischen Bahnen vor den sensiblen gelegen sind und die optische Bahn den hintersten Abschnitt der Capsula interna einnimmt.

In der engen Markstraße der Capsula interna sind die verschiedenen motorischen, sensiblen und sensorischen Fasersysteme auf einen so engen Querschnitt zusammengedrängt, daß auch umschriebene Läsionen beträchtliche Funktionsstörungen nach sich ziehen müssen. Die häufigste, man kann sagen, nahezu konstante Folge einer Kapselläsion ist die kontralaterale Hemiplegie, die in der Mehrzahl der Fälle mit einer gleichseitigen Fazialis-Hypoglossuslähmung verknüpft ist. Bei linksseitigem Sitz des Kapselherdes kommt es infolge der Schädigung der vom Brocaschen Zentrum zur Artikulationsmuskulatur ziehenden Sprachbahn häufig zu einer gleichzeitigen Aphasie. Die kapsuläre Aphasie ist jedoch in den meisten Fällen kein Dauersymptom. Höchst wahrscheinlich erfolgt der Ausgleich der gestörten Sprachfunktion in der Weise, daß die motorischen Sprachimpulse von dem erhalten gebliebenen Sprachzentrum durch Kommissurenfasern nach der anderen Hemisphäre herübergeleitet und von hier der Artikulationsmuskulatur mitgeteilt werden.

Die Mitbeteiligung des Fazialis zeigt sich in dem Tieferstehen des Mundwinkels und der mangelnden Beweglichkeit der vom unteren Fazialisast innervierten Muskeln, s. a. Fig. 275. Die vom Stirnast versorgte Muskulatur wird dagegen — und dies ist ein fundamentaler Unterschied gegenüber der infranukleären Fazialislähmung — von der Lähmung nicht oder nur andeutungsweise betroffen. Demgemäß bleibt der Augenschluß erhalten und die Beweglichkeit der Stirnmuskeln ungestört, s. a. S. 111, 112. Das Ergriffensein des Hypoglossus ist an dem Abweichen der Zunge nach der Seite der Lähmung zu erkennen.

Im geringeren Grade als die Motilität pflegt die Sensibilität durch Kapselherde in Mitleidenschaft gezogen zu werden. Eine totale Aufhebung der Sensibilität einer Körperhälfte wird nur selten beobachtet. Meist handelt es sich um unvollkommene sensible Störungen, sei es, daß die sensible Lähmung auf bestimmte Körpergebiete beschränkt bleibt oder sich vorwiegend auf einzelne Empfindungsqualitäten (Schmerz, Berührung) erstreckt. Die sensible Störung, deren Grundlage eine Zerstörung des hinteren

Kapselraumes ist, greift nicht selten auch auf die benachbarte Sehbahn über, so daß die Hemianopsie ein nicht ungewöhnliches Begleitsymptom der kapsulären Hemianästhesie bildet.

Ausfallerscheinungen der sensiblen Sphäre sind in der Mehrzahl der Fälle mit gleichzeitigen Motilitätsstörungen verknüpft. Immerhin können kapsuläre Sensibilitätsstörungen auch ohne eine Beteiligung der motorischen kortiko-spinalen Leitung zustande kommen (eigene Beobachtungen).

Die bilateral innervierten Kau-, Schluck- und Kehlkopfmuskeln werden durch einseitige Kapselherde entweder garnicht oder nur vorübergehend geschädigt. Wenn dagegen die von beiden Hemisphären ausgehenden Bewegungsimpulse in Fortfall kommen, d. h. bei doppelseitigen Großhirnherden, können sich Funktionsstörungen in den betreffenden Muskeln entwickeln. Reizerscheinungen auf sensiblem und motorischem Gebiete (Schmerzen, Zuckungen) können unter Umständen durch eine Kapselläsion bedingt sein, meist liegt jedoch derartigen Erscheinungen eine Affektion des Thalamus zugrunde.

Thalamus opticus. Erinnern wir uns, daß der Sehhügel eine wichtige Durchgangsstation für die sensible Schleifenbahn sowie das optische Fasersystem darstellt (S. 263), so ist es verständlich, daß Thalamusläsionen zu Hemianästhesie und Hemianopsie führen können. Daß die Hemianästhesie auch eine Hemianaesthesia dolorosa sein kann, ist bereits erwähnt worden. Neben diesen Symptomen finden sich in einer Anzahl der Fälle Störungen, die zwar nicht dem Thalamus ausschließlich zukommen, jedoch, namentlich in Verbindung mit den sensiblen und sensorischen Störungen, eine Erkrankung des Sehhügels sehr wahrscheinlich machen, es sind die Erscheinungen der Hemichorea bzw. Hemiathetose. Die Hemichorea betrifft entweder nur eine Extremität oder die ganze Körperhälfte. Der Zuckungscharakter kann hierbei mit dem der Chorea minor völlig übereinstimmen, in anderen Fällen kommt es zu rhythmischen, kurzen Zuckungen mit geringem Bewegungseffekt. Im Gegensatz hierzu trifft man bei Thalamusläsionen auch grobe, als Hemiballismus bezeichnete Schleuderbewegungen an.

Zum thalamischen Symptomenkomplex gehört auch die Hemmung bestimmter emotioneller Bewegungen (Psychoreflexe). Diese Störung bezieht sich namentlich auf emotionelle Akte, die wie das Lachen und Weinen, von einer Anspannung der mimischen Muskulatur begleitet werden. Hierbei zeigt sich die interessante Tatsache, daß die gegenüber willkürlichen Innervationsimpulsen sich völlig normal verhaltenden Gesichtsmuskeln, der affektiven Mitbewegung nicht mehr fähig sind. Es kommt also zu einer Dissoziation der Emotion und ihrer Ausdruckbewegung.

Da die motorische kortiko-spinale Leitungsbahn von Thalamusherden nicht direkt getroffen wird, so ist bei Thalamusaffektionen eine Lähmung der Extremitäten nicht zu erwarten. Wenn trotzdem zu den eigentlichen thalamischen Symptome häufig eine Hemiplegie tritt, so hat dies in den nahen räumlichen Beziehungen des Thalamus zur Capsula interna seinen Grund. Freilich pflegt unter diesen Umständen die Körperlähmung meist keinen besonderen Grad zu erreichen.

Vierhügel. Die Corpora quadrigemina stehen direkt und indirekt mit motorischen, sensiblen und sensorischen Systemen in Verbindung, jedoch sind die Symptome bei Läsion dieser Gegend in der Regel nicht eindeutig genug, um eine sichere topische Diagnose zuzulassen. Da das vordere Vierhügelpaar die Ursprungsstelle des Okulomotorius und Abduzens bildet, sind bei Vierhügelerkrankungen die Erscheinungen der Ophthalmoplegia ex- und interna zu erwarten. Besonders ist unter diesen Umständen die Vertikalbewegung der Augen gestört, auch findet sich zuweilen ein vertikaler

Nystagmus. Die Beziehungen der Vierhügel zum N. opticus, acusticus, sowie die durch die Bindearme des Kleinhirns hergestellte zerebellare Verbindung, erklären das gelegentliche Auftreten visueller und akustischer Störungen sowie das Vorkommen von Zerebellarataxie bei Läsion der Corpora quadrigemina.

Symptome bei Erkrankung des Balkens.

Die von Liepmann erkannten Beziehungen des Balkens zur Apraxie haben den Grund zur Pathologie des Balkens gelegt. Als Apraxie bezeichnet man die Unfähigkeit, die Muskeln zu zweckmäßigen Handlungen zu verwenden, ohne daß eine eigentliche Lähmung vorhanden ist. Apraktische Kranke können zwar ihre Muskeln zu gröberen Leistungen in normaler Weise gebrauchen, sind aber nicht imstande, feinere Zweckbewegungen wie Grüßen, Winken, Anstecken, Ausblasen eines Lichtes usw. in richtiger Weise auszuführen. Ohne das Verständnis für die Bedeutung des gegebenen Auftrages verloren zu haben, vermögen die Patienten nicht die zur Ausführung der Handlung erforderlichen Innervationsimpulse aufzubringen. Es besteht demnach eine nahe Verwandtschaft zwischen Apraxie und Aphasie.

In geistvollen Untersuchungen hat Liepmann den Nachweis erbracht, daß der Balken für das Zustandekommen der Apraxie von hervorragender Bedeutung ist. Wie Liepmann zeigen konnte, haben beide Hirnhemisphären an den komplizierten psychomotorischen Bewegungen, die wir Handlungen nennen, keineswegs einen gleichen Anteil, sondern es werden alle differenzierteren Willensbewegungen unter Führung und Kontrolle der linken Großhirnhälfte ausgeführt. Das Organ, das die sensomotorischen Zentren beider Hemisphären in wechselseitige Verbindung bringt, ist der Balken, dessen starke Faserung auf eine bedeutende assoziative Tätigkeit schließen läßt. Dementsprechend wird die Apraxie besonders bei Prozessen (Blutungen, Erweichungen, Tumor) angetroffen, die in der linken Hemisphäre gelegen sind und den Balken oder die Balkenstrahlung treffen. Die Apraxie kommt meist in Verbindung mit einer rechtsseitigen Hemiplegie bzw. Hemiparese vor.

Unter Umständen kann die Apraxie auch ohne Balkenläsion in der Weise entstehen, daß die Verbindung der sensomotorischen Zentren einer Hemisphäre unterbrochen wird. Dies ist z. B. der Fall, wenn die motorische Rinde durch ausgedehntere Scheitellappenherde ihrer Verbindung mit dem sensorischen Sprachzentrum und dem Sehzentrum beraubt wird.

Symptome bei Erkrankung der Hirnschenkel, der Brücke und Medulla oblongata.

Hirnschenkel. Durch die Hirnschenkel ziehen die langen kortiko-spinalen Leitungsbahnen, wobei die sensiblen Fasern in der sog. Haubenregion (dorsal), die motorischen im Fuße des Hirnschenkels (ventral) verlaufen. Hirnschenkelläsionen führen demnach zu motorischer bzw. motorisch sensibler Hemiplegie. Zu diesen Erscheinungen kommt als pathognomonisches Zeichen der Pedunkulusaffektion eine der Extremitätenparese kontralaterale Okulomotoriuslähmung. Das Zustandekommen der gekreuzten Extremitäten-Okulomotoriuslähmung erklärt sich in einfacher Weise aus der Eigenart der topographisch-anatomischen Verhältnisse. Wie wir gesehen haben, erfahren die zentralen Hirnnervenfasern vom Okulomotorius abwärts eine sukzessive Kreuzung, bevor sie sich in die Nervenkerne der Brücke und Oblongata einsenken. Nun findet die Kreuzung des Okulomotorius schon im Hirnschenkel statt, während die Pyramidenbahnen (wie die sensiblen Bahnen) erst in einem tieferen Niveau auf die andere Seite über-

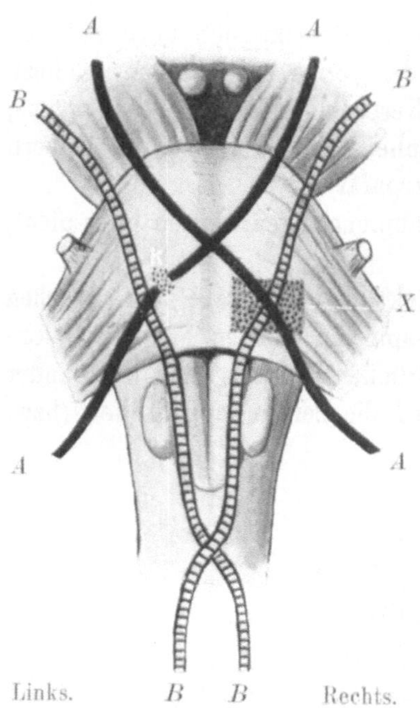

Fig. 265. Schematische Darstellung der alternierenden Fazialis-Extremitätenlähmung.

A = Fazialisbahn, B = Extremitätenbahn, X = Läsionsstelle, K = Fazialiskern. Durch den Herd bei X wird also die Extremitätenbahn vor, die Fazialisbahn nach erfolgter Kreuzung betroffen. (Der Fazialiskern K ist der Einfachheit halber auf der rechten Seite fortgelassen.)

treten (Pyramidenkreuzung). Es enthält also jeder Hirnstiel Okulomotoriusfasern für die entsprechende, motorische und sensible Fasern für die gekreuzte Körperhälfte, mit anderen Worten, Hirnschenkelaffektionen erzeugen bei genügender Ausdehnung eine gekreuzte Okulomotorius-Extremitätenparese (Weber-Gublersche Lähmung). Zuweilen kommt es in den gelähmten Extremitäten zu einem rhythmischen, an Paralysis agitans erinnernden Tremor (Benedictsches Symptom).

In ganz analoger Weise, wie wir es beim Okulomotorius gesehen haben, können auch andere Hirnnerven (Abduzens, Trigeminus, Fazialis) nach erfolgter Kreuzung in ihrem pontinen Verlauf von der Läsion ergriffen werden, bevor die Extremitätenbahn eine Kreuzung eingegangen ist. Es resultieren hieraus charakteristische Lähmungstypen (Hemiplegia alternans), deren Variabilität noch dadurch vergrößert wird, daß, entsprechend der sukzessiven Kreuzung der einzelnen Hirnnerven die Hirnnervenlähmungen sowohl untereinander als auch mit einer sensiblen oder motorischen Extremitätenparese alternieren können. In seltenen Fällen kann die gekreuzte Lähmung sich auf ein und dasselbe System, z. B. die Pyramidenbahn beziehen. In der Pyramidenkreuzung durchflechten sich nämlich die Pyramidenfasern in der Weise, daß die Kreuzungsstelle der Beinfasern in einem höheren Niveau gelegen ist, als die der Armfasern. Hiermit sind die Bedingungen für eine gekreuzte Arm-Beinlähmung gegeben (Hemiplegia cruciata).

Wenn auch Brückenläsionen in den meisten Fällen gekreuzte Lähmungen erzeugen, so sind andrerseits auch Verhältnisse möglich, bei denen ein Ponsherd die Hirnnerven mitsamt der Extremitätenbahn vor ihrer gemeinsamen Kreuzung ergreift, sodaß eine gleichseitige Hirnnerven-Extremitätenlähmung entsteht. Dieses ist beispielsweise für den Fazialis bei Läsion des oberen (vorderen) Brückenabschnittes der Fall, während eine Läsion im mittleren und unteren Teile der Brücke den Fazialis bereits nach erfolgter Kreuzung affiziert.

Brückenherde können durch Aufhebung der Verbindung zwischen konjugiert arbeitenden Augenmuskeln (Abduzens-Rectus internus) eine konjugierte Blicklähmung hervorrufen. Die konjugierte Blicklähmung, d. h. die Aufhebung der seitlichen Fixation ist aller Wahrscheinlichkeit nach durch eine Unterbrechung des hinteren Längsbündels (S. 262) bedingt.

Im Zusammenhange mit den erwähnten Erscheinungen steht auch die Tatsache, daß bei Brückenherden die Augen häufig nach der gesunden Seite abweichen, während bei den meisten Großhirnläsionen die Augen nach der Seite des Herdes gerichtet sind (Déviation conjuguée).

Da die Brücken- und Oblongatakerne die trophischen Zentren der von den Hirnnerven versorgten Muskeln bilden, sind die auf Kernläsion beruhenden Lähmungen meist degenerativer Natur. Die Kernlähmung des Fazialis erstreckt sich auch auf den Stirnast des Nerven, sodaß die nukleäre Lähmung mit der peripheren Lähmung nahezu übereinstimmt. Je tiefer der Herd sitzt, d. h. je mehr das Kerngebiet des Glossopharyngeus, Vagus, Akzessorius und Hypoglossus der Zerstörung anheimfällt, desto mehr nähern sich die klinischen Erscheinungen dem Bilde der Bulbärparalyse.

Ob die Extremitäten an den pontinen Hirnnervenlähmungen teilnehmen oder nicht, hängt von der Lage und Ausdehnung des Herdes ab.

Ein besonderes Charakteristikum der Brückenaffektionen ist, wie wir gesehen haben, die Hemiplegia alternans. Da nun die kortiko-spinalen Bahnen auf dem Wege zum Rückenmark stetig konvergieren und im unteren Brückenabschnitt nahe aneinander zu liegen kommen, kann schon ein relativ kleiner Herd die beiden motorischen (bzw.

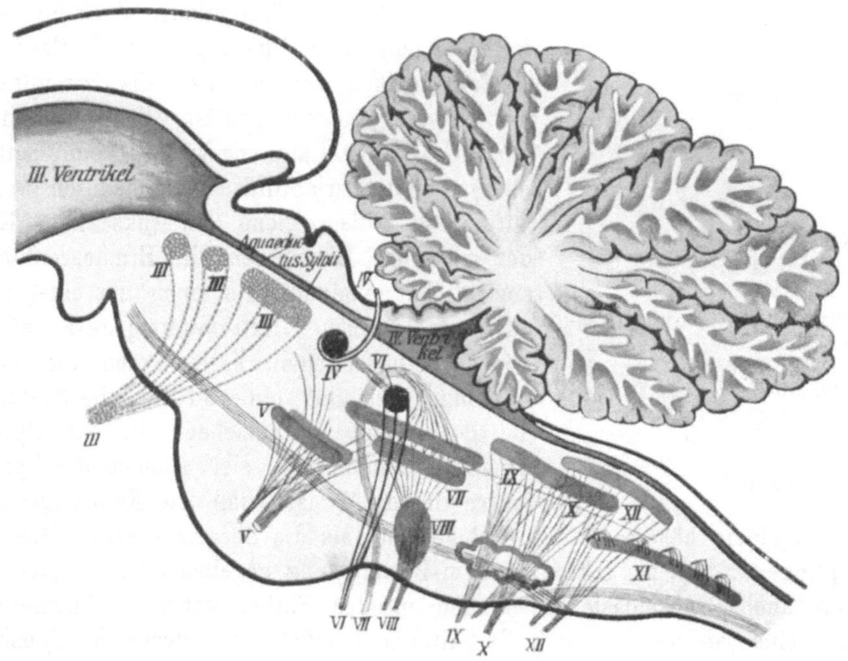

Fig. 266. Der Ursprung der Hirnnerven.
Aus A. Knoblauch, Krankheiten des Zentralnervensystems.
III—XII Nervenkerne der Brücke und Medulla oblongata. *III* = Okulomotorius, *IV* = Trochlearis, *V* = Trigeminus, *VI* = Abduzens, *VII* = Fazialis, *VIII* = Akustikus, *IX* = Glossopharyngeus, *X* = Vagus, *XI* = Akzessorius, *XII* = Hypoglossus.

sensiblen) Systeme ergreifen und hierdurch eine doppelseitige Hemiplegie, d. h. eine Lähmung der vier Extremitäten erzeugen.

Die Symptomatologie der Brückenerkrankungen wird durch das gelegentliche Vorkommen von Trismus, Ataxie, Nystagmus und allgemeinen Konvulsionen vervollständigt.

Die Erkrankungen des Kleinhirns.

Das in der hinteren Schädelgrube eingebettete, durch das Tentorium vom Großhirn getrennte Kleinhirn zeigt schon durch seine Lage eine gewisse Unabhängigkeit vom Großhirn. Die relative Selbständigkeit, die dem Zerebellum auch in funktioneller Hinsicht zukommt, tritt schon in seinem morphologischen Bau zutage. Anatomisch besteht das Kleinhirn aus den beiden Kleinhirnhemisphären, die im Innern eine Ansammlung grauer Substanz, den Nucleus dentatus, zeigen, sowie aus einer mittleren Partie, dem sog. Wurm. Mit dem Hirnstamm und dem Großhirn steht das Kleinhirn durch drei Stiele (Corpus restiforme, Brückenarme, Bindearme) in Verbindung.

Durch die hinteren Kleinhirnstiele (Corpus restiforme) empfängt das Kleinhirn via Kleinhirnseitenstrang, Gowerssche- und Vestibularbahn statische Impulse, die das Zerebellum über die Lage der Extremitäten, des Rumpfes und des Kopfes orientieren. Indem nun das Kleinhirn über den Deiterschen Kern, den Thalamus opticus und Nucleus ruber zentrifugale, tonusregulierende Fasern aussendet, welche auf die von der Peripherie zufließenden Reize mit einer die Koordination und den statischen Zusammenhang der Muskeln regulierenden Erregung reagieren, wird das Kleinhirn zu einem Reflexzentrum im Dienste der Gleichgewichtserhaltung. Es ist demnach das im lebenden Organismus zu höchster Vollendung entwickelte Prinzip der Arbeitsteilung auch am Zentralorgan zur Durchführung gelangt, indem das Großhirn den Sitz der bewußten Empfindungen und Bewegungen darstellt, während das Kleinhirn das die Statik und Lokomotion überwachende Organ bildet.

Kleinhirnläsionen, namentlich solche, die den Wurm affizieren, rufen die als zerebellare Ataxie bekannte Koordinationsstörung hervor. Die charakteristischen Merkmale der zerebellaren Ataxie sind bereits erörtert worden (S. 35, 36), es mag an dieser Stelle der Hinweis genügen, daß die Lockerung des koordinatorischen Zusammenhanges der Körpermuskeln sich besonders auf die groben Bewegungen (Gemeinschaftsbewegungen) erstreckt. Die Beeinträchtigung dieser für die Statik bedeutsamen Muskeln erklärt die im Gange sich bemerkbar machenden groben Körperschwankungen.

Die zerebellare Ataxie bildet den Kern der Kleinhirnpathologie, um den sich die anderen Kleinhirnsymptome gruppieren. Verhältnismäßig häufig kommt es bei Kleinhirnläsionen infolge der Ausschaltung tonusregulierender Impulse zu einer Herabsetzung des Muskeltonus. Die zerebellare Hypotonie geht namentlich bei Tumoren des Kleinhirns vielfach mit Areflexie einher, doch scheint die Aufhebung der Reflexe nicht mit der Kleinhirnläsion als solcher, sondern mit der gleichzeitigen intrakraniellen Drucksteigerung im Zusammenhange zu stehen.

Der die zerebellaren Läsionen mit großer Regelmäßigkeit begleitende Schwindel erklärt sich aus den nahen Beziehungen des Kleinhirns zum Labyrinth (Vestibularkern, Deiterscher Kern). Demgemäß zeigt der zerebellare Schwindel die charakteristischen Merkmale des Labyrinthschwindels (Drehschwindel, Scheinbewegungen der Außenwelt), ja es ist der Kleinhirnschwindel allem Anschein nach mit dem Labyrinthschwindel identisch.

Nystagmus, ein weiteres Kleinhirnsymptom, wird wenigstens teilweise auf die Vestibularisverbindung bezogen und demnach als Labyrinthnystagmus gedeutet, zum Teil ist aber auch mit einer Druckwirkung auf das hintere Längsbündel zu rechnen.

Als Nachbarschaftssymptome der Kleinhirnerkrankungen sind Augenmuskelparesen, insbesondere konjugierte Blicklähmungen, ferner auch Reiz- und Ausfallserscheinungen von seiten der übrigen Hirnnerven zu erwähnen, während die mitunter beobachteten Zwangshaltungen und Zwangsbewegungen direkte Kleinhirnsymptome darstellen. Zu erwähnen wäre noch, daß durch Druck auf die Pyramiden sowohl gleichseitige, als auch gekreuzte oder auch doppelseitige Hemiplegien entstehen können.

Neubildungen des Kleinhirns sind durch besondere Intensität des Kopfschmerzes sowie frühzeitiges Auftreten von Schwindel und Stauungspapille ausgezeichnet.

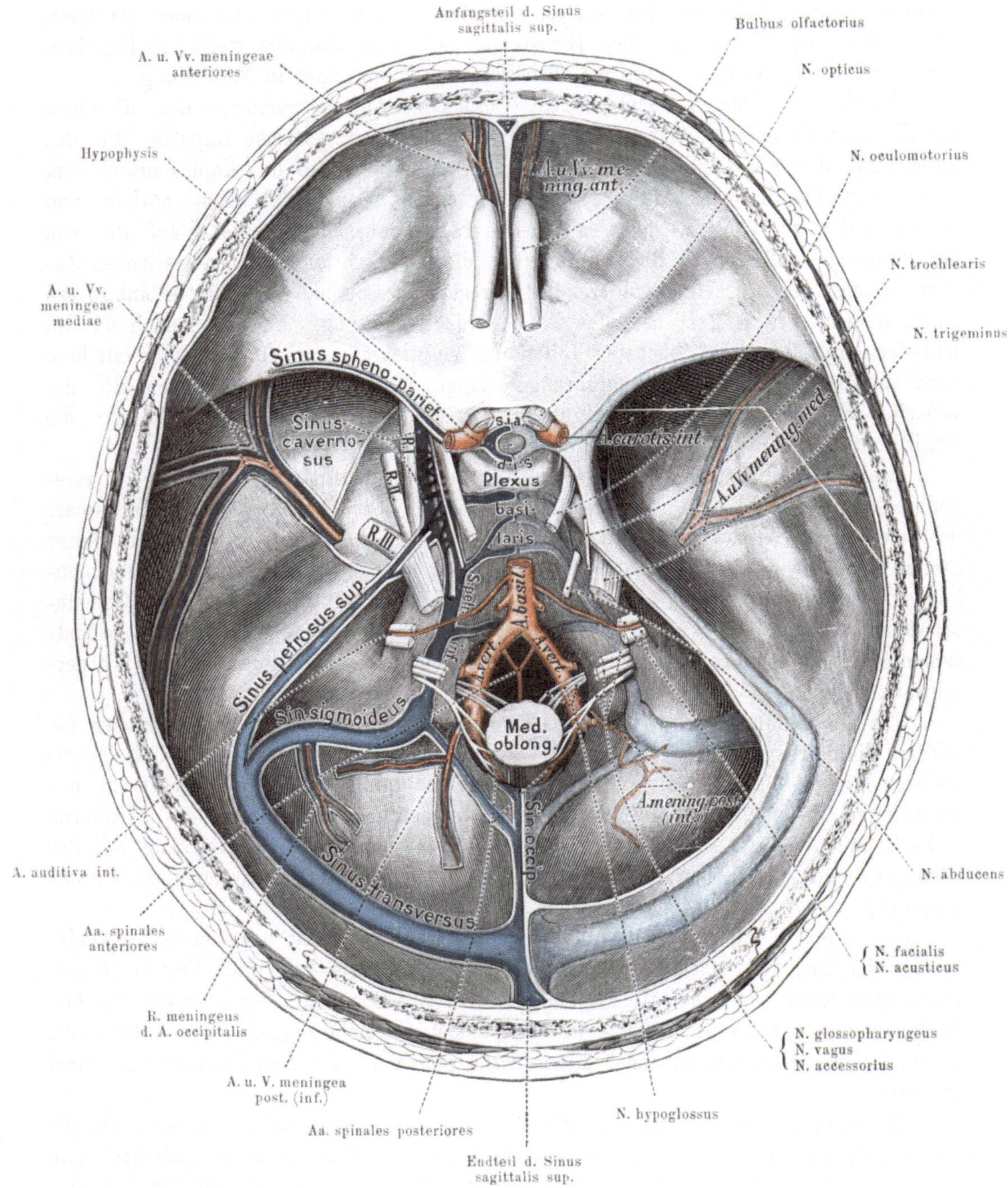

Fig. 267. Gefäße und Nerven der Schädelbasis.
Aus Broesike, Anatomischer Atlas. Verlag Fischer-Berlin.

Symptome bei Erkrankungen der Schädelbasis.

Läsionen der Schädelbasis beruhen in der Mehrzahl der Fälle auf entzündlichen Prozessen oder Neubildungen, die von den Meningen oder den Schädelknochen ausgehen. Eine häufige Ursache der basalen Hirnschädigung ist ferner das Trauma (Basisfraktur).

Den basalen Affektionen gemeinsam ist die Neigung, die an der Hirnbasis entlang ziehenden Hirnnerven zu schädigen. Es hieße die Hirnnervenpathologie (S. 107—117) noch einmal abhandeln, wollte man auf all die klinischen Varietäten eingehen, die sich aus den Reiz- und Ausfallserscheinungen der geschädigten Hirnnerven ergeben. Geruchs- und Sehstörungen, Augenmuskellähmungen, Anästhesien und Schmerzen im Quintusgebiet, Fazialislähmungen und Fazialiskrämpfe, Störungen des Gehörs und Geschmacks, sowie Störungen der Atmung und Kehlkopfsfunktion sind die Folgen der die Gehirnbasis ergreifenden Prozesse.

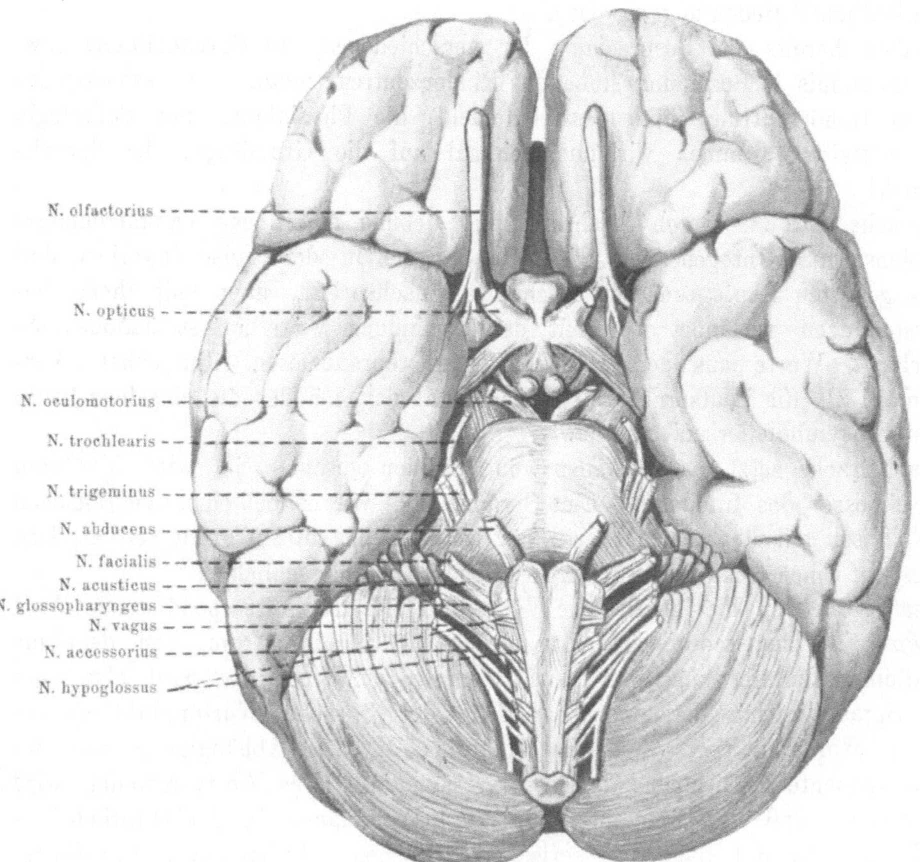

Fig. 268. Hirnbasis und basale Hirnnerven.

Unter den Hirnnerven wird am häufigsten der Optikus, Okulomotorius, Abduzens und Fazialis in Mitleidenschaft gezogen. Je nachdem die Schädlichkeit den Sehnerven vor oder hinter dem Chiasma ergreift, kommt es zu einer einfachen oder hemianopischen Sehstörung (S. 49). Wirkt die Schädlichkeit vorzugsweise auf die Chiasmamitte (Hypophysistumor), so entsteht eine Hemianopsia bitemporalis.

Die Beteiligung des Okulomotorius äußert sich zu Anfang häufig in einer Ptosis, der die übrigen Lähmungssymptome des III. Hirnnerven folgen können. Die Fazialislähmung betrifft, wie alle infranukleären Lähmungen, das gesamte Ausbreitungsgebiet des Nerven. Bei raumbeengenden Prozessen der Schädelbasis kommt es mitunter durch Druck auf die Hirnstiele oder die Brücke zu Extremitätenlähmungen. Bei einseitigen Basisaffektionen können auch die Bedingungen für die Entstehung einer Hemiplegia alternans gegeben sein. Zu den Basalsymptomen zählt auch die Polyurie, Polydipsie und Glykosurie.

Unter den Neubildungen der Schädelbasis beanspruchen die Tumoren der Hypophyse sowie des Kleinhirnbrückenwinkels ein besonderes Interesse.

Der aphatische Symptomenkomplex.

Die in ihrer ganzen Tragweite zuerst von Broca (1861) erkannte Tatsache, daß die willkürliche Sprache an ein umschriebenes Hirngebiet gebunden sei, ist nicht nur für das Verständnis der Sprachstörungen, sondern für die gesamte Hirnpathologie von ganz außerordentlicher Bedeutung gewesen.

Wir haben bereits bei Besprechung der verschiedenen, zur Sprachbildung bzw. zum Sprachverständnis in Beziehung stehenden Rindenzentren (motorisches, sensorisches Sprachzentrum, Gehörzentrum, optisches Rindenfeld) die Physiologie und Pathologie der Sprache gestreift. Kommen wir noch einmal auf die Grundlagen der Sprachfunktion zurück!

Die Sprache ist das durch Erfahrung und Uebung gewonnene Verständigungsmittel des Menschen. Ontogenetisch wird die Sprache in der Weise erworben, daß das Kind die gehörten Laute zunächst mechanisch nachspricht, dann mit ihnen bestimmte Vorstellungen verbindet und mit der Ausbildung weiterer Assoziationen die Fähigkeit erlangt, Worte aus dem Gedächtnis zu reproduzieren. Ein höheres Verständigungsmittel als die Lautsprache stellt die Schrift dar, bei der die einzelnen Laute durch Buchstabensymbole ersetzt werden.

Die Lautsprache setzt das Bestehen von Begriffen voraus. Sie wird hierdurch zu einem Gradmesser des Intellekts. Eine Sprache, die, wie es bei einer australischen Rasse der Fall ist, nur über einen Wortschatz von 400 bis 500 Worten verfügt, läßt ohne weiteres auf einen außerordentlichen geistigen Tiefstand schließen.

Die Stätte, an der die begriffliche Vorstellung in das korrespondierende Wort umgesetzt wird, ist das motorische oder Brocasche Sprachzentrum, von dem aus der Artikulationsmuskulatur kinästhetische Erregungen zufließen. Es wird also vom motorischen Sprachzentrum die expressive Seite der Sprache (Wortproduktion) beherrscht. Die Wortproduktion wiederum steht in direkter Abhängigkeit von der rezeptiven Komponente der Sprache, dem Wortverständnis. Das Wortverständnis wird dadurch gewonnen, daß die Erinnerungsbilder der Wortklänge in der Hirnrinde abgelagert und assoziativ mit anderen sensorischen (optischen, taktilen usw.) Erinnerungsbildern verknüpft werden, sodaß beim Ertönen eines Wortes das korrespondierende Vorstellungsbild mitklingt. Der Sitz des Klangbilderinnerungszentrums ist, wie Wernicke zeigen konnte, der hintere Teil der ersten linken Schläfenwindung (Sensorisches Sprachzentrum).

Die für das Zustandekommen der Lautsprache maßgebenden Faktoren haben mutatis mutandis auch für die Schriftsprache Geltung. Auch bei der Schrift können wir eine expressive und rezeptive Seite unterscheiden. Die expressive Schriftkomponente ist das Aneinanderreihen bestimmter, durch Erfahrung und Uebung erlernter Schriftzeichen, die rezeptive Komponente des Schreibens ist das Lesen. Ist einmal die über das optische Rindenzentrum zum Klangbilderinnerungszentrum führende Bahn genügend ausgeschliffen, so können Schriftzüge bzw. Buchstaben ohne den primären Umweg über das motorische Sprachzentrum perzipiert werden, d. h. es wird leise gelesen. Das Kind dagegen liest laut, da es nicht imstande ist, die beim Lesen vom Sprachzentrum ausgehenden Erregungen zu unterdrücken. In ähnlicher Weise sieht man auch öfters bei Erwachsenen eine stumme Lippenbewegung während des Lesens. Es wird also gleichsam das geschriebene Wort den Begriffszentren laut vorgesagt.

Die Fähigkeit des Lesens ist an eine bestimmte Stelle des Scheitellappens (Gyrus angularis) gebunden, während ein eigentliches Schreibzentrum nicht existiert. Vielmehr werden die kinästhetischen Schreibimpulse über die motorischen Rindenzentren dem rechten Arm und der rechten Hand mitgeteilt.

Vergegenwärtigen wir uns die in groben Umrissen dargestellten Tatsachen der Sprach- und Schriftphysiologie und gedenken wir ferner des Umstandes, daß die Sprach- und Schriftzentren sowohl untereinander, als auch mit der optischen und akustischen Rindenzone wie mit übergeordneten höheren psychischen Zentren (Begriffszentren) verbunden sind, so haben wir eine Grundlage für das Verständnis der einzelnen aphatischen Störungen.

Motorische Aphasie. Das Wesen der motorischen Aphasie besteht in einer Aufhebung der willkürlichen Sprache bei Erhaltenbleiben des Wortverständnisses. Ohne daß die Artikulationsmuskulatur gelähmt ist, ist der Kranke infolge des Verlustes kinästhetischer Erinnerungsbilder nicht mehr imstande, die zur Erregung der motorischen Sprachbahn erforderlichen Impulse aufzubringen. Der motorisch Aphatische versteht das Gesprochene und führt erteilte Aufträge richtig aus, kann aber weder spontan sprechen, noch Vorgesprochenes wiederholen. Meist erstreckt sich der Sprachverlust nicht auf den ganzen Sprachschatz, sondern es bleiben einige dem Kranken besonders geläufige Redewendungen als Sprachrudimente erhalten. In leichten Fällen von motorischer Aphasie kommt es nur zu einer Umsetzung von Buchstaben und Silben (Literale Ataxie).

Sensorische Aphasie. Die sensorische Aphasie ist dadurch bedingt, daß die rezeptive Sprachkomponente, das Sprachverständnis, verloren gegangen ist. Die Hörfähigkeit ist zwar erhalten, aber der Kranke vermag infolge verloren gegangener Erinnerungsbilder mit den Wortklängen nicht mehr adäquate Vorstellungen zu verbinden. Der sensorisch Aphatische befindet sich etwa in der Lage eines die Landessprache nicht beherrschenden Fremden, der die Sprache zwar hört, aber nicht versteht. Da die expressive Seite der Sprache nicht direkt tangiert ist, kann der Kranke spontan sprechen, wie auch Vorgesprochenes wiederholen. Allerdings vollziehen sich die sprachlichen Aeußerungen des sensorisch Aphatischen nur selten ungestört, da die kontrollierende Tätigkeit des sensorischen Sprachzentrums fortfällt. Die Folge der mangelnden sensorischen Sprachkontrolle ist die häufige Wortverwechslung (Paraphasie) der sensorisch Aphatischen. Die Verwechslung ähnlich klingender, begrifflich differenter Worte kommt dem Kranken, der seine eigene Sprache ebenfalls nicht versteht, nicht zum Bewußtsein.

Die Beziehungen der Sprache zur Schrift erklären das häufige Vorkommen von Agraphie und Alexie bei aphatischen Störungen. Da die expressive Komponente des Schreibens mit der Wortproduktion, die rezeptive mit dem Wortverständnis in Parallele zu setzen ist, ist es verständlich, daß die Agraphie sich häufig mit motorischer, die Alexie mit sensorischer Aphasie verbindet.

Wo die motorische Aphasie gleichzeitig mit einer sensorischen einhergeht (Totalaphasie), kommt es sowohl zu einem Verlust der Sprachproduktion wie des Sprachverständnisses. Derartige Kranke können also bei Integrität der Sprachmuskeln und genügender Hörfunktion weder spontan sprechen, noch Gesprochenes verstehen. Bemerkenswert ist, daß die reinen Formen der beiden Sprachstörungstypen selten sind. Häufig begegnet man Mischformen der motorischen und sensorischen Aphasie.

Die aphatischen Störungen können sowohl durch eine Zerstörung der Rindenzentren [I. Stirnwindung (Broca), I. Temporalwindung (Wernicke)], als auch durch eine Läsion der von den beiden Zentren ausgehenden Bahnen hervorgerufen werden. Indessen finden sich zwischen den kortikal und subkortikal bedingten Aphasien gewisse Unterschiede, die eine Differenzierung der beiden Formen möglich machen.

Da das Brocasche und Wernickesche Sprachzentrum nicht nur mit den Stätten der Sprachmuskelinnervation sowie mit der Hörsphäre in Verbindung steht, sondern beide Sprachzentren durch zahlreiche in der Rinde verlaufende Assoziationsbahnen mit höheren Begriffszentren sowie mit den kortikalen Apparaten des Schreibens und Lesens verknüpft sind, ist es verständlich, daß kortikale Läsionen in den meisten Fällen umfangreichere Störungen bedingen als subkortikale Herde. Bei subkortikalen Herden bleibt die sog. innere Sprache erhalten. Demgemäß ist die subkortikale motorische bzw. sensorische Aphasie eine ausschließliche Aufhebung der äußeren Sprache, d. h. eine reine Wortstummheit oder Worttaubheit. Bei der kortikalen Aphasie dagegen finden sich außer diesen Erscheinungen noch Störungen des Schreibens und Lesens sowie Paraphasien.

Mit dem weiteren Ausbau der Aphasielehre hat man innerhalb des aphatischen Symptomenkomplexes noch eine Anzahl von Unterformen unterscheiden können, die jedoch mangels typischer Lokalisationsbefunde bis zu einem gewissen Grade theoretische Konstruktionen darstellen und mehr für die Analyse der Sprachfunktion als für die topische Hirndiagnostik von Bedeutung sind. Von diesen Unterformen sind die amnestischen und optischen Aphasien am besten begründet. Die amnestische Aphasie äußert sich darin, daß die Kranken zwar den Gegenstandsbegriff kennen, aber das adäquate Wort nicht finden. Die Dissoziation der Gegenstandsbegriffe und des zugehörigen Wortbildes bewirkt, daß die Kranken „auf das betr. Wort nicht kommen", während sie das vorgesprochene Wort ohne weiteres nachsprechen können. Die optische Aphasie ist dadurch charakterisiert, daß die Kranken Gegenstände auf ausschließlich optische Reize nicht bezeichnen können, obwohl sie mit den gesehenen Objekten richtige Vorstellungen verknüpfen. Dagegen ist bei der optischen Aphasie eine Wortfindung möglich, wenn durch andere von der Peripherie wirkende Reize, z. B. durch Berührung des betr. Gegenstandes, das Sprachzentrum auf anderen Bahnen erregende Impulse erhält.

Wir haben in lokalisatorischer Hinsicht noch der Tatsache zu gedenken, daß die Sprachzentren bei allen Rechtshändern, d. h. bei weitaus den meisten Menschen, auf der linken Hirnhälfte gelegen sind. Linkshänder dagegen haben ein rechtsseitiges Sprachzentrum. Hieraus geht hervor, daß bei einer gleichzeitigen Beteiligung der Pyramidenbahnen rechtshändige Aphatiker eine Hemiplegia dextra, linkshändige eine Hemiplegia sinistra aufweisen. Das Gesetz der linksseitigen Lokalisation der Sprachzentren erfährt einige seltene Ausnahmen.

In neuerer Zeit hat man, in Erkenntnis des Zusammenhanges von Rechtshändigkeit und Linksseitigkeit der psychomotorischen Rindenzentren, für eine Ausbildung der unentwickelten kortikalen Zentren der rechten Hemisphäre durch Uebung der linken Extremität Stimmung zu machen versucht. So bestechend auch der Gedanke ist, durch Einführung der Ambidextrie die Differenzierung der rechten Großhirnrinde zu fördern, so darf nicht verschwiegen werden, daß der Einführung der „Linkskultur", welche einen bewußten Bruch mit der in phylogenetischer Entwicklung erworbenen Tradition herbeiführen will, nicht zu unterschätzende Bedenken entgegenstehen.

Die Erkrankungen der Hirnhäute.

Drittes Kapitel.
Die Hämorrhagien der Dura mater.

Die Pachymeningitis haemorrhagica interna.

Hämorrhagien der Dura mater, die intra vitam symptomlos verlaufen, sind als zufälliger Sektionsbefund nicht ganz selten anzutreffen. In anderen Fällen wiederum verläuft die hämorrhagische Pachymeningitis unter dem Bilde eines schweren zerebralen Leidens. Die Pachymeningitis haemorrhagica ist meist eine akzidentelle Erkrankung. Paralytiker, Alkoholisten und senil demente Individuen werden vorzugsweise von dieser Affektion ergriffen. Ursächliche Bedeutung hat auch die Nephritis, die hämorrhagische Diathese, sowie das Trauma.

Anatomisch handelt es sich bei der Pachymeningitis haemorrhagica um eine Mischung von Blutung und Entzündung. Bei noch nicht langem Bestehen der Affektion findet man an der Innenfläche der Dura eine feine, leicht abziehbare Membran mit teils punktförmigen, teils konfluierenden Hämorrhagien. In vorgerückteren Stadien kommt es zu massiven Auflagerungen, welche die Größe eines Gänseeis erreichen können und einen erheblichen Druck auf das Gehirn auszuüben imstande sind.

Symptomatologie. Die klinischen Erscheinungen der Pachymeningitis haemorrhagica haben wenig Prägnantes. Die Verschiedenheit des Sitzes und der Intensität des Prozesses macht die Symptomatologie recht unbestimmt und schwankend. Sieht man von den symptomlos verlaufenden Fällen ab, so läßt sich die hämorrhagische Pachymeningitis als ein zu akutem Hirndruck führendes Leiden mit vorwiegender Beteiligung des Sensoriums und Neigung zu Remissionen charakterisieren.

Das Leiden beginnt meist plötzlich, nicht selten apoplektiform, während in anderen Fällen Prodromalerscheinungen in Gestalt von Kopfschmerzen, Erbrechen, Verwirrtheit oder allgemeiner Unruhe vorausgehen. Meist verfallen die Kranken nach kürzerer oder längerer Zeit in ein Koma, das Tage bis Wochen anhält und einen häufigen Wechsel der Bewußtseinstiefe zeigt. Die Pupillen sind für gewöhnlich eng, der Puls verlangsamt, die Temperatur nicht selten erhöht. Extremitätenlähmungen sind eine nicht ungewöhnliche Erscheinung, meist handelt es sich um Mono- oder Hemiparesen, selten um doppelseitige Lähmungen. Die Nerven der Hirnbasis pflegen von der Lähmung verschont zu bleiben. Motorische Reizerscheinungen in Form Jacksonscher Krämpfe oder allgemeiner epileptischer Konvulsionen kommen im Verlaufe des Leidens ziemlich häufig vor. Stauungspapille ist in einer Anzahl von Fällen vorhanden.

In schweren Fällen endet das Koma tödlich. Vielfach erholen sich aber die Kranken, um nach kürzerer oder längerer Zeit wieder in einen Zustand von Bewußtlosigkeit zu verfallen. Ueberhaupt ist die Neigung zu Remissionen und Exazerbationen für das Leiden charakteristisch. So kann sich die Krankheit mit Intervallen über Monate bis Jahre erstrecken, bis der Kranke schließlich einer neuen Attacke erliegt. Demgemäß ist, wenn auch Dauerheilungen vorkommen, die Prognose des Leidens in allen Fällen ernst.

Die **Diagnose** ist schwierig und kann häufig nur mit einem gewissen Grad von Wahrscheinlichkeit gestellt werden. Erinnert man sich jedoch, daß das Leiden meist im Gefolge bestimmter Erkrankungen (Paralyse, Alkoholismus, Trauma usw.) auftritt und berücksichtigt man ferner die Eigenart des Krankheitsverlaufes, so wird man in einer Anzahl von Fällen zu einer richtigen Diagnose gelangen. Diagnostisch verwertbar ist auch die gelegentlich vorkommende Stauungspapille sowie ein umschriebener Perkussionsschmerz der Schädeldecke. Von der Entzündung der weichen Hirnhäute unterscheidet sich die Pachymeningitis haemorrhagica durch den akuteren Beginn, die fehlende oder nur wenig ausgesprochene Nackensteifigkeit und die Abwesenheit basaler Lähmungssymptome. Schwer, zuweilen unmöglich kann die Abgrenzung der Affektion gegenüber der apoplektischen Hirnblutung werden, doch wird die Lumbalpunktion oder Neissersche Schädelpunktion (S. 26) durch den direkten Nachweis der Durablutung in den meisten Fällen die Diagnose entscheiden.

Die **Behandlung** besteht in Applikation des Eisbeutels, Aderlaß und Ableitung auf den Darm. Erfolge sind bisweilen mit mehrfach wiederholten Lumbalpunktionen erzielt worden. In schweren Fällen kann man versuchen, mit Hilfe der Schädelpunktion die Blutmassen zu aspirieren, um eine Druckentlastung des Hirns zu erreichen.

Die traumatische Meningealblutung. Hämatom der Dura mater.

Die traumatische Meningealblutung beansprucht dadurch ein besonderes klinisches Interesse, daß es sich um eine der wenigen zerebralen Affektionen handelt, bei der ein operativer Eingriff lebensrettend wirkt. Die Meningealblutung ist die häufigste Form der traumatischen Hirnhämorrhagie. In der Mehrzahl der Fälle erfolgt die Blutung aus der A. meningea media, seltener aus einem venösen Blutleiter (Sinus longitudinalis). Je nachdem das Blut sich nach den Schädeldecken oder der Hirnoberfläche zu ergießt, bildet sich ein epidurales oder subdurales Hämatom. Wichtig ist, daß eine Meningealblutung entstehen kann, ohne daß am Knochen Spuren einer Gewalteinwirkung vorhanden zu sein brauchen. Meist breitet sich die Blutung auf der Seite des Traumas aus, seltener kommt es infolge von Contrecoup zu einer Hämorrhagie der kontralateralen Seite.

Symptomatologie. Charakteristisch und für die Diagnose von Bedeutung ist die Art, wie sich die klinischen Erscheinungen des Durahämatoms entwickeln. In der Regel ist der Hergang der, daß der Patient, nachdem die direkten Folgen der Hirnerschütterung abgeklungen sind, aus der Betäubung erwacht, um nach einigen Stunden, seltener Tagen in ein langsam sich vertiefendes Koma zu verfallen. Zuweilen fehlen die unmittelbaren Erscheinungen des Hirntraumas, sodaß zerebrale Symptome sich erst einige Zeit nach dem erlittenen Trauma einstellen. Während das Intervall beim epiduralen Hämatom meist weniger als 24 Stunden beträgt, kann beim subduralen Hämatom eine Latenzzeit von Tagen, zuweilen selbst Wochen und Monaten vorhanden sein. Derartige Fälle bezeichnet man als traumatische Spätapoplexie der Meningen.

Ist der Kranke komatös geworden, so pflegen die anderen Zeichen des Hirndrucks nicht zu fehlen. Der Puls ist verlangsamt, voll und kräftig, die Temperatur öfters erhöht, die Atmung vertieft, Erbrechen kommt häufig vor, zuweilen ist auch Stauungspapille vorhanden. Wie bei der Pachymeningitis haemorrhagica interna können Mono- oder Hemiparesen, Jacksonsche Krämpfe oder generalisierte epileptische Konvulsionen zur Ausbildung gelangen. Als Zeichen der Pyramidenläsion ist das Babinskische

Zeichen auf einer oder beiden Seiten häufig anzutreffen. Nackensteifigkeit, allgemeine Spasmen und Pupillenerweiterung auf der Seite der Blutung sind nicht ungewöhnliche Symptome des Durahämatoms. In den Fällen, in denen das Koma sich nicht zur Höhe entwickelt, sondern nur ein gewisser Grad von Somnolenz vorhanden ist, ist häufig eine umschriebene Klopfempfindlichkeit des Schädels nachweisbar.

Das traumatische Durahämotom ist ein prognostisch sehr ernstes Leiden. Erfolgt nicht rechtzeitig operative Hilfe, so gehen die Kranken meist rettungslos zugrunde. Ausnahmsweise kann jedoch die unmittelbare Lebensgefahr durch Nachlassen der Hämorrhagie und Organisation des Blutextravasates abgewandt werden.

Die **Diagnose** des Durahämatoms ist eine wichtige und verantwortungsvolle Aufgabe. Hier heißt es die Situation richtig erfassen und schnell handeln. Diagnostisch ist nach erfolgtem Schädeltrauma größter Wert auf das freie Intervall zu legen. Zu berücksichtigen ist, daß das Trauma am Nervensystem keine direkten Folgen zu hinterlassen braucht, wenngleich die Zeichen der Hirnerschütterung nur selten fehlen. Vielmehr genügt der Nachweis, daß im Anschluß an eine Schädelverletzung sich nach einem freien Intervall progrediente zerebrale Erscheinungen entwickeln, um die Diagnose des Durahämatoms wahrscheinlich zu machen. Sicherheit bringt erst die Schädelpunktion, durch welche gleichzeitig der Sitz des Blutherdes festgestellt wird. Weniger eindeutig ist das Ergebnis der Lumbalpunktion, da der Liquor, zumal beim epiduralen Hämatom, nicht immer blutig zu sein braucht.

In der Praxis macht die Lokalisation der Blutung nicht selten Schwierigkeiten, namentlich wenn die Kopfverletzung geringfügig ist oder ganz fehlt. Ist ein gleichzeitiges Hämatom der Kopfhaut nachzuweisen, fühlt man eine Impression der Schädeldecke, so wird man mit großer Wahrscheinlichkeit die Blutung auf der gleichen Seite vermuten; doch wird man sich auch erinnern, daß die Hämorrhagie zuweilen auch die gegenüber liegende Seite betrifft. Sind Paresen oder Jacksonsche Krämpfe vorhanden, so liegt der Herd fast ausnahmslos auf der den Lähmungs- bzw. Reizerscheinungen kontralateralen Seite. Im Zweifelfalle wird die Schädelpunktion Aufschluß über den Sitz des Hämatoms geben.

Es kann vorkommen, daß der Arzt zu einem bewußtlosen Kranken gerufen wird, über dessen Anamnese nichts bekannt ist. Findet man bei der Untersuchung eine Kontusion des Kopfes oder Impression des Kopfknochens, so wird man, falls nicht andere Momente dagegen sprechen, die Bewußtlosigkeit mit dem Trauma in Verbindung bringen und dann zu entscheiden haben, ob das Trauma Ursache oder Folge der Bewußtlosigkeit ist, d. h. ob der Kranke erst eine Kopfverletzung erlitten und im Anschluß hieran die Besinnung verloren hat oder ob er in einem Zustand plötzlicher Bewußtlosigkeit gestürzt ist und sich hierbei eine Verletzung zugezogen hat. Es ergibt sich als die diagnostische Forderung, bei bewußtlosen Kranken, über deren Anamnese nichts bekannt ist, in jedem Falle die Möglichkeit eines Kopftraumas in Betracht zu ziehen und den Schädel einer sorgfältigen Untersuchung zu unterziehen.

Die **Behandlung** besteht in der Eröffnung der Schädelhöhle mit anschließender Unterbindung des blutenden Gefäßes und Ausräumung der Blutkoagula. Von Jahr zu Jahr wächst die Anzahl der Patienten, welche durch diesen operativen Eingriff gerettet sind.

Viertes Kapitel.

Die akute, eitrige Hirnhautentzündung (Meningitis purulenta).

Die Meningitis purulenta entsteht meist durch Einwanderung von Eitererregern aus der Nachbarschaft. Weniger häufig erfolgt die Infektion der Meningen auf metastatischem Wege. Endlich gibt es noch eine kleine Gruppe von Fällen, bei denen das Leiden anscheinend primär auftritt. Zu dieser Kategorie von Meningitiserkrankungen gehört auch die Meningitis epidemica. Die hauptsächlichsten Erreger der eitrigen Meningitis sind der Pneumokokkus, Staphylokokkus, Streptokokkus, das Bacterium typhi und coli sowie der Meningococcus intracellularis.

In der Mehrzahl der Fälle nimmt die Meningitis ihren Ausgangspunkt von eitrigen Prozessen des angrenzenden Knochens; speziell ist die Otitis media mit konsekutiver Karies des Felsenbeins eine häufige Ursache der eitrigen Hirnhautentzündung. Infizierte Kopfwunden, Gesichtserysipele, Eiterungen der Nasennebenhöhlen, subkortikale Hirnabszesse können ebenfalls per continuitatem zu eitriger Meningitis führen. Von den bisherigen Meningitisformen unterscheidet sich die Meningitis bei Pneumonie, ulzeröser Endokarditis, Typhus abdominalis, Scharlach und Gelenkrheumatismus durch ihren metastatischen Entstehungsmodus.

Pathologische Anatomie. Die anatomischen Veränderungen betreffen vorwiegend die Konvexität des Gehirns (Konvexitätsmeningitis). Hierin liegt ein bemerkenswerter Unterschied gegen die tuberkulöse Hirnhautentzündung, bei welcher mit Vorliebe die Hirnbasis ergriffen wird (Basilarmeningitis). Auf der Höhe der Krankheit findet man die Pia besonders in den Buchten der Hirnoberfläche von einem eitrigen Exsudat durchsetzt. Die Hirnhöhlen sind erweitert und mit trübseröser oder eitriger Flüssigkeit angefüllt, die Hirnwindungen infolge des gesteigerten endokraniellen Druckes abgeplattet. Nur selten bleibt die Hirnsubstanz ganz unverändert. In der Regel bilden sich kleine Entzündungsherde, Hämorrhagien oder Eiterungen in den oberflächlichen Hirnschichten. Analoge, wenn auch meist weniger ausgesprochene Veränderungen finden sich am Rückenmark und seinen Häuten.

Symptomatologie. Tritt die Meningitis als Komplikation einer Erkrankung auf, die wie die Endocarditis ulcerosa, Pneumonie oder der Abdominaltyphus mit schwerer Kräfteprostration einhergeht, so können die Erscheinungen der Meningitis gegenüber den Symptomen des Grundleidens in den Hintergrund treten. Aehnlich liegen die Verhältnisse bei schweren Hirntraumen mit folgender Meningitis.

Die Meningitis purulenta beginnt für gewöhnlich akut, in einer Minderzahl von Fällen mit einer ein- bis mehrtägigen Prodrome von Abgespanntheit, Desorientiertheit oder Unruhe. Das hervorstechendste Initialsymptom, das den Kranken während des ganzen Verlaufes nicht verläßt und bis in das Stadium des Komas verfolgt, ist der äußerst intensive Kopfschmerz. Bald ist derselbe diffus, bald umschrieben, dabei von einer Heftigkeit, daß der Kranke noch im Sopor stöhnend nach dem Kopfe greift. Frühzeitig beginnen sich auch Störungen des Bewußtseins einzustellen. Der Kranke wird reizbar, überempfindlich gegen Licht und Geräusche, dämmert zeitweise apathisch vor sich hin und ist in anderen Fällen wiederum zu Exzitationen geneigt. Die initiale Apathie leitet nach einiger Zeit zur Somnolenz und zum Koma über. Ein weniger konstantes Symptom als der Kopfschmerz ist das Erbrechen, das sich durch seine Unabhängigkeit von der Nahrungsaufnahme und das Fehlen einer Nausea als zerebral zu erkennen gibt.

Das pathognomonische Symptom der Meningitis ist die Nackenstarre. Infolge eines tonischen Krampfes der Nackenmuskulatur kommt es zu einer Fixation des Kopfes, der jeder Bewegung nach vorn einen federnden Widerstand entgegensetzt, sodaß man den Kranken am unterstützten Kopfe aufrichten kann. Die Nackenstarre pflegt während des ganzen Verlaufes der Erkrankung vorhanden zu sein, zuweilen schwindet sie kurz ante exitum.

Die Temperatur ist fast immer erhöht und erreicht nicht selten 40⁰ und darüber. Durch häufige Remissionen mit folgendem jähen Anstieg der Temperatur erhält die Fieberkurve ein unregelmäßiges Aussehen. Der Puls ist meist klein und frequent, in einer Minderzahl von Fällen verlangsamt. Fast immer besteht hartnäckige Obstipation.

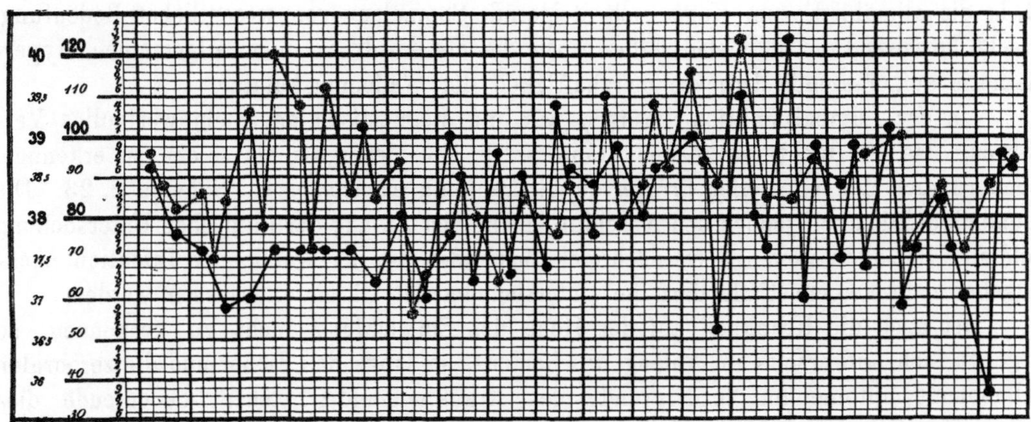

Fig. 269. Fieberkurve bei eitriger Staphylokokkenmeningitis. (Die Pulskurve ist heller gehalten.) Eigene Beobachtung.

Störungen der Blasenentleerung sind häufig vorhanden, bisweilen treten dieselben schon frühzeitig auf.

Von anderen die Meningitis purulenta mit wechselnder Häufigkeit begleitenden Zeichen ist die allgemeine Erhöhung des Muskeltonus, die Hyperästhesie der Haut und Muskeln, sowie das Kernigsche Symptom (S. 10) zu erwähnen.

Obgleich der meningeale Entzündungsprozeß vorwiegend die Konvexität des Hirns betrifft, pflegen Erscheinungen von seiten der basalen Hirnnerven im Verlauf der eitrigen Meningitis nur selten zu fehlen. Pupillendifferenzen, Pupillenstarre, Augenmuskelparesen, Fazialis- und Akustikuslähmungen weisen in vielen Fällen auf eine Beteiligung der Hirnbasis hin. Neuritis optica bzw. Stauungspapille sind wertvolle, jedoch inkonstante Zeichen der Meningitis. Lähmungen der Extremitäten pflegen erst in vorgerückteren Stadien aufzutreten, während kortikale Reizerscheinungen frühzeitiger vorkommen. Die Sehnenphänomene sind anfangs gesteigert, gegen Ende der Krankheit nicht selten herabgesetzt bzw. aufgehoben. Der Babinskische Reflex ist häufig vorhanden.

Verlauf und Prognose. Die eitrige Meningitis verläuft in der Mehrzahl der Fälle letal. Die durchschnittliche Dauer des Leidens beträgt 1—1$^{1}/_{2}$ Woche, doch gibt es auch perakute, in wenigen Tagen zum Tode führende Affektionen. Eigenartig und bisher nicht genügend erklärt ist die zuweilen beobachtete rapide Abmagerung der Kranken. Die Prognose ist nach dem Gesagten eine sehr trübe. Namentlich gilt dies für die Meningitis im Gefolge von Eiterungen, Erysipel, Pneumonie, Endokarditis, Typhus und Scharlach, während die genuinen Infektionen der Meningen günstiger zu beurteilen sind. Nach Ueberstehen der Meningitis bleibt zuweilen ein Hydrozephalus zurück. In einer eigenen Beobachtung, in der ein Patient mehrere Wochen nach Ueberstehen einer eitrigen Pneumokokkenmeningitis plötzlich ad exitum kam, ergab die Sektion lediglich eine beträchtliche Vermehrung der Hirnflüssigkeit.

Diagnose. Das Kardinalsymptom, ohne das die Diagnose der Meningitis nur selten mit völliger Sicherheit zu stellen ist, bildet die Nackensteifigkeit. Andere diagnostisch wertvolle Zeichen sind der Kopfschmerz, das Erbrechen, das Kernigsche Symptom, die Sehnervenentzündung und die Zeichen der basalen Hirnnervenläsion. Neben diesen zerebralen Allgemeinerscheinungen ist das Verhalten des Sensoriums, d. h. die allmählich zum Koma sich steigernde Somnolenz von wesentlicher Bedeutung. Recht beweisend ist in vielen Fällen auch die als Ausdruck einer allgemeinen Hyperästhesie aufzufassende Druckschmerzhaftigkeit der Wadenmuskulatur.

In der Lumbalpunktion besitzen wir ein diagnostisch ungemein wertvolles Verfahren, das uns nicht nur in den Stand setzt, die Meningitis als solche zu erkennen, sondern auch den speziellen Erreger der Erkrankung nachzuweisen, Näheres S. 23. Die Lumbalpunktion soll jedoch den Abschluß, nicht den Anfang der klinischen Untersuchung bilden. Bei allen meningitisverdächtigen Zuständen ist der Quelle der Infektion nachzugehen. In keinem Falle darf die Untersuchung der Ohren unterlassen werden.

Ist auch die Krankheit auf der Höhe der Entwicklung nicht zu verkennen, so ergeben sich andrerseits im Anfang des Leidens, so lange das Fieber und die zerebralen Allgemeinsymptome im Vordergrunde des Krankheitsbildes stehen, bedeutende diagnostische Schwierigkeiten. Differentialdiagnostisch kommt unter diesen Umständen besonders die Septikopyämie, Miliartuberkulose und der Abdominaltyphus in Betracht. Wenn auch auf Grund der ersten Untersuchung in manchen Fällen keine sichere Entscheidung möglich ist, so wird der erfahrene Diagnostiker bei Aufwendung aller technischen Hilfsmittel doch vielfach in der Lage sein, eine frühzeitige Differentialdiagnose gegen die erwähnten drei Affektionen zu stellen. Die Diagnose Sepsis wird gesichert, wenn neben den fieberhaften Allgemeinerscheinungen septische Zeichen wie Herzgeräusche, Gelenkschwellungen, Hautblutungen oder Netzhauthämorrhagien vorhanden sind. Im Zweifelfalle sind Blutkulturen anzulegen, doch ist der negative Ausfall der Blutaussaat nicht gegen die Diagnose der Sepsis zu verwerten. Bei der Miliartuberkulose ist auf den Nachweis eines primären tuberkulösen Herdes Wert zu legen. Die generalisierte Tuberkulose kann zu einem mit der Meningitis purulenta im wesentlichen übereinstimmenden Krankheitsbilde führen. Hier vermag allein die Lumbalpunktion Klarheit zu schaffen. Der Typhus unterscheidet sich durch den weniger akuten Beginn, die Milzschwellung, Roseolen und die, wenn auch nicht immer vorhandenen, erbsenbreiartigen Entleerungen. Die Widalsche Reaktion ist ein sehr wertvolles Zeichen, jedoch für die Frühdiagnose nicht brauchbar, da die Agglutinationsprobe erst in der zweiten Krankheitswoche positiv wird. Wichtiger ist der Nachweis einer Leukozytenverminderung. Seitdem wir in der

Blutkultur mit vorangehender Gallenanreicherung ein Mittel besitzen, das in ca. 90 pCt. die Typhusdiagnose innerhalb der ersten Krankheitstage ermöglicht, kann die Entscheidung zwischen Typhus und Meningitis schon frühzeitig mit großer Sicherheit getroffen werden.

Seltener als gegen Sepsis, Miliartuberkulose und Typhus ist die Meningitis gegen Pneumonie sowie gegen Urämie abzugrenzen. Die Urämie, die wie die Meningitis mit Kopfschmerz, Erbrechen, Bewußtlosigkeit und Krämpfen einhergeht, wird aus dem Urinbefunde und anderen nephritischen Zeichen (Oedeme, Herzvergrößerung, Pulsspannung, Retinitis albuminurica) erkannt. Die Pseudomeningitis hysterica unterscheidet sich durch das Fehlen von Fieber und aller auf organische Läsion des Nervensystems zu beziehenden Symptome.

Nackensteifigkeit tritt zuweilen im Verlaufe von Infektionskrankheiten auf, ohne daß eine manifeste Erkrankung der Meningen besteht. Man bezeichnet diese namentlich bei Pneumonie, Typhus und Gastroenteritis beobachteten Zustände als Meningismus. Zu Meningismus neigen besonders Kinder, bei denen sich im Anschluß an Verdauungsstörungen nicht selten Nackensteifigkeit, Trismus und allgemeine Konvulsionen einstellen. Die Unterscheidung des Meningismus von einer echten Meningitis gründet sich im wesentlichen auf das Ergebnis der Lumbalpunktion, s. a. Meningitis serosa.

Therapie. Die Behandlung der Meningitis purulenta ist vorwiegend symptomatisch. Die Ernährung ist die beim Fieber übliche. Bei somnolenten oder soporösen Kranken ist darauf zu achten, daß die Kranken sich nicht verschlucken. Unter Umständen wird die Ernährung durch den Magenschlauch oder per Klysma notwendig.

Eine Behandlung erfordert vor allem der intensive Kopfschmerz. Wohltätig wirkt eine auf den Kopf gelegte Eisblase, die zumal bei geschorenem Schädel eine direkte Kälteeinwirkung auf die Oberfläche des Gehirns ausübt. Antineuralgika wie Phenazetin, Antipyrin, Migränin, Pyramidon und Trigemin bringen in größeren Dosen vorübergehend Ruhe, bleiben jedoch auch häufig wirkungslos. Unter diesen Umständen ist das Morphium das einzige Mittel, das die Qualen der Kranken für einige Zeit lindert. Gegen Erregungszustände hat sich neben dem Morphium das Scopolamin. hydrobrom. (0,0005 bis 0,001) bewährt; zweckmäßig ist auch das Pantopon in Dosen von 2—4 cg.

Ein therapeutisch nicht zu unterschätzendes Hilfsmittel ist die Lumbalpunktion, die nicht nur den Kopfschmerz mildert, sondern auch häufig einen unmittelbaren, günstigen Einfluß auf den Gesamtzustand erkennen läßt. Es empfiehlt sich, die Punktion alle zwei Tage zu wiederholen und jedesmal 25—30 ccm Liquor abzulassen. Ich habe unter konsequent durchgeführter Punktionsbehandlung mehrere eitrige Meningititiden heilen sehen, darunter einen Fall von Staphylokokkenmeningitis, bei dem über 30 Punktionen ausgeführt wurden.

Die chirurgische Behandlung der Meningitis, die teils auf Beseitigung des primären Eiterherdes hinausgeht, teils bessere Abflußmöglichkeiten des eitrigen Exsudates zu schaffen bestrebt ist, hat bisher keine überzeugenden Resultate aufzuweisen gehabt. Bei der otogenen Meningitis läßt sich in manchen Fällen durch Beseitigung des Ohrprozesses Heilung erzielen.

Fünftes Kapitel.

Die Meningitis cerebro-spinalis epidemica (Epidemische Genickstarre).

Die epidemische Genickstarre ist eine gut charakterisierte Unterform der eitrigen Meningitis. Der Erreger der epidemischen Meningitis ist der von Weichselbaum entdeckte, intrazelluläre Meningokokkus, der morphologisch und kulturell große Aehnlichkeit mit dem Gonokokkus zeigt. Meningokokken sind im Spinalpunktat sowie im Nasenrachensekret der Erkrankten als semmelförmige, mit den Längsseiten zusammenliegende, gramnegative Mikroorganismen nachweisbar, s. Tafel III, Fig. 3. Neben dem Weichselbaumschen Diplokokkus findet man relativ häufig den Fränkelschen Pneumokokkus. Die epidemische Meningitis ist eine Infektionskrankheit, deren epidemischer Charakter sich in der regionären Ausbreitung des Leidens zu erkennen gibt. Die Expansionsfähigkeit der epidemischen Genickstarre ist nicht allzu groß, was wohl darin seinen Grund hat, daß die Infektion an örtlich begründete, im einzelnen noch wenig gekannte Verhältnisse gebunden ist. So sehen wir die Meningitis epidemica besonders dort auftreten, wo, wie in Kohlenrevieren, Hüttenbezirken, Kasernen, Gefängnissen, Arbeitshäusern, eine große Zahl von Menschen auf einen engen Raum zusammengedrängt sind. Hieraus erklärt sich auch, daß die Opfer der Genickstarre fast ausschließlich unter der ärmeren Bevölkerung zu suchen sind.

Es bleibt eine Minderzahl von Krankheitsfällen übrig, die keinen Zusammenhang mit einem Epidemiezentrum haben. Derartige sporadische Fälle sind in größeren Städten fast immer anzutreffen. Sie pflegen jedoch erst dann Beachtung zu finden, wenn weitere Kreise durch eine benachbarte Epidemie beunruhigt werden.

Die Infektion, die für gewöhnlich durch Zwischenträger vermittelt wird, kommt allem Anschein nach auf dem Inhalationswege zustande. Es scheint, als ob die lymphatischen Apparate des Nasenrachenraumes bei der Invasion der Keime eine hervorragende Rolle spielen (Westenhöffer). Am meisten ist das kindliche und jugendliche Alter gefährdet. Eine Häufung der Krankheitsfälle ist gegen Ende des Winters und im Beginn des Frühlings zu konstatieren.

Die anatomischen Veränderungen stimmen mit den bei Meningitis purulenta erhobenen Befunden völlig überein, sodaß auch der Pathologe nur nach den Bakterienbefunden die einzelnen Meningitisformen zu klassifizieren vermag.

Symptomatologie. Nach einer 2—3 Tage betragenden Inkubation setzt das Leiden mit rasch ansteigendem Fieber ein, nicht selten eröffnet ein Schüttelfrost die Szene. Zuweilen gehen Prodromalerscheinungen wie Kopfschmerz, Appetitlosigkeit und allgemeine Abspannung dem Ausbruch der Krankheit voraus. Herpes labialis ist im Gegensatz zur tuberkulösen Meningitis häufig vorhanden. Skarlatiniforme, roseolaartige oder hämorrhagische Hautausschläge treten zuweilen im Frühstadium auf. Unter zunehmenden, heftigen Kopfschmerzen stellt sich im Verlauf der ersten Krankheitstage, während derer das Sensorium nicht wesentlich beeinträchtigt zu sein pflegt, das gefürchtete Symptom der Nackenstarre ein.

Mit diesen Erscheinungen vereinigen sich die Symptome, die wir bei der Meningitis purulenta bereits kennen gelernt haben. Die Kranken werden gegen Licht und Schall hyperästhetisch, der Stuhlgang ist angehalten, das Urinlassen erschwert oder es besteht Inkontinenz. Das Bewußtsein beginnt sich zu trüben, die Kranken dämmern vor sich hin, wobei die Somnolenz gelegentlichen Exzitationen Platz macht. Die Temperatur bewegt sich für gewöhnlich zwischen 36,5—39,5 und ist durch große Unregelmäßigkeit ausgezeichnet. Der Puls ist meist beschleunigt, Pulsverlangsamung wird weit seltener als bei tuberkulöser Meningitis beobachtet. Basale Symptome wie Augenmuskelparesen, Fazialislähmungen gehören zu den regelmäßigen Erscheinungen der epidemischen Meningitis. Verhältnismäßig häufig wird auch der Gehörapparat in Mitleidenschaft gezogen. Meist handelt es sich hierbei um eine Affektion des Gehörnerven, doch kommt auch eitrige Entzündung des Mittelohres vor. Letal verlaufende Fälle sind durch die Schwere der Allgemeinerscheinungen, die Höhe des Fiebers und den schnellen Eintritt des Komas ausgezeichnet.

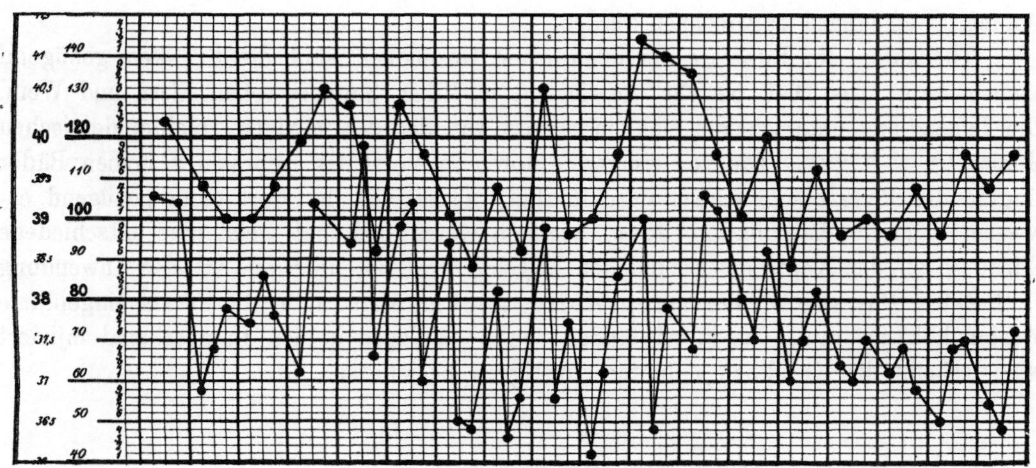

Fig. 270. Fieberkurve bei Meningitis cerebro-spinalis epidemica, oben Puls, unten Temperatur.
Eigene Beobachtung.

Neben den typischen Formen des Leidens unterscheidet man eine abortive, zuweilen afebrile Form und die perakute, in wenigen Stunden letal endigende Meningitis, die als Meningitis fulminans oder siderans bezeichnet wird.

Verlauf und Prognose. Die epidemische Genickstarre verläuft unter dem Bilde einer schweren, febrilen Zerebralaffektion. Bei den in Heilung ausgehenden Fällen hellt sich im Laufe der zweiten Woche das Sensorium auf, das Fieber geht langsam zurück und der Allgemeinzustand beginnt sich zu heben. Neben den der Häufigkeit nach überwiegenden akuten gibt es auch subakute, über Wochen und Monate sich hinziehende Verlaufsformen. Ich selbst habe einen Fall von Meningitis epidemica beobachtet, der mit Remissionen und Exazerbationen sich über ein halbes Jahr erstreckte und schließlich tödlich endete. Autoptisch zeigte sich in meiner Beobachtung in Uebereinstimmung mit anderen Erfahrungen, daß bei den protrahierten Erkrankungen der sekundäre Hydrozephalus einen beträchtlichen Anteil an den Krankheitserscheinungen hat. Im Durchschnitt wird die Anzahl der geheilten Fälle auf ca. 45 pCt. angegeben. Geht die Krankheit in Heilung aus, so pflegt nur selten eine völlige Restitutio ad integrum zu erfolgen. Defektheilungen mit Beeinträchtigung der Intelligenz, Verlust des Seh- oder Hörvermögens, persistierende Extremitätenlähmungen usw. gehören zu den nicht seltenen Folgezuständen der epidemischen Meningitis.

Diagnose. Die Diagnose zerfällt in einen allgemeinen und einen speziellen Teil. Ist durch die Nackensteifigkeit, den Kopfschmerz, die Bewußtseinsstörung sowie andere zerebrale Erscheinungen (S. 290) die Meningitisdiagnose gesichert, so handelt es sich darum, die spezielle Form der Hirnhautentzündung zu erkennen. Die Aetiologie der Erkrankung ergibt sich im wesentlichen aus der Untersuchung des Lumbalpunktates (S. 24). Das unter erhöhtem Druck stehende, an Eiterzellen reiche Lumbalpunktat enthält bei der epidemischen Meningitis die meist schon im Ausstrich erkennbaren, durch die Kultur auf Aszitesagar zu identifizierenden intrazellulären Kokken, s. Tafel III, Fig. 3. Ohne den Nachweis der Erreger ist es unmöglich, die epidemische Genickstarre von der Meningitis purulenta non epidemica mit Sicherheit abzugrenzen, wenngleich die Zugehörigkeit einer Meningitiserkrankung zu einem Epidemiezentrum begründeten Verdacht erweckt, daß Meningitis epidemica vorliegt. Andrerseits ist es eine Erfahrungstatsache, daß inmitten einer Epidemie nichtepidemische Meningitisfälle leicht verkannt und der Meningitis epidemica zugerechnet werden.

Therapie. Im Interesse der öffentlichen Gesundheit sind die Kranken genügend abzusondern. Die Diät besteht vorwiegend in Milch, Suppen, rohen Eiern und Wein. Die Behandlung unterscheidet sich in nichts von der der eitrigen, nichtepidemischen Meningitis, s. S. 291. Die von einigen Autoren in Vorschlag gebrachten heißen Bäder sind in der Privatpflege schwer durchführbar, zudem ist ihr Wert nicht genügend erwiesen. Die Lumbalpunktion leistet vielfach Gutes und hat meist eine entschiedene Wirkung auf den Kopfschmerz und den Allgemeinzustand, über die Art der Anwendung s. S. 299. Das von Wassermann-Kolle, Jochmann u. a. in die Praxis eingeführte Meningokokkenserum, das in Abständen von 2—3 Tagen in den Lumbalkanal injiziert wird, scheint die Krankheit mitunter günstig zu beeinflussen.

Sechstes Kapitel.

Die tuberkulöse Meningitis.

Die tuberkulöse Meningitis unterscheidet sich von den bisher erwähnten Formen der Meningitis durch ihre spezielle Aetiologie. Der Erreger der tuberkulösen Hirnhautentzündung ist der Tuberkelbazillus, der aller Wahrscheinlichkeit nach auf dem Blutwege in das Zerebrum gelangt und sich hier mit Vorliebe in den weichen Hirnhäuten festsetzt. Stets stellt die Invasion der Tuberkelbazillen einen sekundären Vorgang dar, mag der primäre Herd in den Lungen, Bronchial-, Mesenterialdrüsen, Nieren, Hoden, Tuben, Knochen oder in der Haut gelegen sein. Am häufigsten erfolgt eine Einschwemmung der Tuberkelbazillen aus den Lungen bzw. verkästen Bronchialdrüsen. In einer eigenen Beobachtung war ein Leichentuberkel die Ursache einer tuberkulösen Meningitis.

Die tuberkulöse Meningitis ist häufig eine Teilerscheinung einer allgemeinen Miliartuberkulose, kann jedoch, namentlich im Kindesalter, ein selbständiges Leiden bilden.

Am häufigsten wird das kindliche und jugendliche Alter befallen, doch kommt die
tuberkulöse Meningitis in jedem Lebensalter, auch bei Säuglingen und Greisen vor.
In meinem Beobachtungsmaterial fand sich das Leiden einige Male bei Individuen, die
das 70. Jahr überschritten hatten. Wo die Bedingungen für eine Dissemination der
tuberkulösen Keime gegeben sind, können verschiedene Momente, namentlich Traumen
und Infektionskrankheiten (Masern, Pertussis), den Anstoß zur Entwicklung einer
Meningitis tuberculosa geben.

Pathologische Anatomie. In pathologisch-anatomischer Hinsicht stimmt die Me-
ningealtuberkulose mit der Tuberkulose anderer Organe überein. In Anbetracht der
relativ kurzen Dauer des Leidens pflegt der tuberkulöse Prozeß auf dem durch die
Entwicklung miliarer Knötchen charakterisierten jugendlichen Stadium stehen zu bleiben.
Die über die weichen Hirnhäute verstreuten Tuberkelknötchen sind bei makroskopischer
Betrachtung als rötlich graue Gebilde von Hirsekorn- bis Stecknadelkopfgröße erkennbar.
Prädilektionsstellen sind die Gefäße und Furchen der basalen Hirnfläche, mit be-
sonderer Häufigkeit sind die Tuberkel in der Sylvischen Furche anzutreffen. Neben der
Bildung miliarer Knötchen kommt es zu exsudativen Veränderungen der weichen Hirn-
häute, die an gewissen Stellen, mit Vorliebe um das Chiasma herum, eine trüb-opake

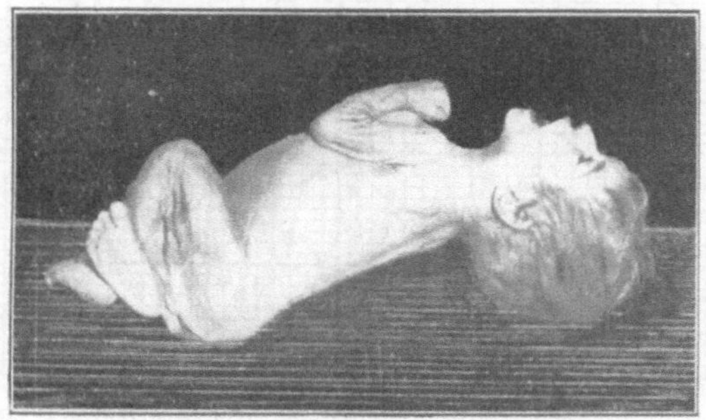

Fig. 271. Opisthotonus bei tuberkulöser Meningitis, Flexionsstellung der unteren Extremitäten.
Eigene Beobachtung. (Blitzlichtaufnahme.)

oder sulzig-gallertige Beschaffenheit annehmen. Verhältnismäßig selten zeigt das
meningeale Exsudat einen eiterigen Charakter. Die oberflächlichen Rindenschichten
beteiligen sich nahezu regelmäßig an dem Entzündungsprozeß der Nachbarschaft, doch
handelt es sich hierbei für gewöhnlich nicht um spezifische tuberkulöse Veränderungen,
sondern um hämorrhagische oder enzephalitische Prozesse. Die Hirnhöhlen sind meist
erweitert und enthalten entweder einen klaren Liquor oder eine trübe bzw. hämorrhagische Flüssigkeit. Fast nie bleiben die tuberkulösen Veränderungen auf das Gehirn
beschränkt, da der tuberkulöse Prozeß im Verlaufe des Leidens auch das Rückenmark
zu ergreifen pflegt.

Symptomatologie. Nur selten findet die Meningitis tuberculosa bei gesunden,
gut ernährten Individuen einen geeigneten Boden. Meist sind es blasse, unterernährte
oder hereditär belastete Individuen, die der Krankheit anheimfallen. In der Mehrzahl
der Fälle gehen unbestimmte Prodromalerscheinungen, wie Abgespanntheit, allgemeine
Unlust, weinerliche Stimmung, Reizbarkeit, Appetitmangel oder Schlaflosigkeit dem
Ausbruch des Leidens voraus. Bereits im Prodromalstadium pflegt ein Symptom vorhanden zu sein, das in zunehmender Heftigkeit das Leiden durch alle Stadien begleitet, es ist dies der allmählich zu unerträglicher Höhe anwachsende Kopfschmerz.
Erbrechen ist meist kein Frühsymptom.

Nachdem diese zumal für das Kindesalter wenig charakteristischen Erscheinungen
8—14 Tage bestanden haben, erhält das klinische Bild durch das Hinzutreten schwerer
Zerebralsymptome eine spezifischere Färbung. Fast immer erfährt das Sensorium eine
Beeinträchtigung, sei es, daß die Kranken somnolent werden oder zu delirieren beginnen. In einem Teile der Fälle besteht eine, bis zu allgemeinen Konvulsionen sich
steigernde motorische Unruhe. Lassen diese Erscheinungen den Ernst der Situation
bereits ahnen, so wird jeder Zweifel mit dem Eintritt der Nackensteifigkeit unmöglich.
Die ersten Grade der Nackenstarre verraten sich dadurch, daß die Patienten den Kopf
nicht bis zur Brust beugen können, während die Rückwärtsbewegung des Kopfes noch
ungehemmt ist. Erst im weiteren Verlaufe kommt es zu einer Fixation des nach hinten
geneigten Kopfes (Opisthotonus). Die dorsalflektierte Kopfstellung verleiht den vielfach
mit angezogenen Knien liegenden Kranken ein charakteristisches Aussehen (Fig. 271).

Wechselnd ist das Verhalten des Pulses, der Temperatur und Atmung. In
typischen Fällen besteht ein Gegensatz zwischen Temperatur und Puls, d. h. die Eigenwärme ist erhöht, die Herzfrequenz herabgesetzt. Die Temperatur pflegt sich remittierend zwischen 37°—39° zu halten, hyperpyretische Temperaturen sind selten, ebenso

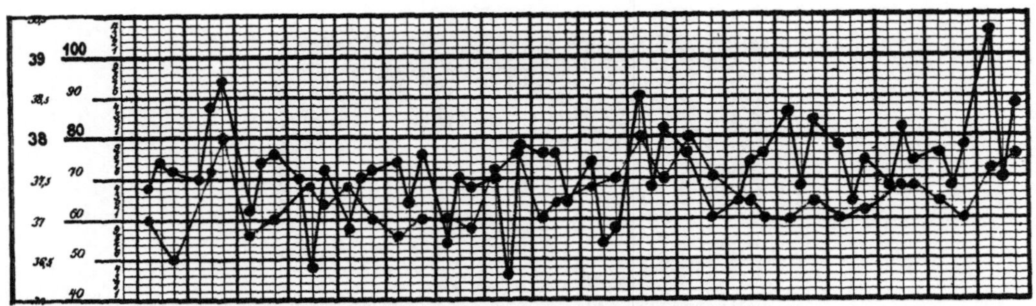

Fig. 272. Fieberkurve bei Meningitis tuberculosa. (Die Pulskurve ist heller gehalten.)
Eigene Beobachtung.

afebriler Verlauf. Was den Puls anbetrifft, so ist derselbe in der ersten Krankheitswoche häufig verlangsamt, weiterhin nimmt die Schlagfolge für gewöhnlich zu. Die
Respiration ist mäßig beschleunigt. Unregelmäßigkeiten der Atmung (Cheyne-Stokes)
gelten als ominöses Zeichen.

Die Unterscheidung eines Reiz- und Lähmungsstadiums der Meningitis tuberculosa
läßt sich nicht scharf durchführen, wenngleich im Anfang die Reizerscheinungen, im
weiteren Verlaufe die Lähmungszeichen im Vordergrund stehen. Auf eine erhöhte
Nervenerregbarkeit weist die häufig vorhandene allgemeine Hyperästhesie hin. Die
Kranken werden gegen grelles Licht sowie gegen Geräusche äußerst empfindlich, fahren
bei Berührungen zusammen und entschließen sich schwer zu einer Aenderung der einmal
eingenommenen Lage. Recht typisch ist auch als Zeichen einer allgemeinen Hyperästhesie die Ueberempfindlichkeit der Wadenmuskeln. Somnolente Kranke fahren bei
kräftigem Zufassen der Wade aus ihrer Lethargie hervor, stöhnen laut auf oder
machen einen Versuch, die ergriffene Extremität zurückzuziehen.

Ziemlich häufig befindet sich die gesamte Körpermuskulatur in einem Zustande
erhöhter Spannung. An den unteren Extremitäten hat die mangelnde Extensionsfähigkeit
des im Knie gebeugten Unterschenkels als Kernigsches Zeichen (S. 10) eine gewisse Bedeutung für die Diagnose der Meningitis erlangt. Als Zeichen einer erhöhten Muskel-

erregbarkeit wäre noch das gelegentliche Vorkommen von Trismus zu erwähnen. Andere auf einen abnormen Reizzustand der motorischen Sphäre zu beziehende Symptome bestehen in ruckartigen Zuckungen der Hände und Füße, Jacksonschen Anfällen oder allgemeinen Konvulsionen. Eine recht prägnante Erscheinung ist auch die auf einer tonischen Spannung der Bauchmuskeln beruhende „kahnförmige" Einziehung des Abdomens (Fig. 273).

Was das Verhalten des Sensoriums anbetrifft, so vollzieht sich der Uebergang von der initialen Somnolenz zum terminalen Koma meist in langsamer Progredienz, wenngleich vorübergehende Aufhellungen des Bewußtseins keineswegs ungewöhnlich sind. Bisweilen sieht man deliriöse Zustände nach Art des Delirium tremens, in anderen Fällen finden sich psychische Zustandsbilder vom Charakter der Amentia oder Melancholie. Unter den Lähmungssymptomen treten, entsprechend dem vorzugsweisen Ergriffensein der Hirnbasis, die Zeichen der basalen Hirnnervenlähmung besonders hervor. Am häufigsten wird der Abduzens und Okulomotorius in Mitleidenschaft gezogen. Die Okulomotoriusparese ist nur selten komplett, häufig bleibt sie auf den oberen Lidheber und den Pupillarmuskel beschränkt. Die Pupillen sind vielfach ungleich und verzogen, im weiteren Verlaufe kommt es zu Mydriasis und Pupillenstarre. Am Augen-

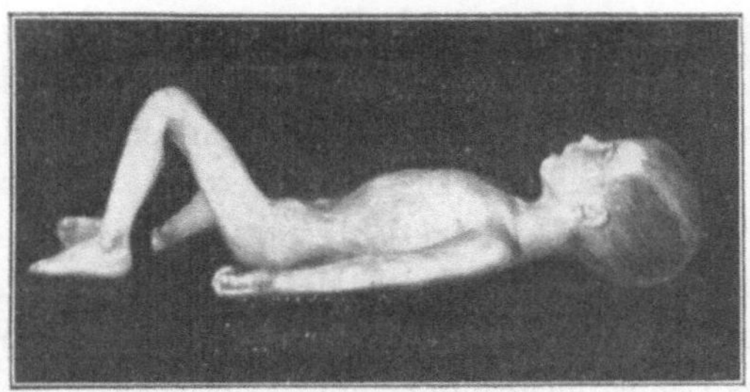

Fig. 273. Kahnförmige Einziehung des Abdomens bei tuberkulöser Meningitis.
Eigene Beobachtung. (Blitzlichtaufnahme.)

hintergrund sind nicht selten entzündliche Veränderungen der Papille (Neuritis optica, Stauungspapille) nachweisbar. In einer Minderzahl der Fälle kann man im ophthalmoskopischen Bilde die charakteristischen Tuberkel der Choroidea erkennen. Von den Hirnnerven wird ausser dem Okulomotorius, Abduzens und Optikus am häufigsten der Fazialis ergriffen.

Das klinische Bild der tuberkulösen Meningitis wird durch das nicht seltene Vorkommen von Extremitätenlähmungen vervollständigt. Meist handelt es sich um Monoplegien von kortikalem Lähmungstypus, doch können auch Hemiplegien zur Ausbildung gelangen, die für gewöhnlich einer Arteriitis obliterans der mittleren Zerebralarterie ihre Entstehung verdanken. Die Reflexe sind im Anfang meist gesteigert, Fußklonus, Babinski, Oppenheim usw. ist häufig vorhanden. Frühzeitiger Reflexverlust der unteren Extremitäten spricht für eine besondere Beteiligung des Rückenmarks.

Störungen der Sensibilität spielen bei der tuberkulösen Meningitis keine besondere Rolle. Fast immer ist die Blasenfunktion beeinträchtigt. In der Regel besteht im Beginn eine Retentio urinae, weiterhin eine Inkontinenz der Blase.

Verlauf und Prognose. Sieht man von den seltenen, in wenigen Tagen tödlich endenden Fällen ab, so läßt sich die durchschnittliche Dauer des Leidens, von den Prodromalerscheinungen abgesehen, auf 10—14 Tage bemessen. Andrerseits sind auch Verlaufsformen bekannt, die sich über Wochen, Monate, ausnahmsweise selbst über

Jahre erstrecken. Die Symptome der tuberkulösen Meningitis entwickeln sich nicht immer in stetiger Zunahme, vielmehr kommt es nicht selten zu weitgehenden Remissionen, gelegentlich auch zu Besserungen, die an Heilung, grenzen und den Nichtkundigen täuschen können. Die Prognose der tuberkulösen Meningitis ist eine infauste. Heilung liegt zwar nicht außerhalb des Bereiches der Möglichkeit, ist aber ein äußerst seltenes, praktisch nicht in Betracht kommendes Ereignis. Trotz des fast ausnahmslos letalen Ausganges der tuberkulösen Meningitis tut der Arzt gut, nicht schon in den ersten Krankheitstagen eine infauste Prognose zu stellen, da namentlich im Kindesalter diagnostische Irrtümer möglich sind.

Diagnose. Wie bei andern Meningititiden zerfällt die Diagnose der tuberkulösen Meningitis in zwei Teile, in einen allgemeinen und einen speziellen. Daß ein meningitischer Zustand vorliegt, wird bei gleichzeitigem Bestehen zerebraler Allgemeinerscheinungen aus der Nackensteifigkeit, dem Kernigschen Zeichen sowie den basalen Lähmungssymptomen erkannt. Auf der Höhe der Erkrankung ist eine Fehldiagnose kaum möglich, dagegen kann die Beurteilung früher Stadien oder abweichender Verlaufsformen große Schwierigkeiten machen. Bei Kindern kann eine Gastro-Enteritis, Tetanie oder die als Eclampsia infantum bekannte konvulsive Erkrankung ein meningitisähnliches Bild erzeugen.

Wie erkennen wir nun den tuberkulösen Charakter des Leidens? Nicht zum wenigsten sind es die Prodromalerscheinungen, die zumal im Kindesalter den Verdacht einer tuberkulösen Meningitis erwecken müssen. In anderen Fällen kann die Anamnese sowie das Aussehen der Kranken der Diagnose wertvolle Fingerzeige geben. Sind wir in der Lage, einen tuberkulösen Herd in den Lungen, Knochen, Gelenken oder anderen Organen als eventuellen Ausgangspunkt der Meningitis nachzuweisen, so gewinnt die Diagnose Meningitis tuberculosa sehr an Wahrscheinlichkeit. Von der disseminierten Miliartuberkulose ist das Leiden nicht immer mit Sicherheit zu unterscheiden, doch handelt es sich hier weniger um prinzipielle als graduelle Unterschiede. Bei der Differentialdiagnose Miliartuberkulose—Meningitis tuberculosa ist die Erfahrungstatsache zu berücksichtigen, daß die Meningitis der Erwachsenen meist Teilerscheinung einer generalisierten Tuberkulose ist, während die Meningitis der Kinder eine relative Selbständigkeit zeigt. Choroidealtuberkel, die ophthalmoskopisch in einem gewissen Prozentsatz der Fälle nachweisbar sind, werden häufiger bei Miliartuberkulose als bei Meningitis tuberculosa angetroffen. Ich selbst hatte zweimal Gelegenheit, bei Phthisikern im ophthalmoskopischen Bilde Tuberkel zu finden, die den Erscheinungen der Meningitis einige Tage vorausgingen.

Die Unterscheidung der tuberkulösen Meningitis von der Meningitis purulenta resp. Meningitis epidemica ist in der Mehrzahl der Fälle auf Grund der klinischen Erscheinungen möglich, wenn auch die Lumbalpunktion erst volle Sicherheit bringt. Gegenüber der purulenten und epidemischen Hirnhautentzündung zeigt die tuberkulöse Meningitis einen weniger akuten Beginn und stürmischen Verlauf, zudem pflegen steile Temperaturerhebungen und Herpes labialis bei Meningitis tuberculosa nicht vorzukommen.

Mit Hilfe der Spinalpunktion gelingt es, den Tuberkelbazillus, als Erreger der Krankheit, in der Mehrzahl der Fälle im Liquor cerebrospinalis nachzuweisen. Eine zweckmäßige Methode des Bazillennachweises ist die, daß man den Liquor in einem Spitzglase absitzen läßt und das nach 6—12 Stunden sich abscheidende feine Häutchen mit einer Platinnadel auf einem Objektträger ausstreicht und in der üblichen Weise färbt.

Ein weiterer, für die tuberkulöse Meningitis nahezu pathognomonischer Befund ist die Erhöhung des Liquoreiweißgehaltes (0,5—1,0 pM.) bei gleichzeitiger Vermehrung der Lymphozyten, s. a. S. 24 und Tafel III, Fig. 4. Die Differentialdiagnose der Meningitis tuberculosa—Meningitis serosa ist in manchen Fällen allein durch die Untersuchung des Lumbalpunktates möglich.

Es gibt ferner sowohl bei Kindern als auch bei Erwachsenen eine umschriebene, von den Meningen auf die Hirnrinde übergreifende Form der Tuberkulose (Meningo-Encephalitis tuberculosa), die zu den Erscheinungen des Hirntumors führt und von demselben nicht mit Sicherheit zu unterscheiden ist.

Therapie. Da die tuberkulöse Meningitis ein fast ausnahmslos tödliches Leiden darstellt, hat die Behandlung vorwiegend symptomatischen Grundsätzen zu folgen. Die Hauptaufgabe der Therapie liegt in der Linderung der wütenden Kopfschmerzen. Demgemäß sind Morphium und Eis die eigentlichen Faktoren der Meningitisbehandlung. Oefters hat auch die Lumbalpunktion einen günstigen Einfluß auf den Kopfschmerz und das Allgemeinbefinden. Es empfiehlt sich, die Punktion jeden 2. Tag vorzunehmen und 20—30 ccm Flüssigkeit abzulassen. Erregungszustände werden mit Morphium, Opium (Pantopon) oder Skopolamin bekämpft. In Anbetracht der Erfolglosigkeit aller therapeutischen Maßnahmen hat man auch versucht, operativ gegen die tuberkulöse Meningitis vorzugehen, doch haben sich die verschiedenen bisher ausgeführten Eingriffe (Eröffnung des Subarachnoidealraumes sowie des Wirbelkanals, Dauerdrainage) nicht bewährt.

Siebentes Kapitel.

Die Thrombose der Hirnsinus.

Die Hirnsinusthrombose ist in der Mehrzahl der Fälle kein selbständiges Leiden. Am häufigsten erkranken die Hirnleiter durch Uebergreifen eines benachbarten Entzündungs- oder Eiterungsprozesses auf die Wandungen der venösen Blutleiter, s. Fig. 267. Speziell ist die Otitis media purulenta eine häufige Ursache der Sinusthrombose.

Für die nicht otogenen Thrombosen gelten die für die Entstehung der Gefäßthrombose im allgemeinen in Betracht kommenden Faktoren. So kann sich die Sinusthrombose auf dem Boden der Anämie und Kachexie entwickeln oder der Ausdruck einer infektiösen Schädigung der Gefäßwand sein. Ob eine Verlangsamung des Blutstromes allein eine Sinusthrombose bedingen kann, erscheint fraglich, doch können Zirkulationsstörungen eine Disposition für das Leiden schaffen. In einer kleineren Anzahl von Fällen ist die Sinusthrombose auf direkte Kompression (Hirntumoren, Knochengeschwülste) zu beziehen.

Was die Symptomatologie des Leidens anbetrifft, so ist es erwiesen, daß die Thrombose der venösen Hirnblutleiter ohne klinische Erscheinungen verlaufen kann. Dies ist jedoch nicht die Regel, vielmehr pflegt die Sinusthrombose lokale und allgemeine Symptome im Gefolge zu haben, welche die Diagnose des Leidens in einer Anzahl von Fällen ermöglichen. Das wichtigste Lokalsymptom der Sinusthrombose

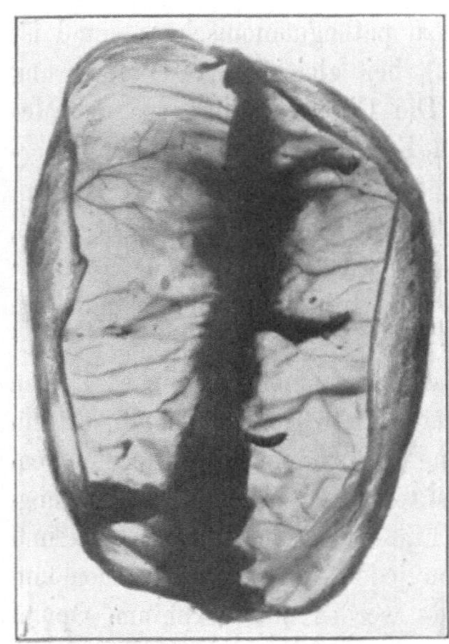

Fig. 274. Thrombose des Sinus longitudinalis. Patholog.-Anatom. Institut Städt.
Krankenhaus Moabit (Prof. C. Benda).

ist der abnorme Füllungszustand der äußeren Kopfvenen sowie die umgrenzte ödematöse Schwellung an der Konvexität oder seitlichen Begrenzung des Schädels. Charakteristisch für die Thrombose des Sinus transversus ist eine teigige Schwellung der Warzenfortsatzgegend, während die Thrombose des Sinus cavernosus mit Lidödem und Exophthalmus einhergeht.

Diese Lokalsymptome, die mit mehr oder minder großer Konstanz anzutreffen sind, gewinnen für die Diagnose der Sinusthrombose eine um so größere Bedeutung, als die übrigen Erscheinungen häufig gegenüber der Schwere des Grundleidens zurücktreten oder, wie bei der otogenen Thrombose, durch andere Komplikationen (Meningitis, Hirnabszeß) verdeckt werden. Und doch hat gerade die otogene Sinusthrombose ein besonderes praktisches Interesse, da von der Beurteilung des Zustandes das therapeutische Vorgehen abhängt.

Die Diagnose „Otogene Sinusthrombose" wird wahrscheinlich, wenn im Anschluß an ein Ohrleiden, meist handelt es sich um einen akuten Prozeß, unter gleichzeitigem Anstieg der Temperatur ein Oedem in der Gegend des Warzenfortsatzes auftritt, der Processus mastoideus druckschmerzhaft wird und allgemeine zerebrale bzw. meningeale Symptome sich einstellen. Verhältnismäßig häufig wird unter diesen Bedingungen auch Neuritis optica oder Stauungspapille angetroffen. Treten zu diesen Erscheinungen die Zeichen der Septikopyämie, entwickeln sich steile, von Schüttelfrösten durchbrochene Temperaturkurven und zeigen sich sekundäre, metastatische Eiterungsprozesse, so ist an der Diagnose kein Zweifel möglich. Freilich ist immer zu berücksichtigen, daß die Sinusthrombose häufig von anderen zerebralen Komplikationen wie extraduraler Abszeß, Meningitis sowie Schläfen- oder Kleinhirnabszeß begleitet wird. Nicht unwichtig für die Diagnose der otogenen Sinusthrombose ist der Nachweis einer schmerzhaften Schwellung der Jugularvene, in die sich der thrombotische Prozeß nicht selten fortsetzt. Die nicht otogene Sinusthrombose ist nur in den Fällen der Diagnose zugänglich, in denen ein Ausgangspunkt des Leidens nachweisbar ist.

Prognostisch ist die Sinusthrombose als ein ernstes Leiden anzusehen, das bei nicht rechtzeitigem Eingreifen in der überwiegenden Mehrzahl der Fälle zum Tode führt.

Die Behandlung, welche praktisch nur bei der otogenen Sinusthrombose in Frage kommt, ist eine ausschließlich chirurgische und besteht in der Freilegung und Ausräumung des thrombosierten Sinus. Inwieweit man durch eine vorangehende oder gleichzeitige Unterbindung der Jugularvene den pyämischen Prozeß beeinflussen kann, untersteht noch der Diskussion. Die Chancen der operativen Therapie bei Sinusthrombose sind, wofern die Pyämie noch nicht zu weit vorgeschritten ist, keine schlechten, indem in 50—75 pCt. auf Heilung gerechnet werden kann. Die Komplikation der Sinusthrombose mit Meningitis purulenta oder Hirnabszeß kann nach neueren Erfahrungen nicht mehr als eine Kontraindikation der Operation angesehen werden.

Die Erkrankungen des Großhirns.

Achtes Kapitel.

Die Hirnblutung (Hirnhämorrhagie).

Während die Rückenmarksblutung ein verhältnismäßig seltenes Leiden ist, gehört die Hirnhämorrhagie zu den häufigsten Erkrankungen des Zentralnervensystems. Der Hirnblutung liegt eine Erkrankung der Hirngefäße zugrunde. Entsprechend der weiten Verbreitung der Arteriosklerose nimmt diese unter den Ursachen der Hirnhämorrhagie die erste Stelle ein. Eine Prädilektionsstelle der arteriosklerotischen Hirnblutung ist das Gebiet der Art. fossae Sylvii. Die Blutung selbst erfolgt durch Bersten der atheromatös veränderten Gefäßwand. Für das Zustandekommen der Gefaßruptur sind die zuerst von Charcot und Bouchard nachgewiesenen miliaren Aneurysmen von großer Bedeutung.

Aetiologie. Die Hirnarteriosklerose ist die häufigste, jedoch nicht ausschließliche Ursache der Hirnblutung. So kann die Hirnhämorrhagie auch durch eine luetische Arteriitis oder eine infektiöse bzw. postinfektiöse Arterienerkrankung bedingt sein. In seltenen Fällen ist die Apoplexia sanguinea der Ausdruck einer allgemeinen hämorrhagischen Diathese (Purpura, Morbus maculosus, perniziöse Anamie, Leukämie, Polyzythämie).

Ein Moment, das bei der Entstehung der Hirnblutung eine hervorragende Rolle spielt, ist die Blutdrucksteigerung. Bei bestehender Gefäßalteration kann eine forcierte Muskelbewegung bzw. die hierdurch bedingte Steigerung des Blutdrucks eine Hirnblutung zur Folge haben. So kann sich die Apoplexie während eines Hustenstoßes oder beim Defäkationsakte einstellen. Bei einer meiner Patientinnen, die bereits als junges Mädchen eine Apoplexie erlitten hatte, erfolgte eine zweite, tödliche Hirnblutung während der Hochzeitsnacht. Wo die Hirnhämorrhagie im Verlaufe einer Herzhypertrophie oder chronischen Nephritis auftritt, ist das Moment der Blutdruckerhöhung ebenfalls von Bedeutung, wenngleich in diesen Fällen die begleitende Gefäßerkrankung nicht außer Acht zu lassen ist. Als weitere Ursachen einer temporären Drucksteigerung kommen Alkoholexzesse, kalte Bäder, abundante Mahlzeiten und heftige Gemütsbewegungen in Betracht.

Die spezielle Aetiologie der Hirnblutung deckt sich zum größten Teile mit den für die Entstehung der Arteriosklerose maßgebenden Faktoren. So entwickelt sich die Apoplexie mit Vorliebe auf dem Boden des Nikotinismus, der Lues, des Alkoholismus und der Gicht. Hirnblutungen können auch traumatischen Ursprungs sein. Bemerkenswert ist, daß die durch Trauma bedingte Hirnhämorrhagie mitunter erst nach mehreren Tagen, selbst Wochen in die Erscheinung tritt (traumatische Spätapoplexie).

Da die als häufigste Ursache der Apoplexie in Frage kommende Arteriosklerose vorwiegend das mittlere und reifere Alter befällt, ist es verständlich, daß die Hirnblutung selten vor Ablauf der ersten vier Dezennien auftritt. Wo sich eine Hirnhämorrhagie vor dem eigentlichen apoplektischen Alter einstellt, liegen meist besondere Verhältnisse (Lues, Herzfehler, Nephritis, hämorrhagische Diathese) vor. Unklar ist die

Genese einer seltenen, für gewöhnlich das Kindesalter betreffenden Hirnhämorrhagie bei intaktem Gefäßsystem.

Pathologische Anatomie. Prädilektionsstätten der Hirnblutung sind die Zentralganglien und die angrenzende weiße Substanz. Die Bevorzugung dieser Hirngebiete erklärt sich aus regionären Verhältnissen. Einerseits kommen miliare Aneurysmen mit Vorliebe an den von der A. fossae Sylvii ausgehenden lentikulo-striären Arterien vor, andrerseits ist ein Druckausgleich in diesen als Endarterien aufzufassenden Gefäßen sehr erschwert.

Die Ausdehnung der unregelmäßig begrenzten Blutherde wechselt von Stecknadelkopfgröße bis zu einer voluminösen, die eine Hirnhälfte in größerer Ausdehnung durchsetzenden Hämorrhagie, s. Tafel IV, Fig. 2. Der frische apoplektische Herd hat eine dunkelrote Farbe und besteht aus einem Blutkoagulum, in das die Reste der zertrümmerten Hirnsubstanz eingebettet sind. Mit der Resorption und Organisation der Hämorrhagie vollzieht sich ein allmählicher Farbenumschlag, indem der Herd einen braunen, später ockergelben Farbenton annimmt. Der Ausgang der Blutung ist die apoplektische Narbe oder Zyste.

Symptomatologie. Die unmittelbaren schweren Zerebralerscheinungen, die durch die Haemorrhagia cerebri verursacht werden, bezeichnet man als apoplektischen Insult. Als Regel gilt, daß die Erscheinungen der Apoplexie unvermittelt hereinbrechen und den Kranken scheinbar in bester Gesundheit überraschen. Meist ist der Hergang der, daß der Patient im Moment der Blutung, vom Schlage getroffen, zu Boden sinkt. In anderen Fällen machen sich prämonitorische Symptome wie Kopfschmerz, Schwindel, Oppression der Herzgegend und innere Unruhe wenige Minuten vor der apoplektischen Attacke bemerkbar. Selten gehen die Vorboten des Schlaganfalles dem apoplektischen Insult tage- bis wochenlang voraus. Ein nicht unwichtiger Fingerzeig für das Eintreten einer späteren Apoplexie ist ein mehrfach sich wiederholendes Nasenbluten bei Individuen, die im reiferen Alter stehen und an keiner Erkrankung der Nase leiden.

Mit dem Eintritt der apoplektischen Attacke verliert der Kranke das Bewußtsein, das Gesicht ist gerötet, häufig etwas gedunsen, die Pupillen meist weit und lichtstarr, die Haut- und Sehnenreflexe erloschen, die Atmung vertieft und stertorös. Es erfolgt unwillkürlicher Abgang von Urin und Kot. In dem in den ersten 24 Stunden nach dem Anfall entleerten Urin lassen sich mitunter geringe Mengen von Eiweiß und Zucker nachweisen. Seltener kommen im ersten Stadium der Apoplexie allgemeine Konvulsionen oder Jacksonsche Krämpfe vor. Die Temperatur entspricht der Norm oder ist in den ersten Stunden um 1—2° erniedrigt. Kontinuierlicher Abfall der Fieberkurve oder hyperpyretische Temperaturen gelten als Signum malum. Der Puls zeigt die Qualitäten des zerebralen Pulses, er ist voll und kräftig, nicht selten um 10 bis 15 Schläge verlangsamt. Häufig ist bei den bewußtlos daliegenden Kranken eine Haltungsanomalie des Kopfes vorhanden, und zwar ist bei Großhirnherden der Kopf meist so gedreht, daß das Kinn der Seite der Lähmung abgewandt ist und gleichzeitig die Augen nach dem Herde zugerichtet sind, also den Herd gleichsam anblicken. In einem Teile der Fälle tritt während der ersten 24 Stunden Erbrechen ein, das sich einigemale wiederholen kann. Die Schwere des apoplektischen Insultes hängt in erster Linie von der Ausdehnung der Hämorrhagie ab, doch ist das Terrain der Blutung nicht ganz ohne Bedeutung. Bei kleineren Herden, besonders wenn sie in der Brücke oder im Kleinhirn gelegen sind, treten die Erscheinungen des Insultes nur wenig hervor und können selbst gänzlich fehlen. In leichteren Fällen kann ein Schwindelanfall die Bewußtlosigkeit ersetzen.

Bei ausgedehnten Hämorrhagien oder bei primärer Schädigung lebenswichtiger Zentren endigt die Apoplexie tödlich, ohne daß der Kranke das Bewußtsein erlangt. Dies ist jedoch nicht die Regel. Meist tritt der Patient nach 12—36 Stunden aus dem Stadium des initialen Shocks in das der Reaktion. Nun wird der Kranke unruhig, schlägt die Augen auf und dämmert, nach einem verständnislosen Blick auf die Umgebung, vor sich hin, bis er mit zunehmender Luzidität die eingetretene Veränderung zu begreifen beginnt.

Was dem aus der Bewußtlosigkeit erwachenden Kranken wohl zuerst auffallen muß, ist, daß er die Herrschaft über die eine Körperhälfte verloren hat. Schon im Stadium des apoplektischen Insultes ist man bei aufmerksamer Betrachtung meist imstande, die Seite der Lähmung zu bestimmen. Aus dem Tieferstehen des Mundwinkels, der stärkeren exspiratorischen Vorwölbung der einen Wange und dem Verstrichensein der Nasolabialfalte lassen sich häufig sichere lokalisatorische Schlüsse ziehen.

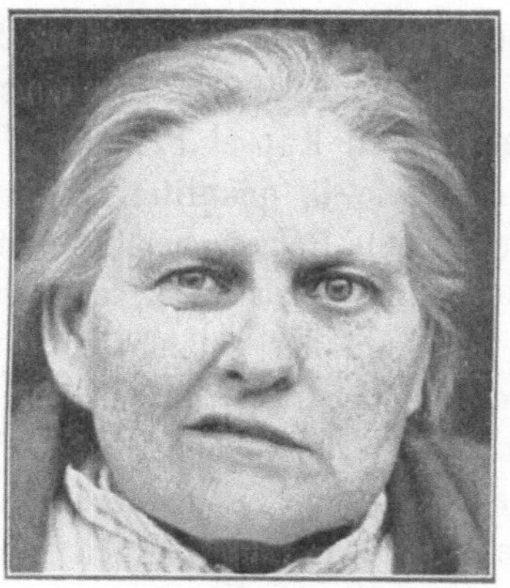

Fig. 275. Apoplektische Fazialisparese. Eigene Beobachtung.

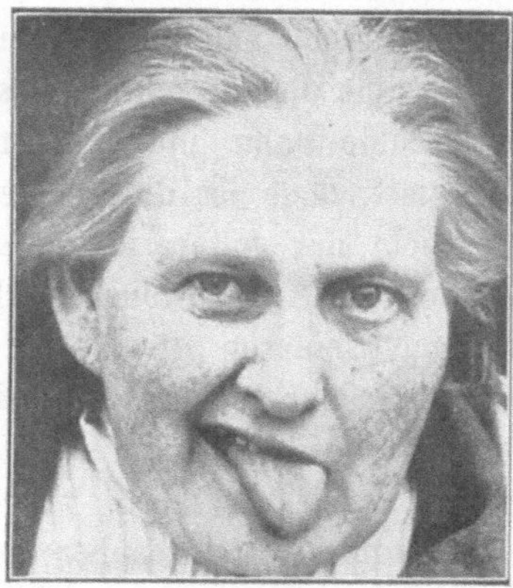

Fig. 276. Apoplektische Hypoglossuslähmung, Abweichen der Zunge nach der Seite der Lahmung. Eigene Beobachtung.

Auch gestattet der verminderte Tonus, der sich darin zu erkennen gibt, daß die erhobene Extremität auf der Seite der Lähmung widerstandslos herabfällt, in der Mehrzahl der Fälle eine exakte Seitenbestimmung.

Die apoplektische Hemiplegie verbindet sich meist mit den Zeichen der spastischen Lähmung. Die Reflexe sind gesteigert, es besteht nicht selten Klonus und es stellen sich die bekannten spastischen Reflexe (Babinski, Oppenheim) ein. Hat man Gelegenheit, den Kranken kurz nach dem Eintritt des Schlaganfalles zu untersuchen, so wird man sich öfters von einem Verlust der Kniesehnenreflexe überzeugen können, eine Erscheinung, die auf eine initiale Shockwirkung zu beziehen ist. Nicht unwichtig ist ferner, daß auch die Reflexe der oberen Extremitäten ziemlich regelmäßig eine Steigerung erfahren. Als ein nach meinen Erfahrungen häufiges Symptom findet sich auf der Seite der Lähmung eine Aufhebung bzw. Abschwächung des Konjunktival- und Kornealreflexes. Das Gleiche gilt für den Bauchdeckenreflex, der auf der gelähmten Seite häufig schwindet.

Die benachbarte Lage der Fazialis- und Hypoglossusbahn erklärt die häufige Beteiligung des VII. und XI. Hirnnerven. Aus Gründen der bilateralen Innervation der vom oberen Fazialis versorgten Muskeln bleibt bei der apoplektischen Fazialislähmung der obere Ast fast ausnahmslos von der Lähmung verschont. Infolgedessen sind die Kranken imstande, das Auge zu schließen und die Stirne zu runzeln, während Bewegungen im Mundfazialis, wie Zähnezeigen, Backenaufblasen und Pfeifen, auf der gelähmten Seite mangelhaft ausgeführt werden. Hierin liegt ein wichtiger Gegensatz der peripheren und zentralen Fazialisparese. Das Ergriffensein des Hypoglossus erkennt man aus dem Abweichen der herausgestreckten Zunge nach der Seite der Lähmung (Fig. 276). Die Schluck- und Kaumuskulatur bleibt bei der Apoplexie meist erhalten.

Aehnlich wie die vom oberen Fazialisast versorgte Stirnmuskulätur, erhält auch die Schluck- und Kaumuskulatur aus beiden Hemisphären Innervationsimpulse, sodaß erst bei doppelseitiger Läsion der betr. Bahnen eine Störung des Kau- und Schluckaktes erfolgt. Da zum vikariierenden Eintreten der gesunden Hemisphäre eine gewisse Zeit notwendig ist, findet man in den ersten Tagen der Apoplexie nicht selten eine leichte Behinderung des Schluckaktes. Wo die Schlucklähmung stationär bleibt, handelt es sich entweder um eine Affektion des Kerngebietes (s. akute Bulbärparalyse) oder um doppelseitige Großhirnherde.

Die motorische Lähmung verbindet sich nicht selten mit einer sensiblen Störung. Tritt die sensible Beeinträchtigung stärker hervor, so handelt es sich um einen Herd, der die sensible Bahn im hinteren Abschnitt der inneren Kapsel bzw. im Thalamus opticus affiziert, doch ist die apoplektische Hemianästhesie in quantitativer und qualitativer Hinsicht nur selten voll ausgebildet. Ueber sensible Reizerscheinungen in Form von Parästhesien wird zuweilen geklagt. Seltener kommt es zu stärkeren Schmerzen.

In einer kleineren Anzahl der Fälle machen sich auf der gelähmten Seite vasomotorische, trophische und sekretorische Störungen bemerkbar. Während im Beginne der Apoplexie die Temperatur auf der gelähmten Seite erhöht sein kann, pflegt sie nach einigen Tagen zur Norm zurückzukehren oder um einige Grade herunterzugehen, sodaß die Haut sich gegenüber der gesunden Seite kühl anfühlt. Auch sieht man mitunter eine auf Vasomotorenlähmung beruhende zyanotische Verfärbung. Als eine relativ häufige trophische Störung ist die ödematöse Schwellung der gelähmten Glieder zu erwähnen. Systematische Untersuchungen mit Pilokarpininjektionen haben ergeben, daß die Schweißsekretion auf der gelähmten Seite, besonders am Kopfe, in manchen Fällen eine Störung erfährt. Als Regel ist hierbei eine Anhidrosis anzusehen, doch kommt es zuweilen auch zu einer Steigerung der Schweißsekretion auf der vom Schlage betroffenen Körperseite.

Im Vordergrunde der klinischen Erscheinungen steht die Hemiplegie. Wo die motorische Lähmung kein direktes Herdsymptom bildet, sondern auf einer Fernwirkung beruht, stellt sich die Funktion in den gelähmten Muskelgebieten für gewöhnlich schon nach einigen Tagen wieder her. Ueberhaupt ist die apoplektische Lähmung dadurch ausgezeichnet, daß sie einer nicht unbedeutenden Restitution fähig ist. Demgemäß erhalten die Kranken in der Mehrzahl der Fälle die Gehfähigkeit wieder. Gewöhnlich ist der Hergang der, daß die Hemiplegie nach einigen Wochen sich zurückzubilden beginnt, doch vergehen meist einige Monate, bis der Heilungsvorgang zum Abschluß gelangt. Der Defektzustand der Apoplexie ist in bezug auf die Art und Verteilung der Lähmung durch einige Besonderheiten ausgezeichnet. Zunächst macht sich ein auffällender Unterschied in der Motilität des Armes und Beines bemerkbar. Während nämlich die Beinparese nur einen Bruchteil der anfänglich vorhandenen Lähmung bildet, bleibt die Funktion der oberen Extremität meist dauernd in stärkerem

Grade beeinträchtigt. Ein weiteres Charakteristikum der apoplektischen Lähmung ist das nahezu gesetzmäßige Ergriffensein gewisser Muskelgruppen. An der oberen Extremität bleiben mit Vorliebe irreparable Störungen im Deltoideus, den Supinatoren des Vorderarmes und den Extensoren des Armes und der Finger zurück. Am Bein betrifft die Residuallähmung besonders die Beuger des Unterschenkels sowie die Dorsalflektoren des Fußes.

Die Beteiligung umschriebener Muskelgruppen sowie die hierdurch bedingte Disposition zu antagonistischen Kontrakturen führt in den gelähmten Gliedern zu charakteristischen Anomalien der Haltung und Bewegung. Das Ueberwiegen der Flexoren und Pronatoren an der oberen Extremität bewirkt die typische Flexion-Pronationskontraktur des Armes und der Hand, wobei der Oberarm adduziert ist, das Ellenbogengelenk im rechten Winkel steht und die Finger der pronierten Hand sich in Flexionstellung befinden (Fig. 277). An dem in Streckstellung fixierten Bein kommt es infolge des paralytischen Spitzfußes zu einer die Lokomotion beeinträchtigenden Verlängerung der Extremität. Die hierdurch bedingte Erschwerung des Ganges kompensiert der Kranke in der Weise, daß er das zu lang gewordene Bein bei jedem Schritte im Bogen nach außen bewegt. So entsteht das charakteristische Zirkum-

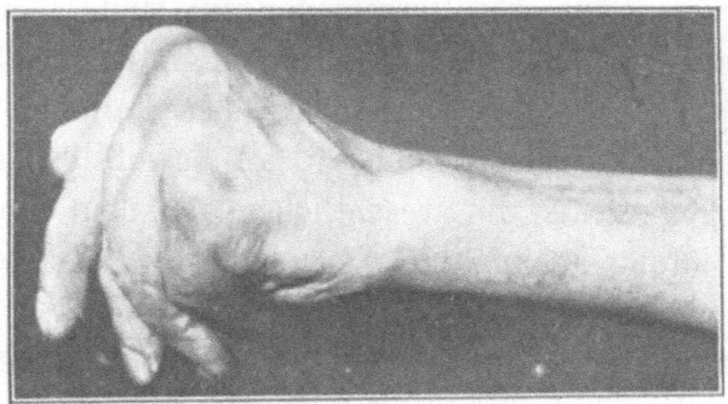

Fig. 277. Veraltete apoplektische Kontraktur. Eigene Beobachtung.

duzieren der Apoplektiker. An dem Zustandekommen der Kontrakturen hat die Lagerung und Ruhigstellung der gelähmten Glieder einen nicht unbedeutenden Anteil, wenigstens gelingt es, bei zweckmäßiger Lagerung und frühzeitigen passiven Bewegungen die Ausbildung der Kontrakturen bis zu einem gewissen Grade zu verhindern.

Eine Reduktion des Muskelbestandes findet in den gelähmten Gliedern entweder gar nicht statt oder erreicht nur den bei anderen Inaktivitätsatrophien vorkommenden Grad. Störungen der elektrischen Erregbarkeit im Sinne der Entartungsreaktion sind der apoplektischen Lähmung fremd.

Nur in seltenen Fällen erlangt der Kranke nach Ueberstehen der Apoplexie die frühere Spannkraft wieder. Eine häufige Folge des Schlaganfalles ist die Beeinträchtigung des Gedächtnisses, die sich unter anderm darin zu erkennen gibt, daß die Kranken auf bestimmte, ihnen geläufige Dinge nicht kommen können und belanglose Begebenheiten gerne zu wiederholten Malen erzählen. Recht häufig erleidet auch das Affektleben eine Störung, sei es daß die Kranken reizbar werden oder einen häufigen Stimmungswechsel zeigen. Namentlich stellt sich in vielen Fällen eine Neigung zu Tränenausbrüchen ein.

Wenn die Apoplexie in der überwiegenden Mehrzahl der Fälle mit einer Hemiplegie einhergeht, so hat dies darin seinen Grund, daß die intrazerebrale Pyramidenbahn durch die apoplektische Hirnblutung überaus häufig in Mitleidenschaft gezogen wird. Es bedarf keiner weiteren Erklärung, daß die Erscheinungen der Apoplexie durch das jeweilige Terrain der Blutung eine Modifikation erfahren. Rechtsseitige Hemiplegien verbinden sich erfahrungsgemäß häufig mit Aphasie, auch kommt es bei rechtsseitigen Körperlähmungen nicht selten zu apraktischen Störungen. Die Beziehung der Rechtshändigkeit zur Sprachbildung wird dadurch erwiesen, daß bei Linkshändern bei linksseitigem Sitze der Blutung keine Sprachstörung zustande kommt, wohl aber bei Läsion der rechten Großhirnhemisphäre.

Bricht die Hämorrhagie in die Seitenventrikel ein, so stellen sich alarmierende Symptome wie allgemeine Konvulsionen, Lähmung der bis dahin unbeteiligten Körperseite, Respirations- und Herzstörungen ein. Meist erfolgt der Exitus im Verlaufe der nächsten 12—24 Stunden.

Die Blutungen der Brücke, bei denen die Insulterscheinungen weniger hervorzutreten pflegen, sind durch den alternierenden Charakter der Lähmung sowie die Beteiligung der Artikulations- und Schluckmuskulatur ausgezeichnet. Ein Hinweis auf die pontine Lokalisation der Hämorrhagie ist ferner die Pupillenverengerung und Neigung zu hohen Temperaturen.

Kleinhirnblutungen rufen das zerebellare Syndrom, Schwindel, Erbrechen und zerebellare Ataxie hervor. Die Insulterscheinungen sind auch bei der Kleinhirnhämorrhagie meist unbedeutend. In zwei eigenen, autoptisch sichergestellten Beobachtungen von Zerebellarapoplexie kam es in dem einen Falle nur zu einem Schwindelanfalle, während bei dem anderen Patienten völlige Bewußtlosigkeit eintrat.

Prognose. Die Prognose ist im wesentlichen von dem Umfang der Hämorrhagie und dem Terrain der Blutung abhängig. Wenn auch die Tiefe des Komas sowie das Verhalten der Atmung und des Pulses wertvolle Anhaltspunkte für die Schwere des Einzelfalles abgeben, so muß man sich doch auf Ueberraschungen nach der einen und anderen Seite gefaßt machen.

In jedem Falle ist die Apoplexie ein prognostisch sehr ernstes Leiden, das in der Todesstatistik des 5.—6. Jahrzehntes eine hervorragende Stelle einnimmt. Im Material des Städt. Krankenhauses Moabit kamen auf 1245 Fälle von Hirnblutung 661 Todesfälle, die Mortalität betrug also nahezu 50 pCt. Hat der Patient nach Ablauf von 24—36 Stunden das Bewußtsein nicht wiedererlangt, so ist in der Regel auf einen günstigen Ausgang nicht zu rechnen. Ein Teil der Patienten erliegt nach Ueberstehen des Insultes der Aspirationspneumonie. Zuweilen sieht man, daß Apoplektiker nach einigen Wochen unter den Erscheinungen des Marasmus zugrunde gehen. Haben die Kranken die unmittelbaren und mittelbaren Gefahren der Apoplexie glücklich überstanden, so schwebt das Damoklesschwert einer erneuten Hirnblutung dauernd über ihrem Haupte.

Diagnose. Zieht man diejenigen Erkrankungen in den Kreis der diagnostischen Betrachtung, bei denen sich in akuter Weise schwere zerebrale Erscheinungen entwickeln, so wird es sich im wesentlichen darum handeln, die Apoplexie gegen den paralytischen, epileptischen und urämischen Anfall abzugrenzen. Die Erkennung eines mit einer Hemiplegie einsetzenden paralytischen Anfalles ist ohne anamnestische Daten meist unmöglich, doch wird der weitere Verlauf sowie der Nachweis des einen oder anderen paralytischen Symptoms die Situation in kürzester Zeit klären. Was die Epilepsie anbetrifft, so ist eine Verwechslung mit Apoplexie möglich, wenn nach Ablauf eines epileptischen Anfalls ein länger anhaltendes soporöses Stadium bestehen bleibt. Noch im

Stadium comatosum kann ein Zungenbiß, eine auf einen früheren Anfall zu beziehende Narbe, eventuell auch eine gleichzeitig bestehende Bromakne auf die richtige Fährte leiten. Zu berücksichtigen ist ferner die Tatsache, daß die Epilepsie vorzugsweise eine Erkrankung des jugendlichen Alters ist.

Bei der Urämie ist die chemische und mikroskopische Untersuchung des Urins nicht allein ausschlaggebend, da Nephritis chronica als Teilerscheinung der Arteriosklerose bei Apoplektikern verhältnismäßig häufig anzutreffen ist. Sicherer wird die Diagnose, wenn neben Albuminurie und Zylindrurie Oedeme oder Veränderungen des Augenhintergrundes festgestellt werden. Zu berücksichtigen ist ferner, daß Lähmungserscheinungen der Urämie im allgemeinen nicht zukommen. Die mitunter beobachtete urämische Hemiplegie ist meist durch weniger massive Ausbildung, sowie durch die Flüchtigkeit ihres Bestehens ausgezeichnet.

Seltener gibt die Enzephalitis oder multiple Sklerose zu Verwechslung mit der Apoplexie Anlaß. Die Unterscheidung der für gewöhnlich mit Hemianästhesie vergesellschafteten hysterischen Hemiplegie hat durch die Entdeckung der Babinskischen und Oppenheimschen Reflexe sehr an Sicherheit gewonnen. Auch sonst ergibt die körperliche Untersuchung sowie das psychogene Beiwerk der Lähmung genügend Anhaltspunkte für die hysterische Natur des Leidens. Von Intoxikationszuständen, bei denen ohne Kenntnis der Anamnese eine Verwechslung mit Apoplexie möglich ist, kommt besonders die akute Alkohol-, Opium- und Morphiumvergiftung in Frage.

In der Mehrzahl der Fälle ist der Arzt unter Berücksichtigung der für die Differentialdiagnose maßgebenden Faktoren imstande, zu unterscheiden, ob ein akut einsetzendes zerebrales Leiden apoplektischer Natur ist oder nicht. Schwieriger, ja vielfach unmöglich ist die Beurteilung, ob der apoplektischen Hemiplegie eine Hirnhämorrhagie oder Hirnerweichung zugrunde liegt.

Bei der Differentialdiagnose Blutung oder Erweichung ist das Alter des Kranken insofern von Bedeutung, als Hirnblutungen in den ersten vier Dezennien relativ selten sind. Die Annahme einer Hirnembolie gewinnt sehr an Wahrscheinlichkeit, wenn eine Erkrankung der Herzklappen, besonders der Mitralis, nachweisbar ist. Bemerkenswert ist jedoch, daß ein negativer auskultatorischer Herzbefund einen Klappenfehler nicht mit Sicherheit ausschließt. Wo mit einer syphilitischen Gefäßerkrankung zu rechnen ist, handelt es sich mit größerer Wahrscheinlichkeit um Hirnerweichung, da Blutungen aus syphilitischen Arterien verhältnismäßig selten vorkommen. Stärkere Grade von Arteriosklerose mit ausgebildeter peripherer Sklerose machen einen thrombotischen Erweichungsprozeß wahrscheinlich. Berücksichtigung verdient in diesem Punkte die Tatsache, daß zwischen peripherer und zentraler Atheromatose kein völliger Parallelismus besteht. Prämonitorische Symptome, wie Parästhesien, vorübergehende Lähmungszustände und Sprachstörungen, sind meist Vorboten des Hirngefäßverschlusses. Für Blutung spricht Habitus apoplecticus, Herzhypertrophie und chronische Nephritis, namentlich, wenn gleichzeitig eine Neuro-Retinitis albuminurica vorhanden ist.

In seltenen Fällen kann ein bis dahin latenter Hirntumor durch Arrosion eines Gefäßes das Bild der Apoplexie hervorrufen (eigene Beobachtung).

Therapie. Die Therapie der Apoplexie zerfällt in die Behandlung der Insulterscheinungen und die des apoplektischen Folgezustandes. Der bewußtlose Patient wird mit erhöhtem Oberkörper gelagert, sodann wird unter Vermeidung unnötiger Bewegungen eine Eisblase auf die der Lähmung entgegengesetzte Kopfhälfte gelegt. Die Nahrung wird während der ersten 24 Stunden wegen der Gefahr des Verschluckens

am besten ganz ausgesetzt, das Flüssigkeitsbedürfnis durch zwei bis drei Trinkklysmen
befriedigt. Ferner ist für eine Entleerung der Blase Sorge zu tragen. Bei starkem
Füllungszustand der Intestina ist eine Anregung der Peristaltik durch Klysmata zweckmäßig. Wo das Gesicht kongestioniert und ein voller und kräftiger Puls vorhanden
ist, empfiehlt sich ein Aderlaß von 300—400 ccm. Ich habe mich mehrfach von der
guten Wirkung der Venaesektion bzw. Venaepunktion bei Apoplexia sanguinea überzeugen
können. Blutdrucksteigernde Mittel, wie Kampfer und Koffein, sind bei der Apoplexie
kontraindiziert und dürfen nur bei sinkender Herzkraft gegeben werden.

Sind die Kranken zur Besinnung gelangt, so werden die sich nicht selten ein-
stellenden Erregungszustände mit Brom, Opium oder Morphium bekämpft. Gegen die
Schlaflosigkeit gibt man Trional, Veronal, Medinal ev. Morphium oder Pantopon.

Bei der Behandlung der apoplektischen Lähmung spielt der elektrische Strom
eine gewisse Rolle. Auf die Galvanisation des Kopfes sollte man ganz verzichten, da
die therapeutische Einwirkung der Elektrizität auf das Gehirn imaginär ist. Eher kann
man von dem faradischen oder galvanischen Strome zur Kräftigung der gelähmten
Muskeln Gebrauch machen, ohne jedoch zu große Hoffnungen auf die Elektrotherapie
zu setzen. Was meine persönlichen Erfahrungen anbetrifft, so habe ich mich bei einer
größeren Zahl von Apoplektikern, die im Städt. Krankenhause Moabit elektrisch behandelt wurden, nicht von einer nennenswerten Wirkung des elektrischen Stromes auf
den apoplektischen Defektzustand überzeugen können.

Weit wirksamer ist die mechanische Behandlung der gelähmten Muskeln mit
Massage sowie passiven und aktiven Bewegungen. Es empfiehlt sich, mit der Massage
frühzeitig zu beginnen und nicht vor Ablauf eines halben Jahres aufzuhören. Da
Hemiplegiker zu Ankylosen des Schultergelenks neigen, ist hier eine besonders
energische Bewegungsbehandlung vorzunehmen. Die Mechanotherapie an gymnastischen
Apparaten kommt erst in einem späteren Stadium in Frage. Um Kontrakturen nach
Möglichkeit zu verhüten, empfiehlt es sich, die Glieder in eine der apoplektischen
Kontraktur entgegengesetzte Stellung (beispielsweise den Oberarm in Abduktion, den
Unterarm in Supination, die Finger in Streckstellung) zu bringen und durch Kissen
oder Klötze zu fixieren.

Wo die Sprachfunktion beeinträchtigt ist, kann man durch methodische Unter-
weisung unter Umständen viel erreichen, doch ist jede Ueberanstrengung der leicht
ermüdbaren Kranken zu vermeiden.

Patienten, die einen Schlaganfall erlitten haben, bedürfen, auch wenn es sich um
einen leichten Insult handelt, wenigstens für einen Zeitraum von 3 Wochen der Bettruhe. Sodann ist dafür Sorge zu tragen, daß die Kranken bei den ersten Aufsteh-
versuchen das Bett nur für kurze Zeit verlassen.

Sofern es die sozialen Verhältnisse gestatten, ist der Besuch eines Thermalbades
(Wiesbaden, Wildbad, Oeynhausen, Gastein) oder eines Herzheilbades (Kissingen, Nauheim, Marienbad) empfehlenswert. Eine Einwirkung auf die Folgezustände der Apoplexie wird man sich von Badekuren kaum versprechen können; eher dürfte der Nutzen
der Bäder in einer allgemeinen Kräftigung und günstigen Beeinflussung der Arteriosklerose zu suchen sein. CO_2-Bäder sollen bei Patienten, die einen Schlaganfall erlitten
haben, nicht vor Ablauf eines Jahres gegeben werden.

Eine Prophylaxe der Apoplexie ist insofern möglich, als durch ein rationelles
diätetisches Regime das Fortschreiten der Arteriosklerose aufgehalten werden kann.

Neben fleischarmer Diät und Vermeidung abundanter Mahlzeiten ist Einschränkung des Kaffees und völliger Verzicht auf Alkohol und Tabak zu fordern. Körperliche Ueberanstrengungen aller Art, ebenso starkes Pressen beim Defäkationsakt, ist zu vermeiden, ferner für geregelte Darmtätigkeit Sorge zu tragen. Medikamentös empfiehlt sich der intermittierende Gebrauch von Jodkali, Sajodin, Jodglidine oder Jodipin. Die prophylaktischen Maßnahmen sind besonders rigoros durchzuführen, wenn der Patient bereits einen Schlaganfall erlitten hat.

Anhang.

Hirnanämie. Sinkt der Füllungszustand der Hirngefäße unter die Norm, so stellen sich die Erscheinungen der Hirnanämie ein. Infolge der ungenügenden Blutversorgung des Zentralorganes kommt es zu Schwindel, Ohrensausen, Erbrechen und dem als Ohnmacht bezeichneten transitorischen Bewußtseinsverlust. Während des Ohnmachtsanfalles ist der Puls klein und frequent, mitunter auch arhythmisch.

Hirnanämie kommt außer bei Blutverlusten und plötzlichen Blutdrucksenkungen, denen nicht selten eine gleichzeitige Erhöhung des Abdominalplethysmogramms entspricht, als chronischer Zustand bei Chlorose, primärer und sekundärer Anämie sowie bei Leukämie vor.

Hirnhyperämie. Im Gegensatz zur Hirnanämie handelt es sich bei der Hyperämie des Gehirns fast immer um einen temporären Zustand. Als Kopfkongestion stellt sich die aktive Hyperämie besonders bei psychischer Erregung (Zorn, Scham) ein. Neurastheniker mit labilem Gefäßsystem, wie Frauen im Klimakterium, haben häufig über lästige Wallungen nach dem Kopfe zu klagen. Die Stauungshyperämie, die auf einen mangelnden Rückfluß aus den Hirnvenen zu beziehen ist, verdankt ihre Entstehung entweder einer kardialen Insuffizienz oder einer regionären, mit Kompression der Gefäße einhergehenden Ursache.

Neuntes Kapitel.

Die Hirnerweichung (Enzephalomalacie).

Die Hirnerweichung, mag es sich um eine Embolie oder Thrombose der Hirnarterien handeln, beruht auf einer Nekrobiose des von seiner Ernährung abgeschnittenen Hirngebietes. Die häufigste Quelle der Hirnembolie bildet die Endokarditis bzw. die durch sie bedingten Veränderungen der Mitral- oder Aortenklappen. Seltener rührt der Embolus von Herzthromben oder atheromatösen Auflagerungen der großen Arterien her. Die vom Venensystem ausgehenden Embolien sind meist auf eine Thrombose im Gebiete der Pulmonalvenen zurückzuführen, doch kann bei der relativ häufigen Persistenz des Foramen ovale auch eine Thrombose im Bereich der großen Körpervenen eine Hirnembolie zur Folge haben.

Der Thrombose der Hirngefäße liegt fast ausnahmslos eine Erkrankung der Gefäßwand zugrunde. Entsprechend der weiten Verbreitung der Arteriosklerose ist diese von hervorragender Bedeutung für die Entstehung der Hirnerweichung. Meist kommt der Gefäßverschluß in der Weise zustande, daß die atheromatös veränderte Gefäßwand und die gleichzeitige Verlangsamung des Blutstromes die Entstehung von Gefäßthromben begünstigt. Der auf eine syphilitische Gefäßerkrankung zurückzuführende arterielle Verschluß ist die Folge einer produktiven Gefäßentzündung (Endarteriitis obliterans), thrombotische Vorgänge kommen bei der Arteriitis obliterans erst in zweiter Linie in Betracht.

Die im Puerperium sowie bei kachektischen (Karzinom, Tuberkulose, Leukämie) und febrilen Zuständen (Typhus) zuweilen beobachteten anämischen Hirnerweichungen beruhen, soweit eine Embolie nicht in Frage kommt, auf einer Thrombose infolge Veränderung der Blutmischung oder Verschlechterung der Zirkulation.

Der thrombotische oder embolische Gefäßverschluß führt erst dann zu klinischen Symptomen, wenn eine Wiederherstellung der Zirkulation auf dem Wege eines Kollateralkreislaufs nicht möglich ist. Dieser Fall tritt vorzugsweise bei den Arterien ein, denen die arterielle Versorgung der großen Zentralganglien und der inneren Kapsel obliegt, und welche Endarterien im Sinne Cohnheims sind. Da die A. fossae Sylvii eine Prädilektionsstelle der Hirnembolie ist, finden sich mit Vorliebe Erweichungen im Gebiete dieses Hirngefäßes. Beachtenswert ist das häufigere Befallensein der linken A. fossae Sylvii. Die Embolien der A. cerebri anterior und posterior sowie der A. carotis interna stehen an Häufigkeit weit hinter der der Sylvischen Hirnarterie zurück. Thrombosen entwickeln sich außer in der A. fossae Sylvii mit Vorliebe an der A. basilaris und den Vertebralarterien.

Die Folgen des arteriellen Verschlusses am Hirne sind dieselben wie bei embolischen oder thrombotischen Prozessen anderer Körperorgane, auch hier fällt das seiner Ernährung beraubte Gewebe der Nekrose anheim. Infolge kapillärer Blutungen nimmt das absterbende Hirngewebe mitunter einen rötlich-gelben Farbenton an, während eine hämorrhagische Infarzierung nicht vorkommt. Die Ausbildung des Erweichungsprozesses nimmt einen Zeitraum von 1—2 Tagen in Anspruch. Bei der mikroskopischen Untersuchung findet man an Stelle des nervösen Gewebes eine strukturlose Masse von zelligem Detritus, Myelintropfen und Fettkörnchenzellen. Das weitere Schicksal des Erweichungsherdes hängt von der Größe und dem Sitz des nekrotischen Prozesses ab. Kleinere sowie nach der Rinde gelegene Herde haben eher die Tendenz zu vernarben als größere oder zentral gelegene. Wo es nicht zur Narbenbildung kommt, tritt an die Stelle des untergegangenen Gewebes mitunter eine Zyste.

Symptomatologie. Symptomatologisch herrscht zwischen der Hirnblutung und Hirnerweichung eine so große Uebereinstimmung, daß die Trennung der beiden Zustände nur schwer gelingt. In manchen Fällen bietet jedoch das klinische Bild Enzephalomalacie gewisse Besonderheiten, die sich aus der Eigenart des anatomischen Prozesses erklären. Da die Hirnhämorrhagie für das Zentralorgan einen größeren Schock bedeutet als die anämische Erweichung, so ist es verständlich, daß, zumal bei nicht umfangreichen Embolien und Thrombosen, die Insulterscheinungen und die durch Fernwirkung bedingten Symptome bei der Enzephalomalacie häufig weniger ausgesprochen sind als bei der Hirnhämorrhagie. Immerhin handelt es sich um mehr quantitative als qualitative Unterschiede, die angesichts der vielen übereinstimmenden Züge des klinischen Bildes keine erhebliche Bedeutung haben.

Wie bei der Hirnblutung kann man auch bei dem embolischen bzw. thrombotischen Gefäßverschluß zwischen initialen Symptomen, lokalen Erscheinungen und persistierenden Zuständen unterscheiden. Der in dem apoplektischen Insult zum Ausdruck kommende zerebrale Schock ist, wie bereits erwähnt, häufig weniger intensiv und nachhaltig, ja es können bei den Gefäßthrombosen Insulterscheinungen ganz ausbleiben. Abgesehen davon, daß prämonitorische Symptome wie Kopfschmerz, Schwindel, Ohnmachten, Erregungszustände sowie vorübergehende Sprachverluste relativ häufige Vorboten des thrombotischen Gefäßverschlusses bilden, weist auch in manchen Fällen die allmähliche Zunahme der klinischen Erscheinungen auf eine zunehmende Behinderung der Zirkulation hin. Im Gegensatz zur Hirnhämorrhagie ist die Körpertemperatur bei der Hirnerweichung im Beginn nicht herabgesetzt. Konvulsionen sind bei der Enzephalomalacie etwas häufiger anzutreffen als bei der Hirnblutung.

Entsprechend der häufigen Lokalisation der Embolie und Thrombose auf das Versorgungsgebiet der A. fossae Sylvii ist in der Mehrzahl der Fälle eine Hemiplegie vorhanden, die sich in nichts von der durch Hirnblutung bedingten Körperlähmung unterscheidet. Bezüglich des Babinskischen Zeichens konnte ich zweimal die Beobachtung machen, daß dieser Reflex bereits wenige Minuten nach Eintritt der Lähmung (Embolie) nachweisbar ist.

Die auf Hirnarteriosklerose beruhende senile Gehirnerweichung zeichnet sich durch die allmähliche Ausbildung der Lähmung und Neigung zu schubweisen Verschlimmerungen aus. Meist findet sich eine psychische Beeinträchtigung im Sinne einer zunehmenden Demenz mit besonders hervortretenden Erinnerungsdefekten.

Es bedarf keiner weiteren Erklärung, daß das klinische Bild der durch Gefäßverschluß bedingten Hirnerweichung eine entsprechende Modifikation erleidet, wenn der Erweichungsprozeß nicht auf die typische Stelle der Capsula interna lokalisiert ist. Entsprechend der linksseitigen Lokalisation des Sprachzentrums verknüpft sich die rechtsseitige Extremitätenlähmung häufig mit Aphasie. Seltener ist die Aphasie das einzige Symptom des Gefäßverschlusses.

Starke Beteiligung der Sensibilität weist auf Ergriffensein des hinteren Abschnittes der Capsula interna hin. Hemianopsie ist entweder auf eine Affektion der intrazerebralen Sehbahn (Thalamus opticus) zu beziehen oder als Zeichen einer kortikalen Läsion (Kuneus) aufzufassen. Bei pontiner Lokalisation ist das Bild der akuten Bulbärlähmung zu erwarten, doch können auch multiple Herde durch doppelseitige Unterbrechung der Hypoglossus- und Vagusbahn den Symptomenkomplex der Bulbärparalyse bedingen.

Diagnose. Da die Differentialdiagnose Blutung—Erweichung bereits auf S. 307 berücksichtigt worden ist, mag es genügen, an dieser Stelle auf folgende für die Unterscheidung besonders in Frage kommenden Tatsachen hinzuweisen: Eine Hirnerweichung ist bei jugendlichem Alter des Patienten wahrscheinlicher als bei älteren Individuen. Eine gleichzeitige Erkrankung der Herzklappen ist als Bestätigung für die anämische Natur des Hirnprozesses anzusehen. Wo mit einer luetischen Gefäßveränderung gerechnet werden muß, ist eine Blutung unwahrscheinlich. Echauffiertes Aussehen, Schweißbildung, Pulsation der Karotiden spricht für Hirnhämorrhagie.

In manchen Fällen kann sich das Bild der Enzephalomalacie dem des Tumors so weit nähern, daß die Unterscheidung Schwierigkeiten bereitet. Namentlich sind es die der Enzephalomalacie zukommenden allgemeinen Symptome, wie Kopfschmerz, Schwindel und Pulsverlangsamung (Koronarsklerose), die zumal bei allmählicher Zunahme der klinischen Erscheinungen, an eine Gehirngeschwulst denken lassen. Umgekehrt kann der Tumor cerebri bei älteren Individuen zur Verwechslung mit seniler Erweichung Anlaß geben. In zwei meiner Beobachtungen, bei denen die Annahme eines Erweichungsherdes die größere Wahrscheinlichkeit hatte, ergab die Sektion ein infiltrierendes Gliom.

In einer kleinen Anzahl von Fällen entwickelt sich bei Zuständen, bei denen die Bedingungen für eine Hirnembolie oder Thrombose gegeben sind (Pneumonie, Tuberkulose, Karzinomatose, Diabetes, Arthritis) eine halbseitige Körperlähmung ohne anatomischen Befund. Die Deutung dieser Zustände ist nicht leicht. Wenn auch in einer Anzahl dieser Fälle makroskopisch nicht wahrnehmbare Hirnveränderungen als Ursache der Hemiplegie in Frage kommen, so bleiben andrerseits eine Anzahl von Beobachtungen übrig, für die diese Annahme keine Geltung hat. Die Auffassung Oppenheims, daß die „Hemiplegia sine materia" toxischen Ursprungs ist, dürfte wohl die größte Wahrscheinlichkeit haben.

Die **Prognose** hängt im wesentlichen von der Größe des Erweichungsherdes ab. Kompletter Verschluß der Karotis oder Basilaris führt fast ausnahmslos zum Tode. Im allgemeinen ist man berechtigt, bei Embolie und Thrombose eine günstigere Prognose zu stellen, als bei Hirnhämorrhagie. Die Dauer der Insulterscheinungen und die Tiefe des Komas geben einen guten Maßstab für die Prognose. In bezug auf die Art der Lähmung und das weitere Schicksal der Kranken besteht kein Unterschied zwischen Hirnerweichung und Blutung. Auch bei der Enzephalomalacie ist mit einer Wiederholung des Prozesses zu rechnen.

Therapie. Das therapeutische Vorgehen ist bei den durch Gefäßverschluß bedingten Zuständen das gleiche wie bei der Apoplexia sanguinea, nur ist ein Aderlaß zu vermeiden. Die traditionelle Eisblase kann verordnet werden, ohne daß man sich therapeutisch viel von der lokalen Kälteapplikation versprechen kann. Die Hauptaufgabe des Arztes besteht in sorgfältiger Ueberwachung der Pflege und Ernährung des gelähmten Patienten. Die Lues verlangt spezifische Behandlung. Neben Hg wird zweckmäßig gleichzeitig Jodkali gegeben. Wo die interne Jodmedikation Schwierigkeiten macht, sind Jodipininjektionen am Platze. Ueber die Behandlung der motorischen Lähmung sowie der Folgezustände der Hirnerweichung s. S. 307/308.

Zehntes Kapitel.

Die Enzephalitis.

Als Enzephalitis (Encephalitis non purulenta) bezeichnet man einen akuten Entzündungsprozeß in der Substanz des Hirnes. Ist das Rückenmark ebenfalls von der Entzündung ergriffen, so spricht man von Enzephalo-Myelitis bzw. Myelo-Enzephalitis. Die Enzephalitis ist, abgesehen vom kindlichen Alter, welches das Hauptkontingent der Erkrankungen stellt, keine besonders häufige zerebrale Affektion. Wenn auch durch die Untersuchungen von Oppenheim, Strümpell und Leichtenstern das Studium der Enzephalitis eine wesentliche Förderung erfahren hat, so weisen unsere Kenntnisse der Enzephalitis noch manche Lücken auf. Speziell ist über die nosologische Stellung des Leidens sowie die Beziehung der Enzephalitis zur zerebralen Kinderlähmung und Heine-Medinschen Krankheit zurzeit kein abschließendes Urteil möglich.

Die Enzephalitis entwickelt sich mit Vorliebe auf dem Boden der Infektion und Intoxikation. Die infektiöse Grundlage des Leidens kommt in den Beziehungen zu den verschiedensten Infektionskrankheiten, unter denen die Influenza sowie die Infektionen des kindlichen Alters prävalieren, zum Ausdruck. Ich selbst sah das Leiden auch im Gefolge von Sepsis und Miliartuberkulose auftreten. In den Fällen, in denen während einer Epidemie von Poliomyelitis oder Zerebrospinalmeningitis gehäufte Fälle von Enzephalitis zur Beobachtung kommen, handelt es sich wohl um eine durch die besondere Lokalisation der Erreger bedingte Modifikation der betreffenden Erkrankungen.

Nicht selten reagiert die Hirnsubstanz auf eine Entzündung oder Eiterung der Nachbarschaft mit einer enzephalitischen Veränderung. So kann eine komplizierende Enzephalitis bei Otitis media, Hirnabszeß und Meningitis tuberculosa vorhanden sein. Neben der nicht spezifischen Enzephalitis bei der tuberkulösen Hirnhautentzündung gibt es auch eine umschriebene, meist mit Meningealveränderungen einhergehende tuberkulöse Form (Meningo-Encephalitis tuberculosa, S. 299). Auf toxische Einflüsse ist die Enzephalitis beim chronischen Alkoholismus zurückzuführen. Seltenere Ursachen sind die Bleiintoxikation sowie die Fisch- und Fleischvergiftung. Daß auch das Salvarsan enzephalitische Veränderungen hervorzurufen imstande ist, muß auf Grund von autoptischen Befunden als sicher angesehen werden. Was die Beziehungen des Traumas zur Enzephalitis anbetrifft, so ist im Einzelfalle zu berücksichtigen, inwieweit eine gleichzeitige Infektion an dem Zustandekommen der traumatischen Enzephalitis beteiligt ist. Schließlich bleibt eine Anzahl von Enzephalitisfällen übrig, bei denen jedes ätiologische Moment vermißt wird.

Pathologische Anatomie. Pathologisch-anatomisch charakterisiert sich die Enzephalitis als ein zirkumskripter Entzündungsprozeß mit Neigung zu Blutungen (Encephalitis haemorrhagica). Die enzephalitischen Herde sind durch die multiplen punktförmigen Hämorrhagien in der Regel makroskopisch erkennbar, s. Tafel IV, Fig. 3. Meist handelt es sich um punktförmige Blutungen, sodaß der Name „Flohstich-Enzephalitis" recht passend ist, doch werden gelegentlich auch umfangreichere Hämorrhagien beobachtet. Bei mikroskopischer Betrachtung fällt die Hirnsubstanz durch den abnormen Füllungszustand der Gefäße auf. Die perivaskulären Räume sind mit Rundzellen und größeren epitheloiden Zellen, die für die Enzephalitis charakteristisch zu sein scheinen, ausgefüllt. Die nervösen Elemente beteiligen sich durch Markscheidenzerfall und Auflösung der Ganglienzellenstruktur an dem Krankheitsprozeß. Der Ausgang ist entweder eine Restitutio ad integrum oder Defektheilung mit Narbenbildung, auch ist mit der Möglichkeit eines Ueberganges in multiple Sklerose zu rechnen.

Symptomatologie. Symptomatologisch läßt sich die Enzephalitis als ein febriles, unter zerebralen Allgemeinerscheinungen in akuter Weise zu Lähmungen führendes Leiden charakterisieren. Das Leiden zeigt meist einen akuten Beginn, wenngleich auch mitunter ein allmähliches Einsetzen der Symptome beobachtet wird, andererseits pflegt die Enzephalitis nur selten den apoplektiformen Beginn zu zeigen, den wir bei der Hirnblutung zu sehen gewohnt sind. Der infektiöse Charakter des Leidens kommt in den febrilen Prodromalerscheinungen, die in Gestalt von Kopfschmerz, Mattigkeit, Abspannung oder Reizbarkeit dem Ausbruch der Krankheit mitunter 1—2 Tage vorausgehen, zum Ausdruck. Nicht selten klagen die Kranken über Frösteln, weniger häufig eröffnet ein Schüttelfrost die Szene.

Die Allgemeinerscheinungen, die zum Teil auf das Fieber zu beziehen sind, teilweise jedoch bereits auf eine zerebrale Lokalisation des infektiösen Virus hindeuten, leiten meist über eine anfängliche Bewußtseinstrübung zum Sopor und Koma über. Seltener setzt das Leiden nach Art der Apoplexie mit plötzlicher Bewußtlosigkeit ein. Die Allgemeinerscheinungen pflegen bei der Enzephalitis der Kinder besonders ausgesprochen zu sein. Das Koma, während dessen die in der Regel erhöhte Temperatur gewöhnlich noch weiter ansteigt, zeigt nur selten die Tiefe des apoplektischen Komas. Im Stadium comatosum werden mitunter umschriebene oder allgemeine Konvulsionen beobachtet. In einer Minderzahl von Fällen erfolgt der Tod, ohne daß der Kranke das Bewußtsein erlangt. Gewöhnlich klärt sich das Sensorium unter gleichzeitigem Fieberabfall nach 24—36 Stunden auf. Nun treten die Lähmungssymptome, deren Nachweis meist schon im Stadium der Bewußtlosigkeit gelingt, schärfer hervor. Wenn auch die Enzephalitis gelegentlich ohne Hirnsymptome verlaufen kann, so werden andrerseits zerebrale Ausfallserscheinungen selten vermißt. Am häufigsten hinterläßt die Enzephalitis eine Hemiplegie mit oder ohne Aphasie, doch ist auch der monoplegische Typus der Lähmung keineswegs selten. Von den basalen Hirnnerven beteiligt sich mitunter der Abduzens und Optikus (Neuritis optica) an dem Krankheitsprozeß.

Ein besonderes Symptomenbild entsteht bei Lokalisation der Enzephalitis auf die Brücke und Medulla oblongata. Die Erscheinungen sind in diesem Falle die der akuten Bulbärparalyse. In einer meiner Beobachtungen wies ein in Heilung ausgehender bulbärer Symptomenkomplex mit gleichzeitiger (bulbärer) Ataxie auf eine Affektion der Oblongata hin. Es sind auch Fälle von Enzephalitis bekannt, die eine zerebellare Lokalisation des Krankheitsprozesses wahrscheinlich machen.

Verlauf und Prognose. In der prognostischen Beurteilung des Leidens ist in letzter Zeit ein Umschwung dahin eingetreten, daß man in der Enzephalitis ein zwar ernstes, aber keineswegs unheilbares Leiden sieht. Seitdem namentlich durch Oppenheim und Cassirer darauf hingewiesen ist, daß die Enzephalitis, entsprechend der Restitutionsfähigkeit ihres anatomischen Substrates, gewisser Heilungschancen nicht ermangelt, mehren sich die Mitteilungen über geheilte Enzephalitisfälle. Einen Maßstab für die Prognose gibt die Schwere der Allgemeinerscheinungen sowie die Tiefe der Bewußtlosigkeit. Wo das Leiden nicht zum Tode führt, treten die Kranken nach 2—3 Wochen in das Stadium der Rekonvaleszenz. Meist hinterläßt die Enzephalitis dauernde Störungen, andrerseits kann namentlich im Kindesalter komplette Heilung eintreten. Beachtenswert ist, daß, wie bei der zerebralen Kinderlähmung, die Enzephalitis in einer Anzahl von Fällen eine epileptische Disposition schafft.

Diagnose. Die Diagnose der Enzephalitis gehört, abgesehen von den nicht gerade häufigen, ohne weiteres übersehbaren Krankheitsfällen, zu den schwierigeren Aufgaben der Neurologie. Häufig wird man, namentlich bei Kindern, deren erregbares Nervensystem auf mannigfache Schädigungen leicht reagiert, die Diagnose erst aus dem weiteren Verlaufe stellen können. Von anderen akuten Erkrankungen des Zentralnervensystems kommt differentialdiagnostisch besonders die Meningitis epidemica bzw. serosa in Betracht. Wichtig für die Enzephalitisdiagnose ist der Nachweis einer zu Enzephalitis disponierenden Erkrankung, wie Influenza, Typhus, Pneumonie, Pertussis usw. In diesem Punkte verdient jedoch die Tatsache Berücksichtigung, daß im Anschluß an die genannten Infektionskrankheiten einerseits toxische Läsionen des Hirns und seiner Häute (Meningismus) vorkommen, andrerseits Zerebralerscheinungen auch durch eine mit dem Grundleiden im Zusammenhange stehende Embolie oder Thrombose bedingt sein können. Bei der Abgrenzung der Enzephalitis von einer apoplektischen Hirnblutung ist die Tatsache zu berücksichtigen, daß die Enzephalitis mehr eine Erkrankung des jugendlichen, die Apoplexie des reiferen Alters ist. Von der immerhin seltenen akuten multiplen Sklerose bzw. der mit einer Hemiplegie einsetzenden akuten Form des Leidens ist die Enzephalitis im Beginn nicht immer mit Sicherheit zu unterscheiden, doch wird der weitere Verlauf keine Zweifel an dem Charakter des Leidens lassen.

Es gibt auch Fälle von Enzephalitis, die sich dem Bilde des Hirntumors nähern. Die Aehnlichkeit mit einer endokraniellen Neubildung erklärt sich teils durch eine Kombination der Enzephalitis mit Hydrozephalus, teils durch eine entzündliche Mitbeteiligung des Nervus opticus. Ich verfüge über eine Beobachtung, in der ein Symptomenkomplex von zerebellarer Ataxie, Nystagmus, Stauungspapille und zerebralen Allgemeinerscheinungen die Annahme eines Kleinhirntumors wahrscheinlich machte. Diese, von kompetenter Seite bestätigte Diagnose hat sich als nicht zutreffend erwiesen. Der weitere Verlauf machte es wahrscheinlich, daß eine diffuse Enzephalo-myelitis vorgelegen hat.

Therapie. Die Behandlung des Leidens ist ausschließlich symptomatisch, insofern man nicht der lokalen Kälteapplikation oder der Ableitung auf den Darm einen Einfluß auf den Krankheitsprozeß selbst zuschreiben will. Die von anderer Seite empfohlene Lumbalpunktion wird von Oppenheim verworfen. Von der medikamentösen Behandlung mit grauer Salbe, Jodkali und Antipyretizis ist wohl nicht viel zu erwarten. Die Hauptsorge gilt einer zweckmäßigen Pflege und Ernährung. Namentlich muß darauf geachtet werden, daß die benommenen Kranken sich nicht verschlucken, eine Beschmutzung mit Kot und Urin vermieden wird und die Kost das Kalorienbedürfnis befriedigt, ohne den Magen und Darm zu sehr zu belasten. Bei der Behandlung der Folgezustände kommen die bei der Apoplexie Geltung habenden Grundsätze in Anwendung.

Anhang.

Die Polioencephalitis haemorrhagica acuta superior.

Das Leiden, dessen Kenntnis wir Wernicke verdanken, besteht in einer vorwiegend auf die graue Substanz in der Umgebung des III. Ventrikels und des Aquaeduktus lokalisierten hämorrhagischen Entzündung und tritt fast ausnahmslos bei Säufern auf. Aetiologisch kommt neben dem chronischen Alkoholismus in seltenen Fällen auch die Infektion (Influenza) und Intoxikation (Blei, Nikotin, Wurstgift) in Frage. Ferner kann das Virus der Heine-Medinschen Krankheit eine Polioenzephalitis bedingen. In pathologisch-anatomischer Hinsicht tritt bei der Polioenzephalitis das entzündliche Moment gegenüber der Blutung in den Hintergrund.

Nur selten setzt die Krankheit mit einem Schlage ein, meist gehen dem Ausbruch der Krankheitserscheinungen Prodromalsymptome, wie Kopfschmerz, Schwindel oder gastro-intestinale Störungen voraus. Das Lähmungsstadium leitet sich für gewöhnlich mit einem dem Alkoholdelir verwandten Zustande ein, in dessen Verlauf es zu halluzinatorischen und deliriösen Vorstellungen kommt. Häufig wechseln auch Perioden von Exzitation mit Somnolenz und Schlafsucht. In den Beobachtungen, bei denen die Enzephalitis sich auf nicht alkoholistischer Grundlage entwickelt, fehlt oft das deliriöse Vorstadium, während andrerseits die Krankheitserscheinungen häufig auf eine Mitbeteiligung der Brücke (Polioencephalitis inferior) hinweisen. Eine charakteristische Erscheinung der Wernickeschen Lähmung ist die Bevorzugung des Augenapparats.

Die Lähmungen der Augenmuskeln zeigen keine Gesetzmäßigkeit. Bald handelt es sich um symmetrische oder assoziierte Paresen, bald betrifft die Funktionsstörung nur einen Augenmuskel, wie z. B. den Abduzens, bald steigert sie sich bis zur totalen Ophthalmoplegie. Mehrfach ist auch eine Beteiligung des Sehnerven (Neuritis optica) konstatiert worden. Nicht ungewöhnlich ist ferner eine lokomotorische Ataxie vom Charakter der zerebellaren Gehstörung. Die übrigen Krankheitserscheinungen, wie Tremor, allgemeine Asthenie und Pulsbeschleunigung sind wohl in erster Linie durch die Alkoholintoxikation bedingt.

Das Leiden verläuft in der Regel fieberlos. Die Prognose ist sehr ernst, da die Mehrzahl der Kranken dem Leiden erliegt. Wo kein letaler Ausgang erfolgt, bleibt meist eine persistierende Lähmung der Augenmuskeln zurück, doch ist auch völlige Restitution beobachtet worden. In einigen Fällen wurde auch das Rückenmark in den Krankheitsprozeß miteinbezogen (Polioenzephalo-Myelitis).

Die Diagnose der Polioencephalitis haemorrhagica kann mit Wahrscheinlichkeit gestellt werden, wenn bei Säufern Augenmuskellähmungen unter zerebralen Allgemeinerscheinungen eintreten und ein deliröses Vorstadium der Parese vorausgeht. Schwieriger zu beurteilen sind die Fälle, in denen eine alkoholistische Grundlage vermißt wird. Hier hat die Diagnose mit der Tatsache zu rechnen, daß namentlich bei der Fisch- und Wurstvergiftung das Symptomenbild der Polioenzephalitis durch immaterielle, toxische Schädigungen des Nervensystems hervorgerufen werden kann.

Elftes Kapitel.

Die zerebrale Kinderlähmung.

Die zerebrale Kinderlähmung ist weder ein nosologisch, noch klinisch einheitlicher Zustand, vielmehr werden unter der Bezeichnung eine Anzahl heterogener Affektionen zusammengefaßt, die im einzelnen verschieden, gemeinsam durch das Auftreten zerebraler Lähmungskomplexe in den ersten Lebensjahren charakterisiert sind.

Bezüglich der Aetiologie des Leidens ist es zweckmäßig, zwischen pränatalen, natalen und postnatalen Ursachen zu unterscheiden. Unter den Schädlichkeiten, die den Fötus vor der Geburt treffen, kommt der Syphilis eine besondere Bedeutung zu. Seltener bildet eine fötale Enzephalitis oder traumatische Einwirkung auf den Embryo den Ausgangspunkt der zerebralen Kinderlähmung. Hereditäre Einflüsse kommen besonders bei der familiären Diplegie und der amaurotischen Idiotie in Betracht. Ein erhebliches Kontingent von zerebralen Kinderlähmungsfällen ist auf Rechnung von Schädlichkeiten zu setzen, die intra partum auf den kindlichen Organismus einwirken. So ist das Leiden in einer nicht kleinen Anzahl von Fällen auf forcierten Zangendruck zurückzuführen. Ebenso haben Geburtshindernisse, die zu schweren oder protrahierten Gebürten führen oder eine Asphyxie des Neugeborenen bedingen, für die zerebrale Kinderlähmung eine gewisse ätiologische Bedeutung.

Post partum ist besonders die in den ersten Jahren sich entwickelnde Enzephalitis bzw. Meningo-Enzephalitis für die Entstehung des Leidens verantwortlich zu machen. Enzephalitische Prozesse des kindlichen Alters treten nicht selten im Anschluß an Masern, Scharlach und Pertussis auf. In anderen Fällen bilden sie ein Leiden sui generis, das mit der Poliomyelitis in Parallele gesetzt werden kann. Zu berücksichtigen ist ferner, daß Schädeltraumen auch post partum zerebrale Lähmungen nach sich ziehen können.

Pathologische Anatomie. Ueber die Anfangsstadien des Leidens sind wir nur mangelhaft unterrichtet. In einer Anzahl von Fällen nimmt der Prozeß seinen Ausgang vom Gefäßsystem. Erwiesen ist ferner, daß neben pathologischen Hirnveränderungen auch Hemmungsbildungen und Aplasien (Mikrogyrie) die Grundlage der zerebralen Kinderlähmung bilden können. Die Sektionsbefunde, die sich vorwiegend auf das Endstadium des Leidens beziehen, sind in pathologisch-anatomischer Hinsicht nichts weniger als einheitlich. Meist handelt es sich um Residuen einer abgelaufenen Meningo-Enzephalitis. Neben Schrumpfungsherden finden sich auch Erweichungsherde und Zysten der Rinde und der Zentralganglien. Charakteristisch sind die in manchen Fällen vorkommenden trichterförmigen Einziehungen der Rinde (Porenzephalie), welche durch narbige Schrumpfung entstehen und eine Art von Defektheilung darstellen. Eine Prädilektionsstelle für die anatomischen Veränderungen der Kinderlähmung ist das motorische Rindengebiet, doch pflegen die anatomischen Befunde sich nur ausnahmsweise auf ein umschriebenes Gebiet zu beschränken, sondern entweder in der Kontinuität

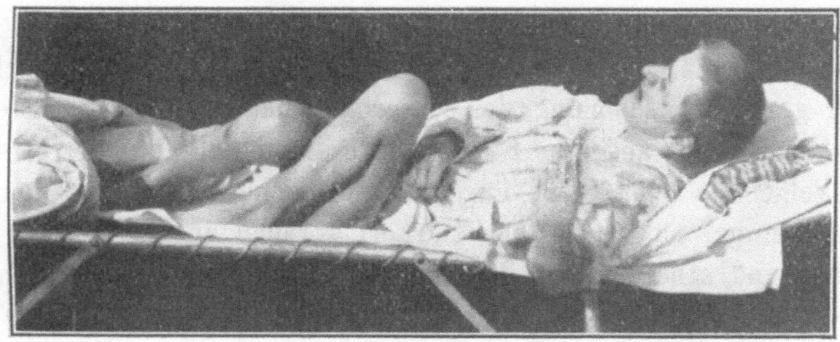

Fig. 278. Zerebrale, doppelseitige Kinderlähmung mit Pupillenstarre und Athetose. Eigene Beobachtung.

oder mit Auslassung bestimmter Hirngebiete einen größeren Teil des Hirnes, nicht selten eine ganze Hemisphäre einzunehmen.

Symptomatologie. Nur in einer kleineren Anzahl der Fälle bietet sich dem Arzte Gelegenheit, die zerebrale Kinderlähmung in ihren ersten Anfängen zu beobachten. Meist sind es die unter dem Bilde einer schweren Infektion auftretenden Krankheitsfälle, welche die Eltern veranlassen, sogleich ärztliche Hilfe in Anspruch zu nehmen.

Bei den akuten Fällen ist der Hergang in der Regel der, daß die bis dahin gesunden Kinder mit febrilen schweren Allgemeinerscheinungen erkranken, delirieren, das Bewußtsein verlieren und nach vorangehenden allgemeinen oder umschriebenen Konvulsionen von einer hemiplegischen Lähmung befallen werden. Wenn die Kleinen das Bewußtsein wiedererlangt haben — und dies pflegt nach 24—48 Stunden der Fall zu sein —, wird die im Stadium comatosum hinter der Schwere der Allgemeinerscheinungen zurücktretende Lähmung manifest. Eine nicht ungewöhnliche Begleiterscheinung der Hemiplegie ist eine Aphasie, die eine beträchtliche Rückbildungstendenz zeigt. Neben der die Regel bildenden Hemiplegie kommen Monoplegien, vereinzelt auch Diplegien vor. Seltenere Komplikationen sind Augenmuskellähmungen und Pupillenstarre, wie in dem durch Fig. 278 veranschaulichten Falle. Die Sensibilität bleibt meist intakt.

Wie bei der spinalen Kinderlähmung ist der primäre Lähmungszustand einer beträchtlichen Restitution fähig, sodaß die Kranken häufig nach Wochen und Monaten die Gehfähigkeit wiedererlangen und auch mit dem gelähmten Arme gröbere Bewegungen ausführen können.

Das funktionelle Resultat würde in vielen Fällen zufriedenstellend sein, wenn sich nicht in den gelähmten Gliedern Folgeerscheinungen bemerkbar machen würden, die einen ungünstigen Einfluß auf die Lähmung hätten. Zwei Umstände sind es vor allem, die das funktionelle Endresultat verschlechtern, die Neigung zu Kontrakturen und pathologischen Mitbewegungen einerseits, die Wachstumsschädigung der von der Lähmung betroffenen Glieder andrerseits. Die Kontraktur erreicht bei der zerebralen Kinderlähmung meist einen erheblichen Grad (Fig. 279). Wie bei anderen spastischen Lähmungen kann man die Wahrnehmung machen, daß die in der Ruhe vorhandene Hypertonie der Muskeln sich bei Bewegungen reflektorisch steigert und ein wesentliches Hemmnis für den Ablauf jeder willkürlichen Bewegung wird. Die Reflexe erfahren in den hypertonischen Muskelgebieten meist eine Steigerung, doch kann die Starre der Muskulatur unter Umständen so bedeutend sein, daß eine Reflexzuckung verhindert wird. Neben der Muskelkontraktur macht sich sehr häufig eine Neigung zu Mitbewegungen im Sinne der Athetose bemerkbar.

An der Gestaltung des klinischen Bildes der zerebralen Kinderlähmung haben sekundär sich entwickelnde zerebrale Reizerscheinungen, welche in einem hohen Prozentsatz das Leiden begleiten, einen wesentlichen Anteil.

Diese Bewegungsstörungen treten als choreatische oder athetotische Zuckungen mitunter in der ganzen Ausdehnung des ursprünglichen Lähmungsgebietes auf (Hemichorea, Hemiathetose), in anderen Fällen wiederum beschränken sie sich auf umschriebene Muskelgebiete oder gehen auch auf die nicht von der Lähmung betroffene Seite über. Fast immer sind die Arme stärker betroffen als die unteren Extremitäten. Die choreatischen und athetotischen Bewegungen, welche durch psychische Erregungen erheblich gesteigert werden, hören im Schlafe völlig auf. S. hierzu Fig. 278 sowie 50, 51, 52.

Wie bereits erwähnt, macht sich in den gelähmten Gliedern eine Störung der Trophik bemerkbar, die zu einer Wachstumshemmung führt. Gröbere Störungen der elektrischen Erregbarkeit pflegen hierbei zu fehlen. Recht häufig, nach Oppenheim in 50—75 pCt. der Fälle, schafft die zerebrale Kinderlähmung eine epileptische Disposition. Die meist nach einem Zeitraum ven 1—2 Jahren manifest werdende Epilepsie ist gegenüber der genuinen Epilepsie häufig durch die geringere Tiefe des Komas, die Bevorzugung der kranken Seite, sowie die geringere Konstanz des initialen Schreis und des epileptischen Zungenbisses ausgezeichnet.

Nur selten entwickeln sich Kinder mit zerebralen Lähmungszuständen in geistig normaler Weise. Meist leiden die intellektuellen Funktionen, wobei alle Uebergänge von einfacher Intelligenzverminderung bis zu kompletter Idiotie vorkommen. Auch pflegt das affektive Leben der zu Verstimmungen und Erregungszuständen disponierten Kranken nur selten ungestört zu sein.

Littlesche Krankheit. Der zerebralen Kinderlähmung reihen sich mehrere Krankheitszustände an, die trotz mancher Uebereinstimmung mit dieser sich durch die Ausbreitung der Lähmung, sowie das Vorwiegen eines hereditären Momentes von der eigentlichen infantilen Lähmung genügend unterscheiden. Zunächst sind es die Diplegien, die unter den infantilen Paresen eine Sonderstellung einnehmen. Wenn auch zweifellos, entsprechend einer doppelseitigen Lokalisation des Hirnprozesses, die Diplegie mit dem häufigeren hemiplegischen Typus der Kinderlähmung in Parallele gesetzt werden kann, so gilt dies jedoch nicht für die Mehrzahl der Fälle. Häufig läßt sich bei den diplegischen Lähmungen des Kindesalters eine kongenitale Anlage nachweisen, sei es, daß die Kinder mit Extremitätenparesen zur Welt kommen, oder dieselben im frühen Alter akquirieren. Während also für einen Teil dieser Fälle ein familiäres Vorkommen erwiesen ist, wird bei der sog. spastischen Gliederstarre (Littlesche Krankheit) den Geburtsstörungen, wie Frühgeburten, schweren und verzögerten Entbindungen, speziell auch der Applikation der Zange, eine besondere ätiologische Bedeutung zugeschrieben. Aehnlich wie bei der zerebralen Kinderlähmung kommt bei der Littleschen Krankheit häufig Athetose, Epilepsie und Demenz zur Beobachtung. Die der familiären Diplegie, sowie der angeborenen spastischen Gliederstarre zugrunde liegenden anatomischen Veränderungen beschränken sich nicht immer auf das Gehirn, sondern können auch auf das Rückenmark übergehen, wo sie mit Vorliebe die motorischen Leitungssysteme ergreifen.

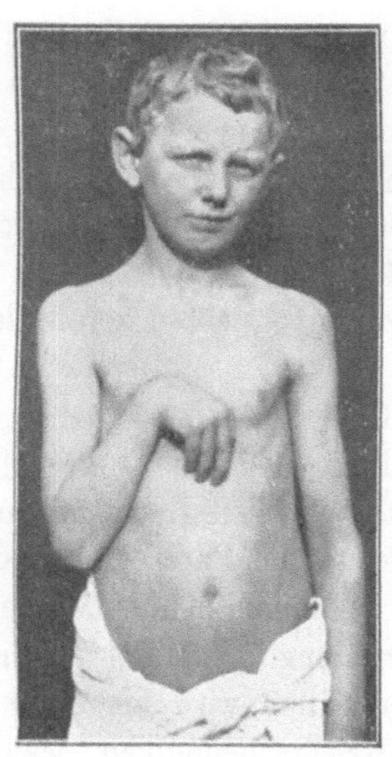

Fig. 279. Flexions-Pronationskontraktur bei zerebraler Kinderlähmung. Eigene Beobachtung.

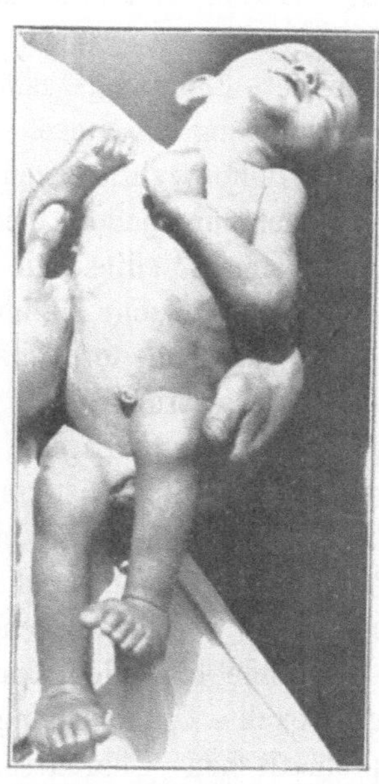

Fig. 280. Littlesche Krankheit. Spastische Kontrakturen der oberen und unteren Extremitäten. Eigene Beobachtung.

Familiäre amaurotische Idiotie. Als familiäre amaurotische Idiotie bezeichnet man einen die ersten Lebensjahre betreffenden Defektzustand, der sich von anderen infantilen Lähmungszuständen durch die Beteiligung des Sehnerven unterscheidet. Dieses seltene Leiden wird fast ausschließlich bei Juden angetroffen, eine ursächliche Bedeutung scheint jedoch auch der Konsanguinität zuzukommen. Neben der nicht konstanten Lähmung der Extremitäten ist das Leiden durch eine bis zur Erblindung fortschreitende Amblyopie (Optikusatrophie), mit gleichzeitiger Verblödung charakterisiert. Die Kinder gehen meist an Entkräftung zugrunde.

Verlauf und Prognose. Ueber den Verlauf der infantilen zerebralen Lähmungen ist das Wesentlichste bereits bei Besprechung der einzelnen Krankheitsformen gesagt worden. Die Ausfallserscheinungen, die nach Ueberstehen der eigentlichen Krankheit zurückbleiben, pflegen meist das ganze Leben hindurch in gleicher Weise zu bestehen. Die soziale Bedeutung der zerebralen Kinderlähmung liegt in der Tatsache, daß aus dieser

Krankheit viele der Existenzen hervorgehen, die als Krüppel der öffentlichen Fürsorge anheimfallen.

Für das Schicksal der Gelähmten ist neben der Motilitätsbeeinträchtigung die Abnahme der Intelligenz sowie die Disposition zur Epilepsie von wesentlicher Bedeutung. Im allgemeinen erreichen die Kranken kein hohes Alter. Ein großer Teil der im Kindesalter Gelähmten erliegt in den ersten Jahrzehnten infolge der allgemeinen körperlichen Minderwertigkeit interkurrenten Krankheiten.

Diagnose. Die Erkennung der zerebralen Kinderlähmung begegnet keinen besonderen Schwierigkeiten. Bei der akuten, mit febrilen Allgemeinerscheinungen einhergehenden Form wird die Diagnose anfangs in suspenso bleiben, bis der Eintritt der Lähmung Klarheit bringt. In den Fällen, in denen die Lähmung kongenitalen Ursprungs ist oder sich im Laufe des ersten Lebensjahres ohne Störungen des Allgemeinbefindens entwickelt, fällt den Müttern wohl die mangelnde Agilität der Kleinen sowie die Verzögerung des Laufens auf, ohne daß sie diesem Umstand große Bedeutung beizumessen pflegen.

Ausgebildete Lähmungszustände, wie sie bei den verschiedenen Formen der zerebralen Kinderlähmung die Regel bilden, sind kaum zu verkennen. Gegen eine Verwechslung mit Poliomyelitis schützt die Hyperreflexie und Hypertonie der gelähmten Muskeln. Seitdem uns jedoch neuere epidemiologische Erfahrungen gelehrt haben, daß das Virus der Heine-Medinschen Krankheit nach der jeweiligen Lokalisation sowohl schlaffe als auch spastische Lähmungen hervorrufen kann, muß, wenigstens in einem Teile der Fälle, auf eine nosologische Trennung der Poliomyelitis und zerebralen Kinderlähmung verzichtet werden.

Diagnostische Irrtümer sind bei der zerebralen Kinderlähmung möglich, wenn die Parese wenig ausgebildet ist, oder das klinische Bild von den Folgezuständen des Leidens beherrscht wird. Die choreiformen oder athetotischen Bewegungen der gelähmten Patienten können, zumal bei geringer Entwicklung der Paresen, mit der Chorea minor verwechselt werden, ebenso unterliegen die sekundär sich entwickelnden epileptischen Zustände bisweilen einer irrtümlichen Beurteilung. Vor Fehldiagnosen kann hier nur eine exakte Untersuchung schützen. In vielen Fällen wird schon die Anamnese den symptomatischen Charakter der motorischen Reizerscheinungen wahrscheinlich machen. Die Diagnose der von der gewöhnlichen Kinderlähmung abweichenden Krankheitsformen (Little, familiäre Diplegie, amaurotische Idiotie) ergibt sich aus dem speziellen Untersuchungsbefunde.

Therapie. Da der Arzt nur in einem kleinen Teil der Fälle Gelegenheit hat, die Patienten im akuten Stadium zu behandeln, richtet sich die Therapie der zerebralen Kinderlähmung vorwiegend gegen die motorischen Defektzustände. Wenn auch die zerebrale Kinderlähmung kein besonders dankenswertes Objekt therapeutischer Betätigung bildet, so läßt sich andrerseits nicht leugnen, daß bei konsequenter Anwendung der verschiedenen Behandlungsmethoden sich manche befriedigenden Erfolge erzielen lassen. Da der Arzt bei der Durchführung der therapeutischen Maßnahmen der Mithilfe des Patienten nicht ganz entbehren kann, empfiehlt es sich, schwachsinnige oder schwer epileptische Kinder ganz von der Behandlung auszuschließen.

Die Behandlung der zerebralen Kinderlähmung bezweckt vorwiegend eine Korrektur der Muskelkontraktur, eine weitere therapeutische Aufgabe besteht in einer Verbesserung der geschädigten Muskelfunktion. Die Behandlungsmethoden sind teils medikomechanischer, teils chirurgischer orthopädischer Natur.

Die wenigst eingreifenden Maßnahmen bestehen in der Dehnung der kontrakten Muskeln durch passive Bewegungen oder mediko-mechanische Apparate, gleichzeitig ist von der Massage Gebrauch zu machen. Führen diese Methoden nicht zum Ziel, so kommt die Sehnendurchschneidung bzw. Sehnenverlängerung in Frage. Unterstützend wirken die heute in technischer Vollendung hergestellten Schienenhülsenapparate, die jedoch ohne eine gleichzeitige chirurgisch-orthopädische Behandlung den gelähmten Kranken die Gehfähigkeit nur ausnahmsweise wiederzugeben vermögen. Die bei zerebralen Lähmungszuständen ausgeführten Muskeltransplantationen, Nervenpfropfungen und Nervendurchschneidungen haben nur in einem kleineren Teile der Fälle befriedigende Resultate gezeitigt. Allem Anschein nach berechtigen die Nervenoperationen unter Berücksichtigung der Stoffelschen Forderungen (S. 85, 86) zu besseren Erwartungen.

Ein neuer Zug ist in die Behandlung der infantilen zerebralen Lähmungszustände durch die sinnreiche Idee O. Försters gekommen, die Spasmen durch Ausschaltung peripherer, sensibler Reize zu beeinflussen. Besonders gut sind die Erfolge der Försterschen Operationen, wenn eine methodische orthopädische Nachbehandlung stattfindet.

Hat sich ein epileptischer Krampfzustand von Jacksonschem Typus ausgebildet und zeigen die Anfälle bei längerer Beobachtung einen gesetzmäßigen Ablauf, so ist eine Gehirnoperation in Erwägung zu ziehen, da in manchen Fällen durch Entfernung kortikaler Zysten die Krämpfe zum Schwinden gebracht werden können.

Zwölftes Kapitel.

Der Hirnabszess.

Der Hirnabszeß gehört zu den seltenen zerebralen Erkrankungen. Im Material des Städt. Krankenhauses Moabit kamen auf eine Gesamtzahl von 9626 Nervenkranken, die in den letzten 10 Jahren Aufnahme fanden, 25 Hirnabszesse. Das statistische Verhältnis der Abszesse zu den Tumoren des Hirnes betrug in demselben Material etwa 1 : 6 (25 : 165). Der Hirnabszeß ist das Produkt einer lokalen eitrigen Einschmelzung des Hirngewebes. Im speziellen lassen sich drei verschiedene Arten von Abszessen unterscheiden, nämlich:

1. Der traumatische Hirnabszeß.
2. Der otitische Hirnabszeß.
3. Der metastatische Hirnabszeß.

Die häufigste Ursache des Abszesses ist das Trauma. Eine Zertrümmerung des Knochens resp. direkte Verletzung des Zerebrums ist jedoch nicht die conditio sine qua non für das Zustandekommen einer Hirneiterung, wenn auch Hirnabszesse sich meist an schwere, penetrierende Kopfverletzungen anschließen, doch genügt eine offene, den Knochen unversehrt lassende Kopfwunde, um den Infektionserregern den Eintritt in das Schädelinnere zu ermöglichen. Zwischen Kopftrauma und Abszeßbildung kann ein Intervall von Wochen, Jahren, selbst Jahrzehnten liegen. Bei den unmittelbar an das Trauma sich anschließenden, nicht selten mit eitriger Meningitis komplizierten Frühabszessen ist der Zusammenhang zwischen Trauma und Hirneiterung so evident, daß

dem klinischen Verständnis keine Schwierigkeiten erwachsen. Weniger eindeutig liegen
die Verhältnisse bei den traumatischen Spätabszessen, die sich schleichend entwickeln
und erst nach Jahr und Tag zu klinischen Erscheinungen führen. Traumatische Hirnabszesse finden sich, von verschwindenden Ausnahmen abgesehen, immer auf der Seite
des Traumas.

Die otogenen Hirnabszesse verdanken einer chronischen, seltener akuten Otitis
media ihre Entstehung. Meist hören wir von den Kranken, daß sie jahrelang wegen
Ohrenlaufens in spezialistischer Behandlung standen, nicht selten auch, daß operative
Eingriffe am Mittelohr oder am Warzenfortsatz ausgeführt worden sind. Der Infektions-
weg führt beim otitischen Abszeß entweder über das Tegmen tympani zum Schläfenlappen oder durch Vermittlung der Mastoidzellen in das Zerebellum. Fast ausnahmslos
ist das Trommelfell perforiert. Seltener bietet die akute Mittelohrentzündung den
Ausgangspunkt der Erkrankung. Von diagnostischer Bedeutung ist die Tatsache, daß
der otitische Hirnabszeß seinen Sitz immer auf der Seite der Ohrerkrankung hat.
Das numerische Verhältnis des Schläfen- und Kleinhirnabszesses beträgt etwa 4 : 1.
Bedenkt man, daß nach den Ermittlungen Jansens auf 5000 Otitiden nur 7 Hirnabszesse kommen, so muß man den Hirnabszeß als eine immerhin seltene Komplikation der Otitis ansehen.

In der Aetiologie des Hirnabszesses treten gegenüber der Otitis alle anderen,
auf den Schädelknochen übergreifenden Eiterungen, wie Kopfphlegmonen, Erysipele,
Infektionen der Orbita, Empyeme der Nasennebenhöhlen an Häufigkeit weit zurück.
Ich selbst beobachtete einen Stirnhirnabszeß im Anschluß an eine Orbitalphlegmone.

Gegenüber den traumatischen und otitischen Abszessen haben auch die metastatischen Hirnabszesse keine besondere Bedeutung. Embolische Hirneiterungen kommen
bei Sepsis, Pyämie sowie ulzeröser Endokarditis vor und pflegen bei der Schwere der
Grundkrankheit nur selten prägnante Krankheitserscheinungen zu verursachen. Wichtiger
ist der Hirnabszeß im Gefolge eines chronischen Lungenleidens wie Bronchitis foetida,
Lungengangrän (Fig. 281), Bronchiektasie oder Empyem.

Wird man den verschiedenartigen, für die Aetiologie des Hirnabszesses in Betracht kommenden Faktoren gerecht, berücksichtigt man insbesondere die Tatsache,
daß Hirntumoren noch jahrelang nach einem, nicht selten in Vergessenheit geratenen
Kopftrauma sich entwickeln, so wird die Zahl der ätiologisch ungeklärten „idiopathischen“
Hirnabszesse immer geringer werden.

Pathologische Anatomie. Die Ausdehnung der Hirnabszesse wechselt von Erbsen-
größe bis zur Größe einer Mannsfaust. Während die metastatischen Abszesse meist
multipel sind, findet man bei der traumatischen und otitischen Hirneiterung für gewöhnlich einen größeren Abszeß, eine Tatsache, die für die Chance einer eventuellen Operation von Bedeutung ist. Der Abszeß wird nach einiger Zeit gegen die Umgebung
durch eine Abszeßmembran abgegrenzt. In der Nachbarschaft ist das Hirngewebe
erweicht oder es finden sich enzephalitische Veränderungen mit punktförmigen Hämorrhagien. In älteren Abszeßherden dickt sich der Eiter zu einer krümeligen Konsistenz
ein, die Abszeßmembran verstärkt sich, sodaß der Abszeß somit in ein Stadium der
Latenz treten kann. Hiermit ist der Krankheitsprozeß jedoch noch nicht zum Abschluß
gelangt. Nach Jahr und Tag pflegt die Eiterung, zuweilen im Anschluß an ein Trauma,
nicht selten auch ohne erkennbare Ursache, wieder aufzuflackern. Hirnabszesse sind
in einer Anzahl der Fälle mit Meningitis purulenta kompliziert, sei es, daß der
Abszeß die Rinde durchbricht oder in die Hirnventrikel eindringt.

Symptomatologie. Das klinische Bild des Hirnabszesses ist wenig einheitlich. Aetiologie, Genese und Sitz der Hirneiterung bedingen erhebliche klinische Varietäten. Der traumatische Frühabszeß, d. h. der im unmittelbaren Anschluß oder einige Wochen nach der Verletzung sich entwickelnde, führt zu Erscheinungen, die mit denen der traumatischen eitrigen Meningitis weitgehende Uebereinstimmung zeigen. Unter Kopfschmerz, Erbrechen und rasch ansteigenden Temperaturen werden die Kranken verwirrt, apathisch und verfallen gewöhnlich nach 1—2 Wochen in ein letal endigendes Koma. Herdsymptome, wie Jacksonsche Krämpfe, Mono- und Hemiparesen, Aphasie, selten Hemianopsie, vervollständigen das klinische Bild.

Weniger stürmisch sind die Erscheinungen des otitischen, sowie des traumatischen Spätabszesses. Nach einer Latenzperiode, während derer gelegentlich auftretende Symptome, wie Kopfschmerz, Abgespanntheit, flüchtige Temperaturen oder Krampfanfälle

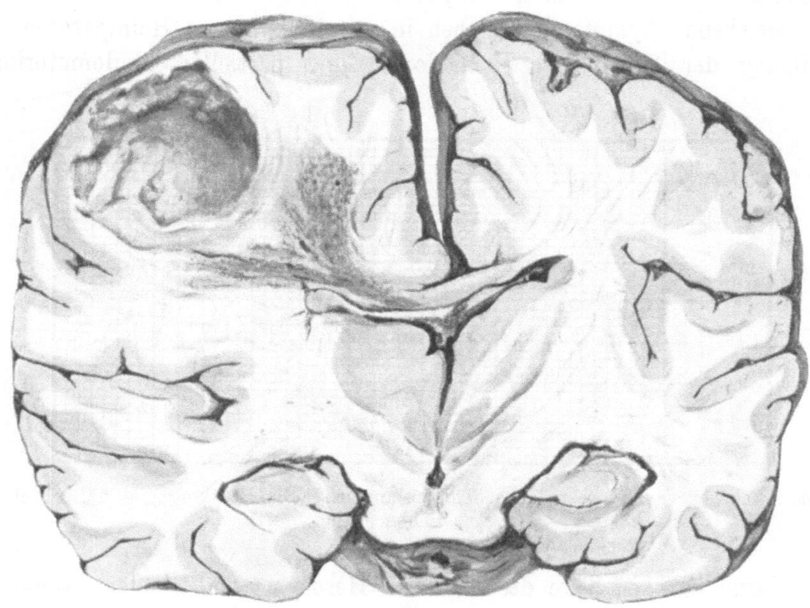

Fig. 281. Abszeß des Scheitellappens bei Lungengangrän. Eigene Beobachtung. Patholog.-Anatom. Institut Städt. Krankenhaus Moabit (Prof. C. Benda).

wohl den Verdacht eines in Entwicklung begriffenen schweren Gehirnleidens aufkommen lassen, führt die Hirneiterung zu manifesteren Symptomen.

Das Allgemeinbefinden braucht in dem Zeitpunkte, in dem der Hirnabszeß aus dem Stadium der Latenz heraustritt, zuweilen auch im weiteren Verlaufe des Leidens, nicht gestört zu sein. Vielfach macht sich jedoch eine allgemeine Reduktion des Körperbestandes bemerkbar. Die Kranken verlieren den Appetit, magern ab und bekommen eine kachektische Gesichtsfarbe.

Ein frühzeitiges, nur selten vermißtes Symptom des Hirnabszesses ist der Kopfschmerz, der bald dumpf und bohrend, bald von außerordentlicher Intensität ist. Nicht selten findet man eine umschriebene Klopfempfindlichkeit des Schädels an der Stelle des Abszesses. Pulsverlangsamung und Erbrechen sind häufige, durch die Eiteransammlung verursachte zerebrale Allgemeinerscheinungen. Neuritis optica und Stauungspapille kommt hingegen nur in einem Teile der Fälle zur Beobachtung, weshalb die Untersuchung des Augenhintergrundes bei Abszeß nicht die ausschlaggebende Bedeutung wie beim Tumor cerebri hat. Fieber ist, es sei dies besonders hervorgehoben, bei Hirnabszeß eine durchaus nicht häufige Erscheinung. Eine typische Eiterkurve bildet geradezu eine Ausnahme; wo Fieber vorhanden ist, geht die Temperatur meist nicht über 38⁰—38,5⁰ hinaus. Hierin liegt ein bemerkenswerter Unterschied des Hirnabszesses gegenüber anderen Organeiterungen. Störungen des Bewußtseins, wie allgemeine Unlust, deprimierte Gemütsstimmung, geistige Stumpfheit und Somnolenz, leichte Erregbarkeit und motorische Unruhe gehören zu den häufigeren Symptomen des Hirnabszesses.

Rindenkonvulsionen und Rindenlähmungen sind relativ häufige Lokalsymptome des Hirnabszesses. Die übrigen Herderscheinungen sind von der jeweiligen Lage des Abszesses abhängig. Ein wertvolles Lokalzeichen des Schläfenlappenabszesses der linken Seite ist die sensorische Aphasie, die nicht selten mit Alexie und Agraphie vergesellschaftet ist. Andere, in der Regel auf umfangreichere Abszesse des Schläfenlappens zu beziehende Symptome bestehen in unvollkommenen Hemiparesen mit oder ohne Beteiligung der Sensibilität, Hemianopsie und partieller Okulomotoriuslähmung

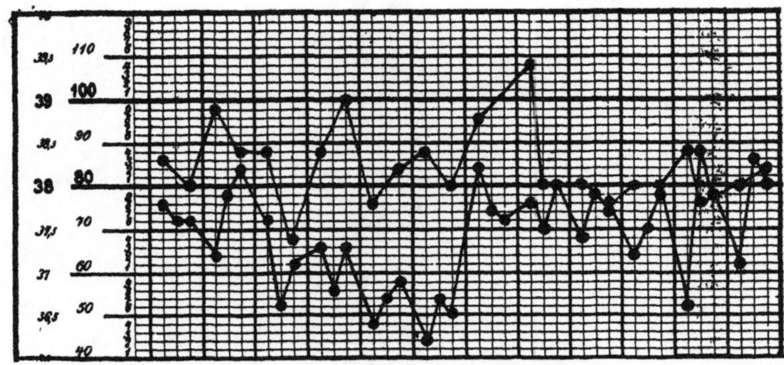

Fig. 282. Fieberkurve bei Abszeß des Schläfenlappens. (Die Pulskurve ist heller gehalten.)
Eigene Beobachtung.

(Ptosis, Mydriasis) auf der Seite des Herdes. Herdsymptome fehlen, wenn sich die Hirneiterung in stummen Hirnregionen etabliert.

Das führende Symptom des Kleinhirnabszesses ist die zerebellare Ataxie, die in manchen Fällen sehr ausgesprochen ist, gelegentlich jedoch auch vermißt wird. Schwindel und Erbrechen gehören zu den nahezu konstanten, allerdings auch bei Hirnabszessen anderer Lokalisation nicht ungewöhnlichen Erscheinungen der Kleinhirneiterung. Stauungspapille ist wie beim Kleinhirntumor besonders häufig. Uncharakteristische, auf sekundäre Druckwirkung zurückzuführende Symptome sind Augenmuskelparesen, Fazialislähmung, Bulbärsymptome und Pyramidenläsionen. Nystagmus ist nur dann auf das Zerebellum zu beziehen, wenn Labyrinthschädigung ausgeschlossen werden kann.

Verlauf und Prognose. Abgesehen vom traumatischen Frühabszeß verläuft die Hirneiterung unter dem Bilde eines chronischen, mit endokranieller Drucksteigerung einhergehenden zerebralen Leidens. Ausnahmsweise führt eine lokalisierte Hirneiterung zu keinerlei klinischen Erscheinungen, sodaß der Hirnabszeß erst bei gelegentlichen Sektionen gefunden wird. Ist der Abszeß einmal aus dem Latenzstadium herausgetreten, so pflegt die Dauer des Leidens für gewöhnlich ein halbes Jahr nicht zu überschreiten. Nicht selten beobachtet man schubweise Remissionen und Exazerbationen im Verlaufe der Hirneiterung, namentlich sind die Allgemeinerscheinungen einem stärkeren Wechsel unterworfen.

Die Prognose des unbehandelten Hirnabszesses ist eine sehr trübe, da auf Spontanheilung, die zwar nicht außerhalb des Bereiches der Möglichkeit liegt, in praxi nicht zu rechnen ist. Tritt nicht rechtzeitig chirurgische Hilfe ein, so geht der Kranke im Koma, mitunter auch auf der Höhe eines Krampfanfalles oder unter plötzlich exazerbierenden Hirnsymptomen zugrunde. In manchen Fällen erfolgt der Exitus bei Durchbruch der Eiterung unter den Erscheinungen einer stürmischen Meningitis.

Diagnose. Die Erkennung des Hirnabszesses gehört zu den schwierigeren Aufgaben der Neurologie. Das wertvollste diagnostische Moment, ohne das die Diagnose des Hirnabszesses über eine gewisse Wahrscheinlichkeit nicht hinauskommt, ist der Nachweis eines Leidens, das für die Aetiologie der Hirneiterung von Bedeutung ist (Trauma, Otitis media, Lungengangrän usw.). Andrerseits berechtigt ein vorausgegangenes Trauma oder eine Otitis nicht dazu, beim Hinzutreten zerebraler Symptome die diagnostischen Erwägungen einseitig in die Richtung des Hirnabszesses zu lenken. Im Gegenteil muß man angesichts der Häufigkeit des Traumas und der Otitis media auch mit der Möglichkeit einer zufälligen Kombinationen rechnen.

Die Abszeßdiagnose gewinnt an Sicherheit, wenn unter den ursächlichen Bedingungen des Hirnabszesses Fieber besteht. Dies ist jedoch, wie bereits erörtert, eher Ausnahme als Regel. Ein wertvolles Symptom ist die zirkumskripte Klopfempfindlichkeit des Schädels, die auch für die Lokaldiagnose eine nicht zu unterschätzende Bedeutung hat.

Differentialdiagnostisch ist der Hirnabszeß besonders gegen Meningitis purulenta, Sinusthrombose, Hirntumor, Enzephalitis und Meningitis serosa abzugrenzen. Die praktisch wichtige Frage, ob Abszeß oder eitrige Meningitis vorliegt, läßt sich aus den Krankheitserscheinungen allein nicht in allen Fällen mit Sicherheit entscheiden. Namentlich ist es bei frischen Verletzungen unmöglich zu sagen, ob die Erscheinungen auf einen traumatischen Frühabszeß oder Meningitis purulenta zu beziehen sind. Hier kann nur die Lumbalpunktion Klarheit schaffen. Ist der Liquor ungetrübt, so kann eine diffuse Meningitis mit Sicherheit ausgeschlossen werden. Wenngleich die Gefahr der Lumbalpunktion bei Hirnabszeß gegenüber den Zufällen bei Hirntumor augenscheinlich nicht groß ist, so möchte ich auf Grund eines mir bekannten Falles, bei dem der Exitus im unmittelbaren Anschluß an die Punktion eintrat, den Eingriff auch bei Abszeß nicht für ganz ungefährlich halten. — Die Sinusthrombose, die eine nicht seltene Komplikation der Mittelohrentzündung ist, verläuft mit hohen, von Schüttelfrösten durchbrochenen Temperaturen und bietet mehr das Bild einer schweren, pyämischen Infektion. Begrenzte Oedeme der Kopfknochen oder des Gesichts, abnorme Füllungszustände der V. jugularis sprechen in dubio für Sinusthrombose. S. a. S. 299.

Die Differentialdiagnose Abszeß—Tumor kommt dann besonders in Frage, wenn bei einer Hirnneubildung sich ein Ausgangspunkt für eine Hirneiterung nachweisen läßt, doch wird auch unter diesen Bedingungen eine Fehldiagnose in der Regel vermieden werden können. Vor allem ist daran festzuhalten, daß die Allgemeinerscheinungen beim Hirnabszeß weniger ausgesprochen sind als beim Hirntumor. Ueberhaupt sind die Symptome weniger massiv, der Verlauf nicht so stetig progredient als beim Tumor cerebri. Auch ist die Stauungspapille, das pathognomonische Tumorsymptom, weniger konstant. Im Zweifelfalle hat die Diagnose des Hirntumors bei der größeren Häufigkeit der Tumoren gegenüber Abszessen die größere Wahrscheinlichkeit. Vielleicht könnte für die Differentialdiagnose der Nachweis von Albumosen im Urin im weiteren Maße als bisher verwertet werden.

In der operativen Aera der Hirnchirurgie hat die Abgrenzung der Meningitis serosa gegenüber Abszeß praktische Bedeutung gewonnen. Es ist namentlich von Ohrenärzten auf den Zusammenhang von Ohreiterung und Meningitis serosa hingewiesen worden. Schnell eintretende und wieder vorübergehende zerebrale Allgemeinerscheinungen, wie sie zuweilen bei Retention des Ohreiters beobachtet werden, sprechen für seröse Meningitis. Vom Hirnabszeß unterscheidet sich die Meningitis serosa durch das Fehlen von Herderscheinungen, von der eitrigen Meningitis durch die fehlende Bewußtseinstrübung und den weiteren Verlauf. Im Zweifelfalle entscheidet die Lumbalpunktion.

Schwierig kann die Beurteilung zerebraler Erscheinungen bei Kindern werden, die an einer akuten Otitis media leiden. Nicht so selten entwickelt sich bei ihnen im Beginn der Otitis ein schweres Krankheitsbild, es können zerebrale Allgemeinerscheinungen, Konvulsionen, selbst Bewußtseinsstörungen vorhanden sein, ohne daß eine ernstere zerebrale Komplikation vorliegt. Gewöhnlich verlieren sich diese bedrohlichen Erscheinungen nach erfolgter Parazentese oder spontanem Eiterdurchbruch.

Aehnliche Krankheitsbilder wie sie Oppenheim als otogene Reflexneurose beschrieben hat, sind mir bei zwei Frauen begegnet, die an einer chronischen Otitis litten. Beide Patientinnen zeigten neben abszeßähnlichen Symptomen ein halbseitiges Zittern, das sich zuweilen zum Schütteltremor steigerte. In dem einen Falle bestand eine gleichzeitige Hemiparese mit Anästhesie des Beines.

Ein modernes Hilfsmittel von nicht zu unterschätzendem diagnostischen Wert ist die Schädelpunktion, die unter Berücksichtigung der von Neisser festgelegten Punktionsstellen ausgeführt wird. Trifft man den Eiterherd, so soll wegen der Gefahr der Verschleppung keimhaltigen Materials an die Punktion die Radikaloperation angeschlossen werden.

Therapie. Die Behandlung des Hirnabszesses ist eine rein chirurgische. Nach erfolgter Trepanation wird der Eiterherd freigelegt, der Abszeß breit eröffnet, tamponiert oder nach außen drainiert. Eine neben Abszeß bestehende eitrige Meningitis ist keine absolute Kontraindikation des chirurgischen Eingriffes. Metastatische Abszesse werden nicht operiert, wenn sie multipel sind oder die Grundkrankheit keine operativen Chancen bietet. Die Aussichten auf Dauerheilung sind bei den der Lokaldiagnose zugänglichen Abszessen nicht schlecht, doch ist es schwer, die Heilresultate ziffernmäßig zu bewerten, da die Statistiken der einzelnen Kliniken sehr von einander abweichen. Im ganzen wird man mit 30—40 pCt. Dauerheilungen rechnen können. Bei einem vor 20 Jahren im Städt. Krankenhause Moabit (Geh. Rat Sonnenburg) operierten Falle von Stirnhirnabszeß kam es infolge von Narbenbildung nach 17 Jahren zu passageren epileptischen Anfällen. Es ist dies der drittälteste bekannte Fall von Abszeßheilung.

Dreizehntes Kapitel.

Der Hirntumor.

Das Gehirn wird verhältnismäßig häufig von Geschwülsten befallen. Im Städt. Krankenhause Moabit kamen in deu letzten 10 Jahren unter einer Gesamtanzahl von 9626 Nervenkranken 165 Fälle von Hirntumor zur Beobachtung.

Die anatomische Einteilung der Geschwulst, ob ·Gliom, Sarkom, Endotheliom, Karzinom, Angiom, Psammom, hat für das Verständnis der klinischen Erscheinungen wenig Wert. Die besonderen örtlichen Verhältnisse, insbesondere die Einbettung des Hirns in starre, unelastische Knochenmassen, machen in jedem Falle eine an und für sich gutartige intrakranielle Neubildung zu einer malignen.

Was das Alter der Tumorkranken anbetrifft, so sind Neubildungen des Hirns in jedem Lebensalter, sowohl in den ersten Lebensmonaten als auch bei Greisen, beobachtet worden. Als das bevorzugte Alter gilt das 3. und 4. Jahrzehnt. Abgesehen von den entzündlichen und parasitären Hirngeschwülsten, sind wir meist nicht in der Lage, ein ätiologisches Moment der Neubildung nachzuweisen. Das Trauma wird von manchen Autoren als bedingte Ursache der Hirnneubildungen anerkannt. Auch in dem Tumormaterial des Städt. Krankenhauses Moabit ließ sich relativ häufig ein den Tumorerscheinungen einige Monate bis Jahre vorangehendes Kopftrauma nachweisen. Das Trauma wirkt, wie wir es von Neubildungen anderer Provenienz wissen, als ein die Zellproliferation anregender Reiz. In einer eigenen Beobachtung zeigte sich eine lokale Reizwirkung in der Weise, daß entsprechend einer Exostose an der Innenfläche des Stirnbeins sich ein oberflächlicher Hirntumor entwickelte.

Symptomatologie. Die klinischen Erscheinungen des Hirntumors setzen sich aus allgemeinen und lokalen Symptomen zusammen. Als lokale oder Herdsymptome bezeichnet man die Summe der Reiz- und Ausfallserscheinungen, welche durch Einwirkung der wachsenden Geschwulst ·auf benachbarte Nervenzentren und Leitungsbahnen zustande kommen. Die zerebralen Allgemeinerscheinungen sind hingegen der Ausdruck einer das Hirn in toto ergreifenden, mit der Erhöhung des intrakraniellen Druckes zusammenhängenden Störung. In der Mitte zwischen beiden stehen die sogenannten Fernsymptome, die durch Einwirkung des Tumors auf entferntere Hirnabschnitte bedingt sind.

Allgemeinerscheinungen. Zu den typischen Allgemeinerscheinungen des Tumors rechnen Kopfschmerzen, Schwindel, Erbrechen, Pulsverlangsamung, Benommenheit sowie die diagnostisch ungemein wichtige Stauungspapille.

Das konstanteste Symptom der intrakraniellen Neubildung ist der Kopfschmerz, der, an Intensität wechselnd, bald remittierend, bald exazerbierend im Verlaufe dieses Leidens so gut wie nie vermißt wird. Er erreicht häufig ganz exzessive Grade und ist durch Antineuralgika und Morphium wenig zu beeinflussen. Der Kopfschmerz ist entweder diffus oder auf eine bestimmte Gegend beschränkt.

Nicht ganz so konstant ist die Stauungspapille, die als direkt wahrnehmbares und daher objektives Zeichen einen bedeutenden diagnostischen Wert hat. Die

Stauungspapille ist für den Tumor cerebri darum so charakteristisch, weil sie in mehr als 90 pCt. aller Fälle einer Hirngeschwulst ihre Entstehung verdankt, während sie umgekehrt bei diesem Leiden nur in 10—20 pCt. dauernd vermißt wird. Die meist doppelseitig auftretende Stauungspapille findet sich frühzeitig bei Geschwülsten des Kleinhirns, während sie bei Tumoren anderer Hirnabschnitte nicht zu den Frühsymptomen gehört.

Ein weiteres wichtiges Allgemeinsymptom ist die Trübung des Bewußtseins von leichter Somnolenz und Apathie bis zum Koma. In manchen Fällen macht sich eine ausgesprochene Schlafsucht bemerkbar, derart daß der Kranke beim Essen oder anderen täglichen Verrichtungen in Schlaf versinkt. Seltener sind andere geistige Störungen wie depressive oder maniakalische Zustände oder ausgesprochene Demenz.

Weniger konstant als Kopfschmerz und Stauungspapille ist Schwindel und Erbrechen anzutreffen. Nahezu konstant ist der Schwindel nur bei den Geschwülsten der hinteren Schädelgrube. In diesem Falle hat er nicht selten bestimmte Richtungsmerkmale derart, daß der Kranke das Gefühl hat, um seine Körperachse gedreht zu werden oder die Gegenstände der Außenwelt um ihn rotieren.

Das Erbrechen, das in der Mehrzahl der Tumorfälle vorkommt, charakterisiert sich als zerebral durch seine Unabhängigkeit vom Zustande der Verdauungsorgane. Hierdurch unterscheidet es sich vom gastrischen sowie urämischen Erbrechen, das in der Regel mit Störungen von seiten des Magendarmkanals und Beeinträchtigung des Appetites verbunden ist.

Die Pulsverlangsamung ist bisweilen recht ausgesprochen, jedoch wird dieses auf Vagusreizung beruhende Symptom in vielen Fällen dauernd vermißt. In anderen Fällen wiederum tritt die Pulsverlangsamung anfallsweise mit Somnolenz oder Koma auf. Mitunter besteht Tachykardie.

Im Verlaufe eines Hirntumors kommt es nicht selten zu anfallsweise auftretenden allgemeinen Konvulsionen vom Charakter der epileptischen Zuckungen. Das Bewußtsein ist hierbei meist erloschen. Derartige Zuckungen können durch Tumoren beliebigen Sitzes ausgelöst werden und sind nicht mit den Jacksonschen Krämpfen bei Zentralwindungstumoren zu verwechseln.

Herdsymptome. Bei Besprechung der speziellen durch Hirngeschwülste verursachten Symptome folgen wir zweckmäßig der anatomischen Einteilung des Hirns in das Großhirn, Kleinhirn und den Hirnstamm.

Tumoren des Sprachzentrums, Neubildungen des Sprachzentrums gehören dem linken Stirn- bzw. Schläfenlappen an. Wird die dritte linke Stirnwindung befallen, so entwickelt sich eine Sprachstörung vom Charakter der motorischen Aphasie. Ist der obere Teil des Schläfenlappens (erste Windung) Sitz der Neubildung, so kommt es zu einer Störung des Wortverständnisses und weiterhin zu sensorischer Aphasie. Indessen sind reine Sprachstörungen des einen oder anderen Modus nicht häufig. In den meisten Fällen handelt es sich um eine Mischung beider Typen, in welcher allerdings die eine Komponente vorherrscht. Bei Linkshändern liegt das Sprachzentrum in der entsprechenden rechten Hirnhälfte. Unter noch nicht gekannten Bedingungen kann ausnahmsweise trotz Zerstörung der betreffenden Zentren die Sprache intakt bleiben, s. a. S. 282.

Inkonstante Herdsymptome des Schläfenlappens sind außer der sensorischen Aphasie Störungen der Geruchs- und Geschmacksempfindung bei Ergriffensein des Gyrus fornicatus.

Tumoren des Stirnhirns. Das Stirnhirn ist mit Ausnahme der Sprachfunktion arm an Lokalzeichen, weshalb der Lobus frontalis auch zu den stummen Hirnregionen gerechnet wird. Nach den vorliegenden Erfahrungen scheinen bei Stirnhirntumoren besonders häufig psychische Alterationen vorzukommen, namentlich wird ein eigentümlich ironisierendes oder witzelndes Verhalten des Kranken (Witzelsucht) beobachtet, s. a. S. 272. Weitere Erfahrungen ergeben, daß auch Gleichgewichtsstörungen vom Charakter der zerebellaren Ataxie bei Stirnhirntumoren vorkommen (Frontale Ataxie). Entwickelt sich die Geschwulst im hinteren Abschnitte des Lobus frontalis, so können infolge Reizung der benachbarten Rindenzentren halbseitige oder allgemeine Krämpfe ausgelöst werden.

Tumoren der Zentralwindungen. Besondere typische und augenfällige Symptome sind den Tumoren der motorischen Region eigen. Das Lokalzeichen ist hier der

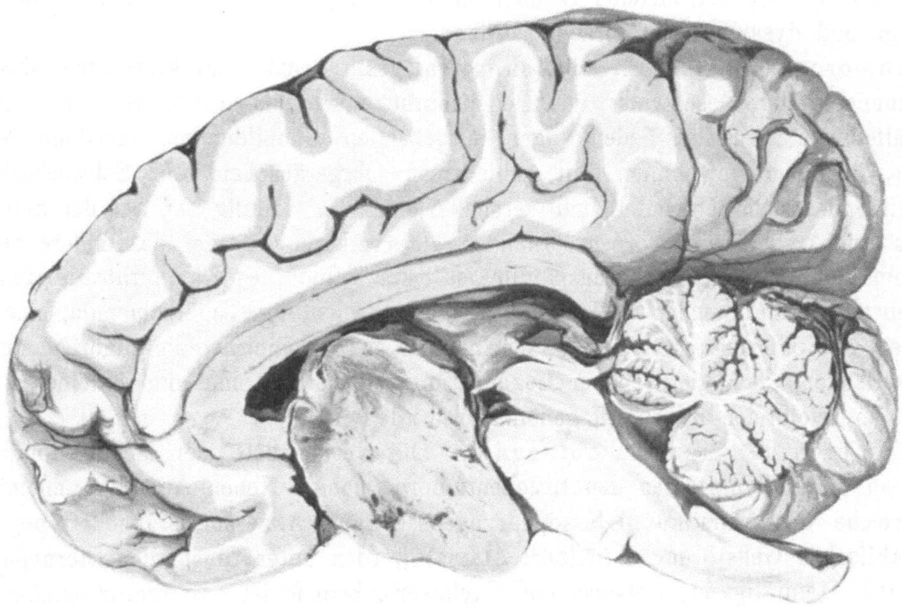

Fig. 283. Tumor der Hypophyse. Patholog.-Anatom. Institut Städt. Krankenhaus Moabit (Prof. C. Benda).

auf bestimmte Muskelgruppen sich erstreckende, gesetzmäßig ablaufende, sogenannte Jacksonsche Krampf, der meist ohne Störung des Bewußtseins verläuft und auf eine Körperseite beschränkt bleibt. Derartige umschriebene Konvulsionen sind der sicherste Wegweiser für die Lokalisation eines Hirntumors, s. a. S. 271. So ist es auch erklärlich, daß gerade die Tumoren der Zentralwindung am ehesten operativ in Angriff genommen worden sind.

Tumoren des Scheitellappens. Wenig prägnant sind die Herdsymptome des Scheitellappens. Neben der gelegentlich beobachteten Alexie und optischen Aphasie hat man bei Tumoren des Lobus parietalis öfters Störungen der Sensibilität und des Raumtastsinnes gefunden (Astereognosie).

Tumoren des Schläfenlappens. Das klassische Symptom des Okzipitallappens, die homonyme Hemianopsie, ist deshalb nur bedingt für eine Läsion des Lobus occipitalis zu verwerten, als jede Unterbrechung der optischen Leitungsbahn vom

Chiasma bis zur Rinde Hemianopsie hervorruft. Der Sitz einer Neubildung im Okzipitallappen wird wahrscheinlich, wenn neben dem genannten Symptom Reizerscheinungen in Form von Funkensehen oder eines Flimmerskotoms vorhanden sind und andere Lähmungserscheinungen fehlen.

Tumoren der Vierhügel. Geschwülste im Bereich der Vierhügel führen zu totaler oder partieller Augenmuskellähmung, bisweilen auch zu Nystagmus. Geschwülste der Hirnstiele bedingen eine Lähmung des Okulomotorius neben einer Extremitätenparese der kontralateralen Seite. Bisweilen ist hierbei ein eigentümliches, dem sklerotischen Tremor ähnelndes Zittern beobachtet worden (Syndrome de Benedikt).

Tumoren der Brücke. Ein typisches Zeichen der Brückenläsion ist die mit einer Lähmung der Hirnnerven V—VII alternierende Hemiplegie. Hat der Brückenherd größere Ausdehnung, so kann es neben einer Vierextremitätenlähmung zu einer doppelseitigen Läsion der betreffenden Hirnnerven kommen. Meist sind dann auch Schluckstörungen und dysarthrische Sprache vorhanden.

Tumoren des Kleinhirnbrückenwinkels. Recht charakteristisch sind die Erscheinungen der Geschwulst im Kleinhirnbrückenwinkel. Diese in der Mehrzahl der Fälle vom Akustikus oder Vagus ausgehenden Neubildungen, meistens Neurofibrome, beginnen gewöhnlich mit subjektiven Ohrgeräuschen und Schwerhörigkeit. Daneben findet sich Schwindel und zerebellare Ataxie. Häufig ist auf der Seite des Tumors eine Areflexie der Kornea vorhanden. Hierzu kann ein oder das andere bulbäre Symptom kommen. Die Stauungspapille ist beim Tumor des Kleinhirnbrückenwinkels fast konstant. In manchen Fällen ist diese Geschwulst nur Teilerscheinung einer allgemeinen Neurofibromatose. Die Erscheinungen der Kleinhirnwinkeltumoren sind so charakteristisch, daß sie genauer Lokalisation zugänglich sind nnd in einer Anzahl von Fällen erfolgreich in Angriff genommen werden konnten.

Tumoren der Medulla oblongata. Die Geschwülste der Medulla oblongata stehen in ihren Symptomen den Brückentumoren nahe. Neben Ausfallserscheinungen im Bereiche des Akustikus, Glossopharyngeus, Vagus, Akzessorius und Hypoglossus und ataktischen Gehstörungen (bulbäre Ataxie) werden unter Umständen Störungen der Herz- und Atemtätigkeit, Polyurie und Glykosurie beobachtet. Extremitätenlähmungen der einen oder beider Seiten können das Bild vervollständigen. Stauungspapille ist bei den Tumoren der Brücke und Medulla oblongata selten.

Tumoren der Hypophyse. Neuerdings hat man den Tumoren der Hypophysis (Fig. 283) ein besonderes Interesse zugewandt. Symptome, die auf Läsion der Hypophyse hinweisen, sind neben der häufigen, aber nicht immer vorhandenen Störung des Knochenlängenwachstums (Akromegalie), vermehrter Fettansatz und Herabsetzung der Geschlechtsfunktion (Dystrophia adiposo-genitalis). Näheres siehe Akromegalie. Das wichtigste Zeichen des Hypophysistumors ist die bitemporale Anopsie, die durch den Druck des Tumors auf die inneren Chiasmafasern bedingt wird (S. 49 u. Fig. 80). Nicht selten kommt es zu Augenmuskellähmungen, einseitigem oder doppelseitigem Exophthalmus (Fig. 284), bisweilen auch zu totaler Erblindung eines oder

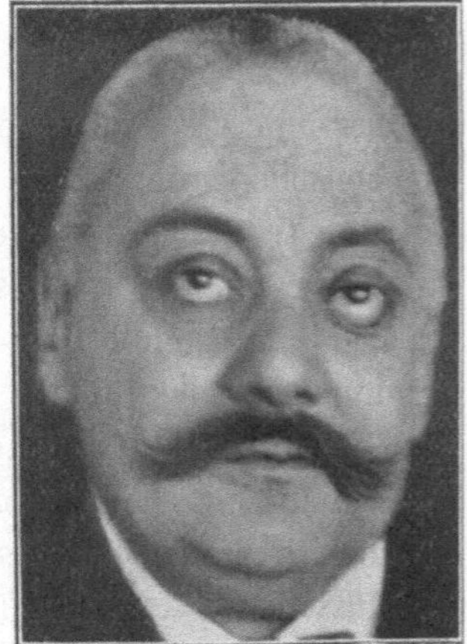

Fig. 284. Exophthalmus bei Tumor der Hypophyse (Gumma?). Eigene Beobachtung.

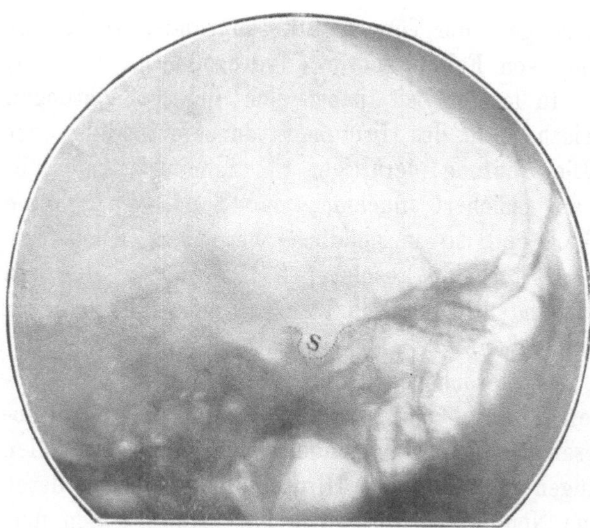

Fig. 285. Normale Schädelbasis. S = Sella turcica.
Rontgenaufnahme von Dr. Immelmann.

beider Augen. Diabetes insipidus und Glykosurie wird ebenfalls gelegentlich beobachtet. Bei größerer Ausdehnung pflegt der Hypophysentumor sich ein Bett in die knöcherne Schädelbasis zu graben, wodurch die Sella turcica abnorm nach unten ausgebuchtet wird. Diese Knochendeformität ist, wie Oppenheim gezeigt hat, im Röntgenbilde zu erkennen (Fig. 285 u. 286) und für die Diagnose Hypophysistumor von großem Werte.

Tumoren des Kleinhirns. Neubildungen am Kleinhirn pflegen meist schwere Allgemeinsymptome hervorzurufen. Der Kopfschmerz und das Erbrechen ist meist sehr ausgesprochen, die Stauungspapille frühzeitig vorhanden. Infolge der Störung der Koordination und Verminderung des Muskeltonus kommt es zu dem eigentümlich schwankenden Gange der zerebellaren Ataxie. Auf einer Beeinträchtigung des feineren Muskelspieles beruht das von Babinski gefundene, bei Kleinhirnaffektionen vorkommende Symptom der Adiadokokinesis (S. 36). Die stärksten Grade von Gleichgewichtsstörung kommen bei Erkrankungen des Wurmes vor. Nystagmus ist häufig vorhanden. Durch Druck auf die benachbarten Hirnteile können Augenmuskellähmungen, Reiz- und Lähmungserscheinungen der basalen Hirnnerven sowie Extremitätenlähmungen entstehen. Häufig findet sich auch eine auf Schädigung des oberen Trigeminusastes beruhende Areflexie der Kornea.

Verlauf und Prognose. In der Mehrzahl der Fälle entwickelt sich der Hirntumor in schleichender Weise. Allgemeinerscheinungen pflegen den Herdsymptomen meist vorauszugehen. Das früheste Symptom ist in der Regel der Kopfschmerz. Ungewöhnlich ist es, daß die Tumorerscheinungen apoplektiform einsetzen. Die durchschnittliche Dauer des Leidens beträgt $1^1/_2$ bis 3 Jahre. Mitunter tritt der Tod wenige Wochen nach Ausbildung der Allgemeinerscheinungen ein, in seltenen Fällen kann die Krankheit sich über Jahre, selbst Jahrzehnte erstrecken. Remissionen kommen im Verlaufe eines Tumors vor. Besonders ist dies der Fall bei den luetischen Neubildungen und dem Zystizerkus des IV. Ventrikels. Ebenso kann durch Schwankungen eines gleichzeitigen Hydrozephalus ein Wechsel der Symptome bedingt sein.

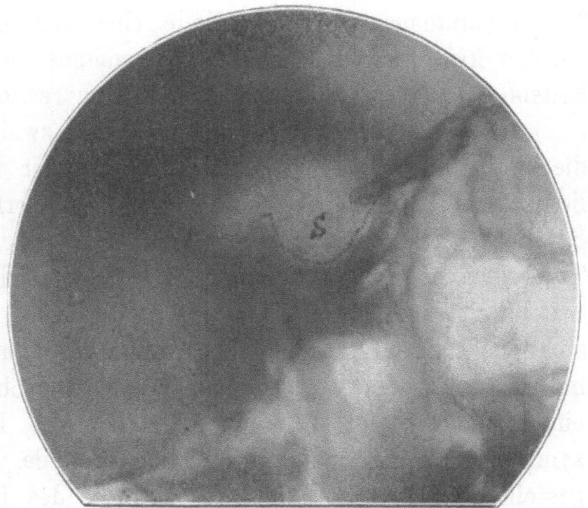

Fig. 286. Schädelbasis bei Hypophysistumor. Ausbuchtung der Sella turcica (S).
Rontgenaufnahme von Dr. Immelmann.

Tritt keine rechtzeitige Hilfe ein, so geht der Tumorkranke zugrunde, wenigstens so gut wie immer. Aber es kommen, von Fehldiagnosen (Hydrozephalus, Gumma) abgesehen, doch auch Ausnahmen vor. In letzter Zeit haben sich die Beobachtungen gemehrt, daß Individuen, die das klassische Bild des Hirntumors darboten, völlig oder nahezu ganz gesund geworden sind. Die Deutung derartiger günstiger Ausgänge läßt mehrere Möglichkeiten zu. Man kann als gesichert annehmen, daß Tuberkel, Sarkome und Hirnparasiten, absterben, verkalken und so unschädlich werden können. Die Heilung ist in diesen Fällen jedoch meist keine absolute, häufig bleiben Residuen der Erkrankung zurück. In seltenen Fällen entleeren sich Tumoren oder Hirnparasiten durch die usurierten Schädeldecken nach außen.

Für die Deutung der Heilung bei ausgesprochenen Tumorsymptomen sind die Erfahrungen Nonnes, Oppenheims, Hennebergs und anderer Autoren über den sogenannten „Pseudotumor" (Nonne) heranzuziehen. Es handelt sich in diesen Fällen um Krankheitsbilder, die in allen Zügen das Bild des Hirntumors aufweisen, deren weiterer Verlauf jedoch zeigt, daß keine Neubildung vorhanden ist. Meist gehen derartige Pseudotumoren in völlige oder teilweise Heilung aus. Einige Sektionen am Material Nonnes und anderer haben in derartigen Fällen einen greifbaren anatomischen Befund vermissen lassen. Die Pseudotumoren treten meist unter dem Bilde des Tumors der motorischen Region bzw. der hinteren Schädelgrube auf. Ohne Zweifel ist der Pseudotumor nichts Einheitliches. Die verschiedenen, als solche beschriebenen Erkrankungen haben nur das eine gemeinsam, daß das Substrat eines unter dem Bilde einer intrakraniellen Neubildung verlaufenden Prozesses kein Tumor ist. Oppenheim ist der Ansicht, daß es sich bei einigen dieser Fälle um eine der Heilung fähige Form der Tuberkulose (Meningo-Enzephalitis tuberculosa) handelt.

Ich selbst verfüge über acht Beobachtungen (in sieben Fällen Stauungspapille), in denen die Diagnose Tumor die größte Wahrscheinlichkeit hatte. Sämtliche Patienten sind heute als gänzlich oder nahezu völlig geheilt zu betrachten. Es handelte sich in meinen Fällen einmal um Meningo-Enzephalitis, je dreimal um Lues cerebri und Hydrozephalus, während ich in einem Falle (Hemianopsie und Stauungspapille), bei dem auch die Operation keinen abnormen Befund ergab, zu keiner sicheren Diagnose gelangt bin. Aus alledem geht hervor, daß man nicht berechtigt ist, bei ausgebildeten Tumorsymptomen in jedem Falle eine ungünstige Prognose zu stellen, wenn auch darüber kein Zweifel besteht, daß weitaus in der Mehrzahl der tumorartigen Krankheitsbilder mit einem letalen Ausgang zu rechnen ist.

Diagnose. Die Tumordiagnose hat zwei Gesichtspunkten Rechnung zu tragen, die bis zu einem gewissen Grade voneinander unabhängig sind. Wir haben uns nämlich zunächst darüber klar zu werden, ob überhaupt ein Tumor vorliegt, um dann, bei Bejahung dieser Frage, den speziellen Sitz der Neubildung ins Auge zu fassen. Die Tumordiagnose gründet sich unter Berücksichtigung der symptomatologischen Entwicklung in erster Linie auf die Anwesenheit zerebraler Allgemeinerscheinungen. Wo sich aus kleinen Anfängen bei einem bis dahin gesunden Individuum ein allen Maßnahmen trotzender, stetig zunehmender Kopfschmerz einstellt, ist mit der Möglichkeit einer endokraniellen Neubildung zu rechnen. Haben sich allmählich weitere Zerebralsymptome wie Schwindel, Erbrechen, Apathie, Somnolenz und Pulsverlangsamung eingestellt und ist als objektives Zeichen des Hirndrucks die Stauungspapille zur Entwicklung gelangt, so erhält die Annahme einer Neubildung einen hohen Grad von Wahrscheinlichkeit. Sie wird zur Sicherheit, wenn es gelingt die unter dem Bilde eines

Hirntumors einhergehenden Zustände, insbesondere Hydrozephalus und Lues auszuschließen. Der Sitz des Hirntumors wird aus den jeweiligen Reiz- und Ausfallserscheinungen erkannt. Die topische Hirndiagnose setzt eine genaue Kenntnis der Hirnfunktionen und ihrer zerebralen Lokalisation voraus.

Differentialdiagnose. Schwierig, mitunter unmöglich ist die Abgrenzung der Hirnneubildung vom Hydrozephalus. Der Hydrozephalus ist klinisch als ein flüssiger Tumor aufzufassen. Demgemäß sind auch die Allgemeinerscheinungen bei ihm die gleichen, wie beim Tumor cerebri. Besonders gilt dies für die Stauungspapille, die beim Hydrozephalus meist stark ausgesprochen ist und bei längerem Bestehen fast immer zur Erblindung führt. Nystagmus, allgemeine Konvulsionen, Lähmungen beider Beine oder aller vier Extremitäten mit Erhöhung oder Schwund der Reflexe kommen ebenfalls bei dieser Erkrankung vor. Herdsymptome, insbesondere Lähmungen der basalen Nerven, von denen der Okulomotorius und Fazialis am häufigsten betroffen werden, können durch Druck des vorgewölbten dritten Ventrikels auf die benachbarten Nerven zustande kommen. Mitunter findet sich ein eigentümlicher, kleinwelliger, dem sklerotischen Zittern gleichender Tremor.

Hydrozephalus. Differentialdiagnostisch kommt in Betracht, daß der Schädel bei Hydrozephalus mitunter abnorm groß oder abnorm konfiguriert ist. Wichtig ist, daß Lokalsymptome, abgesehen von basalen Lähmungen, im Bilde des Hydrozephalus keine besondere Rolle spielen. Ferner pflegt der Hydrozephalus meist mit starken Remissionen, wie sie beim Tumor nur ausnahmsweise vorkommen, einherzugehen. Weitere Erfahrungen werden vielleicht zu einer sicheren Unterscheidung beider Krankheitsbilder führen. Jedenfalls ist bei dem heutigen Stand unserer Kenntnisse eine sichere Unterscheidung des Tumor cerebri vom Hydrozephalus nicht in allen Fällen möglich.

Lues cerebri. Große praktische Bedeutung hat die Unterscheidung des Hirntumors von der Lues cerebri bzw. von umschriebenen syphilitischen Neubildungen, ja es empfiehlt sich, jeden Hirntumor so lange als luetisch bedingt anzusehen, als nicht der Gegenbeweis seiner luetischen Natur erbracht werden kann. Klinisch läßt sich häufig nicht entscheiden, ob eine Neubildung syphilitisch ist oder nicht, wenn nicht die Anamnese oder der Nachweis anderer luetischer Erscheinungen (Ausschläge, Knochenaffektionen, Drüsen, Narben) die Annahme einer syphilitischen Neubildung wahrscheinlich machen. Häufig wird die Diagnose ex juvantibus gestellt. Von Bedeutung ist hierbei die Tatsache, daß auch nichtluetische Hirntumoren durch Jodkali, wenn auch nur für einige Zeit, günstig beeinflußt werden können. In den letzten Jahren hat die Unterscheidung des Hirntumors von der Hirnlues durch die „Vier-Reaktionen" sehr an Sicherheit gewonnen (s. S. 29). Ueber die Diagnose Lues cerebri—Tumor s. a. Lues cerebri.

Multiple Sklerose. Erwiesen ist, daß auch die multiple Sklerose gelegentlich unter dem Bilde des Hirntumors verläuft. Namentlich kommen Verwechslungen mit Kleinhirntumoren vor. Nystagmus, Schwindelanfälle, Zittern und die bisweilen bei multipler Sklerose vorkommende Stauungspapille können den Verdacht eines Tumors der hinteren Schädelgrube nahelegen.

Hirnabszeß. Bisweilen gibt der Hirnabszeß zu differentialdiagnostischen Erwägungen Anlaß. Dieses wird besonders dann der Fall sein, wenn sich bei einer Hirnneubildung ein Ausgangspunkt für eine eventuelle Hirneiterung, insbesondere ein chronischer Mittelohrprozeß nachweisen läßt, doch wird man bei genügender Beobachtung eine Fehldiagnose meist vermeiden können. Da die Tumoren des Hirns weit häufiger vorkommen als Abszesse, wird man häufiger in Verlegenheit kommen, statt eines vermuteten Abszesses einen Tumor zu finden, als umgekehrt. Wenn auch beide Prozesse ein ähnliches Symptomenbild darbieten können, so sind doch beim Abszesse die Allgemeinerscheinungen meist nicht so ausgesprochen als beim Tumor. Auch ist die Stauungspapille weniger konstant. Von großem Wert ist der Nachweis eines Ausgangspunktes für eine Hirneiterung. Wenngleich nicht jede Ohr- und Nebenhöhleneiterung in dubio für Abszeß spricht, so ist doch eine kritisch verwertete Aetiologie die wesentlichste Stütze für die Abszeßdiagnose. Ist Fieber vorhanden, besonders steile Kurven mit Schüttelfrösten, so gewinnt die Diagnose Abszeß sehr an Wahrscheinlichkeit. Immerhin verlaufen viele Hirnabszesse ohne wesentliche Störungen der Temperatur.

Hirnarteriosklerose. Gelegentlich kann die Abgrenzung des Hirntumors von der Arteriosklerose und ihren Folgezuständen Schwierigkeiten machen. Es sind dies die meist dem höheren Alter angehörenden Fälle, bei denen sich in schleichender Weise eine aszendierende, seltener deszendierende Hemiplegie entwickelt. Umschriebene Muskelkrämpfe werden hierbei ebenfalls gelegentlich beobachtet. Zerebrale Allgemeinerscheinungen pflegen, abgesehen von Kopfschmerz, bei dieser auf seniler Arteriosklerose beruhenden Erkrankung zu fehlen oder nur wenig hervorzutreten. In einer eigenen derartigen Beobachtung, bei der die Annahme eines arteriosklerotischen Erweichungsherdes die größere Wahrscheinlichkeit hatte, ergab die Autopsie ein infiltrierendes weiches Sarkom, das makroskopisch kaum von der Umgebung zu unterscheiden war.

Urämie. Von den nicht nervösen Affektionen kann die Urämie zuweilen eine weitgehende Uebereinstimmung mit dem Hirntumor zeigen. Finden sich doch im urämischen Zustande die typischen Zeichen des Tumors wie Kopfschmerz, Erbrechen, Somnolenz bis Koma, Konvulsionen, Extremitätenlähmungen, Neuritis optica (Neuro-Retinitis albuminurica), gelegentlich selbst Stauungspapille. Berücksichtigt man jedoch, daß die urämischen Erscheinungen in der Regel stürmisch einsetzen, daß ferner die Nephritis zu charakteristischen Veränderungen des Harnbefundes führt, so wird eine Unterscheidung der beiden Zustände meist keine Schwierigkeiten machen.

Chlorose. Konstitutionelle Erkrankungen wie die Chlorose und perniziöse Anämie können in seltenen Fällen zu Verwechslung mit Tumor cerebri Anlaß geben. Bekannt sind einige Fälle der Art, daß chlorotische Mädchen, die mit Schwindel, Kopfschmerz und Erbrechen erkranken und Stauungspapille aufwiesen — ein seltener, aber einwandfreier Befund bei Chlorose — unter Eisenmedikation und roborierender Diät völlig wiederhergestellt worden sind.

Hysterie. Von den funktionellen Nervenerkrankungen bietet unter Umständen die Hysterie differentialdiagnostische Schwierigkeiten. Selbst erfahrenen Aerzten ist auf diesem Gebiete gelegentlich eine Verwechslung vorgekommen. Meist handelt es sich um Fälle, bei denen neben Kopfschmerz und Erbrechen Krämpfe, Sensibilitätsstörungen, Lähmungen, Ataxie und Sehstörungen vorhanden sind. Im allgemeinen wird jedoch der Eindruck des Gesamtzustandes, das Vorhandensein anderer hysterischer Stigmata sowie das Fehlen organischer Ausfallserscheinungen, besonders die Abwesenheit der Stauungspapille, jeden Zweifel beheben. Selbstverständlich schließt der Status hystericus einen Tumor keineswegs aus.

Topische Diagnose. Der Sitz der Neubildung wird vorwiegend aus den einzelnen Reiz- und Ausfallserscheinungen unter Berücksichtigung ihrer zerebralen Lokalisation erschlossen. Ein wichtiger Fingerzeig für die Lokalisation der Neubildung ergibt sich

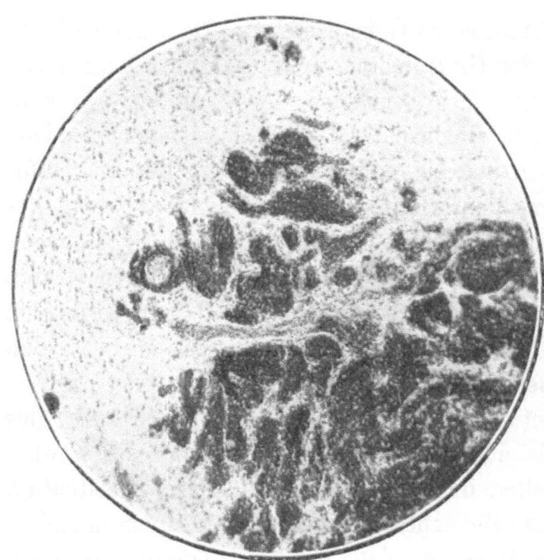

Fig. 287. Metastatisches Hirnkarzinom. Nach einem
mikroskopischen Praparate meiner Sammlung.

nicht selten aus der Perkussion des
Schädels. Eine umschriebene Schmerzhaftigkeit bei Beklopfen des Schädels,
die mit dem aus den klinischen Erscheinungen erschlossenen Sitze des Tumors übereinstimmt, ist eine wichtige
Stütze für die topische Diagnose. In
Fällen, die sich nicht näher lokalisieren
lassen, kann die perkutorische Schmerzhaftigkeit ausschlaggebend sein.

Die Qualität des Perkussionsschalles
ist insofern von diagnostischer Bedeutung, als bei Spannungsänderungen innerhalb der Schädelhöhle der Perkussionston
nicht selten einen eigentümlichen tympa-
nitischen, hohlen Klang annimmt (Schep-
pern). Ist dieses Schallphänomen über
dem ganzen Schädel vorhanden, so spricht

es für Hydrozephalus. Kommt es jedoch über einer umschriebenen Stelle zustande, so
ist es für die topische Diagnose von gewisser Bedeutung.

Ein wertvolles neueres Hilfsmittel ist die Hirnpunktion, mit deren Hilfe man das Hirn
explorieren und Tumormassen sowie Zysteninhalt aspirieren kann. Diese Hirnpunktionen
haben großen diagnostischen Wert und sollten in keinem unklaren Falle unversucht
bleiben (Fig. 35—38). Ueber die Gefährlichkeit der Hirnpunktion gehen die Meinungen
auseinander, immerhin sind tödliche Zufälle nicht ausgeblieben, die durch Blutung (eigene
Beobachtung) oder Verschleppung von Bakterien bedingt sein können. Näheres s. S. 26.

Im Gegensatz zur Hirnpunktion vermag die Lumbalpunktion die Tumordiagnose
nicht nennenswert zu fördern. Da
Geschwulstteile nur in den seltensten Fällen in den Liquor
übergehen, beschränkt sich die
Lumbalpunktion meist auf Feststellung der intrakraniellen Druck-
verhältnisse. Da jedoch der Hirndruck sich für gewöhnlich auch
in klinischen Symptomen zu erkennen gibt, wird man, wenigstens
in der Mehrzahl der Fälle, auf die
Lumbalpunktion um so eher verzichten können, als der Liquorabfluß beim Tumor cerebri sehr üble
Folgen haben kann. Berechtigung
hat die Liquoruntersuchung allenfalls für die Differentialdiagnose
Tumor — Lues cerebri.

So sehen wir, daß uns bei
den endokraniellen Neubildungen

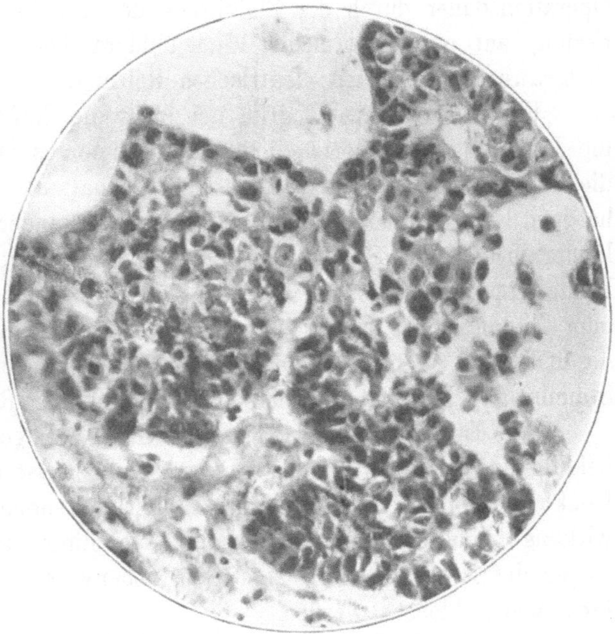

Fig. 288. Metastatisches Hirnkarzinom. Hirnpunktat nach
einem Photogramm von Pfeiffer (Halle).

eine nicht kleine Anzahl diagnostischer Hilsmittel zu Gebote stehen. Dementsprechend sind wir heute in der Lage, die Mehrzahl der Hirntumoren einer exakten Diagnose zugänglich zu machen. Absolute Fehldiagnosen, d. h. Annahme eines Tumors, wo kein solcher vorhanden ist, gehören bei genügender Beobachtung zu den Ausnahmen. Das Material v. Bergmanns, das zum Teil noch aus einer Zeit stammt, in der die Differentialdiagnose des Tumor cerebri besonders dem Hydrozephalus gegenüber wenig gewürdigt wurde, weist unter 273 Fällen nur 16 falsche Tumordiagnosen auf. Dagegen zeigt sein Material relativ häufige Fehlschlüsse in bezug auf den Sitz. In den letzten zehn Jahren ist die topische Hirndiagnostik so weit ausgebaut worden, daß Oppenheim und Bruns, die Führer auf dem Gebiete der Tumordiagnostik, in 75—85 pCt. den Sitz der vermuteten Neubildung zu erkennen imstande waren.

Therapie. Die Behandlung des Hirntumors ist bei dem heutigen Stande des Wissens eine rein chirurgische. Wo Syphilis nicht mit Sicherheit ausgeschlossen werden kann — und dies dürfte verhältnismäßig selten der Fall sein — ist, sofern die Situation nicht dringlich ist, prinzipiell eine antiluetische Behandlung einzuleiten. Der von manchen Autoren (Horsley, Bruns) vertretenen Auffassung, daß die mit Tumorsymptomen einhergehenden gummösen Prozesse auf eine spezifische Therapie nicht oder nur ungenügend reagieren, kann ich nicht beipflichten, da in mehreren Fällen meiner Beobachtung durch Hg-Behandlung selbst in verzweifelten Fällen Heilung oder weitgehende Besserung erzielt werden konnte. Erwähnenswert ist, daß bisweilen echte Tumoren durch Jodkali, allerdings nur vorübergehend, günstig beeinflußt werden. Diese Tatsache ist bei der Diagnose ex juvantibus zu berücksichtigen.

Die operative Technik soll hier nicht behandelt werden. Es mag genügen, darauf hinzuweisen, daß die Meißelung des Schädels mehr und mehr durch elektrisch betriebene Bohrer, Sägen und Fräsen ersetzt worden ist. Diese Methoden haben den Vorzug, völlig ruhig zu arbeiten und schädliche Erschütterungen, wie sie bei der Hammermeißelung unvermeidlich sind, nahezu ganz auszuschalten. Sodann wird die Operationsdauer durch die Einführung der maschinellen Methoden verkürzt. Zur Orientierung auf den motorischen Rindenfeldern bedient man sich zweckmäßig der von F. Krause ausgebauten elektrischen Reizung.

Ein chirurgischer Eingriff, der nicht die Entfernung des Krankheitsherdes, sondern die Linderung des unerträglichen Kopfschmerzes und lästigen Erbrechens bezweckt, ist die Palliativoperation (dekompressive Trepanation). Sie ist bei inoperablen Tumoren mit heftigen Krankheitserscheinungen indiziert, besonders aber in den Fällen, in denen eine länger bestehende Stauungspapille den Eintritt von Erblindung befürchten läßt. Die Palliativoperation besteht in einer Trepanation mit Ausschaltung eines Knochenstückes oder Bildung eines Knochenlappens. Wird auf diese Weise der intrakranielle Druck herabgesetzt, so pflegen die Allgemeinerscheinungen bald nachzulassen, auch kann die Stauungspapille vorübergehend oder dauernd zur Rückbildung gebracht werden.

Eine Druckentlastung kann, allerdings weniger vollkommen, auch durch die Ventrikelpunktion erzielt werden. In neuster Zeit ist der dekompressiven Trepanation ein Konkurrenzverfahren in dem sog. Balkenstich erstanden. In bezug auf Dekompressivwirkung bleibt die Lumbalpunktion noch hinter der Hirnpunktion zurück. Sie sollte wegen der Möglichkeit unerfreulicher Nebenwirkungen prinzipiell aus der Tumorbehandlung ausgeschlossen werden.

Palliative Maßnahmen kommen in Frage, wenn der Tumor nicht lokalisierbar oder der Operation nicht zugänglich ist. Die Radikaloperation ist indiziert, wenn die topische Diagnose eines nicht metastatischen Hirntumors mit annähernder Sicherheit gestellt werden kann.

Was die Operabilität der Tumoren anbetrifft, so sind wir jetzt weit über die von Bergmann aufgestellten Indikationen hinausgegangen, zu dessen Zeiten die Hirnchirurgie im wesentlichen eine Chirurgie der Zentralwindungen war. Es werden heute Geschwülste aus fast allen Teilen des Hirns entfernt. Geringe operative Chancen bieten einstweilen die Geschwülste der Brücke und Medulla oblongata sowie die tief im Hemisphärenmarke sich entwickelnden Neubildungen.

Fragen wir uns, was hat die moderne Hirnchirurgie bei der Behandlung des Tumor cerebri geleistet, so sind die Erfolge der Operation immerhin nur recht bescheidene. Zieht man jedoch in Erwägung, daß jeder Tumorkranke mit verschwindenden Ausnahmen dem sicheren Tode verfallen ist, so muß ein jedes günstiges Resultat auf diesem Gebiete geradezu als ein Triumph der Heilkunde angesehen werden.

Im Anfang der operativen Aera waren die Resultate wenig ermutigend, und so konnte Oppenheim noch vor wenigen Jahren sagen, daß man die Fälle operativ geheilter Hirntumoren an den Fingern herzählen könne. Mit der Verbesserung der Operationstechnik und größeren Präzision der Lokaldiagnose sind die Erfolge der Operation gestiegen. Doch ist es nicht leicht, die Resultate auf diesem neuesten Gebiete der Hirnchirurgie ziffermäßig zu fassen. Die Einzelstatistiken vermögen nur ungefähre Anhaltspunkte zu geben, da das Material wenig einheitlich ist und ungünstige Ausgänge nicht immer publiziert werden. Auch der persönliche Faktor, der Operateur, darf gerade auf diesem Gebiete nicht außer acht gelassen werden. So ist es erklärlich, daß die aus den verschiedenen Statistiken gewonnenen Werte erheblich differieren. Eine Heilung in 3—5 pCt. der operierten Fälle dürfte ungefähr dem heutigen Stande der Dinge entsprechen.

Anhang.

Hirnparasiten.

Hirnzystizerkus. Der im Hirn am häufigsten vorkommende Parasit ist der Cysticercus cellulosae, die Finne der im Schweine lebenden Taenia solium. Der Cysticercus cerebri besteht aus einer oder mehreren erbsen- bis bohnengroßen Blasen, in deren Mitte der makroskopisch erkennbare Parasit gelegen ist. Prädilektionsstellen sind die Hirnrinde, die Arachnoidealräume sowie die Ventrikel, von denen wiederum am häufigsten der IV. Ventrikel befallen wird. Hier wird der Parasit mitunter frei flottierend angetroffen (Fig. 289). Als Cysticercus racemosus bezeichnet man ein rankenartiges Gebilde, das durch Verschmelzung regressiv veränderter Zystizerkusblasen entsteht (Fig. 290). In der Umgebung der Zystizerkusblasen findet man Entzündungen, Erweichungen und Hämorrhagien der Hirnsubstanz. An den weichen Häuten bewirkt der Parasit eine Zellproliferation, die zu einer sulzigen oder schwartigen Umwandlung der Meningen führt (Zystizerkenmeningitis).

Seit Einführung der amtlichen Fleischschau haben die Zystizerkenerkrankungen sehr abgenommen. Was das Alter der Kranken anbetrifft, so wird das Leiden verhältnismäßig selten bei Kindern und jüngeren Individuen angetroffen. Das weibliche Geschlecht erkrankt weniger häufig als das männliche.

Symptomatologie. Die durch den Parasiten verursachten klinischen Erscheinungen können nach dem Sitze und der Zystizerkenausbreitung erheblich differieren.

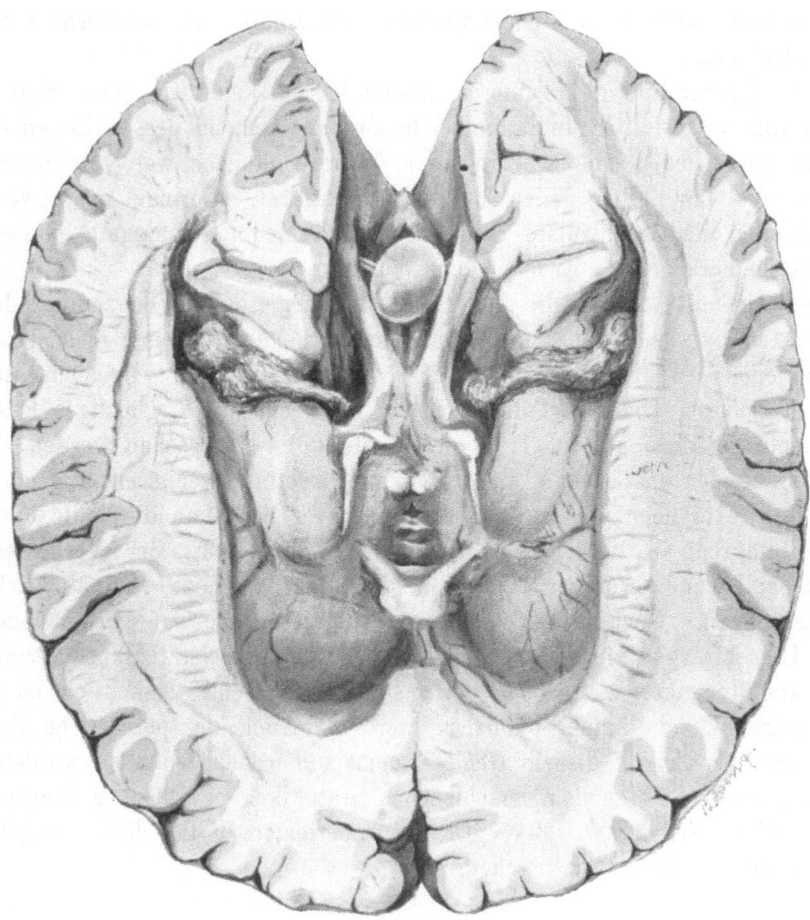

Fig. 289. Frei flottierende Zystizerkusblase im IV. Ventrikel. Eigene Beobachtung.
Patholog.-Anatom. Institut Städt. Krankenhaus Moabit.

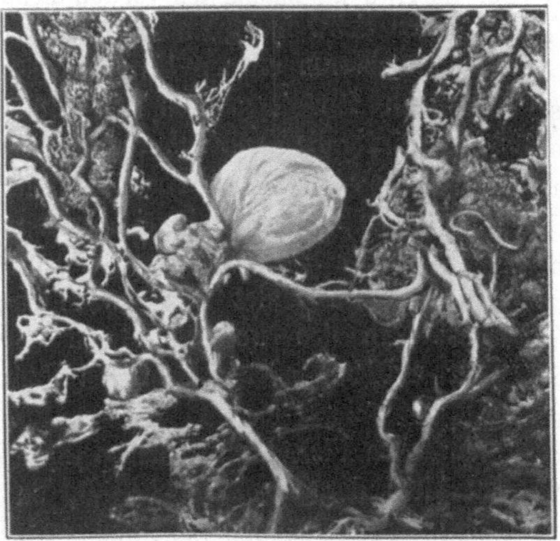

Fig. 290. Cysticercus racemosus. Patholog.-Anatom Institut Städt. Krankenhaus Moabit
(Prof. C. Benda).

Immerhin finden sich in dem klinischen Bild des Zystizerkus einige Züge, die geeignet sind, den Verdacht auf eine Hirnzystizerkose zu lenken. Mehr noch als die allgemeinen oder umschriebenen Konvulsionen, die in einer größeren Zahl der Fälle vorkommen, zeichnet den Hirnzystizerkus das anfallsweise Auftreten schwerer zerebraler Allgemeinerscheinungen aus. Kopfschmerzen, Brechanfälle, Bewußtseinstrübungen können plötzlich hereinbrechen und nach kürzerer Zeit völligem Wohlbefinden Platz machen. Auch die durch Zystizerken verursachten Herdsymptome (Monoplegie, Hemiplegie, Aphasie, Hemianopsie) sind nicht selten passagerer Natur. Stauungspapille ist weniger konstant als beim Tumor cerebri. Relativ häufig kommt es zu psychischen Störungen (Demenz, Erregungszustände).

Bei den im IV. Ventrikel sich etablierenden Zystizerken weist die Symptomatologie, bestehend in Nystagmus, zerebellarer Ataxie, Störungen der Herz- und Atemtätigkeit, Polyurie, Glykosurie, auf eine Beteiligung des Kleinhirns und der Medulla oblongata hin. Passive Kopfbewegungen können bei frei flottierendem Zystizerkus zu heftigen Schwindelanfällen führen (Brunssches Symptom). Der Zystizerkus des IV. Ventrikels führt in einer Anzahl von Fällen, wie auch in einer eigenen Beobachtung, ganz plötzlich zum Exitus. Gelegentlich kann der Hirnzystizerkus symptomlos verlaufen.

Die Diagnose kommt in der Regel nicht über einen gewissen Grad von Wahrscheinlichkeit heraus. Mit Sicherheit ist die Diagnose, abgesehen durch die Hirnpunktion s. Fig. 38, nur zu stellen, wenn bei einem an schweren zerebralen Attacken leidenden Individuum Hautzystizerken nachgewiesen werden können. Das unvermittelte Eintreten des Todes kann ebenfalls diagnostisch verwertet werden, doch ist zu berücksichtigen, daß auch bei Hirnneubildungen plötzliche Todesfälle keineswegs selten sind. Bei Fehlen peripherer Zystizerken kann das Kommen und Gehen der Krankheitserscheinungen sowie der Nachweis einer Infektionsgelegenheit der Diagnose einen Anhaltspunkt geben. In der Regel wird das Leiden verkannt. Vielfach wird eine psychische Erkrankung oder Epilepsie diagnostiziert, eine noch häufigere Fehldiagnose ist die Hysterie. Die folgenschwere Verwechslung des Hirnzystizerkus mit Hysterie liegt bei der Launenhaftigkeit der klinischen Erscheinungen sehr nahe.

Die Prognose ist mit großer Reserve zu stellen, da das Leben in jedem Falle gefährdet ist, wenn auch, wie die Erfahrung lehrt, der Parasit absterben und verkalken kann.

Ist der Zystizerkus mit annähernder Sicherheit zu diagnostizieren, so kommt die chirurgische Behandlung in Frage. Bei dem heutigen Stande der operativen Technik können auch Zystizerken des IV. Ventrikels chirurgisch in Angriff genommen werden.

Hirnechinokokkus. In der menschlichen Pathologie spielt der Hirnechinokokkus eine noch geringere Rolle als der Zystizerkus. Der Echinokokkus kommt im Hirn als Solitärblase oder multiple Blasenanhäufung vor. Gegenüber dem Zystizerkus ist der Echinokokkus durch einen vorwiegend intrazerebralen Sitz ausgezeichnet, wenngleich der Parasit sich gelegentlich auch über die Meningen ausbreitet. Gegen das gesunde Gewebe ist der Echinokokkus durch eine bindegewebige Membran abgegrenzt. Charakteristisch für den Hirnechinokokkus ist die Neigung zu Arrosion der Schädeldecke und Durchbruch nach außen.

Die Symptomatologie des Hirnechinokokkus deckt sich mit der des Tumor cerebri. Die Herdsymptome sind von der speziellen Symptomatologie abhängig; wie beim Zystizerkus kommt es verhältnismäßig oft zu Reizerscheinungen der motorischen Sphäre. In einer eigenen Beobachtung von Hirnechinokokkus bestand 10 Jahre hindurch in dem einen Arme ein an Paralysis agitans erinnernder Schütteltremor. Bei Bersten der Zysten können ähnlich wie beim Leberechinokokkus schwere Allgemeinerscheinungen eintreten.

Die Diagnose kann mit Wahrscheinlichkeit gestellt werden, wenn der Nachweis des Parasiten in anderen Organen (Leber, Muskeln) gelingt. Auch ist die durch die Röntgenphotographie oder direkte Palpation nachweisbare Usur der Schädeldecken für die Diagnose von einiger Bedeutung. Neuere Hilfsmittel für den direkten oder indirekten Nachweis des Parasiten sind die Hirnpunktion sowie die der Wassermannschen Reaktion nachgebildete Untersuchung des Blutes auf Komplementbindung.

Vierzehntes Kapitel.

Hydrozephalus. Meningitis serosa.

Unter Hydrozephalus versteht man eine Vermehrung des Hirnwassers und unterscheidet, je nachdem die Liquorzunahme die Hirnhöhlen oder Subarachnoidealräume betrifft, einen inneren und äußeren Hydrozephalus. In der Pathogenese des Hydrozephalus lassen sich die angeborenen von den erworbenen Zuständen trennen.

Der angeborene Hydrozephalus.

Bei dem Hydrocephalus congenitus, der ein beträchtliches Geburtshindernis abgeben kann, sind vorwiegend die Hirnkammern erweitert, doch pflegt die Flüssigkeitsmenge zwischen Hirnoberfläche und Dura mater ebenfalls vermehrt zu sein. Die Liquormenge kann beim Hydrozephalus des Kindesalters ganz exzessiv sein und 10 Liter und darüber erreichen. Ganz besonders werden die Seitenventrikel betroffen, welche auch bei den autoptisch untersuchten Fällen fast immer am stärksten dilatiert gefunden werden (Fig. 291). Unter der abnormen Liquorspannung leidet die Entwicklung des Hirngewebes. Folge hiervon ist die abnorme Dünne des Markmantels sowie die Abplattung der Hirnwindungen. Aeußerlich dokumentiert sich die Vermehrung der Schädelkapazität in einer Zunahme des Schädelumfanges. Dadurch daß der Gesichtsschädel seine normale Gestalt zu behalten pflegt, während die Stirn- und Parietalgegend aufgetrieben und kuglig gewölbt ist, erhält der hydrozephale Schädel ein charakteristisches Aussehen. Typisch ist, wie in Fig. 292, auch die abnorme Größe der Augenhöhlen.

Ueber die Ursachen des angeborenen Hydrozephalus sind wir nur mangelhaft unterrichtet. Traumen des graviden Uterus sowie psychische Erregungen während der Schwangerschaft werden als ursächliche Momente angeschuldigt, doch halten diese Faktoren einer kritischen Betrachtung nicht stand. Eher dürften infektiöse oder toxische Erkrankungen der Erzeuger (Lues, Tuberkulose, Alkoholismus) eine Bedeutung für das Zustandekommen des Hydrozephalus haben. Wenn auch die Syphilis als Ursache des Hydrozephalus von den meisten Autoren anerkannt wird, so läßt sich nicht leugnen, daß mangels positiver anatomischer Befunde die Existenz des syphilitischen Hydro-

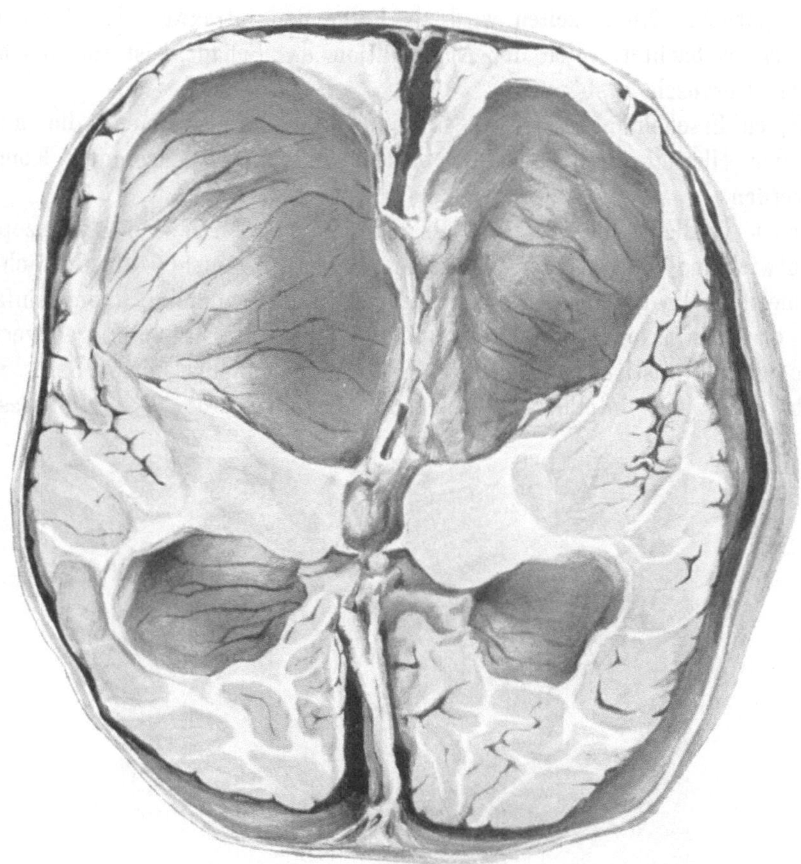

Fig. 291. Erweiterung der Hirnhöhlen, Abplattung und Verschmälerung der Hirnsubstanz bei angeborenem Hydrozephalus. Eigene Beobachtung.
Patholog.-Anatom. Institut Städt. Krankenhaus Moabit (Prof. C. Benda).

zephalus nicht sicher bewiesen ist. In manchen Fällen ist der Hydrozephalus der Ausdruck einer familiären Disposition, indem entweder in einer Familie oder unter nahen Verwandten gehäufte Hydrozephalusfälle zur Beobachtung kommen.

Symptomatologie. Bei der Betrachtung fällt zunächst die abnorme Konfiguration des Kopfes auf. Bei stärkeren Graden von Hydrozephalus erreicht der Kopf eine solche Größe und Schwere, daß er durch die Halsmuskeln nicht genügend gestützt wird und bei Bewegungen wie ein lebloses Anhängsel hin und her pendelt (Fig. 293). Das Mißverhältnis zwischen Schädelumfang und Körperlänge tritt beim angeborenen Hydrozephalus in der Regel erst in den ersten Monaten nach der Geburt hervor. Die Schädeldecke ist beim Hydrozephalus abnorm dünn, die Nähte klaffen. Die zuweilen bis zur Pubertät und darüber hinaus geöffnet bleibenden Fontanellen werden durch den vermehrten Liquordruck vorgewölbt. Die äußere Venenzeichnung ist an der Stirn und Schläfe stark entwickelt, das Kopfhaar

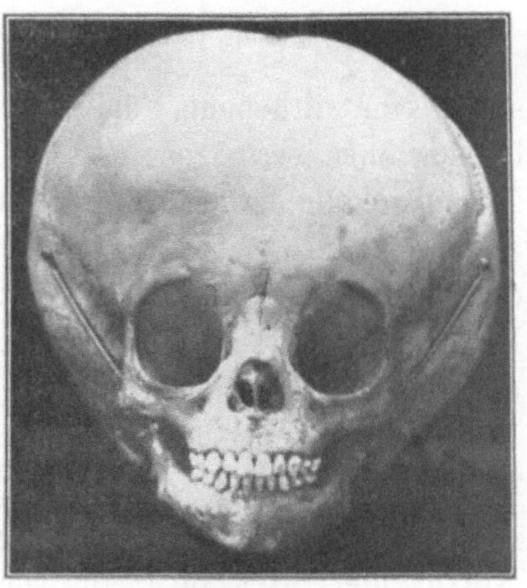

Fig. 292. Hydrozephaler Schädel. Relative Kleinheit des Gesichtsschädels, Vergrößerung der Augenhöhlen.

dünn und spärlich. Nicht selten wird als Folge der intrakraniellen Drucksteigerung Exophthalmus beobachtet. Bei der Auskultation des Schädels ist in manchen Fällen ein blasendes Geräusch zu hören.

Zu diesen Erscheinungen treten eine Anzahl von Symptomen, die auf ein Ergriffensein der Hirnsubstanz selbst hinweisen und mit wechselnder Konstanz angetroffen werden.

Zunächst verdient die Tatsache Beachtung, daß durch den Hydrozephalus die geistige Entwicklung der Kinder in einem hohen Prozentsatze beeinträchtigt wird. Bei den meisten Hydrozephalen findet man Intelligenzdefekte von einfacher Erschwerung der Auffassung bis zu kompletter Idiotie. Die Intelligenzverminderung ist als ein charakteristisches Symptom des Hydrozephalus anzusehen, wenngleich gelegentlich auch jede intellektuelle Störung vermißt wird. Von Interesse ist die

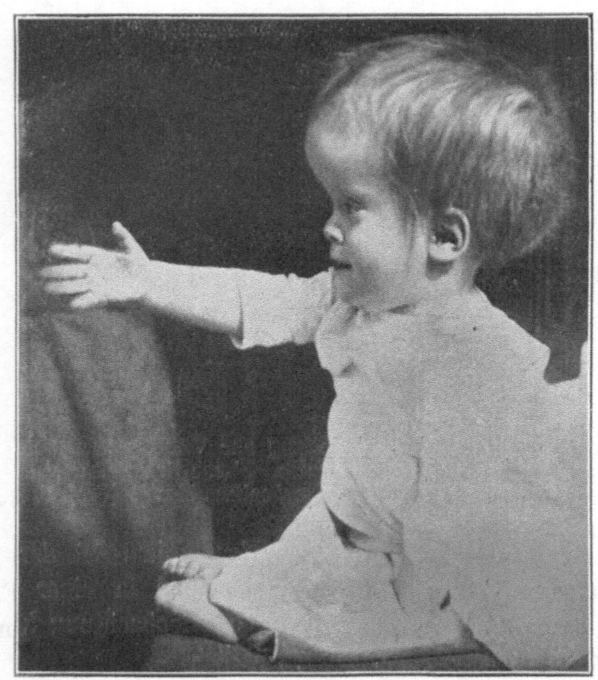

Fig. 293. Angeborener Hydrozephalus. $^1/_{100}$ Moment. Eigene Beobachtung.

statistische Erhebung, daß hydrozephale Kinder nur in 12 pCt. am Schulunterricht teilzunehmen vermögen (Wyss). Auch sonst pflegen sich die Hydrozephalen schlecht zu entwickeln, lernen schwer sprechen und laufen, neigen zu Stimmungsanomalien und zeigen vielfach eine allgemeine psychische Unterwertigkeit. Nicht selten kommt es durch Druck auf die Pyramidenbahnen zu spastischen Zuständen an den Extremitäten. Häufiger noch sind Reizerscheinungen der motorischen Sphäre in Form allgemeiner oder umschriebener Konvulsionen. Sehstörungen bilden ein häufiges Begleitsymptom des Hydrozephalus. Meist liegt der Amblyopie eine Neuritis bzw. Stauungspapille zugrunde, doch kommt auch einfache Atrophie des Sehnerven vor. Die basalen Hirnnerven bleiben meist frei. Mitunter finden sich zerebellare Symptome wie Schwindel, zerebellare Ataxie und Areflexie. In einer Anzahl von Beobachtungen bestehen neben dem Hydrozephalus Entwicklungsanomalien wie Spina bifida, Enzephalozele, Zwergwuchs, Hasenscharte, Klumpfuß oder Albinismus.

Verlauf und Prognose. Prognostisch ist der Hydrozephalus als ein ernstes Leiden anzusehen, da ein großer Teil der Patienten bereits einige Monate nach der Geburt oder in den ersten Lebensjahren der Krankheit erliegt. Immerhin fehlt es nicht an Beobachtungen, in denen Hydrozephale ein beträchtliches Alter erreichen, wie man auch bei Kranken nicht so selten die Spuren eines überstandenen Hydrozephalus feststellen kann. Vereinzelt kommt es zu einer Art von Spontanheilung, indem der Liquor eine Sprengung der Dura bewirkt und sich durch die Siebbeinzellen einen Weg zur Nase bahnt.

Diagnose. Was die Diagnose anbetrifft, so ist der ausgebildete Wasserkopf ein zu charakteristisches Leiden, als daß eine Verkennung möglich wäre. Bei geringeren Graden von Hydrozephalus ist eine Verwechslung mit Rachitis möglich. Differential-diagnostisch ist zu bemerken, daß der rachitische Schädel mehr eckig (kastenförmig) ist, daß die Fontanellen nicht vorgewölbt sind und nervöse Erscheinungen fehlen, während andrerseits rachitische Veränderungen meist auch an den Extremitätenknochen nachweisbar sind. Selbstverständlich schließen Rachitis und Hydrozephalus einander nicht aus. Zu Verwechslung mit Hydrozephalus kann unter Umständen die als Turmschädel bezeichnete Deformität Anlaß geben. Es handelt sich hierbei um eine Mißbildung der Schädelknochen mit häufiger Beteiligung der Sehnerven. Schwierig kann die Unterscheidung des angeborenen Hydrozephalus von der erworbenen Form des Leidens werden.

Therapie. Von den internen Mitteln ist, vielleicht mit Ausnahme von Jod und Quecksilber, nicht viel zu erwarten. Es scheint, als ob die spezifische Behandlung beim Hydrozephalus, und zwar nicht nur bei der angeborenen Form, gelegentliche Erfolge aufzuweisen hat.

Die Bestrebungen, durch Schädelkompression das Fortschreiten des Hydrozephalus zu verhindern, basieren auf falschen Voraussetzungen und haben sich auch in der Praxis nicht bewährt. Eine Kompression des Schädels durch Heftpflasterstreifen oder fixierende Verbände ist dagegen als Nachbehandlung bei den verschiedenen, eine Druckentlastung bezweckenden Eingriffen gerechtfertigt und empfehlenswert.

Seitdem die Punktion des Rückenmarks und Schädels in die Therapie der Nervenkrankheiten eingeführt ist, sind diese Methoden, von denen man sich a priori gerade beim Hydrozephalus viel versprechen durfte, ausgiebig in Anwendung gekommen, ohne daß sie bisher überzeugende Erfolge aufzuweisen hätten. Den spärlichen Heilresultaten steht eine größere Zahl von Mißerfolgen gegenüber. Immerhin scheint über die Frage der Punktionsbehandlung beim Hydrozephalus noch kein abschließendes Urteil möglich zu sein.

Das einfachste dekrompressive Verfahren ist die Lumbalpunktion. Es empfiehlt sich, in Intervallen von 2—4 Wochen 20—30 ccm Liquor abzulassen, wobei eine zu plötzliche Drucksenkung vermieden werden muß. Wenn die Lumbalpunktion nicht zum Ziele führt, kommt die Ventrikelpunktion in Frage. Die Indikationsstellung dieses Eingriffes ist noch nicht genügend fixiert, doch ist die Mehrzahl der Autoren der Ansicht, daß die Ventrikelpunktion bei drohender Erblindung sowie bei Gefahr bringender Druckzunahme indiziert ist. Einen permanenten Liquorabfluß bezweckt die von manchen Chirurgen angewandte Ventrikeldrainage. Während Krause die Ventrikelflüssigkeit mittels eines feinen Silberrohres unter die Kopfhaut leitet, verwendet Payr ein implantiertes Gefäßstück, durch das eine Kommunikation der Hirnkammern mit dem Sinus longitudinalis oder der V. jugularis interna hergestellt wird. Eine neuere, anscheinend recht brauchbare Methode ist der von Anton und Bramann in die Praxis eingeführte Balkenstich. Es darf nicht unerwähnt bleiben, daß die operativen Maßnahmen zur Beseitigung des Hydrozephalus nicht ganz harmlos sind. Namentlich besteht bei der Dauerdrainage im hohen Maße die Gefahr der Infektion.

Der erworbene Hydrozephalus.

Die Erkenntnis, daß der erworbene Hydrozephalus in einem nicht kleinen Prozentsatze unter dem Bilde des Hirntumors verläuft, hat den Anstoß zu neueren Untersuchungen über die Pathogenese und Symptomatologie dieses Leidens gegeben. Nicht zum mindesten waren es die bei der Autopsie in vivo erhobenen Befunde, durch welche die Lehre vom Hydrozephalus eine wesentliche Förderung erfahren hat.

Der erworbene Hydrozephalus hat häufig den Charakter eines sekundären Leidens. So kommt es bei Hirntumoren, die einen Druck auf die venösen Abflußbahnen ausüben oder die Kommunikation des äußeren und inneren Liquorraumes sperren, öfters zu einer beträchtlichen Liquorvermehrung. Sekundäre Bedeutung hat auch der Hydrozephalus bei Entzündungs- und Eiterungsprozessen der Hirnsubstanz oder Schädelknochen. Namentlich sind es akute, seltener chronische Mittelohrprozesse, in deren Gefolge Hydrozephalus auftritt. Erwiesen ist auch das Hervorgehen des Hydrozephalus aus einer eitrigen bzw. epidemischen Meningitis. Ein anderer Entstehungsmodus liegt bei der Form des Hydrozephalus vor, die sich an atrophische Prozesse der Hirnoberfläche (Arteriosklerose, Paralyse, Senium) anschließt. Hier ist der Hydrozephalus als Kompensation für die untergegangene Hirnsubstanz anzusehen.

Dem sekundären Hydrozephalus steht der sog. idiopathische Hydrozephalus gegenüber. Es ist dies ein Zustand, in dem die Liquorzunahme den Charakter eines aktiven Vorganges hat. In pathogenetischer Hinsicht kommt der Meningitis serosa eine besondere Bedeutung für das Zustandekommen des Hydrozephalus zu. Der Name „Meningitis serosa" trifft jedoch insofern nicht den Kern der Sache, als eine eigentliche Entzündung der Meningen häufig vermißt wird. Die Anschauung Quinckes, der die seröse Meningitis in Analogie zu anderen serösen Ergüssen setzt, dürfte wohl nur auf einen Teil der Fälle zutreffen. In anderen Fällen ist die Auffassung nicht von der Hand zu weisen, daß die Meningitis serosa ein dem angioneurotischen Oedem verwandter Zustand ist. Von manchen Autoren wird auch den akuten Infektionskrankheiten eine ätiologische Bedeutung für den Hydrozephalus zugeschrieben. Erwiesen ist ferner, daß Kopftraumen zu Hydrozephalus führen können. Ich selbst sah in mehreren Fällen im Anschluß an Schädeltraumen Erscheinungen, die die Diagnose Meningitis serosa wahrscheinlich machten. Es handelte sich in meinen Beobachtungen um zerebellare Symptomenkomplexe mit zerebralen Allgemeinerscheinungen. Der Ausgang war ein günstiger, zweimal waren gleichzeitige psychische Störungen vorhanden.

Was die Verteilung des Liquors anbetrifft, so bildet die gleichmäßige Zunahme der Hirnflüssigkeit die Regel, doch sind namentlich seit der operativen Aera des Hirntumors eine Anzahl von Beobachtungen bekannt, in denen arachnoideale, zystische Bildungen als Folge einer zirkumskripten serösen Meningitis vorhanden waren. In seltenen Fällen betrifft die Flüssigkeitszunahme nur die eine Hirnhemisphäre bzw. Hirnkammer (Hydrocephalus unilateralis).

Wenn auch der Hydrozephalus an kein Alter gebunden ist, so zeigt doch das kindliche und jugendliche Alter eine erhöhte Disposition.

Symptomatologie. Der symptomatologischen Betrachtung des Hydrozephalus lassen sich zwei Typen zugrunde legen, die sich zwar nicht unvermittelt gegenüberstehen, jedoch als Repräsentanten nosologisch einheitlicher, symptomatologisch verschiedener Krankheitszustände anzusehen sind. So können wir eine akute, meningeale und eine chronische, tumorähnliche Form des Leidens unterscheiden.

Die meningeale Form des Leidens stimmt im wesentlichen mit der tuberkulösen oder eitrigen Meningitis überein. Was jedoch die seröse Exsudation der Meningen gegenüber anderen Meningitiden auszeichnet, ist die geringe Höhe des Fiebers sowie die hervorragende Beteiligung des Sehnerven (Neuritis optica, Stauungspapille). In der Aetiologie der Erblindungen des Kindesalters, die auf eine Schädigung des Sehnerven bezogen werden können, nimmt der Hydrozephalus eine hervorragende Stellung ein.

Schwankungen in der Intensität der einzelnen Krankheitserscheinungen sind eine dem Hydrozephalus besonders zukommende Erscheinung. Die Unbeständigkeit der Krankheitssymptome kann sich u. a. auch in einem Schwanken der Reflexerregbarkeit äußern. Die Lumbalpunktion fördert eine unter erhöhtem Druck stehende klare Flüssigkeit zutage, in der sich meist eine Vermehrung der Lymphozyten nachweisen läßt. Inkonstant ist eine Vermehrung des Eiweißgehalts und Pleozytose.

Ein größeres klinisches Interesse beansprucht die Form des Hydrozephalus, die sich in schleichender Weise entwickelt und ein dem Tumor cerebri ähnliches bzw. identisches Symptomenbild hervorruft. Abgesehen von der nicht seltenen Beteiligung der basalen Hirnnerven, wobei die Augenmuskel vorzugsweise ergriffen werden, treten Lokalsymptome beim chronischen Hydrozephalus gegenüber den Allgemeinerscheinungen zurück oder haben wie Ataxie, Nystagmus, Tremor und motorische Asthenie einen mehr allgemeinen Charakter. Gelegentlich kommt es jedoch zu einer elektiven Schädigung nervöser Zentren oder Leitungsbahnen. So kann der blasig vorgewölbte III. Ventrikel einen Druck auf das Chiasma ausüben und bitemporale Hemianopsie hervorrufen. Allem Anschein nach können auch in ähnlicher Weise hypophysäre Ausfallserscheinungen zustande kommen. Bedenkt man ferner, daß, wenn auch nicht gerade häufig, lokalisatorisch wertvolle Symptome wie Jacksonsche Krämpfe, Worttaubheit und der Komplex des Kleinhirnbrückenwinkels (S. 330) durch Liquordruck bedingt sein kann, so ist es verständlich, daß der Hydrozephalus das Symptomenbild der Hirntumoren verschiedenartiger Lokalisation hervorrufen kann.

Da, wie bereits erwähnt, die Symptomatologie des Hydrozephalus von Allgemeinerscheinungen wie Schwindel, Kopfschmerz, Erbrechen und Stauungspapille beherrscht wird, andrerseits die lokomotorische Ataxie eine nicht seltene Erscheinung des Leidens bildet, ist es erklärlich, daß der Hydrozephalus verhältnismäßig häufig unter dem Bilde des Kleinhirntumors verläuft. Nicht ungewöhnlich sind auch ziehende Schmerzen in den Gliedern und im Nacken, ohne daß die sensiblen Reizerscheinungen besonders hervorzutreten pflegen. In manchen Fällen ist auch ein abnormer Spannungszustand der Nackenmuskeln zu konstatieren.

Der Schädelumfang pflegt sich beim erworbenen Hydrozephalus weniger zu erweitern als bei der angeborenen Form des Leidens. Bei Erwachsenen macht sich für gewöhnlich keine Veränderung der Kopfform bemerkbar. Bei Kindern kommt es mitunter zu einem Auseinanderweichen der Schädelnähte. Ein diagnostisch wertvolles Symptom ist ein tympanitischer, dem Bruit de pot fêlé ähnlicher Klopfschall bei Perkussion des Schädels.

Verlauf und Prognose. Zwischen der akuten und chronischen Form des Hydrozephalus existieren zahlreiche Uebergänge, indem der chronische Hydrozephalus nicht selten aus einem akuten hervorgeht, andrerseits akute Exazerbationen im Verlaufe des chronischen Hydrozephalus verhältnismäßig häufig sind. Ueberhaupt ist die schubweise Entwicklung, das Remittieren und Exazerbieren der Symptome eine dem Hydrozephalus eigentümliche, diagnostisch wertvolle Erscheinung.

Die zeitliche Dauer des Leidens läßt sich für den Einzelfall schwer bestimmen. Abgesehen von den nicht gerade häufigen Fällen, in denen das Leiden sich über wenige Wochen erstreckt, pflegt der Hydrozephalus meist Monate, gelegentlich selbst Jahre anzuhalten. Stillstände, die als Heilung imponieren können, kommen beim chronischen Hydrozephalus nicht selten vor.

Prognostisch ist der erworbene Hydrozephalus als ein Zustand zu beurteilen, der zwar zu den ernsteren zerebralen Affektionen gehört, jedoch gewisser Heilungschancen nicht ermangelt. Eine relativ gute Prognose geben die Fälle von Hydrozephalus, die im Gefolge akuter Infektionskrankheiten auftreten. Quoad restitutionem ist die starke Gefährdung des Sehvermögens zu berücksichtigen. Bei den letal endenden Fällen tritt der Exitus nicht selten unvermittelt ein. Die Ursache hierfür ist in einer akuten Druckerhöhung zu sehen, indem, wie in einer eigenen, autoptisch erhärteten Beobachtung, das Zerebellum in das Foramen magnum gepreßt wird und eine Kompression der lebenswichtigen bulbären Zentren bedingt.

Diagnose. Die Diagnose des erworbenen Hydrozephalus begegnet manchen Schwierigkeiten und ist vielfach erst aus dem Krankheitsverlauf zu stellen. Zu den positiven Kriterien des Leidens gehört die Bevorzugung des jugendlichen Alters, das Ueberwiegen der zerebralen Allgemeinerscheinungen über die Herdsymptome, die fast konstante Stauungspapille sowie die Neigung zu Remissionen und Exazerbationen. Nach der negativen Seite ist der Hydrozephalus durch die Abwesenheit bzw. Seltenheit von Lokalsymptomen sowie den Mangel einer kontinuierlichen Progredienz ausgezeichnet. Geht man mit diesen Voraussetzungen an die Differentialdiagnose, so wird man, zumal bei genügender Beobachtung, meist in der Lage sein, eine sichere Entscheidung zwischen Hydrozephalus und Tumor cerebri zu treffen. Die Unterscheidung des erworbenen Hydrozephalus von der Lues cerebro-spinalis ist bei erschöpfender Anwendung der serologischen, zytologischen und chemischen Untersuchungsmethoden des Liquors und Blutes meist ohne Schwierigkeiten möglich.

Die Abgrenzung des Hydrozephalus bzw. der Meningitis serosa gegen die tuberkulöse oder eitrige Meningitis stützt sich im wesentlichen auf die Ergebnisse der Liquoruntersuchung. Was die Stellung des Meningismus (S. 291) zur Meningitis serosa anbetrifft, so muß zugegeben werden, daß zwischen beiden Zuständen fließende Uebergänge vorhanden sind. Zieht man ferner in Betracht, daß bei akuten Infektionskrankheiten, z. B. bei Pneumonie, die Meningen mikroskopisch in einem hohen Prozentsatz von den Krankheitserregern durchsetzt sind, so wird man den Meningismus bei Pneumonie, Typhus, Influenza usw. vielfach als eine mit vermehrter Liquorbildung einhergehende bakteriitische Entzündung betrachten müssen.

Schwer kann unter Umständen die Entscheidung werden, ob ein erworbener Hydrozephalus vorliegt oder die Krankheit als ein Aufflackern eines angeborenen Hydrozephalus zu deuten ist. Im Kindesalter ist eine sichere Entscheidung dieser Frage bisweilen unmöglich. Einigermaßen Gewicht ist darauf zu legen, daß exzessive Grade von Kopfvergrößerung vorzugsweise beim kongenitalen Hydrozephalus vorkommen, während andrerseits in der Amaurose ein mehr für Hydrocephalus acquisitus sprechendes Moment liegt. Bei Erwachsenen, bei denen eine Zunahme des Schädelumfanges für gewöhnlich nicht mehr statthat, kann bei Vorhandensein einer hydrozephalen Schädelbildung auf Exazerbation eines konstitutionellen Hydrozephalus geschlossen werden.

Therapie. Die Behandlung des erworbenen Hydrozephalus stimmt mit der des kongenitalen Hydrozephalus nahezu vollständig überein (s. S. 343).

Fünfzehntes Kapitel.

Die Syphilis des Hirns und seiner Häute.

Die Hirnlues gehört zu den nervösen Erkrankungen, die durch ihre weite Verbreitung ein soziales Interesse beanspruchen. Die neueren Resultate der Syphilisforschung, die experimentelle Uebertragung der Syphilis auf Versuchstiere, das Auffinden des lang gesuchten Krankheitserregers, die Wassermannsche Reaktion und vor allem die von Ehrlich inaugurierte Arsenobenzolbehandlung haben einen frischen Zug in die seit längerer Zeit stagnierende Lehre der syphilogenen Erkrankungen gebracht und auch zu einer Vertiefung unserer Kenntnisse der Lues cerebri beigetragen.

Die syphilitischen Erkrankungen des Zentralnervensystems unterscheiden sich von den als metaluetisch bezeichneten Affektionen (Tabes, Paralyse) durch das Vorhandensein einer spezifisch syphilitischen Gewebsveränderung.

Das Wesen der Hirnlues wird am ehesten verständlich, wenn man die pathologische Anatomie zur Grundlage der klinischen Betrachtung macht.

Pathologische Anatomie. Es ist eine Eigentümlichkeit der Syphilis, die Hirnsubstanz nicht primär, sondern durch Vermittlung der Hirnhäute oder des Gefäßapparates zu ergreifen. Demgemäß können wir zwischen einer meningealen und einer vaskulären Form der Hirnlues unterscheiden. Die hauptsächlichste syphilitische Veränderung des Gehirns, die Lues cerebri κατ' εξοχήν, ist die. auf die Hirnbasis lokalisierte, produktive Entzündung der weichen Hirnhäute. Eine Prädilektionsstelle bildet die Gegend des Chiasmas und der Hirnschenkel, von wo aus der syphilitische Wucherungsprozeß entweder in der Kontinuität oder mit Aussparung einzelner Stellen sich über einen Teil der Hirnbasis zu erstrecken pflegt.

Makroskopisch erscheint die gummöse Meningitis als ein speckig-opakes Gewebe von graugelblicher Farbe. Nur selten ist das syphilitische Wucherungsgewebe von homogener Zusammensetzung, meist wechseln fibröse solide Partien mit sulzig erweichten oder verkästen Stellen. Die Nerven und Gefäße sowie das angrenzende Hirngewebe werden nicht selten in den Krankheitsprozeß miteinbezogen. In anderen Fällen zeigen die Nerven sowie die benachbarten Hirnpartien Veränderungen, die auf Rechnung einer Kompression zu setzen sind. Mikroskopisch besteht das syphilitische Entzündungsprodukt aus einer gefäßreichen Granulationswucherung mit partiellen regressiven Veränderungen. Mitunter läßt sich auch die Luesspirochäte in dem syphilitischen Granulationsgewebe nachweisen.

Wenn auch die Hirnbasis eine Prädilektionsstelle der syphilitischen Meningitis bildet, so bleibt die Konvexität durchaus nicht immer frei, vielmehr finden sich in einer Anzahl von Fällen analoge Veränderungen an der Hirnkonvexität. Wo das syphilitische Granulationsgewebe an umschriebenen Stellen ein stärkeres Wachstum erreicht, entsteht die Gummigeschwulst, welche meist einen zentralen Erweichungsherd enthält. Das Hirngumma ist in der Regel meningealen Ursprungs und wird nur selten in der Hirnsubstanz·selbst angetroffen.

Die vaskuläre Hirnsyphilis besteht in einer Erkrankung der Arterien, welche mit einer Intimaproliferation beginnt und zu einer Verlegung des Gefäßlumens führt (Endarteriitis obliterans). Häufig beteiligen sich auch die äußeren Schichten des Gefäßrohres an dem Krankheitsprozeß (Fig. 294). Die syphilitischen Gefäßveränderungen kommen sowohl im Zusammenhange mit meningealen Veränderungen als auch als selbständige Affektion vor.

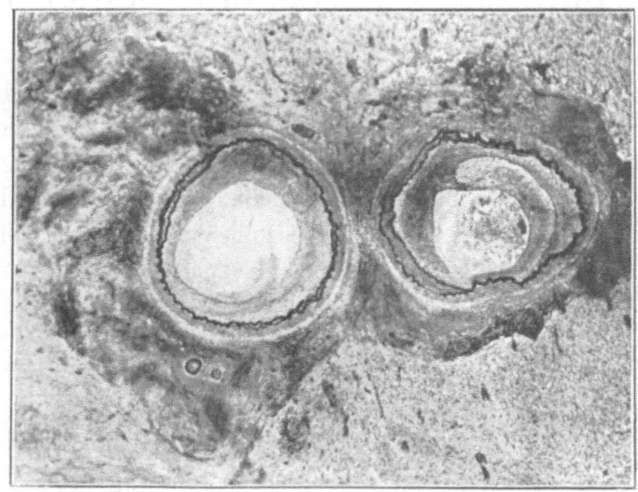

Fig. 294. Syphilitische End- und Periarteriitis bei Lues cerebri   Nach einem Präparate von Prof. C. Benda.

Was den zeitlichen Zusammenhang von Infektion und Hirnerkrankung anbetrifft, so lehren neuere Erfahrungen, daß die Neurosyphilis in einem verhältnismäßig hohen Prozentsatz schon im ersten Jahre nach dem Primäraffekt auftritt, ja es unterliegt keinem Zweifel, daß die Lues in einem nicht ganz kleinen Teil der Fälle die Meningen bereits während des Sekundärstadiums ergreift. Nach dem 10. Jahre der Infektion ist das Auftreten der Hirnsyphilis recht selten.

Symptomatologie. In dem vielgestaltigen Bilde der Hirnlues ist, wie bereits erwähnt, eine Orientierung am ehesten möglich, wenn man von den anatomischen Tatsachen des Leidens ausgeht. Auch in der Klinik der Lues cerebri können wir eine vaskuläre und meningeale Form unterscheiden, wobei zu bemerken ist, daß zwischen beiden Formen zahlreiche Uebergänge vorkommen. Fassen wir zunächst die meningeale Hirnsyphilis ins Auge!

Da die spezifische Meningitis die Mitte zwischen Neubildung und Entzündung hält, ist es verständlich, daß in dem Komplex der Krankheitserscheinungen einerseits die dem Hirntumor eigentümlichen Symptome zutreffend sind, andrerseits in der Art des Kommens und Gehens der einzelnen Krankheitserscheinungen ein entzündliches

Moment zum Ausdruck kommt. Wie beim Tumor cerebri herrschen im Beginn des Leidens die Allgemeinerscheinungen vor. Ein bei der Hirnlues wohl nie vermißtes Symptom ist der Kopfschmerz, der häufig von großer Vehemenz ist. Schwindelanfälle gehören zu den häufigen Initialsymptomen, desgleichen Ohnmachten sowie transitorische Bewußtseinsverluste. Psychische Erscheinungen wie Apathie und eine mitunter bis zur Demenz sich steigernde Erschwerung der Auffassung kommen in einer nicht kleinen Zahl der Fälle zur Beobachtung. Delirien und traumartige Halluzinationen sind weit seltenere Erscheinungen.

Mit diesen Allgemeinerscheinungen, die auf eine Steigerung des intrakraniellen Druckes hinweisen und sich von der Symptomatologie der nicht syphilitischen Neubildung vielfach, wenn auch nicht in allen Fällen, durch das Fehlen einer kontinuierlichen Progredienz unterscheiden, verbinden sich nach einem Intervall von einigen Wochen bis Monaten Lähmungssymptome von seiten der basalen Hirnnerven. Bisweilen stellen sich die Lähmungszeichen gleichzeitig mit den Allgemeinerscheinungen ein, selten gehen sie denselben vorher. Entsprechend der besonderen Lokalisation des syphilitischen Prozesses auf die Chiasmagegend und die Fossa interpeduncularis wird der Optikus, Okulomotorius und Abduzens mit besonderer Vorliebe befallen. Im ophthalmoskopischen Bilde findet man in einem großen Prozentsatz Veränderungen des Augenhintergrundes (Neuritis optica), in anderen Fällen gelingt es erst durch die Sehprüfung und Gesichtsfeldaufnahme Störungen des Visus nachzuweisen. Erblindungen sind meist Folge einer sekundären Optikusatrophie, doch ist die Amaurose mitunter auch zentral bedingt. Unter noch nicht gekannten Bedingungen kommt es im Verlaufe der Lues cerebri gelegentlich zu flüchtigen Erblindungen.

Neben den Optikusstörungen stehen die Erscheinungen von seiten des Okulomotorius unter den basalen Lähmungssymptomen an erster Stelle. Die Lähmung des N. oculomotorius ist meist eine inkomplette, häufig beschränkt sich die Parese auf den oberen Lidheber oder den Pupillarmuskel. Die Okulomotoriuslähmung betrifft nicht selten beide Seiten, während die Abduzens- und Trochlearisparese meist auf eine Seite beschränkt bleibt.

Von den anderen Hirnnerven wird der Olfaktorius, Trigeminus, Fazialis und Akustikus mit wechselnder Häufigkeit befallen. Weniger häufig kommt es zu Störungen im Bereiche des IX.—VII. Hirnnerven.

Von anderen bei der basalen Hirnlues gelegentlich vorkommenden Symptomen ist die Polydipsie und die Polyurie zu erwähnen.

Ein anderes Gepräge erhält das klinische Bild, wenn sich Erscheinungen von seiten des Gefäßapparates einstellen. Als Folge der syphilitischen Endarteriitis entwickelt sich in der Mehrzahl der Fälle eine Hemiplegie, die durch prämonitorische Vorboten wie Schwindelanfälle, Parästhesien und vorübergehende Schwächezustände der Extremitäten ausgezeichnet ist. Charakteristisch ist auch das weniger apoplektiforme Einsetzen der Lähmung, sowie das häufige Fehlen der initialen Bewußtlosigkeit. Beachtenswert ist jedoch, daß es Fälle von luetischer Hemiplegie gibt, die sich in keiner Weise von der nicht durch Syphilis bedingten Apoplexie unterscheiden. Nach dem speziellen Sitz des arteriitischen Prozesses kann sich die Hemiplegie mit Hemianästhesie, Aphasie und Hemianopsie verbinden, wie sich auch Bulbärerscheinungen und andere zerebrale Herdsymptome einstellen können. Die vaskulären Symptome der Hirnlues treten teils neben den auf ein Ergriffensein der Meningen hindeutenden Erscheinungen auf, teils bilden sie ein selbständiges Leiden. Bisweilen finden sich neben der

Hemiplegie andere auf Lues hinweisende Symptome wie Pupillendifferenz, Pupillenträgheit, Augenmuskelparesen oder Neuritis optica.

Wir haben bisher vorwiegend die Erscheinungen ins Auge gefaßt, die sich von einer Läsion der Hirnbasis bzw. der intrazerebralen Pyramidenbahnen ableiten. Hiermit ist jedoch das klinische Bild der Lues cerebri keineswegs erschöpft, da, wenn auch in einer Minderzahl von Fällen, die Konvexität von dem Krankheitsprozeß ergriffen wird. Prägnante Erscheinungen wird die Konvexitätserkrankung besonders dann hervorrufen, wenn das motorische Rindenfeld Sitz der spezifischen Veränderung ist. Unter diesen Umständen finden wir kortikale Lähmungssymptome (Monoplegien) oder Reizerscheinungen vom Typus der Jacksonschen Epilepsie. Nicht selten verwischt sich jedoch der Charakter des Jacksonschen Anfalles, indem die Konvulsionen einen mehr hemiepileptischen Typus zeigen oder völlig mit den Krampfbewegungen der genuinen Epilepsie übereinstimmen. Die luetische Natur der epileptischen bzw. hemiepileptischen Zuckungen geht aus der Kombination mit anderen, auf eine spezifische Affektion zu beziehenden Symptomen hervor.

In einer eigenen Beobachtung, bei der die Sektion ein Gumma der Dura entsprechend der Stirn-Scheitellappengrenze ergab, bestand neben verwischten Jacksonschen Krämpfen reflektorische Pupillenstarre und Demenz. Gegenüber dem Tumor der Zentralwindungen ist auf das Fehlen von Stauungspupille und die beträchtlichen Remissionen im Verlaufe des Leidens Wert zu legen.

So sehen wir, wie die am Hirn sich etablierende Lues imstande ist, dank der Ubiquität ihres anatomischen Substrates ein vielgestaltiges Symptomenbild hervorzurufen, ein Bild, dessen Polymorphie noch dadurch erhöht wird, daß die zerebralen Erscheinungen sich häufig mit spinalen Symptomen kombinieren, s. S. 221. Ja man kann sagen, daß es in der ganzen Hirnpathologie kein Symptom gibt, das nicht auf dem Boden der Syphilis entstehen könnte. Wenn trotz alledem die Mehrzahl der syphilitischen Hirnerkrankungen ein einheitliches Gepräge trägt, so liegt dies darin, daß durch die überaus häufige Beteiligung der basalen Hirnnerven, speziell des Optikus und Okulomotorius, sowie durch die fast nie vermißten zerebralen Allgemeinerscheinungen das klinische Bild eine ganz spezifische Note erhält. Weiterhin sind es gewisse Eigentümlichkeiten des Krankheitsverlaufes, welche die Lues cerebri zu einem besonderen Leiden stempeln.

Was die Hirnsyphilis von allen anderen organischen Hirnaffektionen, die multiple Sklerose sowie den Hydrozephalus ausgenommen, unterscheidet, ist die Flüchtigkeit der Krankheitssymptome, die Sprunghaftigkeit der klinischen Erscheinungen, die ausgesprochene Neigung zu Remissionen und Exazerbationen. Die Flüchtigkeit der einzelnen Krankheitssymptome läßt sich mitunter ad oculos demonstrieren. Oppenheim erwähnt einen Patienten, bei dem eine plötzlich auftretende Ptosis und Lähmung des Rectus superior sich in einer knappen halben Stunde zurückbildete. Eine ähnliche Beobachtung habe ich in bezug auf die Pupillenreaktion machen können.

Verlauf und Prognose. Die Hirnsyphilis ist ein chronisches Leiden. Wenn man von den nicht gerade häufigen Fällen absieht, in denen die Krankheitserscheinungen unvermittelt, wie ein Blitz aus heiterem Himmel, hereinbrechen, beginnt das Leiden meist schleichend und auch bei der vaskulären Form der zerebralen Lues, bei der die Szene durch eine Hemiplegie eröffnet wird, pflegen häufig prämonitorische Symptome dem Ausbruch der Krankheit vorherzugehen. Ein weiteres Charakteristikum der Hirnsyphilis liegt in dem erwähnten Remittieren und Exazerbieren der Krankheitserscheinungen.

Die Prognose der Lues cerebri ist in Anbetracht der beträchtlichen Rückbildungsfähigkeit ihres anatomischen Substrates nicht ungünstig, zumal da wir in dem Quecksilber, Salvarsan und Jod Mittel von spezifischer Wirkung besitzen. Gerade bei der Hirnsyphilis hat der Arzt ein Recht, optimistisch zu denken. Schwere, lebensbedrohende Symptome können in kurzer Zeit unter antisyphilitischer Behandlung zum Schwinden gebracht werden. Prognostisch ernster sind die Störungen von seiten des Gefäßapparates zu beurteilen. Namentlich wird durch das Hinzukommen einer Hemiplegie die Prognose verschlechtert.

Neurorezidiv. Es erübrigt noch kurz auf die zerebralen Störungen einzugehen, welche unter Salvarsanbehandlung auftreten und als Neurorezidive bezeichnet werden. Das Neurorezidiv wird heute von der Mehrzahl der Forscher als eine spezifische Affektion angesehen. Gegen eine neurotoxische Wirkung des Salvarsans lassen sich unter anderm auch die Ergebnisse der Spinalpunktion bei Neurorezidivkranken anführen. Das Neurorezidiv, das von Ehrlich auf eine ungenügende Abtötung der Spirochäten oder mangelnde Keimfreiheit der Injektionsflüssigkeit zurückgeführt wird, betrifft meist einen oder mehrere Hirnnerven, wobei der Akustikus und Fazialis mit besonderer Häufigkeit befallen wird. Zahlreich sind auch die Beobachtungen über Störungen der Augenmuskelinnervation und Sehnervenentzündungen. Das Neurorezidiv schließt sich in manchen Fällen bald an die Injektion an, meist liegt jedoch zwischen Salvarsaneinspritzung und Neurorezidiv ein Zeitraum von 6—8 Wochen.

Ueber die Häufigkeit des Neurorezidives vor und nach der Zeit der Salvarsanbehandlung ist unter den einzelnen Autoren bisher keine Einigkeit erzielt worden. Wenn auch manche statistische Zusammenstellungen gegen eine Zunahme der Neurorezidive zu sprechen scheinen, so ist ein großer Teil der Praktiker der Ansicht, daß Neurorezidive seit der Verwendung des Salvarsans in erhöhtem Maße zur Beobachtung kommen, wie ja überhaupt die Frage des Neurorezidives erst mit der Einführung des Ehrlichschen Mittels zur Diskussion gelangt ist. Was mein eigenes Beobachtungsmaterial (Städt. Krankenhaus Moabit) anbetrifft, so habe ich seit der Salvarsanära 7 Neurorezidive (zwei Akustikus-Fazialislähmungen, zwei Augenmuskelparesen, eine multiple Hirnnervenlähmung mit Beteiligung des Akustikus und Fazialis, einmal Neuritis optica, einmal Abduzenslähmung mit gleichzeitigen Symptomen einer Myelitis lumbosacralis) gesehen. Diese Tatsache gewinnt angesichts des relativ homogenen Krankenhausmaterials dadurch an Bedeutung, daß in den drei Jahren vor Einführung des Salvarsans im Krankenhaus überhaupt kein Fall von Neurorezidiv zur Beobachtung gekommen ist.

Lues hereditaria. In Anbetracht der weiten Verbreitung, die die Syphilis namentlich in den Großstädten erlangt hat, ist die Zahl der hereditär-syphilitischen Deszendenten keine erhebliche. Daß die Heredosyphilis trotzdem ein nicht geringes nervenärztliches Interesse hat, liegt in der Tatsache, daß bei hereditär syphilitischen Kindern in fast 50 pCt. Störungen des Nervensystems vorhanden sind. Allerdings kommt Lues cerebri nur in einem Bruchteil der Fälle von Lues hereditaria zur Beobachtung.

Die Erscheinungen der hereditären Hirnsyphilis bestehen entweder schon von Geburt an oder bilden sich in den ersten Kindesjahren bis zur Zeit der Pubertät aus. Darüber hinaus ist die hereditäre Syphilis selten, doch sind auch Fälle bekannt, in denen die Erbsyphilis erst im 3. und 4. Jahrzehnt zu klinischen Symptomen führt (Lues hereditaria tarda).

Die Lues cerebri hereditaria stimmt anatomisch und klinisch im grossen und ganzen mit der Hirnsyphilis der Erwachsenen überein. Was die hereditäre Hirnlues

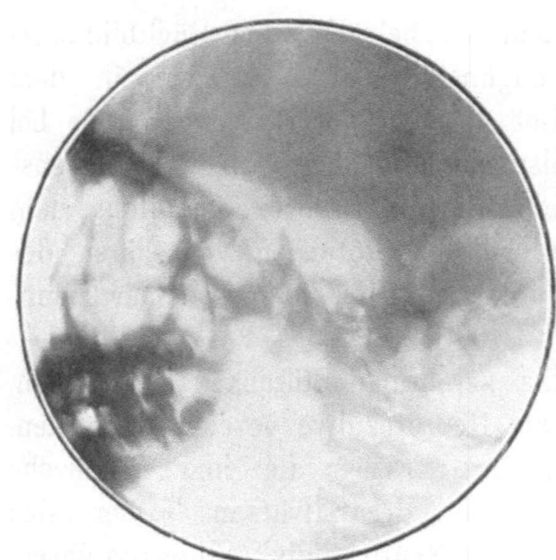

Fig. 295. Röntgenaufnahme des Schädels eines hereditär luetischen Kindes mit Schädelgummen (helle Partien des Bildes). Eigene Beobachtung. Röntgen. Institut Städt. Krankenhaus Moabit (Dr. Max Cohn).

besonders auszeichnet, ist die häufige Kombination mit anderen auf luetischer Grundlage entstehenden oder auf eine psycho-somatische Unterwertigkeit hindeutenden Symptome. So findet man bei hereditärer Hirnsyphilis nicht selten gleichzeitige Erscheinungen von seiten der Augen (Keratitis parenchymatosa), der Zähne (Hutchinson) sowie des Skelettsystems, ferner Epilepsie, Migräne, Neuropathie, Hysterie und mit besonderer Häufigkeit intellektuelle Defektzustände. Zuweilen kommt die hereditäre Hirnlues in Verbindung mit metaluetischen Erkrankungen vor.

Diagnose. Die Diagnose der Hirnlues ist durch die sog. Vier-Reaktion, d. h. die Wassermannsche Reaktion im Blut und Liquor, die Nonnesche Liquorreaktion, sowie durch die Pleozytosenuntersuchung wesentlich gefördert worden (s. S. 24, 28). Inwieweit die Auswertung des Liquors (Hauptmann) zu einer weiteren Verfeinerung der Diagnose beitragen wird, läßt sich zurzeit noch nicht feststellen.

Von den für die Differentialdiagnose in Frage kommenden Krankheiten hat die multiple Sklerose eine besondere Bedeutung, da sie in vielen Punkten mit der Lues cerebri resp. mit der Lues cerebro-spinalis übereinstimmt. Namentlich teilt die multiple Sklerose mit der Lues die Polymorphie des Krankheitsbildes sowie die Unbeständigkeit der einzelnen Krankheitserscheinungen. Unterschiede liegen darin, daß Intentionstremor, Nystagmus und einfache Optikusatrophie der Lues nicht oder nur ausnahmsweise zukommen. Auch kann die geringe Schmerzbetonung der multiplen Sklerose gegenüber den luetischen Affektionen des Hirnes und Rückenmarks für die Differentialdiagnose verwertet werden. Die diagnostische Bedeutung der Nonneschen Reaktion sowie der Pleozytose erfährt dadurch eine gewisse Einschränkung, daß diese beiden Reaktionen, wenn auch weniger häufig und meist auch weniger intensiv, bei der multiplen Sklerose positiv ausfallen können, ja es scheint, daß ausnahmsweise bei multipler Sklerose der Liquor eine positive Wassermannsche Reaktion gibt, ohne daß Lues im Spiele ist. Differentialdiagnose Lues cerebri—multiple Sklerose s. a. S. 219, 224. Ueber die Abgrenzung der Hirnlues gegen Tumor cerebri, Hysterie und Neurasthenie geben die differentialdiagnostischen Bemerkungen der betreffenden Kapitel Aufschluß.

Weit seltener als früher sind wir heute darauf angewiesen, die Diagnose der Hirnlues ex juvantibus zu stellen. Das Mißliche dieser Diagnose ist darin gelegen, daß weder Erfolg noch Mißerfolg einer spezifischen Kur ein exakter Beweis für oder gegen die luetische Natur eines Nervenleidens ist. Bei Erkrankungen, die unter spezifischer Behandlung sich bessern, ist zu bedenken, inwieweit es sich um spontaner Rückbildung fähige Affektionen handelt, während andererseits zu berücksichtigen ist, daß auch nicht spezifische Hirnerkrankungen (Hydrozephalus, Tumor cerebri) gelegentlich durch eine antiluetische Therapie günstig beeinflußt werden. Ich habe in den letzten Jahren mehrere Fälle gesehen, bei denen unter Hg-Behandlung eine an Heilung grenzende Besserung erzielt wurde, ohne daß Lues vorgelegen hat.

Höchstwahrscheinlich hat es sich bei diesen, unter dem Bilde der endokraniellen Neubildung verlaufenden Zuständen um Meningitis serosa gehandelt. Umgekehrt habe ich bei einem autoptisch erwiesenen Falle von gummöser Durawucherung unter Hg-Behandlung eine wesentliche Verschlimmerung beobachtet. In einer anderen Beobachtung (Tabes) trat während der antiluetischen Behandlung eine Hemiplegie auf.

Therapie. Da die Behandlung der Neurosyphilis bereits in dem allgemeinen Teil (S. 73) sowie im Kapitel der Lues spinalis Berücksichtigung gefunden hat, erübrigt es sich, an dieser Stelle auf Einzelheiten der spezifischen Behandlung einzugehen. Ueber die Wirkung des Ehrlichschen Mittels auf die Hirnsyphilis ist noch kein abschließendes Urteil möglich, jedenfalls hat sich bisher keine Ueberlegenheit des Salvarsans ergeben. Zieht man ferner in Betracht, daß die Salvarsanbehandlung der Lues cerebri in vorgerückten Stadien nicht unbedenklich ist, so wird man dem Arsenobenzol in der Therapie der Hirnlues keine große Zukunft prophezeien können.

Sechzehntes Kapitel.

Die progressive Paralyse.

Die progressive Paralyse, welche ein Grenzgebiet der Psychiatrie und Neurologie bildet, zeichnet sich vor anderen Psychosen durch das Vorhandensein eines gut charakterisierten somatischen Symptomenkomplexes aus. Die Förderung, welche die gesamte Syphilidologie durch die ungeahnten Forschungsresultate der letzten 10 Jahre erfahren hat, ist auch der progressiven Paralyse zugute gekommen. Speziell ist die progressive Paralyse, als ehemaliges Testobjekt der Wassermannschen Reaktion, untrennbar mit der Geschichte dieser Untersuchungsmethode verbunden.

Aus der relativen Häufigkeit sowie der infausten Prognose geht die große soziale Bedeutung der progressiven Paralyse hervor. Das Hauptkontingent der Paralytiker rekrutiert sich aus Individuen, die das dritte Jahrzehnt überschritten und das vierte noch nicht vollendet haben. Oberhalb des 60. und unterhalb des 20. Lebensalters kommt die Paralyse nur selten vor, wenngleich Fälle von infantiler und juveniler Tabes in letzter Zeit des öfteren beschrieben worden sind. Wie die Tabes, ist die Paralyse vorwiegend eine Erkrankung des männlichen Geschlechtes. Unter den 374 Fällen von progressiver Paralyse, die in den letzten 10 Jahren im Städt. Krankenhause Moabit zur Beobachtung kamen, war die Erkrankung bei Männern dreimal so häufig als bei Frauen.

Die Abwesenheit spezifischer Veränderungen berechtigt, die Paralyse von den direkten syphilitischen Erkrankungen des Zentral-Nervensystems zu trennen und in Gemeinschaft mit der Tabes dorsalis den metaluetischen Affektionen zuzurechnen. Hieran ändert einstweilen auch nicht die zum ersten Male dem japanischen Forscher Noguchi geglückte Feststellung, daß Luesspirochaeten im Paralytikergehirn in 25 pCt. der Fälle nachzuweisen sind.

Was die Ursache des Leidens anbetrifft, so war die Koinzidenz von Lues und Paralyse zu häufig, als daß sie selbst älteren Beobachtern als rein zufallsmäßig hätte erscheinen können, doch ist erst durch die Wassermannsche Reaktion der exakte

Beweis für den syphilogenen Ursprung der Paralyse erbracht worden. Die überragende Bedeutung der Syphilis für das Zustandekommen der Paralyse wird heute von allen Autoren zugegeben, wenngleich die Lues als conditio sine qua non noch nicht allgemein anerkannt ist.

Abgesehen von positiven Blut- und Liquorbefunden wird man in der Mehrzahl der Fälle von Paralyse eine vorangegangene syphilitische Infektion feststellen können. Wo sich für überstandene Lues keine Anhaltspunkte ergeben, sind bei der Ehefrau vielfach Aborte oder andere auf Lues hinweisende Symptome nachzuweisen. Zuweilen erkranken die Frauen der Paralytiker ebenfalls an Paralyse. Das Moment der Erblichkeit spielt bei der progressiven Paralyse keine große Rolle. Die Kinder von Paralytikern können sich völlig normal entwickeln, sind jedoch zu Idiotie und Epilepsie disponiert und zeigen in einer Anzahl der Fälle Symptome von Lues hereditaria.

Die Richtigkeit des Satzes: „Ohne Lues keine Paralyse“ zugegeben, wird man auf Grund verschiedener Ueberlegungen nicht umhin können, neben der Lues einer Anzahl von Momenten einen Einfluß auf das Zustandekommen der Paralyse zuzugestehen. Die Bedeutung dieser Gelegenheitsursachen geht unter anderem daraus hervor, daß die Paralyse in einigen mit Syphilis durchseuchten Gegenden wie Bosnien, Herzegowina und der Türkei relativ selten ist.

Es unterliegt keinem Zweifel, daß bei dem Zustandekommen der Paralyse die persönliche, ererbte oder erworbene Disposition eine bedeutende Rolle spielt. So werden Individuen aus neuropathischen Familien in erhöhtem Maße von der Paralyse befallen. Im Einklang hiermit steht das mitunter beobachtete Vorkommen von Paralysefällen bei Geschwistern und Blutsverwandten. Ein bedeutsames Moment liegt ferner in den mit der Kultur stetig wachsenden geistigen und psychischen Erregungen, denen besonders die großstädtische Bevölkerung ausgesetzt ist. In diesem Sinne ist die Paralyse eine Kulturkrankheit, welche ihre Opfer mit besonderer Häufigkeit aus solchen Berufskategorien nimmt, die wie Künstler, Kaufleute und Börsianer ein unruhiges, nervenzerrüttendes Leben führen. Erwiesen ist auch, daß der Alkoholismus sowie das Trauma eine paralytische Disposition schaffen.

Das Intervall zwischen luetischer Infektion und Ausbruch der Paralyse beträgt im Durchschnitt 10—20 Jahre.

Pathologische Anatomie. Während ältere Beobachter besonders den mit bloßem Auge sichtbaren Veränderungen ihre Aufmerksamkeit zuwandten, ist man mit der Vervollkommnung der Untersuchungsmethoden zu einer vorwiegend mikroskopischen Betrachtung des anatomischen Substrates gelangt. Als Resultat einer größeren Reihe von Einzeluntersuchungen (Nissl, Alzheimer) steht heute fest, daß die Paralyse zu typischen histologischen Veränderungen des Zentralnervensystems führt.

Was die Paralyse anatomisch vor anderen Hirnerkrankungen auszeichnet, ist das Nebeneinanderbestehen entzündlicher und degenerativer Prozesse. Die mikroskopisch nachweisbaren Entzündungserscheinungen bestehen in einer kleinzelligen Infiltration der Rinde und der Meningen. Besonders charakteristisch ist die Anhäufung von Plasmazellen entlang den Lymphscheiden (Fig. 296). Häufig kommt es auch zu Proliferationen und Neubildungen an den feinen Gefäßen der Rinde. Die degenerativen Prozesse äußern sich in Atrophie der markhaltigen Rindenfasern mit besonderer Beteiligung der von den meisten Forschern mit der Assoziationsfähigkeit in Zusammenhang gebrachten Tangentialfasern. Atrophie der Ganglienzellen, Zerstörung der Achsenzylinder und Verwerfung der Rindenarchitektur gehören ebenfalls zu den typischen Veränderungen des

Paralytikergehirns. An den Zerfall der nervösen Elemente schließt sich wie bei anderen degenerativen Prozessen eine gliöse Wucherung an. Wenn auch, namentlich in vorgerückteren Fällen, die Hirnveränderungen sich diffus über das gesamte Zentralorgan ausbreiten, so ist doch fast regelmäßig das Stirnhirn am schwersten betroffen. Nur selten beschränkt sich der Krankheitsprozeß auf das Zerebrum, vielmehr sind degenerative Veränderungen nahezu konstant auch im Rückenmark nachweisbar.

Makroskopisch fällt das Paralytikerhirn durch Verschmälerung der Rinde, Trübung der Meningen und Vermehrung des Hirnwassers auf. Am ausgesprochensten pflegen die Veränderungen am vorderen Stirnpol sowie in der Parietalregion zu sein. Die Atrophie der Hirnsubstanz kann zu einer Reduktion des Hirngewichtes um 30 bis 40 pCt. führen.

Symptomatologie. Die progressive Paralyse läßt sich als eine mit körperlichen Reiz- und Ausfallserscheinungen verknüpfte psychische Erkrankung charakterisieren,

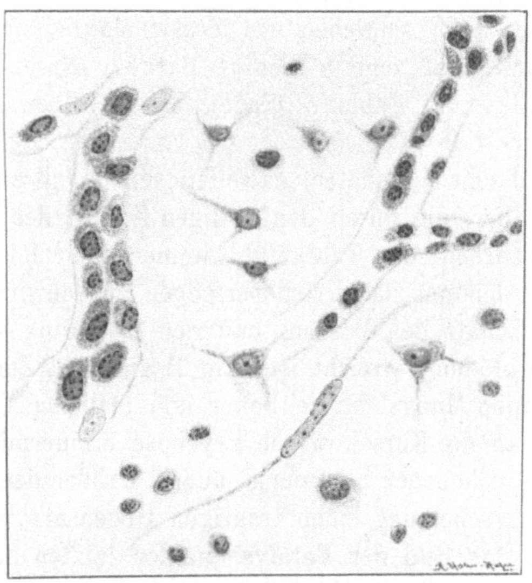

Fig. 296. Paralytische Rinde bei Immersionsvergrößerung, Hirnpunktat. Um die Gefäße deutliche Plasmazellen, rechts unten eine Stäbchenzelle. Aus Foerster, Berliner klin. Wochenschr. 1912. Nr. 21. S. 974.

deren Grundzug die fortschreitende Beeinträchtigung des Intellektes bildet. Nur selten zeigt die Paralyse einen akuten Beginn, vielmehr pflegen dem Ausbruch des Leidens Erscheinungen vorauszugehen, welche den Ernst der Situation bereits ahnen lassen und in anschaulicher Weise als Wetterleuchten der Paralyse bezeichnet worden sind.

Psychisches Verhalten. Bevor der Intellekt eine nennenswerte Beeinträchtigung erleidet, fällt häufig eine Veränderung des Charakters auf. Namentlich macht sich der beginnende Zerfall der Persönlichkeit in Fragen des Anstandes und Taktes bemerkbar. Frühzeitig pflegt auch das Verständnis für die Pflichten gegen die Gesellschaft eine Einbuße zu erleiden. Die zu dem bisherigen Wesen in einem auffallenden Gegensatz stehende Charakteränderung zeigt sich nicht selten besonders auf sexuellem Gebiete. Zu den Früherscheinungen der Paralyse gehört auch eine gesteigerte geistige Ermüdbarkeit, die sich in Abnahme der geistigen Produktivität und Flucht vor größerer Arbeit kundgibt.

In anderen Fällen geht die Paralyse durch ein pseudoneurasthenisches Stadium, in dem allgemein nervöse Symptome wie Reizbarkeit, Kopfdruck und Schlaflosigkeit vorherrschen. Die Stimmung ist im ersten Stadium der Paralyse meist gedrückt und schwankt zwischen einfacher Verstimmtheit bis zur ausgesprochenen Depression mit Suizidgefahr. Seltener eröffnen maniakalische Anfälle oder Neigung zu Gewalttätigkeiten die Szene.

Nachdem diese, von der Umgebung des Kranken nur zu häufig falsch gedeuteten Symptome wochen- bis monatelang bestanden haben, machen sich auf geistigem Gebiete Störungen bemerkbar, die dem Leiden ein besonderes Gepräge verleihen. Vor allem sind es die Defekte des Intellektes, welche die progressive Paralyse vor anderen Psychosen auszeichnen. Die intellektuelle Schwäche, welche die Kranken nicht selten dadurch maskieren, daß sie die Zügel der Unterhaltung an sich nehmen oder auf Fragen ausweichende Antworten geben, läßt sich durch eine kurze Kenntnis- und Gedächtnisprüfung unschwer erkennen. Zweckmäßige Fragen sind: Wie heißt unser Kaiser? Wer war dessen Vater und Großvater? Sagen Sie die Monatsnamen rückwärts! Welcher Monat kommt vor April usw.? Welches Jahr schrieben wir vor 8 usw. Jahren? Welches Jahr schrieben wir 5 usw. Jahre vor 1902? Woraus macht man Brot? Welche Farbe hat eine 5 Pfennig-Marke? Sprechen Sie die Zahlen 13, 34, 48 nach! Wie heißen die Zahlen? Sagen Sie dieselben rückwärts! Wieviel ist 9×7, wieviel 7×9, $3 \times 6 + 2$? usw.

Allmählich nach Wochen, Monaten, zuweilen selbst Jahren gleitet der Kranke in die Phase des Leidens über, die durch den völligen Zerfall der geistigen Persönlichkeit gekennzeichnet ist. Während das Taktgefühl immer mehr leidet und die Triebe ungezügelter hervortreten, beginnt das Urteilsvermögen zu schwinden, die Kombinationsgabe zu versagen, der Schatz des Wissens und der Erfahrung sich aufzulösen, bis der Endzustand völliger Verblödung erreicht ist. Im Beginn des Zerfallstadiums sieht man zuweilen einen auffallenden Mangel an zeitlicher und örtlicher Orientierung, in anderen Fällen wiederum einen an die Korsakowsche Psychose erinnernden Symptomenkomplex. Vielfach ist der Kranke gehobener Stimmung, äußert Größenideen und bietet in seinem Mienenspiel und seiner Erscheinung einen traurigen Gegensatz zu seiner Lage.

Es scheint als ob das Bild der Paralyse in den letzten Jahrzehnten eine Aenderung dahin erfahren hat, daß die klassische, mit expansiven Ideen (Größenwahn) einhergehende Paralyse in unserer Zeit weit seltener als früher in die Erscheinung tritt, während die einfach demente oder mit depressiven Vorstellungen verlaufende Form des Leidens im Zunehmen begriffen ist. Im Bilde der depressiven Paralyse treten neben der gemütlichen Verstimmung meist hypochondrische Vorstellungen besonders hervor. Außer den von anderen Psychosen bekannten Klagen mangelnder oder fehlender Organtätigkeit, findet man auch groteske Wahnbildungen, deren phantastischer Inhalt die bereits vorhandene Schwächung des Intellektes zu erkennen gibt. Vielfach zeichnen sich die Störungen des Affektlebens, die wir bei Paralytikern zu sehen bekommen, durch mangelnde Beständigkeit und Wechsel expansiver und depressiver Phasen aus.

Reflexe. Das klinische Bild der Paralyse wird dadurch vervollständigt, daß sich mit den erwähnten psychischen Erscheinungen, durch die sich wie ein roter Faden die Beeinträchtigung des Intellektes zieht, eine Anzahl gut charakterisierter körperlicher Symptome verbinden. Vor allem sind es Störungen der Reflextätigkeit, welche die Paralyse mit großer Regelmäßigkeit begleiten und im Stadium der Demenz nur selten zu fehlen pflegen. Zu den konstantesten Erscheinungen der Paralyse gehören Veränderungen des Patellarreflexes, wobei Steigerung häufiger als Abschwächung oder Aufhebung des Reflexes ist. In vorgerückteren Stadien kann man mitunter ·Fußklonus und den Babinskischen Reflex nachweisen.

Pupillenreaktion. In noch höherem Maße als den Anomalien des Kniereflexes kommt den Störungen der Pupillenreaktion ein Wert für die Frühdiagnose der Paralyse zu. Hat man Gelegenheit, Paralytiker in ganz frühen Stadien zu untersuchen, so findet man neben der nicht seltenen Anisokorie nur eine quantitative Herabsetzung des Pupillenreflexes. Aus ·der Pupillenträgheit entwickelt sich eine Pupillenstarre, welche meist reflektorisch, selten absolut ist. Optikusatrophien und Augenmuskelparesen sind der Paralyse nicht fremd, ohne jedoch annähernd die Rolle wie bei der Tabes zu spielen. Von den Hirnnerven wird vorzugsweise der Fazialis in Mitleidenschaft gezogen. Meist ist nur der untere Fazialisast ergriffen, doch kann, wie in einer eigenen Beobachtung, die Fazialisparese auch den peripheren Lähmungstypus zeigen.

Sprache. Zu den charakteristischen Erscheinungen der Paralysen gehört auch die Störung der Sprache, die sich in einer zunehmenden Erschwerung der Artikulation kundgibt. Im Beginne des Leidens macht sich die paralytische Sprachstörung besonders nach längerem Sprechen oder bei den bekannten Sprachproben (Dritte reitende Artilleriebrigade, Donau-Dampfschiffahrt-Schleppschiffahrt-Gesellschaft, Schellfischflosse, Strickstrumpftäschchen) bemerkbar. Was die paralytische Sprache besonders kennzeichnet, ist die als Silbenstolpern bezeichnete Unterbrechung des glatten Redeflusses, das Verschleifen und Verschmieren der Wortendigungen, sowie die verlangsamte und monotone Redeweise. Typisch ist auch das beim Sprechen besonders hervortretende Beben und Vibrieren der Mundwinkel sowie die Neigung zu mimischen Mitbewegungen.

Gesichtsausdruck. Das Gesicht, in dem sich die intellektuelle Schwäche der Kranken widerspiegelt, fällt durch den schlaffen, seelenlosen Ausdruck auf. Häufig macht sich in den Zügen auch die Ratlosigkeit und Hilflosigkeit der Kranken bemerkbar. So entsteht eine typische Fazies, welche vielfach die Diagnose auf den ersten Blick zuläßt (Fig. 108).

Schrift. Mit den Störungen der Sprache verbinden sich fast regelmäßig Störungen der Schrift. Die bis dahin glatte Schriftkurve wird unbeholfen und zittrig, die einzelnen Buchstaben fallen durch Wechsel der Größe auf, Silben und Worte werden ausgelassen oder umgestellt, bis im Endstadium die schriftlichen Aeußerungen des Patienten in einem sinnlosen Gekritzel bestehen (s. Figg. 95, 96).

Tremor. Tremor gehört zu den häufigen Symptomen der Paralyse. Am konstantesten sind Zitterbewegungen des Mundes und der Zunge, doch geht der Tremor meist auch auf die oberen, seltener unteren Extremitäten über. Es handelt sich hierbei für gewöhnlich um einen Bewegungstremor bzw. um einen in der Ruhe bestehenden, durch Bewegung verstärkten Tremor.

Paralytische Anfälle. Einer besonderen Besprechung bedürfen die im Verlaufe der Paralyse nicht ungewöhnlichen Ereignisse, die als paralytische Anfälle bezeichnet werden. Das Bild des paralytischen Anfalles gestaltet sich recht wechselvoll. Während in einer Anzahl von Fällen die paralytischen Anfälle als Apoplexien mit geringeren Insulterscheinungen imponieren, die eine passagere Lähmung hinterlassen, sehen wir in anderen Fällen die paralytische Attacke unter dem Bilde einer gewöhnlichen oder Jacksonschen Epilepsie verlaufen. Zu den meist einer schnellen Rückbildung fähigen Folgeerscheinungen des paralytischen Anfalles gehört neben der Hemi- oder Monoplegie, Aphasie, Apraxie, gelegentlich auch die Hemianopsie. Als Aequivalente des psychischen Anfalles kommen einfache Ohnmachten, stenokardische oder

Migräneanfälle, auf psychischem Gebiete akute Erregungs- und Verwirrungszustände vor. Die Dauer des paralytischen Anfalles beträgt meist wenige Stunden, doch können sich die Anfälle mit Unterbrechungen auch über mehrere Tage erstrecken. Während der Anfälle ist die Temperatur häufig erhöht, doch kommt Erhöhung der Eigenwärme im Verlaufe der Paralyse gelegentlich auch sonst vor. Uebereinstimmenden Erfahrungen zufolge verschlechtern paralytische Anfälle die Prognose. Die geschilderten Attacken können in jedem Stadium des Leidens auftreten, werden jedoch bei der zur Höhe entwickelten Paralyse häufiger als in Frühfällen angetroffen. Mitunter ist der paralytische Anfall das erste Zeichen der Paralyse.

In einer Anzahl der Beobachtungen finden sich neben paralytischen Symptomen Erscheinungen, die auf eine Beteiligung der Hinterstränge hinweisen. In einem Teile dieser Fälle läßt sich die vorhandene Symptomatologie in die der Tabes + Paralyse (Taboparalyse) auflösen, während in anderen Fällen die Beteiligung der Hinterstränge sich ausschließlich in Hypotonie, Reflexverminderung und Hypästhesie zu erkennen gibt. Das Gegenstück der Hinterstrangaffektion ist die mit den Zeichen der spastischen Lähmung (Babinski, Reflexsteigerung, Klonus) einhergehende Pyramidenbahnenläsion. Wird die Hypotonie neben Reflexsteigerung und Babinski angetroffen, so liegt eine kombinierte Hinterstrang-Seitenstrangerkrankung vor.

Von größter diagnostischer Bedeutung ist die schon im Frühstadium fast konstante positive Wassermannsche Blutreaktion. Mit etwas geringerer Konstanz reagiert die Spinalflüssigkeit positiv. Nonne und Pleozytose fehlen im Liquor fast nie. Hieraus erklärt sich der große diagnostische Wert der „vier Reaktionen" für die Diagnose der Paralyse. Näheres s. S. 24, 28.

Verlauf und Prognose. Nimmt man aus einer großen Reihe von Beobachtungen das arithmetische Mittel, so läßt sich die Dauer des Leidens auf etwa 2 Jahre veranschlagen. Im einzelnen gestaltet sich der Krankheitsverlauf sehr verschieden. Neben den seltenen akuten und perakuten, in wenigen Monaten tödlich endenden Formen kennen wir auch Krankheitsfälle, die sich über 2—3 Dezennien erstrecken. Namentlich ist die juvenile Paralyse sowie die Taboparalyse durch einen protrahierteren Verlauf ausgezeichnet. Wichtig ist die Kenntnis, daß die progressive Paralyse keineswegs immer, wie ihr Name andeutet, ein kontinuierlich progredientes Leiden ist. Im Gegenteil kommen bei der Paralyse weitgehende Remissionen und Stillstände vor, welche als Heilung imponieren können. Diese Rückbildungstendenz ist bei der Beurteilung der angeblichen Paralyseheilmittel entsprechend zu würdigen.

Was die Prognose des Leidens anbetrifft, so scheinen die Akten über dies Kapitel noch nicht geschlossen zu sein. Trotz der ungünstigen Erfahrungen von Krafft-Ebing, der unter 2500 Paralysefällen niemals Heilung gesehen hat, wird man auf Grund neuerer Beobachtungen der Paralyse die Möglichkeit gelegentlicher Heilungen nicht absprechen können. Die Heilbarkeit der Paralyse hat indes ein mehr theoretisches als praktisches Interesse, insofern ein günstiger Ausgang wohl im Bereiche der Möglichkeit liegt, jedoch bei der Prognosenstellung kaum ins Gewicht fallen dürfte. Trotz alledem empfiehlt es sich für den Arzt, nicht von vornherein bei einer als Paralyse diagnostizierten Erkrankung die Prognose den Angehörigen gegenüber als absolut infaust zu bezeichnen. Namentlich ist Zurückhaltung in der Prognosenstellung geboten, solange die Diagnose nicht über jeden Zweifel sicher ist. Jeder Neurologe wird den einen oder anderen als Paralyse diagnostizierten Fall kennen, dessen weiterer Verlauf die Diagnose als nicht zu Recht bestehend erwies, und nichts ist peinlicher für den Arzt, als wenn der Kranke, über den das Todesurteil ausgesprochen worden ist, die schlechte Prognose nicht rechtfertigt.

Diagnose. Die rechtzeitige Erkennung der Paralyse hat eine nicht geringe ökonomische Bedeutung, indem der Kranke bei gesicherter Diagnose als geschäftsunfähig im Sinne des B. G. B. anzusehen ist. In symptomatologisch vollentwickelten Fällen ist die Diagnose nicht schwer, initiale und atypische Erkrankungen können dagegen auch den Erfahrenen vor eine schwierige diagnostische Aufgabe stellen.

Die Diagnose der Paralyse zerfällt in zwei Teile, in die Prüfung der psychischen Funktionen einerseits, in die körperliche Untersuchung andrerseits. Vergegenwärtigt man sich die Vielgestaltigkeit des psychischen Bildes der Paralyse, so wird man dem Grundsatze zustimmen, bei jeder Psychose, ganz besonders aber wenn es sich um Männer in mittleren Jahren handelt, erst nach Ausschluß der Paralyse eine Diagnose zu formulieren. Wenn auch die Eigenart der paralytischen Geistesstörung, namentlich die frühzeitig sich bemerkbar machende intellektuelle Schwäche, von vornherein den Verdacht der Dementia paralytica erweckt, so vermag doch erst die körperliche Untersuchung Klarheit zu bringen.

Von den körperlichen Symptomen der Paralyse kommt der Pupillenstarre sowie der Aufhebung des Kniephänomenes ein besonderer Wert zu. Recht charakteristisch ist auch die paralytische Sprachstörung, während die Steigerung des Patellarreflexes sowie der lokalisierte oder allgemeine Tremor als wenig eindeutige, auch bei funktionellen Erkrankungen vorkommende Symptome geringere diagnostische Bedeutung haben. Als Adjuvans der Diagnose kann auch die Facies paralytica dienen, wobei zu bemerken ist, daß der für Paralyse charakteristische Gesichtsausdruck nicht nur in vorgeschrittenen Fällen zu finden ist.

Die Abgrenzung der progressiven Paralyse von den für die Differentialdiagnose hauptsächlich in Betracht kommenden Erkrankungen wie Neurasthenie, multiple Sklerose, Tumor cerebri, chronischer Alkoholismus, senile Demenz, ist durch die neueren serologischen, chemischen und zytologischen Untersuchungsmethoden wesentlich erleichtert worden (S. 24, 28). Weniger sind die „vier Reaktionen" geeignet, die Differentialdiagnose Paralyse—Lues cerebri zu klären. Das Gleiche gilt auch für die mit psychischen Symptomen einhergehende Tabes. Ceteris paribus wird durch den positiven Ausfall aller vier Reaktionen eine Paralyse wahrscheinlicher gemacht als eine direkte syphilitische Erkrankung des Hirnes. Die Wassermannsche Reaktion ist so zu bewerten, daß positiver Ausfall im Blute weniger für, als negativer gegen Paralyse spricht. Die Unterscheidung der Paralyse von der Neurasthenie kann im neurasthenischen Vorstadium der Paralyse, d. h. solange körperliche Symptome vermißt werden, schwierig bzw. unmöglich sein. Bei Abwesenheit objektiver Krankheitszeichen vermag unter Umständen die genaue Analysierung der psychischen Erscheinungen, insbesondere der Nachweis einer dem Patienten nicht zum Bewußtsein kommenden Charakter- oder Gefühlsanomalie, die Diagnose nach der Seite der Paralyse zu entscheiden.

Eine im Sprechzimmer des Arztes nicht unbekannte Erscheinung ist der nervöse Patient, der früher eine Lues durchgemacht hat und auf Grund vager, mit großer Lebendigkeit geschilderter Symptome an sich die Zeichen der Paralyse zu erkennen glaubt. Namentlich sind es Klagen über Nachlassen der geistigen Spannkraft, Vergeßlichkeit und Reizbarkeit, welche bei Syphilitikern die Befürchtung der Paralyse aufkommen lassen. Wenn schon die ganze Art, wie der Kranke seine Beschwerden vorbringt, eine ernstere psychische Erkrankung unwahrscheinlich macht, so wird die genaue körperliche Untersuchung und, wo es nötig ist, die Untersuchung des Blutes jeden Zweifel nehmen.

In den nicht gerade seltenen Fällen, in denen die Hirnsyphilis mit psychischen Erscheinungen einhergeht, kann eine weitgehende Annäherung an das Bild der Paralyse erfolgen. Allerdings pflegt die intellektuelle Störung bei der Lues cerebri nur selten die bei Paralyse vorkommenden Grade zu erreichen. Auf der anderen Seite werden Zeichen der intrakraniellen Drucksteigerung bei der Paralyse vermißt. Herderscheinungen pflegen bei der Hirnsyphilis in erhöhtem Maße vorhanden zu sein und trotz Neigung zu Remissionen einen weniger flüchtigen Charakter zu zeigen als die Herdsymptome der Paralyse. Weitere Unterschiede liegen in der Art der Sprachstörung. Während die paralytische Sprache durch Verwaschenheit und Silbenstolpern auffällt, ist die Sprache bei Lues cerebri entweder gar nicht beeinträchtigt oder im Sinne der Aphasie bzw. Dysarthrie verändert. Trotz all dieser differentialdiagnostischer Momente kommt die Differentialdiagnose Lues cerebri—Paralyse in manchen Fällen nicht über eine gewisse Wahrscheinlichkeit hinaus.

Tumoren, die sich in stummen, d. h. an Lokalzeichen armen Regionen etablieren, können gelegentlich zur Verwechslung mit Paralyse Anlaß geben. Namentlich gilt dies für Stirnhirntumoren, die für gewöhnlich erst in vorgerückteren Stadien Herderscheinungen bedingen. Die im Gefolge dieser Tumoren sich entwickelnde Apathie und Stumpfheit kann als paralytische Geistesschwäche imponieren, doch dürfte das Vorhandensein zerebraler Allgemeinerscheinungen sowie der Ausfall der serologischen und chemischen Reaktionen genügend diagnostische Anhaltepunkte geben.

Demenzzustände, wie sie auf dem Boden der Arteriosklerose, des chronischen Alkoholismus und der Epilepsie vorkommen, unterscheiden sich von der Paralyse durch die Art der intellektuellen Störung sowie durch das Vorkommen anderer, für diese Affektionen charakteristischer Erscheinungen. Ueber die Unterscheidung von Paralyse und multiper Sklerose s. S. 220.

Ein neues diagnostisches Hilfsmittel, das nach den Erfahrungen von Förster und Pfeiffer geeignet zu sein scheint, in diagnostisch schwierigen Fällen die Diagnose zu sichern, ist die Hirnpunktion (Fig. 296). Die über dem Stirnhirn vorzunehmende Punktion sollte jedoch für die im großen und ganzen seltenen Fälle reserviert bleiben, in denen die anderen Untersuchungsmethoden nicht zum Ziele führen.

Therapie. Die Leistungsfähigkeit der bei der Paralyse angewandten Methoden steht im umgekehrten Verhältnis zu ihrer Anzahl. Wenigstens läßt sich sagen, daß wir bis heute kein Mittel besitzen, das einen nennenswerten Einfluß auf das Leiden hätte. Uebereinstimmenden Ansichten zufolge vermag das Quecksilber bei manifester Paralyse nichts zu leisten. Auch das als Allheilmittel der Syphilis mit großem Enthusiasmus begrüßte Salvarsan hat in der Paralysebehandlung die hochgespannten Erwartungen nicht erfüllt, und nach den ersten Berichten glänzender Erfolge ist es mit neuen Mitteilungen recht still geworden. Gerade bei der Paralyse ist in Anbetracht der häufigen Stillstände und Remissionen eine kritische Würdigung der mit den verschiedensten Methoden erzielten Resultate erforderlich.

Schon vor der Salvarsanära wurde bei der Paralysebehandlung von den Arsenikalien Gebrauch gemacht, deren energische Wirkung in schweren Fällen von Syphilis zu einem Versuche bei progressiver Paralyse berechtigte. Die mit anorganischen und organischen Arsenverbindungen erzielten Resultate ermuntern jedoch nicht zu weiteren Versuchen.

Ein neues Moment ist in die Behandlung der Paralyse durch die Anwendung des Tuberkulins gebracht worden. Die Tuberkulintherapie geht von der Tatsache aus, daß die Paralyse durch interkurrente fieberhafte Prozesse bisweilen vorteilhaft beeinflußt wird. Der Tuberkulinbehandlung, die auf eine Nachahmung des natürlichen Fiebervorganges hinausläuft, scheint ein gewisser therapeutischer Wert zuzukommen. Auf ähnlicher Grundlage wie das Tuberkulinverfahren baut sich die Nukleintherapie auf, indem Injektionen des nukleinsauren Natrons Hyperthermie und Leukozytose bedingen.

Ueber die Behandlung mit Kochsalzinfusionen, denen von manchen Autoren eine Ausschwemmung toxischer Produkte zugeschrieben wird, fehlen mir eigene Erfahrungen, doch scheint mir die Grundlage dieses Verfahrens sehr angreifbar.

In Anbetracht der geringen Leistungsfähigkeit der therapeutischen Methoden ist der Arzt zu einer vorwiegend symptomatischen Behandlung des Leidens gezwungen. Von Medikamenten kommen hauptsächlich die Sedativa· und Hypnotika in Anwendung, Erregungszustände werden mit Skopolamin, Pantopon oder Chloralhydrat bekämpft.

Die Frage, ob Anstaltsbehandlung erforderlich ist oder nicht, läßt sich nicht generell entscheiden. Zweifellos können Paralytiker vom einfach dementen Typus ohne Schwierigkeiten in häuslicher Pflege behalten werden, während zu Exzitationen neigende Kranke besser der Anstalt überwiesen werden. Wichtig ist es, daß der Arzt die Umgebung des Kranken rechtzeitig über die Natur des Leidens aufklärt, damit die Familie vor unliebsamen Ueberraschungen und vermögensrechtlichen Schädigungen bewahrt wird.

Noch ein Wort über die Prophylaxe des Leidens. Da nach der herrschenden Auffassung die Syphilis die conditio sine qua non der Paralyse ist, deckt sich die Prophylaxe der Paralyse mit der der Syphilis. Ist eine Infektion erfolgt, so fordern wir, unbekümmert um die von mancher Seite erhobenen Bedenken, eine möglichst baldige, energische spezifische Behandlung. Vielleicht ist das Salvarsan als neue Waffe im Kampfe gegen die Syphilis dazu berufen, den Ausbruch der Paralyse zu verhüten oder wenigstens die Erkrankungsziffer herabzusetzen. Mehren sich doch seit der Einführung des Ehrlichschen Mittels die Fälle, bei denen die frühzeitige Salvarsanbehandlung die Generalisierung des syphilitischen Giftes unterdrückt hat. Gerade diese Fälle, bei denen syphilitische Manifestationen sich bisher nicht gezeigt haben und die Wassermannsche Reaktion dauernd negativ geblieben ist, werden dereinst ein entscheidendes Wort in der Frage der Heilbarkeit der Lues durch Salvarsan zu sprechen haben.

Siebzehntes Kapitel.

Die Aneurysmen der Hirnarterien.

In der Klinik der Hirnkrankheiten spielen die Aneurysmen der Hirnarterien wegen der Seltenheit ihres Vorkommens und der Schwierigkeit der Diagnose keine besondere Rolle. Die Aneurysmen des Hirnes, deren Größe zwischen Erbsen- bis Pflaumengrösse schwankt, bevorzugen die Hirnbasis und kommen besonders an der Basilararterie sowie der A. fossae Sylvii vor. Multiples Auftreten wird relativ häufig beobachtet.

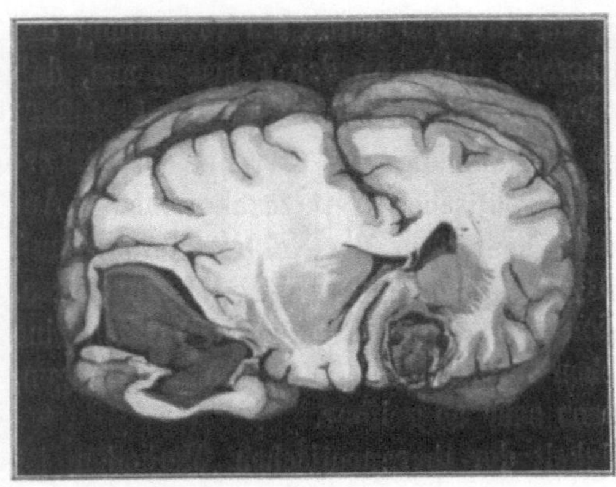

Fig. 297. Kleineres thrombosiertes, größeres perforiertes Hirnaneurysma. Eigene Beobachtung. Patholog.-Anatom. Institut Städt. Krankenhaus Moabit (Prof. C. Benda).

Die Ursachen der Hirnaneurysmen liegen in atheromatösen oder spezifisch endarteriitischen Prozessen, die zu einer Destruktion der Gefäßwand führen. Ein kleiner Teil der Aneurysmen ist embolischen Ursprungs, indem der Embolus einen lokalen Gefäßprozeß anregt, welcher zum Verlust der kontraktilen Elemente führt. Wie bei den Aneurysmen der Aorta kommt dem Trauma eine gewisse Bedeutung für das Zustandekommen des Hirnaneurysmas zu.

Die Symptomatologie des Leidens ist wenig einheitlich, ja es steht fest, daß das Hirnaneurysma latent verlaufen kann, während in anderen Fällen sich klinische Erscheinungen erst mit dem Eintritt einer Ruptur einstellen. Dies ist jedoch nicht die Regel. In der Mehrzahl der Fälle führt das Hirnaneurysma als endokranieller raumbeengender Prozeß zu einem Symptomenbilde, das im wesentlichen mit dem klinischen Bilde des Hirntumors übereinstimmt, jedoch in bezug auf den Verlauf sich in manchen Punkten von der soliden Neubildung unterscheidet.

Allgemeinerscheinungen, wie Kopfschmerz, Schwindel und Erbrechen, kommen dem Hirnaneurysma in gleicher Weise wie dem Tumor zu. Zuweilen hat der Kopfschmerz pulsierenden Charakter. Stauungspapille wird nur selten angetroffen. Ein, wenn auch nicht pathognomonisches, so doch für die Diagnose des Hirnaneurysmas wertvolles Zeichen ist ein der Herzsystole isochrones sausendes oder hauchendes Geräusch, das bei der Auskultation des Schädels diffus oder an umschriebener Stelle zu hören ist.

Die Herderscheinungen des Aneurysmas hängen von dem speziellen Sitze der Gefäßgeschwulst ab. Entsprechend der häufigen basalen Lokalisation sind in einem hohen Prozentsatz Symptome vorhanden, die auf ein Ergriffensein der basalen Hirnnerven zu beziehen sind. Relativ häufig kommt auch eine Schädigung der Brücke oder Medulla oblongata durch den Druck des Aneurysmas zustande. Namentlich ist für das Aneurysma der Vertebralarterie der Symptomenkomplex der Bulbärparalyse (Kompressionsbulbärparalyse, S. 371) charakteristisch.

Was den Verlauf des Leidens anbetrifft, so läßt das Hirnaneurysma die dem Hirntumor eigentümliche stete Progredienz für gewöhnlich vermissen. In einer größeren Anzahl der Beobachtungen ist ein periodisches An- und Abschwellen der Krankheitserscheinungen zu konstatieren, so daß der schubweise Verlauf als eine dem Hirnaneurysma besonders zukommende Erscheinung angesehen werden darf. Apoplektiforme Anfälle, die im Verlaufe des Leidens nicht gerade selten vorkommen, sind wohl auf unvollständige Gefäßruptur zu beziehen. In einer eigenen Beobachtung zeigte das Lumbalpunktat auf der Höhe eines derartigen apoplektiformen Anfalles hämorrhagische Beschaffenheit. Aehnliche Befunde sind von anderen Autoren erhoben worden.

Die Diagnose ist schwierig und läßt sich fast immer nur mit einem gewissen Grade von Wahrscheinlichkeit stellen. Namentlich ist eine Verwechslung mit Tumor cerebri möglich. Differentialdiagnostisch ist besonders auf den Verlauf des Leidens sowie auf ein auskultatorisch nachweisbares Gefäßgeräusch Wert zu legen, doch ist zu berücksichtigen, daß Gefäßgeräusche auch bei Tumoren sowie beim Hydrozephalus vorkommen und, wenn auch selten, auf dem Boden der Anämie entstehen.

Die Prognose des Leidens ist sehr ernst, wenn auch Spontanheilung nicht ausgeschlossen ist. Der Tod erfolgt meistens durch Bersten des Aneurysmas unter den

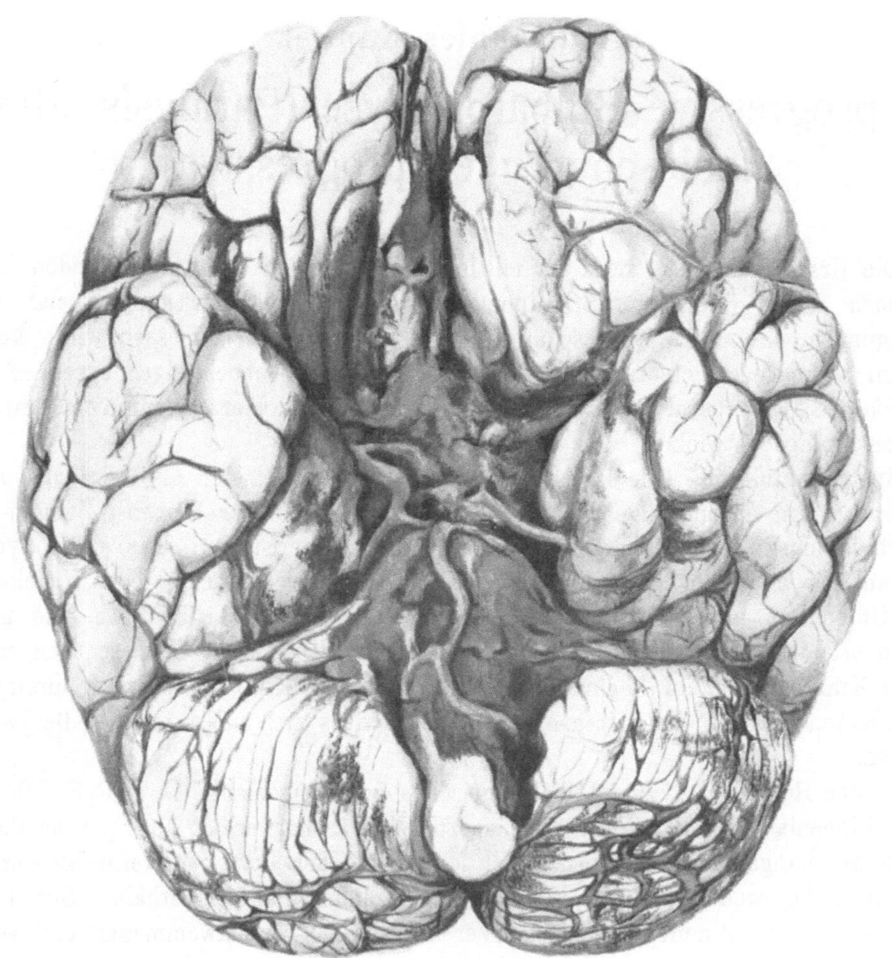

Fig. 298. Basale Hirnblutung aus einem perforierten Aneurysma der A. cerebri media. Patholog.-Anatom. Institut Städt. Krankenhaus Moabit (Prof. C. Benda).

Erscheinungen einer foudroyanten Apoplexie mit besonders hervortretenden Basalsymptomen (Fig. 298).

Die Behandlung ist, soweit eine spezifische Therapie nicht in Frage kommt, ausschließlich symptomatisch. Bei dem Aneurysma der Carotis interna brachte die Unterbindung der Carotis communis in einigen Fällen Erfolg. Dieselbe Operation ist auch bei dem Vertebralaneurysma technisch möglich.

Die Erkrankungen der Brücke und des verlängerten Markes.

Achtzehntes Kapitel.

Die progressive Bulbärparalyse (Paralysis glosso-labio-pharyngea progressiva).

Die Ursachen dieses meist im mittleren und reiferen Alter auftretenden Leidens sind noch wenig erforscht. Erkältungen, Traumen, Gemütsbewegungen und Ueber-anstrengungen, denen eine gewisse ätiologische Bedeutung beigemessen wird, kommen wohl nur als Gelegenheitsursachen in Betracht. Einige Beobachtungen sprechen dafür, daß sich die Bulbärparalyse zuweilen auf dem Boden einer hereditären bzw. kongenitalen Anlage entwickelt.

Symptomatologie. Die klassische Bulbärparalyse läßt sich als ein langsam fortschreitendes, mit degenerativen Veränderungen im Bereiche der Lippen-, Zungen-, Kau- und Schluckmuskulatur einhergehendes Leiden charakterisieren. Das erste Symptom der Krankheit bildet für gewöhnlich die Erschwerung der Sprache. Dem Kranken und seiner Umgebung fällt wohl auf, daß die bis dahin exakte Artikulation eine gewisse Einbuße erleidet, doch pflegt die Behinderung der Sprache nicht so wesentlich zu sein, daß der Kranke schon im Beginn des Leidens ärztliche Hilfe in Anspruch nimmt. Die Folge hiervon ist, daß die ersten Anfänge des Leidens sich meist unserer Beobachtung entziehen.

In der Regel leidet zuerst die Aussprache der Zungenlaute (D, T, R, S, Sch), dann die der Lippenlaute (P, B, W, M). Eine spezifische Färbung erhält die Sprache dadurch, daß infolge mangelnden Abschlusses der Mundhöhle der Luftstrom teilweise durch die Nase entweicht, wodurch die Sprache einen näselnden Beiklang erhält. Der kloßige, nasale Klang der Stimme bedingt im Vereine mit der verschwommenen und verlangsamten Artikulation die charakteristische bulbäre Sprache.

Die Sprachbehinderung beruht bei der Bulbärparalyse nicht auf einer zentralen Störung der Wortproduktion oder Wortfindung, sondern ist lediglich der Ausdruck einer Innervationsbeeinträchtigung der Sprechmuskeln selbst. Bedenkt man, daß die Sprache das feinste Reagens auf die Funktionstüchtigkeit des Sprachapparates bildet, so ist es verständlich, daß die Störung der Sprache den Veränderungen der Muskeltrophik und -dynamik beträchtlich vorausgehen kann.

In dem Stadium, in dem die dysarthrische Sprachstörung stärker hervortritt, pflegen jedoch Veränderungen an den in Mitleidenschaft gezogenen Sprechmuskeln nicht zu fehlen. Am frühzeitigsten machen sich Lähmungserscheinungen an der Zunge bemerkbar. Die Kranken können die Zunge nur mit Mühe herausstrecken, namentlich sind die seitlichen Exkursionen erschwert. Im Endstadium des Leidens liegt die Zunge als leblose Masse unbeweglich am Boden der Mundhöhle. In der Substanz des Zungenmuskels entwickeln sich tiefgreifende Ernährungsstörungen. Die normale Wölbung des

Zungenrückens schwindet, die Oberfläche wird uneben und zeigt namentlich an den Rändern tiefe Einziehungen und Furchen. Wie bei anderen degenerativen Prozessen kommt es auch bei der Bulbärparalyse zu fibrillären Zuckungen der Zunge.

Die dem Grade der Atrophie entsprechende motorische Innervationsstörung bleibt nicht auf die Zunge beschränkt, sondern geht gewöhnlich schon zu einer Zeit, in der die Trophik des Zungenmuskels eine stärkere Einbuße erleidet, auch auf die Lippenmuskulatur über. Der Lippenschluß wird weniger kräftig, das Spitzen der Lippen, wie es beispielsweise beim Pfeifen erforderlich ist, ist erschwert oder ganz unmöglich. Später macht sich an den Lippen auch eine Verminderung des Turgors und Abnahme des Muskelvolumens bemerkbar. Analoge Störungen treten im weiteren Verlaufe des Leidens auch am weichen Gaumen sowie an den Muskeln des Kehlkopfes und Schlundes auf. Das Gaumensegel wird ungenügend oder garnicht gehoben, der Uvularreflex ist meist nicht auslösbar, die Schlundmuskulatur paretisch, der Glottisschluß behindert.

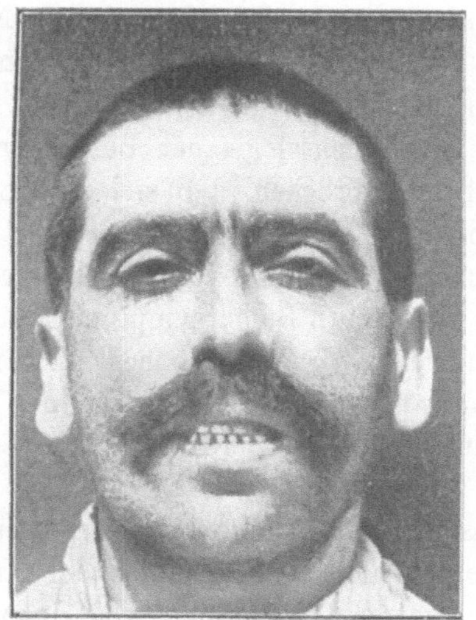

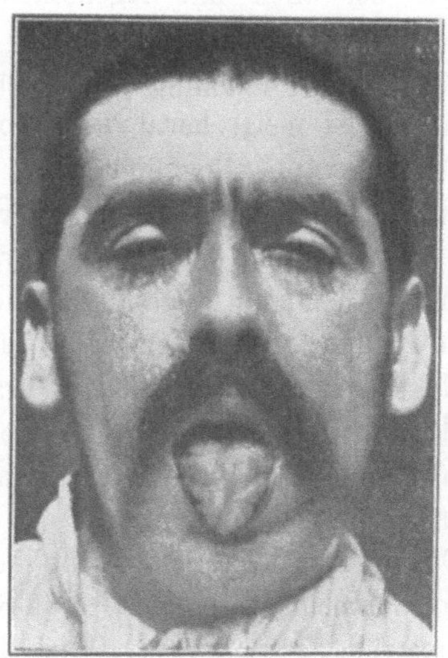

Fig. 299. Gesichtsausdruck bei Bulbärparalyse.   Fig. 300. Atrophie der Zunge bei progressiver
Eigene Beobachtung.   Bulbärparalyse. Eigene Beobachtung.

So entsteht ein typisches Krankheitsbild, dessen Komponenten auf eine gestörte Funktion der Zungen-, Lippen-, Schlund- und Kehlkopfmuskeln hinweisen. Ungemein charakteristisch ist auch der Gesichtsausdruck der an Bulbärparalyse leidenden Kranken (Fig. 299). Die untere Gesichtshälfte zeigt eine maskenartige Starre, die mit der erhaltenen mimischen Beweglichkeit der Augen- und Stirnpartie kontrastiert. Die Mundwinkel sind herabgesunken, zwischen den klaffenden Lippen sind die Zähne sichtbar, der Speichel wird nicht genügend zurückgehalten und rinnt den Lippenrand entlang herab. Die Sprache, die anfangs nur durch eine auf bestimmte Laute beschränkte Artikulationsstörung auffällt, wird monoton, verwaschen und infolge der Kehlkopflähmung asthenisch. In vorgerückteren Stadien ist die Lautbildung ganz unmöglich, so daß die Kranken sich nur durch ein unverständliches Lallen bemerkbar machen können. Bei aufmerksamer Beobachtung wird man auch da, wo von einer Sprache nicht mehr die Rede sein kann, in den unartikulierten Lauten noch einen gewissen Sprachrhythmus erkennen können. In dieser rudimentären Umsetzung der Sprachimpulse in Lautbildungen liegt der wesentlicher Unterschied von Anarthrie und Aphasie.

Infolge der Parese der Gaumen- und Schlundmuskulatur ist der Schluckakt erschwert. Die Speisen gleiten langsamer als gewöhnlich in den Oesophagus, bleiben häufig im Pharynx stecken und werden unter Hustenstössen wieder herausgebracht. Flüssigkeiten regurgitieren hierbei infolge der Gaumensegelparese nicht selten durch die Nase. Eine ernstliche Gefahr erwächst den Kranken dadurch, daß Speiseteile in den Kehlkopf geraten und von hier in die Luftwege aspiriert werden.

Hiermit wären die Hauptzüge des Krankheitsbildes gegeben. Bemerkenswert ist, daß die Ausfallserscheinungen der Bulbärparalyse sich fast immer auf die untere Gesichtshälfte beschränken. Neben den erwähnten Störungen findet sich in einer Anzahl von Fällen eine auf Läsion des motorischen Trigeminus zu beziehende Schwäche und Atrophie der Kaumuskulatur. Ausnahmsweise kommt es zu Störungen im Bereiche des oberen Fazialis, Okulomotorius und Abduzens. Als bulbäre (Vagus-) Symptome sind die gelegentlich vorkommenden Anfälle von Dyspnoe und Tachykardie zu erwähnen.

Wie bei allen mit degenerativer Atrophie einhergehenden Prozessen ist in den gelähmten Muskelgebieten elektrische Entartungsreaktion vorhanden, doch ist ihr Nachweis in der Praxis häufig mit Schwierigkeiten verbunden. Die muskelmechanische Erregbarkeit ist meist herabgesetzt oder erloschen, ausnahmsweise erhöht.

Die stereotype Regelmäßigkeit, welche die Symptomatologie der Bulbärparalyse aufweist, wird in einer Anzahl von Fällen dadurch unterbrochen, daß sich das Leiden mit anderen Atrophien spinalen Ursprungs verbindet. Wo die Bulbärparalyse kein selbständiges Leiden ist, sondern eine Teilerscheinung der progressiven Muskelatrophie oder amyotrophischen Lateralsklerose bildet, wird man neben Bulbärsymptomen die für jene Affektionen charakteristischen Erscheinungen antreffen. — Als eine besondere Form der Bulbärparalyse ist die infantile Bulbärlähmung beschrieben worden, die sich, abgesehen von der häufig hereditären Anlage, kaum von der Bulbärparalyse der Erwachsenen unterscheidet.

Die Bulbärparalyse schreitet meist unaufhaltsam fort und führt im Verlaufe einiger Jahre ausnahmslos zum Tode. Das Sensorium pflegt bis in die Endstadien der Krankheit ungetrübt zu bleiben. Der Tod tritt für gewöhnlich infolge von Inanition, Schluckpneumonie oder Asphyxie ein.

Pathologische Anatomie. Der scharf umrissenen Symptomatologie entspricht ein gut charakterisiertes anatomisches Bild. Das anatomische Substrat der Bulbärparalyse besteht in einer degenerativen Veränderung der in der Medulla oblongata und Brücke gelegenen Hirnnervenkerne. Hierbei handelt es sich nicht um eine systematische Degeneration des ganzen Kerngebietes, sondern der Krankheitsprozeß beschränkt sich meist auf die Kerne des Hypoglossus, Glossopharyngeus, Vagus und Trigeminus. Mikroskopisch findet man eine beträchtliche Verarmung an Ganglienzellen, an Stelle der untergegangenen nervösen Elemente entwickelt sich ein zellenreiches Gliagewebe. Analoge Veränderungen lassen sich, wenn die Bulbärparalyse mit spinalen Amyotrophien vergesellschaftet ist, auch in den Ganglienanhäufungen der Rückenmarksvorderhörner nachweisen. Bei den mit amyotrophischer Lateralsklerose kombinierten Fällen ist außerdem eine Degeneration der Pyramidenbahnen vorhanden.

Diagnose. Bei ausgebildeter Symptomatologie ist eine Verkennung des Leidens kaum möglich. Im Anfang der Erkrankung, namentlich solange keine sichtbare Atrophie vorhanden ist, muß die Möglichkeit einer myasthenischen Bulbärparalyse (S. 372) in Betracht gezogen werden. Von anderen, auf Blutungen oder Erweichungen zu beziehenden bulbären Lähmungen (Akute Bulbärparalyse, Pseudobulbärparalyse S. 367, 370) unterscheidet sich die klassische Bulbärparalyse durch das allmähliche Einsetzen und kontinuierliche Fortschreiten der Symptome.

Ein symptomatologisch und in bezug auf die zeitliche Entwicklung nahezu übereinstimmendes Krankheitsbild geben die Geschwülste der Medulla oblongata, doch gestattet die weniger systematische Verteilung der Lähmung sowie das Vorhandensein von Drucksymptomen meist eine Differenzierung der beiden Zustände. Die auf neuritischer Basis sich entwickelnden Schlucklähmungen, wie sie besonders der Diphtherie eigentümlich sind, haben nur eine entfernte Aehnlichkeit mit der echten Bulbärparalyse, sie treten zudem meist im jugendlichen Alter auf. Ueberhaupt empfiehlt es sich, bei Kindern und jugendlichen Individuen mit der Diagnose Bulbärparalyse zurückzuhalten, da außer der Diphtherie in diesen Jahren auch andere benigne bulbäre Lähmungen vorkommen (Heine-Medinsche Krankheit, Enzephalitis).

Therapie. Ein Mittel, das einen nennenswerten Einfluß auf den Ablauf der Krankheit hat, ist nicht bekannt. Von der althergebrachten Behandlung mit Argentum nitricum, Ergotin, Jodkali und Arsen dürfte nicht viel erwarten zu sein, dagegen ist ein Versuch mit Strychnininjektionen berechtigt. Gegen den lästigen Speichelfluß empfehlen sich mehrfache Gaben von 3—5 mg Atropin. Wo die Gefahr des Verschluckens besteht, muß zur Sondenfütterung geschritten werden. Es empfiehlt sich, mit der künstlichen Ernährung nicht zu warten, bis eine Ernährung per vias naturales unmöglich ist, sondern schon bei stärkerer Erschwerung des Schluckaktes die Sonde anzuwenden.

Einigen Nutzen kann man sich von der Anwendung des elektrischen Stromes versprechen. In Anbetracht der Aussichtslosigkeit aller therapeutischen Maßnahmen sollte man in jedem Falle von der elektrischen Behandlung Gebrauch machen. Man bedient sich hierzu der bipolaren Durchleitung, indem man zwei Elektroden von gleichem Querschnitt auf die Warzenfortsätze setzt und einen Strom von 2—3 M.A. hindurchschickt. Außerdem empfiehlt sich die direkte galvanische oder faradische Reizung der Lippen-, Zungen- und Gaumenmuskeln. Zweckmäßig ist ferner die galvanische Auslösung von Schluckbewegungen derart, daß die Anode in den Nacken gesetzt und mit der Kathode eine streichende Bewegung den Kehlkopfrand entlang ausgeführt wird.

Neunzehntes Kapitel.
Die akute apoplektische Bulbärparalyse.

In den Fällen, in denen die Symptome der Bulbärlähmung akut einsetzen, handelt es sich meist um Prozesse, die mit dem Gefäßapparate im Zusammenhang stehen. Seltener ist eine akute entzündliche Affektion wie die Encephalitis pontis oder die auf den Pons lokalisierte Poliomyelitis die Ursache des Leidens. Unter den vaskulären Prozessen nimmt die Thrombose der Vertebral- und Basilararterie bzw. ihrer Aeste die erste Stelle ein, doch kann der akuten Bulbärparalyse auch eine Hämorrhagie oder Embolie zugrunde liegen. Die Thrombose ist meist durch eine Arteriosklerose oder spezifische Arteriitis des ponto-bulbären Gefäßsystems bedingt.

Bei der Haemorrhagia pontis begegnen wir den ursächlichen Momenten, die für die Entstehung von Hirnblutungen im allgemeinen maßgebend sind. Erwiesen ist, daß Ponsblutungen im Anschluß an Kopfverletzungen auftreten können. Ist ein embolischer Ursprung des Leidens vorhanden, so handelt es sich meist um eine Erkrankung der Mitralklappen. Die Größe der Erweichungs- und Blutungsherde ist sehr wechselnd. Neben punktförmigen Nekrosen sieht man Herde, die sich durch die Medulla oblongata bis zu den Vierhügeln erstrecken. Nicht selten treten die Herde multipel auf.

Symptomatologisch unterscheidet sich die akute Bulbärlähmung dadurch von der progressiven Bulbärparalyse, daß die Erscheinungen unvermittelt hereinbrechen, andrerseits nicht selten über das ponto-bulbäre Kerngebiet hinausgehen. In einer Anzahl von Fällen machen sich warnende Vorboten (Kopfschmerz, Schwindel, Ohrensausen) bemerkbar. Die Lähmung selbst setzt apoplektiform ein, ohne daß die Kranken jedoch das Bewußtsein zu verlieren brauchen. Häufig beginnt die Attacke mit einem Schwindelanfall, mitunter kommt es zu Erbrechen, seltener zu allgemeinen Konvulsionen. Initiale epileptische Zuckungen sind mir in zwei durch die Autopsie bestätigten Fällen begegnet. Bei schwereren Läsionen pflegt das Bewußtsein aufgehoben zu sein, bei leichteren nicht immer.

Nachdem die meist vorhandenen Insulterscheinungen gewichen sind, tritt der Symptomenkomplex der Glosso-Labio-Pharyngo-Paralyse hervor. Die Sprache ist dysarthrisch, die Zunge wird mangelhaft bewegt, der Schluckakt ist hochgradig erschwert, kurz, es besteht eine weitgehende symptomatologische Uebereinstimmung mit der chronischen Bulbärparalyse. In bezug auf die Zungenparese ist zu berücksichtigen, daß auch Patienten, die eine gewöhnliche Apoplexie erlitten haben, in der ersten Zeit öfters nicht imstande sind, vorgeschriebene Zungenbewegungen auszuführen, ohne daß eine Lähmung des Zungenmuskels besteht. Fordert man die Kranken auf, die Zunge zu zeigen, so bringen sie dieses nicht fertig, obwohl eine gelegentliche Spontanbewegung die Intaktheit des Zungenmuskels beweist. Soweit eine Störung des Wortverständnisses nicht in Frage kommt, dürfte diese Erscheinung auf eine Apraxie der Zunge zurückzuführen sein.

Ein nicht seltenes Symptom der akuten Bulbärlähmung ist die im Anfang vorkommende tonische Masseterspannung (Trismus). Störungen der Respiration wie Dyspnoe, Cheyne-Stokessche Atmung sowie Unregelmäßigkeiten des Pulses werden ebenfalls öfters beobachtet. Auch eine Erhöhung der Körpertemperatur um 2—3° gehört nicht zu den Seltenheiten.

Im Gegensatz zu der chronisch progressiven Form bleibt die Atrophie in dem von der Lähmung betroffenen Muskelgebiet ganz aus oder erreicht nur selten einen stärkeren Grad. Bei größerer Ausdehnung des Brückenherdes kann das Ursprungsgebiet der Augenmuskelnerven in Mitleidenschaft gezogen werden, sodaß die Bulbärlähmung sich mit einer Ophthalmoplegie verbindet.

In einer Anzahl von Fällen beschränkt sich der Krankheitsprozeß nicht auf die basalen Hirnnerven, sondern greift auch auf die benachbarten motorischen und sensiblen Leitungssysteme über. So kann zu der Bulbärlähmung eine Hemiplegie, Triplegie oder Vierextremitätenparese hinzukommen, wie auch eine gleichzeitige sensible Lähmung bestehen kann. Interessante Kombinationen bulbärer Symptome mit kortiko-spinalen Ausfallserscheinungen ergeben sich aus der topographischen Eigenart des befallenen Gebietes. Im Pons und der Oblongata vollzieht sich nämlich der Austausch der im

Hirn eine Kreuzung erfahrenden Fasersysteme, wobei die Extremitätenbahnen sich an einer tieferen Stelle kreuzen als die Hirnnervenfasern (S. 277).

Aus diesen anatomischen Verhältnissen ergeben sich verschiedene Lähmungstypen. Ist z. B. der Herd so gelegen, daß er den Fazialis nach, die Pyramidenbahn vor erfolgter Kreuzung alteriert, so entsteht die als Typus der Brückenlähmung bekannte gekreuzte Fazialis-Extremitätenparese (Hemiplegia alternans). Seltener ist die Hemiplegia cruciata, welche den Arm der einen, das Bein der kontralateralen Seite betrifft und in der Weise zustande kommt, daß die Armfasern oberhalb, die Beinfasern unterhalb ihres Kreuzungspunktes ergriffen werden. Andere Kombinationen sind eine mit der Bulbärlähmung alternierende sensible Lähmung des Gesichts oder einer Körperhälfte. Möglich ist auch eine gekreuzte sensible Lähmung in der Art, daß der Trigeminus der einen, die sensible kortiko-spinale Leitungsbahn der anderen Seite betroffen wird.

Wenn die dem Leiden zugrunde liegenden vaskulären Prozesse sich auf ein eng umschriebenes Gefäßgebiet beschränken, kommt nur ein Teil der Bulbärsymptome zur Ausbildung. Ein ziemlich charakteristisches Krankheitsbild sieht man bei Verschluß der aus der Vertebralarterie entspringenden A. cerebelli posterior inferior. Der zugehörige Symptomenkomplex besteht in Schluck- und Kehlkopflähmung mit Trigeminusanästhesie der einen und Hemianästhesie bzw. Hemiparese der anderen Körperhälfte, außerdem kann Nystagmus, Schwindel und zerebellare Ataxie vorhanden sein. Bei Anwesenheit dieser Symptome ist es möglich, die Diagnose mit einiger Wahrscheinlichkeit intra vitam zu stellen. In einem Falle, in dem ich eine Thrombose der A. cerebelli post. inf. annahm, ergab die Sektion neben dem diagnostizierten Gefäßverschluß eine gleichzeitige Thrombose der A. cerebelli ant. inf.

Ist ein totaler Verschluß der Basilararterie vorhanden ist, so pflegt das Leiden in ein bis zwei Tagen tödlich zu enden. Fällt dagegen das ponto-bulbäre Gebiet nur teilweise der Nekrobiose anheim, so kann, sofern die Kranken die Gefahren des Schocks, der Schluckpneumonie und Herzlähmung überstehen, eine weitgehende Remission erfolgen. Die Lähmung pflegt sich in den nächsten Wochen auf ein umschriebeneres Gebiet zurückzuziehen, ja es kann eine an Heilung grenzende Besserung erzielt werden. Die intellektuellen Funktionen pflegen meist keine Einbuße zu erleiden, wenngleich die unbeholfene Ausdrucksweise und das zwangsmäßige Lachen und Weinen die Kranken häufig als psychisch minderwertig erscheinen läßt.

Die Diagnose gründet sich auf das plötzliche Einsetzen ponto-bulbärer Symptome. Wichtige lokalisatorische Anhaltspunkte kann man aus der Analyse einer gekreuzten Lähmung erhalten. Die Diagnose hat die spezielle Aetiologie nach Möglichkeit aufzuklären, namentlich ist stets an Lues zu denken, für die das Gebiet der Basilararterie eine Prädilektionsstelle bildet.

Die Therapie stimmt, soweit eine spezifische Behandlung nicht in Betracht kommt, mit der der progressiven Bulbärparalyse überein. Im ersten Stadium kann bei erhöhtem Blutdruck ein Aderlaß nutzbringend sein.

Zwanzigstes Kapitel.
Die Pseudobulbärparalyse.

Als Pseudobulbärparalyse bezeichnet man eine Lähmung des von der Bulbärparalyse bevorzugten Hirnnervengebietes, ohne daß eine Schädigung der betreffenden Hirnnervenkerne vorliegt. Es kann nämlich, wie bereits erwähnt (S. 275), das Symptomenbild der Bulbärparalyse auch durch doppelseitige Läsion der intrazerebralen ponto-bulbären Faserzüge hervorgerufen werden. Eine einseitige Unterbrechung der kortiko-bulbären Leitungsbahn, wie sie beispielsweise durch die gewöhnliche Apoplexie bedingt ist, ist nicht geeignet, die Funktion der bilateral innervierten Gaumen-, Kehlkopf- und Schluckmuskulatur dauernd aufzuheben. Vielmehr tritt bei der Apoplexie schon nach kurzer Zeit ein Innervationsausgleich in den betreffenden Muskelgebieten ein, s. a. S. 304.

Die Pseudobulbärparalyse entsteht vorwiegend auf dem Boden der Arteriosklerose oder der spezifischen Gefäßerkrankung, doch kann das Leiden auch multiplen, sklerotischen oder enzephalitischen Herden seine Entstehung verdanken. Das anatomische Substrat besteht in Erweichungen, Hämorrhagien, Sklerosen oder Entzündungen des Marklagers, der inneren Kapsel oder der Basalganglien. In einigen Fällen finden sich außerdem Veränderungen im Pons und der Medulla oblongata, doch kann man diese Affektionen nicht schlechtweg der Pseudobulbärparalyse zurechnen.

Symptomatologie. Da zur Entstehung der Pseudobulbärparalyse mindestens zwei Herde erforderlich sind, andrerseits die Apoplexie erfahrungsgemäß selten multiple Hirnveränderungen schafft, ist es erklärlich, daß der bulbäre Symptomenkomplex fast immer erst nach mehreren apoplektischen Attacken in die Erscheinung tritt. Diese schubweise Entstehung ist für das Leiden sehr charakteristisch. Es liegt in der Natur der dem Leiden zugrunde liegenden Hirnveränderungen, daß die bulbären Symptome nur selten die strenge Symmetrie der progressiven Bulbärparalyse innehalten.

Die Pseudobulbärparalyse unterscheidet sich von der echten Bulbärlähmung noch durch einige weitere Besonderheiten. Einmal bleibt der Ernährungszustand und die elektrische Erregbarkeit der gelähmten Muskeln unverändert, sodann ist die Lähmung der mimischen Muskeln keine absolute, ja es kann in den der Herrschaft des Willens entzogenen Gesichtsmuskeln sich eine affektive Ueberregbarkeit einstellen, sodaß mimische Bewegungen wie Lachen und Weinen mit besonderer Intensität ausgeführt werden und explosiv erfolgen.

Mit der Parese der Lippen-, Zungen-, Gaumen- und Schlundmuskeln verbindet sich häufig eine einseitige oder doppelseitige Extremitätenparese. In einem Teile der Fälle ist auch eine Störung der Blasen- oder Mastdarmsphinkteren vorhanden. Fast immer ist die Psyche der Patienten beeinträchtigt. Die Kranken weisen meist das Bild der arteriosklerotischen Demenz auf, häufig werden auch Erregungszustände beobachtet. Die Multiplizität der Krankheitsherde erklärt das gelegentliche Vorkommen von Hemianopsie, Astereognosie, Hemianästhesie, Apraxie und Seelenblindheit. Neben der dysarthrischen Sprachstörung besteht nicht selten eine echte Aphasie.

Die Unterscheidung der Pseudobulbärparalyse von der progressiven Bulbärlähmung macht keine Schwierigkeiten. Die Art der Entstehung, das Ausbleiben der Atrophien sowie die Beteiligung der Extremitätenbahnen bieten genügend Anhaltspunkte für die Differenzierung der beiden Zustände. Dagegen kann die Abgrenzung gegen die akute, apoplektische Bulbärparalyse (S. 367) schwierig, mitunter unmöglich sein. Wo neben den bulbären Zeichen Großhirnsymptome vorhanden sind, handelt es sich meist um Pseudobulbärparalyse.

Die Prognose ist in Anbetracht des meist irreparablen Grundleidens quoad vitam schlecht. Die Kranken erliegen meist den direkten Folgen der Bulbärlähmung oder einer erneuten apoplektischen Attacke.

Die.Behandlung deckt sich mit der der akuten Bulbärparalyse. Gegen die gleichzeitige Arteriosklerose ist nach den üblichen Grundsätzen zu verfahren.

Einundzwanzigstes Kapitel.
Die Kompressionsbulbärparalyse.

Es ist verständlich, daß der Symptomenkomplex der Bulbärparalyse auch durch eine Kompression des ponto-bulbären Gebietes hervorgerufen werden kann. Kompressionsbedingende Prozesse gehen mit Vorliebe von der knöchernen Schädelbasis bzw. den beiden ersten Halswirbeln aus. Auch können Neubildungen der Medulla oblongata sowie des Kleinhirns einen Druck auf die bulbären Zentren ausüben. Endlich kommen Aneurysmen der basalen Hirnarterien als Ursache der Kompressionsbulbärparalyse in Betracht.

Die Krankheitserscheinungen weisen auf eine Kompression des ponto-bulbären Gebietes hin. Es liegt in der Natur der Affektion, daß neben den Kernen der Brücke und Oblongata auch die kortiko-spinalen Leitungsbahnen in Mitleidenschaft gezogen werden. So finden sich außer den bekannten bulbären Zeichen vielfach auch Extremitätenparesen und sensible Störungen. Mit den Ausfallserscheinungen verbinden sich namentlich im Beginn des Leidens Reizsymptome im Gebiet des V., VII. und VIII. Hirnnerven, bestehend in Schmerzen, Gesichtszuckungen und subjektiven Ohrgeräuschen.

Die Symptomatologie des Leidens wird in einem Teile der Fälle durch zerebrale Allgemeinerscheinungen wie Kopfschmerz, Schwindel und Erbrechen vervollständigt. Für den durch ein Aneurysma der Basilaris oder Vertebralis bedingten bulbären Symptomenkomplex gilt das Schwanken der Erscheinungen sowie die Asymmetrie der Lähmung als einigermaßen charakteristisch. Zuweilen ist über dem Hinterhaupt ein Gefäßgeräusch hörbar.

Die Prognose des Leidens ist mit Rücksicht auf die mangelnde Reparabilität des Krankheitsprozesses in allen Fällen ernst.

Die Diagnose stützt sich bei Vorhandensein bulbärer Lähmungserscheinungen auf den Nachweis einer kompressionsbedingenden Ursache. Von der progressiven Bulbärparalyse unterscheidet sich die Kompressionslähmung durch das schnellere Entwicklungstempo sowie das Vorhandensein von Reizsymptomen und Extremitätenparesen, Erscheinungen, die der progressiven Bulbärparalyse fremd sind.

Die Therapie ist, soweit nicht eine spezifische oder chirurgische Behandlung in Frage kommt, ausschließlich symptomatisch.

Zweiundzwanzigstes Kapitel.

Die myasthenische Paralyse.

Die Myasthenie ist ein klinisch einheitlicher Begriff mit noch nicht genügend geklärter anatomischer Grundlage. Nachdem es Erb gelungen war, von der klassischen Bulbärparalyse einen eigenartigen bulbären Komplex abzugrenzen, ist durch Oppenheim, Eisenlohr und Goldflam die Kenntnis dieser der Myasthenie zugehörigen Affektion erweitert und vertieft worden. Von den einzelnen Autoren ist die Krankheit verschieden benannt worden, synonyme Ausdrücke für Myasthenie sind Bulbärparalyse ohne anatomischen Befund, Myasthenia gravis pseudoparalytica und asthenische Bulbärparalyse.

Symptomatologie. Wenn auch das Leiden in mancherlei Gestalten auftritt, so gibt es ein Merkmal, das die Zusammenfassung der verschiedenen Formen zu einer klinischen Einheit ermöglicht, es ist dies die abnorme Ermüdbarkeit der Muskulatur. Je nachdem die myasthenische Paralyse zuerst die Extremitätenmuskulatur oder das Hirnnervengebiet ergreift, wird man verschiedenen Symptomenbildern begegnen.

Die Erschöpfbarkeit der quergestreiften Muskulatur führt in den von der Affektion betroffenen Abschnitten zu einer eigenartigen, als pathognomonisch anzusehenden Erscheinung. Während der ausgeruhte Muskel keine Beeinträchtigung der Funktion erkennen läßt, tritt bei schnell aufeinander folgender Inanspruchnahme eine Abnahme der Muskelkraft ein und schließlich erlahmt der Muskel ganz. In der Mehrzahl der Fälle betreffen die Störungen das Gebiet des Okulomotorius, Abduzens, Fazialis, Glossopharyngeus, Vagus und Hypoglossus. So kann nach wiederholtem Oeffnen und Schließen der Augenlider sich eine temporäre Ptosis einstellen, die Elevation des auf- und abwärts bewegten Armes unmöglich werden usw. Zuweilen geht die Asthenie auch auf die Kehlkopfmuskeln über. Ich selbst habe eine an Myasthenie leidende Schauspielerin beobachtet, bei der die Sprache nach längerem Rezitieren versagte. Nach einer kürzeren Ruhepause erlangte die Sprache die frühere Kraft wieder. Ungemein charakteristisch ist auch die Erschwerung des Kauens und Schluckens, die sich bald nach den ersten Bissen bemerkbar macht. Nicht selten wird das Bild der Myasthenie dadurch modifiziert, daß die Lähmung stationär wird. Dies ist besonders in den Augenmuskeln sowie der Schluckmuskulatur der Fall. Auch in den gelähmten Muskeln ist die abnorme Erschöpfbarkeit nicht selten noch nachzuweisen.

In mehr als der Hälfte der Fälle beginnt die Myasthenie mit bulbären Erscheinungen. Neben der Kau- und Schluckstörung findet man häufig eine Lähmung des

Augen- und Mundfazialis. Die Sprache ist dysarthrisch und nasal. Noch häufiger als die bulbären Symptome sind die Lähmungen der äußeren Augenmuskeln. Am regelmäßigsten werden die Lidheber von der Lähmung betroffen. Demgemäß bildet die Ptosis eines der gewöhnlichsten Symptome der myasthenischen Paralyse. Nicht ganz

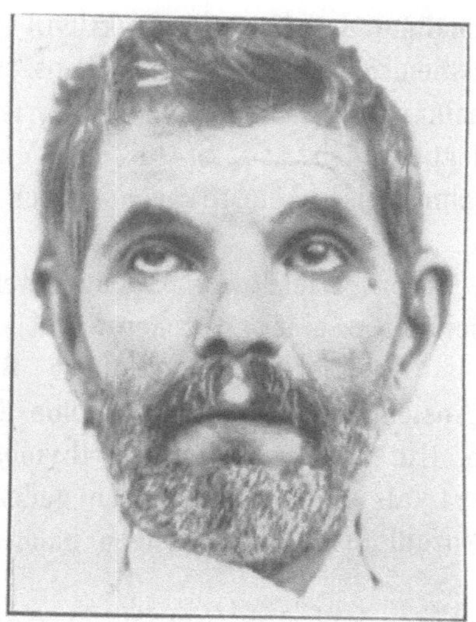

Fig. 301. Der an Myasthenie leidende Patient wird aufgefordert nach der Decke zu sehen.

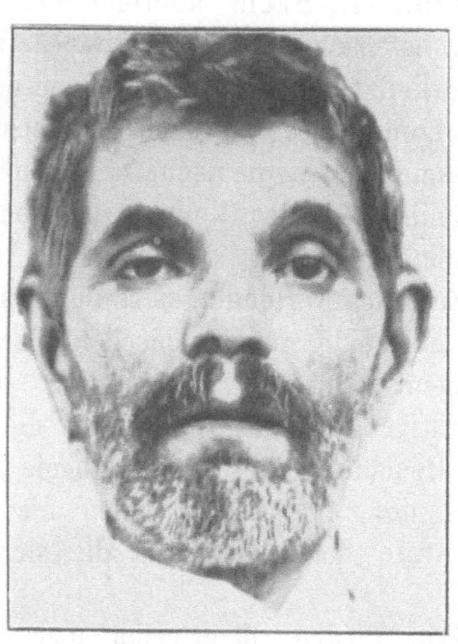

Fig. 302. Nach 30 Sekunden zeigt sich eine Insuffizienz der Lidheber ·und Aufwärtsbeweger der Augen.

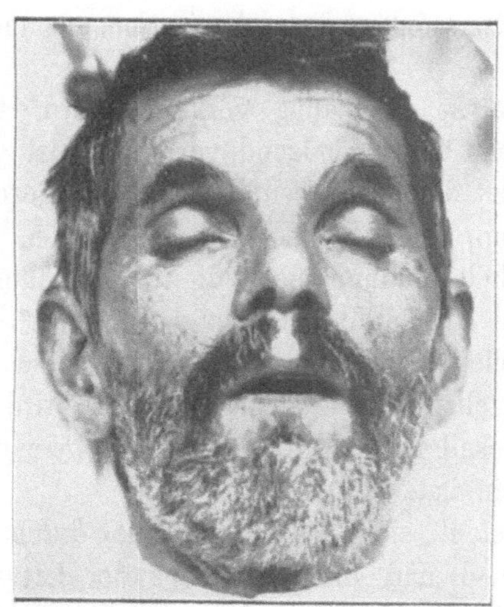

Fig. 303. Patient vermag die Augen in fast normaler Weise zu schließen.

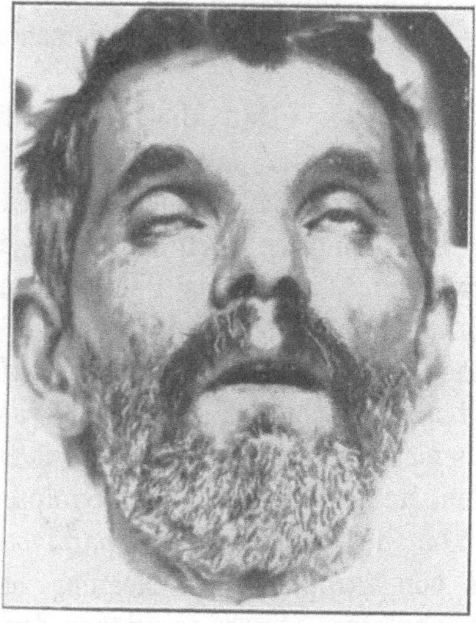

Fig. 304. Erlahmen des Orbicularis oculi nach 20 maligem Oeffnen und Schließen der Augenlider.

Beachtenswert ist in Fig. 303 und 304 der mangelnde Kieferschluß sowie der maskenartige Gesichtsausdruck.

Eigene Beobachtungen.

so häufig ist eine Beteiligung der übrigen Augenmuskeln. Die Augenmuskelparesen treten fast immer doppelseitig auf. Seltener werden die Extremitätenmuskeln primär befallen. Meist geht die Lähmung auch auf die Nacken- und Rumpfmuskulatur über.

Die abnorme Ermüdbarkeit der willkürlichen Muskulatur tritt auch dann zutage, wenn der ruhende Muskel durch elektrische Reize in Kontraktion versetzt wird. Hierzu eignet sich besonders der faradische Strom, der in tetanisierender Stärke mittels schnell aufeinander folgender Einzelreize auf einen Körpermuskel (Trapezius) appliziert wird. Unter diesen Bedingungen zeigt sich die Erschöpfbarkeit des Muskels in einer zunehmenden Verringerung seiner Kontraktion. Der gleiche Effekt tritt ein, wenn man den faradischen Strom kontinuierlich auf den Muskel einwirken läßt. Auch hierbei kommt es nach 20—60 Sekunden zu einer Abnahme der Dauerkontraktion. Diese Erregbarkeitsänderung, die ein, wenn auch der myasthenischen Paralyse nicht ausschließlich zukommendes, so doch diagnostisch ungemein wertvolles Zeichen bildet, ist mit dem Namen „Myasthenische Reaktion" (Jolly) belegt worden, s. a. S. 23. Die Muskeln pflegen ihr normales Volumen zu behalten, ausnahmsweise können sich jedoch auch Atrophien einstellen.

Zuweilen verbindet sich die Myasthenie mit Morbus Basedowii. Nicht selten bestehen neben der myasthenischen Paralyse Erscheinungen einer degenerativen Anlage oder neuropathischen Konstitution. Interessant ist der mehrfach erhobene Befund gleichzeitiger Thymusgeschwülste, die nach der Ansicht mancher Autoren eine ätiologische Bedeutung für die Myasthenie haben sollen. Im Einklange mit der thymogenen Theorie der Myasthenie stehen die von Weigert als Thymusmetastasen gedeuteten Zellinfiltrate der Muskulatur, die sich in einer Anzahl der Beobachtungen nachweisen lassen.

Das Leiden pflegt sich meist über Jahre zu erstrecken, wobei weitgehende Remissionen, aber auch plötzliche Exazerbationen vorkommen. Die Prognose ist eine ungünstige, wenn auch Heilung nicht ausgeschlossen erscheint. Der Tod tritt nicht selten infolge Versagens der Atemmuskulatur ein. In anderen Fällen führt die Verlegung der Luftwege durch verschluckte Speisen oder eine Aspirationspneumonie zum Tode.

Diagnose. Daß die myasthenische Paralyse so häufig verkannt wird, liegt hauptsächlich daran, daß die Kenntnis des Leidens nicht genügend verbreitet ist und demgemäß die Affektion nicht in den Kreis der diagnostischen Erwägungen gezogen wird. Die abnorme Ermüdbarkeit der Muskeln, das Fehlen von Atrophien, der remittierende Verlauf, das Ueberwiegen der Muskelermüdung über die Muskellähmung charakterisieren das Leiden hinreichend. Den Abschluß der Diagnose bildet die myasthenische Reaktion, doch darf auf das Ergebnis der elektro-muskulären Erschöpfbarkeit allein nicht die Diagnose Myasthenie gestellt werden. Am häufigsten wird die Myasthenie mit Hysterie verwechselt, mit der dieselbe den Wechsel der Erscheinungen und den Mangel an greifbaren Symptomen gemein hat.

Von der echten Bulbärparalyse unterscheidet sich die Myasthenie durch das Fehlen von Atrophien, die Neigung zu Remissionen und die Beteiligung der Extremitätenmuskulatur. Auch gegenüber den Dystrophien und spinalen Amyotrophien ist das Leiden genügend charakterisiert. Schwieriger kann die Abgrenzung gegenüber der Polioenzephalomyelitis werden, namentlich wenn degenerative Lähmungen fehlen. Hervorzuheben ist noch, daß die Diagnose der Myasthenie bei alleinigem Bestehen von Extremitätenerscheinungen häufig unsicher bleibt.

Die Behandlung besteht vorwiegend in der Fernhaltung von Schädlichkeiten, namentlich ist eine weitgehende Schonung der gesamten Körpermuskulatur zu verlangen. Vor Elektrizität und Massage muß besonders gewarnt werden.

Dreiundzwanzigstes Kapitel.
Die chronische Ophthalmoplegie.

Ophthalmoplegien, die nicht auf einer Erkrankung der Augennerven beruhen, sondern einer Läsion des Kerngebietes ihre Entstehung verdanken, kommen bei verschiedenen Nervenerkrankungen vor. Der akuten nukleären Augenmuskellähmung liegt in einem Teil der Fälle eine hämorrhagische Polioenzephalitis zugrunde, wie sie besonders

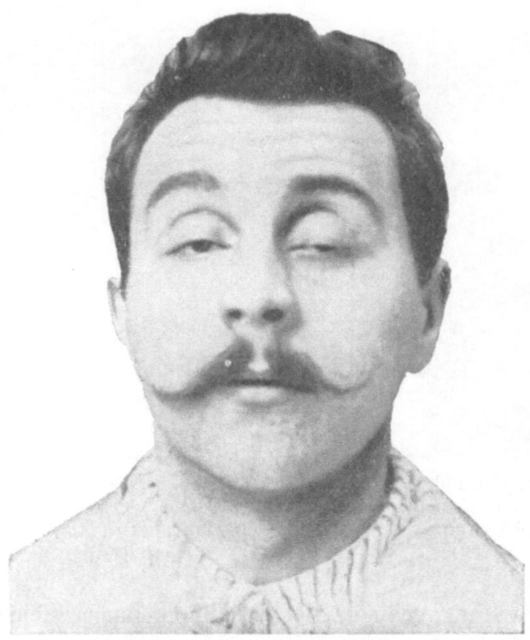

Fig. 305. Chronisch progressive Muskelatrophie. Die Stirnmuskulatur ist stark angespannt, wodurch eine geringe Hebung der gelähmten Lider erreicht wird. Eigene Beobachtung.

bei Alkoholismus, Influenza, Botulismus und einigen anorganischen Vergiftungen vorkommt.

Die chronisch progressive Ophthalmoplegie, deren Kenntnis wir Gräfe verdanken, ist mehr ein klinisch als nosologisch einheitliches Krankheitsbild. Häufig ist das Leiden Vorläufer oder Teilerscheinung einer Tabes, Paralyse, multiplen Sklerose oder zerebrospinalen Lues. In seltenen Fällen kann der anatomische Prozeß der Bulbärparalyse sich bis zu den Ursprungsstätten der Augennerven erstrecken, sodaß eine Kombination von Ophthalmoplegie und Bulbärparalyse entsteht.

Das Leiden ist charakterisiert durch eine langsam fortschreitende, symmetrische Parese der äußeren Augenmuskeln. Die Binnenmuskulatur (Sphincter Iridis, Akkommodationsmuskel) bleibt in der Regel erhalten. Die Bilateralität der Lähmung ist keine absolute, wenigstens pflegt die Lähmung auf einer Seite meist stärker entwickelt zu sein. In bezug auf die zeitliche Folge des Ergriffenseins zeigen die einzelnen Muskeln kein gesetzmäßiges Verhalten. Im Endstadium stehen die Bulbi, von den herabgesunkenen Lidern überdeckt, unbeweglich in den Augenhöhlen. Die Pupillenreaktion bleibt meist erhalten, Doppelbilder treten im Verlaufe des Leidens nicht gerade häufig auf. Zwischen den ersten Symptomen und der totalen Ophthalmoplegie kann ein Zeitraum von 20 Jahren und mehr liegen.

Die Diagnose, die sich aus der Bilateralität und Progredienz der Augenlähmung unschwer stellen läßt, hat vor allem die geringe nosologische Selbständigkeit der progressiven Ophthalmoplegie zu berücksichtigen und eingehend nach Symptomen anderer mit Augenmuskellähmungen einhergehender Krankheiten zu forschen.

Die Therapie deckt sich mit der Behandlung des Grundleidens. Die Ptosis ist durch Raffung des oberen Lides oder Annähung an den M. frontalis mitunter günstig zu beeinflussen.

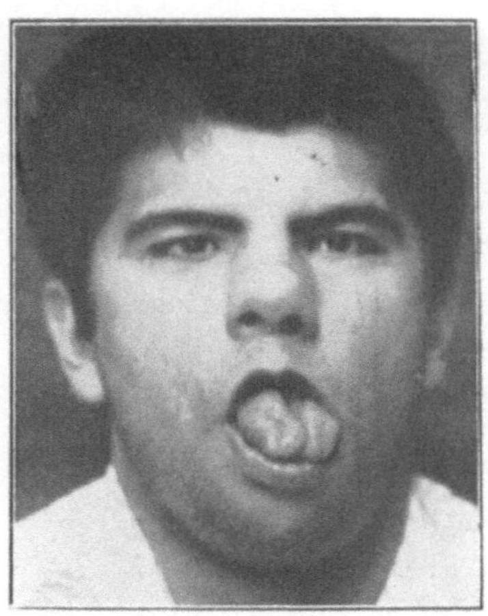

Fig. 306. Infantiler Kernschwund mit Lähmung der Augen-, Zungen- und Gesichtsmuskeln. Eigene Beobachtung.

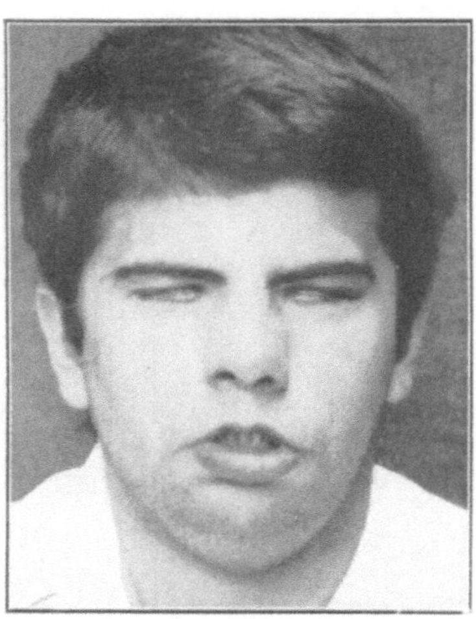

Fig. 307. Das Bild zeigt die Innervationsstörung im Gebiete der beiden Gesichtsnerven (Diplegia fazialis). Lagophthalmus und rüsselförmiges Vorstehen der Lippen. Eigene Beobachtung.

Eine besondere Stellung nehmen die hereditären Innervationsstörungen der Augenmuskeln ein, die meist auf eine Aplasie bzw. Agenesie des Kerngebietes zurückgeführt werden (Figg. 306, 307). Fälle dieser Art, bei denen die Augenmuskelparese sich meist mit Lähmungszuständen in anderen Hirnnervengebieten verknüpft, sind von Moebius als „Infantiler Kernschwund" beschrieben worden.

Vierundzwanzigstes Kapitel.

Die Erkrankungen des Kleinhirns.

Wenn auch unsere Kenntnisse über die Physiologie und Pathologie des Kleinhirns noch zahlreiche Lücken aufweisen, so haben die neueren experimentell-pathologischen und neuro-chirurgischen Ergebnisse viel zur Klärung dieses Gebietes beigetragen. Mit der Vertiefung unserer Kenntnisse ist die Lehre von der Autonomie des Kleinhirns wesentlich erschüttert worden, sodaß heute das Zerebellum von der Mehrzahl der Forscher als ein im Dienste der Statik stehendes Reflexzentrum angesehen wird. Siehe hierzu S. 35, 279.

Die Bedeutung des Kleinhirns für die Erhaltung des Gleichgewichts geht aus der durch hundertfältige klinische Erfahrungen erhärteten Tatsache hervor, daß Kleinhirnläsionen, namentlich solche, die eine Läsion des Wurmes bedingen, statische Störungen nach sich ziehen. Eine Folge der durch Kleinhirnerkrankungen bedingten Dyskoordination ist die zerebellare Ataxie, die sich von der durch Läsion der Hinterwurzelsysteme bedingten Koordinationsstörung durch die vorwiegende Beeinträchtigung der Gemeinschaftsbewegungen unterscheidet. Es ist eine Eigentümlichkeit der zerebellaren Ataxie, den Bewegungsablauf der einzelnen Muskelkontraktionen unversehrt zu lassen, dagegen ihren statischen und dynamischen Zusammenhang zu lockern. Die zerebellare Ataxie äußert sich vorwiegend an den unteren Extremitäten sowie den Muskeln des Stammes und tritt besonders beim Gehen und Stehen hervor.

Eine einfache Methode, die latente Koordinationsstörung an den Armen sichtbar zu machen, hat Babinski angegeben. Die Babinskische Prüfung beruht darauf, daß die Kranken nicht mehr imstande sind, rasch aufeinander folgende Bewegungen, beispielsweise schnelle Drehungen des Unterarmes mit beständigem Wechsel von Pronation und Supination in normaler Weise zu vollziehen. Dieses als Adiadokokinesis bezeichnete Symptom hat für die Diagnose der Kleinhirnerkrankungen einen gewissen Wert, s. a. S. 36.

Eine bei Kleinhirnläsionen häufige Erscheinung ist die Hypotonie der Körpermuskulatur. Ebenso wie die spinale Hypotonie, deren Prototyp die Tabes dorsalis bildet (S. 165), läßt die zerebellare Hypotonie abnorme Exkursionen und Stellungen der Glieder zu. Die Reflexe sind häufig vermindert, doch lehrt die Pathologie, daß das bei spinalen Zuständen übliche Parallelgehen von Tonus- und Reflexverminderung hier weniger konstant ist. Bei einseitigen Kleinhirnaffektionen äußert sich die Hypotonie ausschließlich oder doch vorwiegend auf der Seite der Erkrankung. Diese Hemihypotonie kann einen solchen Grad annehmen, daß sie als Hemiparese imponiert. Die zerebellare Hypotonie pflegt ebenso wie die Ataxie bei Erkrankungen des Wurmes besonders ausgebildet zu sein. Hemiataxie und Hemihypotonie bewirken das häufige, aber keineswegs gesetzmäßige Fallen nach der Seite der Erkrankung.

Zu den direkten Kleinhirnsymptomen zählt auch der Nystagmus, doch ist dies Symptom nicht in allen Fällen der Ausdruck einer das Zerebellum betreffenden Schädigung, vielmehr verdankt der Nystagmus in einem Teile der Fälle einer sekundären Druckwirkung seine Entstehung. Durch die von Bárány ausgebildete Methode der Nystagmuserzeugung auf kalorischem Wege (S. 14) hat die Unterscheidung des Kleinhirnnystagmus vom Labyrinthnystagmus einen hohen Grad von Sicherheit erlangt.

Zwangshaltungen und Zwangsbewegungen, wie sie gelegentlich bei Erkrankungen des Kleinhirns vorkommen, sind als direkte Kleinhirnsymptome anzusehen. Weniger sicher ist dies für die bei zerebellaren Prozessen mitunter beobachteten Sprachstörungen, die teils bulbären, teils skandierenden oder ataktischen Charakter haben. Wenn auch ein Teil dieser Sprachstörungen auf eine Kompression der Oblongata zu beziehen ist, so ist ein direkter sprachregulierender Einfluß des Zerebellums angesichts der experimentell nachgewiesenen Beziehungen des Kleinhirns zur Kehlkopfinnervation nicht von der Hand zu weisen.

Kopfschmerz, Schwindel und Erbrechen gehören zwar nicht zu den direkten Kleinhirnsymptomen, bilden jedoch namentlich bei den Neubildungen dieses Organs eine frühzeitige und nahezu konstante Erscheinung. Das Gleiche gilt für die Stauungspapille, die bei Kleinhirntumoren nur ausnahmsweise vermißt wird. Der Kopfschmerz betrifft meist die Hinterhaupt- und Nackengegend, kann jedoch auch auf die Stirngegend lokalisiert sein. Der Umstand, daß die zerebralen Allgemeinerscheinungen bei den raumbeengenden Prozessen des Zerebellums besonders hervortreten, erklärt sich in dem frühzeitigen sekundären Hydrozephalus.

Die Erkrankungen des Kleinhirns haben mit Ausnahme der Tumoren und Abszesse keine besondere klinische Bedeutung. Ebensowenig spielen die angeborenen Atrophien oder die im späteren Leben sich entwickelnden Sklerosen in der Neuropathologie eine Rolle. Die nosologische Stellung der zerebellaren Atrophien und Sklerosen, die sich mitunter auf eine heredodegenerative Anlage zurückführen lassen, ist noch nicht genügend geklärt. Die Symptomatologie dieser Zustände deckt sich im großen und ganzen mit dem Symptombilde anderer Zerebellaraffektionen, doch ist es erwiesen, daß angeborene Kleinhirndefekte, ja selbst Fehlen einer Kleinhirnhemisphäre nicht in allen Fällen zu klinischen Erscheinungen führen. Auf die Beziehungen der hereditären Kleinhirnatrophie zur Friedreichschen Krankheit ist von P. Marie hingewiesen worden. Derselbe Autor hat versucht, auf Grund klinischer Erfahrungen, die jedoch noch sehr der anatomischen Bestätigung bedürfen, die Hérédoataxie cérébelleuse von der Friedreichschen Erkrankung als eine selbständige Erkrankung abzutrennen.

IV. Die Neurosen und verwandten Störungen.

Die Neurosen unterscheiden sich von den organischen Nervenerkrankungen durch das Fehlen einer anatomischen Grundlage. Es erschöpft sich also bei den Neurosen die krankhafte Störung in einer Störung der Funktion, weshalb man auch von funktionellen Erkrankungen spricht. Organische Nervenaffektionen und funktionelle Störungen sind, wie wir am Beispiel. der Herzneurose oder des Morbus Basedowii sehen, keineswegs durch eine scharfe Grenze getrennt, vielmehr bestehen zwischen beiden Gebieten fließende Uebergänge. Wenn auch durch neuere Forschungen die Zugehörigkeit der Epilepsie, Chorea, Tetanie u. a. m. zu den Neurosen erschüttert ist, so empfiehlt es sich doch aus didaktischen Gründen, einstweilen an der alten Einteilung festzuhalten.

A. Die Neurosen im engeren Sinn.
Neurasthenie, Traumatische Neurose, Hysterie, Epilepsie.

Erstes Kapitel.

Die Neurasthenie.

Es ist kein Zufall, daß gerade das 19. Jahrhundert das Jahrhundert der Sanatorien geworden ist. Die gute alte Zeit mit ihrer beschaulichen Lebensführung war kein geeigneter Nährboden für die Neurasthenie. Erst die unser Zeitalter kennzeichnende Schnellebigkeit, die Verschärfung der sozialen Gegensätze, die Hast und Unruhe des Erwerbslebens, die gesteigerte Genußsucht sowie die Entfernung von der Natur im allgemeinen, hat die Spannkraft der nervösen Zentralorgane in bedenklicher Weise zu schädigen vermocht.

Worin besteht das Wesen der Neurasthenie? Der Begriff der Neurasthenie deckt sich recht gut mit dem, was der Laie für gewöhnlich unter nervös versteht. Ich möchte hierbei nicht unerwähnt lassen, daß die Bedeutung des Wortes „nervös" in den letzten 150 Jahren eine eigentümliche Wandlung durchgemacht hat. Noch zur Zeit Lessings war nervös gleichbedeutend mit nervig; ein nervöser Mensch war demgemäß ein nervenstarker, während wir heute unter nervös das Gegenteil verstehen.

Die Schwäche des Nervensystems bildet den Grundzug der Neurasthenie, eine Schwäche, die sich in einer abnormen Ermüdbarkeit und Reizbarkeit des Nervensystems äußert. Auf eine prägnante Formel ist das Wesen der Neurasthenie in der Bezeichnung „reizbare Schwäche" gebracht.

Die Neurasthenie bevorzugt im Gegensatz zur Hysterie das männliche Geschlecht. Ohne an ein bestimmtes Alter gebunden zu sein, ist die Neurasthenie doch vorwiegend eine Erkrankung der Erwachsenen. Zuweilen tritt das Leiden im Kindesalter, mitunter selbst in den ersten Lebensjahren auf. Unter den Ursachen der Neurasthenie kommt der Erblichkeit eine erhebliche Bedeutung zu, sei es, daß direkte Vererbung besteht oder eine hereditäre Prädisposition geschaffen wird. Eine neurasthenische Anlage kann auch durch Hysterie, Psychopathie oder Alkoholismus der Erzeuger erworben werden.

Ein für die Entstehung der Neurasthenie bedeutsames Moment ist die Ueberanstrengung auf geistigem Gebiete. Es handelt sich hierbei weniger um die gesteigerte geistige Betätigung als solche, als um die Nebenumstände, welche die nervöse Hast und Unruhe des geistigen Arbeiters bedingen. Demgemäß bildet die Neurasthenie bei Künstlern, Gelehrten, Schauspielern wie bei Börsianern, Postbeamten und Telephonisten eine Art von Berufskrankheit. Gemütsbewegungen und psychische Erregungen, wie Trauer, Schreck, gespannte Erwartungen, können in gleicher Weise wie geistige Ueberanstrengungen zu Neurasthenie führen.

Eine nicht kleine Zahl der Erkrankungen ist auf Konto einer chronischen Tabak- oder Alkoholintoxikation zu setzen. Erwiesen ist auch, daß akute und chronische Infektionen (Typhus, Influenza, Lues) sowie konsumierende Erkrankungen zu Neurasthenie disponieren. Nicht selten schließt sich die Neurasthenie an chronische Magen- und Darmleiden oder Erkrankungen des Genitalapparates an. Geschlechtliche Ausschweifungen, Masturbation und unregelmäßige Lebensführung sind weitere Ursachen der Neurasthenie.

Fraglos ist die Neurasthenie auch eine soziale Erkrankung. Die Unsicherheit der Existenz, die Not und Entbehrung spielt bei der Neurasthenie der arbeitenden Klassen eine nicht zu unterschätzende Rolle. Die Neurasthenie des Proletariats betrifft häufiger als bei den gebildeten Ständen das weibliche Geschlecht. Grund hierfür ist die intensivere körperliche Betätigung der Proletarierfrau, die geringere Widerstandsfähigkeit des weiblichen Organismus im allgemeinen sowie die häufig ungenügende Schonung im Wochenbett.

Beachtenswert ist, daß die ätiologischen Momente der Neurasthenie sich in vielen Fällen kombinieren, so daß meist eine Anzahl von Ursachen für das Zustandekommen der Neurasthenie in Frage kommen.

Symptomatologie. Vielgestaltig ist das Bild der Neurasthenie, deren klinischer Grundzug die abnorme Reizbarkeit und Schwäche des Nervensystems bildet. Es ist schwer zu sagen, ob das Wesen der Neurasthenie mehr in einer gesteigerten nervösen Ermüdbarkeit oder Irritabilität zum Ausdruck kommt. Wie dem auch sei, fast nie wird man Symptome der einen oder anderen Art vermissen.

Psychische Erscheinungen. Die gesteigerte Reizbarkeit der Neurastheniker gibt sich in mannigfacher Weise zu erkennen. Allgemein gesprochen ist der Schwellenwert der psycho-sensorischen Reize herabgesetzt, so daß Empfindungen und Wahrnehmungen, die bei Gesunden von keiner Gefühlsbetonung begleitet werden, bei Nervösen eine Reaktion auslösen. Namentlich gilt dies für Sinneseindrücke der akustischen und optischen Sphäre. Der Neurastheniker zuckt beim Werfen der Tür oder Tönen der elektrischen Glocke zusammen, sein Auge wird durch helles Licht geblendet. Auf psychischem Gebiete führt die Reizbarkeit zu einer Ueberempfindlichkeit, die sich nicht selten in explosiven Entladungen Luft macht.

Die intellektuellen Fähigkeiten pflegen bei der Neurasthenie nicht beeinträchtigt zu sein, doch kann die geistige Produktivität unter der Ermüdbarkeit des Nervensystems leiden. Andrerseits läßt sich nicht leugnen, daß der dem Neurastheniker eigene schnelle Vorstellungsablauf in Verbindung mit einer starken Phantasiebegabung zu besonderen Leistungen, namentlich auf wissenschaftlichem und künstlerischem Gebiete, befähigt. Die Gedächtnisstörungen, über die von den Patienten viel geklagt wird, beruhen weniger auf einer Abnahme der Merkfähigkeit als auf einer ungenügenden Konzentrationsfähigkeit. Vorstellungen ängstlichen Inhalts, die sich in Gestalt hypochondrischer Ideen oder in Besorgnis um die Angehörigen äußern, kommen bei Neurasthenischen relativ häufig zur Beobachtung. Mitunter erhalten die ängstlichen Vorstellungen, namentlich diejenigen, die sich auf bestimmte Vorgänge beziehen (Platzangst, Menschenangst, Gewitterangst usw.), einen zwangsmäßigen Charakter, s. S. 389. Die Stimmung des Neurasthenikers zeichnet sich durch große Unbeständigkeit aus.

Körperliche Erscheinungen. Wenden wir uns nunmehr den körperlichen Erscheinungen der Neurasthenie zu.

Schmerzen. Die körperlichen Symptome des Leidens äußern sich zum Teil in allgemeinen Klagen, zum Teil beziehen sie sich auf eine Störung bestimmter Organfunktionen. Zu den konstantesten Beschwerden der Nervösen zählen die Schmerzen. Am häufigsten sind Kopfschmerzen anzutreffen, die vorwiegend auf die Stirn-, Schläfenoder Hinterkopfgegend lokalisiert sind. Vielfach wird auch über Schmerzen im Rücken und Kreuz geklagt, während schmerzhafte Zustände an den Extremitäten seltener vorkommen. Die nervösen Schmerzen erreichen gegenüber den organisch bedingten Schmerzen meist keine erhebliche Intensität. Wie bei allen Psychalgien tritt auch bei den Schmerzen der Neurastheniker der Einfluß des Willens und der Vorstellung vielfach ganz unverkennbar hervor. Die das Wesen der Neurasthenie ausmachende reizbare Schwäche spiegelt sich in der Abhängigkeit des Schmerzes von körperlichen und geistigen Anstrengungen wieder.

Parästhesien. Neben Schmerzen finden sich häufig Parästhesien wie Kribeln, Prickeln, Taubsein, Jucken, lokale Hitze oder Kälte. Das Kribeln und Taubsein pflegt an den distalen Abschnitten der Extremitäten am stärksten empfunden zu werden. Eine Prädilektionsstelle bildet das Ulnarisgebiet. Parästhesien werden häufiger bei Frauen als bei Männern beobachtet.

Schwindel. Schwindel ist ein häufiges Symptom der Neurasthenie. In einer Minderzahl von Fällen hat der nervöse Schwindel den Charakter des Drehschwindels, meist hat der Kranke nur das Gefühl der statischen Unsicherheit, es ist ihm gleichsam, als ob er den Boden unter den Füßen verlöre. Häufig wird auch über Schwarzwerden vor den Augen geklagt.

Schlaflosigkeit. Störungen des Schlafes sind eine häufige Erscheinung im Bilde der Neurasthenie, sei es, daß das Einschlafen erschwert ist oder der Schlaf von mehr oder minder langen schlaflosen Pausen unterbrochen wird. Quälend ist auch der mit Vorliebe bei Neurasthenikern vorkommende Zustand des Halbschlafes, während dessen die Phantasie lebhaft arbeitet und den Träumenden mit erregten Bildern schreckt.

Bei der nervösen Agrypnie tritt ein die Neurasthenie im allgemeinen charakterisierender Zug besonders hervor, es ist dies die Verschlimmerung des Zustandes durch Erwartungs- oder Befürchtungsaffekte. So sehen wir den Neurastheniker nach einigen durchwachten Nächten beim Zubettgehen von der ängstlichen Vorstellung erfüllt, daß der Schlaf auch diesmal ausbleiben werde. Es folgt eine mit jeder Stunde zunehmende Angst und Unruhe, die den Patienten scheinbar von der Richtigkeit seiner Befürchtung überzeugt und einen sekundären, auf den primären Zustand ungünstig einwirkenden Komplex schafft.

Motilität. Recht häufig wird die motorische Sphäre in Mitleidenschaft gezogen. Meist beziehen sich die Klagen der Patienten auf ein mit der Kraftleistung der Körpermuskeln im Widerspruch stehendes Schwächegefühl. Mitunter klagen die Patienten auch über Schwäche in bestimmten Muskelgebieten, wie im Kreuz oder den Beinen. Von den motorischen Reizsymptomen ist besonders der Tremor zu erwähnen. Derselbe ist schnellschlägig und tritt vorwiegend bei Bewegungen auf. Nicht selten stellen sich fibrilläre Zuckungen der Augenlider, des Orbicularis oris sowie der Finger- und Wadenmuskeln ein. Die motorischen Reizerscheinungen werden durch psychische Erregungen meist gesteigert.

Die Muskeln behalten ihr normales Volumen, Störungen der elektrischen Erregbarkeit sind der Neurasthenie fremd. Die allgemeine Erhöhung der Reflexerregbarkeit macht sich an den Extremitäten in einer Steigerung der Sehnen- und Periostreflexe bemerkbar. Stets werden die Zeichen der spastischen Lähmung vermißt. Echter Klonus gehört nicht zum Bilde der Neurasthenie, doch erhält man bei der Zerrung der Achillessehne nicht selten einige klonische Nachzuckungen. Ausnahmsweise kann jedoch auf dem Boden der Neurasthenie ein mit dem echten Klonus identisches Fußzittern entstehen. Die der Neurasthenie eigentümliche Steigerung der Reflexe äußert sich am Auge nicht selten in einer abnormen Kontraktilität des Irismuskels, sodaß die Pupille bei Belichtung förmlich zusammenschnellt.

Symptome von seiten des Herzens und der Gefäße. Zahlreich sind die Beschwerden, die auf eine gestörte Funktion der inneren Organe hinweisen. Unter den Organsymptomen stehen die Störungen von seiten des Herzens und der Gefäße an erster Stelle. Die Herzerscheinungen können das Krankheitsbild derart beherrschen, daß sie ein selbständiges Leiden bilden (Herzneurose). Die subjektiven Beschwerden beziehen sich meist auf Herzunruhe und Herzklopfen, mitunter wird auch über ein sich bis zum Schmerze steigerndes Druckgefühl geklagt. Das Herzklopfen tritt besonders bei körperlichen Anstrengungen und psychischen Erregungen auf. Häufig läßt sich auch ein Einfluß der Lage konstatieren, indem das Klopfen durch Liegen auf der linken Seite ausgelöst wird. Die Pulsfrequenz steigert sich während des Herzklopfens meist um 20—60 Schläge. Paroxysmale Tachykardien, Arhythmien und Allorhythmien werden ebenfalls bei nervösen Herzaffektionen beobachtet. Im Verlaufe einer nervösen Herzerkrankung kommt es gelegentlich zu einer anfallsweise erfolgenden Steigerung der Herzbeschwerden. Es entwickelt sich dann ein der echten Angina pectoris ähnlicher Zustand von Herzangst, Luftmangel und irradiierendem Herzschmerz (Angina pectoris nervosa).

Die den Gefäßapparat betreffenden Störungen stehen in der Mehrzahl mit der erhöhten Erregbarkeit der Vasomotoren im Zusammenhange. Schneller Wechsel der Hautfarbe, Wallungen nach dem Kopfe, Gefäßpulsationen gehören zu den häufigeren Erscheinungen der Neurasthenie. Die Störungen von seiten des Gefäßapparates bilden mit den nervösen Herzerscheinungen das kardio-vaskuläre Syndrom. Kardio-vaskuläre Störungen sind in einer Anzahl der Fälle auf Masturbation oder übermäßigen Kaffee- bzw. Tabakgenuß zurückzuführen.

Magenstörungen. Recht häufig ist bei Neurasthenikern die Funktion der Verdauungsorgane gestört. Appetitverstimmung, Salivation, Gefühl des Vollseins, Magendrücken, Magenschmerz, Aufstoßen, saurer Geschmack, Erbrechen sowie Intoleranz gegen bestimmte Speisen charakterisieren den als nervöse Dyspepsie bezeichneten Zustand. Die Untersuchung des ausgeheberten Mageninhaltes ergibt in vielen Fällen eine Steigerung der Salzsäurewerte, so daß die Beschwerden der nervösen Dyspepsie wenigstens teilweise als Hyperaziditätsbeschwerden zu deuten sein dürften. Die Dyspepsie der Nervösen zeigt nach meinen Erfahrungen nicht so selten familiäre Verbreitung. Der in manchen Familien vorkommende „schwache Magen" beruht vorwiegend oder ausschließlich auf einer ererbten nervösen Störung.

Darmstörungen. An die nervösen Magenerscheinungen schließen sich die Störungen der Darmfunktion an. Die Obstipation, die häufiger atonischen als spastischen Charakter zeigt, gehört zu den gewöhnlichen Klagen der Neurastheniker. Erwähnenswert ist, daß die chronische Obstipation von manchen Aerzten als ätiologisches Moment der Neurasthenie anerkannt wird. Mit der anormalen Darmtätigkeit hängt die bei vielen Nervösen vorkommende peristaltische Unruhe zusammen. Seltener als Obstipation ist eine Hypermotilität des Darmes anzutreffen. Nervöse Durchfälle werden bei manchen Individuen durch psychische Erregungen hervorgerufen. In ähnlicher Weise sind die Diarrhoen der Basedowiker sowie die als Enteritis membranacea (colica-mucosa) bezeichneten Reizzustände auf eine nervöse Grundlage zurückzuführen.

Genitalstörungen. Bei einer Anzahl der Kranken stehen Störungen des Genitalapparates im Vordergrunde der klinischen Erscheinungen. Wenn auch nicht zu bezweifeln ist, daß die sexuelle Neurasthenie in vielen Fällen durch Masturbation oder geschlechtliche Exzesse hervorgerufen wird, so bilden diese Zustände keineswegs die Conditio sine qua non für das Zustandekommen nervöser Sexualstörungen. Die Klagen der Sexualneurastheniker beziehen sich auf Pollutionen, Abgang von Sperma beim Urinlassen und der Defäkation, besonders aber auf eine Verminderung oder Erlöschen der Potenz, sei es, daß zu frühzeitige Ejakulation erfolgt oder die Gliedsteifung ausbleibt. Für diese von Erwartungsaffekten abhängige Potenzstörung ist die Bezeichnung „psychische Impotenz" gebräuchlich. Die Perversionen und Perversitäten des Geschlechtstriebes (Homosexualität, Sadismus, Masochismus usw.) stehen mit der sexuellen Neurasthenie nur insofern im Zusammenhang, als die anormale Betätigung des Geschlechtstriebes sich in manchen Fällen mit psychischer Impotenz verbindet.

Asthma bronchiale. Es bleiben noch eine Reihe von Störungen übrig, die in so nahen Beziehungen zur Neurasthenie stehen, daß ihre Besprechung in diesem Kapitel zweckmäßig scheint. Hierzu gehört zunächst das Bronchialasthma. Wenn auch das Asthma bronchiale ätiologisch nichts Einheitliches ist, so kann darüber kein Zweifel bestehen, daß das nervöse Moment bei dem Zustandekommen des asthmatischen Anfalles eine wesentliche Rolle spielt. Für die Bedeutung des nervösen Faktors spricht auch die Tatsache, daß bei den meisten Asthmatikern die Zeichen der Neurasthenie bzw. der neuropathischen Diathese vorhanden sind.

Anomalien der Harnausscheidung. Quantitative und qualitative Abweichungen der Harnsekretion kommen ebenfalls auf dem Boden der Neurasthenie vor. Zuweilen ist eine Vermehrung der Harnmenge zu konstatieren. Weit häufiger als die Polyurie ist die Pollakurie, d. h. die in kürzeren Zwischenräumen erfolgende Entleerung kleinerer Urinmengen. Auf nervöser Basis kann auch eine Herabsetzung der Assimilationsgrenze für den Nahrungszucker zustande kommen, was mit alimentärer Glykosurie gleichbedeutend ist. Daß unter dem Einfluß psychischer Erregungen gelegentlich auch bei Gesunden eine vorübergehende Zuckerausscheidung erfolgt, wird durch klinische Erfahrungen wahrscheinlich gemacht. Die Bedeutung des psychischen Moments für die

Zuckerausscheidung der Diabetiker ist allgemein anerkannt. Die vermehrte Ausfuhr der Phosphate und Oxalate (Phosphaturie, Oxalurie) wird von manchen Forschern ebenfalls auf eine nervöse Grundlage zurückgeführt.

Hyperidrosis. Unter den sekretorisch-trophischen Störungen ist das häufige Vorkommen von Hyperidrosis und Haarausfall zu erwähnen. Vermehrte Schweißbildung entsteht nicht selten unter dem Einfluß eines Affektes. So kann man häufig bei der ersten ärztlichen Untersuchung die Wahrnehmung machen, daß die Patienten unter den Achseln stark schwitzen. Einer meiner Patienten, der zu Hyperidrosis neigte, war imstande, willkürlich zu schwitzen, indem er intensiv an diesen, ihm lästigen Vorgang dachte.

Verlauf und Prognose. Abgesehen von den nicht gerade häufigen Fällen, in denen die Neurasthenie sich an einen psychischen oder körperlichen Insult anschließt, nimmt das Leiden für gewöhnlich einen schleichenden Verlauf, um, wenn auch unter Remissionen und zeitweisen Stillständen, den Patienten meist das Leben hindurch zu begleiten. Auf Heilung kann noch am ehesten bei der akut entstehenden Neurasthenie gerechnet werden. Die leichteren Formen der Neurasthenie pflegen die Arbeits- und Erwerbsfähigkeit nicht zu beeinträchtigen, während in schwereren Fällen eine kontinuierliche Betätigung meist unmöglich ist, doch genügt in der Regel eine zeitweise Unterbrechung der Tätigkeit, um die Erwerbsfähigkeit wiederherzustellen.

Wo, wie es zuweilen geschieht, die Neurasthenie das Ergreifen eines Berufes unmöglich macht, liegt meist neuropathische Belastung vor. Ueberhaupt sind die auf hereditärer Grundlage sich entwickelnden Formen prognostisch ungünstiger zu beurteilen. Abgesehen von der Schwere des Einzelfalles hängt die Prognose der Neurasthenie auch von äußeren Umständen ab, wobei das Milieu, in dem der Kranke lebt, von nicht zu unterschätzender Bedeutung ist. Von der Neurasthenie zu trennen sind die auf endogener Anlage entstehenden periodischen Verstimmungen. Bei den Selbstmordversuchen der Nervösen handelt es sich meist um derartige konstitutionelle Zustände. Die bis zur Zwangsbefürchtung sich steigernde Furcht des Neurasthenikers, den Verstand verlieren zu können, ist in Anbetracht des sehr seltenen Ueberganges der Neurasthenie in eine Psychose gegenstandslos.

Diagnose. Wenn auch die Neurasthenie durch eine Reihe prägnanter Symptome genügend charakterisiert ist, so soll sich die Diagnose des Leidens weniger auf die Gegenwart dieser, als auf die Abwesenheit aller mit einer organischen Nervenaffektion zusammenhängenden Erscheinungen gründen. Die Diagnose Neurasthenie darf also erst gestellt werden, wenn ein organisches Nervenleiden oder eine innere Erkrankung ausgeschlossen werden kann. Vor diagnostischen Irrtümern kann nur eine genaue körperliche Untersuchung schützen. Mit dem Augenspiegel und dem Reagenzglas gelingt es in einer ganzen Anzahl von Fällen, die Differentialdiagnose der Neurasthenie gegen Hirnneubildung, Lues cerebri, multiple Sklerose, Paralyse, Nephritis und Diabetes zu stellen. Wer sich gewöhnt, regelmäßig den Augenhintergrund zu untersuchen und den Urin der Patienten auf Zucker und Eiweiß zu prüfen, wird vor manchen folgenschweren Irrtümern bewahrt bleiben.

Unter den organischen Nervenerkrankungen, die zur Verwechslung mit Neurasthenie Anlaß geben, ist die Paralyse und Lues cerebro-spinalis, des weiteren der Hirntumor und die multiple Sklerose hervorzuheben. Die für die Differentialdiagnose dieser Zustände in Betracht kommenden Momente sind bei der Diagnose der betreffenden Erkrankungen berücksichtigt worden.

Von großer praktischer Bedeutung ist die Frage, ob eine Organstörung, meist handelt es sich um eine Herz- oder Magenaffektion, nervösen Ursprungs ist oder nicht. Die Entscheidung dieser in das Gebiet der inneren Medizin führenden Frage erfordert eine genaue Kenntnis der betreffenden Organfunktion unter physiologischen und pathologischen Bedingungen. Wenn auch die neueren Methoden der Herzdiagnostik (Schwellenwert-perkussion, Röntgenverfahren, Sphygmomanometrie, Elektrokardiographie) die Differential-diagnose der Herzneurose gegenüber den organischen Herzerkrankungen gefördert haben, so bleiben trotz erschöpfender Anwendung der Untersuchungsmittel gelegentlich doch Zweifel an der Natur des Leidens bestehen. Die praktisch wichtige Frage, ob bei einem systolischen Spitzengeräusch Mitralinsuffizienz oder Herzneurose vorliegt, wird meist durch das Verhalten des II. Pulmonaltons entschieden. Akzentuation des II. Tones sowie rechtsseitige Verbreiterung sprechen für einen Mitralfehler und gegen Neurose. Eine Unterscheidung der nervösen, auf Vagotonus beruhenden Bradykardie von der durch ein organisches Herzleiden bedingten Pulsverlangsamung, ist häufig auf Grund des Atropinversuches möglich. Injiziert man $^1/_2$—1 mg Atropin, so steigt bei der nervösen Bradykardie infolge Lähmung der Vagusendigungen die Pulsfrequenz, während die echte Bradykardie durch Atropin unbeeinflußt bleibt.

Die Differentialdiagnose Ulcus ventriculi—Magenneurose gründet sich vorwiegend auf das Vorhandensein von Blut in den Fäzes. Steigerung des HCl-Gehaltes findet sich bei beiden Zuständen, doch erreichen die Salzsäurewerte bei den nervösen Magen-affektionen in der Regel nicht die beim Magengeschwür vorkommenden Grade.

Der Neurasthenie kommt symptomatologisch die Hysterie am nächsten, die auch ihrem Wesen nach eine der Neurasthenie nahe verwandte Störung bildet. Wenn auch in beiden Fällen der Einfluß der Vorstellung bei der Gestaltung des Krankheitsbildes von Bedeutung ist, so sehen wir bei der Neurasthenie doch nur ausnahmsweise eine so weitgehende Wirkung gefühlsbetonter Vorstellungen wie bei der Hysterie. Vergegen-wärtigen wir uns ferner, daß die abnorme Erschöpfbarkeit den Grundzug der Neur-asthenie bildet, so werden wir meist imstande sein, die Neurasthenie von der Hysterie zu trennen. Symptomatologisch zeichnet sich die Hysterie von der Neurasthenie durch das Vorkommen von Lähmungen, Krämpfen und Sensibilitätsstörungen aus. Uebergangs-formen der Hysterie und Neurasthenie werden als Hystero-Neurasthenie bezeichnet. Es ist unbedingt zu fordern, daß diese Bezeichnung für die nicht gerade häufigen Misch-formen der beiden Zustände reserviert bleibt.

Mitunter bilden sich auf dem Boden der chronischen Intoxikation oder Geschwulst-kachexie pseudoneurasthenische Zustände aus. Ebenso können initiale Arteriosklerosen zur Verwechslung mit Neurasthenie Anlaß geben. Besonders sind es die bei Arterio-sklerotikern häufigen Allgemeinsymptome (Kopfschmerz, Schwindel, Reizbarkeit, Agrypnie), die an Neurasthenie denken lassen. Neben den für Arteriosklerose charakteristischen kardio-vaskulären Veränderungen (Herzhypertrophie, Akzentuation des II. Aortentones, Pulssklerose, Erhöhung des Blutdruckes) ist differentialdiagnostisch auch auf das Alter des Patienten Wert zu legen. Treten die erwähnten, an Neurasthenie erinnernden Symptome in mittleren oder reiferen Jahren in akuter Weise auf, so hat die Diagnose Arteriosklerose a priori große Wahrscheinlichkeit. Daß die progressive Paralyse nicht selten durch ein pseudoneurasthenisches Stadium geht, ist bereits an anderer Stelle erwähnt worden (S. 355).

Therapie. Angesichts der Fülle der dem Arzte zur Verfügung stehenden Methoden muß bei der Therapie der neurasthenischen Zustände streng individualisiert werden.

Um der Eigenart des jeweiligen Falles gerecht zu werden, muß der Arzt vor allem ein guter Psychologe sein. In der medikamentösen Behandlung, die heute über eine kaum übersehbare Fülle von „Antineurasthenicis" verfügt, kommt man für gewöhnlich mit Valeriana, Brom, Opium, Kodein, Chinin, Arsen, Eisen, Trio-, Vero- und Medinal aus.

Die dankbarste Therapie der Neurasthenie ist die, welche einer Indicatio causalis gerecht wird. Eine Kausalbehandlung ist möglich, ·wenn die Neurasthenie sich an psychische Insulte, Erschöpfungs- oder Intoxikationszustände anschließt.

Der wesentlichste Behandlungsfaktor der Neurasthenie ist die Psychotherapie. Der Neurastheniker, der sich über seinen Zustand allerlei Gedanken macht, bedarf vor allem des beruhigenden Zuspruchs. In vielen Fällen wird die entsprechend motivierte, nachdrückliche Versicherung, daß das Leiden heilbar sei, genügen, um die Befürchtungen des Kranken zu zerstreuen und die Heilungschancen zu bessern. Auf der anderen Seite sind unvorsichtige Aeußerungen aus dem Munde des Arztes geeignet, den Befürchtungen der Neurastheniker Vorschub zu leisten. Nichts ist verkehrter, als den Kranken über Körperveränderungen aufzuklären, die ihm wenig oder gar nicht zum Bewußtsein kommen. Was für einen Zweck hat es, eine so schwerwiegende Diagnose wie Arterienverkalkung einem Kranken mitzuteilen, der den Arzt wegen eines gelegentlichen Schwindelanfalles konsultiert? Bezeichnungen wie Magensenkung, Wanderniere und ähnliche Begriffe, mit denen der Patient meist falsche Vorstellungen verbindet, sollten gänzlich vermieden werden.

Wo im Wachzustande kein genügender Einfluß auf die Psyche zu erzielen ist, kann ein Versuch mit Hypnose gemacht werden. Die Anwendung der Hypnose empfiehlt sich besonders in den Fällen, in denen Anomalien des Fühlens und Wollens das Krankheitsbild beherrschen.

Bei der Behandlung nervöser Zustände ist auf eine vernunftgemäße Lebensweise hinzuwirken. Die Patienten müssen an ein regelmäßiges, Extreme vermeidendes Leben gewöhnt werden. Ferner ist für genügende körperliche Betätigung (Spaziergänge, Zimmergymnastik, Turnen, Sport) Sorge zu tragen. Die Ernährung soll kräftig und reizlos sein. In bezug auf Fleisch und Gewürzstoffe ist meist eine Einschränkung am Platze, doch geht es zu weit, den Genuß von Kaffee, Tee und Spirituosen summarisch zu untersagen, s. a. S. 73.

Von den bei Neurasthenie in Anwendung kommenden Arzneimitteln erfreuen sich die Bromalkalien wegen ihrer sedativen Eigenschaften seit altersher grosser Beliebtheit. In gleicher Indikationsstellung wie Brom kann man auch Bromipin, Bromural und Adalin geben. Milder als Brom wirken die Baldrianpräparate, die als Infus oder ätherische Baldriantinktur verordnet werden. Neuere Mittel, die die Baldrianwirkung im verstärkten Maße enthalten, sind das Bornyval, Validol, Valyl, Valisan und Gynoval. Wo die Neurasthenie mit Anämie oder Unterernährung einhergeht, gibt man vorteilhaft Eisen- und Arsenpräparate. Unter den modernen Arsenpräparaten nimmt das Elarson (E. Fischer, G. Klemperer), das einer neuen Klasse lipoider Arsenverbindungen entstammt, eine besondere Stellung ein. Das Elarson ist in den therapeutisch in Anwendung kommenden Dosen (S. 73) nahezu frei von Nebenwirkungen und hat sich bei neurasthenischen Zuständen verschiedenster Art bewährt. Bei schweren Formen von nervöser Agrypnie kommt man in der Regel nicht ohne Hypnotika aus. Unter den zahlreichen Schlafmitteln behauptet das Veronal und das ihm nahestehende Medinal seit Jahren den ersten Platz. Näheres über Sedativa, Tonika, Antineuralgika, Hypnotika s. S. 70—73.

Die Hydrotherapie findet in der Behandlung nervöser Zustände eines ihrer hauptsächlichsten Anwendungsgebiete. Bei richtiger Dosierung des thermischen Reizes können Abreibungen, Duschen, Brausen, Güsse, Packungen, Halb- und Vollbäder vielfach Gutes leisten. Zusätze von Fichtennadelextrakt und Kamillenblüten zum Bade haben eine beruhigende, CO_2- und O-Bäder eine mehr stimulierende Wirkung. Die physikalische Behandlung der Neurasthenie wird durch die Elektrotherapie und Massage vervollständigt, s. a. S. 78—82.

Führt die Behandlung im Hause des Patienten zu keinem Resultate, so empfiehlt sich Wechsel des Milieus bzw. Aufenthalt in einem Bade. Am geeignetsten sind hierfür die klimatischen Kurorte der Mittelgebirge. Seeaufenthalt ist nur bedingt anzuraten. Beliebt sind gegenwärtig auch Seereisen auf den konfortablen Dampfern der großen Schiffslinien. Sicher sind die wechselnden Eindrücke, die der Reisende an Bord erhält, in Verbindung mit der geregelten Lebensweise imstande, eine Anzahl neurasthenischer Zustände günstig zu beeinflussen. In schwereren Fällen wird man ohne Sanatoriumsbehandlung nicht auskommen.

Wenn auch die Neurasthenie bis zu einem gewissen Grade eine unvermeidliche Begleiterscheinung der Kultur ist, so ist andrerseits doch eine Prophylaxe des Leidens möglich. Ohne Zweifel vegmag eine vernunftgemäße Erziehung in vielen Fällen den Ausbruch der Neurasthenie zu verhindern. Wo die Kinder ängstlich vor allen Fährnissen behütet, nicht an Pflichterfüllung und Beherrschung der Affekte gewöhnt werden, erzieht man Stubenhocker und Träumer, aber kein nervenstarkes Geschlecht.

Da die Masturbation häufig eine Disposition für die Neurasthenie schafft, haben Eltern und Erzieher die Pflicht, die heranwachsende Jugend über die Schädigungen der Selbstbefriedigung aufzuklären und erforderlichenfalls den Arzt zu Rate zu ziehen. Ist die Nervenspannkraft durch intensive geistige Arbeit gefährdet, so muß für genügende Erholung Sorge getragen werden. Angesichts der stetig zunehmenden geistigen Betätigung unserer Zeit ist zu fordern, daß die körperliche Ausbildung nicht zu kurz kommt.

Anhang.

Psychopathie. Psychische Minderwertigkeit.

Als Psychopathie bezeichnet man eine auf endogenen Faktoren beruhende Störung des Seelenlebens mit fließenden Uebergängen zur individuellen Eigentümlichkeit einerseits, zur Psychose andrerseits. Auch in den Fällen, in denen die psychische Minderwertigkeit durch Alkoholismus oder Morphinismus bedingt wird, ist die hereditäre Anlage insofern von Bedeutung, als primäre Unlust- oder Verstimmungszustände häufig zur Konsumierung von Betäubungsmitteln verleiten. Rechnet man von den zu den Psycho- bzw. Neuropathien im weiteren Sinne zählenden Affektionen die Hysterie, Neurasthenie und Epilepsie ab, so bleibt die Gruppe der eigentlichen Psychopathien übrig. Diese Gruppe umfaßt eine Zahl heterogener Elemente wie pathologische Lügner, konstitutionell Erregte und Verstimmte, Dégénérés, Phantasten und geborene Verbrecher.

Ein allen psychopathischen Zuständen gemeinsamer Grundzug ist die tiefgreifende Störung des Gefühlslebens. Die Affektivität ist meist gesteigert, abnorme Reizbarkeit und explosive Gefühlsentladungen (Wutanfälle) wechseln mit Verstimmungen und Angstparoxysmen. Ueberhaupt bildet die Ungleichmäßigkeit des Gefühlslebens ein charakteristisches Merkmal aller Psychopathen. Selbstmorde sind bei Psychopathen relativ häufig.

25*

Es ist erstaunlich, wie die Klasse der Psychopathen eine Anzahl widerstrebender Züge in sich vereinigt. Krasser Eigennutz wechselt mit zartesten Empfindungen, schwärmerische und weltbeglückende Ideen finden sich bei Individuen, die wiederholt mit dem Strafgesetzbuch in Konflikt gekommen sind. Im großen und ganzen ist bei den Psychopathen eine moralische Minderwertigkeit nicht zu verkennen, sei es, daß es sich um ungenügendes Verständnis für Pflichterfüllung handelt oder jedes altruistische Gefühl abgeht. In diesem Sinne kann man auch die moral insanity zu den Psychopathien rechnen.

Das Triebleben ist vielfach gestört. Namentlich sind sexuelle Perversionen unter den Psychopathen vertreten. Nach der intellektuellen Seite sind die Psychopathen meist gut entwickelt. Gedächtnis, Kombination und Auffassung ist häufig gut, meist leidlich, wenn auch im einzelnen geistige Abnormitäten vorkommen. Gröbere Intelligenzstörungen gehören nicht zum Bilde der Psychopathien. Aus diesem Grunde sind Idioten und Imbezille von den Psychopathen zu trennen.

In den überwertigen Ideen der Psychopathen finden sich Uebergänge zur Paranoia. Weiterhin kommen bei Psychopathen mit Vorliebe jene Zwangszustände vor, bei denen das Individuum zwar gedanklich über der Vorstellung steht, doch durch sie völlig beherrscht wird. Ein anderer Zug ist die Selbstüberschätzung einerseits, das Gefühl der Beeinträchtigung und des Unverstandenseins andrerseits. Von körperlichen Symptomen finden sich regionäre Anästhesien und Parästhesien nach Art der hysterischen Gefühlsstörung, Neigung zu Schwindel und Ohnmachten. Außerdem besteht häufig Intoleranz gegen Gifte, namentlich gegen Alkohol. In anderen Fällen begegnet man Idiosynkrasien gegen bestimmte Gerüche oder Speisen.

Ein trübes Kapitel bilden die Lebensschicksale der psychisch Minderwertigen. Psychopathen sind die Sorgenkinder der Eltern. Schon in früher Jugend machen sie sich durch lebhaftes Träumen, Pavor nocturnus und Neigung zu Krämpfen bemerkbar, sind lügenhaft und schwer erziehbar und fallen mit eingetretener Pubertät durch stark entwickelten Freiheitsdrang, Neigung zu Abenteuern, frühzeitige Sexualbefriedigung und übermäßigen Alkoholgenuß auf. In der Regel erleidet die psychopathische Persönlichkeit den ersten sozialen Konflikt bei der Berufswahl. Hier ist die Klippe, an der viele Existenzen scheitern. Die innere Haltlosigkeit läßt zu keinem Entschlusse kommen oder vereitelt die Durchführung übernommener Pflichten. Aus den sozial besseren Kreisen gehen unter diesen Bedingungen exzentrische Persönlichkeiten und Abenteurer hervor, die arbeitenden Klassen stellen das große Kontingent der Vagabunden, Bettler, Verbrecher und Prostituierten.

Auf die ersten Verstösse gegen die Rechtsordnung folgt Fürsorgeerziehung und Arbeitshaus, später Gefängnis- oder Zuchthausstrafe. Längere Haftstrafen lösen bei Psychopathen nicht selten Psychosen aus. Es handelt sich meistens um Zustände von halluzinatorischer Verwirrtheit mit Neigung zu Gewaltakten, Selbstverstümmelung und Suizid, auch kommen stuporöse Phasen vor. Charakteristisch für Gefängnispsychosen ist das schnelle Zurückgehen der krankhaften Erscheinungen bei Aenderung des Milieus.

Viel umstritten ist die Frage, inwieweit psychisch Minderwertige zur strafrechtlichen Verantwortung heranzuziehen sind. Hier kann die Entscheidung nur von Fall zu Fall, d. h. unter Abwägung der Persönlichkeit und des Tatbestandes getroffen werden. Es ist anzuerkennen, daß das neue Strafgesetzbuch Anstalten vorgesehen hat, welche der Internierung psychisch Minderwertiger dienen und den Charakter von Erziehungsanstalten tragen. . . . .

Angstzustände. Zwangsvorstellungen.

Wie bereits erwähnt, ist die psychopathische Veranlagung der Boden, auf dem mit besonderer Häufigkeit Angstzustände (Phobien) und Zwangsvorstellungen entstehen. Zwischen den Befürchtungen der Neurastheniker und den zur Angstneurose sich steigernden Angstzuständen kommen alle möglichen Uebergänge vor. Die Angst stellt einen intensiven, meist von körperlichen Symptomen begleiteten Unlustaffekt dar. Die körperlichen Begleiterscheinungen der Angst bestehen in. Erweiterung der Pupillen, Herzklopfen, Anhalten des Atems, Schweißausbruch und Diarrhoen. Das Angstgefühl wird mit Vorliebe in die Herzgegend, das Abdomen oder die Beine lokalisiert.

Von der meist objektlosen Angst der Neurastheniker unterscheiden sich die als Phobien bezeichneten Angstzustände durch die Zwangsmäßigkeit des Denkens. Es handelt sich bei den Phobien nicht um einen Mangel an Einsicht und Logik, sondern um pathologische Assoziationen. Allem Anschein nach ist eine primäre Ueberregbarkeit der vasomotorischen, viszeralen, und sekretorischen Nervenapparate für das Zustandekommen der Phobien von Bedeutung.

Das Auftreten der Phobien ist in der Mehrzahl der Fälle an ganz bestimmte Bedingungen gebunden. Meist sind es Situationen und Vorgänge wie das Ueberschreiten eines freien Platzes (Agoraphobie), das Zusammensein mit einer Anzahl von Menschen (Anthrophobie) oder ähnliche Begebenheiten, die den Affekt der Angst auslösen. Phobien, die an der Grenze des Physiologischen und Pathologischen stehen, sind das Lampenfieber der Künstler, die Gewitterangst sowie die Errötungsangst.

In nahen Beziehungen zu den Angstzuständen stehen die als Zwangsvorstellungen bezeichneten Anomalien des Vorstellungslebens. Die Zwangsvorstellung ist dadurch charakterisiert, daß sie mit der zwingenden Notwendigkeit der überwertigen Idee den Kranken zu Vorstellungen und Handlungen veranlaßt, die ihm selbst als unnatürlich und fremdartig erscheinen. Hierdurch wird der Kranke, der gedanklich über der Idee steht, durch sie völlig beherrscht.

Es läßt sich fast immer zeigen, daß die Angst für das Zustandekommen des Zwangsdenkens von Bedeutung ist. So werden manche Individuen von einem unwiderstehlichen Angstgefühl gepackt bei dem Gedanken, daß bestimmte Verrichtungen, die für die eigene oder fremde Sicherheit erforderlich sind, nicht oder ungenügend ausgeführt sind. Beispielsweise haben manche Individuen nicht eher Ruhe, als bis sie sich davon überzeugt haben, daß die Tür abgeriegelt oder der Gashahn geschlossen ist. In anderen Fällen taucht die angstbetonte Vorstellung auf, daß Briefe verwechselt, Rezepte falsch ausgeschrieben sein könnten usw. Die Zwangsmäßigkeit derartiger Zustände kommt darin zum Ausdruck, daß die Kranken der sich ihnen aufdrängenden Vorstellung nachgeben müssen, obgleich sie von der Grundlosigkeit ihrer Befürchtung überzeugt sind.

Einen anderen Typus des Zwangsdenkens repräsentiert die sogenannte Zweifel- und Grübelsucht. Folgende Stellen aus einem Briefe, den ich von einer an Zwangsvorstellungen leidenden Patientin erhielt, geben das Charakteristische des Zustandes in prägnanter Weise wieder.

„. . . . Ich kann nicht sagen, daß es mir besser geht. Was mich am meisten beunruhigt, ist, daß ich ängstlich auf der Straße die Leute genau ansehen muß, sonst habe ich keine Ruhe. Ich muß alles genau wissen, lese ich ein Schild, so muß ich es mir aufschreiben, sonst grüble ich immer nach . . . . In der Station S. hatten wir einige Minuten Aufenthalt. Wie ich mit meiner Schwester an das Buffet gehe, sehe ich ein junges Mädchen, das einer mir bekannten jungen Dame ähnlich sieht. Ehe ich recht zur Besinnung komme, geht der Zug weiter, sodaß ich keine Zeit hatte, mich davon zu vergewissern, ob es die betreffende Dame wäre. Obgleich ich davon überzeugt war, daß sie es nicht sein könne und ich mich mit diesem Gedanken zu beruhigen versuchte, packte mich die Unruhe und ich mußte Gewißheit haben. Den anderen Tag schrieb ich nach Berlin und erhielt selbstverständlich die Antwort, daß eine Personenverwechslung vorläge . . . . Herr Doktor, was müssen die Leute von mir denken, sie müssen sich doch sagen, daß ich von Sinnen bin! Und doch sehe ich ja ein, daß alles Unsinn ist, aber ich kann mir nicht helfen, ich kann nicht anders handeln, sonst packt mich die Unruhe und ich habe keine ruhige Stunde . . . . Teilen Sie mir bitte Ihre Ansicht über meinen Zustand mit, aber bitte schreiben Sie recht deutlich, sonst grüble ich, wenn ich ein Wort nicht lesen kann . . . .“ Alles in allem ein typischer Fall von Fragezwang und Grübelsucht.

Dem Fragezwang verwandt sind die Zustände, in denen die Zwangsvorstellung, obszöne Worte ausstoßen oder kriminelle Handlungen begehen zu müssen, das Subjekt beherrscht. In anderen Fällen gewinnt die Vorstellung, sich und andere durch Berührung zu beschmutzen, eine dominierende Bedeutung (délire du toucher).

Die **Prognose** des Zwangsdenkens sowie der Zwangsangst ist mit großer Reserve zu stellen. Obgleich Heilungen nicht ausgeschlossen sind, ist es andrerseits nicht ungewöhnlich, daß das Leiden, wenn auch mit zeitweisen Remissionen, das ganze Leben anhält. In manchen Fällen wird durch Gewöhnung an den Zustand eine gewisse Besserung erreicht. Entgegengesetzt den Befürchtungen der Kranken gehört das Uebergehen der Zwangsvorstellung in eine Psychose zu den größten Seltenheiten.

Therapie. Da die geschilderten Zustände vorwiegend auf dem Boden der Neurasthenie bzw. Neuropathie entstehen, ist in den meisten Fällen eine antineurasthenische Behandlung angezeigt. Dementsprechend kommen bei der Therapie der Zwangsvorstellungen und Angstzustände die verschiedensten physikalischen Heilmethoden in Anwendung. Die medikamentöse Behandlung des Angstanfalles besteht in nicht zu kleinen Valeriana-, Brom-, Morphium-, Opium-, Pantopon- oder Veronaldosen. Lokale Prozeduren, wie Faradisierung der Herzgegend oder Auflegen von Senfteigen, wirken im Anfall vielfach wohltuend.

Unter den verschiedenen Behandlungsmethoden steht die Psychotherapie an erster Stelle. Die Aussprache über den Zustand sowie die bestimmte Versicherung, daß das Leiden heilbar sei und nicht in Geisteskrankheit übergehe, wird in den meisten Fällen zur Beruhigung des Patienten beitragen. Im allgemeinen soll die Behandlung mehr auf eine geistige Führung und Gewinnung eines suggestiven Einflusses, als auf Ueberredung und Ueberzeugung im Sinne Dubois hinauslaufen. Die Freudsche Methode, die für den Kranken eine Art geistiger Vergewaltigung bedeutet, ist als unzweckmäßig und unter Umständen direkt gefährlich, zu verwerfen. Gutes kann unter Umständen die Hypnose leisten. Ich selbst habe in einigen hartnäckigen Fällen mit der Hypnose befriedigende Resultate erzielt.

Zweites Kapitel.

Die traumatische Neurose. Neurasthenia post trauma.

Wenn auch die Geschichte der traumatischen Neurose bis in die Mitte des vergangenen Jahrhunderts hineinreicht, so ist doch erst seit der sozialen Gesetzgebung (Unfallversicherungsgesetz 1884) der Zusammenhang von Trauma und Nervenerkrankung seiner Bedeutung entsprechend gewürdigt worden. Die seit der Zeit des Unfallgesetzes in steter Zunahme begriffene Anzahl der Unfallerkrankungen hat einige Autoren dazu geführt, einen Kausalkonnex zwischen Unfallgesetzgebung und traumatischer Neurose zu konstruieren. Im Sinne dieser Auffassung ist es nicht das Trauma als solches, sondern die an die Verletzung sich anschließende, auf Erlangung einer Rente gerichtete Begehrungsvorstellung, welche die Entstehung der traumatischen Neurose fördert, wenn nicht ausschließlich bedingt. Ohne die Tatsache in Abrede zu stellen, daß die gesetzlich geregelte Abgeltung des Unfallschadens, insbesondere der Modus der Rentenabfindung, an der Gestaltung der Unfallsneurose einen gewissen Anteil hat, sind wir nicht der Ansicht, daß die Begehrungsvorstellung oder der Kampf um die Rente (Rentenhysterie) als ätiologische Momente der traumatischen Neurose in Frage kommen. Sehen wir doch, daß die Unfallsfolgen bei Personen, die an den wirtschaftlichen Folgen der Verletzung wenig oder gar nicht interessiert sind, sich in ganz entsprechender Weise äußern.

In der Mehrzahl der Fälle besteht das Trauma in einer mit oder ohne sichtbare Verletzungen einhergehenden Gewalteinwirkung wie Fall, Stoß, Schlag und Quetschung. Namentlich schaffen Kopftraumen eine Prädisposition für die traumatische Neurose. In neuerer Zeit mehren sich die Beobachtungen, in denen die traumatische Neurose im Anschluß an Starkstromverletzungen auftritt.

Wenn auch, namentlich bei Kopftraumen, das mechanische Moment bei der Entstehung der traumatischen Neurose nicht außer acht zu lassen ist, so liegt doch die krankmachende Bedeutung des Traumas vornehmlich in der gleichzeitigen psychischen Shockwirkung. Die ätiologische Bedeutung des psychischen Traumas geht namentlich aus den Fällen hervor, bei denen ein nennenswertes körperliches Trauma überhaupt nicht stattgefunden hat. So sehen wir nicht selten Personen, die bei einem Eisenbahnunfall oder einem Automobilzusammenstoß unverletzt geblieben sind, an einer typischen traumatischen Neurose erkranken. Noch mehr zeigen uns die katastrophalen Ereignisse der letzten Zeit (Valparaiso, San Francisco, Courrières, Messina) die überragende Bedeutung des psychischen Traumas.

Unter der Wucht der Tatsachen hat sich auch die ältere Auffassung, die in der traumatischen Neurose den Ausdruck einer materiellen Schädigung des Zentralnervensystems (railway-spine, railway-brain) sah, allmählich zu einer Anerkennung des psychischen Faktors bekannt. Einen gewissen Anteil an der Entstehung der traumatischen Neurose haben auch die Sekundärwirkungen des Traumas, so namentlich die Schmerzen, ein langes Krankenlager sowie die sozialen Folgen des Traumas, von denen besonders die arbeitenden Klassen getroffen werden.

Uebereinstimmenden Erfahrungen zufolge besteht zwischen Schwere des Traumas und Nervenläsion kein direkter Zusammenhang. Geringfügige Gewalteinwirkungen können schwere Schädigungen des Nervensystems im Gefolge haben und umgekehrt.

Chronische Intoxikationszustände, insbesondere der chronische Alkoholismus, die psychopathische Konstitution sowie vorangegangene Unfälle erhöhen die Disposition zur traumatischen Neurose. Die Häufigkeit der nervösen Unfallserkrankungen wird vielfach überschätzt. Statistische Erhebungen an einem großen Beobachtungsmaterial ergeben, daß nicht ganz 2 pM. aller Unfallsverletzten eine Rente wegen traumatischer Neurose beziehen (Stursberg).

Symptomatologie. Zwischen Unfallsverletzung und Manifestwerden nervöser Erscheinungen liegt ein Intervall von Tagen, Wochen, Monaten, mitunter selbst Jahren. Meist treten die Symptome der traumatischen Neurose erst in die Erscheinung, wenn das Erwerbsleben an den Patienten die früheren Anforderungen stellt.

In symptomatologischer Hinsicht deckt sich die traumatische Neurose größtenteils mit dem Bilde der Hysterie bzw. Neurasthenie, doch finden wir bei den traumatisch be-

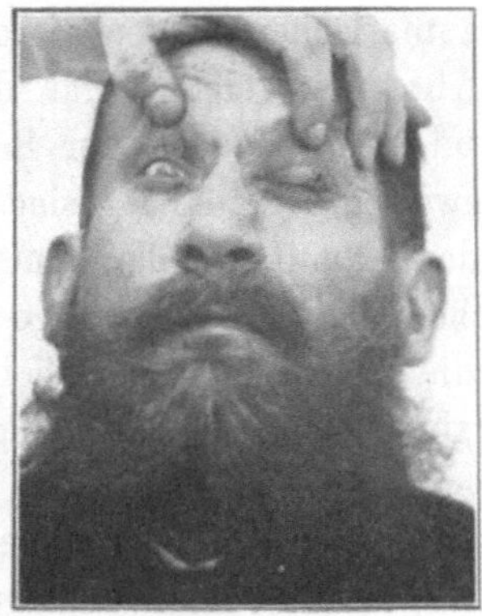
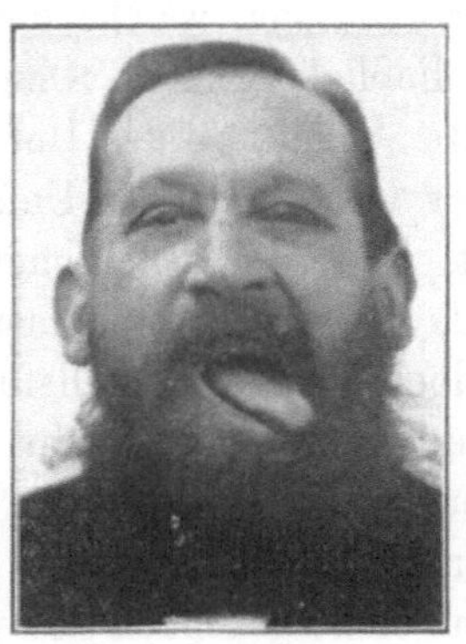

Fig. 308.   Fig. 309.

Hemispasmus glosso-labialis bei traumatischer Neurose. Eigene Beobachtung.

Der Patient leidet an einer Lähmung der rechten Körperhälfte, einschließlich Gesichts- und Zungenmuskulatur. Fig. 308 zeigt, daß der willkürliche Augenschluß auf der Seite der Lähmung schwächer ist; die herausgestreckte Zunge (Fig. 309) weicht im Gegensatz zur echten Hypoglossuslähmung nach der gesunden Seite ab. Der Hemispasmus glosso-labialis beruht demnach auf einem Ueberwiegen der von der Lähmung verschonten Körpermuskeln über die der erkrankten Seite.

dingten Nervenerkrankungen im allgemeinen eine geringere Variabilität des klinischen Bildes. Zudem unterscheidet sich die traumatische Neurose von den verwandten Neurosen durch die besondere Färbung der subjektiven und objektiven Krankheitserscheinungen. Hierdurch erhält das Krankheitsbild ein so charakteristisches Gepräge, daß man in manchen Fällen auch ohne Kenntnis der Anamnese den traumatischen Ursprung des Leidens mutmaßen kann.

Zu den regelmäßigsten Erscheinungen der traumatischen Neurose gehören Schmerzen. Die Schmerzen sind es auch, die den Unfallverletzten für gewöhnlich an der Wiederaufnahme der Arbeit behindern. Am intensivsten pflegt der Schmerz an der Stelle der Gewalteinwirkung empfunden zu werden. Kopfschmerzen und Rhachialgien bilden eine sehr häufige Klage der Traumatiker. Mit den Schmerzen verbindet sich häufig eine Hauthyperästhesie sowie eine örtliche Muskelspannung.

Ein weiteres bemerkenswertes Symptom ist der Schwindel. Derselbe hat nur in einer Minderzahl von Fällen den Charakter des labyrinthären bzw. zerebellaren

Schwindels, meist handelt es sich um ein Gefühl der Unsicherheit oder Schwarzwerden vor den Augen. Vielfach geben die Patienten an, daß der Schwindel vorwiegend beim Bücken auftritt. Der objektive Ausdruck der statischen Unsicherheit ist das häufig nachweisbare Rombergsche Symptom.

Auf motorischem Gebiete finden wir die von anderen funktionellen Nervenerkrankungen bekannten Symptome wie Tremor, Reflexsteigerung und Erhöhung der idiomuskulären Kontraktilität wieder. Die im Bereiche der Verletzung nicht selten auftretende Atrophie ist vorwiegend auf Schonung zurückzuführen (Inaktivitätsatrophie). Demgemäß ist die Atrophie nie von schwereren Störungen der elektrischen Erregbarkeit begleitet. Die auf dem Boden der traumatischen Neurose gelegentlich sich entwickelnden Lähmungen und Krämpfe stimmen durchaus mit den bei Hysterie vorkommenden Zuständen überein. Eine häufige Form der Lähmung ist die Hemiplegie, die sich oft mit Hemianästhesie verbindet. Fig. 308, 309 zeigt einen Fall von Hemiplegie mit gleichzeitigem Hemispasmus glosso-labialis, s. S. 403. Nicht selten führt die traumatische Neurose zu einer allgemeinen Herabsetzung der Muskelkraft.

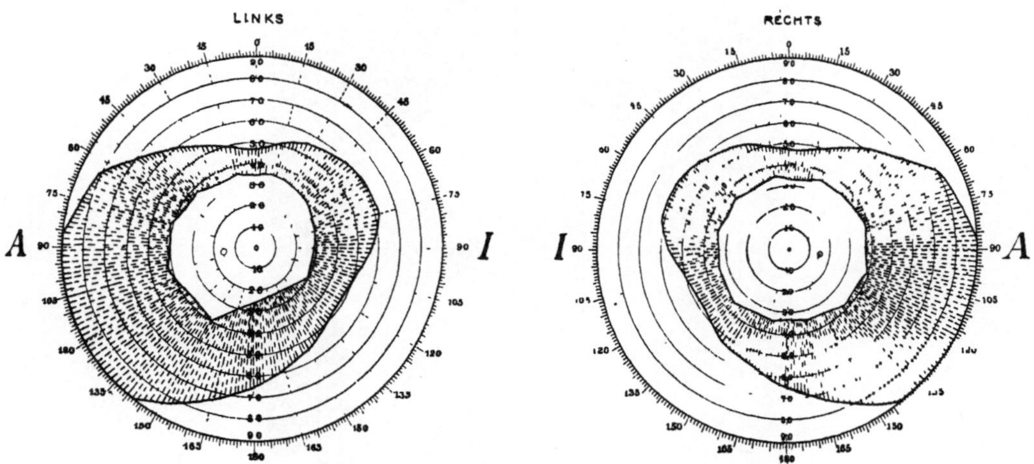

Fig. 310. Konzentrische Gesichtsfeldeinengung bei traumatischer Neurose. Eigene Beobachtung.

Die Adynamie der Muskelbewegung kommt gewöhnlich auch im Gange der Patienten zum Ausdruck.

Die in der Mehrzahl der Fälle vorhandenen Sensibilitätsstörungen äußern sich vorwiegend in einer Herabsetzung der Schmerzempfindlichkeit. Die traumatische Hypalgesie findet sich meist auf der Seite der Verletzung und bleibt nicht selten auf eine Körperhälfte beschränkt, kann sich jedoch auch über einen mehr oder minder großen Teil des ganzen Körpers erstrecken. Ein Beispiel einer kompletten traumatischen Anästhesie bildet ein Individuum, das unter dem Namen „Der totale Anästhetiker oder das lebendige Nadelkissen" gegenwärtig auf Jahrmärkten und Schaustellungen gezeigt wird. Am Auge kommt es infolge der Unempfindlichkeit der Konjunktiva und Kornea nicht selten zu einem Erlöschen des Bindehaut- und Hornhautreflexes. Sensibilitätsuntersuchungen müssen bei den allen Eingebungen zugänglichen Patienten mit großer Vorsicht ausgeführt werden, Suggestivfragen sind unbedingt zu vermeiden.

Auf sensorischem Gebiete treten die Störungen im Bereiche des N. opticus besonders hervor. Die typische, mit dem Perimeter nachweisbare Sehstörung der Traumatiker ist die konzentrische Einengung des Gesichtsfeldes bei Erhaltensein der zentralen Sehschärfe. Die im ganzen seltenen Gehörstörungen der Unfallverletzten sind, soweit es sich nicht um direkte traumatische Läsionen handelt, teils auf Labyrintherschütterung, teils auf eine der hysterischen Taubheit analoge Störung der Klangperzeption zurückzuführen.

. Charakteristisch sind die im Anschluß an einen Unfall zur Beobachtung kommenden kardio-vaskulären Erscheinungen. Während das Herz in der Ruhe meist keinen von der Norm abweichenden Befund zeigt, nimmt die Pulsfrequenz nach einigen Bewegungen, es kann hierzu einmaliges Aufstehen und Setzen genügen, erheblich zu. Die Labilität des Pulses tritt auch bei psychischen Erregungen hervor. Man hat die emotionelle Erhöhung der Pulsfrequenz in der Weise diagnostisch zu verwerten gesucht, daß man

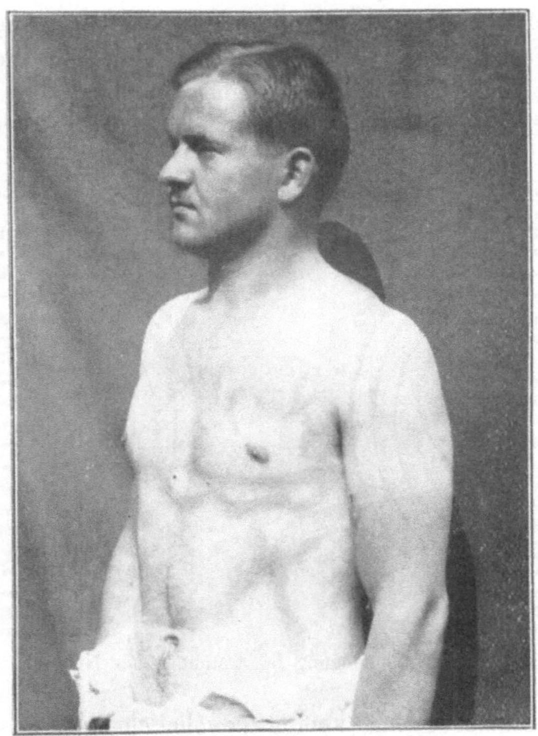

Fig. 311. Dermographie. Eigene Beobachtung.

die Pulsbeschleunigung bei Druck auf eine als schmerzhaft angegebene Körperstelle als Beweis für die Realität des Schmerzes ansah (Mannkopfsches Zeichen), doch ist der praktische Wert dieses Phänomens kein allzugroßer.

Der Labilität des Pulses entspricht die in der Mehrzahl der Fälle nachweisbare Labilität der vasomotorischen Apparate. Schneller Wechsel der Gesichtsfarbe, flüchtige urtikariaartige Hautrötungen oder Marmorierungen, lokale Zyanose und Kühle der Haut sind typische, auf Störungen der Vasomotilität hinweisende Symptome der Unfallverletzten. Ein weiteres Zeichen der abnormen Erregbarkeit der Vasomotoren ist die als Dermographie bezeichnete Nachrötung der Haut bei Bestreichen mit dem Stiele des Perkussionshammers oder Fingernagel (Fig. 311).

Eine nicht seltene Komplikation der Unfallsneurosen bildet die Arteriosklerose. Wenn auch die Gefäßsklerose vielfach nur die Bedeutung einer akzidentellen Erkrankung hat, so ist in anderen Fällen ein genetischer Zusammenhang zwischen traumatischer Neurose und Arteriosklerose nicht von der Hand zu weisen. — Störungen der Trophik sind abgesehen von Kanities und Defluvium capitis selten.

Körperliches Allgemeinbefinden und psychische Konstitution. Der Ernährungszustand der Traumatiker ist sehr wechselnd. Wir finden unter den Unfallverletzten kräftige, robuste Gestalten wie schlecht ernährte, muskelschwache Individuen. Unter den Klagen, die auf eine Störung des Allgemeinbefindens hinweisen, verdient die Schlaflosigkeit sowie die Appetitverminderung besonderer Erwähnung. Träume angsterfüllten Inhaltes sind ebenfalls eine häufige Erscheinung. Zuweilen verfallen die in ihr Leiden sich mehr und mehr einspinnenden Kranken in eine Art körperlichen und geistigen Siechtumes. In allen Fällen, in denen die im Anschluß an ein Trauma auftretenden Störungen der Körperlichkeit sich zur traumatischen Neurose verdichten, werden Schädigungen auf psychischem Gebiete nicht vermißt.

Wer sich auf Physiognomik versteht, wird in vielen Fällen den Kranken ihr Leiden vom Gesicht ablesen können. Die in den Zügen der Unfallkranken sich malende Verbitterung gibt im Vereine mit einem teils wehleidigen, teils fatalistisch gefaßten Gesichtsausdrucke der Erscheinung des Traumatikers eine besondere Note (Facies traumatica), s. Fig. 109. Von einem starken Krankheitsbewußtsein durchdrungen, sind die Traumatiker meist kleinmütig und verzagt, dabei leicht zu Gefühlsausbrüchen neigend. Vielfach besteht auch eine abnorme Reizbarkeit namentlich in bezug auf Dinge, die mit dem Unfall oder der Unfallsentschädigung im Zusammenhange stehen. Die intellektuellen Funktionen sind, entgegengesetzt den Angaben der Kranken, meist nicht wesentlich beeinträchtigt. Störungen des Gedächtnisses oder der Auffassung, über die häufig geklagt wird, beruhen nur selten auf einer wirklichen intellektuellen Schädigung, weit häufiger sind sie der Ausdruck einer mangelnden Initiative und Konzentrationsfähigkeit. Doch können sich auch posttraumatische Demenzzustände ausbilden, die für gewöhnlich stationär werden, aber noch nach längerem Bestehen in Heilung ausgehen können.

Verlauf und Prognose. In prognostischer Hinsicht handelt es sich bei der traumatischen Neurose um ein Leiden, das quoad vitam günstig, quoad sanationem ernst zu beurteilen ist. Eine Lebensgefahr erwächst dem Unfallverletzten, wenn man von gelegentlichen Suizidversuchen absieht, durch seinen Zustand nicht. Andrerseits ist auf komplette Heilung nur in einem Bruchteil der Fälle zu rechnen. Meist entwickelt sich nach einiger Zeit ein stationärer, von zeitweisen Exazerbationen durchbrochener Zustand, an dem alle therapeutischen Maßnahmen wirkungslos abprallen. Man hat geradezu den Eindruck, als ob der Unfallverletzte mit dem Beginn der traumatischen Neurose ein zweites Leben beginnt. Ein die Besserung retardierendes Moment ist ohne Zweifel der Kampf um die Rente.

Je mehr die Psyche beeinträchtigt ist, desto schlechter sind die Aussichten auf Heilung. Eine besonders schlechte Prognose geben die Unfallsneurosen älterer Leute. Nicht ohne Interesse ist die Tatsache, daß andrerseits auch bei schweren Formen der traumatischen Neurose selbst nach Jahren noch Heilung möglich ist.

Diagnose. Wenn auch die traumatische Neurose in manchen Fällen ein so einheitliches Krankheitsbild gibt, daß der Erfahrene vielfach auch ohne Kenntnis der Anamnese zu einer Diagnose gelangen dürfte, so stützt sich die Diagnose doch im wesentlichen auf den Nachweis eines vorangegangenen Unfalles. Man wird eine traumatische Neurose dann annehmen, wenn in zeitlicher Abhängigkeit von dem Trauma sich Symptome entwickeln, wie sie erfahrungsgemäß den Unfallneurosen zukommen. Hiermit scheiden alle auf eine organische Affektion des Nervensystems hinweisenden Symptome für die Diagnose aus. Die Differentialdiagnose gegenüber dem Hirntumor und der progressiven Paralyse, bei der das Trauma mitunter die Bedeutung eines auslösenden Momentes hat, ergibt sich aus den in den betreffenden Kapiteln berücksichtigten differentialdiagnostischen Momenten.

Wenn auch der diagnostische Wert der einzelnen für die Unfallneurosen charakteristischen Zeichen wie Reflexsteigerung, Hypalgesie, Tremor, gesteigerte vasomotorische Erregbarkeit nicht zu unterschätzen ist, so muß bei der Beurteilung der traumatischen Erkrankungen der Hauptwert auf den Gesamtzustand gelegt werden. Eine der Hauptschwierigkeiten, die sich der richtigen Beurteilung der Situation entgegenstellen, ist die Möglichkeit einer Simulation.

Verstehen wir unter Simulation eine absichtliche Täuschung, so unterliegt es keinem Zweifel, daß namentlich in größeren Städten, in denen die arbeitende Bevölkerung mit Unfallsfragen einigermaßen vertraut ist, mancherlei Simulationsversuche gemacht werden. Simuliert wird in der Praxis jedoch meist nur ein Symptom wie Parese des Armes, Steifheit eines Gliedes, Taubheit, Blindheit u. dgl. m., ausnahmsweise der ganze Krankheitszustand.

Die weit häufigere Aggravation, d. h. die Uebertreibung eines bestehenden Krankheitssymptomes, hat wenigstens teilweise ihren psychologischen Grund in dem Wunsche des Patienten, dem Arzte seine Beschwerden recht sinnfällig zu demonstrieren. Ich möchte mich der Auffassung der meisten in der Unfallsbegutachtung erfahrenen Autoren anschließen, daß Simulationen viel seltener sind, als man im allgemeinen annimmt.

Die Begutachtung der Unfallkranken ist eine Tätigkeit, die eine nur teilweise ärztliche genannt werden darf. Wenn auch der Arzt mit den Kniffen und Praktiken der Unfallverletzten genügend vertraut sein muß, um nicht einer Täuschung zum Opfer zu fallen, so darf er andrerseits nicht den Fehler begehen, die Angaben der Kranken von vornherein mit Mißtrauen aufzunehmen. Ohne vorgefaßte Meinung, sine ira et studio, soll der Arzt an die Untersuchung herantreten. Es charakterisiert den Standpunkt, den manche Aerzte den Unfallskranken gegenüber einnehmen, wenn ein publizistisch auf diesem Gebiete hervortretender Autor sagt: Von den Beschwerden der Unfallverletzten pflege ich stillschweigend fünfzig Prozent abzuziehen! Bei objektiv nicht nachprüfbaren Angaben, wie Klagen über Schmerzen, muß der Eindruck entscheiden, den der Arzt über die Glaubwürdigkeit des Patienten gewinnt.

Es würde zu weit führen, auf die verschiedenen, der Erkennung simulierter Zustände dienenden Methoden einzugehen. Widersprüche zwischen einzelnen Untersuchungsbefunden berechtigen nicht ohne weiteres zur Annahme einer Simulation, namentlich wenn es sich um Sensibilitätsunterschiede handelt. Erst bei wiederholten widerspruchsvollen Angaben ist eine Täuschungsabsicht anzunehmen.

Die Beurteilung der Unfallserkrankungen wird durch gleichzeitig bestehende oder vorangegangene gröbere Läsionen, wie Schädel-, Wirbel-, Becken- und Extremitätenfrakturen, erschwert. Unter diesen Umständen kann es schwer werden, zu ermessen, welchen Anteil an den Beschwerden die Neurose, welchen die ihr zu Grunde liegende organische Erkrankung hat. Ferner kommt es, namentlich bei Wirbelbrüchen, nicht so selten vor, daß das Leiden nicht erkannt und die der objektiven Begründung entbehrenden Klagen für erfunden bzw. stark übertrieben gehalten werden. Um derartige Fehldiagnosen zu vermeiden, empfiehlt es sich, in allen nicht absolut eindeutigen Fällen das Röntgenverfahren zu Hilfe zu nehmen. Ich habe mich mehrfach davon überzeugen können, daß das Röntgenbild positive Resultate ergab, wo man bei der Geringfügigkeit des Traumas keine schwerere örtliche Läsion erwartet hatte.

Therapie. Die Therapie der Unfallneurosen ist eines der unerfreulichsten Kapitel der gesamten Heilkunde. Die mangelnde therapeutische Beeinflußbarkeit des Zustandes, die Eigenart des Menschenmateriales und last not least die mit dem Rentenverfahren zusammenhängenden zeitraubenden Untersuchungen machen den Unfallkranken zu einer in der Sprechstunde des Arztes wenig beliebten Erscheinung. Angesichts dieser Tatsache und in Würdigung des Umstandes, daß von der ärztlichen Leitung während der ersten Wochen vielfach das Schicksal des Patienten abhängt, erhebt sich die Frage, ob es nicht im Interesse des Patienten und der Berufsgenossenschaft läge, die Behandlung Unfallkranker, soweit es sich nicht um chirurgische Affektionen handelt, von vorneherein in die Hand spezialistisch vorgebildeter, mit den Eigentümlichkeiten der Unfallheilkunde vertrauter Aerzte zu legen.

Da die an das Trauma sich anschließenden Begehrungsvorstellungen erfahrungsgemäß den Ablauf der traumatischen Neurosen ungünstig beeinflussen, ist eine möglichst beschleunigte Abwicklung des Rentenverfahrens anzustreben. Es läßt sich allerdings nicht leugnen, daß die übermäßigen Ansprüche der Unfallverletzten häufig der prompten Erledigung des Rentenverfahrens im Wege stehen. Ein großer Teil der Patienten pflegt sich nicht zu beruhigen, als bis der Rentenantrag sämtliche Instanzen (Berufsgenossenschaft — Oberversicherungsamt — Reichsversicherungsamt) durchlaufen hat.

Die Höhe der zu gewährenden Rente richtig zu bemessen, erfordert nicht nur Erfahrung in der Beurteilung Unfallskranker, sondern auch genügende Vertrautheit mit den Arbeits- und Erwerbsverhältnissen. Die Abgeltung des zugefügten Schadens besteht in Gewährung einer laufenden Rente oder einmaliger Kapitalabfindung. Letzterer Modus wird in Deutschland besonders in der Privatversicherung angewandt, doch ist es nach den günstigen Erfahrungen mehrerer ausländischer Staaten zu erwägen, ob nicht das Prinzip der einmaligen Rentenabfindung auch bei der Arbeiterversicherung zur Durchführung gelangen sollte. Jedenfalls ist dieses System geeignet, weiteren Begehrungsvorstellungen in wirksamer Weise vorzubeugen. Was die zahlenmäßige Abschätzung der Erwerbseinbuße anbetrifft, so sind Unfallspsychosen sowie schwere traumatische Neurosen anfangs mit 100 pCt. zu veranschlagen. Eine dauernde Vollrente kommt meist nur für die Neurosen mit stärkerer Beteiligung der Psyche in Betracht. Wo keine wesentliche psychische Beeinträchtigung vorhanden ist, ist meist eine teilweise Erwerbsfähigkeit möglich.

Die spezielle Therapie der Unfallsneurosen deckt sich mit den bei anderen nervösen Zuständen in Anwendung kommenden therapeutischen Maßnahmen (S. 386).

Drittes Kapitel.

Die Hysterie.

Was ist Hysterie, wen nennen wir hysterisch? Ohne Zweifel wird mit dem Worte Hysterie arge Mißwirtschaft getrieben. Können wir doch fast tagtäglich sehen, daß namentlich bei Frauen objektiv nicht genügend begründete Beschwerden summarisch als Hysterie bezeichnet werden. Daß der Hysteriebegriff häufig auf nervöse Zustände angewandt wird, die mit Hysterie nichts zu tun haben, mag ja, von Fehldiagnosen abgesehen, in vielen Fällen an einer inexakten Ausdrucksweise liegen, doch läßt sich nicht leugnen, daß die Schwierigkeit der Begriffsbestimmung an dem unrechtmäßigen Gebrauch jenes ominösen Wortes einen Teil der Schuld trägt.

Seit Charcot ist das Hysterieproblem von den verschiedensten Forschern in Angriff genommen worden, ohne daß es gelungen wäre, eine das Wesen der Hysterie erschöpfende Definition zu geben. Die Mehrzahl der Autoren ist geneigt, in dem dominierenden Einfluß von Vorstellungen einerseits, in einer gesteigerten Affekterregbarkeit andrerseits eine für die Hysterie charakteristische Eigentümlichkeit zu sehen. Abnorm wirkende Vorstellungen, überwertige Ideen sind es, die in teils förderndem, teils hemmendem Sinne den Komplex der hysterischen Störungen hervorrufen und an der Gestaltung des im einzelnen sehr verschiedenen klinischen Bildes den wesentlichsten, wenn nicht alleinigen Anteil haben.

Vergegenwärtigen wir uns die überragende Bedeutung, welche die Idee nicht nur für den einzelnen, sondern auch im Leben der Völker hat, so ist es verständlich, daß abnorme Vorstellungen, namentlich wenn sie von starken Gefühlsbetonungen begleitet, die Grundlage einer Neurose bilden können. Hierbei ist es durchaus nicht notwendig, daß der Inhalt der krankmachenden Vorstellung zum Bewußtsein kommt, vielmehr können auch unter der Schwelle des Bewußtseins ruhende, latente Erinnerungsbilder von Bedeutung für das Zustandekommen der Hysterie sein. Wie bei der Pawlowschen Versuchsanordnung in dem auf einen Ton dressierten Hunde beim Erklingen der Stimmgabel die dunkle Vorstellung Fleisch auftaucht und zu einer Sekretion von Pepsin und Salzsäure führt, so vermag auch der von der primären Vorstellung losgelöste Gefühlston eine Reaktion der Ganglienzellen auszulösen.

Mit der abnormen Wirkung gefühlsbetonter Vorstellungen ist das Wesen der Hysterie nicht erschöpft. Es erhebt sich die Frage, warum der Hysteriker in übermäßiger Weise auf Vorstellungen reagiert. Hiermit kommen wir zu einer weiteren Eigentümlichkeit der Hysterie, nämlich zu der in der Mehrzahl der Fälle nachweisbaren gesteigerten Empfänglichkeit für Vorstellungen, die man als Suggestibilität bezeichnet. Die abnorme suggestive Empfänglichkeit tritt nicht nur gegenüber den von außen an den Kranken herantretenden Vorstellungen zutage, sondern kommt auch in einer gesteigerten Autosuggestion zum Ausdruck.

Die Hysterie ist, wie schon der Name (ὑστέρα = Gebärmutter) besagt, vorwiegend eine Erkrankung des weiblichen Geschlechts. Ueber das prozentuale Verhältnis der beiden Geschlechter gehen die Ansichten der Autoren beträchtlich auseinander, doch dürfte ein Zahlenverhältnis von 5—10 : 1 etwa der Wirklichkeit entsprechen. Die ersten

Symptome der Hysterie pflegen sich meist in den Entwicklungsjahren zu zeigen, doch ist die Hysterie eine im Kindesalter keineswegs unbekannte Erscheinung.

Aetiologie. Unter den Ursachen der Hysterie kommt der hereditären Belastung eine außerordentliche Bedeutung zu. Meist ist es die Mutter, welche die Hysterie auf die Nachkommen überträgt, doch kann auch väterlicherseits eine hysterische Disposition erworben werden. Nicht immer handelt es sich bei der Hysterie um direkte Uebertragung, vielmehr bildet auch die Neuropathie und Konsanguinität der Aszendenten ein zu Hysterie disponierendes Moment. Daß die Hysterie und Neuropathie der Erzeuger unter den Ursachen des Leidens eine große Rolle spielt, liegt außer an der direkten Vererbung der nervösen Konstitution auch an der Nachahmung des pathologischen Vorbildes sowie an der häufig ungenügenden Erziehung der aus Neuropathenfamilien stammenden Kinder.

Unter den speziellen Ursachen der Hysterie verdienen die seelischen Einwirkungen besonderer Erwähnung. Daß der Schreck, als intensives psychisches Trauma, eine Hysterie zu erzeugen imstande ist, wird durch eine große Zahl ärztlicher Erfahrungen bewiesen. In anderen Fällen sind dauernde oder häufig sich wiederholende psychische Einwirkungen wie Sorgen, Gram, schmerzhafte Zustände für den Ausbruch der Hysterie verantwortlich zu machen.

Die Imitation spielt als Ursache der Hysterie besonders bei gewissen Krampfzuständeu des kindlichen Alters eine Rolle. Namentlich bildet der Veitstanz eine Quelle psychischer Infektionen. Einen typischen Fall von imitatorischer Hysterie sah ich bei einem jungen Mädchen, deren Schwester infolge von Hirnembolie an einer Hemiplegie erkrankt war. Kurze Zeit darauf stellte sich bei der Patientin eine halbseitige, auf Hysterie zurückzuführende Lähmung ein. Chronische Infektionen und Intoxikationen, körperliche und geistige Ueberanstrengungen, die als Ursachen der Neurasthenie in Betracht kommen, stehen den übrigen ätiologischen Momenten weit an Bedeutung nach.

Was die Beziehungen der weiblichen Genitalorgane zur Hysterie anbetrifft, so hat sich ein Umschwung der Auffassung dahin vollzogen, daß den Genitalerkrankungen jetzt in weit geringerem Maße als früher ein Einfluß auf die Entstehung der Hysterie zuerkannt wird. Auch ist nicht die Genitalerkrankung an sich die Ursache der Hysterie, sondern die psychischen Begleit- und Folgeerscheinungen des Leidens.

Symptomatologie. Bevor wir zur symptomatologischen Betrachtung des hysterischen Krankheitsbildes übergehen, wollen wir uns kurz vergegenwärtigen, wodurch sich die Erscheinungen der Hysterie von anderen nervösen Störungen unterscheiden. Die Besonderheiten der hysterischen Störungen lassen sich größtenteils durch ihren psychogenen Ursprung erklären. So ist es ein Charakteristikum der hysterischen, sensiblen oder motorischen Lähmung, daß sie sich an primitive körperliche Einteilungsvorstellungen hält. Niemals findet man Paresen von peripherem oder segmentärem Typus, dagegen entspricht die Ausbreitung der Lähmung der durch anatomische Kenntnisse nicht beeinflußten naiven Innervationsvorstellung des medizinischen Laien. Hierdurch wird die Tatsache verständlich, daß begrifflich einheitliche Gebilde wie Bein, Arm, Hand oder auch in der Vorstellung als einheitlich erscheinende Körperfunktionen wie die Sprache, das Gehen und Stehen mit Vorliebe von der Lähmung betroffen werden.

Die Lokalisation der hysterischen Lähmung wird in vielen Fällen durch die in eine bestimmte Richtung gelenkte Aufmerksamkeit bestimmt. So vermag bei Fall auf einen Arm die Vorstellung der Funktionsuntüchtigkeit zu einer Lähmung des betreffenden

Gliedes zu führen. Zur Illustration mögen folgende Beobachtungen dienen: Die bereits erwähnte Schwester einer an Apoplexie erkrankten Patientin wird von einer der Lokalisation entsprechenden hysterischen Körperlähmung befallen. Bei einem jungen Mädchen, das eines gynäkologischen Leidens wegen mehrfach untersucht wird, stellt sich eine hysterische Harnverhaltung ein. Eine Patientin, die an einer Kniegelenkaffektion erkrankt ist, zeigt nach Ausheilen des Lokalprozesses eine hysterische Kontraktur des betreffenden Beines.

Wenn wir uns bemühen, die Symptome der Hysterie aus den Bedingungen ihres Entstehens heraus zu verstehen, werden wir nicht in den Fehler verfallen, die als Stigmata bezeichneten hysterischen Erscheinungen als ein ausschließliches Charakteristikum der Hysterie anzusehen. Vielmehr sind wir der Ansicht, daß die einseitige Hervorhebung der Stigmata, insbesondere die Ueberschätzung der Sensibilitätsprüfungen einen falschen Gesichtspunkt für die Beurteilung des Leidens gibt und leicht zu einer Quelle diagnostischer Irrtümer wird. In diesem Sinne schließe ich mich der Forderung Lewandowkys an, bei der Untersuchung hysterieverdächtiger Kranken nicht mit Sensibilitätsprüfungen zu beginnen.

Lähmungen. Ueber die Ausbreitung der hysterischen Lähmung ist bereits das Wesentlichste gesagt worden. Die Lähmung tritt als Mono-, Hemi- oder Paraplegie auf und zeigt häufig einen Zusammenhang mit Gemütsbewegungen oder psychischen Erregungen. Sie ist meist keine absolute, in der Regel lassen sich bei genauer Untersuchung noch Bewegungsreste nachweisen. Der psychogene Ursprung der hysterischen Lähmung gibt sich unter anderem darin zu erkennen, daß bei Ausschaltung des Oberbewußtseins, wie im Alkoholrausch oder der Chloroformnarkose, die gelähmte Extremität unter Umständen in normaler Weise zu Bewegungen befähigt sein kann. Die hysterische Hemiplegie ist durch das fast ausnahmsweise Verschontbleiben des Fazialis und Hypoglossus gekennzeichnet, auch wird das charakteristische Schleifen der Fußspitze sowie die Zirkumduktion des gelähmten Beines vermißt.

Zuweilen kommt bei Hysterischen eine Aufhebung der Lokomotion bei erhaltener Motilität zustande, ein Zustand, den man als Abasie bezeichnet. In ähnlicher Weise spricht man von Astasie.

Die Reflexe bleiben — und hierin liegt ein überaus wichtiges Unterscheidungsmerkmal gegenüber den organisch bedingten Lähmungen — bei den hysterischen Lähmungen unverändert oder erfahren eine nur quantitative Steigerung. Vermißt werden in jedem Falle alle auf eine anatomische Läsion hinweisende Zeichen (Babinski, Oppenheim, Klonus usw.). Auch fehlt der Hysterie die einseitige Steigerung bzw. Abschwächung der Reflexphänome. Beispielsweise läßt sich bei der hysterischen Hemiplegie, die für die apoplektische Lähmung charakteristische Aufhebung des einen Bauchdeckenreflexes niemals nachweisen. Echter Klonus kommt bei Hysterie nicht oder nur ausnahmsweise vor, dagegen sieht man mitunter ein zum Klonus sich steigerndes Fußzittern, das durch die Schnelligkeit der Oszillationen sowie durch die leichte Erschöpfbarkeit sich von dem Pyramidenklonus unterscheidet. Degenerative Atrophie und Störungen der elektrischen Erregbarkeit sind der Hysterie fremd.

Zu den häufigeren motorischen Störungen der Hysterie sind die Lähmungen des Kehlkopfes zu rechnen. Der ideogene Ursprung der laryngealen Bewegungsdefekte kommt darin zum Ausdruck, daß die Stimmbandparesen sich bei der Hysterie nie auf einen Kehlkopfmuskel wie z. B. den Postikus lokalisieren, sondern ausschließlich oder vorwiegend die Muskeln betreffen, deren Ausfall zu einer Beeinträchtigung der Kehlkopffunktion, d. h. der Sprache führt. Die hysterische Aphonie, die eine Folge der Lähmung der Glottisschließer ist, verschwindet bisweilen im Affekte, auch läßt sie sich nicht selten auf suggestivem Wege beseitigen.

Der Bewegungsapparat des Auges wird durch die Hysterie verhältnismäßig selten in Mitleidenschaft gezogen. Die Lähmung einzelner Augenmuskeln, sowie die einigemal im hysterischen Anfall beobachtete Pupillenstarre sind so seltene Ereignisse, daß ihnen eine praktische Bedeutung nicht zukommt. Eine Ptosis kann bei Hysterie dadurch vorgetäuscht werden, daß der Kranke die obere Orbikularispartie übermäßig anspannt (Pseudoptosis spastica) und so ein Tiefertreten des oberen Lides bewirkt (Fig. 325).

Störungen des muskulären Gleichgewichtes am Auge lassen sich bei der Hysterie gewöhnlich auf Kontraktur eines Augenmuskels zurückführen. So kann bei übermäßiger Anspannung eines oder beider Interni das Bild der Abduzensparese entstehen, doch läßt sich unschwer nachweisen, daß die Stellungsanomalie des Bulbus nicht auf Lähmung der Auswärtsbeweger, sondern Kontraktur ihrer Antagonisten beruht. Hysterisches Doppelsehen ist meist Folge eines isolierten Augenmuskelkrampfes, doch kann auf hysterischer Basis auch eine monokuläre Diplopie entstehen. Bei einer meiner Patientinnen zeigte sich der ideogene Ursprung einer hysterischen Polyopie sowie die suggestive Beeinflußbarkeit des Zustandes in der Weise, daß die Kranke, welche jeden Gegenstand viermal sah und zwar mit jedem Auge zweimal, nach einer Scheinbehandlung des einen Auges mit gleichzeitiger Versicherung, daß nun das eine Auge normal sähe, das eine Doppelbild verlor. Durch Variation der gegebenen Suggestionen konnte bei der Patientin beliebig das eine oder andere Doppelbild zum Schwinden gebracht werden.

Ein nicht häufiges Vorkommnis ist die hysterische Schlinglähmung. Dieselbe beruht seltener auf einer Parese, als auf einem Krampf der Schlingmuskulatur.

Sensible Störungen gehören zu den häufigsten Erscheinungen der Hysterie, weshalb sie auch zu den sogenannten Stigmata gerechnet werden. Die pathognomonische sensible Störung ist die Herabsetzung bzw. Aufhebung des Schmerzgefühles. Kneifen und Stechen der Haut, Durchstoßen einer emporgezogenen Hautfalte löst nicht die mindeste Schmerzreaktion aus. Mitunter sind auch die tieferen Gebilde so anästhetisch, daß man, wie Fig. 312 zeigt, den Arm ohne jede Empfindung mit einer Nadel durchbohren kann. Die übrigen Empfindungsqualitäten können unbeeinträchtigt bleiben, doch geht die Analgesie häufig mit einer gleichzeitigen taktilen und Thermhypästhesie einher. Neben der kutanen Hyp- bzw. Anästhesie findet sich häufig auch eine Herabsetzung oder Aufhebung des Lagegefühles (Bathyanästhesie). Die Ausbreitung der hysterischen Gefühlsstörung entspricht nie der Ausbreitung eines peripheren Nerven. Die Haupttypen der hysterischen Sensibilitätsstörung sind die halbseitige, die auf eine Extremität beschränkte, die geometrische und inselförmige Ausbreitung (Figg. 313, 314).

Die hysterische Anästhesie erstreckt sich häufig auch auf die Nasen-, Rachen- und Kehlkopfschleimhaut sowie die Konjunktiven. Fehlen des Rachenreflexes, Areflexie der Sklera und Kornea sind „Stigmata" der Hysterie.

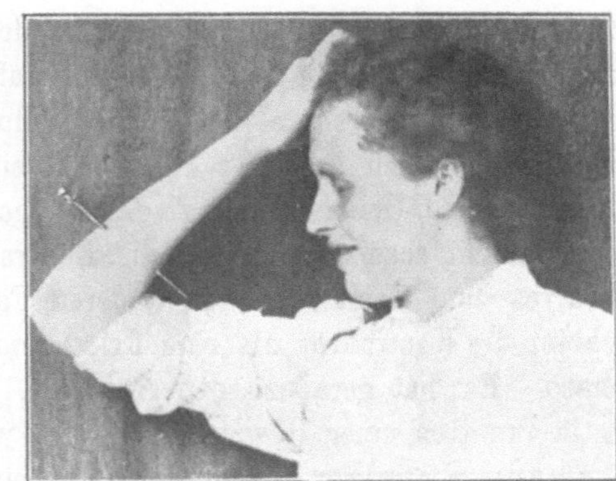

Fig. 312. Patientin, eine schwere Hysterika, sieht lächelnd auf ihren, von einer Punktionsnadel durchbohrten Arm. Eigene Beobachtung.

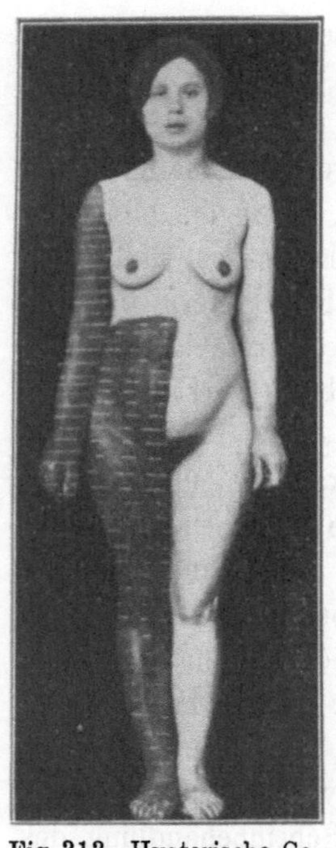

Fig. 313. Hysterische Gefühlsstörung vom Typus der Hemianästhesie. Eigene Beobachtung.

Weniger häufig als die Hypästhesien sind die Hyperalgesien, die wie jene allen Lokalisationsgesetzen spotten. Eine gesteigerte Empfindlichkeit der tieferen Teile findet sich nicht selten an bestimmten Punkten, von denen der fälschlicherweise als Ovarialpunkt gedeutete Iliakalpunkt am konstantesten ist. Die bei Hysterie vorkommenden Schmerzpunkte und -zonen gewinnen dadurch eine klinische und auch diagnostische Bedeutung, daß sich von ihnen aus mitunter Anfallserscheinungen auslösen lassen (Hysterogene Punkte, hysterogene Zonen).

An die sensiblen Störungen schließen sich Funktionsstörungen im Bereiche der Sinnesorgane an, die meist den Charakter sensorieller Anästhesien haben. Am häufigsten sind Geschmacks- und Geruchsstörungen, die als Teilerscheinung der Hemianästhesie sich auf eine Seite beschränken können, häufig jedoch auch doppelseitige Verbreitung zeigen. Weniger konstant ist die Beteiligung des Gehörs. Ein seltenes Ereignis ist die hysterische Amaurose, welche in der Regel beide Augen betrifft und eine meist transitorische Erblindung zur Folge hat. Relativ häufig findet sich bei Hysterie eine konzentrische Einengung des Gesichtsfeldes (Fig. 310).

Sensible Reizerscheinungen in Form von Schmerzen oder Parästhesien werden im Verlaufe der Hysterie nur ausnahmsweise vermißt. Meist handelt es sich um Kopf-, Brust- und Rückenschmerzen, nicht ganz so häufig sind Schmerzen im Ischiadikusgebiet. Der hysterische Vertebralschmerz, der eine oberflächliche Aehnlichkeit mit dem auf Karies beruhenden Wirbelschmerz hat, ist durch die den Psychalgien zukommenden Merkmale hinreichend charakterisiert. Parästhesien finden sich als prickelnde oder taube Empfindung besonders am Unterarm und den Händen. Eine parästhetische Empfindung ist auch das hysterische Globusgefühl.

Kontrakturen. Die hysterischen Kontrakturen entstehen meist im Anschluss an Traumen oder schmerzhafte örtliche Prozesse, in anderen Fällen bilden sie ein Residuum des hysterischen Anfalles. Die Lokalisation der hysterischen Kontraktur ist äußerst variabel. So kann eine Körperhälfte, ein Arm, ein Bein, Sitz der Kontraktur sein. Häufig beschränkt sich die Kontraktur auf ein umschriebenes Gebiet, wodurch charakteristische Stellungsanomalien der Glieder entstehen (geballte Faust, Schreibstellung, abnorme Beugung und Ueberstreckung des Fußgelenkes). Vielfach, jedoch nicht regelmässig, hat die Kontrakturstellung etwas Bizarres und Gemachtes. In anderen Fällen wiederum erscheint die Kontraktur als eine fixierte normale Bewegungsphase. Es hat geradezu den Anschein, als ob die Extremität inmitten einer Bewegung erstarrt wäre.

Die Kontraktur kann sich mit einer Lähmung verbinden, vielfach ist auch eine regionäre Gefühlsstörung nachweisbar. Neben An- und Hypästhesie findet man mitunter

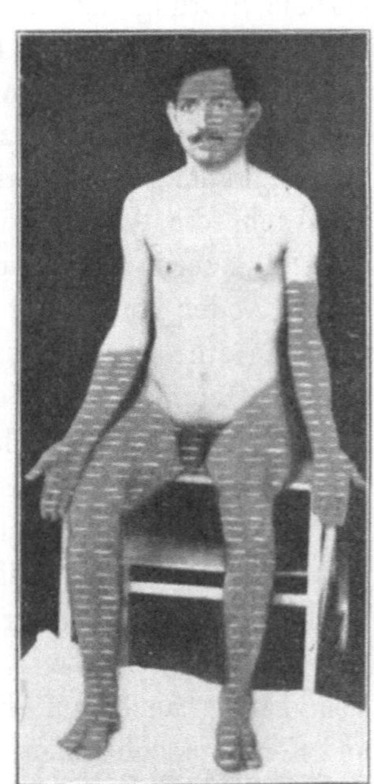

Fig. 314. Paraplegische hysterische Gefühlsstörung. Eigene Beobachtung.

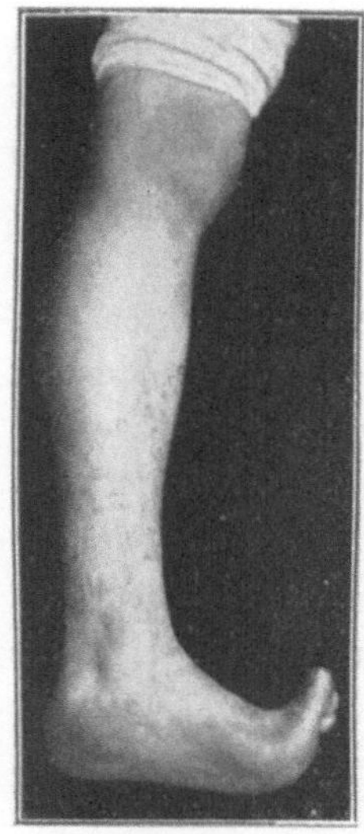

Fig. 315. Hysterische
Extensionskontraktur.
Eigene Beobachtung.

auch eine erhebliche Hyperästhesie. Hyperästhesien der Gelenke, die meist von neuralgischen Schmerzen begleitet sind, kommen mit Vorliebe am Knie-, Hüft- und Schultergelenk vor und bilden zuweilen ein selbständiges Leiden (Gelenkneurose). Die auf Hysterie beruhenden Kontrakturen setzen Bewegungsversuchen einen außerordentlichen Widerstand entgegen. Im Gegensatz zu den organischen Kontrakturen pflegt der Widerstand bei Annäherung der Insertionspunkte nicht geringer zu werden. Im Schlafe gleichen sich die hysterischen Kontrakturen häufig aus.

Zu den Kontraktionszuständen wird auch der meist in Verbindung mit Hemiplegie vorkommende Hemispasmus glossolabialis der Hysterischen gerechnet. Man versteht hierunter im Sinne der älteren Auffassung einen Kontraktionszustand im Gebiete der gelähmten Muskeln, doch läßt sich das Symptomenbild des hysterischen Hemispasmus zwanglos auf ein Ueberwiegen der in der Vorstellung des Kranken überwertigen, gesunden Seite erklären, s. Figg. 308, 309.

Lokalisierte Muskelkrämpfe. Die Reizerscheinungen der Hysterie auf motorischem Gebiete äußern sich, abgesehen von den Konvulsionen des hysterischen Anfalles, nicht selten in umschriebenen klonischen Zuckungen. So sieht man ticartige Krämpfe im Bereiche des Fazialis und Akzessorius, mit Singultus einhergehende klonische Zwerchfellkontraktionen, Gähn-, Nies- und Atemkrämpfe oder rhythmische undulierende oder ruckartige choreiforme Bewegungen. Eine auf Inkoordination der Sprechmuskeln beruhende Erscheinung ist das hysterische Stottern.

Zittern. Zu den häufigsten motorischen Reizsymptomen gehört das in der Mehrzahl der Fälle vorhandene Zittern. Der hysterische Tremor, der zuweilen schon in der Ruhe besteht, wird durch Bewegungen oder im Affekt beträchtlich gesteigert. Wenn auch alle Tremorformen bei Hysterie vorkommen, so überwiegt doch der frequente Tremor mit geringer Exkursionsbreite.

Vasomotorisch-sekretorische Störungen. Die häufigste vasomotorische Störung ist die gesteigerte Vasomotorenerregbarkeit. Unter dem Einflusse psychischer oder mechanischer Reize (Dermographie) macht sich ein rascher Wechsel der Gefäßfüllung bemerkbar. Interessant sind die auf hysterischer Basis nachgewiesenen Lungen-, Magen- und Nierenblutungen, doch ist gerade hier in Anbetracht der raffinierten Täuschungsversuche der Hysterischen äußerste Skepsis am Platze. Ebenso empfiehlt sich große Vorsicht gegenüber den einer objektiven Grundlage entbehrenden hysterischen Fieberzuständen. Unter den von mir beobachteten hysterischen Temperatursteigerungen befand sich kein Fall, bei dem die Krankenbeobachtung nicht Zweifel an der Echtheit des Fiebers aufkommen ließ. In allen Fällen ergab die rektale Kontrollmessung keine Abweichung von der Norm. Indessen gibt es eine kleine Zahl von Beobachtungen, die das Vorkommen eines echten hysterischen Fiebers wahrscheinlich machen.

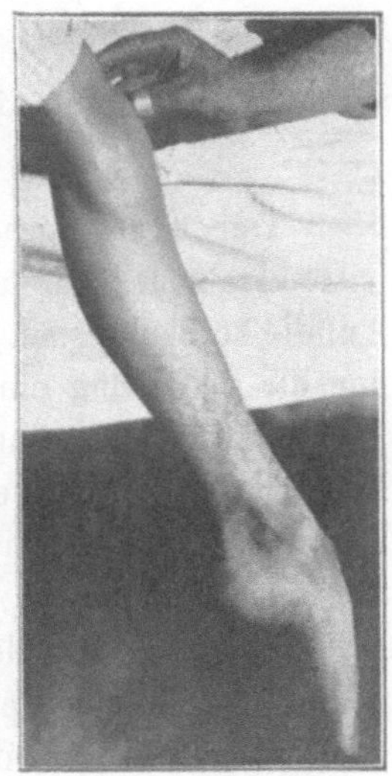

Fig. 316. Extreme
Flexionskontraktur bei
Hysterie.
Eigene Beobachtung.

26*

Zuweilen entwickelt sich als Ausdruck einer angioneurotischen Störung bei Hysterie ein stabiles Oedem mit livider Hautverfärbung (Oedème bleu), ebenso kommt auch ein dem Oedema cutis circumscriptum verwandtes blasses Oedem (Oedème blanc) vor. Sekretorische Störungen wie Polyurie, Anurie, Glykosurie, Galaktorrhoe sind in seltenen Fällen bei Hysterie beobachtet worden.

Erscheinungen von seiten der inneren Organe. Störungen von seiten der inneren Organe gehören zu den häufigsten Erscheinungen der Hysterie. Bald handelt es sich nur um abnorme Sensationen, die in ein Organ oder eine Organgegend verlegt werden (Hirnleere, Sodbrennen, Herzbeklemmung, Magendruck, Blasen-, Stuhldrang), bald um mehr oder minder ausgesprochene Schmerzen. Die als Viszeralgien bezeichneten Schmerzen gehören zum Teil der Hysterie an. Häufig finden sich bei den Viszeralgien Bezirke mit gesteigerter Oberflächensensibilität. Von anderen bei Hysterie nicht ungewöhnlichen körperlichen Symptomen ist das hysterische Erbrechen, der hysterische Meteorismus sowie die spastische Obstipation zu erwähnen.

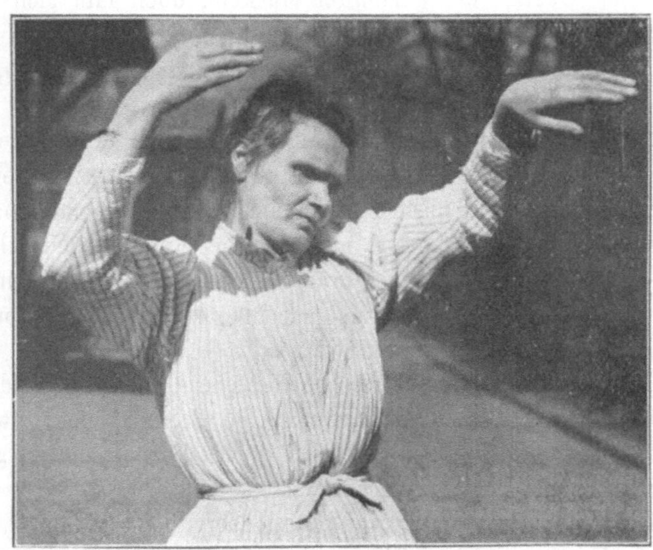

Fig. 317. Pathetischer Gesichtsausdruck im hysterischen Anfall (Attitude passionelle).
Eigene Beobachtung. (Momentaufnahme.)

Der hysterische Krampfanfall. Zu den vielgestaltigen Erscheinungen der Hysterie tritt als neues Moment der hysterische Krampfanfall. Während in manchen Fällen. Anfälle so häufig sind, daß sie das Krankheitsbild beherrschen, haben sie in der Mehrzahl nur die Bedeutung eines die Kontinuität der Erscheinungen unterbrechenden, markanten Ereignisses. Im Verlaufe des Leidens werden Krampfanfälle nur selten vermißt, gelegentlich bilden sie die einzige Manifestation des Leidens (monosymptomatische Hysterie). Häufig ist der hysterische Anfall die Folge einer plötzlichen psychischen Erregung wie Schreck oder Aerger, in anderen Fällen entlädt sich eine längere Zeit aufgespeicherte Erregungssumme explosiv im Anfalle. Von der klassischen grande hysterie bis zu den, dem petit mal der Epileptischen vergleichbaren Zuständen, zeigt der hysterische Anfall eine solche Fülle von Nuancen und Varietäten, daß es schwer ist, eine auch nur einigermaßen zutreffende generelle Schilderung zu geben. Der hysterische Anfall gehört zu jenen Ereignissen, die man gesehen haben muß, um von ihnen eine richtige Vorstellung zu erhalten.

Häufig gehen den Anfallserscheinungen Vorboten wie Unruhe, Reizbarkeit oder Angst voraus. Die leichtesten Formen des hysterischen Anfalles werden durch die Fälle repräsentiert, in denen der Kranke bei erhaltenem oder leicht eingeengtem Bewußtsein die Willensherrschaft über den Körper verliert. Die im Anfall eintretende körperliche Insuffizienz zeigt sich in der Weise, daß die Glieder schlaff herabhängen, die Augen geschlossen sind und die Sprache versagt. Auf dem geröteten oder auch blassen Gesicht malt sich vielfach die innere Spannung der Kranken. Die Atmung ist meist beschleunigt, nicht selten schnaufend. Charakteristisch ist das Vibrieren der Nasenflügel und Zwinkern der Augenlider. Motorische Reizerscheinungen wie Tremor und ruckartige Zuckungen der Extremitäten gehören ebenfalls zu den gewöhnlichen Symptomen des hysterischen Anfalles.

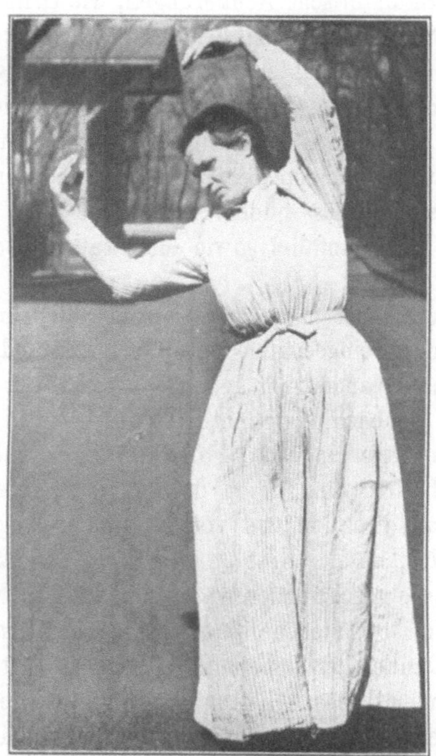

Fig. 318. Posenhafte Haltung im hysterischen Anfall. Eigene Beobachtung. (Momentaufnahme.)

Eine Steigerung der bisher betrachteten Erscheinungen bilden die als grande hysterie bezeichneten Attacken, deren klassische Schilderung wir Charcot verdanken. Wenn auch ein Teil der Charcotschen Fälle als experimentelle Produkte der Geschichte wissenschaftlicher Irrungen angehören, so trifft die Beschreibung Charcots noch heute auf eine Anzahl der Beobachtungen zu. Der große hysterische Anfall unterscheidet sich durch die tiefere Beeinträchtigung des Sensoriums sowie die stärkere Ausbildung der Krampfsymptome.

Die Mannigfaltigkeit der Erscheinungen auf motorischem Gebiete ist eine ganz erstaunliche. Tonische Muskelspannungen pflegen die Szene zu eröffnen. Der Kopf wird krampfartig nach hinten gezogen oder zur Seite gedreht, die Kinnbacken pressen sich, mitunter mit einem hörbaren Knirschen aufeinander, die Schenkel geraten in extreme Streck- und Beugestellungen. Eine charakteristische, tonische Krampfphase ist die hysterische Kreisbogenstellung, der arc de cercle der Franzosen.

Nach kurzer Zeit pflegt sich die tonische Starre zu lösen und in die durch koordinierte Muskelkrämpfe charakterisierte zweite Phase überzugehen. Bald arbeiten die Extremitäten im wilden Tempo, bald führt der Kopf oder der Rumpf die bizarrsten Bewegungen aus.

Gegenüber der zwingenden Notwendigkeit des epileptischen Krampfzustandes haben die hysterischen Krampfzuckungen meist etwas Willkürliches und Gemachtes. Den Schluß des Anfalles bildet in manchen Fällen ein Stadium, während dessen die Kranken in einem traumartigen Dämmerzustand verharren und posenhafte, verzückte oder pathetische Stellungen einnehmen.

Das Bewußtsein ist während des großen Anfalles mehr oder minder getrübt, doch tritt eine komplette Bewußtlosigkeit nur ausnahmsweise ein. In vielen Fällen weisen mimische oder gestikulatorische Aeußerungen, wie Grimassieren, Lachen, Weinen, Beißen, Kratzen, Heulen, Schreien auf ein Erhaltenbleiben der Psyche hin. Auch wenn die Patienten nichts von dem stattgehabten Anfall zu wissen vorgeben, läßt sich meist der Beweis erbringen, daß für die Zeit des Anfalles keine völlige Erinnerungslosigkeit besteht.

Verwandtschaftliche Beziehungen zu dem hysterischen Anfall zeigen eine Anzahl von Störungen, die gelegentlich auch spontan auftreten, häufiger jedoch eine Fortsetzung oder ein Aequivalent des Anfalles bilden. Es sind dies die als Lethargie oder Narkolepsie bezeichneten Schlafanfälle sowie die kataleptischen, somnambulen und poriomanischen Zustände.

Als Poriomanie bezeichnet man einen sowohl auf dem Boden der Hysterie als auch Epilepsie vorkommenden eingeengten Bewußtseinszustand, in dem die Kranken, von einem unwiderstehlichen Wandertrieb gepackt, weite Wege und Reisen zurücklegen. Eine interessante derartige Beobachtung konnte ich bei einer in den Vierzigern stehenden Patientin machen, die ihr Heim und ihre Familie verließ, mit der Bahn nach Berlin gelangte, hier planlos umherirrte und durch die Polizei in eine Irrenanstalt eingeliefert wurde. Die von der Anstaltsdirektion und von seiten der Angehörigen unternommenen Recherchen blieben erfolglos, da die Kranke, aus deren Bewußtsein jede Erinnerung an ihre persönlichen Verhältnisse geschwunden war, einen anderen Namen angenommen hatte und fünf Jahre hindurch ein Doppelleben führte, bis es den Bemühungen der Presse gelang, das geheimnisvolle Dunkel der unbekannten Frau zu lüften. Die sehr intelligente Patientin, die den brennenden Wunsch hatte, ihre Familie wiederzufinden, hat an den wie ein Roman anmutenden Erkennungsversuchen regen Anteil genommen und die von einer Interessentengruppe in Szene gesetzten Maßnahmen wirksam unterstützt. Die Identifizierung gelang durch Anknüpfung an Erinnerungsbilder, die die Patientin in ihre zweite Existenz herübergenommen hatte.

Psychische Konstitution. Es erübrigt noch auf die psychische Konstitution der Hysterischen einzugehen. Ein allen Hysterischen gemeinsamer Zug ist die abnorme Reizbarkeit sowie die Unbeständigkeit des Fühlens, Wollens und Handelns. Kapriziös und launisch, übermäßige Rücksichten verlangend und selbst keine gewährend, verstehen die Kranken sich im Leben wenig Freunde zu erwerben und führen häufig ein unzufriedenes, verbittertes Dasein. Dies hindert nicht, daß die zu Extremen neigenden Individuen gelegentlich Handlungen ausführen, die ein hohes Maß von Energie und Selbstverleugnung verlangen, wie denn überhaupt das Seelenleben der Hysterischen kraus und widerspruchsvoll ist. Dieselben Individuen, die sich den Arm mit einer Nadel durchbohren lassen, ohne mit der Wimper zu zucken, schrecken bei einem leisen Geräusch zusammen oder fallen beim Anblick eines Blutstropfens in Ohnmacht.

Das Sexualleben der Hysteriker ist selten ungestört Die Mehrzahl der hysterischen Frauen zeigt eine starke erotische Veranlagung, ohne daß die Libido sexualis gesteigert zu sein braucht. Es findet sich im Gegenteil bei der Hysterie nicht so selten eine sexuelle Frigidität, andrerseits wird Nymphomanie mit Vorliebe bei Hysterischen angetroffen.

Die Lügenhaftigkeit ist kein typisch hysterischer Charakterzug, wenngleich sich eine Neigung zur Uebertreibung und Umgestaltung der Erlebnisse in den meisten Fällen nachweisen läßt. Bisweilen vermischt sich Erlebnis und Vorstellung so innig, daß die Kranken ihre phantasievollen Erfindungen selbst für wahr halten. Man spricht in diesem Falle von Pseudologia phantastica.

Die intellektuellen Funktionen pflegen bei den Hysterischen meist nicht zu leiden. Ueberhaupt ist die Hysterie weit häufiger bei Individuen mit guter Intelligenz als bei stupiden oder geistig trägen Personen zu finden.

Verlauf und Prognose. Die Hysterie verläuft in mannigfachen Abstufungen und Nüancen. Bei den der Häufigkeit nach überwiegenden leichteren und mittelschweren Formen können die Patienten, wenn auch mit gelegentlichen Unterbrechungen, ihren beruflichen Verpflichtungen nachkommen, während in schwereren Fällen die Erfüllung der häuslichen und beruflichen Angelegenheiten unmöglich wird. Die einzelnen klinischen Erscheinungen zeichnen sich häufig durch Unbeständigkeit und Flüchtigkeit aus. Andrerseits können Symptome wie Lähmungen und Kontrakturen auch durch Jahre und Jahrzehnte festgehalten werden. Eine Aenderung des Symptomenbildes wird am häufigsten im Anschluß an Krampfanfälle beobachtet.

Die Prognose ist quoad sanationem ungünstig, da die hysterische Konstitution im allgemeinen unbeeinflußbar ist. Heilungen sind jedoch, namentlich im Kindesalter, nicht ausgeschlossen. Rechnet man diejenigen Erkrankungen hinzu, bei denen einmalige, explosiv sich entladende Erscheinungen vorhanden sind, so wird die Prognose des Leidens etwas besser. Remissionen und Stillstände sind nicht ganz ungewöhnlich, namentlich wenn die Patienten in ein ihnen zusagendes Milieu versetzt werden, doch genügt meist ein stärkerer Affektstoß, um das Leiden von neuem anzufachen. Mit den Jahren pflegt durch Gewöhnung, zuweilen auch unter dem Einflusse der klimakterischen Involution, der Zustand erträglicher zu werden.

Diagnose. Wenngleich die Hysterie meist ein prägnantes Symptomenbild aufweist, soll man sich in der Praxis nicht dazu verleiten lassen, bei Anwesenheit hysterischer Symptome ohne weiteres Hysterie zu diagnostizieren. Vergegenwärtigen wir uns, daß die Hysterie eine nicht seltene Begleiterscheinung organischer Erkrankungen bildet, so werden wir nicht eher einen Symptomenkomplex als hysterisch bedingt ansehen, als bis wir durch genaue Untersuchung eine organische Erkrankung ausschließen können. Es stützt sich also wie bei der Neurasthenie die Diagnose der Hysterie weniger auf die positiven Kriterien des Leidens als auf die Abwesenheit aller für eine organische Erkrankung sprechenden Symptome. Die Hysteriediagnose ist demnach die typische Diagnose per exclusionem.

Die Diagnose der Hysterie erfordert genaue Kenntnis der den organischen Nervenerkrankungen eigentümlichen Erscheinungen, insbesondere der pathologischen Reflexe. Speziell kommt dem Babinskischen und Oppenheimschen Reflex, dem Verhalten des Augenhintergrundes und der Pupille eine entscheidende diagnostische Bedeutung zu.

Unter den erwähnten Voraussetzungen wird die Erkennung der Hysterie im allgemeinen keine Schwierigkeiten bereiten, doch gibt es gelegentlich auch Situationen,

wo der Erfahrenste irrt. Daß die Hysterie ein häufig verkanntes Leiden ist, können
wir fast tagtäglich in der Krankenhauspraxis sehen. Wie häufig sind wir in der Lage,
bei Patienten, die uns mit der Diagnose Hysterie überwiesen werden, ein organisches
Nervenleiden oder eine innere Erkrankung festzustellen!

Unter den chronischen Spinalerkrankungen, die häufig mit Hysterie verwechselt
werden, steht die multiple Sklerose an erster Stelle. Steigerung der Reflexe, Zittern,
Schwindel und Unsicherheit des Ganges kommt beiden Zuständen in gleicher Weise zu.
Auch liegt in der Neigung zu Exazerbationen und Remissionen ein beiden Erkrankungen
gemeinsames Moment. Was jedoch die Hysterie nicht nur vor der multiplen Sklerose,
sondern vor allen organischen Nervenaffektionen auszeichnet, ist die Abhängigkeit der
Symptome von psychischen Momenten sowie die suggestive Beeinflußbarkeit der Krank-
heitserscheinungen. Großer Wert ist bei der Differentialdiagnose Multiple Sklerose—
Hysterie auf das Verhalten der Fußreflexe sowie des Augenhintergrundes zu legen. Ist
das Babinskische oder Oppenheimsche Zeichen vorhanden oder eine Abblassung der
Papille zu konstatieren, so handelt es sich nicht um Hysterie, sondern multiple Sklerose.
Ebenso ist Nystagmus als ein für multiple Sklerose sprechendes Symptom anzusehen.
Die Prüfung des Gesichtsfeldes ist insofern für die Diagnose von Bedeutung, als zen-
trale Skotome mit Vorliebe bei multipler Sklerose vorkommen, während eine konzentrische Gesichtsfeldeinengung am häufigsten auf dem Boden der Hysterie entsteht.

Von den organischen Hirnerkrankungen gibt zuweilen der Hirntumor zu Verwechslungen mit Hysterie Anlaß. Für die Differentialdiagnose Tumor — Hysterie
kommen vorwiegend die Fälle in Betracht, bei denen die objektiven Zeichen des
Hirndruckes, insbesondere die für den Hirntumor pathognomonische Stauungspapille
vermißt werden. Der differentialdiagnostische Wert der Stauungspapille ist bei der
Unterscheidung des Tumor cerebri von der Hysterie um so größer, als es gerade die
mit frühzeitigen Augenhintergrundsveränderungen einhergehenden Neubildungen der
hinteren Schädelgrube sind, die am meisten an Hysterie denken lassen. In den Fällen,
in denen sich eine Neubildung in einer stummen Hirnregion etabliert, wird bei Fehlen
der Stauungspapille die starke Betonung des Kopfschmerzes sowie die stetige Progredienz der Erscheinungen meist keinen Zweifel an der Diagnose lassen.

Wo die Hysterie mit Opisthotonus, Kopfschmerz und Erbrechen einhergeht, kommt
eine Aehnlichkeit mit dem Bilde der Meningitis zustande, doch wird das Verhalten
des Pulses und der Temperatur, sowie das Fehlen basaler Lähmungen in der Regel
vor diagnostischen Irrtümern schützen. Einen typischen Fall von „Pseudomeningitis
hysterica" hatte ich bei einem Phthisiker zu sehen Gelegenheit, der neben allgemeinen
meningitischen Symptomen eine ältere Fazialisparese sowie eine, wie sich herausstellte,
artefizielle Temperatursteigerung zeigte.

Ein wichtiges Kapitel der Differentialdiagnose bildet die Epilepsie, genauer gesagt,
die Unterscheidung des epileptischen vom hysterischen Anfall. Hat der Arzt Gelegenheit, einen Anfall zu beobachten, so ist, abgesehen von dem differenten Charakter
der Krampfzuckungen, eine sichere Entscheidung durch die Prüfung der Pupillenreaktion möglich. Die einige Male im hysterischen Anfall beobachtete Pupillenstarre ist ein äußerst seltenes, praktische Bedeutung nicht beanspruchendes Ereignis.
Für die Differentialdiagnose Epilepsie — Hysterie gilt in der Praxis die Gleichung:
Krampf + Pupillenstarre = Epilepsie. Ist der Arzt nicht Zeuge des Anfalles gewesen,
so wird der Nachweis epileptischer Folgeerscheinungen (Zungenbiß, Zungennarbe, Fall-
verletzungen) häufig die Situation klären, doch darf die Abwesenheit dieser Symptome

weniger gegen, **als** ihre Anwesenheit für die Diagnose Epilepsie verwandt werden. Störungen der Intelligenz sprechen in dubio für Epilepsie, Stigmasymptome für Hysterie. S. a. S. 416.

Die Unterscheidung des hysterischen vom epileptischen Anfall wird dadurch erschwert, daß besonders auf dem Boden der Neurasthenie, Psychopathie oder Psychasthenie Krampfzustände vorkommen, die eine Mischform des hysterischen und epileptischen Typus darstellen. In diesen immerhin seltenen Fällen ist man berechtigt von Hystero-Epilepsie zu sprechen, nicht aber wenn hysterische mit epileptischen Anfällen alternieren. Die wahllose Anwendung des Begriffes Hystero-Epilepsie auf diagnostisch nicht genügend geklärte Zustände ist unbedingt zu vermeiden.

Besondere Schwierigkeiten ergeben sich in den Fällen, in denen sich ein verborgenes organisches Leiden bei hysterisch veranlagten Individuen entwickelt. Es können unter diesen Umständen die Symptome eine so ausgesprochene hysterische Färbung zeigen, daß auch bei genauer Untersuchung die Möglichkeit eines diagnostischen Irrtums groß ist. Ich erwähne von hierher gehörenden Beobachtungen eine junge Frau, deren periodisch auftretenden Magenbeschwerden lange Zeit als hysterisch gedeutet wurden, bis eine plötzliche Perforation die Situation klärte. In einem anderen Falle erweckten die durch ein Wirbelsarkom verursachten Beschwerden den Verdacht eines hysterischen Leidens. In beiden Beobachtungen wurden Fehldiagnosen gestellt, weil die organisch bedingten Krankheitssymptome gegenüber der hysterischen Komponente in den Hintergrund traten.

Therapie. Die geringe Aussicht, den der Hysterie zu Grunde liegenden Seelenzustand zu beeinflussen, darf in der Praxis nicht zu einem therapeutischen Nihilismus führen. Gerade bei der Hysterie kann der Arzt schöne, mitunter überraschende Erfolge erzielen und durch Einwirkung auf die Psyche unter Umständen das Lebensschicksal des Patienten beeinflussen.

Da die Hysterie eine im Psychischen wurzelnde Erkrankung ist, liegt der Schwerpunkt der Behandlung in der Psychotherapie. In welcher Art der Arzt bei Hysterischen Psychotherapie treiben wird, ob er durch Autorität, Ueberzeugung oder mittels larvierter Suggestionen auf den Kranken einwirken wird, hängt von der Eigenart des Falles ab. Vorbedingung einer erfolgreichen Behandlung ist, daß der Kranke dem Arzte Vertrauen entgegenbringt bzw. daß der Arzt es versteht, das Vertrauen des Patienten zu gewinnen. Hierzu ist vor allem verständnisvolles Eingehen auf die Beschwerden der Kranken notwendig, ohne daß es notwendig oder wünschenswert wäre, eine jede der zahlreichen Klagen zu berücksichtigen. Im Gegenteil empfiehlt sich unter Umständen Nichtbeachtung mancher Krankheitserscheinungen; falsch ist es jedoch, den Kranken von der Grundlosigkeit seiner Klagen überzeugen zu wollen. Dieses Vorgehen ist durchaus unpsychologisch und läßt bei den Kranken leicht das Gefühl des Mißtrauens aufkommen.

Ziel der psychischen Behandlung ist, von Einzelaufgaben der Therapie abgesehen, die Beseitigung abnorm wirkender bewußter oder unbewußter Vorstellungen. Daß mitunter eine offene Aussprache über Dinge, die der Patient vor sich und anderen zu verbergen sucht, eine günstige Wirkung auf den Zustand hat, ist eine alte, von Freud und seinen Schülern zur Grundlage eines therapeutischen Verfahrens gemachte Wahrheit. Wenn aber die Freudsche Schule den „eingeklemmten Affekt" ausschließlich oder doch vorwiegend in der Sexualsphäre sucht und zum Zwecke der „Abreagierung" das Geschlechtsleben der Kranken mit dem Schlüssel der Symbolik durchsucht, so

begibt sie sich bei den der leisesten Eingehung zugänglichen Kranken auf ein gefähr-
liches Gebiet. In der Tat sind bereits mehrere Fälle bekannt geworden, bei denen
die „Sexualitätsschnüffelei" schlimme Folgen gezeitigt hat.

Mit der Hypnose lassen sich zuweilen verblüffende Augenblickserfolge erzielen,
doch ist diese Methode nicht geeignet, den hysterischen Zustand als solchen zu beeinflussen. Dementsprechend sind die Erfolge der Hypnotherapie bei Hysterischen in
der Regel wenig anhaltend, während Verschlimmerungen unter hypnotischer Behandlung keineswegs selten sind. Ich persönlich bin von der Anwendung der Hypnose bei
hysterischen Zuständen mehr und mehr zurückgekommen.

Zahlreich sind die Mittel, die als Vehikel der Suggestion dienen und durch Erweckung von Heilvorstellungen wirken. Derartige Suggestivmittel sind u. a. der Magnet,
in vielen Fällen auch der elektrische Strom. Eine Suggestivwirkung liegt auch vor,
wenn ein mit entsprechenden Anweisungen gegebenes internes Mittel eine pharmakodynamisch ihm nicht zukommende Wirkung ausübt (Methylenblau, Sacch. lactis als
Hypnotikum usw.).

Mit der Frage, wie sich der Arzt gegenüber den Erkrankungen des Genitalapparates verhalten soll, berühren wir ein praktisch wichtiges Gebiet. Das Prekäre der
Entscheidung gegenüber gynäkologischen Eingriffen bei Hysterischen beruht nicht zum
mindesten auf der erschwerten Beurteilung des Lokalbefundes, genauer gesagt auf der
Schwierigkeit, wie eine nachgewiesene Genitalveränderung im Rahmen des ganzen Zustandes zu bewerten ist. Im großen und ganzen tut der Arzt gut, sich gegenüber Eingriffen am Genitalapparat der Hysterischen einer gewissen Reserve zu befleißigen. Bei
der Beurteilung des Erfolges einer gynäkologischen Lokalbehandlung darf das suggestive
Moment nicht ganz außer acht gelassen werden. Besonders gilt dies für die Eingriffe
der sogenannten kleinen Gynäkologie. Um ein Beispiel herauszugreifen, möchte ich
die Fälle von Retroflexio uteri erwähnen, die durch Aufrichten der Gebärmutter mit
anschließender Ringbehandlung gebessert werden, während bei der Nachuntersuchung
der Uterus an gleicher Stelle wie zuvor gefunden wird.

Wenn andere Methoden versagen, empfiehlt es sich, den Patienten aus seiner
Umgebung herauszunehmen und unter günstigere allgemeine Bedingungen zu versetzen.
Häufig genügt der bloße Wechsel des Milieus zur Erreichung eines therapeutischen
Effekts. In schwereren Fällen ist eine Sanatoriumsbehandlung meist nicht zu umgehen.

Von großem Werte ist die konsequent durchgeführte heilpädagogische Behandlung.
Die den leisesten Willensregungen nachgebenden Kranken müssen daran gewöhnt werden,
ihre Affekte zu beherrschen. Abhärtung und sportliche Uebungen bilden eine zweckmäßige Ergänzung der seelischen Diätetik.

Den erzieherischen Maßnahmen kommt namentlich für das Kindesalter auch eine
prophylaktische Bedeutung zu. Pflicht der Eltern und Erzieher ist es, der körperlichen
und seelischen Verweichlichung der Kinder entgegenzutreten. Die das „Jahrhundert des
Kindes" kennzeichnende erzieherische Sentimentalität ist geeignet, der Hysterie und
Neurasthenie Vorschub zu leisten. Sicher ist die spartanische Erziehung für die geistige
Gesundheit eines Volkes ersprießlicher als die „Erziehung mit dem Lilienstengel".
Wichtig ist auch, daß in und außer dem Hause alles vermieden wird, was der ohne-
dies lebhaften Phantasie der Kinder Nahrung geben kann. Besondere Aufmerksamkeit
ist der Lektüre zuzuwenden, Spukgeschichten, Indianererzählungen und die jetzt beliebten
Nick Carter-Romane sind für die heranwachsende Jugend eine absolut un-
geeignete Lektüre.

Wo die Hysterie mit Unterernährung oder Blutarmut einhergeht, kommt eine eventuell durch Eisen oder Arsen unterstützte Ernährungsbehandlung in Frage, doch ist der therapeutische Wert der Mastkuren bei Hysterie nicht zu überschätzen.

Im Hinweis auf die im allgemeinen Teile gegebenen Darstellung erübrigt es sich, auf die Therapie der einzelnen hysterischen Symptome und Erscheinungen einzugehen. Die Hysterie in ihren mannigfachen Erscheinungsformen läßt der Anwendung der Elektro- und Hydrotherapie, der Massage und Gymnastik einen weiten Spielraum. Medikamentös kommt man fast immer mit Mitteln aus der Reihe der Sedativa und Hypnotika aus. Narkotika sollen bei Hysterie nur ausnahmsweise gegeben werden. Näheres S. 69—73 (Sedativa, Hypnotika, Antineuralgika, Tonika) und S. 385.

Viertes Kapitel.

Die Epilepsie.

Wenn auch die Ergebnisse der neueren Forschung Licht in das Dunkel der schon den Alten als Morbus sacer oder daemonicus bekannten Krankheit gebracht haben, so müssen wir trotz aller Fortschritte noch heute bekennen, daß wir über das Wesen dieses weitverbreiteten Leidens nur mangelhaft unterrichtet sind.

Als Epilepsie bezeichnet man eine anfallsweise auftretende, in unregelmäßigen Intervallen sich wiederholende Krampfstörung, die sich für gewöhnlich über den ganzen Körper erstreckt, seltener auf einen Teil der Körpermuskulatur beschränkt bleibt. Die epileptischen Anfälle lassen sich in zwei Gruppen unterbringen, nämlich in eine größere, bei der der Krampf das Leiden selbst bildet und eine weitere, in der er die Bedeutung eines Krankheitssymptomes hat. Wenn wir von Epilepsie schlechtweg sprechen, so meinen wir die auf dem Boden einer besonderen Disposition auftretende, mit gröberen Hirnschädigungen nicht im Zusammenhange stehende Krampfform (Genuine Epilepsie).

Aetiologie. Unter den Ursachen der Epilepsie wird von allen Forschern auf die Bedeutung des hereditären Momentes hingewiesen. Es handelt sich hierbei weniger um direkte Uebertragung, als um eine durch Neuropathie, Alkoholismus oder Syphilis der Erzeuger bedingte, auf den Deszendenten übergehende epileptische Disposition. Manche, als ätiologische Momente der Epilepsie angeführten Zustände, wie die Menstruation, Gravidität und Laktation, können bei einer bestehenden epileptischen Disposition den Agent provocateur des Leidens bilden.

Unter den erworbenen Ursachen kommt besonders der Alkoholismus sowie die Lues in Frage. Von der einfachen luetischen Epilepsie, die nicht selten schon im Sekundärstadium der Infektion manifest wird, ist die mit gummösen oder arteriitischen Hirnveränderungen einhergehende Form der Syphilisepilepsie zu trennen. Daß auch akute Infektionskrankheiten, namentlich die Infektionen des kindlichen Alters zur Epilepsie disponieren, ist eine durch klinische Beobachtungen sichergestellte Tatsache.

Mannigfach sind die Beziehungen des Traumas zur Epilepsie. Traumatische Epilepsien vom Jacksonschen Typus verdanken in der Regel einer Duranarbe oder traumatischen Zyste ihre Entstehung, während die Krampfanfälle vom Charakter der genuinen Epilepsie meist gröbere Hirnläsionen vermissen lassen. Häufig läßt sich nachweisen, daß das Trauma bei einer epileptischen Veranlagung den Anstoß zur Entwicklung der Krampfanfälle gibt. In seltenen Fällen kommt die Epilepsie auf reflektorischem Wege zustande. Beispielsweise kann ein von der Peripherie fortgeleiteter Reiz (Narbe, Fremdkörper) epileptogen wirken. Als Reflexerscheinungen werden auch die epileptischen Anfälle bei Zahnkaries, Nasen-, Ohren-, Kehlkopfaffektionen und Darmparasiten gedeutet.

Aeltere Theorien (Kussmaul) verlegen den Ort der epileptischen Entladung in die Brücke oder Medulla oblongata. Die Auffindung der motorischen Rindenzentren schuf dann das Fundament für die jetzt herrschende Auffassung der kortikalen Genese, ohne daß über den spezielleren Sitz des epileptischen Rindenforus Einigkeit erzielt worden ist. Die neuerdings erhobenen Befunde von Sklerose des Ammonshorns sowie einer die obersten Rindenschichten betreffenden Gliavermehrung (Alzheimersche Gliose) sind noch nicht geeignet, eine anatomische Grundlage für die genuine Epilepsie abzugeben.

Makroskopisch bietet das Epileptikergehirn, abgesehen von gelegentlichen Trübungen und Verdickungen der Meningen, nichts Bemerkenswertes. Ueber die Pathogenese des Leidens, d. h. über das Zustandekommen des epileptischen Anfalles, können wir zurzeit trotz zahlreicher experimentell-pathologischer Untersuchungen nichts Genaues aussagen. Nachdem die Toxintheorie der Epilepsie größtenteils als verlassen gilt, geht die moderne Epilepsieforschung darauf hinaus, für die den epileptischen Anfall bedingende, periodisch auftretende Störung des kortikalen Gleichgewichtszustandes eine pathologisch-anatomische Grundlage zu schaffen. Jedenfalls ist die Stellung der Epilepsie unter den Neurosen schon heute als erschüttert anzusehen.

Der Beginn des Leidens fällt meist in die ersten beiden Dezennien. Häufig treten die ersten Anfälle zur Zeit der Pubertät auf, doch ist die Epilepsie auch schon im frühen Kindesalter anzutreffen. Oberhalb des 30. Lebensjahres nimmt die Erkrankungsziffer sukzessiv ab. Die Spätepilepsie (Epilepsia tarda) ist meist durch besondere Ursachen (Alkoholismus, Lues, Arteriosklerose) bedingt.

Symptomatologie. Die klinische Betrachtung der Epilepsie geht von dem epileptischen Anfall aus, um den sich die anderen Krankheitssymptome gruppieren lassen. Fassen wir zunächst den klassischen Anfall ins Auge!

In den Fällen, in denen keinerlei Vorboten das Nahen des Krampfanfalles verkünden, stürzt der Patient wie vom Blitze gefällt, bewußtlos zu Boden. Die erste, in der Regel nur wenige Sekunden betragende Krampfphase, ist eine ausschließlich tonische. An der allgemeinen tonischen Muskelspannung beteiligt sich auch die Atmungsmuskulatur, wodurch das Gesicht einen zyanotischen Ton erhält. Eine Folge der tonischen Zwerchfell- und Glottiskontraktion ist der nicht seltene initiale Schrei.

Nach einigen Sekunden löst sich die tonische Starre, es folgen symmetrische ruckartige Beuge- und Streckbewegungen in den großen Gelenken, sodann ergreift der klonische Krampf die Muskulatur des Stammes, und von heftigen Stößen erschüttert fliegt der Körper auf und nieder. Während die Glieder im rasenden Tempo arbeiten, gehen die Konvulsionen auch auf die Gesichts- und Kaumuskulatur über. Häufig gerät die Zunge zwischen die aufeinander schlagenden Kiefer, und blutig gfärbter Schaum quillt aus dem Munde.

Auf der Höhe des epileptischen Anfalles kommt es häufig zu Abgang von Urin, seltener zu Stuhlentleerung oder Ejaculatio seminis, in einer Minderzahl der Fälle erfolgt Erbrechen. Der Puls ist leicht beschleunigt, die Atmung vertieft, schnaufend oder stertorös. Prüfen wir die Reaktion der maximal erweiterten Pupille, was bei der allgemeinen motorischen Unruhe und den zuckenden Bewegungen der Augäpfel meist mit Schwierigkeiten verknüpft ist, so konstatieren wir als ein diagnostisch ungemein wichtiges Zeichen das Erloschensein des Lichtreflexes. Während die Haut-, Sehnen- und Schleimhautreflexe im Anfalle meist geschwunden sind, lassen sich pathologische Reflexe (Babinski, Oppenheim) nicht ganz selten nachweisen.

Nach einigen Minuten besänftigt sich der den Zuschauer meist im hohen Grade beunruhigende Muskelkrampf, und der Kranke tritt aus dem Stadium der Bewußtlosigkeit in das des postepileptischen Schlafes. Erweckt man den Patienten, so ist er häufig desorientiert, er fühlt sich wie zerschlagen und klagt gewöhnlich über Kopfschmerz. Der nach dem Anfall gelassene Urin enthält häufig geringe Mengen von Albumen. Für die Zeit des Anfalles hat der Kranke keine Erinnerung. Auch ist das Gedächtnis nicht selten für die dem Anfall unmittelbar vorhergehenden Ereignisse geschwunden.

Aura. Wie bereits erwähnt, ist ein Teil der Epilepsien durch das Bestehen von Prodromalerscheinungen ausgezeichnet, die dem Ausbruch des Krampfanfalles sekunden- bis minutenlang vorhergehen und bei den einzelnen Individuen mit großer Regelmäßigkeit festgehalten zu werden pflegen. Diese den nahenden Anfall verkündenden Vorboten werden seit altersher als Aura bezeichnet. Die Prodromalerscheinungen des epileptischen Anfalles können sich in sensiblen, sensorischen, vasomotorischen und psychischen Symptomen äußern. Am häufigsten tritt die sensible Aura in Form von Parästhesien auf, die teils in die Extremitäten, teils in die Herzgegend oder Regio epigastrica lokalisiert werden und bisweilen von angstbetonten, seltener schmerzhaften Organempfindungen begleitet sind.

Die sensorische Aura betrifft vorwiegend das Sehorgan und verläuft unter abnormen Licht- und Farbenerscheinungen, Gesichtshalluzinationen, Mikropsie, Makropsie, seltenerweise auch mit Verdunklung des Gesichtsfeldes. In analoger Weise kommt es auf akustischem Gebiete zu subjektiven Gehörserscheinungen (Pfeifen, Sausen, Hören von Worten), zuweilen auch zu einem plötzlich auftretenden Gehörsverlust. Weniger häufig äußert sich die sensorische Aura in abnormen Geruchs- oder Geschmacksempfindungen.

Auf eine Beteiligung der Vasomotoren weist die häufige Blässe der Kranken unmittelbar vor und im Beginn des Anfalles hin. Der vasomotorischen Aura wird auch die mitunter beobachtete Zyanose der Finger und Zehen, sowie die gelegentliche erythemartige Fleckung der Haut zugerechnet.

Die Auraerscheinungen auf psychischem Gebiete sind teils affektiver, teils intellektueller Natur. Meist sind die Patienten vor Ausbruch des Anfalles ängstlich, reizbar oder zu Zornesausbrüchen neigend, weniger häufig bemächtigt sich ihrer eine gehobene, glückselige Stimmung. Intellektuell sind die Kranken zur Zeit der psychischen Aura meist gehemmt, mitunter erfährt jedoch der Vorstellungsablauf eine eigenartige Beschleunigung derart, daß in wenigen Augenblicken eine Unmenge von Bildern, die meist auf das eigene Leben Bezug nehmen, an den Augen der Patienten

vorüberziehen. Eine motorische Aura kommt zuweilen in Gestalt umschriebener Muskelkrämpfe vor, ist aber schwer von den konsekutiven Anfallserscheinungen zu unterscheiden. Die entfernteren Prodromen, die dem epileptischen Anfall um Stunden bis Tage
vorausgehen, bestehen in Reizbarkeit, Unlust, Apathie, Vergeßlichkeit und Schlafsucht.

Nach Ueberstehen des Krampfanfalles fühlt sich der Patient meist matt und elend.
Muskelschmerzen, subkonjunktivale Hämorrhagien, Blutungen und Verletzungen des
Kopfes oder der Glieder sowie der charakteristische Zungenbiß sind in vielen Fällen die
Zeugen des stattgehabten Ereignisses. Die auf den Anfall folgende allgemeine Adynamie
kann sich gelegentlich auch auf umschriebene Gebiete beschränken. In seltenen Fällen
steigert sich die muskuläre Schwäche zu einer als Erschöpfungslähmung anzusprechenden
Parese, wie sie für den durch eine Herderkrankung bedingten Jacksonschen Krampf
charakteristisch ist. Von anderen passageren Lähmungszuständen ist die motorische
Aphasie, Dysarthrie, Amaurose und Taubheit zu erwähnen, doch handelt es sich hierbei
wie bei den Extremitätenlähmungen um relativ seltene Vorkommnisse.

Petit mal. Wir haben bisher nur den klassischen epileptischen Anfall und seine
Folgezustände betrachtet. Nun führt die epileptische Hirnveränderung keineswegs immer
zu den typischen Erscheinungen des großen Anfalles. Kennen wir doch eine Anzahl
von Epilepsien, bei denen die motorische Erregung ganz ausbleibt oder sich nur in
wenige, oberflächliche Zuckungen umsetzt. Diese mit minder tiefer Bewußtseinsstörung
einhergehende Form der Epilepsie wird als petit mal bezeichnet. Meist ohne Vorboten
wird der Patient plötzlich von einer Ohnmacht (absence) befallen, die so flüchtig ist,
daß der Kranke während des Anfalles häufig die eingenommene Körperhaltung bewahrt.
Die epileptische Absence verrät sich dadurch, daß der Kranke in seiner Tätigkeit
innehält und abwesend vor sich hinstarrt, um nach wenigen Sekunden in der früheren
Beschäftigung fortzufahren. Das Gesicht des Patienten ist meist abnorm blaß, seltener
gerötet, Urinabgang ist während des petit mal nicht häufig. In einem Teile der
Abortivanfälle kommt es zu leichteren motorischen Erscheinungen, bestehend in kurzen
Zuckungen der Glieder oder schmatzenden und schnüffelnden Bewegungen.

Epileptische Aequivalente und psychisches Verhalten. Es erübrigt noch auf
die der Epilepsie angehörenden Störungen einzugehen, welche mit dem Krampfanfall
alternieren und diesen substituieren können. Derartige, meist das psychische Gebiet
betreffende Zustände werden als epileptische Aequivalente bezeichnet. Sie stimmen
symptomatologisch größtenteils mit den postparoxysmalen Geistesstörungen überein,
und dokumentieren sich allein durch die Unabhängigkeit vom Krampfanfall als Aequi-
valentzustände. Der häufigste Typus des psychisch-epileptischen Aequivalentes ist der
epileptische Dämmerzustand, in dem die Patienten triebhafte Handlungen begehen, ohne eine Rückerinnerung zu behalten, planlos umherirren, weite Reisen unter-
nehmen, sich entkleiden, Exhibitionismus treiben, Feuer anlegen oder andere Delikte
begehen. In anderen Fällen kommt es zu heftigen Erregungszuständen maniakalischen
Charakters mit Sinnestäuschungen und Neigung zu Gewalttätigkeiten. Dieses „epileptische Delirium" schließt sich, wenn auch weniger häufig, direkt an den Krampfanfall
an und kann unter Umständen mehrere Wochen andauern. Seltener werden als epileptische Aequivalente anfallsweise auftretende Schweißausbrüche, Schwindelanfälle oder
narkoleptische Schlafzustände beobachtet. Diese an und für sich nichts Charakteristisches darbietenden Zustände verraten durch interkurrente Krampfanfälle ihre Zugehörigkeit zur Epilepsie. S. a. S. 406. In nahen Beziehungen zur Epilepsie steht auch
die periodische Dipsomanie (Quartalssäufer).

Wenn auch die Epilepsie nicht selten mit Störungen der Intelligenz und Affektivität einhergeht, so gibt es zweifellos eine nicht kleine Gruppe von Epileptikern, die keinerlei psychische Abnormitäten darbieten und im wissenschaftlichen, künstlerischen und politischen Leben hervorragende Stellungen einnehmen können. Es sei hier nur an die bekannten Beispiele von Cäsar, Napoleon und Rousseau erinnert. Demgegenüber steht eine nicht kleine Zahl von Epileptikern, bei denen sich ein stationärer oder im Anschluß an Krampfparoxysmen sich verschlimmernder intellektueller Defektzustand mit besonders hervortretender Schwächung des Gedächtnisses entwickelt. In anderen Fällen sind die Kranken reizbar und leicht verstimmt, ohne daß die intellektuellen Funktionen zu leiden brauchen.

Verlauf und Prognose. Die Epilepsie bildet in der Mehrzahl der Fälle ein konstitutionelles Leiden. Wo einmal die epileptische Hirnveränderung eingetreten ist, sind die Aussichten auf Wiederherstellung gering. Im einzelnen ist das Intervall zwischen den Krampfattacken sehr wechselnd. Wir kennen Epilepsien mit täglicher, wöchentlicher, monatlicher, jährlicher und noch seltenerer Wiederkehr der Anfälle. Bei manchen Epilepsien wechseln Zeiten gehäufter Attacken mit anfallsfreien bzw. anfallsarmen Intervallen. Nicht gerade häufig ist es, daß Serienanfälle so schnell aufeinander folgen, daß der Krampfparoxysmus der folgenden Attacke in das Stadium comatosum der vorausgehenden fällt. Wenn ein derartiger, als Status epilepticus bezeichneter Zustand längere Zeit anhält, ist das Leben ernstlich gefährdet. Die Schwere der epileptischen Erkrankung wird durch die Intensität und Häufigkeit der Krampfattacken bestimmt. Zwischen der paroxysmalen Entladung einerseits, dem petit mal andrerseits, gibt es alle möglichen Abstufungen und Uebergänge. Praktisch wichtig ist die Tatsache, daß die Epilepsie in manchen Fällen ausschließlich oder vorwiegend in der Nacht auftritt (Epilepsia nocturna). Derartigen an Nachtepilepsie leidenden Patienten kann die Kenntnis ihres Leidens unter Umständen ganz verborgen bleiben. Meist schließen die Kranken jedoch aus den Begleitumständen bzw. Folgeerscheinungen auf einen stattgehabten Anfall.

Wenn man von dem immerhin seltenen Status epilepticus absieht, pflegt das Leben durch die Epilepsie in der Regel nicht bedroht zu sein, doch kommt den Epileptikern durchschnittlich eine kürzere Lebensdauer zu. Ein nicht geringer Teil der Patienten unterliegt interkurrenten Krankheiten, insbesondere der Phthise. Ausnahmsweise tritt der Tod im epileptischen Anfall infolge von Asphyxie, Zungenbißblutung oder Herzruptur ein. Schwere Verletzungen, die während des Krampfparoxysmus akquiriert werden, können ebenfalls lebensgefährliche Folgen nach sich ziehen. Unter meinen Beobachtungen konnte ich zwei Schädelbasisfrakturen sowie eine schwere Verbrennung konstatieren.

Quoad restitutionem ist die Prognose mit großer Reserve zu stellen. Stillstände von jahrelanger Dauer kommen häufiger vor, Heilungen gehören jedoch zu den Seltenheiten. Die Dauerheilungen werden mit 5—10 pCt. der Fälle veranschlagt, doch berechtigen die Erfahrungen einer Anzahl von Autoren, denen auch Binswanger beipflichtet, zu einer etwas optimistischeren Auffassung.

Diagnose. Da der epileptische Anfall den klinischen Mittelpunkt des Leidens bildet, hat die Diagnose zu entscheiden, ob ein konvulsiver Zustand epileptogen ist oder nicht. Aus der Beschreibung des Anfalles allein läßt sich diese Frage nur dann mit einiger Sicherheit beantworten, wenn die Schilderung in ihren Einzelheiten dem epileptischen Anfall entspricht. Besonderer Wert ist hierbei auf die Beobachtung

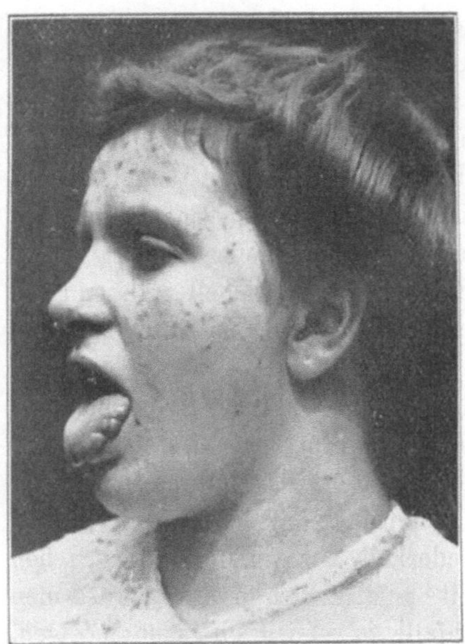

Fig. 319. Epileptische Zungenbißnarbe mit
gleichzeitiger Bromakne.
Eigene Beobachtung.

eines initialen Schreis, Zungenbisses, Abganges von Urin bzw. einer folgenden Amnesie zu legen. Bei Abwesenheit dieser Erscheinungen muß die Entscheidung in suspenso gelassen werden, insofern nicht objektive Zeichen des Leidens (Zungenbiß, Verletzungen, subkonjunktivale Hämorrhagien) vorhanden sind.

Die Unsicherheit der ausschließlich auf anamnestische Feststellungen sich gründenden Diagnose fällt weg, wenn der Arzt Gelegenheit hat, selbst einen Anfall zu sehen. Unter diesen Umständen begegnet die Unterscheidung Epilepsie—Hysterie, die hauptsächlich für die Differentialdiagnose in Betracht kommt, keinen besonderen Schwierigkeiten. Da die Unterscheidungsmerkmale des hysterischen und epileptischen Anfalles bereits auf S. 408 erwähnt worden sind, soll an dieser Stelle nicht weiter auf die Differentialdiagnose eingegangen werden. Es mag der Hinweis genügen, daß wir in dem Verhalten der Pupillen — soweit eine Prüfung der Lichtreaktion im Anfall möglich ist — ein sicheres differentialdiagnostisches Mittel besitzen. Von nicht zu unterschätzender diagnostischer Bedeutung ist auch die Dauer des Anfalles. Wenn die einzelnen Krampfparoxysmen mehr als drei bis fünf Minuten anhalten, ist eine genuine Epilepsie unwahrscheinlich.

Die urämischen und eklamptischen Anfälle, die symptomatologisch mit den epileptischen Krampfzuständen übereinstimmen, sind durch den pathologischen Urinbefund hinreichend charakterisiert. Die postparoxysmale Eiweißausscheidung der Epileptiker erreicht nie einen besonderen Grad, zudem fehlen dem Epileptikerurin die auf eine degenerative Nierenveränderung schließen lassenden Formbestandteile. Die als Eclampsia infantum bezeichneten Krämpfe, die namentlich in den ersten Lebensjahren auftreten und auf eine Ueberregbarkeit des kindlichen Nervensystems zurückzuführen sind, unterscheiden sich, abgesehen von dem häufigen Vorhandensein einer infektiös-toxischen Grundlage, durch das Ueberwiegen der tonischen Krampfphase über die klonische.

Die Diagnose „genuine Epilepsie" ist erst dann als gesichert anzusehen, wenn die mit gröberen organischen Veränderungen einhergehenden epileptiformen und epileptischen Krampfzustände, wie sie besonders bei Tumor, Abszeß, Enzephalitis, Meningitis, progressiver Paralyse und Zystizerkose vorkommen, mit Sicherheit ausgeschlossen werden können.

Wir stellen die auf dem Boden dieser Erkrankungen auftretenden Krämpfe den genuinen Epilepsien als symptomatische Epilepsien gegenüber und unterscheiden als einen speziellen, praktisch wichtigen Fall der symptomatischen Epilepsie den Jacksonschen Krampfanfall (S. 271). Eine Mittelstellung zwischen der genuinen und symptomatischen Epilepsie nehmen die auf eine zerebrale Kinderlähmung zurückzuführenden Krampfzustände ein, bei denen die überstandene Hirnaffektion den Anstoß zur Entwicklung einer mit der gewöhnlichen Epilepsie übereinstimmenden Krampfkrankheit geben kann (S. 318).

Bei der Diagnose der Epilepsie ist noch der Möglichkeit der Simulation eines Krampfanfalles zu gedenken. Die Simulation des epileptischen Anfalles setzt genaue

Kenntnis der Krampferscheinungen voraus. Tatsächlich liegen eine Anzahl von Beobachtungen. vor, bei denen ein pseudoepileptischer Anfall mit allen Einzelheiten einschließlich Urinabgang und Zungenbiß in Szene gesetzt worden ist, ja es ist raffinierten Betrügern einigemale geglückt, erfahrene Aerzte zu täuschen.

In diagnostischer Hinsicht ist noch der Tatsache Erwähnung zu tun, daß die Epilepsie ein Leiden ist, dessen Beginn meist in das 1.—2. Jahrzehnt fällt. Entwickelt sich die Epilepsie oberhalb der Dreißiger, so liegt begründeter Verdacht vor, daß es sich um eine symptomatische Affektion handelt, für die als häufigste Ursache neben dem Trauma, der Alkoholismus, die Lues und Arteriosklerose in Betracht kommt.

Therapie. Eine Kausaltherapie läßt sich bei der genuinen Epilepsie nur ausnahmsweise durchführen. Wo begründeter Verdacht vorliegt, daß die Epilepsie durch eine lokale Affektion (Nasenpolyp, Ohrleiden, Zahnkaries, Darmparasiten) unterhalten wird, ist eine Lokalbehandlung indiziert, doch sind die Erfolge derartiger Eingriffe durchaus keine glänzenden. Selbst bei der traumatischen Reflexepilepsie, bei der die Verhältnisse quoad restitutionem relativ günstig liegen, wird man wegen der schnell erfolgenden epileptischen Hirnveränderung nur selten auf Heilung rechnen können. Einer Indicatio causalis kann unter Umständen die antisyphilitische Behandlung wie die Alkoholentziehung genügen.

Unter den nach Hunderten zählenden, bei der Epilepsie in Anwendung kommenden Arzneimitteln nehmen die Brompräparate seit altersher eine hervorragende Stellung ein. In dem Brom besitzen wir ein wenn auch nicht spezifisches, so doch recht wirksames Antiepileptikum. Der therapeutische Wert des Broms geht daraus hervor, daß im allgemeinen die Prognose des Leidens mit der Wirksamkeit des Broms steht und fällt.

Das Brom wird meist in Form der Natrium-, Kalium- oder Ammonverbindung gegeben, beliebt ist ein Gemisch der drei Bromsalze im Verhältnis 2 : 2 : 1 (Erlenmeyersches Bromwasser). Bei richtiger Anwendung der Brompräparate gelingt es in den meisten Fällen die Anzahl der Krampfparoxysmen erheblich herabzusetzen, ja es unterliegt keinem Zweifel, daß ·wir in dem Brom auch ein Heilmittel der Epilepsie besitzen. Auf einen vollen Erfolg der Brombehandlung ist jedoch nur dann zu rechnen, wenn die für die Bromtherapie der Epilepsie geltenden Grundsätze innegehalten werden. Es ist zu fordern:

1. Daß für jeden Epileptiker diejenige Bromdosis bestimmt wird, die, ohne Intoxikationserscheinungen zu erzeugen, krampfberuhigend wirkt;
2. daß nach Herstellung .des erforderlichen Grades der Bromsättigung die entsprechende Bromdosis mindestens drei Jahre hindurch gegeben wird, auch wenn Anfallserscheinungen ganz ausbleiben;
3. daß keine verzettelten Dosen gegeben werden und
4. daß bei längeren Kuren kein brüsker Bromentzug erfolgt.

Die zur Kupierung der Anfälle nötige Bromdosis liegt meist zwischen 4—6 g (Tagesgabe), doch ist in manchen Fällen erst bei 10 g und darüber Anfallsfreiheit zu erzielen. Man läßt das Brom am besten gelöst, in zwei bis dreimaligen Dosen nehmen. Es scheint als ob die Bromalkalien allen anderen Bromverbindungen an Wirksamkeit überlegen sind, wenigstens hat bisher keines der zahlreichen organischen Brompräparate (Bromipin, Sabromin, Bromokoll, Bromglidine, Bromalin) in der Epilepsiebehandlung mit den Bromsalzen konkurrieren können.

Ein neues Moment ist in die Therapie der Epilepsie durch die auf Toulouse und Richet zurückgehende Feststellung gebracht worden, daß die Wirksamkeit des

Broms mit fallendem Kochsalzgehalt der Nahrung zunimmt, daß also zur Erzielung desselben therapeutischen Effektes bei gleichzeitigem Salzentzug eine relativ geringe Brommenge erforderlich ist. Die untenstehende graphische Darstellung gibt ein gutes Bild von der Leistungsfähigkeit der Salzentziehungsmethode.

Ein zu starker, d. h. unter 5 g NaCl pro die heruntergehender Kochsalzentzug ist küchentechnisch schwer durchführbar und wird auch von den Patienten meist schlecht vertragen. Eine salzarme Ernährung (Kartoffeln, Gemüse, Eier, Brot, rohes Fleisch, ungesalzene Butter) dagegen, welche die Brommedikation in wirksamer Weise zu unterstützen vermag, begegnet keinerlei praktischen Schwierigkeiten. Neuerdings wird von der Firma Hoffmann-La Roche unter dem Namen Sedobrol ein Brom-Kochsalz-Fettgemisch in den Handel gebracht, das in heißem Wasser gelöst, eine Art Bouillon gibt und die medikamentöse Wirkung mit einer geschmackskorrigierenden verbindet. Das Sedobrol dient gleichzeitig zum Würzen der flauen, die Eßlust herabsetzenden Speisen, die auf die Dauer von den Patienten nicht vertragen werden.

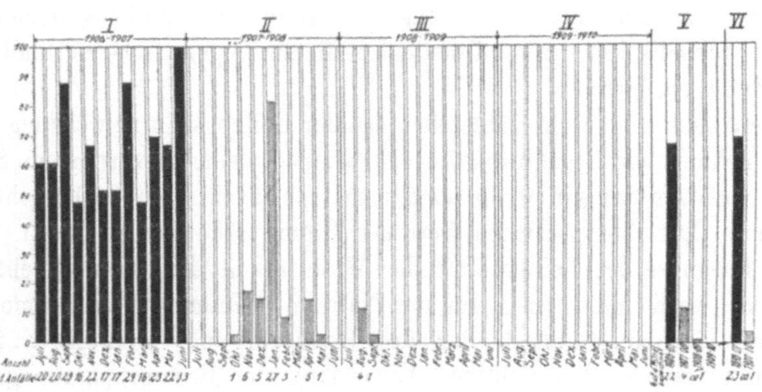

Fig. 320. Graphische Darstellung eines über 4 Jahre sich erstreckenden therapeutischen Versuches, aus dem der große Wert des Salzentzuges hervorgeht. Die ausgezogenen Ordinaten geben die Anzahl der Anfällle bei gewöhnlicher, die gestrichelten bei salzarmer Diät wieder. Die Besserung betrug im ersten Jahr der salzarmen Kost 80 pCt., im zweiten 97 pCt. In den folgenden beiden Jahren bestand völlige Anfallsfreiheit. Aus Ulrich, Münch. med. Zeitschr. 1912. S. 1948.

Das Brom wird von der Mehrzahl der Epileptiker gut vertragen, zuweilen kommt es jedoch bei längerem Gebrauch zu Intoxikationserscheinungen, bestehend in geistiger Stumpfheit, Schlafsucht, motorischer Schwäche, Störung des Gleichgewichtes, gastrischen Symptomen und Nachlassen der Herztätigkeit. In diesen Fällen ist das eine Ausschwemmung des Bromes bewirkende Kochsalz vielfach von ausgezeichneter Wirkung. In wenigen Tagen können unter NaCl-Zuführung (3 × 10 g pro die) bedrohliche Vergiftungserscheinungen zum Schwinden gebracht werden, ohne daß es nötig ist, die Bromkur zu unterbrechen. Die als erstes Stadium des Bromismus anzusehende Bromakne pflegt auf inneren Arsengebrauch und äußere Anwendung von Quecksilbersalben oder -pflastern gut zu reagieren. Eventuell läßt sich der lästige Ausschlag auch durch einige NaCl-Gaben beseitigen.

Eine Modifikation der gewöhnlichen Bromkur ist die von Flechsig in die Praxis eingeführte, kombinierte Brom-Opiumbehandlung, welche ausschließlich für die schweren, bromrefraktären Formen reserviert bleiben soll. In Anbetracht der hohen Opiumdosen, die bei der Brom-Opiumkur in Anwendung kommen, ist die Behandlung nur bei bettlägerigen Kranken, am besten in einer Spezialanstalt durchzuführen.

Als Ersatzmittel des Broms wird der Borax von manchen Aerzten gerühmt, doch steht seine Wirkung weit hinter der des Broms zurück. Man gibt den Borax (Natr. biborac.) am besten in Solution in Tagesgaben von 3—5 g. Weit geringerer Verlaß ist auf andere antispasmodisch wirkende Präparate wie Chloral oder Atropin. Noch unsicherer ist die Wirkung anderer Nervina und Antispasmodika, von denen die Baldrianpräparate, das Argentum nitricum, Zincum valerianicum, Acidum arsenicosum und Amylenhydrat zu erwähnen sind.

Die Behandlung des epileptischen Anfalles besteht zunächst darin, daß man den umsichschlagenden Patienten vor Verletzungen zu schützen sucht. Zur Vermeidung des Zungenbisses empfiehlt es sich, einen Korken oder Löffelstiel zwischen die Zahnreihen des Kranken zu bringen. Eine medikamentöse Behandlung ist bei den gewöhnlichen Krampfanfällen meist überflüssig, dagegen erfordert der Status epilepticus in Anbetracht der mit ihm verbundenen Lebensgefahr ein energisches Vorgehen. Am meisten haben sich bei Dauerkrämpfen Klysmen von Choralhydrat (3—4 g) sowie die rektale Einverleibung hoher Bromdosen (15—30 g) bewährt. Wo die Zuführung von Medikamenten auf Schwierigkeiten stößt, empfiehlt sich die Anwendung von Chloroforminhalationen.

Die operative Behandlung der Epilepsie hat trotz der Empfehlungen von Kocher und F. Krause bisher wenig Anhänger gefunden. Als eigentliches Indikationsgebiet der chirurgischen Epilepsiebehandlung ist nur die Jacksonsche Epilepsie anzuerkennen.

An Epilepsie leidende Patienten sollen eine ruhige, körperliche und geistige Ueberanstrengung vermeidende Lebensweise führen. In bezug auf den Alkohol ist möglichst Abstinenz, in jedem Falle starke Einschränkung zu fordern. Die Nahrung soll reizlos sein und in bezug auf den Kochsalzgehalt den bereits erwähnten Anforderungen entsprechen.

———

Anhang.

Fünftes Kapitel.

Kopfschmerz und Schwindel.

———

Kopfschmerz (Zephalea).

Da die sensiblen Kopfnerven ein feines Reagens auf endogene und exogene Reize aller Art darstellen, ist es verständlich, daß Kopfschmerzen zu den häufigsten schmerzhaften Zuständen überhaupt zählen. Gibt es doch kaum einen Menschen, der nicht einmal über Kopfschmerzen zu klagen gehabt hätte. Sehen wir von der eine Sonderstellung einnehmenden Neuralgie und Hemikranie (Migräne) ab, so können wir bei den Kopfschmerzen zwischen organisch bedingten und einer materiellen Grundlage entbehrenden Zuständen unterscheiden.

Die häufigste Form des Kopfschmerzes ist der sog. nervöse Kopfschmerz. Meist ist es die Neurasthenie oder Hysterie, auf deren Boden er entsteht. Der Intensität

27*

nach tritt der nervöse Kopfschmerz in zahlreichen Abstufungen auf. Bald wird nur über ein Gefühl des Eingenommenseins oder Kopfdruck geklagt, bald wird der Schmerz als stechend, brennend, wühlend oder bohrend empfunden.

In entsprechender Weise wie bei den Neurosen hat der Kopfschmerz auch bei der Anämie und Chlorose meist die Bedeutung eines Krankheitssymptomes. Bei der Chlorose bildet das Leiden eine überaus häufige Erscheinung, ebenso pflegen auch Kopfschmerzen in der Mehrzahl der sekundären Anämien vorhanden zu sein. In pathogenetischer Hinsicht dem anämischen Kopfschmerz entgegengesetzt ist der auf aktiver Hyperämie beruhende Kopfschmerz. An die erwähnten vaskulären Formen schließt sich der arteriosklerotische Kopfschmerz an, der wie der anämische und hyperämische Schmerz der Hauptsache nach auf Schwankungen in der Gefäßfüllung zu beziehen ist.

Ein toxisches bzw. autotoxisches Moment tritt in den Kopfschmerzen der Alkoholisten, Nephritiker und Diabetiker zutage. Von anderen Giften kommt vorwiegend Nikotin, Blei und Kohlenoxyd in Frage. In analoger Weise wie die organischen und anorganischen Gifte sind auch die Bakterientoxine imstande, Kopfschmerzen hervorzurufen. Bei den akuten Infektionskrankheiten werden Kopfschmerzen nur ausnahmsweise vermißt. Zu erwähnen wäre noch das häufige Vorkommen von Zephalea bei chronischer Obstipation.

Wenden wir uns nunmehr der Kategorie von Kopfschmerzen zu, die sich auf örtliche Ursachen zurückführen lassen, so können wir zwischen Zuständen unterscheiden, bei denen eine primäre Nervenerkrankung vorliegt, und solchen, bei denen das Zentralorgan sekundär ergriffen wird. Der erstere Typus wird durch den Kopfschmerz bei Meningitis, Tumor, Abszeß, Enzephalitis usw. repräsentiert. Sekundäre Bedeutung hat der Kopfschmerz bei Katarrhen der Nasennebenhöhlen, Entzündungen des Mittelohres, kariösen und periostitischen Prozessen des Schädeldaches (Lues!) sowie entzündlichen Veränderungen der Kopfschwarte (Schwielenkopfschmerz). In gleicher Weise können kariöse oder im Durchbruch befindliche Zähne hartnäckige Kopfschmerzen verursachen. In manchen Fällen lassen sich Kopfschmerzen auch auf Refraktionsanomalien zurückführen.

Diagnose. Angesichts der zahlreichen Grundlagen des Kopfschmerzes ist eine möglichst exakte ätiologische Diagnose erforderlich. Die erste Frage bei allen schmerzhaften Zuständen des Kopfes muß lauten: Handelt es sich um einen einfach nervösen oder organisch bedingten Schmerz? Diese Kardinalfrage läßt sich häufig durch die Anamnese sowie durch die ganze Art, wie der Kranke seine Beschwerden vorbringt, entscheiden, wobei besonders auf Periodizität und Progression des Schmerzes zu achten ist. Ein nervöser Kopfschmerz darf erst dann angenommen werden, wenn jede andere Ursache mit Sicherheit ausgeschlossen werden kann. Wo Verdacht auf einen otooder rhinogenen Ursprung des Leidens vorhanden ist, sind Ohr und Nase eventuell unter Zuziehung eines Spezialisten gründlich zu untersuchen.

Die auf organischen Nervenveränderungen beruhenden Kopfschmerzen pflegen meistens von anderen organischen Reiz- und Ausfallserscheinungen begleitet zu sein. Häufig verkannt wird nach unseren Erfahrungen der Tumorkopfschmerz. Wo ein in jüngeren oder mittleren Jahren stehendes, bis dahin völlig gesundes Individuum von Kopfschmerzen befallen wird, für die keine unmittelbare Ursache zu finden ist, muß stets mit der Möglichkeit einer Neubildung gerechnet werden, wie unter ähnlichen Bedingungen bei älteren Leuten die Annahme einer Arteriosklerose die meiste Wahrscheinlichkeit hat.

Es versteht sich von selbst, daß in Anbetracht des häufigen symptomatischen Charakters des Kopfschmerzes in allen Fällen eine genaue körperliche Untersuchung stattfinden muß. Die Methoden, welche die Differenzierung der verschiedenen Kopfschmerzarten am meisten fördern, sind die Urinuntersuchung sowie die Ophthalmoskopie.

Migräne.

Gegenüber anderen Kopfschmerzen ist die Migräne oder Hemikranie durch periodisches Auftreten, Halbseitigkeit des Schmerzes und gleichzeitige gastro-intestinale Reizerscheinungen ausgezeichnet. Das Leiden entwickelt sich meist auf hereditärer Grundlage und befällt vorwiegend Individuen, bei denen die Zeichen der Neurasthenie resp. neuropathischen Disposition vorhanden sind. Bei Frauen ist die Migräne häufiger als bei männlichen Individuen. Wo keine direkte Vererbung vorliegt, kann man in der Aszendenz nicht selten Epilepsie, Hysterie, Neuropathie oder Neigung zu psychischen Erkrankungen nachweisen.

Der Beginn der Hemikranie fällt meist in die Zeit der Pubertät, doch bleibt das Kindesalter nicht ganz verschont. Als auslösende Momente des Migräneanfalles sind körperliche und geistige Ueberanstrengungen, psychische Erregungen, Alkoholmißbrauch und Verdauungsstörungen anzuführen. Mangels anatomischer Befunde kommen wir hinsichtlich der Grundlage des Leidens über gewisse Vermutungen nicht hinaus, doch spricht viel dafür, daß die Ursache der Hemikranie in einem temporären Spasmus der Gehirnarterien zu suchen ist.

Charakteristisch für den Migränekopfschmerz ist das Auftreten in Anfällen mit dazwischenliegenden, schmerzfreien Intervallen. Dem Migräneanfall gehen vielfach Vorboten voraus, die in den einzelnen Fällen mit großer Konstanz festgehalten werden, so daß die Patienten aus bestimmten Anzeichen wie allgemeiner Unlust, Kopfdruck, Schwindel, Uebelkeit oder Ohrensausen das Herannahen des Anfalles zu erkennen vermögen. Der Schmerz lokalisiert sich häufig, jedoch durchaus nicht immer, auf eine Kopfseite (Hemikranie). Meist ist die Stirn- oder Schläfengegend Sitz des Schmerzes, seltener die Hinterhauptgegend. Bei streng halbseitigem Sitz ist in den einzelnen Anfällen ein Alternieren der Seiten nicht ungewöhnlich, wobei eine Prädisposition für die linke Seite vorhanden ist. Mit dem Kopfschmerz verbinden sich eine Anzahl charakteristischer Störungen. Fast immer ist das Allgemeinbefinden der Patienten während des Anfalles wesentlich beeinträchtigt. Hierzu kommt eine beträchtliche sensorielle Hyperästhesie, die die Kranken gegen Schall-, Gehörs- und Lichtempfindungen äußerst empfindlich macht. Zu den regelmäßigen Begleiterscheinungen des Migräneanfalles gehören gastrische Symptome. Der Appetit liegt fast immer völlig darnieder, es besteht starke Uebelkeit, die sich in den meisten Fällen zum Erbrechen steigert. Seltene kommt es zu Diarrhoen.

Die Kombination der Migräne mit anderen Reiz- und Lähmungserscheinungen hat zur Aufstellung verschiedener Typen geführt. So unterscheiden manche Autoren eine Hemicrania sympathico-tonica, sympathico-paralytica, ophthalmica, ophthalmoplegica und epileptica. Weitaus am häufigsten wird die Hemicrania ophthalmica, die sogenannte Augenmigräne, beobachtet. Bei dieser Form des Leidens leitet sich der Anfall mit einem der befallenen Seite entsprechenden, seltenen bilateralen Flimmerskotom ein. Der mit tanzenden Funken oder leuchtenden Zickzackfiguren ausgefüllte Gesichtsfeldabschnitt ist für den Sehakt ausgeschaltet. Das relative Skotom kann einen hemianopischen Typus zeigen, selten kommt es zu vorübergehender Amaurose.

Das klinische Bild der Migräne wird durch eine Anzahl von Erscheinungen vervollständigt, die teils als koordinierte Symptome, teils als Folgen der sensiblen Erregung gedeutet werden. In einer Anzahl der Fälle kommt es zu einer anormalen Gefäßfüllung im Bereiche der Kopfarterien. Je nachdem Angiospasmus oder Vasoparalyse vorliegt, ist das Gesicht blaß oder lebhaft gerötet.

Während die spastische Form der Migräne mit Mydriasis einhergehen kann, ist bei der sympathiko-paralytischen Migräne die Pupille verengt. Die auf eine Selbstbeobachtung Du Bois-Reymonds zurückgreifende Einteilung der vasomotorischen Hemikranien in sympathiko-tonische und sympathiko-paralytische läßt sich in der Praxis nicht immer durchführen, da, wie bei den Affektionen des sympathischen Systemes überhaupt, Reiz- und Lähmungserscheinungen vielfach nebeneinander bestehen.

Interessant sind die in einer Minderzahl der Fälle erhobenen Befunde von Augenmuskellähmungen oder halbseitigen Extremitätenparesen. Die Augenmuskellähmungen

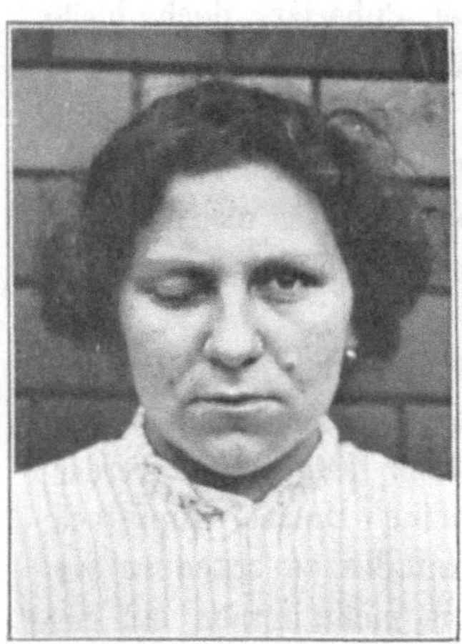 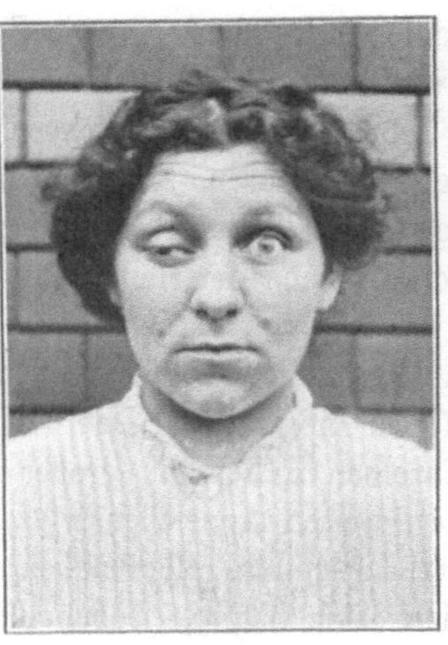 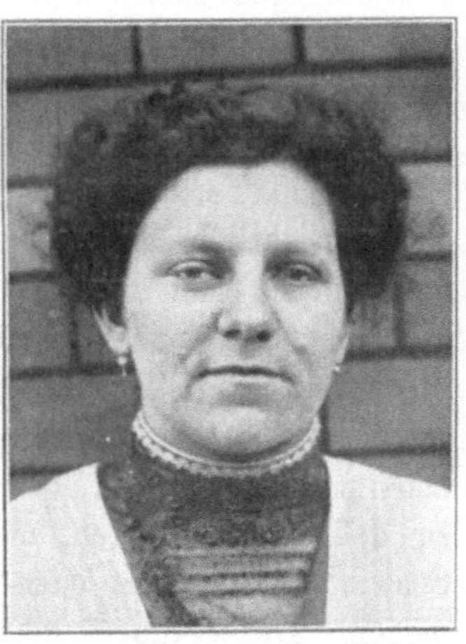

Fig. 321. Komplette Okulomotoriusparese.	Fig. 322. 2 Tage später. Pat. vermag unter Zuhilfenahme d. Frontalis das Lid ein wenig zu heben.	Fig. 323. Nach weiteren 4 Tagen ist die Lähmung nahezu völlig zurückgebildet.

Die Patientin leidet seit ihrem 7. Lebensjahre an einer mit migräneartigen Kopfschmerzen einhergehenden, in 3—4 monatlichen Intervallen wiederkehrenden Okulomotoriuslähmung (Migraine ophthalmoplégique). Eigene Beobachtung.

betreffen nur ausnahmsweise die Binnenmuskulatur des Auges. Meist handelt es sich um inkomplette, während des Anfalles auftretende Okulomotoriuslähmungen, doch entwickelt sich aus diesem Zustand im weiteren Verlaufe gewöhnlich eine stationäre Lähmung. In nahen Beziehungen zur Migräne steht die periodische Okulomotoriuslähmung (Migraine ophthalmoplégique). Die in bestimmten Intervallen auftretende, meist das gesamte Okulomotoriusgebiet ergreifende Störung pflegt fast immer mit Kopfschmerzen einherzugehen. Hierzu kommen in einem Teile der Fälle die den Migräneanfall charakterisierenden Erscheinungen. Die Dauer der Lähmung schwankt zwischen einigen Tagen bis Wochen, seltener Monaten, s. Figg. 321—323.

Eine von parästhetischen Empfindungen begleitete lähmungsartige Schwäche der Extremitäten ist eine nicht ungewöhnliche Begleiterscheinung des Migräneanfalles, seltener kommt es zu echten Paresen. Derartige Erscheinungen lassen ebenso wie der mitunter beobachtete Sprachverlust nur die Deutung einer auf Gefäßkrampf beruhenden, zerebralen Erschöpfungslähmung zu.

Auf die Beziehungen der Migräne zur Epilepsie weisen eine Anzahl klinischer Erfahrungen hin. Abgesehen von pathogenetischen und klinischen Uebereinstimmungen kommt auch ein Alternieren beider Zustände vor, so dass der Migräneanfall unter Umständen die Bedeutung eines epileptischen Aequivalents hat.

Verlauf und Prognose. Die Dauer des Migräneanfalles ist im einzelnen sehr verschieden. In der Mehrzahl der Fälle klingt der Anfall nach einigen Stunden, bisweilen unter Erbrechen oder abnorm starker Harnsekretion, ab, und der Patient ist völlig beschwerdefrei. Schwerere Fälle erstrecken sich über 12—36 Stunden, ja es gibt eine Form des Leidens, in der die Migräne in eine Art von Dauerzustand übergeht (état de mal migraineux). Zwischen den einzelnen Migräneanfällen liegt ein Intervall von Tagen, Wochen, Monaten, selbst Jahren. Die Prognose ist quoad restitutionem schlecht, quoad vitam gut. Im reiferen Alter pflegt sich das Leiden, bei Frauen nicht selten zur Zeit des Klimakteriums, zu verlieren.

Diagnose. Die Migräne gibt ein so charakteristisches Krankheitsbild, daß abgesehen von den seltenen Fällen, in denen die Hemikranie ein Symptom eines organischen Nervenleidens ist (Tabes, Hirntumor, Zystizerkus), eine Verkennung kaum möglich ist. Von dem neuralgischen Kopfschmerz, der mit der Hemikranie das Auftreten in Anfällen gemein hat, unterscheidet sich das Leiden durch die Begleiterscheinungen des Anfalles. Zudem ist der neuralgische Schmerz während des Anfalles weniger kontinuierlich als der Migräneschmerz. Nicht unwesentlich für die Diagnose der Hemikranie ist auch der Beginn im jugendlichen Alter sowie der Nachweis einer hereditären Grundlage.

Therapie. Wirksamer als die der Bekämpfung des Schmerzanfalles dienenden Mittel sind die prophylaktischen Maßnahmen. Die Prophylaxe der Migräne besteht einerseits in Ausschaltung der den Anfall herbeiführenden Momente, andrerseits in einer zweckmäßigen Gestaltung der Lebensweise im allgemeinen, wobei auf reizlose Ernährung, Vermeidung geistiger Ueberanstrengung, körperliche Trainierung sowie genügende Leibesöffnung zu achten ist. Ein nicht zu kurz bemessener Aufenthalt an einem klimatischen Kurorte oder an der See hat häufig einen günstigen Einfluß auf den Verlauf des Leidens.

In manchen Fällen, namentlich wo die Migräne auf dem Boden der Anämie entsteht, hat das Arsen eine unverkennbare Wirkung. Auch das von Charcot in die Behandlung der Migräne eingeführte Brom hat sich des Oefteren bewährt.

Zahlreich sind die Medikamente (Antineuralgika S. 72), die während des Schmerzanfalles in Anwendung kommen, doch scheitert die Wirkung der internen Mittel vielfach an der mangelnden Aufnahmefähigkeit des Magens. Ueber die Wirkung der bei manchen Aerzten beliebten, gefäßerweiternden Mittel wie Natrium nitrosum, Amylnitrit und Nitroglyzerin fehlen mir eigene Erfahrungen.

Lokale Wasserprozeduren (kalte Kompressen, Nackenkühler, heißes Fußbad) wirken mitunter wohltuend, ebenso sanfte Kopfmassage. Die Elektrotherapie, die nicht gerade überzeugende Resultate aufzuweisen hat, wird man in der Migränebehandlung nicht ganz vermissen wollen. Ueber Einzelheiten der elektrischen Behandlung s. S. 78.

Schwindel.

Unter Schwindel verstehen wir die in das Bewußtsein reflektierte, von einem intensiven Unlustgefühl begleitete Empfindung einer Gleichgewichtsstörung.

Nur selten hat der Schwindel die Bedeutung eines selbständigen Leidens. Eine relative Selbständigkeit kommt allenfalls dem mit Labyrinthläsion im Zusammenhange stehenden sogenannten Menièreschen Schwindel zu. Bei der Beziehung des Schwindels zu Krankheitsprozessen von ganz verschiedener Dignität ist eine genaue Kenntnis der verschiedenen Schwindelzustände erforderlich.

Ganz allgemein gesagt beruht der Schwindel auf einer Störung des Raumbewußtseins. Demgemäß können alle im Dienste der Gleichgewichtserhaltung stehenden Apparate sowie deren zentrale Verbindungen als Ausgangspunkt des Schwindels in Frage kommen. Der vom Labyrinth und dem Kleinhirn ausgelöste Schwindel ist durch bestimmte Richtungsmerkmale ausgezeichnet. Der Kranke hat die Empfindung, als ob die Gegenstände der Außenwelt schwingende oder drehende Bewegungen ausführen (Drehschwindel). Nicht jede Störung des Gleichgewichts ruft die Empfindung des Schwindels hervor. So kann der Tabiker im Stadium vorgeschrittener Ataxie ganz schwindelfrei sein.

Schwindel ist ein häufiges Symptom organischer Nervenkrankheiten. Namentlich sind es die mit intrakranieller Drucksteigerung einhergehenden Prozesse wie Tumor, Abszeß und Hydrozephalus, welche die Erscheinungen des Schwindels auslösen. Selten vermißt wird der Schwindel auch im Verlaufe der Sclerosis multiplex. Schwankungen der Gefäßfüllung, wie sie besonders auf dem Boden der Anämie sowie der Arteriosklerose entstehen, bilden eine weitere Ursache. Schwindel pflegt auch als vorübergehender Zustand häufig bei der Hysterie und Neurasthenie vorzukommen, ohne, abgesehen von dem als Labyrinthneurose zu deutenden Zustand, einen stärkeren Grad zu erreichen. Ganz vereinzelt ist neurasthenischer Dauerschwindel beobachtet worden.

Einen besonderen Typus repräsentiert der durch eine falsche Gesichtsprojektion bedingte Schwindel, der am häufigsten bei asymmetrischer Augenstellung auf Grund von Augenmuskellähmung entsteht. Ihm verwandt ist der Schwindel beim Blick in die Tiefe oder beim Anblick einer in Bewegung versetzten Fläche (Karussell, Hexenschaukel).

Auf toxischer Grundlage finden wir den Schwindel bei akuter Alkoholvergiftung sowie bei Nikotin-, Koffein- und Opiumintoxikation. Auch bei längerem Gebrauch größerer Brom- und Veronaldosen stellt sich nicht selten Schwindel ein, als autotoxisch wird der urämische Schwindel angesehen. Unter Reflexschwindel versteht man einen von entfernteren Organen ausgelösten Schwindel. So können Schwellungszustände der Nase, Magenindispositionen, gelegentlich selbst eine Analuntersuchung oder das Bougieren der Harnröhre zu Schwindelanfällen führen. Der Schwindel der Obstipierten wird teils als Reflexerscheinung, teils als autotoxisch angesehen.

Unter den verschiedenen Schwindelzuständen nimmt der mit Erkrankungen des Labyrinths im Zusammenhange stehende „Ohrschwindel" eine besondere Stellung ein.

Die Menièresche Krankheit.

Die Beobachtung Menières, daß das Innenohr zuweilen den Ausgangspunkt heftiger Schwindelzustände bildet, hat sich nicht nur für die Klinik der Ohrerkrankungen als äußerst fruchtbar erwiesen, sondern auch den Anstoß zu einer Reihe von Untersuchungen über die Labyrinthfunktion gegeben, deren letztes Ergebnis die schöne Methode Báránys (S. 14) ist.

Vor mehr als 50 Jahren erkannte Menière den klinischen Zusammenhang von otogenen Affektionen und Gleichgewichtsstörungen. Es handelte sich im Material von Menière um Patienten, die unter intensiven Ohrgeräuschen von heftigem Schwindel gefaßt wurden und nach Ueberstehen der Attacke eine starke Beeinträchtigung bzw. Aufhebung des Hörvermögens zeigten. Spätere Erfahrungen zeigten, daß der Menièresche Symptomenkomplex nur in einer Minderzahl der Fälle bei bis dahin ohrgesunden Individuen auftritt (apoplektischer Menière), meist handelt es sich um Patienten, die an chronischen Ohraffektionen (Otitis media, luetische, postinfektiöse Labyrinthitis) leiden.

Seit der Anwendung des Salvarsans ist die Aufmerksamkeit auf eine nicht selten mit Menière-Symptomen einhergehende Form der Akustikus- bzw. Vestibularisläsion gelenkt worden, die unter den Neurorezidiven besonders zahlreich vertreten ist, S. 351. Eine Art akuten Menièreschen Schwindels kann man bei Gesunden durch die Báránysche Methode der Kalorisation hervorrufen, S. 14.

Der Menièresche Anfall leitet sich meist mit einem sausenden oder pfeifenden Geräusch ein, es folgt ein intensives Schwindelgefühl, das den Kranken, der das Gefühl hat, als ob sich alles um ihn im Kreise drehe, zu Boden werfen kann. Nach einigen Minuten pflegt der Anfall, nicht selten unter Erbrechen, zu sistieren. Nystagmus ist auf der Höhe der Attacke häufig vorhanden. In schweren Fällen kann das Bewußtsein für einige Sekunden schwinden. Das Leiden verläuft für gewöhnlich in Anfällen, die sich in unregelmäßigen Intervallen wiederholen. In vorgeschrittenen Fällen kann der Schwindel ein Dauersymptom bilden.

Für das Zustandekommen des Menièreschen Komplexes läßt sich in Anbetracht der nachgewiesenen Labyrinth-Kleinhirnverbindung sowie unter Verwertung der mit der Kalorisation erzielten Resultate eine befriedigende Erklärung geben.

Bemerkenswert ist, daß die Menièresche Krankheit sich auch auf dem Boden der Neurasthenie, Hysterie und traumatischen Neurose ausbilden kann. Man ist berechtigt, in derartigen Fällen, die eine gröbere Läsion des Labyrinths vermissen lassen, von einer Labyrinthneurose zu sprechen. Einigemale bildete sich, wie in einer eigenen Beobachtung, der Menièresche Komplex bei Leukämie aus.

Die Prognose der Menièreschen Krankheit richtet sich vorwiegend nach dem Charakter des Grundleidens, doch ist auch bei progressiven Ohraffektionen ein Nachlassen der Schwindelanfälle möglich. Im allgemeinen ist das Leiden recht hartnäckig, doch kommen Heilungen nicht ganz selten vor.

Therapie. Wo eine therapeutisch angreifbare Ohrerkrankung vorliegt, ist eine örtliche Behandlung indiziert. Daneben empfiehlt sich die Darreichung der Bromalkalien oder Belladonna. Unter den Mitteln, denen ein günstiger Einfluß auf den Menièreschen Schwindel zugeschrieben wird, ist das von Charcot empfohlene Chinin (2—3 Wochen 0,75—1,0 pro die) zu erwähnen. Dieses Mittel wird von manchen Aerzten gerühmt, ich selbst habe mich von einer nennenswerten Wirkung des Chinins nicht überzeugen können. Von anderen Mitteln kommt das Jod, Pilokarpin, Antipyrin und Opium in Anwendung. Auch mit der Lumbalpunktion sind Erfolge erzielt worden (Babinski). Die galvanische Behandlung (Anode auf den Warzenfortsatz, Kathode in den Nacken, 1—2 M.A. 3—5 Minuten) eignet sich vorwiegend für die nervöse Form des Leidens.

B. Die mit motorischen Reizerscheinungen einhergehenden Neurosen.

Sechstes Kapitel.

Die lokalisierten Muskelkrämpfe.

Der klonische Fazialiskrampf. (Fazialistic. Tic convulsif.)

Die häufigste Form eines umschriebenen Muskelkrampfes wird durch den Fazialistic repräsentiert. Aetiologisch handelt es sich in einer Minderzahl der Fälle um Entzündungs- oder Geschwulstprozesse, die einen Reiz auf den Nervenstamm ausüben. Häufiger entsteht das Leiden auf dem Boden der Neurasthenie, Hysterie oder neuropathischen Diathese, wie überhaupt das psychogene Moment für das Zustandekommen isolierter Muskelkrämpfe von großer Bedeutung ist. Nicht ganz selten schließt sich der Tic an eine periphere Lähmung des Gesichtsnerven an.

Auf reflektorischem Wege kommt die Affektion vorwiegend bei schmerzhaften Affektionen des Bulbus sowie bei Reizzuständen des Trigeminus (Zahnkaries) zustande. Bei den psychogenen Krampfzuständen wird, abgesehen von heftigen Gemütsbewegungen und psychischen Infektionen (Nachahmung), eine direkte Aetiologie meist vermißt. Namentlich gilt dies für die Fälle, bei denen die Zeichen der nervösen Konstitution besonders ausgeprägt sind.

Symptomatologie. Es handelt sich bei dem Fazialistic um blitzartige, meist einseitige Zuckungen im Gebiete des VII. Hirnnerven, wobei entweder das ganze Versorgungsgebiet mit Einschluß des Platysmas oder einzelne Muskelgruppen vom Krampfe ergriffen werden (Fig. 324). Die Zuckungen haben, abgesehen von dem auf den Orbicularis oculi beschränkten tonischen Krampf (Blepharospasmus, Fig. 325), einen vorwiegend klonischen Charakter und zeigen meist eine bedeutende Abhängigkeit vom Affekte. In schweren Fällen kann der Krampf auch auf die Zungen-, Kau- und Nackenmuskulatur übergreifen. Sensible Störungen gehören nicht zum Bilde des Fazialistics.

Die **Prognose** des Fazialistics ist immer zweifelhaft. Den nicht gerade häufigen Fällen von Dauerheilung steht eine größere Anzahl von Krampfzuständen gegenüber, bei denen Exazerbationen und Remissionen mit zeitweisen Stillständen wechseln. Nicht selten wird der Fazialistic zu einem irreparabeln, konstitutionellen Leiden, doch lehren einzelne Beobachtungen, daß noch nach jahrelanger Dauer Heilung möglich ist.

Therapie. Am meisten Aussicht auf Erfolg haben die auf reflektorische Ursachen zurückzuführenden Krampfformen. So gelingt es mitunter, durch

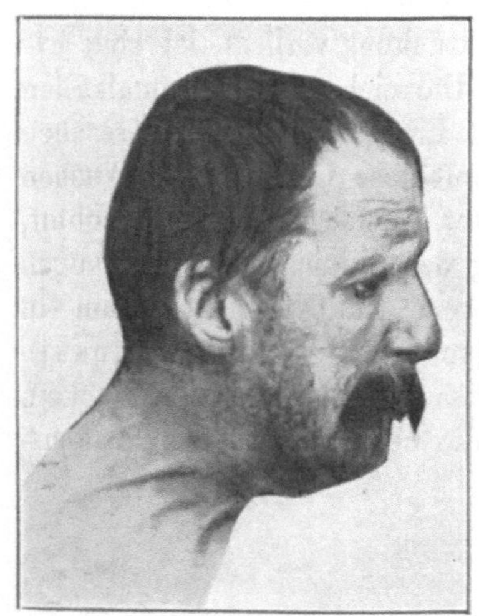

Fig. 324. Fazialistic mit besonderer Beteiligung des Platysmas. Eigene Beobachtung.

Heilung eines Augenleidens oder Extraktion eines kariösen Zahnes, das Leiden mit einem Schlage zu beheben. Die medikamentöse Behandlung (Brom, Valeriana, Chinin, Arsen, Atropin) hat keine überzeugenden Resultate aufzuweisen, eher noch ist etwas von der Anwendung des galvanischen Stromes zu erwarten (Anode auf den Nerv, Kathode in den Nacken, 2—3 M.A.).

Als Ultimum refugium bleibt die Nervendehnung am Stamm resp. Durchschneidung der einzelnen Fazialisäste übrig. Die bei der chirurgischen Behandlung häufig nicht zu vermeidende Lähmung wird von den Patienten in der Regel dem lästigen Krampfzustand vorgezogen. Ein erfolgreiches Konkurrenzverfahren ist der operativen Behandlung in der Alkoholinfiltration des Nerven entstanden. Diese von Schlösser ausgebildete Methode be-

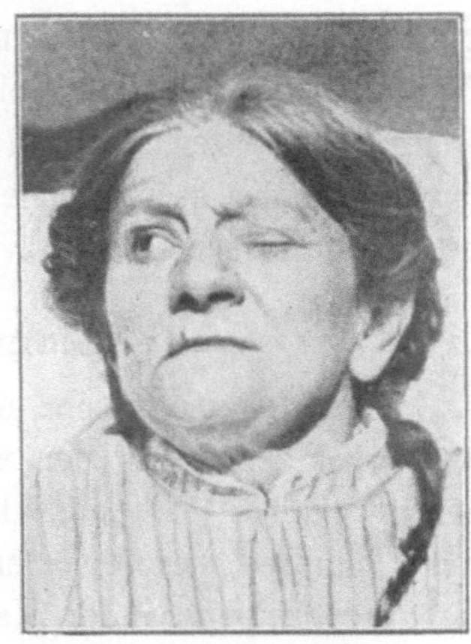

Fig. 325. Hysterischer Blepharospasmus, der eine Ptosis vortäuscht. Eigene Beobachtung.

zweckt eine temporäre Leitungsunterbrechung des Nerven, der entweder an der Schädelbasis oder durch die Parotis hindurch für die Injektion zugänglich ist.

In den meisten Fällen ist eine gleichzeitige nervöse Allgemeinbehandlung am Platze.

Krämpfe im Gebiete des motorischen Trigeminus (Kaumuskelkrämpfe).

Die im Gebiete des motorischen Trigeminus auftretenden Krämpfe haben meist tonischen Charakter. Der als Trismus bezeichnete, tonische Kinnbackenkrampf hat nur ausnahmsweise die Bedeutung eines selbständigen Leidens. Am häufigsten kommt Trismus als Teilerscheinung der Meningitis, des Tetanus, der Epilepsie und Tetanie vor. Nicht ungewöhnlich ist ferner der tonische Masseterkrampf bei akuten Bulbäraffektionen. Auf reflektorischer Grundlage entsteht Trismus bei entzündlichen Prozessen des Kiefers, bei Zahnkaries oder verspätetem Durchbruch der Weisheitszähne sowie beim Tonsillarabszeß. Es bleibt noch zu erwähnen, daß Trismus auch ein Symptom der Hysterie sein kann.

Eine seltene Erscheinung ist der klonische Masseterenkrampf, bei dem der Unterkiefer unter dem Geräusch des Zähneklapperns rhythmisch gegen die obere Zahnreihe schlägt. Klonische Kaumuskelkrämpfe kommen außer bei Hysterie und Epilepsie anfallsweise bei fieberhaften Zuständen (Schüttelfrost) vor.

Die Prognose des Kinnbackenkrampfes deckt sich mit der des Grundleidens. Therapeutisch kommt vor allem die Beseitigung einer organischen, das Leiden unterhaltenden Affektion in Betracht. Symptomatisch empfiehlt sich in manchen Fällen die vorübergehende Anwendung des Morphiums oder eines anderen Narkotikums. Wo die Ernährung auf Schwierigkeiten stößt, ist die Sondenfütterung mittels des durch die Nase eingeführten Magenschlauches anzuwenden.

Der Zungenkrampf.

Krämpfe im Gebiete des N. hypoglossus sind meist eine Teilerscheinung generalisierter Krämpfe, wie sie besonders auf dem Boden der Neuropathie, Hysterie und Epilepsie vorkommen. Nicht selten nimmt die Zungenmuskulatur auch an den choreatischen Zuckungen teil.

Isolierte Zungenmuskelkrämpfe sind sehr selten und entstehen meist auf psychogener Grundlage. Die Störungen der Zungenmotilität, die teils tonischer, teils klonischer Natur sind, haben meist eine beträchtliche Störung der Sprache zur Folge und können, wenn auch selten, durch Retraktion der Zunge ein Respirationshindernis bedingen. Die häufigste Form des tonischen Zungenmuskelkrampfes ist der Hemispasmus glosso-labialis der Hysterischen (S. 403).

Krämpfe im Bereiche der Halsmuskeln.

Bei den meist sehr hartnäckigen Krämpfen im Bereiche der Halsmuskeln tritt das psychogene Moment, das wir bereits als Ursache mannigfacher Krampfformen kennen gelernt haben, besonders hervor. Demgegenüber spielen andere Entstehungsursachen wie Tumoren der hinteren Schädelgrube, Infektionen, Intoxikationen, Traumen und Ueberanstrengungen der Halsmuskeln eine geringere ätiologische Rolle. Die Aufstellung bestimmter Krampftypen (Akzessoriuskrampf, Spleniuskrampf) ist insofern nicht ganz einwandsfrei, als die Halsmuskelkrämpfe sich nicht immer auf neuro-muskuläre Einheiten beschränken.

Eine relative Selbständigkeit haben die einseitigen Krämpfe des Sternokleidomastoideus mit oder ohne Beteiligung des Trapezius. Dieselben haben teils tonischen, teils klonischen Charakter. Der einseitige klonische Halsnickerkrampf bewirkt eine rhythmische Drehung des Kopfes nach der entgegengesetzten Seite mit gleichzeitiger Erhebung des Kinns. Bei tonischer Anspannung des Muskels kommt es zu der als spastischer Tortikollis (Caput obstipum spasticum) bezeichneten Stellungsanomalie. Doppelseitige klonische Krämpfe der Sternokleidomastoidei führen zu eigentümlichen schüttelnden und nickenden Kopfbewegungen. Man bezeichnet derartige Krampfzustände, die in analoger Weise auch durch klonische Kontraktionen der tiefen Halsmuskeln (Rectus capitis, Longus colli) hervorgerufen werden können und meist im frühen Kindesalter vorkommen, als Nick- oder Salamkrämpfe. Eine dem Nickkrampf verwandte Krampfform ist der häufig mit Nystagmus verknüpfte Spasmus nutans der Säuglinge.

Verhältnismäßig oft ist eine Beteiligung des Trapezius nachweisbar, wobei die obere Portion des Schultermuskels allein oder doch vorwiegend in Mitleidenschaft gezogen werden kann. Bei einseitiger Anspannung des Trapezius wird der Kopf nach hinten gezogen und in der Weise gedreht, daß das Hinterhaupt dem Schulterblatt der gleichen Seite genähert wird. Doppelseitige Trapeziuskontraktionen bewirken eine Drehung des Kopfes nach hinten. Bemerkenswert ist, daß die Krämpfe im Bereiche der Halsmuskulatur sich nicht selten mit Krämpfen benachbarter Muskeln (Schulter-, Oberarmmuskeln, Gesichtsmuskulatur) kombinieren oder auf der Höhe des Anfalles auf dieselben übergreifen.

Die Erkennung der Halsmuskelkrämpfe begegnet keinerlei Schwierigkeiten. Die Diagnose ergibt sich meist aus dem Aspekt. Der spastische Tortikollis unterscheidet sich von dem rheumatischen Schiefhals durch den schmerzlosen Verlauf und das Fehlen von Entzündungserscheinungen. Auszuschließen sind ferner Prozesse, die eine Schiefstellung des Kopfes bedingen können (Wirbelkaries, Labyrinthläsionen, Tumoren der hinteren Schädelgrube).

Die Prognose der Halsmuskelkrämpfe ist mit großer Reserve zu stellen. Heilungschancen bieten vorwiegend akute Formen des Leidens. Bestehen dagegen die Krämpfe länger als ein Jahr, so ist im allgemeinen auf Heilung nicht zu rechnen, wenn auch in vereinzelten Fällen noch nach Jahren Heilung beobachtet ist. Halsmuskelkrämpfe bilden für den Kranken, der durch seinen Zustand nicht selten in seiner Erwerbsfähigkeit schwer beeinträchtigt wird, ein ungemein lästiges, den Lebensgenuß beeinträchtigendes Leiden, das öfters zum Morphinismus und Suizid geführt hat.

Die Behandlung der Halsmuskelkrämpfe erfordert große Geduld von seiten des Arztes und des Patienten. Großer Wert ist auf eine nervöse Allgemeinbehandlung und psychische Beruhigung des Kranken zu legen. Medikamentös ist Brom sowie das von Gowers empfohlene Zincum valerianicum zu versuchen. In schwereren Fällen kommt man ohne Narkotika nicht aus, doch empfiehlt es sich, namentlich mit dem Morphium sparsam umzugehen.

Zuweilen ist die Elektrotherapie (Anode auf den Muskel, schwache faradische Pinselungen) recht wirksam, weniger ist von der Massage zu erwarten. Systematisch durchgeführte gymnastische Uebungen können in zweckmäßiger Weise die Behandlung unterstützen, ebenso ist ein fixierender portativer Stützapparat bisweilen von Nutzen. Die verschiedenen chirurgischen Eingriffe wie die Nervendehnung, Neuro- und Tenotomie haben nur in einer geringen Anzahl der Fälle Erfolge zu verzeichnen gehabt.

Krämpfe in den Muskeln des Rumpfes und der Extremitäten, Zwerchfellkrämpfe.

Isolierte Krämpfe in den Rumpf- und Extremitätenmuskeln haben nur ein geringes klinisches Interesse. Sie betreffen entweder einen oder mehrere, in der Regel synergistisch wirkende Muskeln, und entstehen meist auf psychogener Grundlage. Andere ätiologisch in Betracht kommende Faktoren sind der chronische Alkoholismus, Ueberanstrengungen, Entzündungen sowie das Trauma.

Die Krämpfe im Bereiche der Extremitäten haben teils tonischen, teils klonischen Charakter. Eine Art von tonischem Dauerkrampf ist die hysterische Kontraktur. Die bekannteste Form des tonischen Krampfes stellt der Wadenkrampf dar. Die durch Fig. 48 illustrierte Beobachtung zeigt einen Fall einer die Wadenmuskulatur betreffenden tonischen Krampfneurose.

Eine wohl ausschließlich auf dem Boden der Hysterie vorkommende eigenartige Krampfform ist der sog. saltatorische Reflexkrampf (Bamberger). Man versteht hierunter die merkwürdige Erscheinung, daß Patienten, die in der Ruhelage nichts Abnormes darbieten, beim Versuch zu gehen oder zu stehen reflexmäßig von stoßartigen, hüpfenden, wippenden oder springenden Bewegungen erfaßt werden, welche die Lokomotion wesentlich behindern. Das seltene Leiden gibt im allgemeinen eine günstige Prognose.

Therapeutisch empfiehlt sich neben einer entsprechenden Allgemeinbehandlung die Anwendung von Elektrizität, Massage und Gymnastik, innerlich wird Brom oder eines seiner Ersatzpräparate gegeben, zweckmäßig sind auch Schleichsche Injektionen in den Muskel. Wo, wie in der Mehrzahl der Fälle, ein psychogener Ursprung des Leidens vorhanden ist, ist die psychotherapeutische Behandlung nicht außer acht zu lassen. In hartnäckigen Fällen ist ein Versuch mit Hypnose gerechtfertigt.

Zwerchfellkrämpfe. Ein seltenes, infolge der eintretenden Atmungsbehinderung nicht ungefährliches Ereignis, ist der tonische Zwerchfellskrampf.

Rhythmische, schnell aufeinander folgende klonische Zwerchfellskontraktionen bedingen das als Singultus oder Schlucksen bekannte Phänomen, welches dadurch zustande kommt, daß die aspirierte Luft an den Stimmlippen ein eigentümlich glucksendes Geräusch erzeugt. Singultus kommt vorübergehend bei Gesunden vor, als Dauerzustand bildet das Schlucksen meist ein Zeichen der Hysterie. Auf reflektorischem Wege entsteht Singultus nicht selten bei Erkrankungen des Magens, Darmes und Peritoneums. Von eigenen Beobachtungen möchte ich zwei Fälle von akutem Morbus Addisonii anführen, die durch hartnäckigen Singultus ausgezeichnet waren. Mitunter wird Singultus auch bei organischen Hirnaffektionen, besonders bei Apoplexien beobachtet.

Zu den Respirationskrämpfen gehören ferner die Gähn- und Nießkrämpfe, die vorwiegend auf dem Boden der Hysterie entstehen. Krampfhaftes Gähnen ist zuweilen auch ein Symptom des Tumors der hinteren Schädelgrube.

Der bei Gesunden gelegentlich auftretende Singultus bedarf keiner besonderen Behandlung. Trinken eines Glases Wassers oder Klopfen auf den Rücken sind auch bei Laien beliebte Mittel zur Unterdrückung des Schlucksens. Wo der Singultus eine Teilerscheinung der Hysterie bildet, ist gegen das Grundleiden therapeutisch vorzugehen. Die schweren, bei organischen Affektionen vorkommenden Formen des Singultus machen nicht selten die Anwendung von Morphium, Opium oder Chloroform notwendig.

Schreibkrampf und andere Beschäftigungskrämpfe.

Als Beschäftigungskrämpfe werden diejenigen Bewegungsstörungen bezeichnet, die bei einer meist professionellen Inanspruchnahme gewisser Muskelgruppen auftreten. Die häufigste Form der Beschäftigungskrämpfe ist der Schreibkrampf, welcher vorwiegend bei solchen Individuen beobachtet wird, die wie Kaufleute, Buchhalter, Bureaubeamte und Sekretäre viel Schreibarbeit zu leisten haben. Neben der beruflichen Ueberanstrengung kann auch eine fehlerhafte Schreibtechnik als Ursache des Leidens in Betracht kommen. Häufig betrifft der Schreibkrampf neurasthenische oder neuropathisch belastete Individuen.

Der Schreibkrampf pflegt nur selten akut zu entstehen. Gewöhnlich merken die Patienten zuerst, daß die Buchstaben und Worte weniger mühelos aneinander gereiht werden. Gleichzeitig macht sich ein früher nicht gekanntes Ermüdungsgefühl bemerkbar. In schweren Fällen werden die Patienten zu jeder Schreibleistung unfähig. Beim Versuche zu schreiben stellt sich ein Krampf der Finger-, Hand- und Armmuskeln ein, die Feder klebt an dem Papier, ausfahrende, mit Schnörkeln und Strichen untermischte Buchstaben bilden das Resultat mühevoller Schreibversuche. Die grobe Motilität der Finger- und Handmuskeln zeigt keinerlei Abweichungen von der Norm, ebensowenig lassen sich sensible Störungen nachweisen.

Neben der häufigeren spastischen Form des Schreibkrampfes gibt es auch eine auf ungenügender Muskelleistung beruhende Schreibstörung. Ferner kann ein während des Schreibens sich einstellender Tremor ein wesentliches Schreibhindernis abgeben.

Die Prognose des Leidens ist unsicher. Zweifellos gehen eine Anzahl von Fällen ohne jede Therapie in Heilung aus. Im großen und ganzen aber gibt der Schreibkrampf keine günstige Prognose, da die Störung nicht selten irreparabel ist oder auf therapeutische Maßnahmen nur unvollständig reagiert. Erwähnenswert ist die Neigung zu Rezidiven.

Die Behandlung besteht in möglichster Schonung der überanstrengten Muskeln. Zweckmäßig ist es, für einige Wochen die Schreibtätigkeit ganz auszusetzen. Unterstützend wirkt eine heilgymnastische, mit milder Massage kombinierte Behandlung. In den meisten Fällen ist ein individuell erteilter, auf die jeweiligen Fehler der Schreibtechnik Rücksicht nehmender Unterricht von Vorteil. Zur Korrektur der fehlerhaften Schreibhaltung sind eine Anzahl von Apparaten konstruiert worden (Nußbaum-sches Bracelet).

In Anbetracht der meist bestehenden nervösen Disposition ist die nervöse Allge-meinbehandlung nicht außer acht zu lassen. In therapeutisch nicht beeinflußbaren Fällen sind die Kranken gezwungen, mit der Schreibmaschine ihre Korrespondenz zu erledigen. Das Erlernen des Schreibens mit der linken Hand ist nicht empfehlenswert, da der Krampf für gewöhnlich auch die bis dahin gesunde Seite ergreift.

Dem Schreibkrampf analoge Beschäftigungskrämpfe kommen bei Klavierspielern, Violinisten, Cellospielern, Schneidern, Melkern, Zigarrenwicklern, Telegraphisten, Schmieden und Tänzern vor.

Siebentes Kapitel.
Die Tickrankheit und der Paramyoklonus.

Die Tickrankheit (Maladie des tics) sowie der Paramyoklonus unterscheiden sich von den bisher beobachteten Krampfzuständen durch das Auftreten generalisierter klonischer Muskelkrämpfe. Trotz der zahlreichen Uebergänge zu den lokalisierten Muskelkrämpfen einerseits, zu den hysterischen Bewegungsstörungen andrerseits, stellen die genannten Krampfzustände zuweilen ein selbständiges Leiden dar.

Tickrankheit. Als maladie des tics bezeichnet die Charcotsche Schule eine meist im jugendlichen Alter auftretende Krampfkrankheit, deren erste Zeichen sich für ge-wöhnlich in der mimischen Muskulatur bemerkbar machen und in ticartigen Bewegungen der Gesichts- und Zungenmuskeln bestehen. Als weitere Erscheinungen kommen klonische Zuckungen im Gebiete des Akzessorius hinzu, denen die Muskeln der Extre-mitäten und des Stammes zu folgen pflegen. Die Tickrankheit ist durch die Neigung zu systematisierten, zweckmäßigen Bewegungen ausgezeichnet, sei es, daß es sich wie beim Schnüffel-, Leck-, Beiß-, Fletsch- und Grußtic um pathologische Gesten oder um andere den Stempel des Exaltierten und Grotesken tragende koordinierte Bewegungen (Hüpfen, Rutschen, Springen, Tanzen) handelt.

Charakteristisch ist auch die Beteiligung des Phonations- und Artikulations-apparates. Bald werden unartikulierte Laute ausgestoßen, bald kommt es zu häufig wiederholten Wortbildungen nicht selten obszönen Inhaltes (Koprolalie). Zwangsvor-stellungen und Zwangshandlungen werden bei Tickranken beobachtet, ohne daß die Intelligenz wesentlich beeinträchtigt zu sein pflegt. Die Krampfbewegungen können durch den Willen zum Teil unterdrückt werden. Gemütsbewegungen sowie affekt-betonte Vorstellungen haben eine Steigerung der Erscheinungen zur Folge.

Prognostisch handelt es sich namentlich bei der ausgebildeten Tickrankheit um ein wenn auch nicht ganz aussichtsloses, so doch nur ausnahmsweise in Heilung aus-gehendes Leiden. Eine Lebensgefahr erwächst den Kranken durch ihren Zustand nicht. Es ist verständlich, daß die bedauernswerten Patienten die menschliche Gemeinschaft nach Möglichkeit meiden und meist ein gedrücktes und unzufriedenes Dasein führen.

Die Therapie des Leidens deckt sich mit der Behandlung anderer psychogener Krämpfe.

Paramyoclonus multiplex. Dieses von Friedreich zuerst beschriebene Krankheitsbild besteht in anfallsweise auftretenden, meist symmetrischen, klonischen Zuckungen der Extremitäten- und Stammuskeln, ohne daß Störungen der groben Kraft, Koordination und elektrischen Erregbarkeit vorhanden sind. Es handelt sich beim Paramyoklonus um schnell aufeinander folgende blitzartige Zuckungen mit geringem oder fehlendem Bewegungseffekt. Unter dem Einflusse aktiver Bewegungen pflegen die Muskelzuckungen geringer zu werden, während Erregungen und Erwartungsaffekte eine krampfsteigernde Wirkung haben. Die Sehnenreflexe sind meist erhöht, andere Erscheinungen von seiten des Nervensystems fehlen. Eine besondere Form des Paramyoklonus ist der von Unverricht beschriebene Typus, der durch familiäres Auftreten und Vorkommen epileptischer Anfälle ausgezeichnet ist. Einen der Myoklonie nahestehenden Zustand bildet die Chorea electrica, s. S. 437.

Aetiologisch werden eine Anzahl heterogener Ursachen angeführt. In dem Friedreichschen Falle trat das Leiden im Anschluß an ein psychisches Trauma auf. Die Schwierigkeit der Diagnose besteht darin, den Paramyoklonus gegen andere Neurosen (Hysterie, Chorea, Tic) abzugrenzen, wobei zu berücksichtigen ist, daß die Selbständigkeit des Leidens von manchen Autoren in Zweifel gezogen wird. Die Prognose ist eine ungünstige. Es ist zweifelhaft, ob, abgesehen von der hysterischen Form des Leidens, komplette Heilung möglich ist.

Achtes Kapitel.

Die Chorea.

Die Chorea minor (Veitstanz).

Die Chorea minor ist eine meist das jugendliche Alter betreffende Störung des Muskelspieles. Das Hauptkontingent der Erkrankungen stellt das 6.—15. Lebensjahr, wobei das weibliche Geschlecht eine erhebliche Prädisposition zeigt.

Aetiologie. Was die Aetiologie dieses verhältnismäßig häufigen Leidens anbetrifft, so hat sich allmählich die Erkenntnis durchgesetzt, daß die Chorea eine infektiöse Erkrankung des Zentralnervensystems ist. Namentlich waren es die Beziehungen der Chorea zur Polyarthritis und Endokarditis, die auf eine infektiöse Grundlage des Leidens hinwiesen, doch ist erst in neuerer Zeit die Bedeutung der Infektion für das Zustandekommen des Leidens im vollen Umfange gewürdigt worden.

Andere ätiologisch in Betracht kommende Momente, wie psychische Erregungen, Schreck, nervöse Belastung, haben bei Anerkennung der infektiösen Grundlage nur die Bedeutung von Gelegenheitsursachen. Bei der imitatorischen Chorea ist zu erwägen, inwieweit es sich nicht um eine hysterische Erscheinung handelt. Als ein die Disposition zur Chorea förderndes Moment muß die Gravidität angesehen werden. Die Chorea gravidarum betrifft mit Vorliebe jugendliche Erstgebärende. Welcher Art das hypothetische Choreavirus ist, läßt sich bis heute nicht sicher sagen. Von manchen

Autoren wird die Ansicht vertreten, daß das Choreagift mit dem des Rheumatismus identisch sei. Nicht häufig ist es, daß die Chorea sich an die akuten Infektionen des Kindesalters anschließt. In einer eigenen Beobachtung trat das Leiden während des Rekonvaleszenzstadiums des Scharlachs auf.

Pathologische Anatomie. Der anatomische Befund der Chorea ist zwar nicht völlig negativ, jedoch einstweilen nicht geeignet, eine genügende anatomische Unterlage für die in vivo beobachteten Erscheinungen abzugeben. Die teils makroskopisch, teils mikroskopisch nachgewiesenen Veränderungen bestehen in Hyperämie und seröser Durchtränkung der Hirnsubstanz, ferner in fleckweisen Blutungen und Erweichungen, die mit Vorliebe den Zentralganglien oder dem subkortikalen Marklager angehören. Der Wert dieser pathologisch-anatomischen Feststellungen erleidet dadurch eine Einschränkung, daß das Sektionsergebnis in einer Anzahl von Fällen völlig negativ ist.

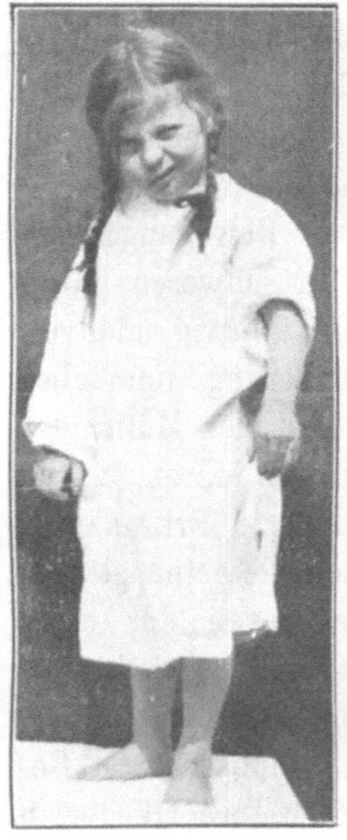 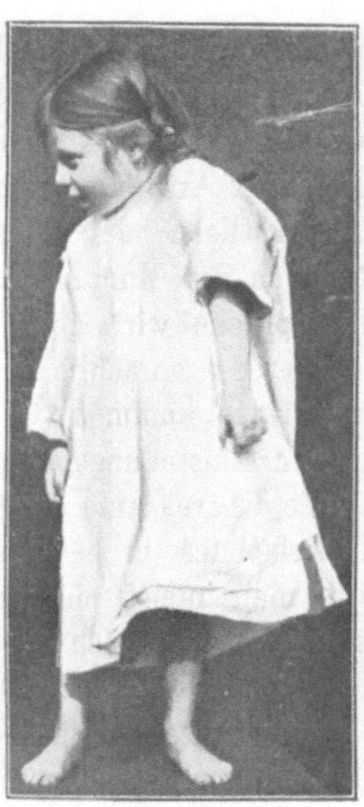 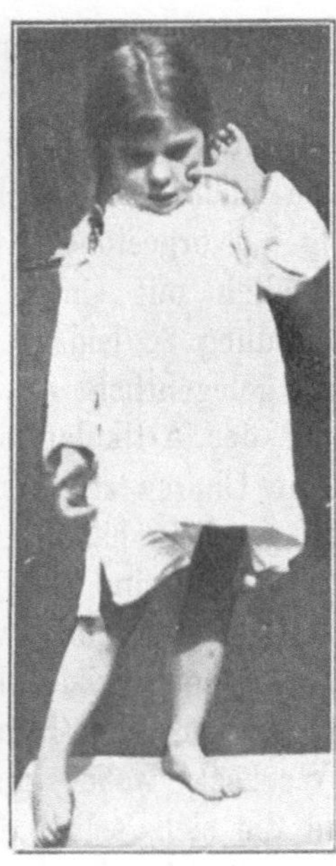 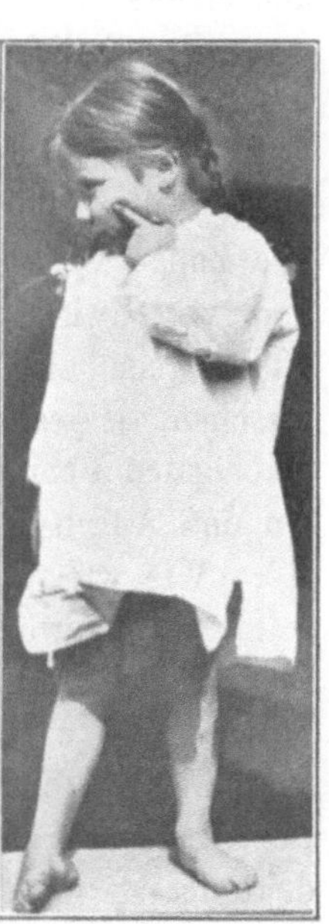

Fig. 326.   Fig. 327.   Fig. 328.   Fig. 329.

Die Momentaufnahmen Figg. 326—329 geben einige Phasen des choreatischen Krampfes wieder, Fig. 326 zeigt das Grimassieren, Fig. 327 das charakteristische Hochziehen der Schulter. Analoge Stellungen, wie in Fig. 328 und 329, werden häufig für Unart oder schlechte Angewohnheit gehalten. Daß es sich jedoch um pathologische Bewegungen handelt, zeigt die gleichzeitige Varo-Equinus-Stellung des rechten Fußes. Eigene Beobachtungen.

Symptomatologie. Die ersten, von der Umgebung meist verkannten Symptome äußern sich in einer abnormen geistigen und körperlichen Ermüdbarkeit. Die Kinder werden zerstreut und reizbar, vermögen dem Schulunterricht nicht mehr zu folgen und fallen durch Ungeschicklichkeit bei Handreichungen, dem Gebrauch von Messer, Gabel, Löffel usw. auf. Daß es sich hierbei nicht, wie häufig angenommen wird, um Unart, sondern um eine krankhafte Störung handelt, pflegt den Eltern und Erziehern für gewöhnlich erst klar zu werden, wenn die charakteristischen motorischen Symptome der Chorea in die Erscheinung treten.

Die choreatischen Bewegungsstörungen zeigen in den einzelnen Fällen große Unterschiede. Während in leichten Fällen die Krankheit sich in einigen grimassierenden

Bewegungen und gelegentlichen Zuckungen der Schultern, Arme und Hände erschöpft, zeigen die schwereren Formen der Chorea ein solches Chaos von zuckenden, zappelnden und schleudernden Bewegungen, daß es schwer wird, eine nur einigermaßen erschöpfende Schilderung des Muskelspieles zu geben. Bald wird der Kopf brüsk zur Seite oder nach hinten geworfen, die Schulter hochgezogen, die Arme ruckartig erhoben, gesenkt, abduziert und adduziert, während die Hände krampfartige Greif- und Spreizbewegungen ausführen, bald wird die Wirbelsäule gebeugt, torquiert oder seitlich verbogen und auch das Gebiet der unteren Extremitäten von der Krampfzuckung erfaßt, kurzum es kommt zu einer wahren Anarchie des dem Einfluß des Willens entrückten Muskelspieles. Das Charakteristische der choreatischen Zuckung liegt in der komplizierten, dem Ablauf der willkürlichen Bewegung nahekommenden Muskelkontraktion einerseits, in dem gleichzeitigen Ergriffensein verschiedener Muskelgebiete andrerseits.

Gewöhnlich sind die oberen Extremitäten und Schultermuskeln am stärksten betroffen, verhältnismäßig oft wird auch die Gesichtsmuskulatur in Mitleidenschaft gezogen, während die unteren Extremitäten weniger an den Krampfzuckungen teilzunehmen pflegen. Nicht selten läßt sich auch eine Beteiligung der Artikulationsmuskulatur nachweisen. Die Zunge wird hastig hervorgestoßen, führt seitliche oder kreisende Bewegungen aus und verschwindet plötzlich mit einem Ruck in der Mundhöhle. In schweren Fällen pflegt auch die Lautbildung zu leiden, die Sprache wird abgehackt, zittrig und verwaschen, ja es kann gelegentlich zu einer jede sprachliche Aeußerung unmöglich machenden Behinderung des Artikulationsapparates kommen (Choreatischer Mutismus). An den Augen kann die Chorea zu ruckartigen Einstellungsbewegungen führen.

Wie wir bereits gesehen haben, ist die Chorea eine generalisierte Erkrankung, wenn auch gewöhnlich die Störung des Muskelspieles in bestimmten Gebieten stärker hervortritt. Bei genauer Betrachtung wird man meist ein Ueberwiegen der einen Körperseite konstatieren können. Zuweilen beschränkt sich die choreatische Störung ausschließlich auf eine Körperhälfte (Hemichorea). Die Intensität der Zuckungen unterliegt einem großen Wechsel, wobei das Moment des psychischen Einflusses von Bedeutung ist. Während die sich selbst überlassenen Patienten vielfach ihre Glieder in der Gewalt haben, genügt oft eine so geringe psychische Einwirkung, wie das Anknüpfen einer Unterhaltung oder das Nachmachenlassen einer Bewegung, um das zur Ruhe gekommene Muskelspiel von Grund aus aufzurühren. Die Steigerung, welche die Muskelzuckung unter dem Einfluß einer psychischen Erregung erfährt, kann man dazu benutzen, um eine latente choreatische Störung zu demonstrieren, indem man eine Rechenaufgabe lösen oder ein Gedicht aufsagen läßt. Die psychische Entspannung andrerseits hat eine ausgesprochen krampfberuhigende Wirkung. So hören die Muskelzuckungen im Schlafe meist gänzlich auf.

Den Störungen der Motilität entspricht ein, wenn auch nicht konstantes, so doch in einem hohen Prozentsatze der Fälle vorhandenes anormales psychisches Verhalten der Kranken. Die Anomalien auf psychischem Gebiete bestehen in gemütlicher Verstimmung, mangelnder Affektbeherrschung, Vergeßlichkeit, Beeinträchtigung der geistigen Spannkraft sowie Nachlassen der Aufmerksamkeit im allgemeinen. Ausgesprochene Psychosen in Form maniakalischer oder halluzinatorischer Zustände stellen sich fast nur bei schweren Erkrankungen ein und treten vorzugsweise bei der Chorea gravidarum auf.

Gelegentlich kommt es im Verlaufe der Chorea zu einer lähmungsartigen Schwäche der Extremitäten, ja es kann die Bewegungsstörung so hochgradig sein, daß sie als Parese imponiert. Andrerseits kann es, wenn auch in seltenen Fällen, zur Entwicklung echter Paresen kommen. Von eigenen hierher gehörenden Beobachtungen kann ich einen 16jährigen Patienten mit Gaumensegellähmung, sowie einen letal verlaufenen Fall von schlaffer Paraparese der Beine anführen. Das Verhalten der Reflexe ist wechselnd. Es kommt sowohl Reflexsteigerung als -verminderung vor; nach den Erfahrungen mancher Autoren soll der schlaffe, mit Hypotonie der Muskulatur vergesellschaftete Typus der Chorea prävalieren (Chorea mollis).

Von Komplikationen sind die nicht seltenen Gelenkaffektionen sowie die auf Endokarditis beruhenden Herzklappenfehler zu erwähnen. Bemerkenswert ist, daß es sich bei den Gelenk- und Herzerscheinungen meist um benigne Erkrankungen handelt.

Verlauf und Prognose. Die Dauer der Chorea schwankt von 4—6 Wochen bis zu einigen Monaten, selten erstreckt sich das Leiden über mehr als ein Jahr. Die Prognose muß als durchaus günstig bezeichnet werden. Die mit 3—5 pCt. veranschlagten Todesfälle erreichen, um eine Erkrankung des kindlichen Alters zum Vergleiche heranzuziehen, ungefähr die Mortalitätsstatistik der Masern. In den letal ausgehenden Fällen erfolgt der Tod entweder infolge von Konsumption der Körperkräfte oder Herzkollaps. Eine wesentlich schlechtere Prognose gibt die Chorea gravidarum, bei der mit einer Mortalität von annähernd 25 pCt. gerechnet wird. Ungewöhnlich ist, daß die Chorea einen protrahierten Verlauf nimmt und sich über Jahre erstreckt oder zu einem konstitutionellen Leiden wird. Die Dauerform der Chorea sieht man fast ausnahmslos bei Kranken, die das 2. Jahrzehnt überschritten haben. Eine schlechte Rückbildungstendenz zeigt auch die im höheren Alter auftretende Form des Leidens (Chorea senilis). Bemerkenswert ist die Neigung zu Rezidiven, die mit die Zeit der Gravidität bevorzugen, nicht selten jedoch auch ohne äußere Ursachen eintreten.

Diagnose. Die Chorea gibt ein so charakteristisches Bild, daß die Diagnose, von den nicht gerade häufigen atypischen Fällen abgesehen, kaum irgendwelchen Schwierigkeiten begegnet. Meist ist die Diagnose Sache eines Augenblickes, wie ja auch die Patienten nicht selten die Diagnose „Veitstanz" dem Arzte in die Sprechstunde mitbringen.

Von anderen Reizzuständen der motorischen Sphäre (Tic, Paralysis agitans) unterscheidet sich die Chorea durch die Kompliziertheit der Muskelzuckung sowie das gleichzeitige Ergriffensein mehrerer Muskelgebiete. Freilich kommt, wenn auch selten, eine ausschließliche Lokalisation des choreatischen Prozesses auf die Gesichts-, Zungen- und Artikulationsmuskulatur vor.

Differentialdiagnostische Schwierigkeiten sind eigentlich nur bei der Hysterie vorhanden, die ein der Chorea sehr nahe kommendes Bild zu erzeugen vermag. Die Unterscheidung der hysterischen von der echten Chorea stützt sich im wesentlichen auf das Vorhandensein anderer hysterischer Symptome sowie auf die geringere Zwangsmäßigkeit der hysterischen Zuckung.

Mit den meist in früher Jugend erworbenen, athetotischen Zuständen hat die Chorea nichts zu tun. Die Differenzierung der Athetose von der Chorea ergibt sich aus dem Charakter der Muskelzuckungen, zudem pflegt ein oder das andere Zeichen der spastischen Lähmung in dem von der Athetose betroffenen Muskelgebiete vorhanden zu sein. Eine Verwechslung mit der posthemiplegischen Chorea ist bei einiger Aufmerksamkeit immer zu vermeiden, s. a. S. 437.

Therapie. Die Aufgabe der Behandlung liegt in einer das Kalorienbedürfnis deckenden Ernährung einerseits, in der Sorge für körperliche und geistige Ruhe andrerseits. In Anbetracht der krampfsteigernden Wirkung jeder psychischen Erregung empfiehlt es sich, die Kranken nach Möglichkeit zu isolieren und, zum mindesten bei allen nicht ganz leichten Fällen, einer Liegekur zu unterwerfen. Der Schulbesuch ist unter allen Umständen, schon aus Gründen der psychischen Infektionsgefahr, zu untersagen. Bei den schweren Formen ist es angebracht, um die umsichschlagenden Patienten vor Verletzungen zu schützen, das Bett mit gepolsterten Wänden zu versehen oder ein sogenanntes Epileptikerbett zu verwenden.

Von den Arzneimitteln verdient das Arsen am meisten Vertrauen, das ohne ein Spezifikum der Chorea zu sein, doch in der Mehrzahl der Fälle einen unverkennbaren Einfluß auf das Leiden hat. Auch die neuerdings mit Erfolg angewandten Salvarsaninjektionen wirken wohl im wesentlichen durch ihren Arsengehalt. Man gibt das Arsen als Liquor Fowleri, Natrium-, Acidum arsenicosum, Natrium cacodylicum, Atoxyl, Arsazetin in Form von Tropfen, Pillen oder Einspritzungen. Als ein prinzipiell neues Arsenmittel hat sich uns das Elarson bei der Chorea und zwar auch bei den schweren Formen bewährt, Näheres S. 72, 73. Einer vorwiegend symptomatischen Indikation genügt das Brom, das allein oder in Kombination mit Arsen verordnet wird. Wo die Patienten infolge von Schlaflosigkeit herunterkommen, sind Hypnotika (S. 71) am Platze. Narkotika wie Morphium, Pantopon, Skopolamin oder Chloralhydrat sollen nur im Notfalle gegeben werden.

Zweifelhaft ist der Wert der Salizylate, die zwar die begleitenden rheumatischen Erscheinungen günstig beeinflussen, jedoch bei der Chorea wie bei der choreatischen Endokarditis meist versagen. Milde hydrotherapeutische Maßnahmen wie lauc Bäder, Abwaschungen und Teilpackungen sind meist von Nutzen. Zur Nachbehandlung der Chorea eignet sich ein Aufenthalt an der See oder in waldreicher Gegend. Die Chorea gravidarum erfordert in Anbetracht der nicht unbedeutenden Lebensgefahr sorgfältige ärztliche Ueberwachung. Bei Progression der Erscheinungen kommt die Einleitung der Frühgeburt in Frage.

Die hereditäre Chorea (Huntingtonsche Chorea).

Trotz der großen symptomatologischen Uebereinstimmung, die zwischen der hereditären Chorea und der Chorea minor besteht, kommt dieser zuerst von Huntington erkannten Krankheit eine relative Selbständigkeit zu. Drei Momente sind es hauptsächlich, in denen die klinische Eigenart der Huntingtonschen Chorea zu Tage tritt, die Erblichkeit, der Beginn jenseits des 3. Jahrzehntes und die progressive Tendenz. Die Heredität ist nicht immer eine direkte, indem das Leiden zuweilen eine Generation überspringen oder mit Hysterie, Epilepsie und Psychopathie alternieren kann. In manchen Familien kommt eine derartige Häufung der Krankheitsfälle vor, daß nur wenige Familienmitglieder verschont bleiben.

Der Beginn der hereditären Chorea fällt meist in das vierte Jahrzehnt, doch können die ersten Symptome schon früher, selten erst im höheren Alter manifest werden. Zuerst pflegen die Muskeln des Gesichtes, sodann die der Arme, Schultern, des Rumpfes, Beckens und der unteren Extremitäten ergriffen zu werden, doch existieren in bezug auf die Entwicklung des Leidens individuelle Verschiedenheiten, typisch ist nur die progressive Tendenz des Prozesses. Im einzelnen unterscheiden sich die Zuckungen der hereditären Chorea nicht von der Störung des Muskelspieles, wie wir es bei der Chorea minor zu sehen gewohnt sind.

Als ein weiteres charakteristisches Symptom ist die nur in einer Minderzahl der Fälle vermißte Beteiligung der Psyche zu erwähnen. Die psychischen Anomalien äußern sich vorwiegend auf intellektuellem Gebiete und bestehen in einer Herabsetzung der Aufmerksamkeit und Nachlassen des Gedächtnisses. In vorgerückteren Stadien ist meist eine beträchtliche Geistesschwäche vorhanden. Hierzu kommen affektive Störungen wie Reizbarkeit, Verdrießlichkeit oder ausgesprochene Verstimmungszustände.

Die in einer Anzahl der autoptisch untersuchten Fälle erhobenen Befunde, bestehend in meningealen, enzephalitischen sowie paralyseähnlichen Veränderungen, sind nicht eindeutig genug, um eine sichere anatomische Unterlage zu bilden.

Die Prognose ist quoad restitutionem sowie quoad vitam infaust, doch braucht bei der langsamen Progredienz die Lebensdauer nicht wesentlich abgekürzt zu werden, zumal die Huntingtonsche Chorea für gewöhnlich erst zwischen dem 30.—40. Lebensjahre auftritt. Die Gehfähigkeit der Patienten bleibt meist bis in späte Stadien erhalten.

Die Behandlung ist ausschließlich symptomatisch. Die in der Therapie der Chorea minor erprobte Arsenbehandlung läßt bei der hereditären Chorea meist im Stich.

Die Chorea electrica.

Unter dieser Bezeichnung werden eine Anzahl heterogener Zustände zusammengefaßt, die eine oberflächliche Aehnlichkeit mit der echten Chorea haben, sich jedoch von dieser durch den blitzartigen Charakter der Muskelzuckungen unterscheiden. Die der Chorea electrica angehörenden Krankheitsbilder entstehen zum Teil auf dem Boden der Hysterie und Epilepsie (Epilepsia choreica), in anderen Fällen sind verwandtschaftliche Beziehungen zum Paramyoklonus vorhanden. Ganz unklar ist die Natur eines in Oberitalien vorkommenden Leidens, das ebenfalls als elektrische Chorea (Dubini) beschrieben ist und mit Lähmungen und Amyotrophien einhergeht.

Anhang.

Die posthemiplegische Chorea, Athetose und Athétose double.

Es handelt sich bei diesen Affektionen um der Chorea minor verwandte Störungen, die sich jedoch klinisch, zum Teil auch pathologisch-anatomisch genügend von der echten Chorea unterscheiden.

Die posthemiplegische Chorea ist eine nicht gerade häufige Folgeerscheinung einer apoplektischen Lähmung, deren anatomisches Substrat vorwiegend im Thalamus opticus zu suchen ist, s. a. S. 275.

Die Athetose steht in nahen Beziehungen zur zerebralen Kinderlähmung. Während die choreatische Störung mehr oder weniger die gesamte Körpermuskulatur betrifft, bleiben die athetotischen Bewegungen vorwiegend, wenn nicht ausschließlich, auf die distalen Extremitätenmuskeln beschränkt, s. a. S. 38.

Athétose double bei drei Geschwistern.

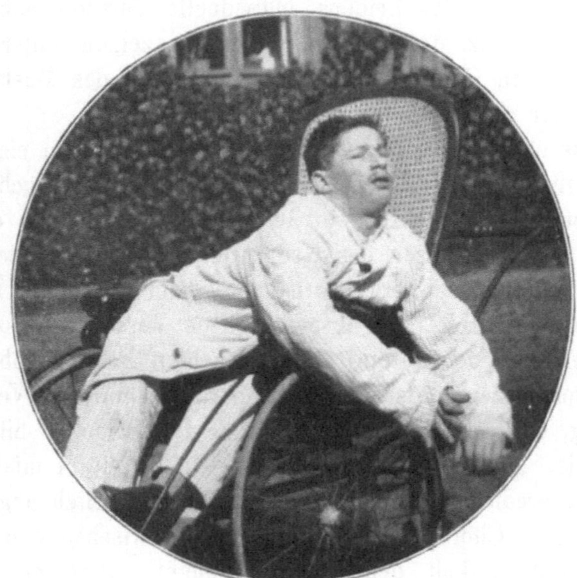

Fig. 330. A. L., 20 Jahre alt.

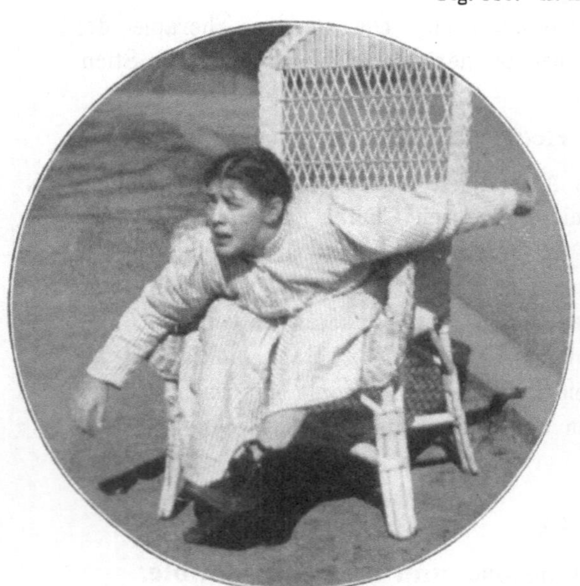

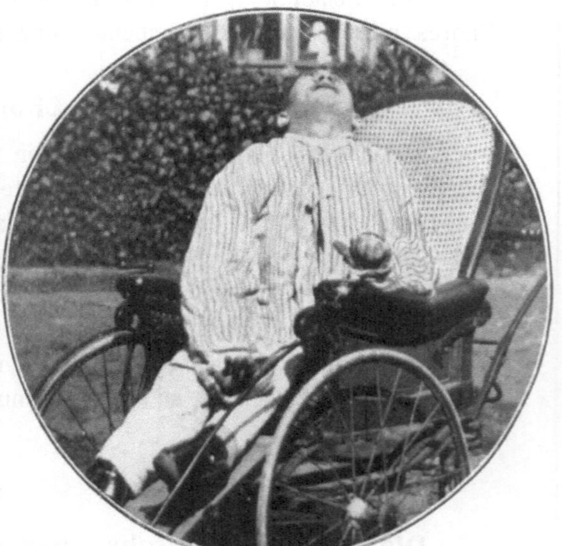

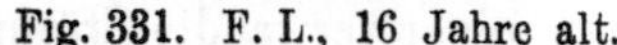

Fig. 331. F. L., 16 Jahre alt.   Fig. 332 cf. Fig. 330.

Eigene Beobachtung. (Momentaufnahmen.)

Ein an derselben Krankheit leidender Bruder ist im Alter von 18 Jahren gestorben.

Als Athétose double oder bilaterale Athetose bezeichnet man einen Zustand
bilateraler, bzw. bilateral symmetrischer Krampfbewegungen, die sich von der gewöhnlichen athetotischen Störung entfernen und ausgesprochene Neigung zu Mitbewegungen aufweisen. Das Leiden zeigt zuweilen familiäre Verbreitung und progressive Tendenz.

Neuntes Kapitel.

Die Paralysis agitans (Schüttellähmung).

Dem Engländer James Parkinson gelang es vor ca. 100 Jahren, aus der Reihe der mit Zittern einhergehenden Zustände eine besondere Form herauszuheben, deren Merkmale er in einer klassischen monographischen Studie festgelegt hat. Die große Schwierigkeit für das pathogenetische Verständnis der „shaking palsy" (Schüttellähmung) liegt in dem Mangel einer einheitlichen anatomischen Grundlage. Seitdem wir das Zentralorgan mit verfeinerten histologisch-technischen Methoden durchforschen, können wir in der Mehrzahl der Paralysisfälle einen positiven Befund erheben. Die teils mikroskopisch, teils makroskopisch nachweisbaren Veränderungen, welche entweder diffuse Verbreitung zeigen oder sich auf bestimmte Hirngebiete (Zentralganglien) lokalisieren, bestehen hauptsächlich in sklerotischen Prozessen der Arterien und kleinzelligen perivaskulären Infiltraten. Ueber die Deutung des anatomischen Befundes gehen die Meinungen der Autoren auseinander, speziell untersteht die Frage der Diskussion, ob die anatomischen Befunde das Substrat der Paralysis agitans bilden oder als senil-arteriosklerotische Veränderungen anzusehen sind. Analoge Veränderungen finden sich auch in der Substanz des Rückenmarks; bemerkenswert ist ferner der Ganglienzellenzerfall im Hals- und Lendenmark.

Durch die mit zunehmender Konstanz nachgewiesenen nervösen Veränderungen ist die Lehre von dem myopathischen Ursprung der Paralysis agitans stark ins Wanken geraten. Der von einigen Autoren angenommene Zusammenhang der Paralysis agitans mit Sekretionsanomalien der Thyreoidea ist nicht genügend begründet.

Die Paralysis agitans ist eine Erkrankung des reiferen Alters, deren Beginn für gewöhnlich in das 5.—6. Jahrzehnt fällt, vor dem 40. und oberhalb des 70. Lebensjahres tritt das Leiden nur selten auf. Die Paralysis agitans gehört zu den selteneren Affektionen des Nervensystems, doch scheint die Erkrankungsziffer in den einzelnen Gegenden nicht konstant zu sein. Im Material des Städt. Krankenhauses Moabit kamen auf 9626 Nervenkranke 83 Fälle von Paralysis agitans (42 Männer, 41 Frauen) = 0,86 pCt. (Eichhorst 0,1 pCt., Berger 0,6 pCt.) Ueber die Ursachen wissen wir nichts Sicheres. Von den meisten Autoren wird auf die ätiologische Bedeutung körperlicher und seelischer Traumen hingewiesen. Es scheint, als ob die Paralysis agitans auch auf dem Boden einer hereditären Anlage entstehen kann.

Symptomatologie. Eine gute Vorstellung von der Eigenart der Erkrankung erhält man, wenn man auf die Beschreibung zurückgreift, welche uns Parkinson in seinem Essay über die shaking palsy gegeben hat. „Unwillkürliche Zitterbewegungen mit Verminderung der Muskelkraft in nicht bewegten Körperteilen, Neigung, den Rumpf vorwärts zu beugen und beim Gehen ins Laufen zu geraten, ohne daß die Sinnesorgane und der Intellekt beeinträchtigt sind." Mit dieser Schilderung ist die Symptomatologie der Paralysis agitans auf die kürzeste Formel gebracht. Hinzuzufügen wäre noch der abnorme Spannungsgrad der von der Schüttellähmung betroffenen Körpermuskulatur.

Das prägnanteste Symptom, von dem auch das Leiden seinen Namen erhalten hat, ist der langsame, regelmäßige, grobschlägige Tremor. Das Charakteristische des

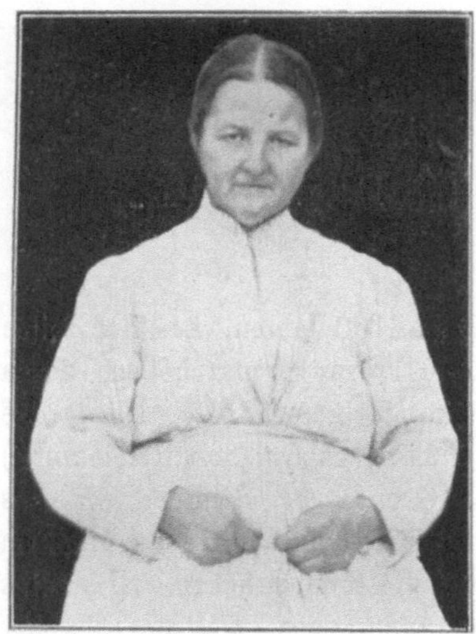

Fig. 333. Typische Haltung der Hände bei Paralysis agitans. Eigene Beobachtung.

Tremors bei Paralysis agitans ist, daß die Zitterbewegung vorwiegend in der Ruhe besteht, Bewegungen haben eher einen tremorhemmenden Einfluß. Psychische Erregungen haben meist eine Steigerung des Tremors zur Folge. Im Schlafe hört das Zittern für gewöhnlich auf. Die Zitterbewegungen pflegen meist in einer Körperhälfte zu beginnen und können gewisse Zeit ausschließlich auf eine Seite beschränkt bleiben. Auf der Höhe der Krankheit ist das Zittern über den ganzen Körper verbreitet. Relativ spät und mit geringerer Konstanz wird die Muskulatur des Kopfes und Halses ergriffen. Infolge regelmäßig alternierender Streck- und Beugebewegungen des Daumens kommt es nicht selten zu komplizierten, mit dem Zählen von Münzen oder Drehen von Pillen verglichenen Oszillationen. An den unteren Extremitäten führt der Tremor zu wippenden Bewegungen des Fußes. Das Ergriffensein der an der Schädelbasis inserierenden Muskeln äußert sich in einem Nicken oder Wackeln des Kopfes. Bisweilen nimmt auch die Kiefer-, Zungen- und Kehlkopfmuskulatur an den Zitterbewegungen teil.

Neben den erwähnten Zitterbewegungen findet man nicht selten eine charakteristische Stellungsanomalie des Armes derart, daß der abduzierte, im Ellenbogengelenk stumpfwinklig gebeugte Unterarm in leichter Pronationsstellung gehalten wird (Fig. 333). Diese in der Mehrzahl der Fälle sich wiederholende Haltungsanomalie ist der Ausdruck eines weiteren, diagnostisch wertvollen Symptomes, nämlich der abnormen Muskelspannung. Infolge des erhöhten Spannungsgrades der Körpermuskeln kommt es zu einer Erschwerung der willkürlichen Bewegungen, weiterhin machen sich charakteristische Veränderungen der Körperhaltung bemerkbar. Außer der bereits erwähnten abnormen Arm- und Handstellung findet sich in den meisten Fällen eine pathognomonische Kopf- und Rumpfhaltung derart, daß der Kopf nach vorn geneigt und der Rücken gleichzeitig gebeugt wird, wodurch die typische gebückte Haltung der Kranken entsteht (Fig. 334). Die Starre der mimischen Muskulatur bewirkt einen nahezu völligen Verlust des Mienenspieles, was eine eigentümliche Leere und Unbeweglichkeit der Gesichtszüge zur Folge hat.

Ein ungefährer Maßstab für den Spannungsgrad der Muskulatur ist der Widerstand, den die Glieder passiven Bewegungen entgegensetzen. Im Gegensatz zu der spastischen Tonuserhöhung ist die Hypertonie bei Paralysis agitans gleichmäßiger und im geringeren Grade von äußeren Bedingungen abhängig. Es bedarf daher keiner besonderen Kunstgriffe, um die erhöhte Muskeltension nachzuweisen. Der große diagnostische

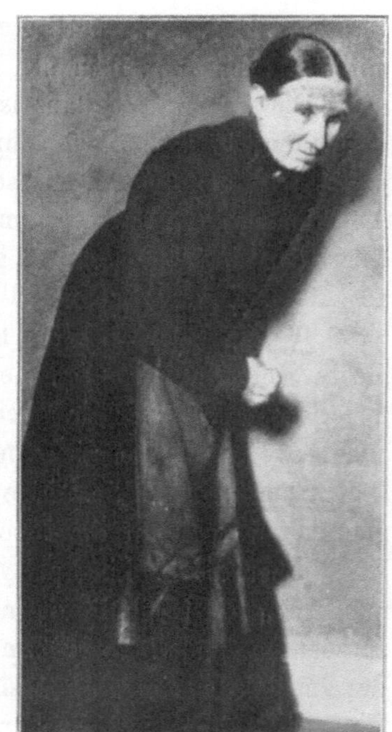

Fig. 334. Gebückte Haltung, starrer Gesichtsausdruck bei Paralysis agitans. Eigene Beobachtung.

Wert der Muskelrigidität liegt in der Tatsache, daß die Spannungsänderung dem Zittern um Jahre vorausgehen, ja daß das Zittern unter Umständen ganz ausbleiben kann (Paralysis sine agitatione).

Mit dem weiterem Fortschreiten des Krankheitsprozesses werden die willkürlichen Bewegungen mehr und mehr gehemmt, doch bleibt ein Rest von Beweglichkeit für gewöhnlich noch bis in die Endstadien des Leidens erhalten. Die Hemmung des Muskelerregungsablaufes macht sich fernerhin in einer charakteristischen Störung der Lokomotion geltend. Es zeigt sich nämlich, daß, wie Parkinson es ausdrückt, der Kranke bei Bewegungsversuchen leicht vom Gehen ins Laufen kommt. Durch den vorgebeugten Oberkörper wird der Schwerpunkt mit jedem Schritt weiter vorwärts verlegt, „sodaß die Kranken ihrem Schwerpunkt, den sie ständig verlieren, gleichsam nachlaufen". Es entsteht so die als Propulsion bezeichnete Neigung des Vornüberfallens. In analoger Weise kommt das Symptom der Retropulsion zustande. Die Erscheinung der Pro- und Retropulsion läßt sich leicht in der Weise demonstrieren, daß man den Patienten an beiden Händen ergreift, nach vorn oder hinten zieht und dann plötzlich losläßt.

Mit den Kardinalsymptomen des Tremors und der vermehrten Muskelspannung ist das klinische Bild der Paralysis agitans keineswegs erschöpft, doch spielen die übrigen Erscheinungen in der Klinik der Schüttellähmung keine wesentliche Rolle. Relativ häufig begegnet man vasomotorisch-sekretorischen Störungen wie abnormer Hautrötung oder vermehrter Schweiß- und Speichelbildung. Die Sprache fällt häufig durch Kraftlosigkeit und monotonen Ausdruck auf. In der abnorm langen Reaktionszeit der Sprachbewegungsimpulse kommt der die Schüttellähmung im allgemeinen kennzeichnende „Mangel an Antrieb" zum Ausdruck.

Reflexanomalien und sensible Störungen gehören nicht zum Bilde der Paralysis agitans, wenngleich nach den Angaben einiger Autoren die Sensibilität nicht immer intakt bleibt. Die Intelligenz ist, wie schon Parkinson hervorhebt, nicht beeinträchtigt. Die häufig nachweisbaren Stimmungsanomalien erklären sich aus der traurigen Lage, in welche die Kranken durch ihr allen therapeutischen Maßnahmen trotzendes Leiden gebracht werden. Abgesehen von der Erschwerung der willkürlichen Bewegungen, klagen die Patienten häufig über ein lästiges Hitzegefühl oder Hautbrennen, nicht selten wird auch ein schmerzhaftes Muskelziehen angegeben. In einigen Fällen (eigene Beobachtung) finden sich Paresen der Augenmuskeln oder bulbäre Lähmungszeichen.

Verlauf und Prognose. Die Paralysis agitans gehört zu den chronischsten Affektionen der gesamten Neuropathologie. Zwischen den ersten klinischen Erscheinungen und dem Zeitpunkte, in dem die Kranken in einen lähmungsartigen Zustand geraten, liegt ein Intervall von vielen Jahren. Aus den Beschreibungen von Charcot und Oppenheim kennen wir Fälle von 20—30jähriger Dauer. Nur ausnahmsweise beginnt das Leiden akut, ebenso ungewöhnlich ist ein schnelles Fortschreiten des Krankheitsprozesses. Die Prognose ist quoad restitutionem aussichtslos, quoad vitam insofern günstig, als in Anbetracht des relativ späten Auftretens der Krankheit die Lebensdauer in der Regel nicht verkürzt wird.

Diagnose. Die Erscheinungen der Paralysis agitans sind so charakteristisch, daß die Diagnose für gewöhnlich keine Schwierigkeiten macht und in der Regel auch da gestellt werden kann, wo die Symptomatologie nicht vollständig entwickelt ist. Der Schütteltremor, die Muskelrigidität, die maskenartige Starre und die gebückte Haltung sind an sich nahezu pathognomonische Symptome, welche noch den Vorteil haben, daß sie sich dem Auge ohne weiteres präsentieren und nicht erst durch zeitraubende Untersuchungen nachgewiesen zu werden brauchen. Berücksichtigt man ferner, daß die Schüttellähmung eine Erkrankung des höheren Alters ist, so wird die Abgrenzung unschwer gegen die differentialdiagnostisch in Betracht kommenden Zustände gelingen.

Von dem sklerotischen Zittern unterscheidet sich der Schütteltremor bei Paralysis agitans durch das vorwiegende Auftreten in der Ruhe, während Bewegungen im Gegensatz zur multiplen Sklerose meist einen hemmenden Einfluß haben. Ebensowenig ist der Tremor bei Basedow, Neurasthenie, Alkohol-, Nikotin-, Koffein-, Blei- und Quecksilberintoxikationen mit der groben Zitterbewegung der Paralysis agitans zu verwechseln.

Der senile Tremor kann eine auffallende Aehnlichkeit mit dem der Paralysis agitans haben und ist wohl auch als eine der Paralysis agitans verwandte Störung anzusehen, ebenso kann auch die auf multiplen arteriosklerotischen Degenerationsherden beruhende Greisenlähmung (Paraplegia senilis) eine an Paralysis agitans erinnernde Muskelrigidität bedingen, doch ist bei den Lähmungszuständen des Greisenalters für gewöhnlich das eine oder andere Zeichen der spastischen Parese anzutreffen. Daß eine so vielgestaltige, bewußter und unbewußter Nachahmung fähige Affektion, wie die Hysterie, gelegentlich ein an Paralysis agitans erinnerndes Bild zu erzeugen vermag, ist ohne weiteres verständlich. Nie jedoch dürfte der hysterische Schütteltumor die Konstanz und progressive Tendenz des der Paralysis agitans eigentümlichen Tremors haben. Fernerhin pflegen andere hysterische Symptome bei der hysterischen Pseudoparalysis agitans in den meisten Fällen nicht zu fehlen.

Therapie. In Anbetracht der trostlosen Prognose hat die Therapie die Aufgabe, den Fortschritt des Leidens nach Möglichkeit zu hindern und die Beschwerden der bedauernswerten Kranken einigermaßen erträglich zu machen. Empfehlenswert ist eine kräftige, reizlose Ernährung, Aufenthalt in reiner Gebirgs-, Wald- oder Seeluft und, wo die sozialen Verhältnisse es zulassen, Ueberwinterung im Süden. Außerdem ist dem Kranken eine ruhige, Exzesse und Erregungen vermeidende Lebensweise anzuraten. Milde hydrotherapeutische und gymnastische Maßnahmen sind meist von Vorteil. Von der Elektrizität ist mit Ausnahme der von Erb und Oppenheim empfohlenen bipolaren faradischen Bäder nicht viel zu erhoffen.

Einer symptomatischen Indikation genügt das Skopolamin, das in Dosen von 3—4 Dezimilligramm subkutan injiziert, den Tremor mitunter in fast spezifischer Weise beeinflußt. Dem Hyoszin pharmakodynamisch nahestehend ist das von E. Mendel in die Praxis eingeführte Duboisin. Manche der früheren Hörer des Mendelschen Kollegs werden sich noch des an Paralysis agitans leidenden Justizbeamten erinnern, der seine Aktenstücke nur unter der Wirkung einer Duboisininjektion zu unterzeichnen vermochte. Das Duboisin kann in doppelter Dose wie das Skopolamin gegeben werden. Per os ist die Wirkung der beiden Alkaloide unsicherer und weniger nachhaltig. Von anderen bei der Schüttellähmung in Anwendung kommenden Medikamenten sind die Bromalkalien sowie tonisch wirkende Mittel (Arsen, Eisen, Chinin, Strychnin) zu erwähnen.

Die neuerdings in Vorschlag gebrachte Förstersche Operation (S. 85), die sich bei der Behandlung mancher spastischer Zustände bewährt hat, scheint bei der Paralysis agitans keine Zukunft zu haben.

Zehntes Kapitel.
Die Tetanie und Spasmophilie.

Die verwandtschaftlichen Beziehungen, die zwischen der Tetanie und Spasmophilie bestehen, rechtfertigen die gemeinsame Besprechung beider Krankheitszustände. Die Tetanie führt zu bilateralen, oft von Schmerzen begleiteten tonischen Muskelkrämpfen, die sich mit Vorliebe auf bestimmte Körpergebiete lokalisieren und ohne Störung des Bewußtseins verlaufen. Während die Tetanie der Erwachsenen ein ziemlich seltenes Leiden bildet, ist die Tetanie des Kindesalters eine durchaus nicht ungewöhnliche Erscheinung. Wenden wir uns zunächst der Tetanie der Erwachsenen zu!

Die Tetanie der Erwachsenen.

Die letzten Ursachen der Tetanie sind nicht bekannt, doch weisen die meisten Erfahrungen auf einen toxisch-infektiösen Ursprung hin. Wie bei vielen Infektionskrankheiten sehen wir auch bei der Tetanie ein Auf- und Niedergehen der Krankheitsziffern; das Maximum der Tetanieerkrankungen wird in manchen Gegenden um den Beginn des Frühjahres erreicht. Mit einer infektiösen Grundlage läßt sich auch am besten die Tatsache in Einklang bringen, daß die Tetanie mit Vorliebe bestimmte Erwerbskategorien — meist sind es jugendliche gewerbliche Arbeiter (Schuster, Schneider) — ergreift. Unter den zur Tetanie disponierenden Faktoren sind die Affektionen des Magendarmkanals zu erwähnen. Namentlich sind es die mit abnormer Erweiterung des Magensackes einhergehenden Prozesse, welche eine Tetanie im Gefolge haben. Ob es sich bei der „Magentetanie" um ein autotoxisches oder infektiöses Leiden handelt, ist nicht sicher erwiesen, doch spricht das gehäufte Vorkommen in den sogenannten „Tetaniemonaten" mehr für eine infektiöse Ursache, die primäre Magenaffektion hätte in diesem Falle nur die Bedeutung eines dispositionssteigernden Momentes. Aehnlich liegen die Verhältnisse bei den mit der Gravidität oder dem Puerperium in Verbindung stehenden Tetanieerkrankungen.

Ein besonderes Interesse haben diejenigen Tetaniefälle, die mit Funktionsstörungen der Schilddrüse zusammenhängen. Seit der Veröffentlichung des ersten Falles akuter tödlicher Tetanie nach Totalexstirpation der Schilddrüse hat es nicht an Versuchen gefehlt, die Tetanie generell auf eine Insuffizienz der Glandula thyreoidea zurückzuführen, speziell sollen Funktionsstörungen der Nebenschilddrüsen für das Zustandekommen der Tetanie von Bedeutung sein. Auf verwandtschaftliche Beziehungen weist auch das gelegentliche gleichzeitige Vorkommen von Basedow und Tetanie hin, ohne daß sich zurzeit etwas Sicheres über den Zusammenhang beider Affektionen sagen ließe.

Wenn wir unvoreingenommen an die Frage der Tetaniepathogenese herantreten, werden wir zugeben müssen, daß die infektiöse Theorie zurzeit am besten gestützt ist, daß jedoch die Existenz anderer ätiologischer Momente nicht in Abrede gestellt werden kann.

Symptomatologie. Das hervorstechendste Symptom der Tetanie ist der intermittierende Krampf der quergestreiften Muskulatur. Infolge der vorzugsweisen Beteiligung bestimmter Muskelgebiete kommt es an den Gliedern vielfach zu charakteristischen Stellungsänderungen. Eine typische Tetaniedeformität ist die Geburtshelferstellung der

Hand. Pfötchenbildung (Fig. 335), Haltung der Hand wie bei der elektrischen Reizung des N. ulnaris sind weitere charakteristische Stellungsänderungen. An den Füßen, die in einer Anzahl der Fälle an den tetanischen Krämpfen teilnehmen, kommt es meist zu Equino varus-Stellung. Relativ selten wird die Gesichts-, Kau- und Zungenmuskulatur ergriffen.

Die Tetaniekrämpfe gehen meist mit Schmerzen oder parästhetischen Empfindungen einher und befallen in der Regel symmetrische Körperabschnitte. Die Dauer der Krämpfe wechselt von einigen Minuten bis Stunden, ausnahmsweise können sich die Krämpfe auch über mehrere Tage erstrecken. Das Allgemeinbefinden ist nicht immer gestört, leichte Temperaturerhöhungen werden häufiger beobachtet.

. Das Bild der Tetanie wird dadurch vervollständigt, daß sich zu den erwähnten Muskelkrämpfen eine Anzahl von Störungen gesellen, die auf eine Erhöhung des neuro-muskulären Tonus zu beziehen sind und durch einfache Untersuchungsmittel nachgewiesen werden können. Es sind dies:

1. das Trousseausche Phänomen,
2. die Steigerung der mechanischen Nervenerregbarkeit,
3. die Steigerung der elektrischen Nervenerregbarkeit.

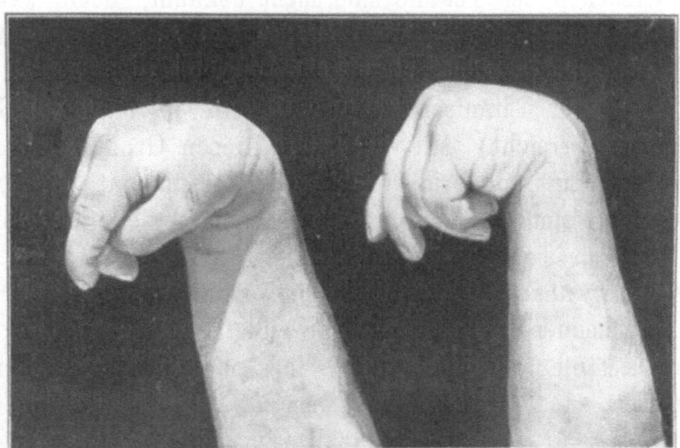

Fig. 335. Pfötchenbildung bei Tetanie. Eigene Beobachtung.

Die Bedeutung des Trousseauschen Phänomenes liegt in der Möglichkeit, tetanische Krämpfe in anfallsfreien Zeiten hervorzurufen. Wie Trousseau gezeigt hat, gelingt die Auslösung eines Tetaniekrampfes in einfachster Weise dadurch, daß man mit der umspannenden Hand oder dem Esmarchschen Schlauch 1—3 Minuten lang einen Druck auf die Nervenstämme des Oberarmes ausübt. Das Trousseausche Zeichen ist bisher ausschließlich bei Tetanie nachgewiesen worden, woraus sein großer diagnostischer Wert hervorgeht.

Ein weiteres charakteristisches Symptom ist die Steigerung der mechanischen Nervenerregbarkeit. Es ist das Verdienst Chvosteks, auf die namentlich im Fazialisgebiete leicht nachweisbare abnorme mechanische Erregbarkeit hingewiesen zu haben. Leichtes Beklopfen des Fazialisstammes in der Gegend der Parotis wird in der Mehrzahl der Fälle mit einer lebhaften Zuckung beantwortet. Der klinische Wert des Chvostekschen Phänomenes wird jedoch dadurch eingeschränkt, daß eine Erhöhung der mechanischen Nervenerregbarkeit mitunter bei Gesunden und nicht ganz selten bei nervösen, hysterischen und epileptischen Individuen vorkommt.

Die abnorme Erregbarkeit des peripheren Nervensystems macht sich in einer gesteigerten Empfindlichkeit der motorischen und sensiblen Nerven gegenüber elektrischen

Reizen bemerkbar. So genügen für gewöhnlich schwache elektrische Reize (0,05 bis 0,1 M.A.) zur Erzielung der Kathodenschließungszuckung. Ebenso bedarf es relativ geringer Stromstärken, um Kathodenschließungstetanus hervorzurufen. Die gesteigerte elektrische Nervenerregbarkeit ist, wie noch zu zeigen sein wird, für die Abgrenzung der spasmophilen Zustände des Kindesalters von großer Bedeutung.

In analoger Weise gelingt es, das sensible Nervensystem mit schwachen elektrischen Strömen in Erregung zu versetzen. Häufiger noch läßt sich eine gesteigerte Empfindlichkeit des sensiblen Systems gegenüber mechanischen Erregungen feststellen.

Im großen und ganzen bietet die Tetanie ein einförmiges Bild, das sich in den tonischen Muskelkrämpfen und der abnormen Erregbarkeit des peripheren Nervensystems nahezu erschöpft. Die Reflexe sind meist normal, mitunter gesteigert, selten während des Krampfanfalles erloschen. In einer Anzahl der Fälle kommt es zu vasomotorisch-sekretorischen Störungen, wie Hautrötung, Neigung zu Schweißen, Gedunsenheit des Gesichts, Pigmentierungen, Herpesausschlägen, Ausfall der Nägel und des Kopfhaares. Zu erwähnen wären noch die gelegentlichen Beziehungen der Tetanie zu psychischen Störungen und epileptischen Zuständen.

Verlauf und Prognose. Der Verlauf ist im einzelnen sehr verschieden. Neben flüchtigen, nur bei gelegentlichen Untersuchungen nachweisbaren Fällen sehen wir mittelschwere, über mehrere Wochen bis Monate sich erstreckende Affektionen und, wenn auch nicht gerade häufig, Fälle, die unter Remissionen Jahre, selbst Jahrzehnte andauern. Zu berücksichtigen ist, daß die Tetanie eine ausgesprochene Neigung zu Rezidiven hat. Die Prognose hängt in erster Linie von der Art der Erkrankung ab. Quoad vitam eine ernste Prognose geben die als Cachexia thyreopriva anzusprechenden Tetanieformen, ebenso ist auch die Magentetanie der Erwachsenen im allgemeinen prognostisch ungünstig zu beurteilen. Gefährdet sind auch Schwangere, bei denen jedoch mit der Geburt die Krämpfe zu schwinden pflegen. Die prognostisch günstige Auffassung, die man früher gegenüber den Arbeitertetanien annahm, erfährt eine wesentliche Einschränkung durch die Feststellung Frankl-Hochwarts, daß in einer Anzahl der Fälle keine völlige Heilung erzielt wird. Rezidivierende Krampfanfälle, Dauertetanien, selbst komplettes Siechtum bilden in dem Material Frankl-Hochwarts eine nicht seltene Erscheinung.

Therapie. Ist ein Grundleiden vorhanden, so muß gegen dieses vorgegangen werden. So kann die Beseitigung einer Pylorusstenose oder die Unterbrechung der Gravidität die Tetanie mit einem Schlage beheben. Magenwaschungen sowie Rektalinfusionen mit Kochsalz- oder Traubenzuckerlösungen sind bei der gastrektatischen Tetanie meist von Nutzen. Milde hydriatische Prozeduren wie laue oder warme Bäder, Packungen und Frottierungen haben in manchen Fällen eine krampfberuhigende Wirkung, in anderen versagen sie jedoch. Die Behandlung mit schwachem galvanischem Strom wird von vielen Autoren gerühmt. Bei protrahierten, schmerzhaften Krämpfen sind Narkotika (Morphium, Pantopon, Chloralhydrat) am Platze, in leichteren Fällen genügen antineuralgisch wirkende Mittel (S. 72).

Die Hoffnungen, die man auf die Schilddrüsentherapie gesetzt hatte, haben sich nur in bescheidenem Maße erfüllt. Den gelegentlichen Erfolgen stehen zahlreiche Mißerfolge gegenüber.

Die Tetanie der Kinder (Spasmophilie).

Es ist das Verdienst der modernen Pädiatrie, eine Anzahl der im frühen Kindesalter auftretenden Krampferscheinungen zu einer klinischen Einheit zusammengefaßt zu

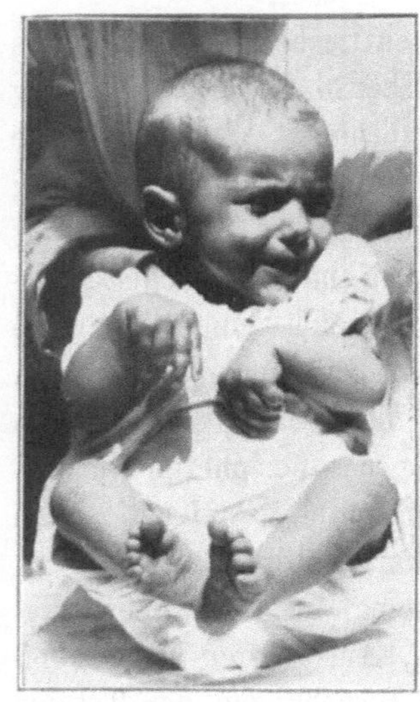

Fig. 336. Typische Stellung der Hände und Füße bei Säuglingstetanie. Eigene Beobachtung.

haben. Als Spasmophilie oder spasmophile Diathese bezeichnet man eine dem ersten Lebensjahre eigentümliche, weitverbreitete Konstitutionsanomalie, die in einer allgemeinen Uebererregbarkeit des Nervensystems besteht und zu den Erscheinungen der Tetanie, des Laryngospasmus und der Eclampsia infantum führt.

Zwischen der Spasmophilie der Kinder und der Tetanie der Erwachsenen finden sich wesentliche Uebereinstimmungen. So ist das Trousseausche, Chvosteksche Phänomen sowie die elektrische Uebererregbarkeit, Symptome die zu den charakteristischen Erscheinungen der Tetanie gehören, in analoger Weise bei den spasmophilen Zuständen nachweisbar. Besonderer Wert wird von den Pädiatern auf das elektrische Verhalten der Nerven gelegt, wobei als Maßstab der Uebererregbarkeit der Eintritt der Kathodenöffnungszuckung bei einer Stromstärke unter 5 M.A. angesehen wird. Angesichts der großen Häufigkeit, mit der sich eine elektrische Uebererregbarkeit auch bei anscheinend gesunden Kindern nachweisen läßt, scheinen jedoch gewisse Zweifel an der Beweiskraft der elektrischen Prüfung berechtigt. Ueber die Pathogenese der Spasmophilie ist bisher keine Einigkeit erzielt worden, doch geht die herrschende Auffassung dahin, daß Ernährungsschädlichkeiten, insbesondere Störungen des Kalkstoffwechsels, für das Zustandekommen der spasmophilen Zustände von großer Bedeutung sind.

Häufiger als die Tetanie bildet der Laryngospasmus (Stimmritzenkrampf) eine Teilerscheinung der spasmophilen Diathese. Beim Passieren des mit einer tiefen Inspirationsbewegung angesogenen Luftstromes durch die verengte Glottis entsteht ein eigentümliches, juchzendes Geräusch. In schweren Fällen kommt es zu Atemstillstand, Zyanose, Bewußtlosigkeit und allgemeinen Konvulsionen. Nicht so selten tritt auf der Höhe des Anfalles der Tod ein, wie ja der Laryngospasmus eine häufige Ursache der plötzlichen Todesfälle des Säuglingsalters ist.

Die Ergebnisse der elektrischen Prüfung machen es wahrscheinlich, daß auch die als Eclampsia infantum bezeichneten Krämpfe, die dem frühen Kindesalter im hohen Maße eigen sind, der Spasmophilie angehören.

Der Schwerpunkt der Behandlung spasmophiler Zustände liegt in einer Regelung der Ernährung. Am zweckmäßigsten ist es, zur Brusternährung zurückzukehren, wodurch selbst bedrohliche Symptome in kürzester Zeit zum Schwinden gebracht werden können. Wo die Brusternährung nicht durchführbar ist, empfiehlt sich eine Reduktion des Kuhmilchquantums sowie teilweiser Ersatz der Milch durch Kohlehydrate in Form von Kindermehlen, Gries und Zwieback. Bei den nahen Beziehungen der spasmophilen Diathese zur Rachitis ist die altbewährte Phosphor-Lebertrantherapie meist am Platze. Von medikamentösen Mitteln kommt das Brom und Chloralhydrat, neuerdings auch das Chlorkalzium in Anwendung.

C. Erkrankungen des Sympathikus.
Vasomotorisch-trophische Neurosen. Basedow.
Myxödem. Akromegalie.

Elftes Kapitel.
Die Erkrankungen des Sympathikus.

Wenn auch die Lehre vom Bau und der Funktion des sympathischen Systems durch die Arbeiten der letzten Jahre eine wesentliche Förderung erfahren hat, so sind trotz der zahlreichen klinischen, histologischen und experimentell-pathologischen Untersuchungen unsere Kenntnisse auf diesem Gebiete noch immer recht lückenhaft.

Das sympathische System, das als automes oder vegetatives System dem Zerebro-Spinalsystem gegenübergestellt wird, ist eine anatomische Einheit, deren Funktionsbereich die glatte Körpermuskulatur, die Drüsenapparate sowie die Muskulatur des Herzens bilden.

Das sympathische System setzt sich zusammen aus:
1. dem Grenzstrang des Sympathikus,
2. den Rami communicantes,
3. den peripheren, zu den Eingeweiden, Blutgefäßen und Drüsen ziehenden Nervenfasern.

Der Grenzstrang des Sympathikus ist ein zu beiden Seiten der Wirbelsäule gelegener, kranio-kaudal verlaufender Faserzug, in den eine größere Zahl von Ganglienkomplexen eingeschaltet ist. Die Rami communicantes stellen Schaltstücke des Rückenmarks zu den Ganglien des Grenzstranges über die vorderen Wurzeln dar. Eine besondere Stellung nehmen die zervikalen Halsganglien sowie die Sakralganglien ein. Das oberste Zervikalganglion versorgt den Dilatator pupillae, den glatten oberen Lidheber und den Müllerschen Orbitalmuskel, während der Sakralteil des Sympathikus sich vorwiegend an der Innervation der Blase, des Mastdarmes und des Genitals beteiligt (S. 57).

Uebergeordnete sympathische Zentren sind im Mittelhirn und der Medulla oblongata gelegen. Aus der Medulla oblongata entspringen die in der Bahn des Vagus verlaufenden sympathischen Fasern für das Herz und die Eingeweide. Der Sympathikus enthält vorwiegend, wenn nicht ausschließlich, motorische Fasern; wenigstens lassen sich bisher alle Tatsachen mit der Annahme vereinigen, daß die im Dienste der Organempfindungen stehenden Nervenfasern spinaler Herkunft sind und mit den hinteren Wurzeln in das Rückenmark eintreten. Die Irradiation der in diesen Fasern fortgeleiteten Organempfindungen auf die in demselben Rückenmarksniveau gelegenen, zur äußeren Bedeckung ziehenden Bahnen bedingt, wie wir gesehen haben, die als Headsche Zonen bezeichneten hyperästhetischen Felder der Haut (S. 40).

Den besterforschten Teil der Sympathikuspathologie stellen die mit einer Läsion des Halssympathikus im Zusammenhange stehenden Störungen dar. Das charakteristische

Zeichen der Läsion im Halsteile des Sympathikus ist der okulo-pupilläre Symptomenkomplex, bestehend im Miosis, Verkleinerung der Lidspalte und Zurücksinken des Augapfels (S. 51). Weniger konstant ist die Gefäßerweiterung, seltener Gefäßverengerung
oder Aufhebung der Schweißsekretion auf der entsprechenden Kopfhälfte. Die Pupillenverengerung beruht auf einer Lähmung des Musculus dilatator pupillae, die Verengerung
der Lidspalte auf einem Heruntersinken des zum Teil von dem glatten oberen Lidheber (Musc. tarsal. sup.) gehaltenen Lides. Da die Ursprungsstätten der sympathischen
Halsganglien an der Grenze des Hals- und Brustmarks (C_8—D_1) liegen, ist es verständlich, daß der okulo-pupilläre Symptomenkomplex auch durch Läsion der ent-

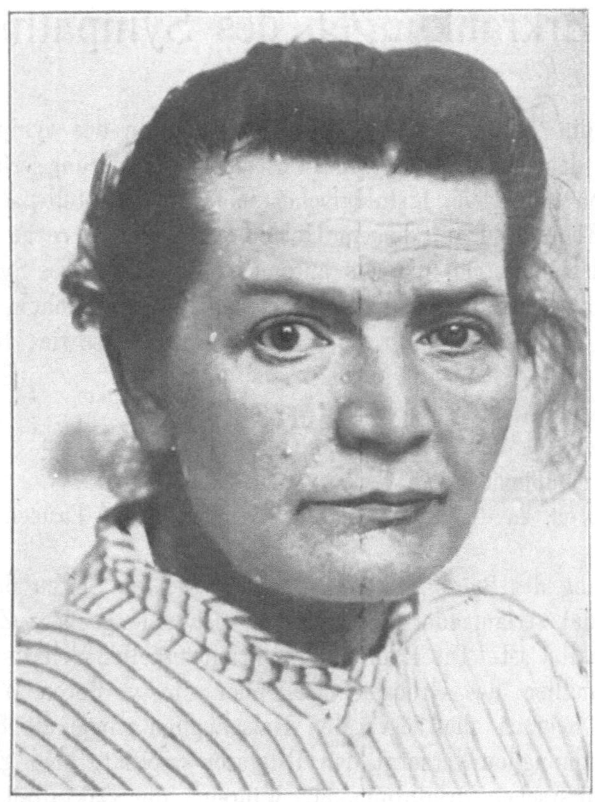

Fig. 337. Linksseitige Sympathikuslähmung bedingt durch eine verkalkte Struma. Ptosis, Miosis, Enophthalmus, Anidrosis der linken Seite, starke Schweißbildung der rechten. (Pat. hat $^1/_4$ Stunde vor
der photographischen Aufnahme eine Pilokarpininjektion erhalten.) Eigene Beobachtung.

sprechenden Rückenmarkssegmente entstehen kann. Funktionsstörungen des Halssympathikus sind in der Regel durch Tumoren, spondylitische Prozesse oder direkte
Verletzungen bedingt. In neuerer Zeit ist man auf pharmakologischem Wege (Adrenalin,
Pilokarpin, Atropin) tiefer in die Physiologie und Pathologie des sympathischen Systems
eingedrungen.

Die Pathologie des sympathischen Systems umfaßt außerdem eine Anzahl heterogener Affektionen, wie die vasomotorischen Neurosen, die paroxysmalen Tachykardien,
die Magen- und Darmkrisen der Tabiker, die emotionellen Diarrhoen sowie das Asthma
bronchiale. In nahen Beziehungen zum Sympathikus steht auch die Basedowsche
Krankheit.

Die vasomotorisch-trophischen Neurosen.

Als vasomotorisch-trophische Neurosen faßt man eine Gruppe klinisch gut charakterisierter Krankheitsbilder zusammen, bei denen die Störung der Vasomotilität und Trophik im Vordergrunde stehen, während die motorische Sphäre wenig oder garnicht in Mitleidenschaft gezogen wird. Sensible und sekretorische Störungen vervollständigen das klinische Bild. Es unterliegt keinem Zweifel, daß das sympathische System an dem Zustandekommen der vasomotorisch-trophischen Neurosen einen hervorragenden Anteil hat. Die vielseitigen Beziehungen des Sympathikus zur Gefäß- und Drüseninnervation erklären die bunte Mannigfaltigkeit der bei den vasomotorisch-trophischen Neurosen vorkommenden Erscheinungen. Die Beziehungen der Drüsen mit innerer Sekretion (Schilddrüse, Nebenniere) zum sympathischen System machen es verständlich, daß die vasomotorisch-trophischen Neurosen sich in einer Anzahl der Fälle mit Basedow, Myxödem und Addisonscher Krankheit kombinieren.

Die Störungen der Vasomotilität und Trophik können, wie wir bereits gesehen haben, eine Teilerscheinung der Hysterie und Neurasthenie bilden. In anderen Fällen — es sind dies die vasomotorisch-trophischen Neurosen im engeren Sinne — haben die Krankheitserscheinungen die Bedeutung eines selbständigen Leidens. Die Hauptvertreter der den vasomotorisch-trophischen Neurosen zugerechneten Krankheitszustände sind die Akroparästhesien, das umschriebene Hautödem, die Raynaudsche Krankheit, die Sklerodermie und der halbseitige Gesichtsschwund, als koordinierte Störungen sind die Basedowsche Krankheit und das Myxödem zu betrachten.

Zwölftes Kapitel.

Die Akroparästhesien.

Akroparästhesien sind ein weitverbreitetes Leiden. Meist sind es Frauen im klimakterischen Alter, die von dem Leiden ergriffen werden. Unter den Ursachen sind neben dem Klimakterium, Erkältungseinflüsse, Hantieren in kaltem oder warmem Wasser, sowie berufliche Ueberanstrengungen (Nähen, Stricken, Sticken) von Bedeutung. Zuweilen entstehen Akroparästhesien auf dem Boden der Anämie und Kachexie. Mit Vorliebe werden solche Individuen befallen, deren Nervensystem im allgemeinen wenig widerstandsfähig ist.

Es handelt sich bei den Akroparästhesien um parästhetische Empfindungen in distalen Körpergebieten. Am häufigsten treten die mit einem Gefühl des Kriebelns oder der Vertaubung einhergehenden, lästigen Empfindungen in den Händen und Fingerspitzen auf. Nicht selten steigern sich die Parästhesien zu Schmerzen, die jedoch für gewöhnlich keinen erheblichen Grad erreichen.

Hiermit sind in vielen Fällen die auf lokalen Arterienkrämpfen beruhenden Krankheitserscheinungen erschöpft. Hinzuzufügen wäre noch, daß die parästhetischen Empfindungen nur selten in gleicher Stärke andauern, sondern zu gewissen Zeiten, namentlich gegen Morgen exazerbieren. Mitunter findet sich in den parästhetischen Gebieten eine

leichte Herabsetzung der Berührungs- und Schmerzempfindlichkeit. Mit der Akro-
parästhesie verbindet sich in einer Minderzahl der Fälle eine anfallsweise auftretende
Blässe der Fingerspitzen.

Die Akroparästhesien bilden ein hartnäckiges, meist über mehrere Jahre sich
erstreckendes Leiden, ja es können die Parästhesien mit zeitweisen Remissionen das
ganze Leben andauern.

Die Diagnose ist aus den charakteristischen Angaben der Patienten ohne weiteres
zu stellen. Stets muß jedoch die Klage über Parästhesien den Arzt' zu einer genauen
Untersuchung des Nervensystems veranlassen, da parästhetische Empfindungen nicht
selten auch bei organischen Nervenerkrankungen (Tabes, Syringomyelie, Multiple Sklerose,
Polyneuritis) vorkommen.

Ein Mittel von sicherer Wirkung ist nicht bekannt. Faradische Pinselungen sowie
faradische Handbäder haben zuweilen einen günstigen Einfluß. Medikamentös kommen
besonders die tonisch wirkenden Mittel (Arsen, Strychnin, Chinin, Eisen) in Anwendung.
Zuführung von Wärme wird meist angenehm empfunden, Kälte ist schädlich. In hartnäckigen Fällen kann ein Versuch mit Röntgenbestrahlung oder Hochfrequenzbehandlung
gemacht werden.

Dreizehntes Kapitel.

Das akute umschriebene Hautödem.

Diese, mit dem Namen Quinckes in Verbindung gebrachte Störung (Quinckesches
Oedem) äußert sich in einer anfallsweise auftretenden, umschriebenen ödematösen
Schwellung der Haut. Das akute Hautödem ist vorwiegend eine Erkrankung des jugend-
lichen und mittleren Alters, Frauen erkranken häufiger als Männer. Eine direkte
Aetiologie wird, abgesehen von den Fällen, in denen sich das Leiden an psychische
Erregungen oder Intoxikationszustände (Alkoholismus) anschließt, meist vermißt. Eine
gewisse Rolle spielt die Erblichkeit, sei es, daß direkte Uebertragung vorliegt oder durch
neuropathische Belastung eine erhöhte Disposition geschaffen wird.

Das akute Hautödem wird im allgemeinen den Angioneurosen zugerechnet, doch
wird die Affektion durch die Annahme einer angioneurotischen Störung allein nicht
genügend erklärt. Vielmehr spielen bei der Entstehung der Hautexsudation auch
trophische Einflüsse eine Rolle.

Das Charakteristische des umschriebenen Hautödems ist die kurze Dauer seines
Bestehens. Ohne Vorboten entwickelt sich in kürzester Zeit die Schwellung, ohne Folgen
zu hinterlassen verschwindet sie (Oedema fugax). Die Unbeständigkeit des Oedems ist
so groß, daß die Störung beim Eintreffen des Arztes nicht selten geschwunden ist. Die
Dauer der Affektion schwankt von einigen Stunden bis zu 1—2 Tagen. Die meist
blassen, seltener rosafarbenen Schwellungen treten mit Vorliebe auf einer Gesichtsseite
auf und lokalisieren sich hier meist auf die Augen-, Wangen- oder Lippengegend. Nur
selten wird das ganze Gesicht ergriffen. Neben dem Gesicht nehmen die Extremitäten

am häufigsten an den ödematösen Schwellungen teil, eine seltenere Lokalisation ist die Gegend des Nackens und der Genitalien.

Die Beschwerden der Kranken beziehen sich auf ein juckendes, prickelndes oder spannendes Gefühl der von der Schwellung ergriffenen Hautpartien. Störungen des Allgemeinbefindens sind für gewöhnlich nicht vorhanden.

Zu ernsteren Symptomen kann es kommen, wenn, wie es bisweilen geschieht, das Oedem auf die Schleimhaut des Pharynx oder Larynx übergreift. Unter diesen Umständen kann sich ein akutes Glottisödem ausbilden, das in mehreren Fällen den Tod durch Ersticken bedingt hat. Es scheint, daß auch stürmische Gastrointestinalsymptome sowie die Erscheinungen des Lungenödemes durch eine besondere Lokalisation des Exsudationsprozesses hervorgerufen werden können. Das Ergriffensein der Nasenschleimhaut äußert sich in einem wässrigen Schnupfen, das der Konjunktiven in vermehrter Tränenbildung.

Ein besonderes Symptomenbild kommt in den nicht gerade zahlreichen Fällen zustande, in denen sich das Oedem auf die Sehnen oder Gelenke lokalisiert. Die meist das eine Kniegelenk betreffende, in unregelmäßigen Intervallen wiederkehrende Gelenkschwellung ist unter dem Namen „Hydrops articulorum intermittens" als selbständiges Leiden beschrieben worden, doch dürfte es sich nur um eine durch die besondere Lokalisation erklärte Unterform des angioneurotischen Oedemes handeln. Die von Quincke u. a. vertretene Auffassung, daß die Ausdehnung des exsudativen Prozesses auf die Meningen eine seröse Meningitis zur Folge habe, ist eine klinisch gut gestützte Hypothese.

Wo das umschriebene Hautödem einmal Platz ergriffen hat, bildet es ein äußerst hartnäckiges, therapeutisch wenig beeinflußbares Leiden. Prognostisch ist das Quinckesche Oedem im allgemeinen günstig zu beurteilen, doch kann, wie erwähnt, die akute Verlegung der Atemwege unmittelbar zum Tode führen. Interessant ist in dieser Hinsicht eine Beobachtung Mendels, der in verschiedenen Generationen einer zu angioneurotischen Oedemen disponierten Familie 6 Todesfälle feststellen konnte.

Die Diagnose gründet sich vornehmlich auf die Flüchtigkeit der klinischen Erscheinungen. Hierdurch unterscheidet sich das akute umschriebene Oedem von allen entzündlichen Schwellungszuständen. Nicht unerwähnt lassen möchte ich jedoch, daß ich eine mit einer Zahnwurzeleiterung in Verbindung stehende, als kollaterales Oedem zu deutende zirkumskripte Gesichtsschwellung sah, welche unter dem Bilde eines rezidivierenden flüchtigen Oedemes verlief.

In Anbetracht des Umstandes, daß das Leiden sich vorwiegend, wenn nicht ausschließlich, bei Nervösen findet, ist eine Allgemeinbehandlung meist am Platze. Eine Prophylaxe ist durch Regelung der Diät anzustreben. Von internen Mitteln kommt das Atropin, Chinin sowie Arsen in Anwendung. Für das Chinin spricht sich namentlich Oppenheim günstig aus. Während des Anfalles kann der Juckreiz durch 5—10proz. Menthol-, Kokain-, Bromokoll-, Anästhesinsalben gemildert werden.

Vierzehntes Kapitel.

Die Raynaudsche Krankheit (Symmetrische Gangrän).

Als Raynaudsche Krankheit oder symmetrische Gangrän wird ein seltenes, das jugendliche und mittlere Alter bevorzugendes Leiden bezeichnet, das unter schmerzhaften vasomotorischen Anfällen zu einer Nekrose der distalen Extremitätenabschnitte führt. Häufig, jedoch keineswegs immer, entsteht das Leiden auf dem Boden der neuropathischen Konstitution. Gemütsbewegungen, Kälteeinwirkungen, Traumen und vorausgegangene Infektionen werden als Ursachen der Raynaudschen Krankheit angeführt, dürften jedoch nur die Bedeutung dispositionssteigernder Momente haben. Mitunter kommt die symmetrische Gangrän in Verbindung mit anderen Nervenkrankheiten (Tabes, Syringomyelie, Hysterie, Epilepsie) vor. Die Raynaudsche Gangrän ist vorwiegend eine Erkrankung des weiblichen Geschlechtes.

Das Wesen der Raynaudschen Krankheit, deren letzte Ursachen freilich noch ganz unbekannt sind, besteht in einer unter dem Einfluß der Gefäßnerven und deren übergeordneten Zentren stehenden, auf ein umschriebenes Gebiet sich beschränkenden Störung der Zirkulation. Die Gewebsnekrosen bilden einen sekundären Vorgang, der sich an die vasomotorischen Erscheinungen anschließt, ohne in direkter Abhängigkeit von ihnen zu stehen. Wo der Angriffspunkt des krankmachenden Agens liegt, entzieht sich einstweilen unserer Kenntnis, doch macht die symmetrische Ausbreitung der Symptome einen spinalen bzw. bulbären Sitz wahrscheinlich. Bei den spärlichen, wenig eindeutigen Sektionsbefunden sind wir einstweilen berechtigt, die Raynaudsche Gangrän den Tropho-Neurosen zuzurechnen.

Symptomatologie. Nur selten entwickeln sich die Symptome der Raynaudschen Krankheit in kontinuierlicher Progression, in den meisten Fällen zeigt das Leiden einen ausgesprochen schubweisen Verlauf. Der Hergang ist meist folgender: Ohne Vorboten, mitunter nach einer Schmerzprodrome von einigen Tagen bis Wochen, kommt es infolge lokaler Arterienkrämpfe zu einer abnormen Blässe und Kühle der Finger bzw. Zehen. Regelmäßige Begleiterscheinungen der lokalen Synkope sind schmerzhafte Parästhesien der befallenen Gliederabschnitte. Die ischämische Krise, deren Dauer zwischen einigen Minuten bis Stunden, seltener Tagen schwankt, kann, ohne Folgen zu hinterlassen, vorübergehen oder, was die Regel ist, einer lokalen Zyanose Platz machen.

Mit dem Eintritt dieser Phase vollzieht sich ein auffallender Wechsel der Hautfarbe. Während auf der Höhe des Synkopeanfalles die wächserne Blässe der Haut an eine Totenhand gemahnt, nimmt jetzt die befallene Region einen bläulichen, lividen Farbenton an. Die reaktive Röte, die sich an einzelnen Stellen des asphyktischen Gebietes zeigt, bringt eine weitere Nuance in das an Schattierungen und Uebergangstönen reiche Kolorit.

Auch auf diesem Stadium ist noch eine Rückkehr zum Status quo möglich, in der Regel kommt es jedoch nur zu einer teilweisen Rückbildung der Erscheinungen, oder es entwickelt sich im unmittelbaren Anschluß an die lokale Zyanose die Gangrän. Die Gangrän leitet sich häufig mit umschriebenen Blutaustritten oder blasiger Ab-

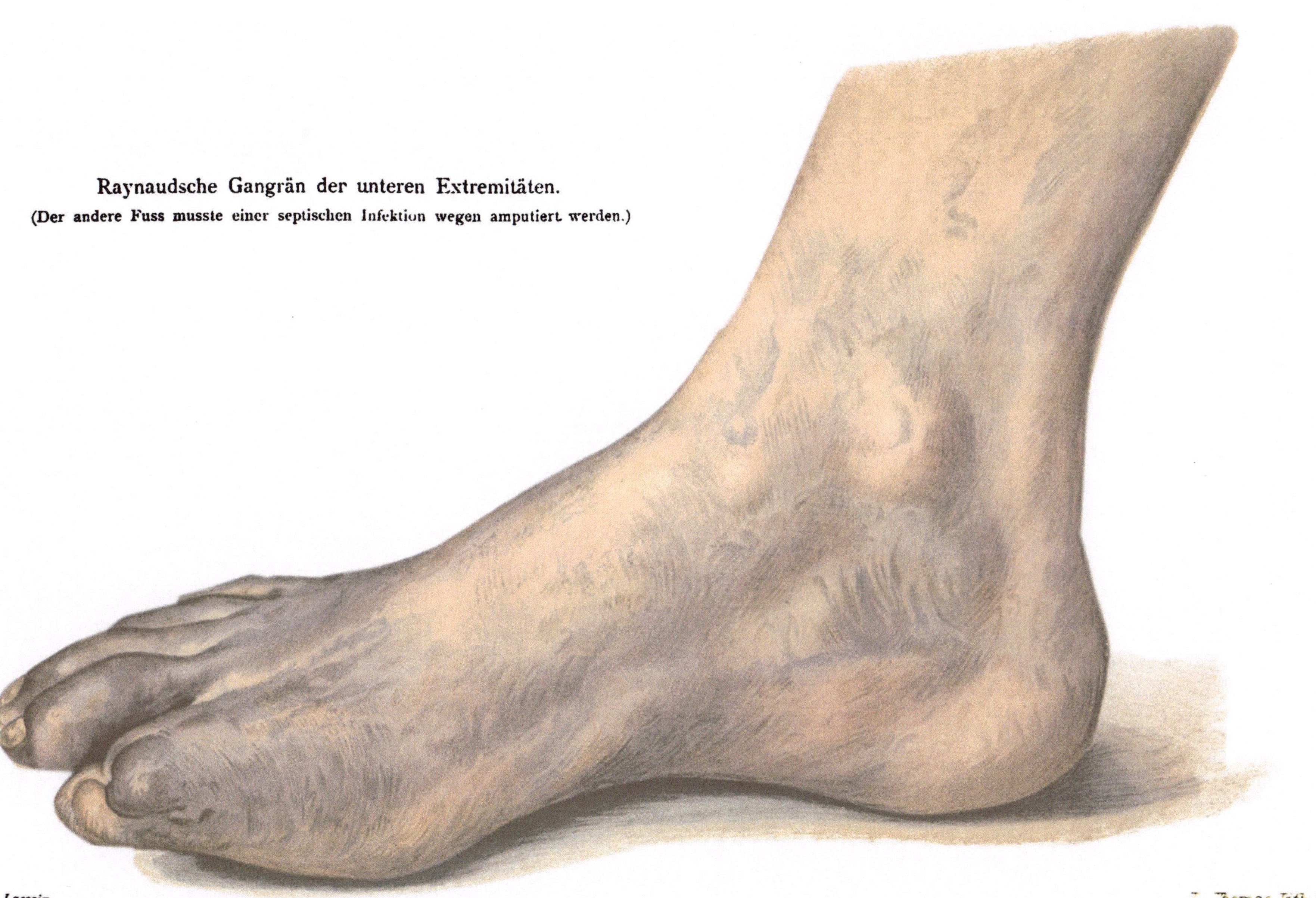

Raynaudsche Gangrän der unteren Extremitäten.
(Der andere Fuss musste einer septischen Infektion wegen amputiert werden.)

gez. B. Laessig.

J. Thomas Lith. Ir.

hebung der Haut ein. Unter gleichzeitiger Zunahme der Zyanose folgt der für gewöhnlich auf die Endphalangen sich beschränkende nekrotische Gewebszerfall. Den Abschluß des Prozesses bildet die Abstoßung des toten Gewebes und Vernarbung des zentralen Stumpfes. Am häufigsten werden die Phalangen der oberen, seltener unteren Extremitäten von der Gangrän befallen (Tafel II). Ausnahmsweise lokalisiert sich die Raynaudsche Krankheit auf andere gipfelnde Teile des Körpers wie die Ohrränder, Nasenspitze, Lippen, Zunge oder Brustwarzen.

Die Klagen der Patienten beziehen sich vorwiegend auf Parästhesien und Schmerzen, die einen erheblichen Grad erreichen können. Die objektiven Veränderungen bestehen, soweit sie nicht der unmittelbaren Betrachtung zugänglich sind, in einer Herabsetzung der Sensibilität mit besonderer Bevorzugung des Schmerz- und Wärmegefühls, fernerhin in einer zuweilen ganz bedeutenden Temperatursenkung in dem erkrankten Gebiete. Störungen des Allgemeinbefindens sind nur in vorgerückteren Stadien vorhanden.

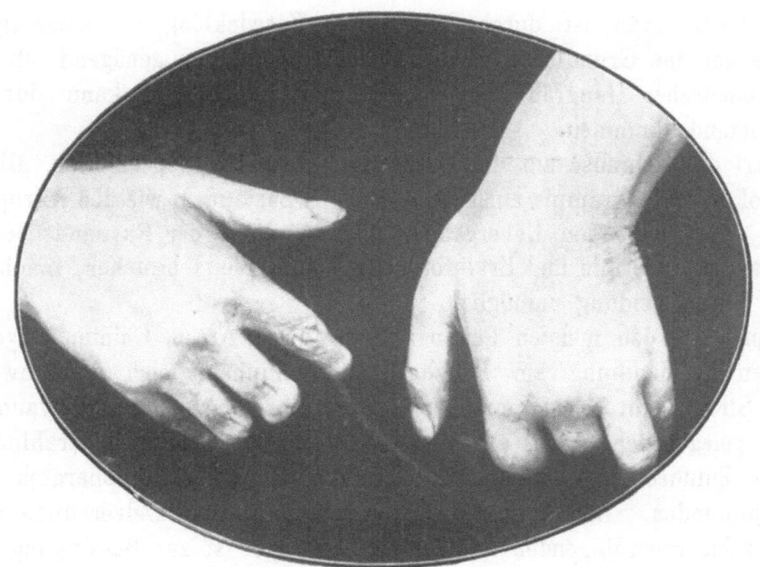

Fig. 338. Endstadium eines Falles von Raynaudscher Gangrän. Die beiden Phalangen der linken Hand sind amputiert worden, rechts Spontanabsetzung. Eigene Beobachtung.

Erscheinungen von seiten der Sinnesorgane (Sehstörungen, Ohrensausen, Schwerhörigkeit, Anomalien des Geschmacks), Lähmungszeichen von seiten des Sympathikus und Anomalien der Urinausscheidung (Albuminurie, Glykosurie, Hämoglobinurie) bilden einen gelegentlichen Nebenbefund.

Verlauf und Prognose. Die Raynaudsche Krankheit ist durch den Verlauf in Schüben ausgezeichnet. Namentlich im Beginne des Leidens sehen wir ein Kommen und Gehen der Erscheinungen, während im weiteren Verlaufe die einzelnen Paroxysmen weniger ausgesprochen sind. Zwischen den ersten Manifestationen des Leidens und dem Eintritt der Gangrän liegt meist ein Zeitraum von mehreren Monaten, doch kann das Leiden mit zeitweisen Remissionen und Exazerbationen sich auch über Jahre erstrecken. Ob es mit einer Attacke bewendet bleibt oder nach kürzerem oder längerem Intervall zu weiteren Erscheinungen kommt, hängt von der Art des Einzelfalles ab.

Mitunter nimmt die Raynaudsche Krankheit von Anfang an einen chronischen Verlauf. Diese durch das Fehlen der Gefäßkrisen sowie das stärkere Hervortreten der

Empfindungsstörung charakterisierten Fälle repräsentieren nach der Ansicht einiger Autoren einen besonderen Krankheitstypus. Als Abortivformen der Raynaudschen Krankheit kann man die Fälle betrachten, bei denen die Gangrän ausbleibt und vasomotorische Symptome neben leichten trophischen Störungen das Krankheitsbild beherrschen.

Die Prognose kann quoad vitam im allgemeinen günstig gestellt werden. Nur selten kommt es, wie in dem durch Tafel II veranschaulichten Fall, im Anschluß an die Gangrän zu umfangreichen, das Leben gefährdenden Eiterungen. Quoad restitutionem wird die Prognose durch die Neigung zu Rezidiven eingeschränkt, wenn auch das Leiden nach Jahr und Tag für gewöhnlich in Heilung ausgeht.

Diagnose. In ausgesprochenen Fällen ist das Leiden kaum zu verkennen. Die im Verlaufe der Syringomyelie vorkommenden, an die Raynaudsche Gangrän erinnernden Störungen entwickeln sich für gewöhnlich in langsamer Progression, sie pflegen außerdem wenig schmerzbetont zu sein. Die schwierige Differentialdiagnose der symmetrischen Gangrän und Lepra hat in unseren Breiten kein Interesse. Die arteriosklerotische und diabetische Gangrän ist durch die Art der Entwicklung, das einseitige Auftreten sowie andere auf das Grundleiden zu beziehende Symptome genügend charakterisiert. Ein der Raynaudschen Gangrän sehr ähnliches Krankheitsbild kann durch Ergotinvergiftung zustande kommen.

Nie darf die Diagnose auf das Vorkommen von Synkopeanfällen allein gestellt werden, da lokale Gefäßkrämpfe auch bei gutartigen Zuständen, wie den Akroparästhesien, vorkommen. Die fließenden Uebergänge, die zwischen der Raynaudschen Krankheit einerseits, der Sklerodermie und Erythromelalgie andrerseits bestehen, machen zuweilen eine sichere Unterscheidung unmöglich.

Therapie. In den meisten Fällen ist eine durch Arsen, Chinin, Strychnin unterstützte Allgemeinbehandlung am Platze. Lokal empfiehlt sich die Anwendung des elektrischen Stromes in Form von faradischen Pinselungen oder galvano-faradischer Handbäder, gelegentlich kann auch ein Versuch mit Röntgenbestrahlung gemacht werden. Die Zuführung trockener Wärme mittels des Heißluftapparates wird meist wohltuend empfunden. Laue Bäder, feuchte Packungen und Oelverbände haben ebenfalls einen schmerzberuhigenden Einfluß. Neuerdings ist zur Beseitigung der lokalen Zyanose auch ein einfaches chirurgisches Verfahren in Vorschlag gebracht worden. Es wird über die Fingerkuppe hinweg eine bis auf den Knochen reichende Inzision gemacht und eine Saugbehandlung angeschlossen. In Anbetracht der geringen Leistungsfähigkeit der bisherigen therapeutischen Methoden dürfte es sich empfehlen, dieses aussichtsreich erscheinende Verfahren häufiger anzuwenden.

Fünfzehntes Kapitel.

Die Erythromelalgie.

In Anbetracht ihres äußerst seltenen Vorkommens hat die Erythromelalgie ein geringes klinisches Interesse. Es handelt sich bei der Erythromelalgie für gewöhnlich um einen Zustand von schmerzhafter Rötung der Zehen, seltener werden die Hände, ausnahmsweise Hände und Füße gleichzeitig ergriffen. Ueber die Ursachen des Leidens vermögen wir nichts Genaues auszusagen, namentlich bedarf die Frage, ob die Erythromelalgie eine echte Angioneurose ist, noch der Klärung. Nicht ganz selten entsteht das Leiden auf dem Boden der neuropathischen Diathese, erwiesen ist auch das Vorkommen der Erythromelalgie bei organischen Erkrankungen des Nervensystems.

Symptomatologisch bildet die Erythromelalgie das Gegenstück der Raynaudschen Krankheit. Den Synkopeanfällen der symmetrischen Gangrän steht die arterielle Hyperämie der Erythromelalgie gegenüber. Die Finger sind lebhaft gerötet, fühlen sich heiß an und zeigen deutliche Pulsationen. Mit der Rötung verbindet sich fast immer eine Schwellung der Weichteile, lokales Schwitzen ist ein weiteres, häufiges Symptom. Schmerzen pflegen nie zu fehlen, sie werden durch Bewegung, Wärme und Herabhängen der Extremitäten gesteigert und erreichen nicht selten einen erheblichen Grad. Während die Affektion anfangs vorwiegend anfallsweise auftritt, pflegt sich nach einiger Zeit ein stationärer Zustand auszubilden.

Mit der schmerzhaften Rötung und Schwellung der distalen Extremitätenabschnitte ist das Bild der Erythromelalgie nicht immer erschöpft. In einer Anzahl der Fälle kommt es zu trophischen Störungen der Phalangen, namentlich zu hypertrophischen oder auch atrophischen Prozessen, Verbildungen der Nägel und Atrophie des Knochens. Uebergänge zur Raynaudschen Gangrän einerseits, zur Sklerodaktylie andrerseits sind ebenfalls beobachtet. Neben den Symptomen der Erythromelalgie sind öfters Zeichen von Neurasthenie, insbesondere kardio-vaskuläre Symptome vorhanden.

Die Erythromelalgie ist ein hartnäckiges, unter Remissionen und Exazerbationen meist über Jahre sich erstreckendes Leiden. Besserungen sind jedoch auch bei langem Bestehen der Affektion möglich.

Die Diagnose ergibt sich aus der Kombination von Schmerz und Rötung bei Abwesenheit stärkerer trophischer Veränderungen. Wo die Trophik wesentlich gestört ist, handelt es sich meist um Uebergänge zum Raynaud oder zur Sklerodermie.

Therapeutisch ist die Anwendung des elektrischen Stromes sowie die Applikation lokaler Kälte zu versuchen. In hartnäckigen Fällen hat man einige Male die Nervendehnung bzw. Durchschneidung ausgeführt, ja es ist wegen unerträglicher Schmerzen selbst die Amputation des Fußes erforderlich gewesen.

Sechzehntes Kapitel.

Die Sklerodermie.

Die Sklerodermie ist ein eigenartiges, das weibliche Geschlecht bevorzugendes Leiden, dessen Ausgang eine atrophische Umwandlung der Haut bildet. Ueber Aetiologie und Pathogenese sind wir noch weniger als über andere mit trophischen Störungen einhergehende Affektionen unterrichtet. Am besten gestützt ist zurzeit diejenige Auffassung, die in der Sklerodermie ein tropho-neurotisches Leiden sieht.

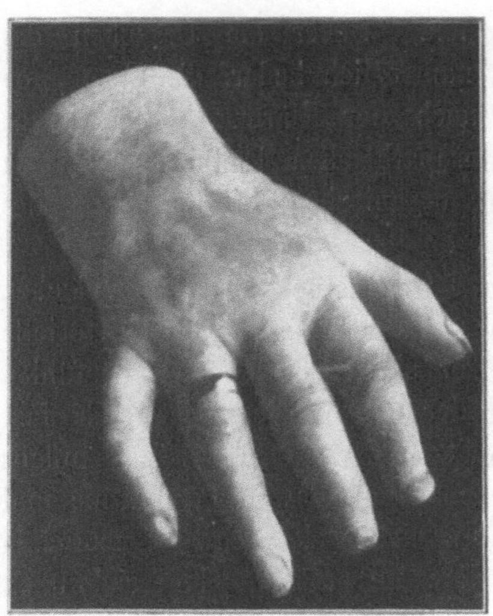

Fig. 339. Sklerodaktylie. Zuspitzung des
IV. u. V., Mutilationen des II. u. III. Fingers.
Eigene Beobachtung.

Die Haut ist im Endstadium des sklerodermatischen Prozesses glänzend und von pergament- oder lederartiger Härte. Gleichzeitig ist an den befallenen Partien eine vermehrte Spannung vorhanden, die am Gesicht die feineren mimischen Bewegungen hemmt, an den Gliedern das freie Spiel der Finger und Zehen beeinträchtigt, am Abdomen eine trommelfellartige Spannung bedingt und beim Uebergreifen auf den Penis die Erektion unmöglich macht. Treffend ist der Vergleich gewählt, daß die Haut den Eindruck eines straff anliegenden Handschuhes mache. Meist fallen die betroffenen Hautpartien durch Pigmentmangel oder abnorme Pigmentierung auf.

Weniger eindeutig sind die Anfänge des Leidens. Hypertrophische, indurative und vasomotorische Prozesse gehen in der Regel dem atrophischen Stadium voraus. Regionäre Zyanosen können in allen Stadien vorkommen, meist bilden sie jedoch die Vorläufer des Leidens.

Die Sklerodermie zeigt häufiger eine zirkumskripte, als universelle Ausbreitung. Eine besondere Form der Sklerodermie ist die Sklerodaktylie. Durch die Schrumpfung der Haut, welche vielfach von einer Atrophie der Muskeln begleitet wird, kommt es zu einer eigentümlichen Verbildung der Finger und Hände. Die Straffheit der Haut und der anliegenden Weichteile bedingt zuweilen eine Verkrümmung der Finger, auch sind die von der Atrophie am meisten betroffenen Endphalangen häufig verschmälert und zugespitzt. Zuweilen sieht man ringförmige Abschnürungen der Finger, die eine Art von Spontanamputation bewirken können (Fig. 339). Lokalisiert sich die Sklerodermie auf eine Gesichtshälfte, so kann das Bild der Hemiatrophia facialis entstehen. Mitunter geht der sklerodermatische Prozeß auch auf die Lippen-, Zungen- und Mundschleimhaut über, ja es ist die Annahme nicht von der Hand zu weisen, daß auch innere Organe von der Affektion betroffen werden können.

In zwei eigenartigen Fällen, die ich im Städt. Krankenhause Moabit zu verfolgen Gelegenheit hatte, trat die Sklerodermie einmal in Verbindung mit Raynaudscher Gangrän, ein andermal mit polyartikulären, als Kalkgicht anzusprechenden Haut- und Gelenkveränderungen auf. Beide Beobachtungen waren durch das gleichzeitige Bestehen einer, vielleicht auf Sklerodermie beruhenden Oesophagusstenose ausgezeichnet. Kombinationen der Sklerodermie mit Raynaud, Addison und Basedow sind mehrfach beschrieben worden und weisen auf die verwandtschaftlichen Beziehungen dieser Affektionen hin.

Während in den ersten Stadien eine Restitutio ad integrum möglich ist, schwindet mit dem Eintritt der Atrophie jede Heilungschance. Relativ gutartig sind die regionären Formen der Sklerodermie, bei denen der Ausgang in Atrophie eine Art Selbstheilung darstellt. Die universelle Sklerodermie kann, wenn auch erst im Verlaufe vieler Jahre, infolge von Marasmus zum Tode führen.

Was die Diagnose anbetrifft, so ist die ausgebildete Sklerodermie nicht zu verkennen. Schwierig, ja unmöglich, kann die Beurteilung der Anfangsstadien sein. Eine sichere Unterscheidung von der Raynaudschen Gangrän ist nicht in allen Fällen möglich.

Die Behandlung hat keine überzeugenden Erfolge aufzuweisen. Empfohlen wird die Massage der erkrankten Partien sowie die Einreibung von Ichthyol- oder Salizylsalben. Weiterhin kommen warme Bäder ev. mit Zusatz von essigsaurer Tonerde, Schwefel oder Moor, Schilddrüsenpräparate, Thiosininjektionen, Faradisierung des erkrankten Gebietes sowie die Sympathikusgalvanisation in Anwendung.

Siebzehntes Kapitel.

Die Hemiatrophia facialis progressiva.

Als Hemiatrophia facialis oder halbseitigen Gesichtsschwund bezeichnet man eine seltene, ausschließlich oder vorwiegend auf eine Gesichtshälfte sich beschränkende trophische Störung, deren Ausgang eine Atrophie der Haut, der angrenzenden Weichteile und bisweilen auch des Knochens bildet. Meist sind es jugendliche Individuen, die von der Hemiatrophie betroffen werden, oberhalb des 30. Lebensjahres beginnt das Leiden selten. Ueber die Ursachen der Krankheit wissen wir nichts Näheres. In einer Anzahl der Beobachtungen schloß sich die Hemiatrophie an Schädeltraumen, Infektionen und Verletzungen an. Direkte Vererbung ist nicht erwiesen, doch stammen die Kranken nicht ganz selten aus neuropathischen Familien. Mehrfach wird auch das Zusammentreffen von Trigeminusneuralgie und Hemiatrophie erwähnt. Häufig genug wird jedes ursächliche Moment vermißt.

Ueber die Pathogenese des Leidens sind wir ebenfalls nur mangelhaft unterrichtet. Die spärlichen Obduktionsbefunde sind nicht eindeutig genug, um für eine pathologisch-anatomische Grundlage verwandt zu werden. Unter den zahlreichen Erklärungsversuchen hat die Auffassung, die in der Hemiatrophie eine vom Sympathikus sich ableitende Störung der Trophik sieht, eine gewisse Wahrscheinlichkeit. In pathogenetischer und klinischer Hinsicht existieren weitgehende Uebereinstimmungen zwischen Hemiatrophie und Sklerodermie (S. 455).

Die Atrophie ergreift zu Anfang meist einen kleinen Hautbezirk des Gesichts und breitet sich von hier fleckweise weiter aus. Durch Konfluieren der einzelnen Flecke entstehen größere atrophische Flächen, bis die Atrophie sich über den größeren Teil der einen Gesichtshälfte erstreckt. In den atrophischen Gebieten kommt es häufig zu Ausfall der Kopf-, Wimper- und Barthaare. Die durch den Hautschwund bedingte Verkleinerung und Verunstaltung des Gesichts erreicht einen besonderen Grad, wenn auch die Muskulatur sowie die angrenzenden Knochenteile von der Atrophie ergriffen werden. In diesen Fällen kann sich eine ganz bedeutende Asymmetrie der beiden Gesichtshälften ausbilden.

Mit der halbseitigen Gesichtsatrophie ist das Leiden in den meisten Fällen erschöpft. Komplikationen mit

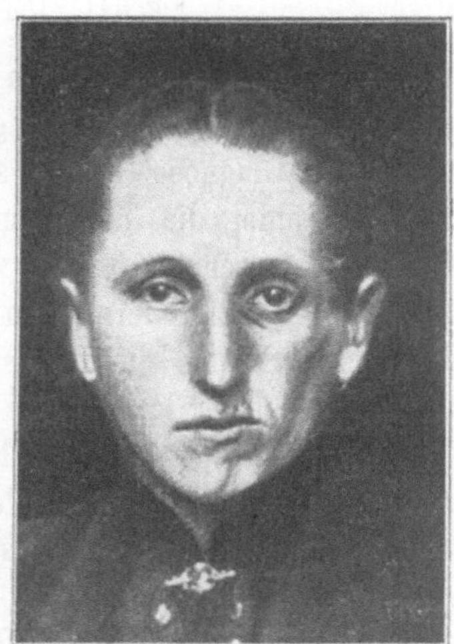

Fig. 340. Hemiatrophia facialis. Nach Moritz. Aus v. Mering, Lehrbuch der inneren Medizin.

anderen nervösen Störungen kommen jedoch nicht ganz selten vor. Sympathikussymptome sind bei dem halbseitigen Gesichtsschwund von einigen Autoren beschrieben worden. In einer eigenen Beobachtung war neben einer nicht besonders vorgeschrittenen Hemiatrophie ein deutliches okulo-pupilläres Symptom vorhanden. Zu erwähnen ist noch die Kombination mit Trigeminusneuralgie, Epilepsie, Chorea und chronischen Rückenmarkskrankheiten.

Durch die Bezeichnung Hemiatrophie wird das Wesen der Krankheit nicht ganz erschöpft, da der Krankheitsprozeß, wenn auch selten, auch die andere Seite ergreift (doppelseitiger Gesichtsschwund) oder auf den Kehlkopf, den Schultergürtel, selbst auf die gleichseitigen Extremitäten übergehen kann.

Die Hemiatrophie ist ein äußerst chronisches Leiden. Zeitweise Stillstände sind nicht ungewöhnlich, auch kann das Leiden Halt machen, bevor die ganze Gesichtshälfte

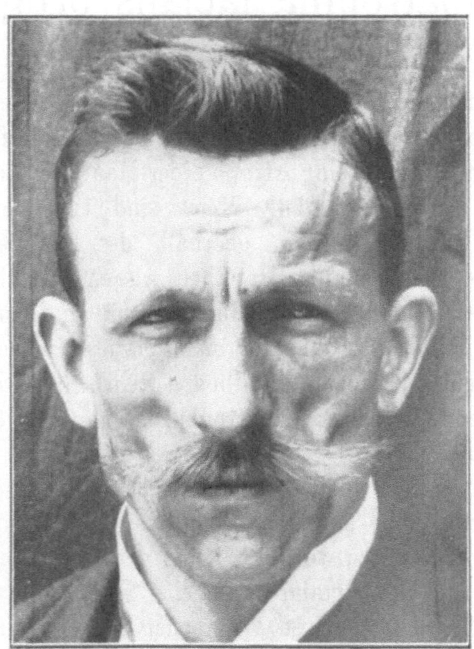

Fig. 341. Doppelseitiger Gesichtsschwund. Eigene Beobachtung.

der Atrophie anheimgefallen ist. Eine Gefährdung des Lebens ist durch die Hemiatrophia facialis nicht bedingt.

Die Diagnose ergibt sich aus dem Aspekt der Patienten. Die angeborene Gesichtsatrophie, die nur ausnahmsweise den der Hemiatrophie zukommenden Grad erreicht, unterscheidet sich vor allem durch ihr kongenitales Bestehen. Von der umschriebenen Sklerodermie ist die Hemiatrophie nicht immer mit Sicherheit abzugrenzen. Demgemäß dürfte die Auffassung Hutchinsons, der in der Hemiatrophie eine auf das Trigeminusgebiet lokalisierte Sklerodermie sieht, auf manche Fälle zutreffen.

Ein Mittel, das dem Fortschreiten des Prozesses Einhalt gebietet, ist nicht bekannt. Der Nutzen der Elektrotherapie ist problematisch. Kosmetische Operationen, welche die entstandenen Gesichtsdefekte ausgleichen, sind durch Injektion von Paraffin oder Oelvaselin möglich.

Eine ganz unklare Affektion ist die meist auf kongenitalen Ursachen beruhende halbseitige Gesichtshypertrophie (Hemihypertrophia facialis).

Achtzehntes Kapitel.
Die Basedowsche Krankheit.

Die Basedowsche Krankheit ist ein Leiden, das als Grenzgebiet der inneren Medizin, Neurologie und Chirurgie eine weit über den Rahmen des neurologischen Spezialfaches hinausgehende Bedeutung hat. Wenn auch Carl von Basedow nicht der erste war, der auf das Zusammentreffen von Struma und Exophthalmus aufmerksam gemacht hat — bekanntlich bezeichnen die Engländer das Leiden nach dem Dubliner Kliniker Graves als „Graves disease" —, so bleibt es doch das unbestrittene Verdienst des Merseburger Arztes, die nosologische Bedeutung der von ihm aufgestellten Symptomentrias (Struma, Exophthalmus, Tachykardie) erkannt und zum Mittelpunkt eines einheitlichen Krankheitsbildes gemacht zu haben.

Aetiologie und Pathogenese. Unter den Ursachen des Leidens kommt der vererbten nervösen Konstitution eine erhebliche Bedeutung zu. In einer großen Anzahl der Fälle stammen Basedowiker aus nervös belasteten Familien. Dementsprechend ist es nicht ungewöhnlich, daß die Zeichen der Neurasthenie oder Hysterie dem Ausbruch des Leidens vorausgehen oder bei anderen Familienmitgliedern vorhanden sind. Direkte Vererbung oder familiäres Auftreten der Basedowschen Krankheit ist relativ selten.

Mit zunehmender Erfahrung hat sich die Erkenntnis mehr und mehr durchgesetzt, daß bei der Entstehung der Basedowschen Krankheit das psychische Trauma eine große Rolle spielt. Die Fälle, in denen sich in meinem Beobachtungsmaterial das Leiden an Kummer, Sorge, Schreck oder andere psychische Einwirkungen anschloß, sind so zahlreich, daß ich die psychische Aetiologie für eines der wesentlichsten ursächlichen Momente halten möchte. Erwiesen ist ferner, daß körperliche Ueberanstrengungen, Infektionen, konsumierende Erkrankungen und Traumen eine Disposition zur Basedowschen Krankheit schaffen.

Nicht so selten entwickelt sich das Leiden bei Patienten, die mit einem bis dahin symptomlosen Kropf behaftet sind. Konstitutionelle Einflüsse kommen darin zum Ausdruck, daß häufig grazile, anämische Individuen an Basedow erkranken. Die Angabe von Eichhorst, daß das Leiden mit Vorliebe bei blonden, blauäugigen Menschen auftritt, kann ich durchaus bestätigen.

Eine besondere Disposition wird auch durch das Alter und Geschlecht gegeben. Die Basedowsche Krankheit ist vorwiegend eine Affektion des jüngeren und mittleren Alters, bei Kindern und Greisen wird das Leiden nur selten angetroffen. Unverkennbar ist der Einfluß des Geschlechts, da der Basedow wie kein anderes Leiden eine Erkrankung des weiblichen Geschlechts ist. Das von Eichhorst auf 1 : 5 berechnete Prozentverhältnis der männlichen und weiblichen Basedowfälle erscheint mir noch zu hoch. Unter den 229 Basedowkranken, die während der letzten 10 Jahre im Städt. Krankenhaus Moabit behandelt wurden, befanden sich nur 22 Männer.

Wenn man von älteren, nur noch ein historisches Interesse beanspruchenden Erklärungsversuchen absieht, kann man die große Zahl der zur Pathogenese des Basedow Stellung nehmenden Theorien in zwei Gruppen teilen. Während die einen einen neurogenen Ursprung postulieren, steht im Mittelpunkte der anderen, mit voller Schärfe zuerst von Möbius vertretenen Auffassung die Schilddrüse selbst. Mit welcher Theorie des Basedow lassen sich nun die klinischen, pathologisch-anatomischen und experimentell-pathologischen Tatsachen am besten in Einklang bringen?

Ueberblickt man die der Kritik standhaltenden anatomischen Befunde, die zum Teil im Zentralnervensystem, zum Teil in den sympathischen Ganglien nachgewiesen sind, so kommt man bei vorurteilsloser Prüfung zu dem Schluss, daß die spärlichen Veränderungen nicht geeignet sind, das vielgestaltige Krankheitsbild in befriedigender Weise zu erklären. Auf sichererem Boden stehen wir, wenn wir die Symptome des Basedow mit einer gesteigerten Funktion der Schilddrüse in Verbindung zu bringen versuchen. Eine bessere Stütze als durch den Hinweis auf das antagonistische Verhalten von Myxödem und Basedow — dort Schilddrüsenmangel, verlangsamte Herztätigkeit, Trockenheit der Haut und geistige Stumpfheit, hier Schilddrüsenvergrößerung, Tachykardie, vermehrte Schweißbildung und psychische Reizbarkeit — erhielt die Auffassung von der thyreotoxischen Genese des Basedow durch den experimentellen Nachweis, daß die Erscheinungen des Basedow bei Tieren durch Verfütterung von Schilddrüsentabletten sowie durch Injektion von aus Basedowstrumen gewonnenen Preßsäften hervorgerufen werden können. Erwiesen ist ferner, daß auch beim Menschen der längere Gebrauch der Schilddrüsentabletten zu einer Art von rudimentärem Basedow führen kann, ja es fehlt nicht an Beobachtungen (Notthafft, Oppenheim), in denen die Basedowsche Krankheit sich auf einen übermäßigen Konsum von Schilddrüsentabletten zurückführen ließ. Machen all diese Erfahrungen einen thyreotoxischen Ursprung des Leidens sehr wahrscheinlich, so lassen die Resultate der operativen Basedowbehandlung kaum einen Zweifel, daß der Basedow eine auf Hyperfunktion der Schilddrüse (Hyperthyreoidismus) beruhende Erkrankung ist.

Nachdem wir zu der Erkenntnis gelangt sind, daß die Schilddrüse den nosologischen Mittelpunkt der Basedowschen Krankheit bildet, bleibt noch zu erwägen, ob die Erkrankung der Glandula thyreoidea ein primärer oder sekundärer Vorgang ist. Beide Auffassungen haben ihre Anhänger, doch scheinen die Entstehungsursachen des Basedow, insbesondere die Bedeutung psychischer Einflüsse mehr für die Richtigkeit der zweiten Annahme zu sprechen. Ein psychischer Reiz kann nur an dem Organ der Psyche, d. h. dem Großhirn angreifen. Von hier aus werden dann, wahrscheinlich auf dem Wege des Sympathikus, der Schilddrüse sekretionssteigernde Impulse übermittelt. Ziehen wir das Fazit aus diesen Betrachtungen, so kommen wir zu dem Schlusse: Die Basedowsche Krankheit ist eine auf Hyperfunktion der Schilddrüse zu beziehende Störung, die ihrerseits in Abhängigkeit von übergeordneten nervösen Zentren steht. Mit dieser, unter anderen von Erb, Brissand, Marie und Oppenheim vertretenen Anschauung, lassen sich die klinischen Tatsachen des Basedow am besten in Einklang bringen.

Symptomatologie. Die Richtlinien des Leidens hat Carl von Basedow festgelegt. Auch heute noch bildet die Merseburger Trias den symptomatologischen Kern des Krankheitsbildes. Die klinische Dignität der drei Kardinalsymptome wird von den einzelnen Autoren verschieden beurteilt. Der Häufigkeit nach nimmt die Tachykardie die erste Stelle ein, nicht ganz so konstant ist die Schilddrüsenschwellung, an dritter Stelle steht der Exophthalmus.

Tachykardie. Die Tachykardie zählt nicht nur zu den regelmäßigsten, sondern auch frühzeitigsten Erscheinungen der Basedowschen Krankheit. Der subjektive Ausdruck der lebhaften Herzaktion ist das nur selten vermißte Herzklopfen, dem eine reale Erhöhung der Pulsfrequenz um 20—80 Schläge entspricht. Nicht selten kommt es im Anschluß an psychische Erregungen oder auch ohne erkennbare Ursachen zu tachykardischen Anfällen. Die Pulswelle ist von mittlerer Höhe, die Arterienwand häufig gespannt, nicht selten besteht Arhythmie. Die physikalische Untersuchung des Herzens ergibt in vielen Fällen eine Hypertrophie des linken Ventrikels. Ein systolisches, als akzidentell aufzufassendes Spitzengeräusch ist oft vorhanden, bei stärkerer Volumenszunahme der linken Herzkammer kann es zu relativer Mitralinsuffizienz kommen. Organische Klappenfehler gehören zu den Seltenheiten.

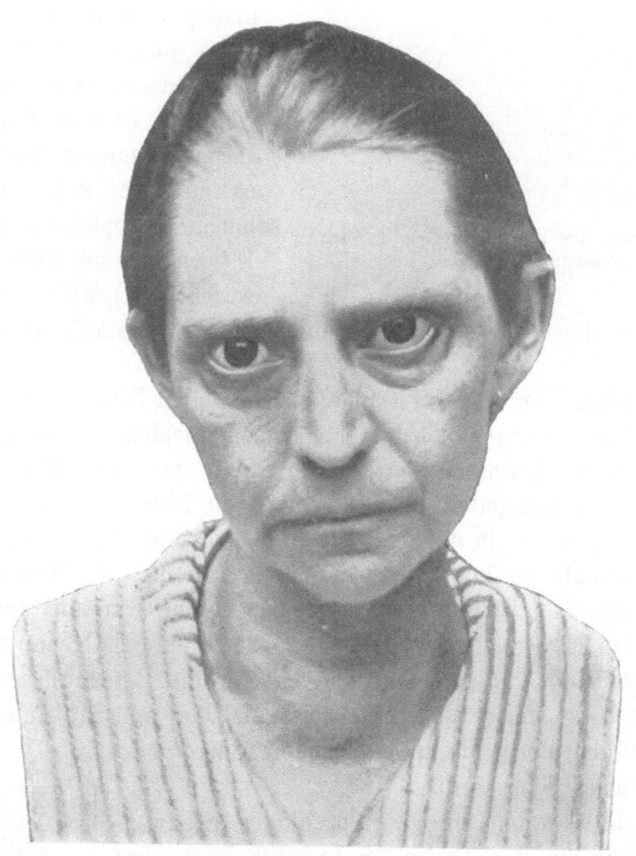

Fig. 342. Diese Figur gibt eine charakteristische Basedowtype wieder.
Neben Exophthalmus, Struma und Kachexie kommt in dem Bilde auch die depressive Stimmung der Kranken zum Ausdruck. Eigene Beobachtung.

Struma. Wir kommen nun zu der Basedowstruma. Schwellungen der Schilddrüse werden in dem Zeitpunkte, in dem eine sichere Diagnose möglich ist, nur selten vermißt. Die meist die Drüse in toto, seltener einen Drüsenlappen betreffende Volumenszunahme beruht auf einer Proliferation des Drüsengewebes (Fig. 343). Die Hyperplasie des Drüsenparenchyms wird in der Regel von einer beträchtlichen vaskulären Neubildung begleitet. Dementsprechend ist die Basedowstruma meist von weicher Konsistenz. Pulsatorische Bewegungen sowie sausende oder hauchende Gefäßgeräusche sind weitere charakteristische Zeichen des Basedowkropfes. Das Fehlen einer sichtbaren Struma darf nicht gegen die thyreotoxische Theorie des Basedow verwandt werden, da einerseits

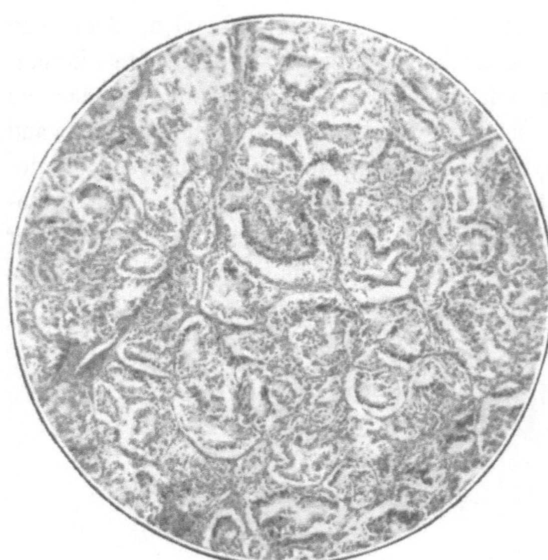

Fig. 343. Hyperplasie des Drüsengewebes in einer
Basedowstruma. 1 : 80.

Hyperfunktion auch ohne Organvergrößerung denkbar ist, andrerseits die Möglichkeit einer intrathorazischen Basedowstruma (eigene Beobachtung) nicht von der Hand zu weisen ist.

Exophthalmus. Der Exophthalmus, das Glotzauge, bildet neben der Struma das pathognomonische Symptom des Morbus Basedowii. In der Regel handelt es sich um eine gleichmäßige Vorwölbung beider Augäpfel, wenn auch das eine Auge nicht ganz selten etwas stärker prominiert. Ungewöhnlich ist einseitiger Exophthalmus. In einer meiner Beobachtungen kam es zu einer Art von Hemibasedow, indem Exophthalmus, Struma und Zittern nur auf einer Seite vorhanden waren. Gegenüber der Tachykardie und Struma bildet die Protrusio bulbi eine weniger konstante und frühzeitige Erscheinung.

Mit der Prominenz der Augen verbindet sich in vielen Fällen eine als Graefesches Symptom bezeichnete Störung des Bewegungszusammenhanges von Oberlid und Augapfel. Das Graefesche Symptom besteht darin, daß das obere Lid beim Blick nach unten dem Bulbus nur mangelhaft folgt, wodurch die Sklera oberhalb der Pupille zum Vorschein kommt (Fig. 344). In mehreren Fällen fiel mir die Abhängigkeit des Symptomes von der Beleuchtung auf. So konnte ich bei einigen Patienten die Wahrnehmung machen, daß das im geschlossenen Raume vorhandene Graefesche Symptom im Freien garnicht oder im verringerten Maße nachweisbar war. Das Graefesche Symptom ist, wie auch Strümpell betont, nicht gerade häufig und hat für die Basedowdiagnose keinen allzu großen Wert. Noch geringer ist die Beweiskraft der von Möbius nachgewiesenen, auf einer Insuffienz der Recti interni beruhenden Konvergenzschwäche (Möbiussches Symptom).

Dagegen ist die Verminderung des Lidschlages (Stellwagsches Zeichen), sowie ein dem Grade des Exophthalmus nicht immer parallelgehendes Klaffen der Lidspalte ein recht häufiges Basedowzeichen. In vielen Fällen bildet sich eine für das Leiden charakteristische kissenartige Schwellung des oberen Lides aus. Lähmungen der Augenmuskeln sind eine seltene Komplikation. Mitunter sieht man Bewegungsstörungen des Augenapparates in einer an Myasthenie erinnernden Ausbildung. Andrerseits kann sich die Basedowsche Krankheit auch mit einer echten myasthenischen Paralyse kombinieren (S. 372).

Zittern. Neben den drei Kardinalsymptomen (Tachykardie, Struma, Exophthalmus) ist das Zittern eine nahezu regelmäßige Erscheinung der Basedowschen Krankheit. Es

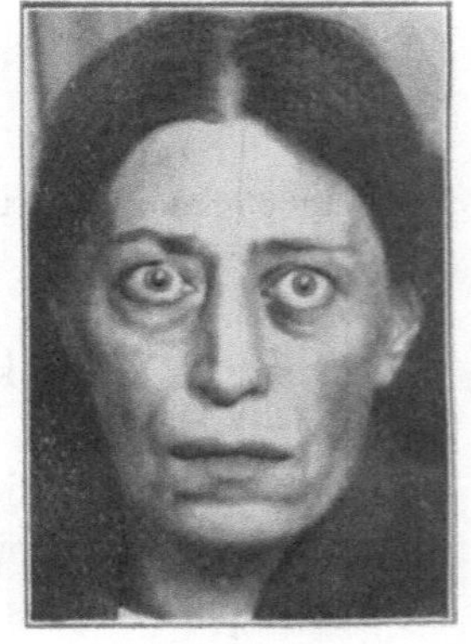

Fig. 344. Graefesches Symptom. Zurückbleiben des Lides beim Blick nach unten.
Eigene Beobachtung.

handelt sich hierbei um einen schnellschlägigen Tremor von geringer Exkursionsbreite, der sich vorwiegend auf die oberen Extremitäten erstreckt und durch Bewegungen oder seelische Erregungen für gewöhnlich eine beträchtliche Steigerung erfährt.

Anomalien auf psychischem Gebiet finden sich in der Mehrzahl der Fälle. Meist fallen die Patienten durch Ruhelosigkeit, Reizbarkeit und erhöhte Affektivität auf. Die Stimmung ist in der Regel gedrückt, häufig besteht Neigung zum Weinen, seltener findet sich eine mit dem körperlichen Befinden kontrastierende, gehobene Stimmung. Mitunter kommt es zu ausgesprochenen Psychosen melancholischen, maniakalischen oder katatonischen Charakters.

Allgemeinbefinden. Störungen des Allgemeinbefindens pflegen im Verlaufe des Basedow nur selten zu fehlen. Die Folge des thyreotoxischen Eiweißzerfalles ist die häufig sehr beträchtliche Reduktion des Körperbestandes. In schweren Fällen kann die Abmagerung so hochgradig sein, daß der Kranke in kurzer Zeit nicht wieder zu erkennen ist. Die Basedowkachexie erfolgt in einem Teil der Fälle bei gutem, mitunter gesteigertem Appetit, während in anderen Fällen die Eßlust beeinträchtigt ist.

Vielfach begegnet man Klagen über schlechten Schlaf, ausnahmsweise findet sich eine Zunahme der Schlaftiefe. Gastro-intestinale Störungen gehören auch nach meinen Erfahrungen zu den häufigeren Krankheitserscheinungen, namentlich gilt dies für die hartnäckigen Diarrhoen der Basedowiker. Fügen wir noch hinzu, daß bei der Mehrzahl der Kranken eine starke Schweißbildung besteht, so hätten wir das klinische Bild der Basedowschen Krankheit im großen und ganzen erschöpft.

Vasomotorisch-trophische Störungen. Von anderen weniger konstanten Erscheinungen sind die vasomotorischen, trophischen und sekretorischen Störungen zu erwähnen. Die gestörte Vasomotilität macht sich vielfach in Neigung zum Erröten und Erblassen bemerkbar, nicht selten wird auch über ein lästiges Hitzegefühl geklagt. Auf gesteigerten sekretorischen Einflüssen beruht die bereits erwähnte Hyperhidrosis. Aller Wahrscheinlichkeit nach ist die häufig vorhandene Herabsetzung des galvanischen Leitungswiderstandes der Haut mit der vermehrten Schweißbildung in Zusammenhang zu bringen. Trophische Einflüsse kommen in dem nicht seltenen Bestehen von Pigmentanomalien, Veränderungen der Haarfarbe sowie in der Bildung lokaler, teils flüchtiger, teils stabiler Oedeme (Lidschwellung) zum Ausdruck. Das Harnquantum ist mitunter gesteigert. Erwähnenswert ist das gelegentliche Auftreten von Zucker.

Die Beschwerden der Kranken beziehen sich vorwiegend auf allgemeine Mattigkeit, Unlust, Nachlassen des Appetites, Schlaflosigkeit, vermehrte Schweißbildung und Trockenheit im Halse. Mitunter wird auch über Kopfschmerz, Schwindel sowie Nachlassen des Gedächtnisses geklagt. Die in den meisten Fällen hervortretende Asthenie auf motorischem Gebiet beruht größtenteils auf der Reduktion des Körperbestandes, doch ist bei der Hypomotilität der Basedowiker allem Anschein nach auch ein nervöses Moment im Spiele. Temperatursteigerungen um 1—1,5 ^{0} sind nicht ganz selten und können im Beginn des Leidens eine Quelle diagnostischer Irrtümer bilden.

Blutbild. Auf eine beim Morbus Basedowii vorkommende Anomalie des Blutbildes hat vor einigen Jahren Th. Kocher die Aufmerksamkeit gelenkt, indem er den Nachweis erbrachte, daß in den meisten Fällen eine Abnahme der mehrkernigen Leukozyten bei gleichzeitiger Vermehrung der einkernigen Elemente vorhanden ist. Spätere Untersuchungen haben die Kocherschen Befunde im allgemeinen bestätigt, doch ist die neutrophile Leukopenie mit gleichzeitiger absoluter oder relativer Lymphozytose eine bei Basedow zwar recht häufige, aber keineswegs für das Leiden pathognomonische Erscheinung.

Komplikationen. Die bei vielen Basedowikern nachweisbare neuropathische Belastung erklärt das nicht seltene gleichzeitige Vorkommen anderer Neurosen. Ziemlich häufig kombiniert sich der Basedow mit hysterischen Symptomen, seltener ist das Zusammentreffen von Basedow und Epilepsie. Ein vorwiegend theoretisches Interesse hat die Kombination mit Tetanie, Myasthenie, Sklerodermie und Osteomalazie. Mehrfach wird auch die Tabes als Komplikation der Basedowschen Krankheit erwähnt (Marie, Marinesco, Malaisé). Ich selbst verfüge über zwei Beobachtungen, in denen sichere Zeichen der Tabes (gastrische Krisen, reflektorische Pupillenstarre — Pupillenstarre, Westphalsches Zeichen) vorhanden waren. In einem dritten Falle fehlten die Achillesreflexe, die Wassermannsche Reaktion war positiv und auch die Klagen der Patientin ließen die Möglichkeit einer inzipienten Tabes zu. Interessant ist die Beobachtung Curschmanns, daß Basedowsymptome im Verlauf der Tabes auch intermittierend auftreten können. Schwer zu erklären ist das gelegentliche Zusammentreffen von Myxödem mit Basedow.

Verlauf und Prognose. Abgesehen von den Fällen, in denen die Affektion einen stürmischen Verlauf nimmt, handelt es sich bei der Basedowschen Krankheit in der Mehrzahl der Fälle um ein chronisches, unter Remissionen und Exazerbationen verlaufendes Leiden. Häufig kommt es zu einem als Heilung imponierenden Intervall von mehreren Jahren, doch bedarf es nur eines geringen Anstoßes, um in vielen Fällen den Krankheitsprozeß von neuem anzufachen.

Die Prognose des Leidens wird von den einzelnen Autoren sehr verschieden beurteilt, doch macht sich gegenwärtig im großen und ganzen eine optimistischere Auffassung gegenüber der Basedowschen Krankheit geltend.. Im Einzelfalle hängt die Beurteilung von der Schwere und Dauer der Erkrankung, dem Ernährungszustand des Patienten, nicht zuletzt auch von äußeren Faktoren, wie den allgemeinen Lebensbedingungen und der sozialen Lage ab. In meinem Beobachtungsmaterial kamen auf 229 intern behandelten Fällen 12 Todesfälle, die Mortalität betrug demnach 5,2 pCt.

Daß die Basedowsche Krankheit ein heilbares Leiden ist, kann heute nicht mehr bestritten werden. Es liegen bereits eine ganze Anzahl gut verbürgter, nach Dezennien rechnender Heilungen vor. Schlecht ist die Prognose in Fällen mit vorgeschrittener Kachexie oder erheblicher Herzinsuffizienz. Ausgeprägte Hautverfärbungen und stärker hervortretende Geistesstörungen weisen ebenfalls auf eine schwere Form der Erkrankung hin. Ungewöhnlich ist die perakute, in wenigen Monaten zum Tode führende Verlaufsform.

In den letal endenden Fällen erfolgt der Tod meist unter den Zeichen des Marasmus oder der Herzinsuffizienz. Ferner können auch interkurrente Erkrankungen (Tuberkulose) den Exitus herbeiführen. In den günstig ausgehenden Fällen bleibt bei Rückbildung der übrigen Krankheitserscheinungen häufig ein leichter Grad von Exophthalmus bestehen. Während der Gravidität kommt es nicht selten zu einer Exazerbation der Symptome, doch kann die Schwangerschaft andrerseits auch einen günstigen Einfluß auf den Verlauf des Leidens haben.

Diagnose. Wo es sich um symptomatologisch voll entwickelte Krankheitsbilder handelt, insbesondere wo die charakteristische Symptomentrias vorhanden ist, sind diagnostische Zweifel kaum möglich. Sind nur zwei Kardinalsymptome vorhanden, so ist die Kombination von Struma und Exophthalmus oder Exophthalmus und Tachykardie als beweisend anzusehen, während die Vereinigung von Tachykardie und Struma nicht ohne weiteres zur Diagnose Basedow berechtigt. Rudimentäre Krankheitsformen (formes frustes) liegen vor, wenn bei Vorhandensein eines Kardinalsymptomes (Exophthalmus, Struma, Tachykardie) andere Basedowzeichen, wie Zittern, Hyperidrosis, Durchfälle oder abnorme Pigmentierungen nachweisbar sind.

Einen nicht zu unterschätzenden diagnostischen Wert haben die Anomalien auf psychischem Gebiete, ferner kann bei schwankender Diagnose das Vorhandensein einer neutrophilen Leukopenie mit gleichzeitiger Vermehrung der Lymphozyten unter Umständen ausschlaggebend sein. Am schwersten zu beurteilen sind die Zustände, bei denen eine Struma sich mit Symptomen verknüpft, die wie Zittern, vermehrte Schweißbildung, Erbrechen und Diarrhoen mit Vorliebe beim Morbus Basedow vorkommen, andrerseits auch im Bilde der Neurasthenie und Hysterie nicht ungewöhnliche Erscheinungen sind. Hier kommt die Diagnose mitunter nicht über eine gewisse Wahrscheinlichkeit hinaus, und erst der weitere Verlauf bringt Klarheit, ob es sich um Basedow oder ein zufälliges Zusammentreffen von Struma mit einer funktionellen Erkrankung handelt.

Ueber die Bewertung der drei Kardinalsymptome ist folgendes zu sagen. Wo Tachykardie dauernd vermißt wird, liegt wahrscheinlich Basedow nicht vor, ebenso muß das Fehlen der Struma Zweifel an der Richtigkeit der Diagnose aufkommen lassen. Angesichts der Möglichkeit einer intrathorazischen Struma ist bei Fehlen einer palpablen Schilddrüsenvergrößerung das Röntgenverfahren zur Diagnose heranzuziehen.

Der Exophthalmus übertrifft als pathognomonisches Zeichen des Basedow die Struma und Tachykardie an diagnostischer Bedeutung, während die Abwesenheit dieses Symptomes nicht in gleicher Weise, wie das Fehlen von Tachykardie und Struma, gegen die Diagnose Basedow verwandt werden darf. Zu bemerken ist jedoch, daß bei Kropfleidenden Herzerscheinungen wie Tachykardie, Hypertrophie des linken Ventrikels sowie andere kardio-vaskuläre Störungen vorkommen, ohne daß Basedow vorliegt (Kropfherz).

Therapie. Im Vordergrunde der gesamten Basedowbehandlung steht die Sorge für eine zweckmäßige Gestaltung der Lebensweise. Es unterliegt keinem Zweifel, daß die Basedowsche Krankheit unter günstigen Allgemeinbedingungen ohne jede arzneiliche Behandlung ausheilen kann. Die Ernährung der Kranken hat zwei Gesichtspunkten Rechnung zu tragen, einerseits muß die Kost reizlos sein, andrerseits das gesteigerte Kalorienbedürfnis decken. Demgemäß kommt für die Patienten vorwiegend eine blande, durch ausgiebige Verwendung von Fetten (Butter, Sahne, Käse) kalorisierte Nahrung in Frage. Exzitantien wie Kaffee, Alkohol, Nikotin und Gewürze sind aus der Ernährung auszuschalten, der Fleischgenuß wesentlich einzuschränken. Bei therapeutisch schwer beeinflußbaren Formen ist vorübergehend eine vegetarische Lebensweise anzuraten.

Basedowiker sollen ein ruhiges, körperliche und geistige Anstrengungen vermeidendes Leben führen. Der sexuelle Verkehr ist einzuschränken, bei akuten Krankheitserscheinungen ganz zu untersagen. In wirksamer Weise vermag eine mehrwöchige Liegekur die therapeutischen Maßnahmen zu unterstützen. Milde hydriatische Prozeduren wie laue Abreibungen und Bäder von 32—35 ° mit oder ohne Zusatz von Soole, Kamillen oder Fichtennadelextrakt sind häufig von Vorteil. Einen auffallend günstigen Einfluß hat in vielen Fällen der Aufenthalt in reiner Höhenluft (St. Moritz, Hohe Tatra), bisweilen auch Seeaufenthalt. Bade- und Trinkkuren (Nauheim, Kudowa, Levico) können ebenfalls von günstiger Wirkung sein.

In der arzneilichen Behandlung spielt seit langem das Arsen eine große Rolle. Unter den innerlich anzuwendenden Arsenpräparaten erwähnen wir an erster Stelle das Elarson, das sich uns in einer größeren Zahl von Basedowfällen bewährt hat (Elarson s. S. 73). Weniger frei an Nebenwirkungen sind die anorganischen Arsenikalien wie die asiatischen Pillen und Fowlerschen Tropfen (Pil. asiaticae, 3 × tägl. 1—5 Pillen, Liq. Fowleri—Liq. Menth. pip. ana 10,0, 3 × tägl. 5 Tropfen, steigend bis 3 × 15—20 Tropfen). Bei der Injektionsbehandlung kann man im allgemeinen auf die auch bei vorsichtiger Dosierung von Nebenwirkungen nicht immer freien organischen Präparate (Atoxyl, Arsazetin) verzichten und die altbewährte Lösung des Natriumsalzes (Natr. arsenicos. 0,1 : 10,0, 1 Teilstrich beginnend, jeden 2. Tag um einen Teilstrich steigend bis zu 1—1$^1/_2$ Pravazspritzen) verwenden. Ein relativ indifferentes organisches Arsenpräparat ist das Natrium cacodylicum, das von der Firma Clin in sterilen Ampullen à 0,05 g in den Handel gebracht wird.

Von anderen beim Morbus Basedowii in Anwendung kommenden Medikamenten ist das Eisen, Chinin, Atropin und Ergotin zu erwähnen. Auf die Jodbehandlung, die gewöhnlich mehr schadet, als nützt, wird man am besten ganz verzichten. Symptomatisch werden Beruhigungsmittel wie Brom, Bromural und Adalin gegeben, beliebt sind auch die Valerianate (Tinct. Valerian. aeth., Infus. Radic. Valerianae, Bornyval, Validol, Valyl, Valisan, Gynoval), welche namentlich bei Herzerregungszuständen angebracht sind.

Bei den Beziehungen der Schilddrüse zum Morbus Basedowii ist es verständlich, daß sich auch die Organotherapie der Basedowschen Krankheit bemächtigt hat. Die auch theoretisch nicht ganz einwandsfreie Behandlung mit Schilddrüsentabletten sollte ganz fallen gelassen werden, stehen doch der spärlichen Anzahl von Besserungen eine Reihe von Fällen gegenüber, in denen unter dem Gebrauch von Schilddrüsenpräparaten auffällige Verschlimmerung beobachtet wurde. Ueber die Wirksamkeit des von Möbius in die Praxis eingeführten Antithyreoidserums gehen die Meinungen der einzelnen Aerzte auseinander, jedenfalls ist gegen die gelegentliche Anwendung des Möbiusschen Serums, das zwar keine überzeugende Erfolge hat, andrerseits auch keinen Schaden stiftet, nichts einzuwenden. Ein weiteres Organpräparat ist das aus der Milch entkropfter Ziegen gewonnene Rodagen, mit dem einige Autoren gute Resultate erzielt haben wollen. Neuerdings sind auch Extrakte aus der Thymus und Hypophysis in die Therapie des Basedow eingeführt worden.

Von anderen Behandlungsmethoden ist die Elektrotherapie sowie die Röntgenbestrahlung der Glandula thyreoidea zu erwähnen. Die Anwendung des elektrischen Stromes in Form der Sympathikusgalvanisation (2—3 M.A., 3—5 Minuten) wird auch von Aerzten, die der Elektrotherapie skeptisch gegenüberstehen, gerühmt. Ueber die Röntgenbestrahlung der Struma, die zu einer Verkleinerung der Drüse führt und in einer Anzahl der Beobachtungen gute Erfolge zu verzeichnen gehabt hat (Mayo, Beck, Saenger, Nonne, Kienböck, Wetterer, Levy-Dorn), sind die Akten noch nicht geschlossen.

Die große Zahl der bei der Basedowschen Krankheit in Anwendung kommenden therapeutischen Maßnahmen zeigt zur Genüge, daß die Leistungsfähigkeit der internen und physikalischen Methoden, so wertvoll sie auch für den Einzelfall sein mögen, nur eine bedingte ist. Zweifellos können wir durch eine konsequente interne Behandlung die Mehrzahl der Basedowerkrankungen günstig beeinflussen und in einem gewissen Prozentsatze auch der Heilung zuführen. Andrerseits wird man nicht allzu selten auch Fällen begegnen, an denen alle therapeutischen Maßnahmen wirkungslos abprallen, und ein Vorwärtsschreiten des Krankheitsprozesses nicht zu verhindern ist.

Angesichts dieser Tatsachen ist es begreiflich, daß die moderne Chirurgie den

Versuch unternahm, sich in dem Morbus Basedowii ein neues Betätigungsfeld zu erobern.
Einer der Vorkämpfer der chirurgischen Richtung ist Th. Kocher, dessen energisches
Eintreten für die operative Behandlung des Basedow viel zur Popularisierung der früher
wegen ihrer großen Gefährlichkeit diskreditierten Kropfoperation beigetragen hat. Als
Methode der Wahl gilt heute die partielle Strumektomie mit oder ohne Ligatur der
A. thyreoidea. Mit zunehmender Verbesserung der Operationstechnik hat die gefürchtete
Kropfoperation beim Morbus Basedowii viel von ihrem früheren Schrecken verloren. Wie
die Statistiken erfahrener Operateure (Kocher, Mayo, Landström, Rehn, Riedel,
Sudeck) lehren, schwankt die Mortalität der Operation zwischen $1^1/_2$—5 pCt. Was
die Erfolge der chirurgischen Behandlung anbetrifft, so kann man bei dem heutigen
Stande der chirurgischen Technik auf ca. 75 pCt. Heilungen rechnen.

Im Hinblick auf die zum Teil überraschenden operativen Erfolge kann es nicht
wundernehmen, daß in der einer Indicatio causalis genügenden Kropfoperation der internen
Basedowbehandlung ein Konkurrenzverfahren von wachsender Bedeutung erstanden ist.
Dies darf jedoch keineswegs zu einer prinzipiellen Ablehnung der internen Basedow-
therapie führen. Im Gegenteil stehen wir nach wie vor auf dem Standpunkte, daß
die Basedowsche Krankheit vorwiegend ein Objekt interner Behandlung ist. Dem
Chirurgen sollen nur die Fälle zugeführt werden, bei denen mit diätetischen, physikalischen und arzneilichen Mitteln kein genügender Erfolg erzielt wird. Schwierig ist
nur, rechtzeitig zu entscheiden, in welchem Zeitpunkte die interne Therapie abzubrechen
ist, damit nicht durch weiteren Kräfteverfall die operativen Heilungschancen verschlechtert werden. Eine relative Indikation besteht für die operative Behandlung in
den Fällen, in denen die Patienten aus sozialen oder anderen Gründen darauf angewiesen sind, möglichst bald die Arbeitsfähigkeit wiederzuerlangen.

Neunzehntes Kapitel.

Das Myxödem.

Als Myxödem bezeichnet man einen auf Unterfunktion der Schilddrüse beruhenden,
stabilen Schwellungszustand der Haut und des Unterhautzellgewebes. Das klinische
Bild des Myxödems war schon älteren Aerzten bekannt, doch bedurfte es der modernen
Erfahrungen auf chirurgischem und organo-therapeutischem Gebiete, um den Zusammenhang von Myxödem und Schilddrüse über jeden Zweifel sicherzustellen. Mit der Einfügung des sporadischen Kretinismus in die Athyreosen (infantiles Myxödem) ist die
Lehre vom Myxödem auf eine breitere Basis gestellt worden, so daß wir heute das
Myxödem, die Cachexia thyreopriva und den sporadischen Kretinismus als nosologisch
einheitliche, wenn nicht identische Zustände betrachten.

Das Myxödem der Erwachsenen bevorzugt in auffälliger Weise das weibliche
Geschlecht. Die Mehrzahl der Krankheitsfälle betrifft das jüngere und mittlere Alter.
Ueber die Entstehungsursachen wissen wir nichts Genaues, insbesondere bleibt unent-
schieden, ob die für das Zustandekommen des Leidens verantwortlich gemachten Faktoren

30*

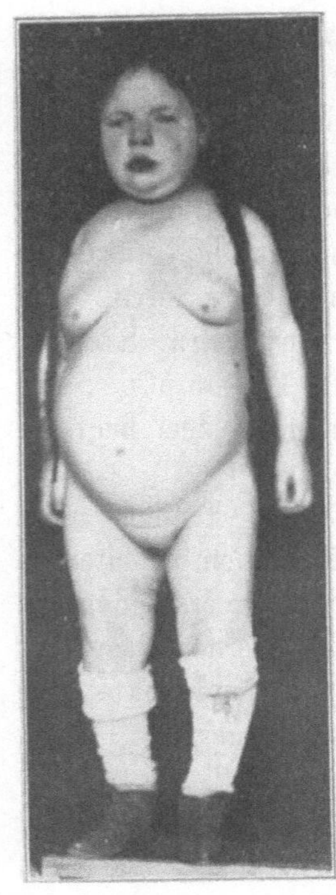

Fig. 345. Fall von sporadischem Kretinismus und Myxödem bei einem 22jährigen, 102 cm langen Mädchen. Eigene Beobachtung.

(Infektionen, Traumen, Erregungen, Puerperium, Laktation) den direkten Anstoß zur Entwicklung des Leidens geben oder nur dispositionserhöhende Momente bilden. Mehrere Beobachtungen weisen darauf hin, daß das Myxödem auch auf dem Boden der nervösen Belastung entstehen kann.

Symptomatologie. Das Myxödem äußert sich in einer eigenartigen elastischen Schwellung der Haut, die sich am frühzeitigsten im Gesicht bemerkbar macht und hier auch den stärksten Grad zu erreichen pflegt. Auf der Höhe der Erkrankung bieten Patienten einen charakteristischen Anblick dar. Das im ganzen geschwollene und gedunsene Gesicht zeigt namentlich an den Augen und in der Kinngegend wulstförmige Erhabenheiten, welche dem Gesicht einen stumpfsinnigen, tierischen Ausdruck verleihen. An den Extremitäten verrät sich das Myxödem durch eine besonders die distalen Enden betreffende Volumenszunahme, wodurch die Hände und Füße ihre natürlichen Formen verlieren und, wie Charcot es ausdrückt, eine an die Zehen der Dickhäuter erinnernde Beschaffenheit annehmen. Bei Betastung der Haut hat man ein prall elastisches Gefühl, Fingereindrücke bleiben im Gegensatz zum echten Oedem nicht stehen. Die myxödematöse Haut ist blaß und kühl, die Schweißsekretion vermindert oder aufgehoben, in vielen Fällen kommt es zu Haarausfall.

Mit den Veränderungen der Körperhaut ist das klinische Bild des Myxödems nicht erschöpft. Zu den regelmäßigen Erscheinungen des Leidens gehört die Abnahme der intellektuellen Funktionen. Die Kranken werden teilnahmlos, körperlich und geistig träge, schlafsüchtig und führen in schweren Fällen ein vegetierendes Dasein. Seltener werden Psychosen melancholischen oder halluzinatorischen Charakters beobachtet. Infolge der häufigen Beteiligung der Kehlkopfschleimhaut wird die Stimme rauh und heiser. Der Appetit ist meist verringert, der Stuhlgang angehalten. Anästhesien bilden einen relativ häufigen Befund. Die allgemeine Hemmung der Körperfunktionen kommt auch in der Verlangsamung des Stoffwechsels der Myxödematösen zum Ausdruck.

Die im Mittelpunkte der klinischen Erscheinungen stehende Schilddrüsenveränderung pflegt gegenüber den anderen Symptomen wenig hervorzutreten, doch kann man sich in den meisten Fällen durch die Palpation von der Kleinheit oder dem Fehlen der Glandula thyreoidea überzeugen. Ausnahmsweise ist die Schilddrüse beim Myxödem vergrößert. Zu den inkonstanten Symptomen gehören atrophische oder entzündliche Veränderungen des Sehnerven, Lähmungen des N. facialis, Albuminurie und Glykosurie, während Gehörsstörungen ziemlich häufig vorkommen. In einem Teile der Fälle tritt ein bis zur Kachexie sich steigernder Kräfteverfall ein.

Die kachektischen Formen sind es, die den Uebergang zu der mit Myxödem vergesellschafteten Kachexia thyreopriva bilden. Das „chirurgische Myxödem" schließt sich an Totalexstirpationen der Schilddrüse an und stimmt, wenn man von seiner nicht seltenen Kombination mit Tetanie absieht, nahezu vollständig mit dem Myxödem der Erwachsenen überein. Es handelt sich hierbei um einen chronischen Zustand, der, ohne entsprechende Behandlung, nach einiger Zeit tödlich endigt.

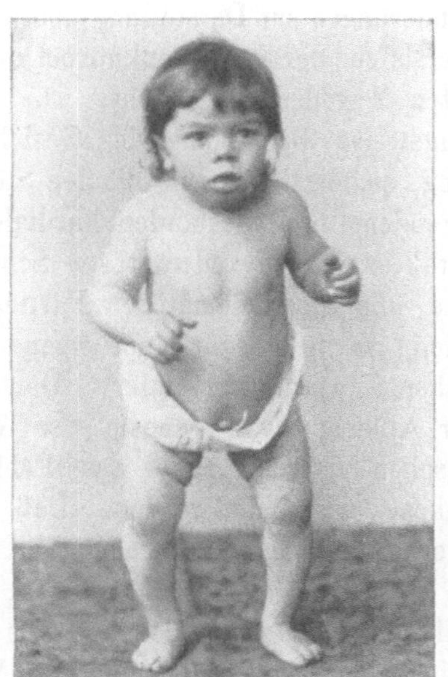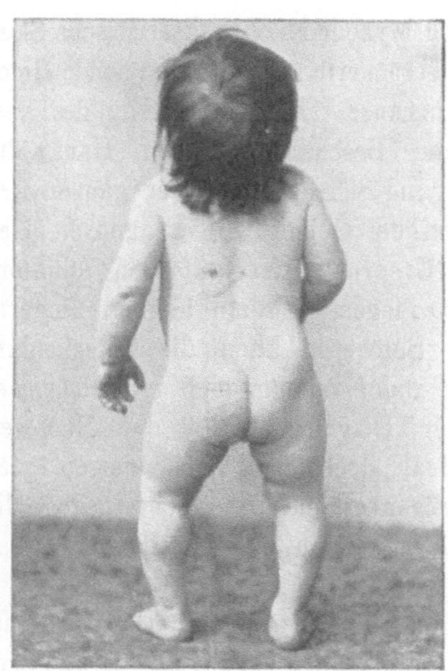

Fig. 346 u. 347. Kretinismus mit Myxödem bei einem 4¹/₂ jährigen Mädchen.

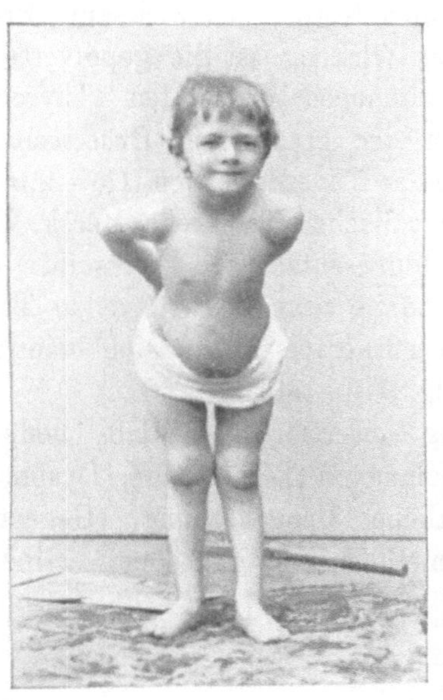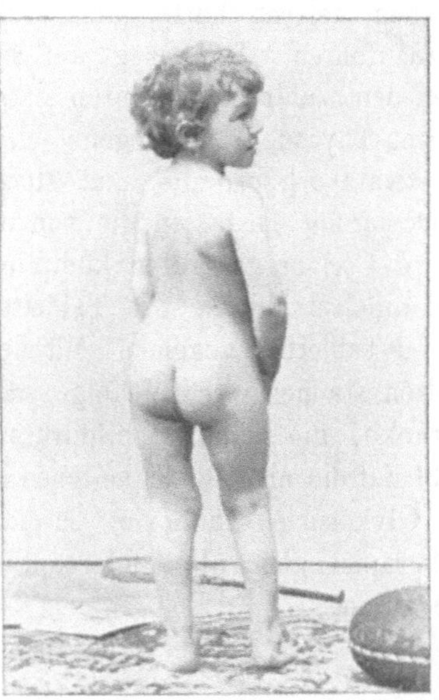

Fig. 348 u. 349. Dieselbe Patientin nach 2¹/₂ jähriger Behandlung mit Schilddrüsenextrakt.
Originalaufnahmen von H. Rehm. Aus Knoblauch, Krankheiten des Zentral-Nervensystems.

Das Myxödem der Kinder ist entweder ein angeborener oder in dem ersten Kindesalter zur Entwicklung kommender Zustand. Das angeborene infantile Myxödem beruht auf einer fehlenden oder mangelnden Ausbildung der Schilddrüse (Thyreoaplasie), während die erworbenen myxödematösen Zustände des Kindesalters zuweilen mit kropfartiger Entartung einhergehen. Beide Zustände führen zu den Erscheinungen des Kretinismus, dessen Symptome in Zwergwuchs, myxödematöser Hautbeschaffenheit, Intelligenzdefekten (Myxidiotie), mangelnder sprachlicher Entwicklung und Erschwerung des Gehens bestehen (Fig. 345). Das Röntgenverfahren hat bei den Zuständen des infantilen Myxödems charakteristische Skelettveränderungen zur Darstellung gebracht, die in einer verzögerten Ossifikation sowie abnormen Persistenz der Epiphysenknorpel bestehen.

Diagnose. Die Erkennung des ausgebildeten Myxödems ist leicht. Die charakteristische Beschaffenheit der Haut, die vorzugsweise Beteiligung des Gesichts, das Plumpe und Schwerfällige der ganzen Erscheinung, sichert im Verein mit den Störungen auf geistigem Gebiete die Diagnose. Gegenüber ödematösen Zuständen kardialen oder renalen Ursprungs ist auf den stabileren Charakter der myxödematösen Schwellung Wert zu legen. Zudem bleiben Fingereindrücke über myxödematösen Partien nicht stehen. Schwierig kann die Entscheidung werden, wenn, wie in einer eigenen Beobachtung, das Myxödem sich mit einem nephritischen Anasarka kombiniert. Den Schlußstein der Diagnose bildet der Nachweis einer Aplasie bzw. Agenesie der Glandula thyreoidea, doch darf bei ausgeprägten klinischen Erscheinungen das Fehlen der Schilddrüsenveränderung nicht gegen die Diagnose verwandt werden. Daß gewisse Formen des infantilen Myxödems mit kropfiger Entartung einhergehen, ist bereits gesagt worden.

Therapie. Die Erkenntnis des Zusammenhanges von Hypofunktion der Schilddrüse und Myxödem schuf die Grundlage für ein spezifisches Heilverfahren. Von der Implantation lebenden Schilddrüsengewebes ist man allmählich abgekommen, seitdem man in der Verfütterung der frischen oder gepulverten Organsubstanz einen einfachen Weg kennen gelernt hatte, dem schilddrüsenarmen Körper das wirksame Prinzip der Drüse zuzuführen. In bezug auf Sicherheit der Wirkung ist die gepulverte Drüsensubstanz den zahlreichen durch Extraktion gewonnenen Präparaten (Thyreoglobulin, Jodothyrin, Thyraden) überlegen. Man gibt von der gepulverten Drüsensubstanz zu Anfang etwa 0,5 g pro die und steigt bis zu einer Tagesdosis von 1,5—2,0 g. Eine exakte Dosierung gestatten die von mehreren chemischen Fabriken (Merck, Burrough, Welcome & Co.) hergestellten komprimierten Schilddrüsentabletten. Dieselben enthalten 0,3 g Hammelschilddrüse pro Tablette und werden, je nach dem Alter, in Tagesdosen von $^1/_2$—4 Tabletten gegeben. Mit der Schilddrüsentherapie lassen sich beim Myxödem nicht selten staunenswerte Erfolge erzielen, s. Fig. 346—349.

Kranke, die einer Schilddrüsenbehandlung unterworfen werden, bedürfen mit Rücksicht auf die nicht ganz seltenen Nebenerscheinungen (Tachykardie, Dyspnoe, Albuminurie, Glykosurie, Kachexie) sorgfältiger ärztlicher Ueberwachung. Gegenüber der Organotherapie haben alle anderen Behandlungsmethoden des Myxödems keine wesentliche Bedeutung.

Zwanzigstes Kapitel.

Akromegalie, Dystrophia adiposo-genitalis und verwandte Störungen.

Die Akromegalie.

Wenngleich das Gebiet der Akromegalie und der übrigen mit der Hypophyse in Zusammenhang gebrachten Zustände noch keineswegs geklärt ist, so sind wir dank der wachsenden klinischen, anatomischen und experimentell-pathologischen Erfahrung

Einfluß der Hypophyse auf die äußere Körperform.

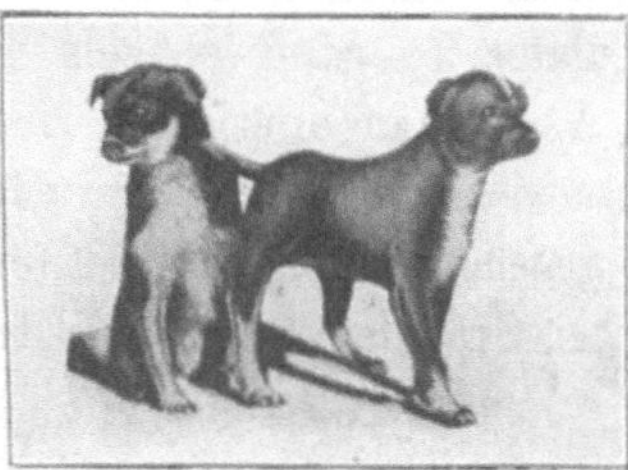

Fig. 350. Das Bild zeigt ein Versuchstier, dem die Hypophyse entfernt worden ist, einige Tage nach der Operation. Links Kontrolltier gleichen Wurfes.

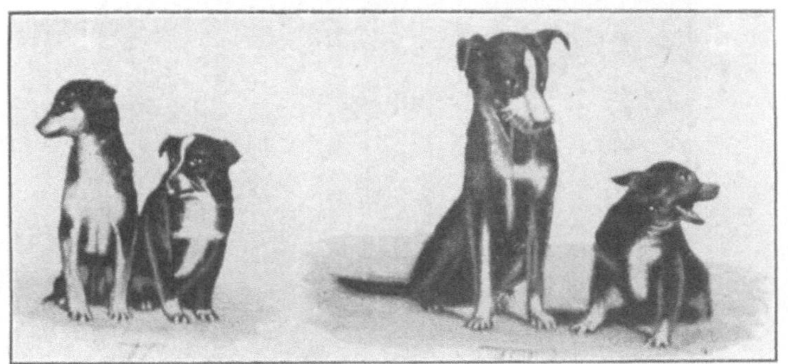

Fig. 351. Nach 1 Monat.   Fig. 352. Nach 2 Monaten.

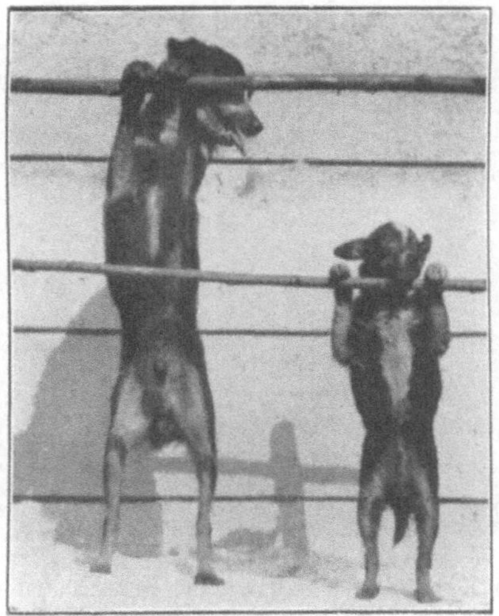

Fig. 353. Nach 8 Monaten.
Nach Ascoli und Legnani-Pavia.

imstande, die auf einer Störung der Hypophysenfunktion beruhenden Affektionen in ihren Grundzügen zu verstehen.

Aehnlich wie die Nebenniere setzt sich die Hypophyse aus zwei Abschnitten von verschiedener anatomischer und physiologischer Wertigkeit zusammen. Der vordere, von Epithel der embryonalen Mundbucht abstammende Teil besteht aus Drüsengewebe, während der Hinterlappen der Hypophyse aus einer gliareichen Nervensubstanz gebildet wird.

Ueber die Physiologie der Hypophyse ist wenig bekannt, doch wissen wir, daß die Hypophyse eine Drüse mit innerer Sekretion ist, die in Wechselbeziehungen zu anderen Gefäßdrüsen steht und als Regulator des Stoffwechsels und Wachstums von vitaler Bedeutung ist. Neuerdings hat G. Ascoli an operierten Hunden den wachstumsfördernden Einfluß der Hypophyse erwiesen und gleichzeitig einen wertvollen Beitrag zur Korrelation der Drüsen mit innerer Sekretion gegeben. Interessant ist ferner die Tatsache, daß injizierter Hypophysenextrakt (Pituitrin) bei Graviden kräftige Uteruskontraktionen anregt. Ob

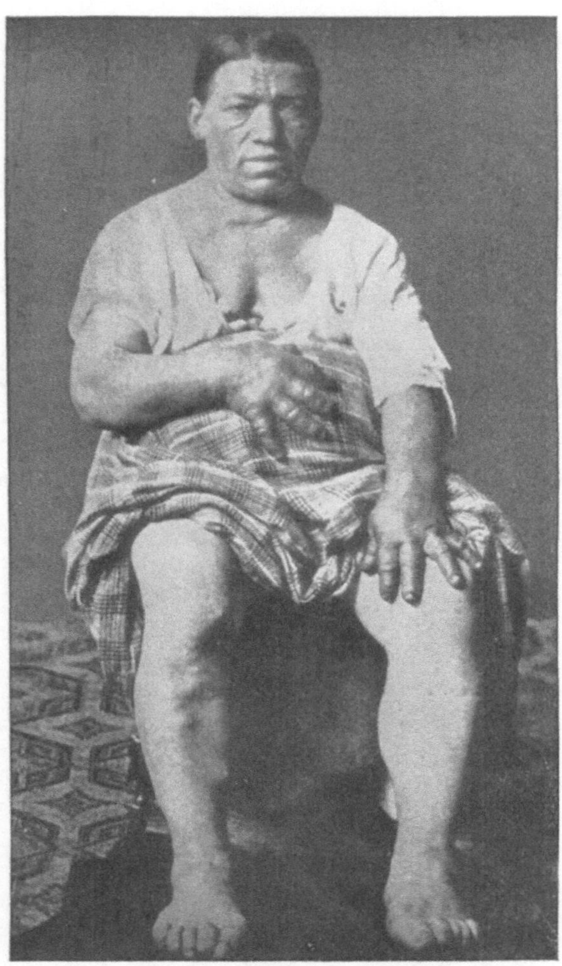

Fig. 354. Akromegalie nach Erb. Aus Knoblauch, Krankheiten des Zentral-Nervensystems.

die Hypophyse durch die Gravidität eine hyperplastische Umwandlung erfährt, bedarf noch weiterer Untersuchungen.

Besser sind wir über die Pathologie der Hypophyse unterrichtet. Wie bei der Schilddrüse müssen wir unterscheiden zwischen Zuständen, die sich aus vermehrter, und solchen, die sich aus verminderter Sekretion des geschädigten Organs ergeben. Das Hauptsymptom der hypophysären Hyperfunktion ist die Akromegalie. Das anatomische Substrat der Akromegalie wird durch Tumoren gebildet, die adenomatösen bzw. strumösen Aufbau zeigen, während destruierende Prozesse der Hypophyse keine Akromegalie im Gefolge haben. Die Akromegalie ist, wie zuerst mit voller Schärfe von

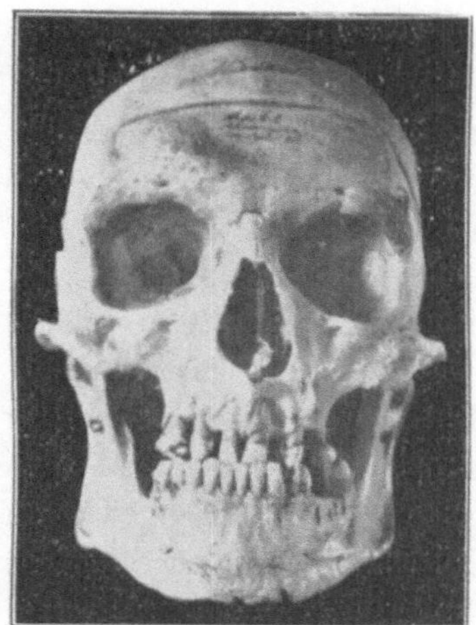

Fig. 355. Schädel eines Akromegalen. Patholog.-Anatom. Institut Städt. Krankenhaus Moabit (Prof. C. Benda).

Benda betont wurde, ein nahezu konstantes Symptom des nicht destruierenden Hypophysentumors. In seltenen Fällen finden sich nur mikroskopische, auf Hypersekretion der Drüse hinweisende Veränderungen (cosinophile Zellen). Die Bedeutung der Hypophyse für das Zustandekommen der Akromegalie geht aus der Tatsache hervor, daß bisher kein Fall von zweifelloser Akromegalie beschrieben ist, bei dem das Fehlen von Hypophysisveränderungen in einwandsfreier Weise nachgewiesen wäre. Bemerkenswert ist, daß die der Akromegalie zugrunde liegenden Veränderungen vorwiegend, wenn nicht ausschließlich, den vorderen Hypophysenabschnitt betreffen.

Die Akromegalie tritt meist im jugendlichen und mittleren Lebensalter auf. Unter Parästhesien oder Schmerzen kommt es zu einer Hypertrophie der prominierenden Gesichtsteile sowie der distalen Extremitätenenden. Am ausgeprägtesten sind die Veränderungen an den Händen, dem Kinn, der Nase und den Stirnhöckern, doch pflegen auch die Lippen, die Zunge, das Zungenbein und der Larynx an der Hypertrophie teilzunehmen. Die pneumatischen Höhlen des Schädels (Keilbein-, Stirn-, Highmorshöhle) sind fast regelmäßig erweitert, s. a. Fig. 356. Durch das Riesenwachstum der distalen Körperenden, das nicht nur die Knochen, sondern auch die Weichteile betrifft, bekommen die Gliedmaßen ein ungeschlachtes, bizarres Aussehen. An der knöchernen Hypertrophie kann auch die Klavikula, das Sternum und die Wirbelsäule teilnehmen.

Die radiologische Untersuchung bringt die Skelettveränderungen mit großer Deutlichkeit zur Darstellung. Außer der Hypertrophie des Schädels, der Vergrößerung der pneumatischen Höhlen sowie der Volumenzunahme der Extremitätenknochen kann man im Röntgenbilde auch feinere Veränderungen der Knochenstruktur erkennen. Ein charakteristischer Befund der Akromegalie bzw. des ihm zugrunde liegenden Hypophysentumors ist die Vergrößerung der Sella turcica. Wie Oppenheim als erster nachgewiesen hat, führen Tumoren der Hypophyse nicht selten zu einer Destruktion der knöchernen Umgebung, wobei es zu einer Ausbuchtung des Türkensattels kommt, s. Figg. 285, 286.

Das psychische Verhalten der Akromegalen ist im Verlaufe des Leidens nur selten ungestört. In vorgerückteren Stadien, mitunter jedoch schon im Beginn der Erkrankung sind die Kranken schläfrig, apathisch und zeigen nicht selten beträchtliche Intelligenzdefekte. Auch echte Psychosen kommen vor. Die affektive und intellektuelle Stumpfheit des Akromegalen ist das Gegenstück zu der Erregbarkeit und Unstätigkeit der Basedowiker.

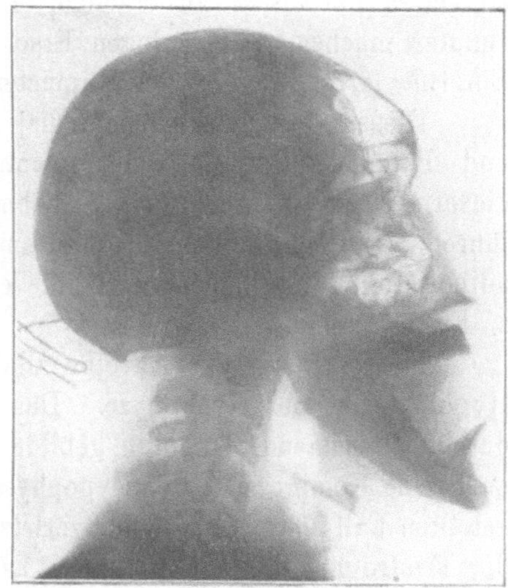

Fig. 356. Das Röntgenbild zeigt ausgesprochene akromegale Veränderungen der Stirn, der Nase, des Unterkiefers und Zungenbeines. Beachtenswert ist die gleichzeitige Vergroßerung der pneumatischen Schädelhöhlen. (Die Ausbuchtung der Sella turcica ist schwer zu erkennen.)

Die übrigen bei Akromegalie mit wechselnder Konstanz vorkommenden Symptome wie Hemianopsie, Sehnervenatrophie, Polydipsie, Polyurie, Glykosurie sind nicht mit einer direkten Schädigung der Hypophyse in Verbindung zu bringen, sondern als sekundäre Druckwirkungen aufzufassen. Das Gleiche gilt von dem Kopfschmerz der Akromegalen. Die bei Akromegalie relativ häufigen Optikusstörungen erklären sich aus den nahen räumlichen Beziehungen der Hypophyse zum Chiasma opticum. Die typische Gesichtsfeldstörung ist hierbei die bitemporale Hemianopsie, s. Fig. 80 u. S. 330.

Im Gegensatz zu diesen Störungen ist die bei Akromegalie des öfteren beobachtete Potenzverminderung sowie das Aufhören der Menses ein der Akromegalie koordiniertes Symptom, das eine Brücke zu den als Dystrophia adiposo-genitalis bezeichneten Zuständen bildet. Das bei Akromegaliekranken einigemal nachgewiesene Myxödem weist auf die innigen Wechselbeziehungen der Drüsen mit innerer Sekretion (Hypophyse-Thyreoidea) hin.

Die Behandlung der Akromegalie mit Organpräparaten hat bisher zu keinem Resultate geführt. Gegenwärtig steht die Akromegalie unter dem Zeichen der Chirurgie. Die Hypophyse ist dem Chirurgen durch die Trepanation oder auf endonasalem Wege erreichbar. Interessant ist, daß die Erscheinungen der Akromegalie nach Entfernung des Hypophysentumors zur Rückbildung gelangen können. Aussichten auf Dauerheilung scheinen allein die zystischen Tumoren der Hypophyse zu geben.

Die Dystrophia adiposo-genitalis.

Daß zwischen Geschlechtsfunktion und Fettsucht nahe Beziehungen bestehen, ist eine alte Erfahrung. Der Zusammenhang von Fettsucht und Genitalfunktion geht unter anderem aus folgenden Tatsachen hervor: Korpulente Männer zeigen meist eine verminderte Potenz, beim Weibe gehen stärkere Grade von Fettleibigkeit relativ häufig mit menstruellen Störungen einher. Wie das Kastrationsexperiment beweist, gelingt es durch Exstirpation der Keimdrüsen bei männlichen wie weiblichen Tieren einen gesteigerten Fettansatz zu erzielen, eine Erfahrung, die sich Tierzüchter seit langem zunutze machen. Zu analogen Erscheinungen kommt es, wenn durch gynäkologische Eingriffe (Ovariektomie) ein Klimacterium praecox geschaffen wird.

Diesen Zuständen stehen diejenigen Störungen gegenüber, bei denen Fettsucht und Potenzverminderung einer zentralen Ursache ihre Entstehung verdanken. Fälle dieser Art lassen sich fast ausnahmslos auf eine Schädigung der Hypophyse zurückführen. Eine Bestätigung des Zusammenhanges zwischen Hypophyse und „Dystrophia adiposo-genitalis" haben auch die experimentellen Untersuchungen Ascolis gebracht, s. Fig. 357—360.

Im Gegensatz zur Akromegalie beruht die Dystrophia adiposo-genitalis auf einer Hypofunktion der Hypophyse. Das anatomische Substrat dieser Störung wird meist durch destruierende Tumoren gebildet (Fig. 361), doch kann der Funktionsverminderung auch eine Kompression der Hypophyse zugrunde liegen. In einem von Madelung mitgeteilten Fall führte eine Schußverletzung der Hypophysengegend zu den Erscheinungen der Dystrophia adiposo-genitalis. Es scheint, als ob der adiposo-genitale Symptomenkomplex vorwiegend durch Schädigung des hinteren Abschnittes der Hypophyse hervorgerufen wird.

Die Dystrophia adiposo-genitalis besteht in abnormem Fettansatz, Sinken der Potenz, Atrophie der Hoden bzw. Ovarien und Verlust der sekundären Geschlechtscharaktere. Bei Frauen tritt Menopause ein. Interessant ist · die gelegentlich vor-

**Die Abbildungen zeigen in anschaulicher Weise den Einfluß der Hypophyse
auf die Entwicklung der Keimdrüsen.**

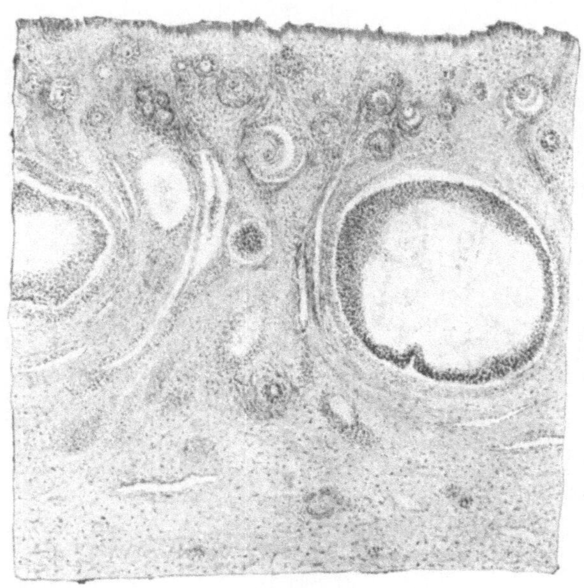

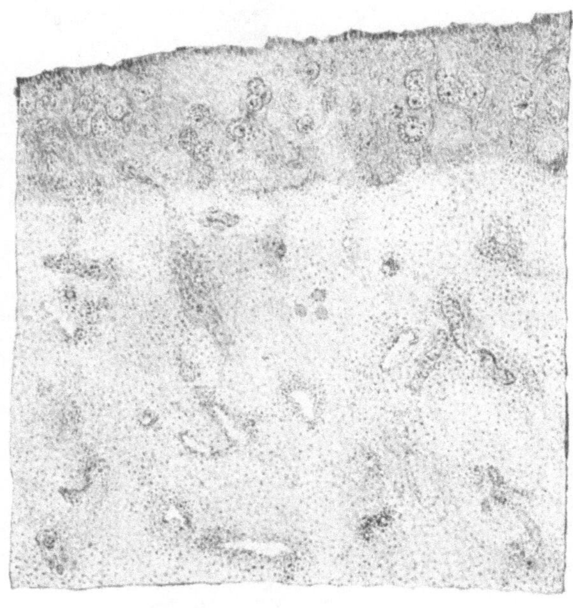

Fig. 357. Schnitt durch ein normales Ovarium, ausgebildete
Eifollikel.

Fig. 358. Schnitt durch das Ovarium eines hypophysekto-
mierten Tieres. Verödung des Keimepithels.

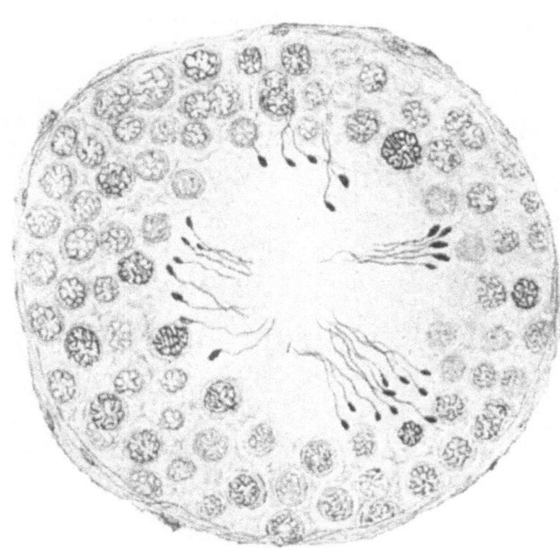

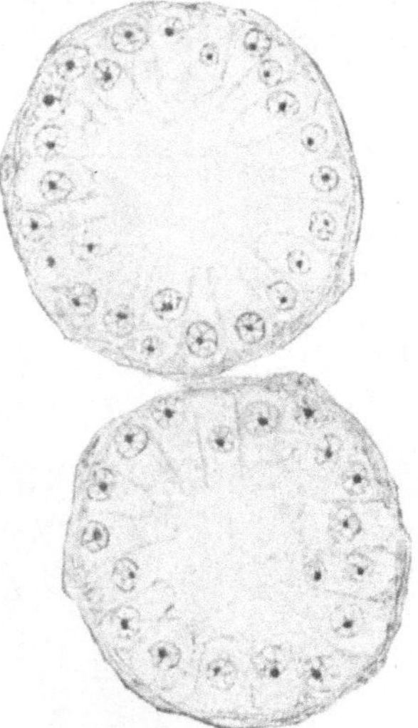

Fig. 359. Normales Samenkanälchen mit mehrschichtigem
Samenepithel und ausgebildeten Samenfäden.

Fig. 360. Operiertes Tier mit verödetem
Samenepithel.

Nach Ascoli und Legnani-Pavia.

kommende Inversion der sekundären Geschlechtscharaktere. So können bei Männern
die Barthaare ausfallen, während bei Frauen borstige Haare an der Oberlippe und am
Kinn aufschießen. Der Verkümmerung der Mammae bei Frauen entspricht die Entwicklung weiblicher Brüste bei Männern. In ihrem psychischen Verhalten sind die
Kranken häufig gehemmt, nicht selten zu Depressionen geneigt.

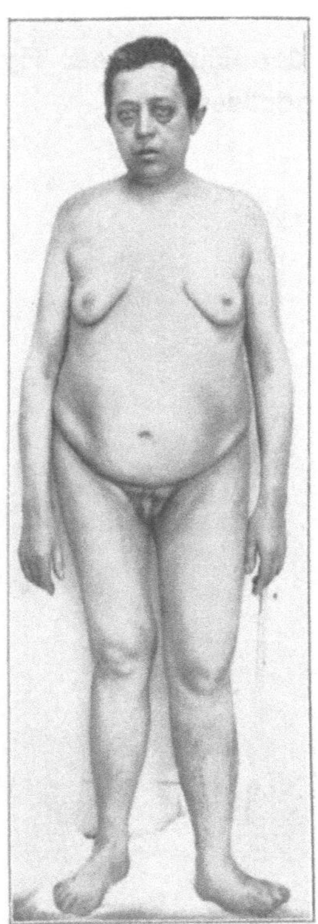

Fig. 361. Dystrophia adiposo-genitalis. Von anderen
auf einen Geschwulstprozeß der Hypophyse hinweisenden Symptomen ist Exophthalmus, partielle
Optikusatrophie und Exophthalmus vorhanden.

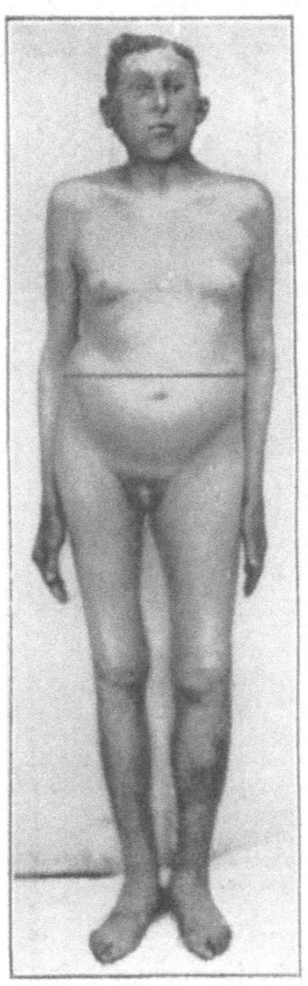

Fig. 362. Eunuchoider Hochwuchs.
Die quere Linie unterhalb des Nabels zeigt
die Dysproportion der oberen und unteren
Körperhälfte.

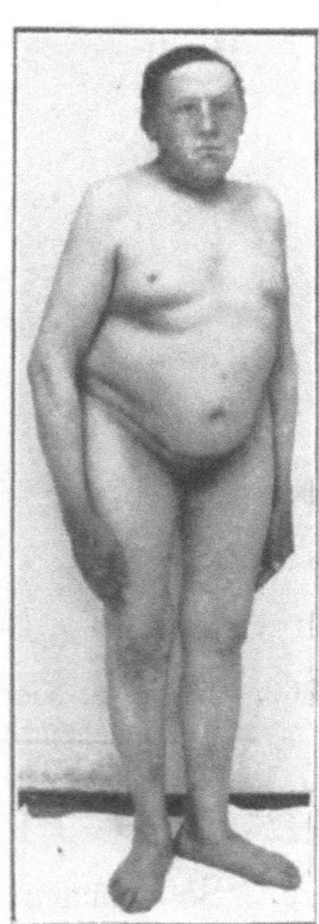

Fig. 363. Eunuchoider Fettwuchs. Weibliche Becken-
bildung.

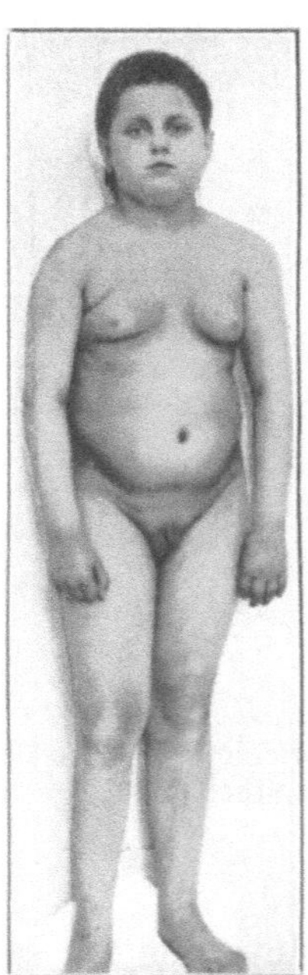

Fig. 364. 13jähriger Eunuchoid mit starkem
Fettansatz und Entwicklung von Brüsten.

Eigene Beobachtungen.

Eunuchismus.

Als Eunuchoide bezeichnet man männliche Individuen mit einer kongenitalen Hypoplasie der Keimdrüsen sowie des äußeren Genitales. Die mit der mangelnden Ausbildung des Genitalapparates Hand in Hand gehende Aenderung der Körperform gestattet eine Unterscheidung zwischen eunuchoidem Hoch- und Fettwuchs. Der Langbeinigkeit des ersten Typus (Fig. 362) steht der abnorme Fettansatz des zweiten gegenüber (363). Die pathologische Fettvermehrung tritt besonders an den Stellen hervor, die auch beim weiblichen Geschlecht Prädilektionsstellen des Fettansatzes sind, d. h. den Brüsten, dem Mons veneris, den Hüften und den Nates.

Die Epiphysenfugen, die sich normalerweise um die Zeit der Pubertät schließen, bleiben bei Eunuchoiden häufig offen, wodurch die Möglichkeit eines weiteren Längen-

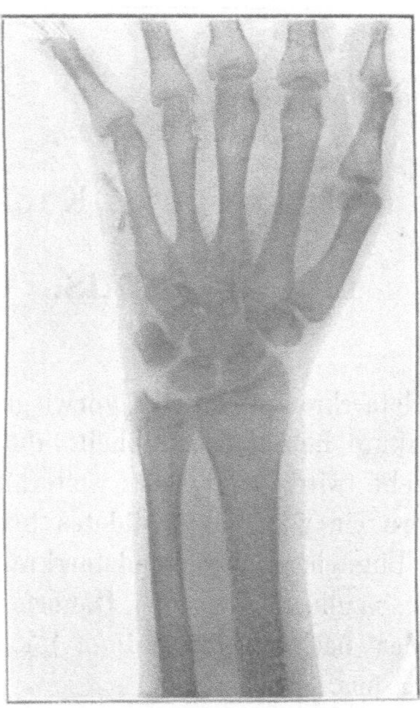

Fig. 365. Persistenz des Epiphysenknorpels bei einem 42jährigen Eunuchoid. Eigene Beobachtung.
Rontgen. Institut Städt. Krankenhaus Moabit (Dr. Max Cohn).

wachstums gegeben ist (Fig. 365). Die Stimme ist wie die Kastratenstimme knabenhaft und leicht ins Falsett umschlagend. Das Seelenleben dieser meist zurückgezogen lebenden Menschen zeigt zwar nicht die bei Akromegalie und Dystrophia adiposogenitalis beobachteten Grade psychischer Beeinträchtigung, doch sind die Eunuchoiden häufig Psychopathen, zur Hypochondrie neigend, mißtrauisch und ängstlich.

Das von der Natur gemachte Experiment der Keimdrüsenschädigung findet ein Analogon in den religiösen Gebräuchen der in Rußland lebenden Sekte der Skopzen. Diese religiösen Fanatiker führen aus asketischen Gründen bei Knaben die Kastration aus. In psychischer und somatischer Beziehung gleichen die Skopzen völlig den Eunuchoiden. Die in einer Anzahl der Fälle röntgenologisch sowie autoptisch nachgewiesene Vergrößerung der Hypophyse (Tandler) zeigt die nahen Beziehungen der Keimdrüsen zur Hypophyse.

Dyspinealismus.

Aehnlich wie die Hypophyse hat auch die Zirbeldrüse (Glandula pinealis) einen Einfluß auf die körperliche Entwicklung und Ausbildung der Geschlechtscharaktere. Zwischen Zirbeldrüse und Hypophyse besteht insofern ein antagonistisches Verhältnis, als das Sekret der Glandula pinealis das Längenwachstum des Körpers sowie die Entwicklung des Genitalapparates hemmt. Die Pathologie der Zirbeldrüse umfaßt, wie wir besonders durch Marburg wissen, folgende Störungen: Abnormes Längenwachstum, ungewöhnliche Entwicklung der Genitalien, frühzeitige Ausbildung der Scham-, Achsel- und Barthaare, sexuelle Frühreife. Hierzu kommen, als sekundäre Drucksymptome, Störungen von seiten des Optikus, Okulomotorius, Abduzens, Akustikus sowie ataktische Symptome.

Anhang.

Einundzwanzigstes Kapitel.

Der Tetanus.

Der Tetanus oder Wundstarrkrampf ist eine vorwiegend das Zentral-Nervensystem in Mitleidenschaft ziehende akute Infektionskrankheit, die durch den von Nicolaier entdeckten Bazillus verursacht wird. Wie wir weiterhin wissen, ist es nicht der Tetanusbazillus selbst, sondern ein von ihm gebildetes toxisches Produkt (Tetanotoxin, Tetanospasmin), das für die Entstehung des Wundstarrkrampfes in Frage kommt. Am häufigsten dringt der Tetanusbazillus bzw. seine Dauerform (Spore) durch eine Wunde ein und breitet sich von hier nach einem Stadium lokaler Vermehrung aszendierend in den Nervenscheiden weiter aus.

Der Infektionsmodus des Tetanus ist noch nicht ganz geklärt, doch ist erwiesen, daß die Entstehung des Starrkrampfes an ganz bestimmte Bedingungen (Uebertragung von infizierter Erde, Kohlenpartikelchen, Holzsplittern usw.) gebunden ist. Bekannte Beispiele des traumatischen Tetanus sind die Tetanuserkrankungen der Erdarbeiter, Kegelschieber, sowie die in Feldzügen zur Beobachtung kommenden Infektionen. Mitunter nimmt der Erreger des Starrkrampfes seinen Weg durch die Schleimhaut des graviden Uterus (Tetanus puerperalis). Der Säuglingstetanus beruht auf einer von der Nabelwunde ausgehenden Infektion. In der Praxis wird man mitunter auch Fällen begegnen, bei denen bei sorgfältigster Untersuchung die Eingangspforte verborgen bleibt.

Die Vermutung, daß das Tetanustoxin ein spezifisches Nervengift sei, das durch Verankerung an die motorischen Apparate des Zentralnervensystems eine Steigerung der Reflexerregbarkeit bewirkt, hat durch neuere experimentell-pathologische Untersuchungen eine Stütze gefunden. Die am peripheren und zentralen Nervensystem nachgewiesenen spärlichen Veränderungen sind für eine exakte anatomische Lokalisation des Krankheitsprozesses nicht eindeutig genug, machen es jedoch wahrscheinlich, daß die

Erscheinungen des Tetanus durch eine Läsion der spinalen und bulbären motorischen Zentren bedingt sind.

Symptomatologie. Das Inkubationsstadium des Tetanus beträgt meist 4—8 Tage, seltener 1—3 Wochen. Tetanuserkrankungen mit einem Latenzstadium von 1—4 Tagen weisen auf eine besondere Schwere der Infektion hin. Mit großer Regelmäßigkeit machen sich die ersten klinischen Erscheinungen in den Kiefermuskeln bemerkbar. Infolge der tetanischen Anspannung der Kaumuskulatur kommt es zu der gefürchteten Kieferenge (Trismus), die anfangs anfallsweise auftritt, im weiteren Verlaufe jedoch ein Dauersymptom bildet. Auf den Trismus pflegt der Krampf der Gesichts- und Nackenmuskeln zu folgen. Die Starre der tonisch kontrahierten mimischen Muskeln verleiht dem Gesichte vielfach einen charakteristischen Ausdruck (Risus sardonicus), s. Fig. 366. Ein nur selten vermißtes Symptom ist auch der auf einen tonischen Krampfzustand der Nackenmuskeln zu beziehende Opisthotonus. Weniger konstant ist die Beteiligung der Schlundmuskulatur, die sich in reflektorisch ausgelösten Schlingkrämpfen zu erkennen gibt und ein wesentliches Hindernis für die Nahrungsaufnahme bildet. Die als

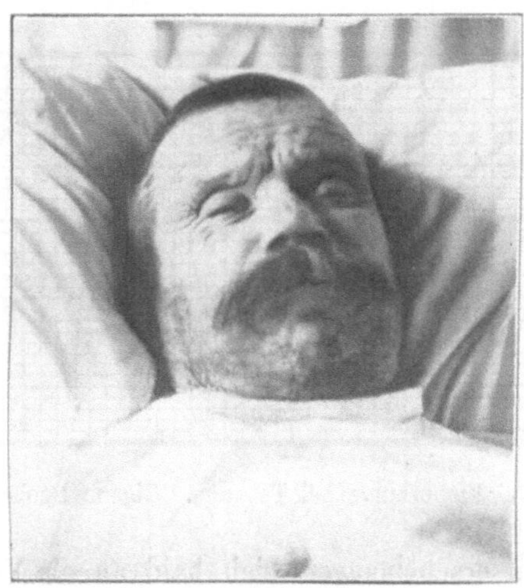

Fig. 366. Tetanus. Kontraktion der Gesichts- und Augenmuskeln. Risus sardonicus. Eigene Beobachtung.

Tetanus hydrophobicus bezeichnete Form des Leidens ist durch das vorwiegende Ergriffensein der Schluckmuskulatur ausgezeichnet.

In den leichteren Fällen kann der Prozeß auf die Kopf- und Nackenmuskeln beschränkt bleiben, meist greift jedoch die Krampfstörung auch auf die Muskeln des Stammes sowie die Extremitätenmuskulatur über. Im Gegensatz zum experimentell erzeugten Tetanus sieht man bei den menschlichen Tetanusinfektionen verhältnismäßig selten ein vom Orte der Verletzung zur Körperachse fortschreitendes Aszendieren der Krankheitssymptome.

Die in den befallenen Körpergebieten meist dauernd vorhandene tonische Muskelspannung erfährt von Zeit zu Zeit eine akute Steigerung. In unregelmäßigen Intervallen, mitunter Schlag auf Schlag, kommt es zu außerordentlich schmerzhaften Muskelkrämpfen, die sich nach einigen Minuten wieder lösen. Ein besonders qualvoller Zustand entsteht, wenn die Atmungsmuskulatur von dem Krampf ergriffen wird. Die Krampfparoxysmen können spontan eintreten, häufiger noch werden sie reflektorisch durch Berührung des Kranken, akustische oder optische Reize sowie durch den Versuch der Nahrungsaufnahme ausgelöst.

Mit den Symptomen der motorischen Sphäre ist das Krankheitsbild im wesentlichen erschöpft. Störungen des Allgemeinbefindens sind, abgesehen von den Folgen der Schmerzen und der erschwerten Ernährung, für gewöhnlich nicht vorhanden, insbesondere pflegt das Bewußtsein bis in die letzten Stadien erhalten zu bleiben, so daß die bedauernswerten Kranken alle Phasen ihres qualvollen Leidens miterleben. Das Verhalten der Temperatur ist wechselnd, als Regel gilt eine mäßige Erhöhung der Eigenwärme, steile Kurven mit unregelmäßigen Einschnitten sind von übler Vorbedeutung. In den letal endenden Fällen kommt es vielfach zu einem terminalen Fieberanstieg. Zu erwähnen wäre noch die abnorme Neigung zu Schweißen. Die großen Wasserabgaben durch die Haut erklären zum Teil die auffällige Reduktion des Harnquantums. Die spontane Harnentleerung ist mitunter, wohl infolge einer tetanischen Anspannung der Beckenbodenmuskulatur, unmöglich. Eine interessante Erscheinung ist die häufig vorkommende postmortale Temperatursteigerung der am Wundstarrkrampf Verstorbenen.

Verlauf und Prognose. Der Verlauf hängt von der Schwere des Einzelfalles ab, für welche die Dauer des Inkubationsstadiums einen ziemlich zuverlässigen Maßstab

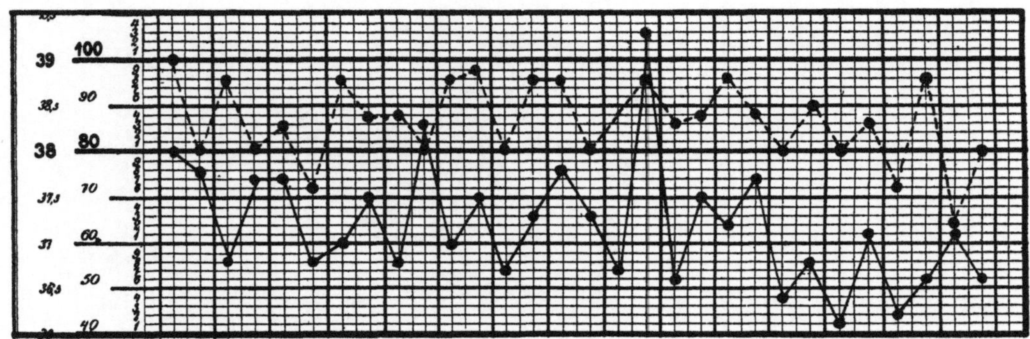

Fig. 367. Fieberkurve bei Tetanus. Eigene Beobachtung.

abgibt. Wo die Krankheitserscheinungen sich bald an die Verletzung anschließen und die einzelnen Krampfattacken Schlag auf Schlag folgen, ist im allgemeinen auf einen günstigen Ausgang nicht zu rechnen. Ueberhaupt bildet der Tetanus mit einer Durchschnittsmortalität von 70—80 pCt. eine der gefährlichsten Affektionen der gesamten Medizin. Auch in den relativ benignen Fällen ist man des guten Endes nicht sicher, bevor nicht eine mehrtägige Remission der Krankheitserscheinungen erfolgt ist. Der Exitus tritt meist unvermittelt unter den Zeichen des Kollapses oder der Atemlähmung ein. In den günstig ausgehenden Fällen werden die Krampfparoxysmen allmählich seltener, die kontinuierliche Krampfspannung läßt nach und der Kranke tritt in der 2. bis 3. Krankheitswoche in das Stadium der Rekonvaleszenz. Die Kiefersperre, welche die Szene zu eröffnen pflegt, bildet in der Regel auch das letzte Symptom. Abgesehen von den schwersten, in einigen Tagen zum Tode führenden Fällen pflegt der Tetanus sich meist über einen Zeitraum von $1^1/_2$—3 Wochen zu erstrecken. Nach Uebersehen der ersten Krankheitswoche bessert sich die Prognose, nach weiteren 8 Tagen ist mit der Wahrscheinlichkeit eines günstigen Ausganges zu rechnen. Eine nahezu letale Prognose ergibt der puerperale Tetanus.

Die **Diagnose** begegnet, abgesehen von dem Initialstadium, in dem nicht selten die Diagnose Kieferrheumatismus gestellt wird, meist keinen erheblichen Schwierigkeiten. Wenn der Tetanus in der Praxis trotzdem noch vielfach verkannt wird, so geschieht es meist, weil das verhältnismäßig seltene Leiden nicht genügend in den Kreis der diagnostischen Erwägungen gezogen wird. Von der Meningitis unterscheidet sich der Tetanus durch das Fehlen der zerebralen Allgemeinerscheinungen sowie die Abwesenheit basaler Lähmungszeichen. Der Lyssa fehlt die tonische Kontraktion der Körpermuskulatur, insbesondere wird der charakteristische Trismus bei der Wutkrankheit vermißt.

Therapie. Während man noch bis in die letzte Zeit dem Wundstarrkrampf völlig machtlos gegenüberstand und sich darauf beschränkte, durch ausgiebige Anwendung von Narkoticis (Morphium, Opium, Chloral, Chloroform) die qualvollen Beschwerden der Kranken zu lindern, steht die moderne Tetanusbehandlung unter dem Zeichen der Serumtherapie. Das aus dem Blute tetanusinfizierter Pferde gewonnene Immunserum wird in Dosen von 100—200 Antitoxineinheiten gegeben. Da das Antitoxin nicht imstande ist, die an das Nervensystem verankerten Giftstoffe zu binden, sondern nur das im Blute kreisende Tetanustoxin zu neutralisieren, so ist in allen Fällen die möglichst frühzeitige Anwendung des Serums zu fordern.

Für die Einverleibung des Immunserums stehen uns verschiedene Wege offen. Auf die von Behring empfohlene subkutane Injektion ist die intravenöse, subdurale, intrazerebrale und endoneurale Zuführung gefolgt. Manche Autoren treten für eine gleichzeitige Injektionsbehandlung der primären Läsionsstelle ein. Am meisten angewandt wird zurzeit die intradurale Injektion. Wo mit der einmaligen Anwendung des Serums kein Erfolg erzielt ist, empfiehlt es sich, die Injektion am nächsten bzw. übernächsten Tage zu wiederholen. Man kann ohne Schaden in Intervallen von 1 bis 2 Tagen eine Gesamtdosis bis zu 2000 E.H. und darüber injizieren. Ueber die Wirksamkeit der Serumbehandlung gehen die Meinungen der Autoren auseinander, doch will es scheinen, daß das Vertrauen zur Serotherapie des Wundstarrkrampfes von Jahr zu Jahr wächst. Allgemein anerkannt wird der prophylaktische Wert des Tetanusserums.

Wo eine Eingangspforte nachweisbar ist, ist eine gleichzeitige Lokalbehandlung durchzuführen, offene Wunden sind mit dem Pacquelin zu verschorfen, Splitter zu entfernen usw.

Neben der spezifischen, sowie der auf Linderung der Beschwerden gerichteten symptomatischen Therapie darf die Allgemeinbehandlung nicht außer acht gelassen werden. Besondere Aufmerksamkeit ist der Ernährung zuzuwenden. Auf der Höhe der Erkrankung müssen die Kranken eine ausschließlich flüssige Kost erhalten. Wo die Nahrungsaufnahme wegen der Kieferklemme auf Schwierigkeiten stößt, kann man den Versuch machen, nach Extraktion eines Schneidezahnes die Nahrung durch ein gebogenes Glasröhrchen zuzuführen. Erweist sich auch dieser Weg als unmöglich, so kommt die Sondenfütterung bzw. die Ernährung per Klysma in Frage.

Sachregister.

A.

Abadiesches Symptom 167.
Abasie 400.
Abdominalreflex bei multipler Sklerose 214.
Absteigende Degeneration 157.
Accessoriuslähmung 116.
Achillessehnenreflex 6.
Achillessehnenschmerz 153.
Achillodynie 153.
Adalin 71.
Adiadokokinesis 377.
Aequivalente, epileptische 414.
Affenhand 124.
— bei progressiver Muskelatrophie 195.
Affenpoliomyelitis 185.
Aggravation 396.
Agoraphobie 389.
Agraphie 283.
Agrypnie, nervöse 381.
Akinetische Schrift 53.
Akkommodative Reaktion 49.
Akonitin 72.
Akromegalie 470.
Akroparästhesien 449.
Akustikuslähmung 114.
Akustisches Rindenzentrum 266.
Akute apoplektische Bulbärparalyse 367.
Akute Knochenatrophie 48.
Akzessoriuslähmung 116.
Albinismus 59.
Alexie 283.
Alimentäre Glykosurie 383.
Alkohol 65.
Alkoholinjektion bei Trigeminusneuralgie 144.
Alkoholneuritis 103.
Allgemeinsymptome, zerebrale 270.
Alzheimer, Veränderungen bei Paralyse 354.
Amaurose, hysterische 402.
Amaurotische Idiotie 319.
Ambidextrie 284.
Ammonshorn, Sklerose des 412.
Amnesie 406, 413.
Amnestische Aphasie 284.
Amputationsneuralgie 146.
Amyotrophische Lateralsklerose 192.
— Tabes 168.
Analgesie 41.
Anamnese 30.
Anästhesie 41.
Anaesthesia dolorosa 41.
Aneurysma der Hirnarterien 361.
Angina pectoris nervosa 382.
Angstzustände 389.

Anisokorie 51.
Anosmie 49.
Anthrophobie 389.
Antineuralgika 72.
Antipyrin 72.
Antisyphilitische Behandlung 73.
Antithyreoidserum 466.
Aortenerkrankungen bei Tabes 169.
Aphasie 272, 273, 282.
Aphonie, hysterische 401.
Apoplektische Bulbärparalyse 367.
Apoplektischer Insult 302.
Apoplexia sanguinea 301.
Apoplexie 301.
— Aetiologie 301.
— Pathologische Anatomie 302.
— Symptomatologie 302.
— Prognose 306.
— Diagnose 306.
— Therapie 307.
Apraxie 276.
Arachnitis fibrosa 237.
— serosa circumscripta 237.
Arc de cercle 405.
Arsazetin 72.
Arsenneuritis 105.
Arsonvalisation 80.
Arteria meningea media, Blutungen aus der 286.
Arthropathie bei Syringomyelie 229.
— bei Tabes 169.
Aspirin 72.
Astasie 400.
Astereognosie 272.
Asthenische Bulbärparalyse 372.
Ataktische Schrift 56.
Ataktischer Gang 39.
Ataxie 35.
— bei Tabes 164.
— zerebellare 36.
Atemkrisen bei Tabes 168.
Athetose 38, 437.
Athétose double 437.
Atonie 32.
Atoxyl 72.
Atrophie, degenerative 32.
— der Handmuskeln bei amyotrophischer Lateralsklerose 193.
— der Sehnerven 167, 216, 330.
Aufsteigende Degeneration 157.
Augenmuskellähmungen 51, 102.
— bei multipler Sklerose 216.
— bei Tabes 167.
— hysterische 401.
Augenmuskelnerven, Lähmung der 107.
Augenspiegeluntersuchung 16.
Aura 413.
Auswertung des Liquors 25.

Autonomes System 447.
Autotoxische Polyneuritis 105.
Axillarislähmung 120.

B.

Babinskischer Reflex 8.
Bakteriologische Untersuchung des Liquors 25.
Balken, Erkrankungen des 276.
Bärensprung, Befunde bei Herpes zoster 135.
Basculement 116.
Basedow als Komplikation der Tabes 169.
Basedowsche Krankheit 459.
— Aetiologie u. Pathogenese 459.
— Symptomatologie 460.
— Verlauf und Prognose 464.
— Diagnose 464.
— Therapie 465.
Basedowstruma 461.
Basilarmeningitis 288.
Basisfraktur 280.
Bathyanästhesie 41.
Bau der Hirnrinde 267.
Bauchdeckenreflex 6.
— bei Apoplexie 303.
Bauchmuskellähmung 128.
Bechterew-Mendelscher Reflex 8.
Bechterewsche Form der Wirbelankylose 254.
Benedictsches Symptom 277.
Beschäftigungskrämpfe 430.
Biernackisches Symptom 167.
Bindearm 264.
Bindehautreflex 13.
Blaseninnervation 56.
Blasenkrisen bei Tabes 168.
Blasenstörungen 56.
Blasenzentrum, spinales 57.
Bleineuritis 104.
Blepharospasmus 426.
Blutbild bei Basedow 463.
Brachialneuralgie 145.
Brachialplexus 126.
Brocasches Zentrum 284.
Brom-Opiumbehandlung der Epilepsie 413.
Bromural 71.
Brown-Séquardsche Lähmung 158.
Brown-Séquardscher Komplex 234.
— — bei Lues spinalis 222.
Brückenarme 264.
Brückenläsionen 277.
Bulbärparalyse, apoplektische 367.
— bei amyotrophischer Lateralsklerose 194.
— bei progressiver Muskelatrophie 195.

Bulbärparalyse ohne anatomischen Befund 372.
— progressive 364.
Burdachscher Strang 156.

C.

Siehe auch K und Z.

Caisson disease 211.
Capsula interna 261, 274.
Caput obstipum 428.
Cauda equina, Erkrankungen der 239.
Centrum cilio-spinale 161.
Centrum semiovale 273.
Cerebrum s. Zerebrum.
Cheyne-Stokessche Atmung bei tuberkulöser Meningitis 296.
Chinin 72.
Chloralhydrat 71.
Chorea 432.
— Aetiologie 432.
— Symptomatologie 433.
— Verlauf und Prognose 435.
— Diagnose 435.
— Therapie 436.
— electrica 437.
— gravidarum 436.
— hereditäre 436.
— Huntingtonsche 436.
— mollis 435.
— posthemiplegische 437.
Chronische Ophthalmoplegie 375.
— Myelitis 209.
— Poliomyelitis 190.
Chvosteksches Zeichen 444.
Citrophen 72.
Claudicatio intermittens 154.
Coccygodynie 153.
Corpora quadrigemina 275.
Corpus restiforme 264, 279.
Crises gastriques 168.
Cystizerkus 337.

D.

Dämmerzustand, hysterischer 406.
— epileptischer 414.
Darmkrisen 168.
Darmstörungen, nervöse 383.
Darwinsches Ohr 59.
Degenerationszeichen 59.
Degenerative Atrophie 32.
Deiterscher Kern 279.
Dekubitus 65.
Deltoideus, Lähmung des 120.
Dermographie 394.
Déviation conjuguée 277.
Diabetische Neuritis 105.
Diagnostische Bemerkungen 60.
Diaphorese 82.
Diät bei Nervenkrankheiten 64.
Dipsomanie 414.
Dissoziierte Empfindungsstörung bei Syringomyelie 226.
Doppelbilder 51.
Doppelempfindung 41.
— bei Tabes 166.
Drehautomatismus 69.
Druckmessung des Liquors 24.
Druckpunkte, neuralgische 138.

Druckschmerz der Wirbelsäule bei Rückenmarkstumor 235, 236.
Duboisin bei Paralysis agitans 442.
Dura mater, Hämorrhagien der 285.
— — Hämatom der 286.
Dysarthrie 15.
Dysarthrische Sprachstörung bei progressiver Bulbärparalyse 364.
Dysbasie, hysterische 39.
Dyspepsie, nervöse 383.
Dyspinealismus 478.
Dystrophia adiposo-genitalis 474.
— musculorum progressiva 198.

E.

Echinokokkus 339.
Ehrlichsches Mittel 75.
Ejakulation 57.
Eingeklemmter Affekt 410.
Eitrige Hirnhautentzündung 288.
Eklampsia infantum 446.
Elarson 72.
Elektrische Uebererregbarkeit bei Tetanie 444.
Elektrodiagnostik 17.
Elektrokardiographie 385.
Elektrotherapie 78.
Embolie der A. fossae Sylvii 311.
Emporklettern bei progressiver Muskeldystrophie 200.
Endarteriitis luetica 348.
Enophthalmus 51.
Entartungsreaktion 19.
Entbindungslähmung 127.
Enzephalitis 312.
Enzephalomalacie 309.
Enzephalomyelitis 312.
Epidemische Genickstarre 292.
Epidurales Hämatom 286.
Epilepsia tarda 412.
Epilepsia nocturna 415.
Epilepsie 411.
— Aetiologie 411.
— Symptomatologie 412.
— Verlauf und Prognose 415.
— Diagnose 415.
— Therapie 417.
— Jacksonsche 271.
Epileptische Aequivalente 414.
Epileptischer Dämmerzustand 414.
Epiphysenfuge bei Myxödem 470.
— bei Eunuchismus 477.
Erbrechen als zerebrales Allgemeinsymptom 270.
Erbsche Lähmung 126.
Erbscher Punkt 126, 127.
Erektion 57.
Erepton 65.
Ernährung der Nervenkranken 64.
Erythromelalgie 454.
Esmarchscher Schlauch 121.
Eunuchoide 477.
Exhibitionismus bei Epilepsie 414.
Exophthalmus 462.
Extensionsbehandlung bei Wirbeltuberkulose 252.
Exzitantien 72.

F.

Facies myopathica 201.
— traumatica 395.
Falx cerebri 259.
Familiäre amaurotische Idiotie 319.
Faradische Behandlung 80.
Faserdegeneration im Rückenmark 157.
Fazialiskontraktur 112.
Fazialiskrampf, klonischer 426.
Fazialislähmung, peripherische 110.
— Aetiologie 110.
— Symptomatologie 110.
— Verlauf und Prognose 112.
— Diagnose 113.
— Therapie 113.
— bei Apoplexie 313.
Fazialistic 426.
— bei Trigeminus 139.
Femoralislähmung 128.
Finger-Nasenversuch 35.
Fissura parieto-occipitalis 259.
Flimmerskotom bei Migräne 421.
Flohstich-Enzephalitis 313.
Flügelförmiges Abstehen der Skapula 119.
Foerstersche Operation 85.
— Operation bei Tabes 178.
— Operation bei zerebraler Kinderlähmung 321.
— Uebungsbehandlung der Tabes 177—178.
Fossa Sylvii 259.
Frakturen der Wirbelsäule 243.
Franklinisation 80.
Frenkel, Uebungsbehandlung 178.
Freudsche Behandlung der Hysterie 409.
— Methode 67.
Friedreichsche Krankheit 183.
— Fußdeformität 184.
Frontale Ataxie 272.
Frontalwindungen, Symptome der 272.
Fühlsphäre 272.
Funktionelle Erkrankungen 379.
Fußklonus 9.

G.

Galtonsche Pfeife 14.
Galvanische Behandlung 79.
Gang, spastisch-paretischer 39.
Ganglion Gasseri, Exstirpation des 141.
Gangrän, symmetrische, 452.
Gangstörung 38.
Gaumenlähmung 53, 115.
Gefäßkrampf 48.
Gefäßkrisen bei Tabes 168.
Gefäßversorgung des Gehirns 269.
Gefühlsstörung 40.
— hysterische 45.
Gehirn s. Hirn.
— anatomisch-physiologische Vorbemerkungen 259.
— Gefäßversorgung des 269.
Gehörsstörungen 52.
Gehörszentrum 266.
Gekreuzte Lähmungen 276, 277.

Gelenksinn 11.
Gemeinschaftsbewegungen 279, 377.
Genickstarre, epidemische 292.
Genitalstörungen 56.
Genu recurvatum bei Tabes 166.
Geruchsstörungen 49.
Geschmacksprüfung 13.
Geschmacksstörungen 52.
Gesichtsausdruck bei Alkoholismus 62.
— bei Basedow 62.
— bei Bulbärparalyse 62.
— bei Dystrophia musc. progress. 62.
— bei Epilepsie 62.
— bei Neurasthenie 62.
— bei Paralyse 62.
— bei Psychopathie 62.
— bei traumatischer Neurose 62.
Gesichtsfeldeinengung, konzentrische bei traumatischer Neurose 393.
Gesichtsfeld, Prüfung des 12.
Gesichtshalluzination 273.
Gesichtshypertrophie 458.
Gesichtsschwund, doppelseitiger 458.
— halbseitiger 457.
Gibbus 249.
— traumatischer 246.
Glanzhaut 48.
Gletscherspaltengang 39.
Gliosis 225.
Glissonsche Schwebe 232.
Glossopharyngeuslähmung 115.
Glossy skin 48.
Glykosurie, alimentäre 383.
Gollscher Strang 156.
Gowerssche Bahn 156.
Gowerssches Schema 159.
Graefesches Symptom 462.
Grande hystérie 405.
Gratioletsche Sehstrahlung 263.
Graves disease 459.
Größenbildungen bei progressiver Paralyse 356.
Grübelsucht 389.
Gürtelgefühl 163.
Gürtelrose 133.
Gymnastik 81.

H.

Hackenschmerz 153.
Halbseitenläsion des Rückenmarks 158.
Halsmuskelkrämpfe 428.
Halsrippen 123.
Haltungsanomalien 34.
Hämatom der Dura mater 286.
Hämatomyelie 230.
Hämorrhagien der Dura mater 285.
Haubenbahn 263.
Hautödem, umschriebenes 450.
Headsche Zone 40.
Headsche Zone bei Tabes 168.
Heine-Medinsche Krankheit 185.
Hemianopische Pupillenstarre 7.
Hemianopsie 49.
Hemiataxie 377.
Hemiathetose 275, 318.

Hemiatrophia facialis progressiva 457.
— linguae 52, 117.
Hemiballismus 275.
Hemichorea 275, 318, 434.
Hemihypertrophia facialis 458.
Hemihypotonie 377.
Hemikranie 421.
Hemiplegia alternans 277, 369.
— cruciata 277, 369.
Hemiplegie 32.
— bei Apoplexie 303.
Hemispasmus glossolabialis bei traumatischer Neurose 393.
— — hysterischer 403.
Henkelohr 59.
Herdsymptome, zerebrale 270.
Hereditäre Ataxie 183.
— Chorea 436.
Hérédoataxie cérébelleuse 183.
Herpes zoster 133.
Herzneurose 382.
Hinken, intermittierendes 154.
Hinterstrang - Seitenstrangerkrankung 181.
Hinterwurzelataxie 165.
Hippus 51.
Hirnabszeß 321.
— Aetiologie 321.
— Pathologische Anatomie 322.
— Symptomatologie 323.
— Verlauf und Prognose 324.
— Diagnose 325.
— Therapie 326.
Hirnabszeß, metastatischer 322.
— otogener 322.
— traumatischer 321.
Hirnanämie 309.
Hirnarterien, Aneurysma der 361.
Hirnblutung 301.
Hirnechinokokkus 339.
Hirnembolie 310.
Hirnerweichung 309.
Hirngeschwulst 327.
Hirnhämorrhagie 301.
Hirnhäute, Erkrankungen der 285.
Hirnhautentzündung, eitrige 288.
Hirnhyperämie 309.
Hirnnervenlähmungen 107.
Hirnparasiten 337.
Hirnpunktion 25, 88.
— bei progressiver Paralyse 360.
Hirnrinde, Lokalisation auf der 265.
Hirnrindenbau 267.
Hirnschenkel 276.
Hirnsinusthrombose 299.
Hirnsyphilis 347.
Hirntumor 327.
— Symptomatologie 327.
— Verlauf und Prognose 331.
— Diagnose 332.
— Therapie 336.
Hirnzystizerkus 337.
Hitzigsche Zone bei Tabes 164.
Hochfrequenzbehandlung 80.
Höhenbestimmung im Rückenmark 159.
Hornhautreflex 13.
Hörprüfung 13.
Huntingtonsche Chorea 436.
Hutchinsonsche Zähne 352.

Hydrops articulorum intermittens 451.
Hydrotherapie 82.
Hydrozephalus 340.
— angeborener 340.
— erworbener 344.
Hypalgesie 41.
Hyperakusis 52, 112.
Hyperalgesie 41.
Hyperidrosis, nervöse 384.
Hyperthyreoidismus 460.
Hypertonie 3, 31.
Hypnose 67.
Hypnotika 71.
Hypoglossuslähmung 117.
Hypophyse 471.
— Tumoren der 330.
Hypotonie 32.
— bei Tabes 165.
Hysterie 398.
— Symptomatologie 399.
— Verlauf und Prognose 407.
— Diagnose 407.
— Therapie 409.
Hysterische Amaurose 402.
— Aphonie 401.
— Augenmuskellähmungen 401.
— Dysbasie 39.
— Gefühlsstörung 45.
— Kehlkopflähmungen 400.
Hysterischer Krampfanfall 404.
Hysterogene Zonen 402.

I. J.

Jacksonsche Epilepsie 271.
Jacksonscher Krampf 38.
Ictus laryngis 168.
Jendrassik, Prüfung nach 5.
Inaktivitätsatrophie 31.
Infantiler Kernschwund 376.
Infantiles Myxödem 469.
Injektionsbehandlung bei Ischias 151.
Injektionstherapie 88.
— des N. trigeminus 144.
— der Neuralgie 141.
Inkontinenz 57.
Innere Kapsel 263, 274.
Intentionstremor bei multipler Sklerose 215.
Interkostalneuralgie 146.
Intermittierendes Hinken 154.
Ischämische Muskelkontraktur 34.
Ischiadicuslähmung 129.
Ischias 148.
— Aetiologie 149.
— Symptomatologie 149.
— Verlauf und Prognose 150.
— Diagnose 150.
— Therapie 151.
Ischuria paradoxa 57.

K.

Siehe auch C.

Kachexia thyreopriva 445, 467.
Kaffee 73.
Kahnförmige Einziehung des Abdomens 297.
Kalomel 74.
Kalluslähmung 96.

Kaput obstipum 428.
Karies der Wirbelsäule 247.
Karpo-Metakarpalreflex 9.
Katalepsie 69.
Kaumuskelkrämpfe 427.
Kaumuskellähmung 109.
Kehlkopflähmung 17, 115.
Kehlkopflähmung, hysterische 400.
Kehlkopfspiegeluntersuchung 17.
Kehlkopfstörungen 52.
Keratitis neuroparalytica 48, 110.
— parenchymatosa 352.
Kernigsches Zeichen 10, 289.
Kernschwund, infantiler 376.
Kinderlähmung, zerebrale 316.
Klauenhand 125.
Kleinhirnabszesse 322.
Kleinhirn, Erkrankungen des 278,
376.
Kleinhirnseitenstrang 156.
Kleinhirnstiele 279.
Kleinhirntumoren 331.
Klumpkesche Lähmung 127.
Kniehackenversuch 11, 36.
Kniesehnenreflex 4.
Kochersches Schema 26.
Kolapräparate 73.
Kombinierte Strangerkrankungen
180.
Kompressionsbulbärparalyse 362,
371.
Kompressionsmyelitis 210, 246.
— durch Wirbelprozesse 246.
— Tuberkulose der Wirbel 247.
— Wirbelkarzinom 253.
— Wirbelsarkom, -myelom, -en-
chondrom, -lues 254.
Konjugierte Blicklähmung 277.
Konjunktivalreflex 7.
Kontraktur 34.
Kontrakturen, hysterische 402.
Konus, Erkrankungen des 239.
Konvergenzreaktion 7.
Konvexitätsmeningitis 288.
Konzentrische Gesichtsfeldeinen-
gung bei traumatischer Neurose
393.
Koordinationsstörung 35.
— bei multipler Sklerose 216.
Kopfschmerz 419.
Kornealreflex 7.
Korsakowscher Komplex bei pro-
gressiver Paralyse 356.
Krallenhand 125.
Krampf 37.
Krampfanfall, hysterischer 404.
Kraniometrie 83.
Kremasterreflex 6.
Kretinismus 469.
Krisen, gastrische 168.
Kruralislähmung 128.
Kruralneuralgie 148.
Kümmellsche Deformität 245.
Kuneus 263.

L.

Labyrinthschwindel 279.
Lagegefühl 11.
Lagophthalmuskonjunktivitis 114.
Lähmungen, hysterische 400.
Landrysche Paralyse 106.

Lanzinierende Schmerzen 162.
Laryngospasmus 446.
Larynxkrisen 168.
Laséguesches Zeichen 10, 149.
Lateralsklerose, amyotrophische
192.
Leitungsanästhesie 45.
Lezithinpräparate 73.
Liepmann (Apraxie) 276.
Linkskultur 284.
Linsenkern 261.
Liquor, Untersuchung des 23.
Littensches Zwerchfellphänomen
118.
Littlesche Krankheit 318.
Lues hereditaria 351.
— spinalis 221.
— Pathologische Anatomie 221.
— Symptomatologie 222.
— Verlauf und Prognose 223.
— Diagnose 223.
— Therapie 225.
Lumbalneuralgie 148.
Lumbalpunktion 23, 88.
Lumbo-Abdominalneuralgie 148.
Luminal 71.
Luxation der Wirbelsäule 243.

M.

Magenkrisen 168.
Main en griffe 125.
Makrozephalie 59.
Mal perforant 48.
— — bei Tabes 168.
Mannkopfsches Symptom 396.
Marantische Tabes 168.
Mariesche Form der Wirbelanky-
lose 254.
Markhaltige Optikusfasern 59.
Massage 81.
Masseterreflex 7.
Mastdarminnervation 57.
Mastdarmstörungen 56.
Mastodynie 147.
Medianuslähmung 123.
Medikamentöse Therapie 69.
Medinal 71.
Mendel-Bechterewscher Reflex 8.
Menièresche Krankheit 424.
Meningealblutung, traumat. 286.
Meningismus 291, 346.
Meningitis cerebro-spinalis epi-
demica 292.
— fulminans 293.
— gummosa 347.
— purulenta 288.
— serosa 340.
— spinalis serosa circumscripta
237.
— tuberculosa 294.
Meningo-Enzephalitis 332.
Meningokokkenserum 294.
Meningokokkus 292.
Meningo-Myelitis luetica 221.
Meningozele 242.
Meralgie 129.
Metastatischer Hirnabszeß 322.
Metatarsalgie 153.
Migräne 421.
Migraine ophthalmoplégique 422.
Mikrogyrie 317.

Mikrozephalie 59.
Miliartuberkulose 298.
Minderwertigkeit, psychische 387.
Miosis 51.
Mißbildung des Ohres 59.
Mixtura nervina 70.
Moebius, Infantiler Kernschwund
376.
Möbiussches Serum bei Basedow
466.
Möbiussches Symptom 462.
Monoplegie 32.
Moral insanity 388.
Mortons disease 153.
Motorische Aphasie 283.
Motorisches Rindenzentrum 265.
— Sprachzentrum 266.
Müllerscher Muskel 448.
Multiple Neuritis 97.
— Sklerose 212.
— — Aetiologie 212.
— — Patholog. Anatomie 212.
— — Symptomatogie 214.
— — Verlauf und Prognose 218.
— — Diagnose 219.
— — Therapie 220.
Muskelatrophie, Allgemeines 31.
— neurotische progressive 197.
— spinale progressive 195.
Muskeldefekte, kongenitale 60.
— bei Muskeldystrophie 199.
Muskeldystrophie, progressive 198.
Muskelgefühl 11.
Muskelrigidität 441.
Muskelzittern, fibrilläres 37.
Myasthenia gravis pseudopara-
lytica 372.
Myasthenische Paralyse 372.
— Reaktion 374.
Myatonia congenita 205.
Mydriasis, sympathische 51.
Myelitis 206.
— Aetiologie 206.
— Pathologische Anatomie 206.
— Symptomatologie 207.
— Verlauf und Prognose 209.
— Diagnose 209.
— Therapie 210.
— chronische 209.
Myeloarchitektur 268.
Myoklonus 431.
Myotonie 203.
Myotonische Reaktion 204.
Myxidiotie 469.
Myxödem 467.

N.

Nackenstarre 289, 292, 296.
Narkotika 70.
Neissersche Punktion 26.
Neosalvarsan 76.
Nervenextraktion 141.
Nervenpfropfung 85.
Nervöse Agrypnie 381.
— Dyspepsie 383.
Nervus accessorius, Lähmung des
116.
— cruralis, Neuralgie des 148.
— — Lähmung des 128.
— cutan. femor. lat. s. Meralgie
129.

Nervus dorsalis scapulae, Lähmung des 120.
— femoralis, Lähmung des 128.
— glossopharyngeus, Lähmung des 115.
— hypoglossus, Lähmung des 117.
— intercostalis 146.
— ischiadicus, Lähmung des 129.
— lumbalis 148.
— lumbo-abdominalis 148.
— medianus, Lähmung des 123.
— musculo-cutaneus, Lähmung des 120.
— obturatorius, Lähmung des 128.
— occipitalis 145.
— peroneus, Lähmung des 130.
— radialis, Lähmung des 121.
— subscapularis, Lähmung des 120.
— suprascapularis, Lähmung des 120.
— thoracicus longus, Lähmung des 119.
— tibialis, Lähmung des 131.
— ulnaris, Lähmung des 124.
— vagus, Lähmung des 115.
Neubildungen des peripheren Nervensystems 131.
Neuralgia brachialis 145.
— ischiadica 148.
— pudendoanalis 152.
— spermatica 152.
— trigemini 142.
Neuralgie der Brustdrüse 147.
— der Genitalien und der Mastdarmgegend 152.
Neuralgien des Hodens und Samenstranges 152.
— Pathogenese, allgemeine Symptomatologie und Therapie 137—141.
Neuralgische Druckpunkte 138.
Neurasthenia post trauma 391.
Neurasthenie 379.
— Symptomatologie 380.
— Verlauf und Prognose 384.
— Diagnose 384.
— Therapie 385.
Neurexairese 141.
Neuritis 91.
— Aetiologie 92.
— Symptomatologie 93.
— Verlauf und Prognose 94.
— Diagnose 94.
— Therapie 94, 95.
Neuro-Chirurgie 83.
Neurofibromatosis generalis 133.
Neuronlehre 31.
Neurorezidiv, 76, 114, 351.
Neurotische progressive Muskelatrophie 197.
Neurotonische Reaktion bei Syringomyelie 227.
Nickkrämpfe 428.
Noguchi, Spirochätenbefunde bei Paralyse 353.
Nonnesche Reaktion 28.
Nucleus caudatus 261.
— ruber 279.
Nußbaumsches Bracelet 431.
Nystagmus 37, 279.
— bei Friedreichscher Ataxie 184.

Nystagmus bei multipler Sklerose 216.
— kalorischer 14.

O.

Obstipation 383.
Oedema fugax 450.
Oedeme bleu 404.
Ohnmacht 309.
Ohrschwindel 424.
Okulomotoriuslähmung 107.
Okulo-pupilläres Symptom 51, 161, 447.
— — bei Syringomyelie 227.
Okzipitalneuralgie 145.
Okzipitalwindungen, Symptome der 273.
Operative Behandlung der Nervenkrankheiten 83.
Ophthalmoplegie, chronische 375.
Ophthalmoskopie 16.
Opisthotonus 296.
Opium-Brombehandlung der Epilepsie 418.
Opiumtinktur 70.
Oppenheimsches Zeichen 8.
Optikusatrophie bei Tabes 167.
Optische Aphasie 284.
Orthopädische Behandlung 86.
Osteo-Arthropathie 48.
— bei Tabes 169.
— bei Syringomyelie 229.
Otogener Hirnabszeß 322.
Oxalurie 384.

P.

Pachymeningitis cervicalis hypertrophica 257.
— haemorrhagica interna 285.
Panaritien bei Syringomyelie 229.
Pantopon 70.
Paraldehyd 71.
Paralyse 32.
— juvenile Form der progressiven 358.
— progressive 353.
Paralysis agitans 439.
— — Symptomatologie 439.
— — Verlauf und Prognose 441.
— — Diagnose 441.
— — Therapie 442.
Paralytische Anfälle 357,
— Schrift 56.
— Sprache 357.
Paramyoklonus 431.
— multiplex 432.
Paraplegie 32.
Parästhesie 40.
Parese 32.
Parietalwindungen, Symptome der 272.
Parkinson 439.
Patellarklonus 9.
Patellarreflex 4.
Pavor nocturnus 388.
Periphere Sensibilitätsstörung, radikuläre 41.
Peroneuslähmung 130.
Pes equino-Varus 131.
Petit mal 414.

Pflege der Nervenkranken 64.
Pfötchenbildung bei Tetanie 444.
Phenazetin 72.
Phobien 389.
Phosphaturie 384.
Phrenikuslähmung 118.
Physiognomik 60.
Pituitrin 472.
Plasmazellen bei progressiver Paralyse 354.
Plattfuß 154.
Platzangst 389.
Plexus brachialis 118.
Plexuslähmung 126.
Plexus sacralis, Lähmung des 129.
Polioencephalitis haemorrhagica acuta superior 315.
Poliomyelitis acuta 185.
— — Aetiologie und Pathogenese 185.
— — Patholog. Anatomie 186.
— — Symptomatologie 186.
— — Prognose 189.
— — Diagnose 189.
— — Therapie 189.
Poliomyelitis chronica 190.
— subacuta 190.
Pollakurie, nervöse 383.
Polydaktylie 60,
Polymastie 60.
Polyneuritis 97.
— Aetiologie 97, 98.
— alcoholica 103.
— diphtherica 102.
— rheumatica 98.
— — Verlauf und Prognose 100.
— — Diagnose 101.
— — Therapie 101.
Polyurie, nervöse 383.
Porenzephalie 317.
Poriomanie 406.
Posthemiplegische Chorea 437.
Posthypnotische Suggestionen 69.
Postikuslähmung 115.
Pottscher Buckel 249.
Predigerhand 257.
Professionelle Lähmung 123.
Prognathie 59.
Progressive Bulbärparalyse 364.
— — Symptomatologie 364.
— — Patholog. Anatomie 366.
— — Diagnose 366.
— — Therapie 367.
Progressive Muskeldystrophie 198.
Progressive Paralyse 353.
— — Aetiologie 353.
— — Patholog. Anatomie 354.
— — Symptomatologie 354.
— — Verlauf und Prognose 358.
— — Diagnose 359.
— — Therapie 360.
— — Hirnpunktion bei 360.
Propulsion 441.
Pyramidenseitenstrang 156.
Pyramidenvorderstrang 156.
Pseudobulbärparalyse 370.
Pseudohypertrophie bei progressiver Muskeldystrophie 202.
Pseudologia phantastica 407.
Pseudomeningitis hysterica 408.
Pseudoneuralgie 140.
Pseudoptosis spastica 401.

Pseudosklerose 220.
Pseudotabes peripherica 174.
— syphilitica 223.
Pseudotumor 332.
Psoasabsceß 128, 249.
Psychalgie 140, 146.
Psychische Impotenz 383.
— Infektion 399.
—. Minderwertigkeit 387.
Psychoreflexe 275.
Psychotherapie 66, 387.
Pupillarreflexe 7.
Pupillen, springende 51.
Pupillenstarre 49.
— reflektorische 163.
Pupillenstörungen 49.
Pyramidenbahn 261.

Q.

Quartalssäufer 414.
Quinckesches Oedem 450.

R.

Rachenreflex 7.
Rachischisis 242.
Radialislähmung 121.
— bei Bleineuritis 104.
Radiusreflex 6.
Railway-spine 391.
Raumtastsinn 11, 272.
Raynaudsche Krankheit 452.
Reaktion, akkommodative 49.
Recklinghausensche Krankheit 133.
Recurrenslähmung 115.
Reflektorische Pupillenstarre 163.
Reflexe, Lokalisation der 161.
— pathologische 7, 8, 9.
Reflexkrampf, saltatorischer 429.
Reflexprüfung, nach Salomon 5.
Reflexsteigerung 33.
Reflexverminderung 33.
Reklination der Wirbelsäule 252.
Rentenverfahren 397.
Retentio urinae 57.
Retropulsion 441.
Respirationslähmung bei Landry-
    scher Paralyse 106.
Rezidivierende Okulomotoriusläh-
    mung 422.
Ricordsche Lösung 74.
Rindenarchitektur 267.
Rindenblindheit 273.
Rindenepilepsie 271.
Rinnescher Versuch 14.
Rindenzentren 265.
Rodagen 466.
Rombergsches Zeichen 14, 36, 164.
Röntgenbestrahlung bei Basedow
    466.
Röntgenologische Untersuchung 29.
Rossolimoscher Reflex 8.
Rotationsnystagmus 14.
Rückenmark, anatomisch-physio-
    logische Vorbemerkungen 155
    bis 161.
Rückenmarksabsceß 211.
Rückenmarksgliose 225.
Rückenmarkshäute 256.
Rückenmarksschwindsucht siehe
    Tabes.

Rückenmarkssyphilis 221.
Rückenmarkstumor 232.
— Symptomatologie 233.
— Verlauf und Prognose 235.
— Diagnose 236.
— Therapie 237.

S.

Salamkrämpfe 428.
Saltatorischer Reflexkrampf 429.
Salvarsan 75.
Salvarsanbehandlung der Tabes
    175.
Salzentzug bei Epilepsie 418.
Schädelbasis, Erkrankungen der
    280.
Schaukelstellung des Schulter-
    blattes 116.
Schilddrüsenbehandlung des Myx-
    ödems 470.
Schlafmittel 71.
Schleifenkreuzung 263.
Schlucklähmung, diphtherische
    102.
Schluckstörungen 52.
Schmerzpunkte, neuralgische 138.
Schmierkur 74.
Schreibkrampf 430.
Schreibstörungen 53.
Schrift, Prüfung der 15.
Schüttellähmung 439.
Schwielenkopfschmerz 420.
Schwindel 423.
Sedativa 70.
Sedobrol 418.
Seelenblindheit 273.
Segmentinnervation der Körper-
    muskeln 160.
— motorische 159.
— sensible 41.
Sehnervenkreuzung 263.
Sehstörungen 49.
— bei multipler Sklerose 216.
Sehzentrum 266.
Seiffer, Schema von 43.
Sekretorische Störungen 46, 48.
Sekundäre Faserdegeneration 157.
Sella turcica bei Hypophysentumor
    473.
Sensibilität, Prüfung der 10.
— Störung der 40.
Sensibilitätsschema 44.
Sensorische Aphasie 283.
Serologische Untersuchung des
    Liquors 25.
Serratuslähmung 119.
Serumbehandlung des Tetanus 481.
Sexuelle Neurasthenie 383.
Simulation 396.
Singultus 430.
Sinnesfunktionen, Prüfung der 12.
Sinusthrombose 299.
Skandierende Sprache 217.
Sklerodaktylie 456.
Sklerosis multiplex 212.
Skopolamin 71.
— bei Paralyse 442.
Solutio Fowleri 72.
Somnambules Stadium 69.
Spasmophilie 445.
Spasmus nutans 428.

Spastische Gliederstarre 319.
— Spinalparalyse 179, 182.
Spastischer Gang 39.
Spätapoplexie 301.
— der Meningen 286.
Spätepilepsie 412.
Spezifische Behandlung bei Tabes
    175.
Spina bifida 242.
Spinale Kinderlähmung 185.
Spinale progressive Muskelatrophie
    195.
Spinalparalyse, spastische 179,
    182.
Spirochätenbefund bei progressiver
    Paralyse 353.
Spondylitis deformans 254.
— tuberculosa 247.
Spontanfrakturen bei Tabes 169.
Sprache, paralytische 357.
— Prüfung der 15.
Springende Pupillen 51.
Stabkranzfasern 274.
Status epilepticus 415.
Stauungspapille 17.
— bei Tumor zerebri 328.
Stellungsgefühl 11.
Stellwagsches Zeichen 462.
Sternokleidomastoideus, Lähmung
    des 116.
Stigmata, hysterische 400.
— degenerationis 59.
Stimmritzenkrampf 446.
Stoffelsche Operation 85—86.
Strangerkrankungen, kombinierte
    180.
Struma bei Basedow 461.
Strümpell, hereditäre Spinalpara-
    lyse 179.
Strümpellsche Form der Wirbel-
    ankylose 254.
Subakute Poliomyelitis 190.
Subdurales Hämatom 286.
Subjektive Ohrgeräusche 114.
Suggestionsbehandlung 68.
Suggestivnarkose 69.
Sympathikus, Erkrankungen des
    447.
Sympathikusgalvanisation bei Ba-
    sedow 466.
Symmetrische Gangrän 452.
Syndaktylie 60.
Synkopeanfälle 452.
Syphilis des Hirnes 347.
— pathologische Anatomie 347.
— Symptomatologie 348.
— Verlauf und Prognose 350.
— Diagnose 352.
— Therapie 353.
Syphilitische Spinalparalyse 223.
Syringobulbie 226—227.
Syringomyelie 225.
— Aetiologie 226.
— Symptomatologie 226.
— Verlauf und Prognose 229.
— Diagnose 229.
— Therapie 230.

T.

Tabes dorsalis 161.
— — Aetiologie 162.

Tabes dorsalis, Symptomatologie 162.
— — Patholog. Anatomie 169.
— — Verlauf und Prognose 173.
— — Diagnose 173.
— — Therapie 175.
Tabische Krisen 168.
Taboparalyse 169, 358.
Tachykardie bei Basedow 460.
Tarsalgie 153.
Taubheit, kortikale 273.
Taucherkrankheit 211.
Tee 73.
Temporale Abblassung bei multipler Sklerose 216.
Temporalwindungen, Symptome der 273.
Tentorium 259.
Tetanie 443.
— der Erwachsenen 443.
— der Kinder 445.
Tetanus 476.
Thalamus opticus 275.
Therapie der Nervenkrankheiten 64—88.
Thermanästhesie 41.
Thermotherapie 82.
Thomsensche Krankheit 203.
Thrombose der A. cerebelli ant. inf. 369.
— der A. cerebelli post. inf. 369.
— der Fossa Sylvii 310.
— der Hirnsinus 299.
Tibialislähmung 131.
Tic convulsif 426.
— douloureux bei Trigeminusneuralgie 142.
Tickrankheit 431.
Tonica 72.
Tonischer Krampf 37.
Tonus 32.
Topische Diagnose der Hirnkrankheiten 270.
Tortikollis 428.
Toxische Polyneuritis 105.
Trapezius, Lähmung des 116.
Traubenzucker-Alkohol-Klystiere 65.
Traumatische Meningealblutung 286.
— Nervenlähmungen 95.
— — Symptomatologie 96.
— — Verlauf und Prognose 97.
— — Therapie 97.
— Neurose 391.
Traumatischer Hirnabszeß 321.
Tremor 36.
Trigeminuslähmung 109.
Trigeminusneuralgie 142.
Trismus 427, 479.

Trizepsreflex 6.
Trophische Störungen 46, 48.
— — bei Tabes 168.
Trousseausches Phänomen 444.
Tuberkulinbehandlung bei progressiver Paralyse 361.
Tuberkulöse Meningitis 294.
— — Patholog. Anatomie 295.
— — Symptomatologie 295.
— — Verlauf und Prognose 297.
— — Diagnose 298.
— — Therapie 299.
Tumor cerebri 327.

U.

Uebungsbehandlung der Tabes 178.
Ulnarislähmung 124.
Urethralkrisen bei Tabes 168.
Urinal 66.

V.

Vaguslähmung 115.
Valleixsche Schmerzpunkte 138.
Vasomotorenlähmung bei Apoplexie 304.
Vasomotorische Störungen 46.
— — bei Syringomyelie 228.
Vasomotorisch-trophische Neurosen 449.
Vegetatives System 447.
Veitstanz 432.
Verbrennungen bei Syringomyelie 227.
Verlangsamte Schmerzleitung bei Tabes 166.
Veronal 71.
Vestibularisfunktion 14.
Vibrationsgefühl 11.
Vibrationsmassage 82.
Vierhügel 275.
Vierzellenbad 80.

W.

Wachssuggestionstherapie 67.
Wadenkrampf 37.
Wandertrieb 406, 414.
Wasserfehler 77.
Wasserkopf, angeborener 340.
Wassermannsche Reaktion 28.
Weber-Gublersche Lähmung 277.
Weberscher Versuch 14.
Werdnig-Hoffmannsche Form der progressiven Muskelatrophie 195.
Wernickesche Lähmung 315.
Wernickesches Sprachzentrum 284.
Westphalsches Zeichen 163.
Widalsche Reaktion 290.

Wirbelankylose 254.
Wirbelerweichung nach Trauma 245.
Wirbelsäule, Fraktur der 243.
— Luxationen der 243.
Wirbeltuberkulose 247.
— Pathologische Anatomie 247.
— Symptomatologie 248.
— Verlauf und Prognose 250.
— Diagnose 251.
— Therapie 252.
Witzelsucht 272.
Wortproduktion 282.
Worttaubheit 273.
Wundstarrkrampf 478.
Wurzelfelder 41.

Y.

Yohimbin 73.

Z.

Siehe auch C.

Zahnneuralgie 143.
Zentralfurche 259.
Zentralwindung, Symptome der 271.
Zephalaea 419.
Zerebellare Ataxie 36.
Zerebellum, Erkrankungen des 376.
Zerebrale Allgemeinsymptome 270.
— Herdsymptome 270.
Zerebrale Kinderlähmung 316.
— Aetiologie 316.
— Pathologische Anatomie 317.
— Symptomatologie 317.
— Verlauf und Prognose 319.
— Diagnose 320.
— Therapie 320.
Zirbeldrüse, Pathologie der 478.
Zittern bei Basedow 462.
Zitterschrift 53.
Zuckungsformel 19.
Zungenbiß 414.
Zungenkrämpfe 427.
Zystitis 65.
Zystizerkus 337.
Zytoarchitektur 267.
Zytologische Untersuchung des Liquors 24.
Zwangsbewegung 279.
Zwangshaltung 279.
Zwangslachen bei multipler Sklerose 217.
Zwangsvorstellungen 389.
Zwangsweinen bei multipler Sklerose 217.
Zweifelsucht 389.
Zwerchfellkrämpfe 429.

Additional material from *Klinik der Nervenkrankheiten,* ISBN 978-3-662-34268-8,
is available at http://extras.springer.com

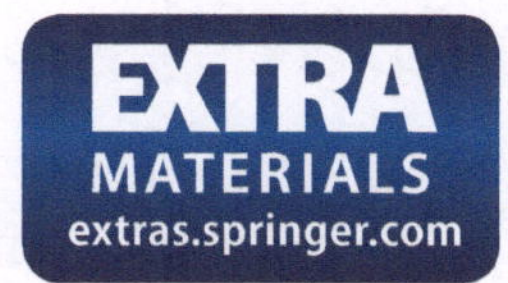